CASOS CLÍNICOS EM FISIOTERAPIA
NA PERSPECTIVA DA CIF

CASOS CLÍNICOS EM FISIOTERAPIA
NA PERSPECTIVA DA CIF

Organizadores

Shamyr Sulyvan de Castro
Doutorado e mestrado pela Faculdade de Saúde Pública da Universidade de São Paulo, com estágio de doutoramento no ICF Research Branch, Ludwig Maximilian University – Munique – Alemanha; Graduado em fisioterapia pela Faculdade de Ciências e Tecnologia(FCT/Unesp). Professor do Departamento de Fisioterapia e do Programa de Pós-Graduação em Saúde Pública da Universidade Federal do Ceará (UFC). Desenvolve pesquisas voltadas para a funcionalidade e saúde da pessoa com deficiência.

Camila Ferreira Leite
Graduação em Fisioterapia pela Universidade Estadual Paulista Júlio de Mesquita Filho, Unesp. Aprimoramento em Fisioterapia Cardiorrespiratória (Hospital das Clínicas da Universidade de São Paulo – Ribeirão Preto). Mestrado em Ciências pela Universidade Estadual de Campinas e Doutorado em Ciências da Saúde pela Universidade Federal do Triângulo Mineiro. Especialista Profissional em Terapia Intensiva (COFFITO). Atualmente é professora adjunta da Universidade Federal do Ceará, ministrando as disciplinas de fisioterapia cardiorrespiratória aplicada e fisioterapia em terapia intensiva.

Medbook

CASOS CLÍNICOS EM FISIOTERAPIA – Na perspectiva da CIF
Direitos exclusivos para a língua portuguesa
Copyright © 2024 by Medbook Editora Científica Ltda.

Os organizadores e a editora não podem ser responsabilizados pelo uso impróprio nem pela aplicação incorreta de produto apresentado nesta obra. Apesar de terem envidado esforço máximo para localizar os detentores dos direitos autorais de qualquer material utilizado, os organizadores e a editora estão dispostos a acertos posteriores caso, inadvertidamente, a identificação de algum deles tenha sido omitida.

Editoração Eletrônica: Futura
Capa: Eduardo Nascimento

Reservados todos os direitos. É proibida a duplicação ou reprodução deste volume, no todo ou em parte, sob quaisquer formas ou por quaisquer meios (eletrônico, mecânico, gravação, fotocópia, distribuição na Web ou outros), sem permissão expressa da Editora.

CIP-BRASIL. CATALOGAÇÃO NA PUBLICAÇÃO
SINDICATO NACIONAL DOS EDITORES DE LIVROS, RJ

C334

    Casos clínicos em fisioterapia: na perspectiva da CIF/organização Shamyr Sulyvan de Castro, Camila Ferreira Leite. – 1. ed., reimpr. –- Rio de Janeiro: Medbook, 2024.
    536 p.: il.; 28 cm.

    "Classificação Internacional de Funcionalidade, Incapacidade e Saúde"
    Inclui bibliografia e índice
    ISBN 978-65-5783-105-2

    1. Fisioterapia - Classificação. I. Castro, Shamyr Sulyvan de. II. Leite, Camila Ferreira.

24-92449   CDD: 615.82
                                                      CDU: 615.8-048.445

Gabriela Faray Ferreira Lopes – Bibliotecária – CRB-7/6643
20/06/2024 25/06/2024

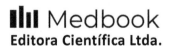

Editora Científica Ltda.
Avenida Treze de Maio, 41/sala 804 – Cep 20.031-007 – Rio de Janeiro – RJ
Telefone: (21) 2502-4438 – www.medbookeditora.com.br – instagram: @medbookoficial
contato@medbookeditora.com.br – vendasrj@medbookeditora.com.br

Colaboradores

Adriana Bombonato Oliveira Rocha
Mestre em Ciências pelo Departamento de Obstetricia e Ginecologia da Universidade de São Paulo. Graduada em Fisioterapia pela PUC- MG. Especialista em Saúde da Mulher pelo COFFITO/ ABRAFISM. Especialista em Medicina Chinesa pelo Instituto Acus Natus/UECE. Experiência na área de fisioterapia em uroginecologia, coloproctologia, urologia adulta e pediátrica.

Ana Carolina Pereira Nunes Pinto
Doutora pelo Programa de Saúde Baseada em Evidências da Universidade Federal de São Paulo, com período sanduíche na Universidade de Pittsburgh - PA, EUA, pelo Fulbright International Educational Exchange Program. Mestre em Ciências pela Universidade Federal de São Paulo. MBA em Economia e Avaliação de Tecnologias em Saúde e aperfeiçoamento em Avaliações econômicas: Programação, análise e interpretação de modelos pelo Instituto de Efectividad Clínica y Sanitaria (IECS), Argentina. Especialista em Fisioterapia em Terapia Intensiva em Pediatria e Neonatologia pelo COFFITO/ASSOBRAFIR e especialização em áreas afins: Fisioterapia em Clínica Médica pela Universidade Federal de São Paulo, Fisioterapia Pediátrica Avançada em Emergências e Cuidados Intensivos pela Universidade Federal de São Paulo e Fisiologia do Exercício e treinamento resistido pela Universidade de São Paulo - USP. Possui graduação em Fisioterapia pela Universidade da Amazônia.

Ana Caroline Belo Alencar
Fisioterapeuta graduada em Fisioterapia pela Universidade de Fortaleza (UNIFOR), 2016. Mestre em Fisioterapia e Funcionalidade pela Universidade Federal do Ceará (UFC). Atua na Equipe Multidisciplinar Unimed Fortaleza (CE), com atendimento a crianças com Transtorno do Desenvolvimento. Participa do Projeto de Extensão do Programa de Acompanhamento do Desenvolvimento (PADI) da UFC.

Ana Carla Lima Nunes
Doutora em Ciências Médicas pela Universidade Federal do Ceará. Mestre em Fisioterapia pela Universidade Federal do Rio Grande do Norte. Especialista em Terapia Manual e Postural pela CESUMAR. Osteopata pela Escola de Osteopatia de Madri. Fisioterapeuta pela Universidade de Fortaleza. Atualmente é docente do Departamento de Fisioterapia da Universidade Federal do Ceará. Experiência em pesquisa com envelhecimento humano, fisioterapia musculoesquelética.

Ana Cecília Silva de Oliveira
Graduação em Fisioterapia pela Faculdade Integrada do Ceará (2005). Especialização em preceptoria em saúde pela UFRN (2021). Mestrado em Fisioterapia e Funcionalidade pela Universidade Federal do Ceará (2023). Atualmente é fisioterapeuta da enfermaria e UTI do Hospital Universitário Walter Cantídio. Tem experiência na área de Fisioterapia e Terapia Ocupacional, com ênfase em Terapia Intensiva e preceptoria em Saúde.

Ana Cláudia Mattiello-Sverzut
Pós-doutorado no Institute of Sports Medicine Copenhagen, Bispebjerg Hospital, Dinamarca. Doutora em Patologia Experimental e Comparada pela Faculdade de Medicina de Ribeirão Preto da Universidade de São Paulo (FMRP-USP). Mestre em Fisiologia Celular pelo Instituto de Biologia da Universidade de Campinas. Graduação em Fisioterapia pela Universidade Federal de São Carlos. Atualmente é docente do Curso de Fisioterapia da FMRP-USP e orientadora pelo Programa de Pós-Graduação em Reabilitação e Desempenho Funcional da FMRP-USP. É pesquisadora com experiência em reabilitação física de doenças neuromusculares e morfologia do musculoesquelético.

Ana Karoline Almeida da Silva
Doutoranda em Sistemas Mecatrônicos pela Universidade de Brasília (PPMEC – UnB). Mestre em Engenharia Biomédica pela Universidade de Brasília (PPGEB – UnB). Fisioterapeuta pelo Centro Universitário Ateneu (UNIATENEU). Membro pesquisadora do Laboratório de Engenharia Biomédica e Biomaterial (BioEngLab – UnB) e cofundadora do Núcleo de Desenvolvimento de Pesquisas e Inovação em Organ-on-a-chip e Engenharia de Tecidos (Organ.on.a.chip – UnB). Egressa do Núcleo de Pesquisas e Inovação Tecnológica em Reabilitação Humana (INOVAFISIO – CNPq – UFC).

Bárbara Porfírio Nunes
Mestra em Saúde Pública pela Universidade Federal do Ceará (2020) - Linha de pesquisa: Epidemiologia e Impacto de doenças de interesse em saúde pública sobre a funcionalidade. Graduação em Fisioterapia pela Faculdade Santa Maria de Cajazeiras (2013). Especialista em Pilates Contemporâneo pela Universidade Christus (2017). Atuando nos seguintes temas: Dor crônica musculoesquelética, Chikungunya e Funcionalidade.

Bernardo Diniz Coutinho
Doutorando em Ciências da Reabilitação, pela Universidade Federal de Minas Gerais. Mestre em Saúde Coletiva, Política e Gestão em Saúde, pela Universidade Estadual de Campinas. Especialização em Acupuntura, pela Associação Brasileira de Acupuntura. Aprimoramento profissional em Fisioterapia em Ortopedia e Traumatologia, pelo Hospital das Clínicas da Faculdade de Medicina de Ribeirão Preto da Universidade de São Paulo. Especialista em Fisioterapia Traumato-Ortopédica pela Associação Brasileira de Fisioterapia Traumato-Ortopédica. Graduado em Fisioterapia pela Universidade de Uberaba. Atualmente é Professor do Departamento de Fisioterapia da Universidade Federal do Ceará e Coordenador do Grupo de Atenção Integral e Pesquisa em Acupuntura e Medicina Tradicional Chinesa. Experiência em Atenção Primária, Práticas Integrativas e Complementares e Condições Musculoesqueléticas.

Camila Fernandes Mendes
Mestre em Saúde da Criança e do Adolescente, pela Universidade Estadual do Ceará. Graduada em Fisioterapia pela Universidade de Fortaleza. Atualmente é Fisioterapeuta do Hospital de Messejana Dr. Carlos Alberto Studart Gomes. Experiência em Reabilitação Cardíaca Pediátrica, Transplante Cardíaco e Terapia Intensiva em Cardiopediatria.

Camila Ferreira Leite
Graduação em Fisioterapia pela Universidade Estadual Paulista Júlio de Mesquita Filho, Unesp. Aprimoramento em Fisioterapia Cardiorrespiratória (Hospital das Clínicas da Universidade de São Paulo - Ribeirão Preto). Mestrado em Ciências pela Universidade Estadual de Campinas e Doutorado em Ciências da Saúde pela Universidade Federal do Triângulo Mineiro. Especialista Profissional em Terapia Intensiva (COFFITO). Atualmente é professora adjunta da Universidade Federal do Ceará, ministrando as disciplinas de fisioterapia cardiorrespiratória aplicada e fisioterapia em terapia intensiva.

Carlos Eduardo Barros Jucá
Doutor em Clínica Cirúrgica pela Faculdade de Medicina de Ribeirão Preto da Universidade de São Paulo. Especialista em Neurocirurgia Pediátrica pela Universidade Paris V. Graduado em Medicina pela Faculdade de Medicina de Ribeirão Preto da Universidade de São Paulo. Atualmente é Chefe do Serviço de Neurocirurgia do Hospital Infantil Albert Sabin (Fortaleza-CE) e Professor dos cursos de Medicina da Universidade de Fortaleza (UNIFOR) e do Centro Universitário Christus (Unichristus).

Carlos Augusto Silva Rodrigues
Graduação em Educação Física (2008) e Fisioterapia (2018) pela Universidade Federal do Ceará. Especialização em Prescrição de exercícios para grupos especiais pela Faculdade das Américas (2016). Mestrando em Fisioterapia e Funcionalidade. Tem experiência profissional como fisioterapeuta na atenção básica - Secretaria Municipal de Saúde de Fortaleza (2018- 2021).

Caroline Alves Madeira
Graduação em andamento em Fisioterapia na Universidade Federal do Ceará (UFC).

Cristiane Mattos de Oliveira
Doutora em Ciências (Clínica Médica) pela Universidade Federal do Rio de Janeiro (2010). Mestre em Ciências (Saúde da Criança e do Adolescente) pela Universidade do Rio

de Janeiro (2005). Graduada em Fisioterapia pela UFRJ em 2000. Especialista no Conceito Neuroevolutivo Bobath em processo de formação de Instrutora. Experiência na área de Fisioterapia Pediátrica, com ênfase em Fisioterapia Neuropediatrica, atuando em desenvolvimento infantil, desenvolvimento neuromotor, doenças neuromusculares, doenças raras e infância. Formação na Prática Psicomotora Aucouturier. Atualmente é Fisioterapeuta e pesquisadora do Hospital Infantil Albert Sabin/Ceará.

Cyntia Rogean de Jesus Alves de Baptista
Mestre em Fisioterapia pela Universidade Federal de São Carlos. Atualmente é especialista em laboratório do Departamento de Biomecânica, Medicina, Reabilitação do Aparelho Locomotor da Faculdade de Medicina de Ribeirão Preto (USP).

Daniela Gardano Bucharles Mont'Alverne
Doutora em Ciências, na área de concentração de Pneumologia pela Faculdade de Medicina da Universidade de São Paulo (FMUSP). Especialista em Fisioterapia Cardiorrespiratória pelo Instituto do Coração da Faculdade de Medicina da Universidade de São Paulo (InCor/FMUSP). Graduação em Fisioterapia pela Universidade Estadual de Londrina (UEL). Atualmente é docente do Curso de Graduação em Fisioterapia na Universidade Federal do Ceará, na área de Terapia Intensiva e Fisioterapia Cardiorrespiratória, e preceptora da residência multiprofissional do Hospital Universitário Walter Cantidio na área de cuidado de diabetes.

Daniela Gonçalves Ohara
Doutora e Mestre em Fisioterapia pela Universidade Federal de São Carlos. Graduada em Fisioterapia pela Universidade de Uberaba. Especialista em Fisioterapia Respiratória pelo COFFITO. Residência Integrada Multiprofissional em Saúde pela Universidade Federal do Triângulo Mineiro. Professora do Curso de Fisioterapia da Universidade Federal do Amapá.

Elisete Mendes Carvalho
Doutorado e Mestrado em Farmacologia pela Universidade Federal do Ceará. Graduada em Fisioterapia pela Universidade de Fortaleza (UNIFOR). Coordenadora Didático-Pedagógica da Residência Integrada Multiprofissional em Atenção Hospitalar à Saúde na Área de Concentração de Saúde da Mulher e da Criança (MEAC-UFC). Docente do Curso de Graduação em Fisioterapia/UFC. Especialização em Fisioterapia Cardiorrespiratória pela UNIFOR. Especialização em Rede de Gestão do Cuidado ao Paciente Crítico pelo Instituto Sírio Libanês de Ensino e Pesquisa. Chefe da Seção de Reabilitação da Maternidade Escola Assis Chateaubriand /UFC. Experiência na área de Fisioterapia com ênfase em Fisioterapia em Terapia Intensiva Neonatal, Pediátrica e Adulto.

Eriádina Alves de Lima
Fisioterapeuta graduada pelo Centro Universitário Leão Sampaio (Juazeiro do Norte -CE). Especialista em Terapia Intensiva Adulto pela ASSOBRAFIR. Residência em Terapia Intensiva adulto pelo Programa de Residência Multiprofissional do Hospital Universitário Walter Cantídio (HUWC-UFC). Mestrado pelo programa de Pós-Graduação em Ciências Cardiovasculares (UFC). Atualmente é Fisioterapeuta da Unidade de Terapia Intensiva de Hospital São Camilo Cura Dars (Fortaleza-CE). Possui experiência em Unidade de Terapia Intensiva Adulto, fisioterapia hospitalar e reabilitação. Tem interesse nos campos de pesquisas que envolvem cuidado crítico na Unidade de Terapia Intensiva e Funcionalidade.

Fabiane Elpídio de Sá
Doutora em Educação pela Universidade Federal do Ceará. Mestre em Saúde da Criança e do Adolescente pela Universidade Estadual do Ceará. Especialista em Desenvolvimento Infantil pela Universidade Federal do Ceará. Graduada em Fisioterapia pela Universidade de Fortaleza. Atualmente é Docente do Departamento de Fisioterapia da Universidade Federal do Ceará. Coordenadora do Centro de Estudos e Pesquisas do Núcleo de Tratamento e Estimulação Precoce (NUTEP). Experiência em atendimento do recém-nascido de risco em Seção de Terapia Intensiva Neonatal.

Fabianna Resende de Jesus-Moraleida
Doutora e Mestre em Ciências da Reabilitação pela Universidade Federal de Minas Gerais. Especialista em Ortopedia e Esportes e Graduada em Fisioterapia pela Universidade Federal de Minas Gerais. Professora adjunta do Departamento de Fisioterapia da Universidade Federal do Ceará, com experiência clínica e acadêmica em Fisioterapia neuromusculoesquelética.

Francisca Soraya Lima Silva
Fisioterapeuta graduada pela Universidade de Fortaleza (2013). Mestranda em Fisioterapia e Funcionalidade pela Universidade Federal do Ceará (2019). Especialização em Terapia Intensiva pela Faculdade Farias Brito (2015). Residência Multiprofissional em Terapia Intensiva pelo Hospital Universitário Walter Cantídio da Universidade Federal do Ceará (2016). Fisioterapeuta da Unidade de Terapia Intensiva do Instituto Dr. José Frota.

Gabrielle de Sousa Braga
Fisioterapeuta formada pela Universidade de Fortaleza. Egressa do Núcleo de Pesquisas e Inovação Tecnológica em Reabilitação Humana (INOVAFISIO – CNPq – UFC).

Ileana Pitombeira Gomes
Fisioterapeuta formada pelo Centro Universitário Estácio (Fic), 2009. Especialista em Saúde da Família Universidade Estadual do Ceará (UECE), 2014. Mestre e Doutora em Saúde Pública pela Universidade Federal do Ceará (2018). Atualmente participa como pesquisadora no grupo: vigilância e controle de dengue e outras arboviroses (Zika e Chikungunya). Principais áreas de atuação profissional: Fisioterapia Neurológica, Saúde da criança, Saúde do Idoso, além da prática em Pesquisa Científica e Assistência domiciliar.

Jefferson Nascimento dos Santos
Bacharel em Fisioterapia pelo Centro Universitário Ateneu (UniATENEU). Mestrando em Fisioterapia e Funcionalidade pela Universidade Federal do Ceará (PPGFisio/UFC). Pós-Graduado em Saúde Coletiva (UCAM/ 2021) e Fisioterapia em Terapia Intensiva (UECE/2023). Interesse pelo desenvolvimento de pesquisa nas temáticas: Fisioterapia Respiratória e Cardiovascular; Fisioterapia nos Distúrbios Respiratórios do Sono; Prevenção e Promoção da Saúde; Pesquisa Clínica em Fisioterapia.

João Paulo da Silva Bezerra
Fisioterapeuta graduado pela Universidade Federal do Ceará. Residente em Neonatologia pela Escola de Saúde Pública do Ceará. Interesses de pesquisa: Neuropediatria, Desenvolvimento Neurocomportamental, Fisioterapia Respiratória Pediátrica, Terapia Intensiva Neonatal, Ventilação Mecânica Invasiva e Não Invasiva, Oxigenoterapia, Atenção Humanizada ao Recém-nascido: Método Canguru.

João Victor Fabrício
Fisioterapeuta pela Universidade Federal de Pernambuco. Mestrando em Fisioterapia pela Universidade Federal de Pernambuco. Fisioterapeuta colaborador do Centro Especializado em Neuromodulação (NeuroMod, Recife-PE). Fisioterapeuta apostilado para técnicas de estimulação não invasiva do sistema nervoso central pelo CREFITO-1.

José Carlos Tatmatsu-Rocha
Doutor em Fisioterapia pela Universidade Federal de São Carlos (UFSCar) e Harvard Medical School – Massachussetts General Hospital. Mestre em Biofísica pela Universidade Federal de Pernambuco (UFPE). Graduado em Fisioterapia pela Universidade de Fortaleza (UNIFOR) e Especialista em Fisioterapia Cardiorrespiratória pela mesma instituição. Professor efetivo do curso de graduação em Fisioterapia e do Programa de Pós-Graduação em Fisioterapia e Funcionalidade, ambos da Faculdade de Medicina da Universidade Federal do Ceará (UFC). Professor colaborador do Programa de Pós-Graduação em Engenharia Biomédica da Universidade de Brasília (UnB). Coordenador do Núcleo de Pesquisas e Inovação Tecnológica em Reabilitação Humana (INOVAFISIO – CNPq – UFC) e dos laboratórios de Inovação Tecnológica do Departamento de Fisioterapia (DEFISIO – UFC) e de Estudos Translacionais e Inovação Tecnológica do Núcleo de Pesquisas em Medicamentos (NPDM – UFC). Membro do Comitê de Ética em Pesquisa Envolvendo Seres Humanos da Pró-Reitoria de Pesquisa e Pós-Graduação da UFC.

Juliana Freire Chagas Vinhote
Doutora em Fisiologia e Farmacologia, pela Universidade Federal do Ceará. Graduada em Fisioterapia pela Universidade de Fortaleza, com atuação na área Cardiovascular e Pneumofuncional. Atualmente é docente adjunta do Departamento de Fisioterapia da Universidade Federal do Ceará. Experiência em Fisioterapia na Saúde da Criança.

Kátia Monte-Silva
Fisioterapeuta pela Universidade Federal de Pernambuco. Doutora em neurociência pela Georg August Universität-Goettingen (Alemanha). Pós-Doutorado em Controle Motor na McGill University, Montreal-Canadá. Formação em estimulação transcraniana pela Sociedade de Neurociência Alemã e pelo Instituto de Neurologia da University College London. Professora associada do Departamento de Fisioterapia. Professora das pós-graduações em Fisioterapia e em Neuropsiquiatria e Ciência do Comportamento da UFPE. Coordenadora do Laboratório de Neurociência Aplicada (LANA). Membro do Departamento de Neuromodulação da Associação Brasileira de Fisioterapia Neurofuncional (ABRAFIN) e Membro do comitê diretivo da Rede NA-PeN-Núcleo de Assistência e Pesquisa em Neuromodulação.

Kátia Virgínia Viana Cardoso
Doutora em Ciências Médicas pela Universidade Federal do Ceará. Mestre em Ciências Fisiológicas pela Universidade Estadual do Ceará. Especialista em Psicomotricidade pela Universidade Federal do Ceará. Graduação em Fisioterapia pela Universidade de Fortaleza. Atualmente é professora adjunta do Departamento de Fisioterapia da Universidade Federal do Ceará. Experiência em Fisioterapia, com ênfase em pediatria e neurologia.

Kettleyn Alves Paiva
Fisioterapeuta formada pela Universidade Federal do Ceará. Residente em Fisioterapia Hospitalar no Hospital Geral de Fortaleza.

Laíla Cândida Zacarias
Fisioterapeuta pela Universidade Federal do Ceará. Mestra em Ciências Cardiovasculares pela Universidade Federal do Ceará. Fisioterapeuta do Sono na clínica Sinapse Diagnóstico.

Colaboradores

Letícia de Souza Oliveira
Fisioterapeuta formada pela Faculdade de Medicina da Universidade Federal do Ceará (UFC). Atualmente é Residente do Programa de Residência Multiprofissional em Cuidado Cardiopulmonar do Hospital de Messejana Dr. Carlos Alberto Studart Gomes. Egressa do Núcleo de Pesquisas e Inovação Tecnológica em Reabilitação Humana (INOVAFISIO – CNPq – UFC).

Lidiane Andréa Oliveira Lima
Doutora em Ciências da Reabilitação, pela Faculdade de Educação Física, Fisioterapia e Terapia Ocupacional da Universidade Federal de Minas Gerais (UFMG). Graduada em Fisioterapia pela UFMG. Atualmente é docente do Departamento de Fisioterapia da Universidade Federal do Ceará. Especialista em Fisioterapia Neurofuncional.

Luan dos Santos Mendes Costa
Mestrando do Programa de Pós-Graduação em Fisioterapia e Funcionalidade e Graduado em Fisioterapia, ambos pela Faculdade de Medicina da Universidade Federal do Ceará (UFC). Atualmente é discente dos cursos de especialização em Informática em Saúde pela Universidade Federal de São Paulo (UNIFESP) e de Gestão em Qualidade em serviços de Saúde e Hospitalar (FAVENI). Vice-coordenador do Núcleo de Pesquisas e Inovação Tecnológica em Reabilitação Humana (INOVAFISIO – CNPq – UFC). Membro pesquisador do Grupo de Pesquisa em Educação, Tecnologia e Saúde (GETS – CNPq – UFC) e dos laboratórios de Inovação Tecnológica em Reabilitação Humana do Departamento de Fisioterapia (DEFISIO – UFC) e de Estudos Translacionais e Inovação Tecnológica do Núcleo de Pesquisas em Medicamentos (NPDM – UFC). Atualmente é assistente editorial da Revista Fisioterapia & Saúde Funcional.

Luana Almeida de Sá Cavaleiro
Mestre em Biologia de Agentes Infecciosos pela Universidade Federal do Pará. Graduada em Fisioterapia pela Universidade do Estado do Pará. Especialista em Traumato-ortopedia e Cardiorrespiratória pela Universidade do Estado do Pará. Atualmente faz Doutorado em Ciências da Reabilitação pela Universidade Federal de Minas Gerais na linha de pesquisa em Geriatria e Gerontologia.

Márcia Souza Volpe
Graduação em Fisioterapia pela Universidade Federal de São Carlos. Aprimoramento em Fisioterapia Cardiorrespiratória pelo Instituto do Coração do Hospital de Clínicas da Faculdade de Medicina da USP. Doutorado em Ciências pela Faculdade de Medicina da USP. Atualmente é professora da Universidade Federal de São Paulo, Campus Baixada Santista.

Maycon Sousa Pegorari
Doutor e Mestre em Atenção à Saúde pela Universidade Federal do Triângulo Mineiro (UFTM). Residência Integrada Multiprofissional em Saúde, área Saúde do Idoso (UFTM). Especialista em Saúde Coletiva (UFTM). Graduação em Fisioterapia pela Universidade de Uberaba. Professor da Universidade Federal do Amapá (UNIFAP).

Mayle Andrade Moreira
Doutora em Fisioterapia, com ênfase na avaliação e intervenção no processo de envelhecimento (UFRN). Mestrado em Fisioterapia, com ênfase na fisioterapia geriátrica e epidemiologia. Atualmente é docente do curso de Fisioterapia da Universidade Federal do Ceará, atuando na área de gerontologia, saúde da mulher e atenção primária à saúde.

Mikaely Lima Melo
Fisioterapeuta pela Universidade Federal do Ceará (UFC). Residente Multiprofissional em Cuidados Intensivos de Adultos (Unifesp).

Natália Pádula
Graduada em Fisioterapia pela Faculdade de Medicina de Ribeirão Preto da Universidade de São Paulo - Campus Ribeirão Preto. Formada no Conceito Internacional Activity-based Therapy e Treino Locomotor na Lesão Medular. Atualmente é coordenadora técnica do Acreditando - Centro de Recuperação Neuromotora, Saúde e Bem-Estar - e Mestranda pela Escola de Educação Física e Esporte da Universidade de São Paulo.

Pedro Olavo de Paula Lima
Fisioterapeuta sócio-especialista em Fisioterapia Esportiva (SONAFE - COFFITO). Mestre em Fisioterapia (UFPE). Doutor em Saúde Coletiva Epidemiologia (UFC). Chefe do Departamento de Fisioterapia (UFC). Coordenador da Liga de Fisioterapia Esportiva (LIFE). Presidente da SONAFE-Regional Ceará.

Ramon Távora Viana
Mestre em Fisioterapia, pela Universidade Federal de Pernambuco com ênfase na reabilitação do Acidente Vascular Encefálico. Graduado em Fisioterapia pela Universidade de Fortaleza. Especialização em Osteopatia pela Escola Brasileira de Osteopatia e Faculdade de Ciências Médicas de Minas Gerais. Atualmente cursa o doutorado em Ciências da Reabilitação da Universidade Federal de Minas Gerais. Professor da Faculdade Ateneu(CE) e do Centro Universitário Sete de Setembro (CE)

Renata Bessa Pontes
Doutora em Farmacologia, pela Faculdade de Medicina da Universidade Federal do Ceará. Mestre em Farmacolo-

gia, pela Faculdade de Medicina da Universidade Federal do Ceará. Graduada em Fisioterapia pela Universidade de Fortaleza. Graduada em Enfermagem pela Faculdade de Farmácia, Odontologia e Enfermagem da Universidade Federal do Ceará. Especialista em Fisioterapia Dermatofuncional pela Faculdade Integrada do Ceará com título reconhecido pela Associação Brasileira de Fisioterapia Dermatofuncional. Atualmente é docente adjunta do curso de Fisioterapia do departamento de Fisioterapia da Universidade Federal do Ceará. Experiência em Fisioterapia Dermatofuncional e Saúde da Mulher com ênfase em oncologia.

Renata Viana Brígido de Moura Jucá
Mestre em Reabilitação e Desempenho Funcional pela Universidade de São Paulo. Graduada em Fisioterapia pela Universidade de São Paulo. Especialista em Intervenção em Neuropediatria pela Universidade Federal de São Carlos. Atualmente é professora de Fisioterapia Neurofuncional na Universidade Federal do Ceará e doutoranda em Ciências da Reabilitação na Universidade Federal de Minas Gerais.

Ricardo Kalaf Mussi
Doutor em Cirurgia, pela Universidade Estadual de Campinas. Pós Doc Research and Clinical Fellowship, pela University of Toronto. Mestre em Cirurgia, pela Universidade Estadual de Campinas. Graduado em Medicina pela Universidade Estadual de Campinas. Atualmente é o professor responsável pela disciplina de Cirurgia Torácica na UNICAMP e professor do curso de Pós-Graduação em Ciências da Cirurgia na UNICAMP. Coordena os Serviços de Cirurgia Torácica na UNICAMP e no hospital Centro Médico de Campinas.

Rodrigo de Mattos Brito
Fisioterapeuta pela Universidade Federal de Pernambuco. Mestre em Fisioterapia pela Universidade Federal de Pernambuco. Doutorando em neuropsiquiatria e ciências do comportamento pela Universidade Federal de Pernambuco. Pesquisador colaborador do Laboratório de Neurociência Aplicada (LANA) da Universidade Federal de Pernambuco. Fisioterapeuta colaborador do Centro Especializado em Neuromodulação (NeuroMod, Recife-PE), e Instituto de neurociência aplicada (INA, Recife-PE). Fisioterapeuta apostilado para técnicas de estimulação não invasiva do sistema nervoso central pelo CREFITO-1.

Rodrigo Fragoso de Andrade
Mestrado e doutorado em Neuropsiquiatria e Ciências do Comportamento, com ênfase em Neurociências, pela Universidade Federal de Pernambuco. Especialista em Morfologia pela UFPE e Graduado em fisioterapia pela UFPE. Atualmente é professor Associado do curso de Fisioterapia da Universidade Federal do Ceará (UFC) e integrante do projeto de extensão Fisioterapia na Promoção da Saúde do Trabalhador. Tem experiência em fisioterapia do trabalho e fisioterapia neurofunciona.

Rodrigo Ribeiro de Oliveira
Graduado em Fisioterapia (UNESA-RJ). Sócio-especialista da Sociedade Nacional de Fisioterapia Esportiva (SONAFE), Pós-Graduado em Fisioterapia Traumato-Ortopédica (UCB). Mestre em Fisioterapia (UFPE), Doutor em Ciências Morfológicas (UFRJ). Docente da Universidade Federal do Ceará (UFC) e Líder do Grupo de Pesquisa Tendon Research Group.

Simony Lira do Nascimento
Professora Adjunta do curso de Fisioterapia e do Mestrado Profissional em Saúde da Mulher e da Criança da Universidade Federal do Ceará (UFC). Fisioterapeuta graduada pela Universidade Estadual do Pará, especialização em Fisioterapia aplicada a Saúde da Mulher (CAISM-UNICAMP). Mestrado e doutorado pelo Departamento de Tocoginecologia na área de concentração Saúde Materna e Perinatal pela Universidade Estadual de Campinas (UNICAMP) com doutorado Sanduíche na Queen's University - Canadá. Coordenadora do projeto de extensão PROFISM (Projeto Fisioterapia na Saúde da Mulher) com atuação no ambulatório de Uroginecologia da Maternidade Escola Assis Chateuabriand (UFC).

Tatiana Ferreira de Oliveira
Fisioterapeuta formada pelo Centro Universitário Ateneu (UNIATENEU). Egressa do Núcleo de Pesquisas e Inovação Tecnológica em Reabilitação Humana (INOVAFISIO – CNPq – UFC).

Verena Kise Capellini
Doutora em Ciências, pela Faculdade de Medicina de Ribeirão Preto da Universidade de São Paulo (FMR-P-USP). Mestre em Ciências Médicas, pela FMRP-USP. Bacharel em Fisioterapia pela Faculdade de Ciências e Tecnologia da Universidade Estadual Paulista Júlio de Mesquita Filho (FCT-UNESP). Atualmente é docente da Universidade Federal de São Paulo (UNIFESP), na área de Fisioterapia Neurofuncional.

Vilena Barros de Figueiredo
Doutoranda em Fisioterapia pela Universidade Federal de São Carlos. Bolsista da Fundação Cearense de Apoio ao Desenvolvimento Científico e Tecnológico/Mestre em Patologia pela Universidade Federal do Ceará. Graduação em Fisioterapia pela Universidade de Fortaleza. Atualmente, é Professora Assistente II do Curso de Fisioterapia da Universidade Federal do Ceará, Docente do Programa de Residência Integrada Multiprofissional em Atenção Hospitalar à Saúde da Mulher e da Criança da Universidade Federal do Ceará.

Prefácio

Esta é uma obra inédita, que coloca a Classificação Internacional de Funcionalidade, Incapacidade e Saúde (CIF) na abordagem da fisioterapia. É inédita porque transpõe um dos maiores obstáculos identificados desde a publicação da CIF pela Organização Mundial da Saúde, em 2001, que é a sua aplicação prática. É abrangente porque inclui a fisioterapia como recurso terapêutico em questões de saúde tão variadas como a saúde da mulher, a microcefalia, o transplante de medula e a síndrome genética, entre outras. A Apresentação 1 faz uma revisão dos modelos de deficiência existentes, descritos de forma que permite acompanhar sua evolução histórica. É um texto fundamental para se entender a deficiência e o modelo biopsicossocial apresentado pela CIF, tema da Apresentação 2. Nesta, o leitor terá a oportunidade de conhecer a estrutura e o conteúdo dessa inovadora classificação, assim como as várias possibilidades de sua aplicação.

O uso da CIF na clínica constitui uma das formas mais abrangentes de aplicabilidade dessa ferramenta pois permite que cada componente de sua complexa estrutura seja considerado. O novo conceito defendido pela Classificação considera a funcionalidade como resultado da interação do indivíduo com o contexto (ambiente e fatores pessoais) e que é avaliada por um conjunto de condições nas quais se incluem as atividades que desempenha assim como sua participação. Na Apresentação 3, os autores apresentam um modelo de instrumento de coleta de dados sobre a funcionalidade, no qual se incluem as condições mencionadas acima e que será utilizado para apresentar cada caso clínico desta obra.

O livro está organizado em Seções, Segundo a área da fisioterapia; cada uma delas agrega um conjunto de capítulos com temas da área. São 10 Seções que incluem a fisioterapia cardiovascular, a dermatofuncional, a fisioterapia do trabalho, a neurofuncional, a fisioterapia em oncologia, a respiratória, a traumato-ortopédica, a fisioterapia na saúde da mulher, em terapia intensiva e a fisioterapia esportiva.

Cada capítulo apresenta um tema, no formato de relato de caso clínico, totalizando 58 casos clínicos. O texto descreve as questões relacionadas à condição do paciente, tendo uma estrutura comum a todos os capítulos. Cada tema ou capítulo contém a apresentação do caso clínico, facilitando seu entendimento com a linha do tempo da história clínica e também uma lista com os termos relacionados ao caso e suas definições (Glossário). Há também um conjunto de questões formuladas com o intuito de orientar a discussão sobre cada história clínica.

A estrutura do capítulo inclui os objetivos do tratamento, com a descrição da avaliação cinesiológica funcional e um quadro com os recursos diagnósticos propostos. O recurso de apresentá-los em um quadro facilita o entendimento, identificando o que cada um dos recursos avalia e como se faz a avaliação. Há também a apresentação das metas e a descrição das intervenções propostas para cada condição abordada. Além disso, para cada caso há uma avaliação segundo a CIF. Nesta, a perspectiva do paciente é considerada, assim como as questões importantes para sua qualidade de vida, como as limitações de atividades e a restrição na participação. O modelo de ficha proposto para a aplicação da CIF inclui os aspectos contextuais, como os fatores pessoais e do ambiente.

Este livro inova ao mostrar como é viável o uso da CIF na prática da fisioterapia. No entanto, embora com abordagem relacionada à área, pode servir de modelo a outras formas de prática de saúde.

Os docentes do curso de Fisioterapia da Faculdade de Medicina da Universidade Federal do Ceará prestam, com esta obra, um relevante serviço à área clínica, incluindo na abordagem ao paciente, o modelo biopsicossial da CIF.

Cassia Maria Buchalla
Professora Associada Departamento de Epidemiologia Faculdade de Saúde Pública – USP

Sumário

Apresentação 1 xvii
Deficiência – Modelos Explicativos
Shamyr Sulyvan de Castro

Apresentação 2 xxiii
Classificação Internacional de Funcionalidade, Incapacidade e Saúde (CIF)
Shamyr Sulyvan de Castro

Apresentação 3 xxvii
Classificação Internacional de Funcionalidade, Incapacidade e Saúde (CIF) na Prática Clínica
Shamyr Sulyvan de Castro

SEÇÃO I
FISIOTERAPIA CARDIOVASCULAR

1. Cardiopatia Congênita 3
Juliana Freire Chagas Vinhote
Camila Fernandes Mendes

2. Disfunção da Valva Mitral 9
Daniela Gardano Bucharles Mont'Alverne

3. Claudicação Intermitente 16
Daniela Gardano Bucharles Mont'Alverne

4. Neuropatia Diabética 22
Daniela Gardano Bucharles Mont'Alverne

SEÇÃO II
FISIOTERAPIA DERMATOFUNCIONAL

5. Atendimento em Úlcera Vascular Venosa Diabética 33
Ana Karoline Almeida da Silva
Luan dos Santos Mendes Costa
Letícia de Souza Oliveira
Tatiana Ferreira de Oliveira
José Carlos Tatmatsu-Rocha

6. Abdominoplastia com Lipoaspiração 45
Renata Bessa Pontes

7. Envelhecimento, Fibroedemageloide e Estrias 50
Renata Bessa Pontes

8. Hanseníase 57
Shamyr Sulyvan de Castro
Renata Bessa Pontes

SEÇÃO III
FISIOTERAPIA DO TRABALHO

9. Atendimento aos Sobreviventes de Grandes Queimaduras 65
Luan dos Santos Mendes Costa
Gabrielle de Sousa Braga
Tatiana Ferreira de Oliveira
Ana Karoline Almeida da Silva
José Carlos Tatmatsu-Rocha

10. LER/DORT com Uso de Dispositivo de Tela 74
Rodrigo Fragoso de Andrade

11. LER/DORT em Ambiente Hospitalar: Setor de Limpeza e Desinfecção 82
Rodrigo Fragoso de Andrade

SEÇÃO IV
FISIOTERAPIA NEUROFUNCIONAL

12. Acidente Vascular Cerebral Agudo 93
Renata Viana Brígido de Moura Jucá
Lidiane Andrea Oliveira Lima

13. Acidente Vascular Cerebral Crônico 104
Ramon Távora Viana
Lidiane Andrea Oliveira Lima

14. Transtorno do Neurodesenvolvimento 114
Fabiane Elpídio de Sá

15. Distrofia Muscular de Duchenne 119
Renata Viana Brígido de Moura Jucá
Ana Cláudia Mattiello-Sverzut

16. Doença de Parkinson 130
Lidiane Andrea Oliveira Lima
Verena Kise Capellini

17. Lesão Medular – Paraparesia 137
Verena Kise Capellini
Lidiane Andrea Oliveira Lima
Natalia Padula

18. Lesão Medular – Tetraplegia 150
Natalia Padula
Verena Kise Capellini

19. Mielomeningocele 162
Renata Viana Brígido de Moura Jucá
Cyntia Rogeande Jesus Alves de Baptista
Carlos Eduardo Barros Jucá

20. Paralisia Cerebral 170
Renata Viana Brígido de Moura Jucá
Fabiane Elpídio de Sá

21. Síndrome Genética 179
Fabiane Elpídio de Sá

22. Transtorno do Espectro do Autismo (TEA) 186
Fabiane Elpídio de Sá

23. Microcefalia 192
Fabiane Elpídio de Sá

24. Amiotrofia Muscular Espinhal 197
Cristiane Mattos de Oliveira
Renata Viana Brígido de Moura Jucá

25. Transtornos do Neurodesenvolvimento: Vigilância e Seguimento de Puericultura 204
Ana Caroline Belo Alencar
Fabiane Elpídio de Sá Pinheiro
Kátia Virginia Viana-Cardoso

26. Ataxia Espinocerebelar 212
Rodrigo Brito de Mattos Brito
João Victor Fabrício
Rodrigo Fragoso de Andrade
Kátia Monte-Silva

SEÇÃO V
FISIOTERAPIA EM ONCOLOGIA

27. Atuação da Fisioterapia em Homens com Câncer de Próstata 225
Simony Lira do Nascimento
Adriana Bombonato de Oliveira Rocha

28. ransplante Medular 234
Camila Ferreira Leite

29. Tumor Cerebral Infantil 241
Renata Viana Brígido de Moura Jucá
Carlos Eduardo Barros Jucá

SEÇÃO VI
FISIOTERAPIA RESPIRATÓRIA

30. Fisioterapia no Paciente com Derrame Pleural Drenado 253
Camila Ferreira Leite
Márcia Souza Volpe
Ricardo Kalaf Mussi

31. Fibrose Cística em Adolescente 261
Márcia Souza Volpe

32. Pré-operatório de Cirurgia de Câncer de Pulmão 270
Márcia Souza Volpe

33. Pós-operatório de Cirurgia de Câncer de Pulmão 279
Márcia Souza Volpe

34. Bronquiolite Obliterante em Paciente Pediátrico 288
Fabiane Elpídio de Sá

35. Reabilitação Pulmonar na Síndrome da Fragilidade 293
Daniela Gonçalves Ohara
Maycon Sousa Pegorari

36. Apneia Obstrutiva do Sono 303
Laíla Cândida Zacarias
João Paulo da Silva Bezerra
Francisca Soraya Lima Silva
Jefferson Nascimento dos Santos
Eriádina Alves de Lima
Ana Cecília Silva de Oliveira
Kettleyn Alves Paiva
Mikaely Lima Melo
Caroline Alves Madeira
Camila Ferreira Leite

37. Pós-COVID-19 no Idoso Sarcopênico 314
Daniela Gonçalves Ohara
Ana Carolina Pereira Nunes Pinto
Maycon Sousa Pegorari

SEÇÃO VII
FISIOTERAPIA TRAUMATO-ORTOPÉDICA

38. Dor Lombar: Abordagem pela Acupuntura e outras Práticas Integrativas 323
Bernardo Diniz Coutinho

39. Cervicalgia 332
Fabianna Resende de Jesus-Moraleida
Pedro Olavo de Paula Lima

40. Síndrome do Túnel Cubital 339
Rodrigo Ribeiro de Oliveira

41. Assimetria Postural em Criança Pré-escolar ... 347
Kátia Virgínia Viana Cardoso

42. Lombalgia 355
Fabianna Resende de Jesus-Moraleida
Ana Carla Lima Nunes

43. Osteopatia/Coluna Vertebral e Sacroilíaca 364
Ana Carla Lima Nunes
Pedro Olavo de Paula Lima

44. Instabilidade de Marcha e Risco de Quedas no Idoso 371
Ana Carla Lima Nunes
Luana Almeida de Sá Cavaleiro

45. Subluxação Glenoumeral 379
Ana Carla Lima Nunes
Luana Almeida de Sá Cavaleiro

46. Chikungunya Crônica 387
Marina Carvalho Arruda Barreto
Ileana Pitombeira Gomes
Bárbara Porfírio Nunes
Shamyr Sulyvan de Castro

SEÇÃO VIII
FISIOTERAPIA NA SAÚDE DA MULHER

47. Alterações Musculoesqueléticas na Gestação 395
Mayle Andrade Moreira

48. Climatério 404
Mayle Andrade Moreira
Simony Lira do Nascimento
Vilena Barros de Figueiredo

49. Disfunção Sexual 412
Mayle Andrade Moreira
Simony Lira do Nascimento
Vilena Barros de Figueiredo

50. Dor Pélvica Crônica 420
Simony Lira do Nascimento
Mayle Andrade Moreira
Vilena Barros de Figueiredo

51. Incontinência Urinária e Prolapso dos Órgãos Pélvicos 430
Vilena Barros de Figueirêdo
Simony Lira do Nascimento
Mayle Andrade Moreira

SEÇÃO IX
FISIOTERAPIA EM TERAPIA INTENSIVA

52. Displasia Broncopulmonar 439
Elisete Mendes Carvalho

53. Pneumonia Adquirida na Comunidade 449
Márcia Souza Volpe

54. Síndrome da Angústia Respiratória Aguda (SARA) 455
Camila Ferreira Leite

55. Síndrome do Desconforto Respiratório (SDR) Neonatal 465
Elisete Mendes Carvalho

56. Hipertensão Intracraniana por Traumatismo Cranioencefálico 474
Daniela Gardano Bucharles Mont'Alverne

SEÇÃO X
FISIOTERAPIA ESPORTIVA

57. Pós-operatório de Reconstrução do Ligamento Cruzado Anterior em Atletas 485
Pedro Olavo de Paula Lima
Carlos Augusto Silva Rodrigues

58. Síndrome da Dor Lateral do Quadril em Corredores 494
Pedro Olavo de Paula Lima

Índice Remissivo 501

Apresentação 1
Deficiência – Modelos Explicativos

Shamyr Sulyvan de Castro

RESUMO

Para que o leitor se aproprie de conceitos e definições acerca do processo incapacitante, serão brevemente apresentados alguns dos modelos explicativos mais usados na compreensão da deficiência. Os modelos serão mostrados de forma cronológica, visto que muitos deles sofrem influência dos modelos precedentes. Dessa forma, o modelo de Nagi, de 1960 será o primeiro a ser desenvolvido, seguido do modelo apresentado pela Organização Mundial da Saúde (OMS), de 1980, mostrado na Classificação Internacional de Deficiências, Incapacidades e Desvantagens (CIDID); o modelo do *National Center for Medical Rehabilitation Research* (NCMRR) de 1993; o modelo do *Institute of Medicine* (IOM), de 1997, e o modelo da Classificação Internacional de Funcionalidade, Incapacidade e Saúde (CIF), de 2001, apresentado pela OMS. Para cada modelo serão apresentadas representações esquemáticas que evidenciam seus componentes e suas relações, além de suas principais limitações. Conhecer os modelos propostos para explicação do processo incapacitante possibilitará ao leitor compreender a evolução da abordagem da incapacidade ao longo do tempo, permitindo que a importância do uso do modelo adequado seja evidenciada. Pela leitura desta Apresentação, o leitor poderá compreender a influência de cada modelo na construção de outros, por meio dos aprimoramentos e ajustes realizados ao longo do tempo. Além disso, esta Apresentação também oferece em suas referências material atualizado para aprofundamento conceitual a respeito dos modelos apresentados.

INTRODUÇÃO

A funcionalidade é definida pela OMS como um conceito dependente das funções do corpo, atividades e participação; a incapacidade, por outro lado, está relacionada com deficiências, limitação de atividades ou restrição na participação[1]. Apesar de serem vistos frequentemente como opostos, esses dois conceitos devem ser compreendidos como uma interação dinâmica entre os estados de saúde (doenças, distúrbios, lesões, traumas etc.) e os fatores contextuais (pessoais e ambientais)[1]. Historicamente, o conceito relacionado com os aspectos mais negativos – a incapacidade – tem sido o mais estudado. Isso posto, veremos adiante alguns dos principais modelos explicativos do processo incapacitante para que se tenha uma visão geral da evolução das definições e modelos até os dias atuais. Juntamente com esses modelos, serão apresentadas suas respectivas definições, conceitos e componentes.

MODELO DE NAGI

Embora exista relato de proposição de modelo explicativo da deficiência antes de 1960[2], foi nesse ano que o sociólogo Saad Nagi publicou seu modelo, sendo este o mais citado na literatura como o modelo precursor de deficiência. De acordo com o proposto por esse pesquisador, a deficiência é a expressão de uma limitação física ou mental em contexto social[3]. A abordagem de Nagi para o processo incapacitante pressupõe quatro componentes: patologia ativa; lesão; limitação funcional e deficiência[4].

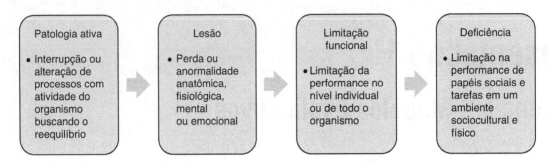

Figura A.1 Modelo explicativo do processo incapacitante segundo Nagi[5].

De acordo com o proposto por Nagi, *patologia ativa* tem relação com alterações celulares e da homeostase, podendo resultar de infecção, trauma, desequilíbrio metabólico, processos degenerativos ou outros processos. *Lesões*, por outro lado, seriam basicamente a perda ou anormalidade tecidual, de órgãos ou sistemas do corpo, ocorrendo de forma intimamente relacionada com as patologias ativas e também locais secundários a essas patologias. As *limitações funcionais* seriam restrições na performance das pessoas, como o impacto da artrite na capacidade de marcha ou de transferência de sedestação para bipedestação. A *deficiência* seria um conceito representativo da distância entre a capacidade intrínseca pessoal e as demandas do ambiente físico e social, ou seja, uma produção da interação do sujeito e seu ambiente[4]. O modelo proposto por Nagi está esquematizado na Figura A.1.

Como principal crítica ao modelo de Nagi cita-se a sua linearidade. Por apresentar seus componentes de forma subsequente, o modelo explicativo de Nagi pressupõe ocorrência linear de seus elementos, restringindo o processo a uma concepção estática e unidirecional[4]. Essa abordagem falha ao compreender o processo incapacitante como dinâmico, que varia em amplitude e severidade ao longo da vida[6].

CLASSIFICAÇÃO INTERNACIONAL DE DEFICIÊNCIAS, INCAPACIDADES E DESVANTAGENS (CIDID)

Em um esforço para propor um modelo de classificação universal e global, a Organização Mundial da Saúde (OMS), em 1980, publicou a Classificação Internacional de Deficiências, Incapacidade e Desvantagens (CIDID). A CIDID pertencia à família de classificações da OMS e apresentou um modelo também linear e composto por quatro elementos, apresentados na Figura A.2.

Também esse modelo tem suas limitações como o fato de restringir-se a uma classificação de consequências de doenças[8]; a abordagem insuficiente ao papel do ambiente; a sobreposição entre as dimensões lesões e deficiências e entre deficiências e desvantagens; e, por fim, pelo fato de não possuir clareza a respeito da relação causal e temporal entre os três componentes[9].

MODELO DO *NATIONAL CENTER FOR MEDICAL REHABILITATION RESEARCH* (NCMRR MODEL)

Abordagem apresentada em 1993, a partir da proposta de Nagi, inserindo um novo componente especificamente relacionado com as influências sociais no processo incapacitante[10]. No contexto desse modelo, entende-se limitações sociais como restrições resultantes de políticas ou barreiras que limitam a realização de papéis ou negam acesso a serviços e oportunidades em associação a completa participação social; deficiências como limitações na performance de tarefas, atividades e papéis esperados em contextos pessoais e sociais, e limitações funcionais como restrições ou ausência de habilidade de execução de uma ação de forma consistente com o objetivo de um órgão ou sistema[11] (Figura A.3).

Por ter natureza e lógica idênticas às do modelo de Nagi, este também está sujeito a algumas das mesmas crí-

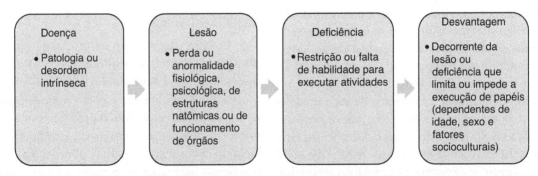

Figura A. 2 Modelo explicativo do processo incapacitante segundo a CIDID[7]

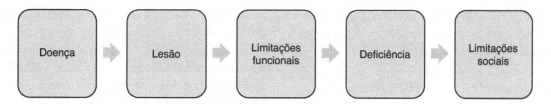

Figura A.3 Modelo explicativo do processo incapacitante segundo o NCMRR[10].

ticas do seu antecessor. Além disso, o modelo apresenta omissão gráfica de variáveis pessoais, ambientais e de qualidade de vida[12].

MODELO DO *INSTITUTE OF MEDICINE* (IOM MODEL)

Este modelo foi desenvolvido em 1997 pelo Instituto de Medicina dos EUA; trata-se também de um aprimoramento do modelo proposto por Nagi e apresenta como incremento os conceitos de condições secundárias e qualidade de vida e foi nomeado pelos autores como *enabling-disabling process*[4]. Condições secundárias são condições físicas ou mentais adicionais àquelas que ocorrem como resultado de uma condição incapacitante primária e frequentemente aumentam a severidade da deficiência, sendo também passíveis de prevenção[13]. Um esquema ilustrativo do modelo é apresentado na Figura A. 4.

A concepção teórica desse modelo também compreende a deficiência como resultante do processo de interação

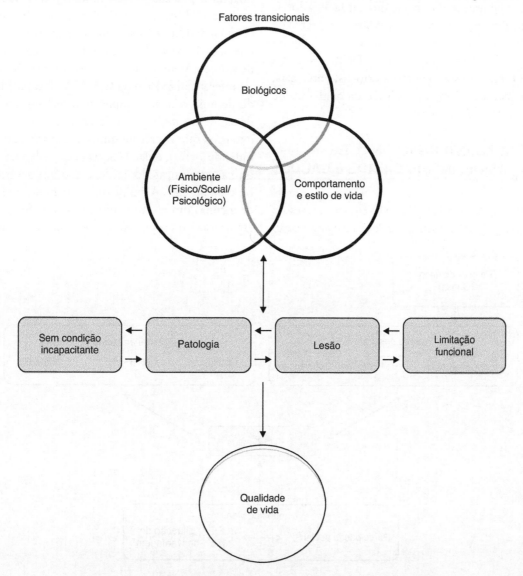

Figura A. 4 Modelo explicativo do processo incapacitante segundo o IOM[13].

entre o indivíduo e o ambiente. Entretanto, esse elemento (ambiente) não é claramente apresentado no modelo, sendo esta a principal limitação dessa abordagem[14].

MODELO *DISABILITY CREATION PROCESS* (DCP)

Em torno do ano de 1998, um grupo de pesquisadores propõe um modelo explicativo de causas e consequências de doenças, trauma ou outros prejuízos à integridade do indivíduo[15]. O DCP é baseado na interação entre o indivíduo e o ambiente, sendo composto por fatores de risco; fatores pessoais; fatores ambientais, e hábitos de vida. Como fatores de risco, podem ser citados fatores biológicos, ambiente físico, organização social e comportamento social e individual. Como fatores pessoais, temos os sistemas orgânicos (com variações da integridade para a lesão); e as capacidades (que variam de habilidade para a deficiência). Os fatores ambientais envolvem aspectos sociais e físicos e podem se configurar como obstáculos ou facilitadores. Os hábitos de vida, por outro lado, envolvem aspectos de participação social e situações de desvantagens[15]. A Figura A. 5 apresenta o modelo esquemático do DCP.

O DCP também está exposto a críticas, entre elas, podemos verificar a ausência da inclusão da qualidade de vida em seu modelo explicativo[15].

CLASSIFICAÇÃO INTERNACIONAL DE FUNCIONALIDADE, INCAPACIDADE E SAÚDE (CIF)

O modelo explicativo da CIF avança em seu antecessor, apresentado pela CIDID, no sentido de que na classificação mais antiga, a deficiência é compreendida como uma limitação decorrente da lesão; o grau de severidade de deficiência ou desvantagem não pode ser avaliado; fatores ambientais não são classificados e uma relação entre deficiência e saúde não foi claramente apresentada[16]. Esse modelo apresenta como componentes as "funções e estruturas do corpo"; "atividades"; "participação"; "fatores ambientais"; "fatores pessoais", e "condições de saúde". Nesse contexto, funções do corpo são definidas como as funções fisiológicas dos sistemas do corpo, incluindo funções psicológicas; estruturas do corpo são partes anatômicas como órgãos, membros e seus componentes; atividade é a execução de uma tarefa ou ação por um indivíduo e pode ser limitada, sendo representada pela dificuldade que o sujeito pode ter em executá-las; participação é o envolvimento em situações de vida e pode ser restrita por problemas que o sujeito pode experimentar no envolvimento de situações de vida; fatores ambientais compõem o ambiente físico, social e de atitude no qual as pessoas vivem e conduzem sua vida; fatores pessoais são o histórico particular da vida e do estilo de vida de um indivíduo e englobam as características do indivíduo que não são parte de uma condição de saúde ou de estados de saúde[1]. Além disso, outros conceitos são apresentados no referencial teórico da CIF, como incapacidade (resultado de uma relação complexa entre o estado ou condição de saúde do indivíduo e fatores pessoais com os fatores externos que representam as circunstâncias nas quais o indivíduo vive); e deficiências (são problemas nas funções ou nas estruturas do corpo como um desvio importante ou uma perda)[1]. Além disso, também define funcionalidade é como um termo genérico para as funções do corpo, estruturas do corpo, atividades e participação. Ele indica

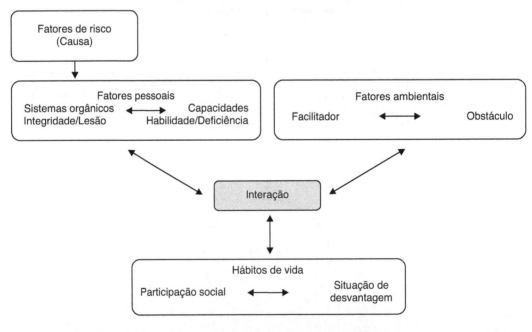

Figura A. 5 Modelo explicativo do processo incapacitante segundo o *Disability Creation Process* (DCP)[20].

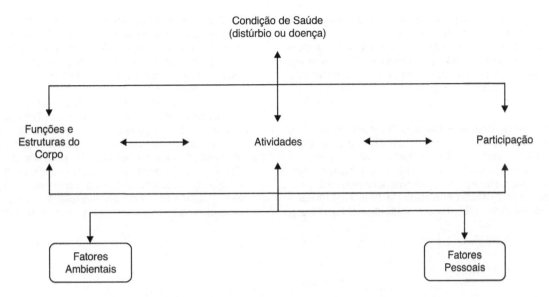

Figura A. 6 Modelo explicativo do processo incapacitante segundo a CIF[1].

os aspectos positivos da interação entre um indivíduo (com uma condição de saúde) e seus fatores contextuais (fatores ambientais e pessoais)[1]. A Figura A.6 representa o modelo explicativo da CIF, para melhor visualização.

Por ser o modelo mais explorado na atualidade, é um modelo que coleciona muitas críticas. Como limitações da CIF citam-se o uso excessivamente voltado para o campo clínico e da reabilitação, mostrando dificuldade em sua efetiva aplicação; a pouca sensibilidade às questões de gênero e etnia; a subvalorização teórica da participação e os fatores pessoais; uso dificultado no campo do trabalho, considerando que sua definição de deficiência pode ser uma barreira à valorização; e pouco uso no campo das políticas sociais[17]; incapacidade de incorporar contextos de tempo e emoção; não classifica os fatores pessoais; influências culturais podem não ser avaliadas; não considera estadiamento ou progressão de doenças; dificuldades de ser discutida com pessoas leigas; não determina a frequência dos desfechos estudados[18]; de aplicação demorada[19]; problemas na identificação do que é intrínseco e do que é extrínseco; compreensão das interações entre os componentes; e distinção entre atividades e participação dificultada[15].

Referências

1. OMS OM da S. CIF: Classificação Internacional de Funcionalidade, Incapacidade e Saúde. São Paulo. Buchalla CM, editor. Editora da Universidade de São Paulo – EDUSP; 2003.
2. Thyberg M, Nelson M, Thyberg I. A definition of disability emphasizing the interaction between individual and social aspects that existed among Scandinavian precursors of rehabilitation medicine as early as 1912. J Rehabil Med [Internet]. 2010 Feb [cited 2016 Dec 6];42(2):182–3. Available from: http://www.ncbi.nlm.nih.gov/pubmed/20140416
3. Jette AM, Keysor JJ. Disability Models: Implications for Arthritis Exercise and Physical Activity Interventions.
4. Jette AM. Toward a common language for function, disability, and health. Phys Ther [Internet]. 2006 May;86(5):726–34. Available from: http://www.ncbi.nlm.nih.gov/pubmed/16649895
5. Jette AM. Physical disablement concepts for physical therapy research and practice. Phys Ther. 1994;74(5):380-6.
6. Mathiowetz N, Wunderlich GS. Survey Measurement of Work Disability: Summary of a Workshop [Internet]. Vol. 110. 2000 [cited 2017 Jan 10]. 0-309 p. Available from: http://www.nap.edu/catalog/9787.html
7. World Health Organization WHO. International Classification of Impairments, Disabilities, and Handicaps - ICIDH [Internet]. Geneva; 1980 [cited 2017 Jan 10]. 207 p. Available from: http://apps.who.int/iris/bitstream/10665/41003/1/9241541261_eng.pdf
8. Ustün TB, Chatterji S, Kostansjek N, Bickenbach J. WHO's ICF and functional status information in health records. Health Care Financ Rev. 2003;24(3):77-88.
9. Gray DB, Hendershot GE. The ICIDH-2: Developments for a new era of outcomes research. Arch Phys Med Rehabil. 2000;81(12 SUPPL. 2):S10-4.
10. Snyder AR, Parsons JT, Valovich McLeod TC, Curtis Bay R, Michener LA, Sauers EL. Using Disablement Models and Clinical Outcomes Assessment to Enable Evidence-Based Athletic Training Practice, Part I: Disablement Models. J Athl Train [Internet]. 2008 Jul;43(4):428–36. Available from: http://www.journalofathletictraining.org/doi/abs/10.4085/1062-6050-43.4.437
11. Shriver EK, NIH NI of CH and HD. Research Plan for the National Center for Medical Rehabilitation Research (NCMRR) [Internet]. Washington (DC): Government Printing Office; 1993 [cited 2017 Jan 14]. 63 p. Available from: https://www.nichd.nih.gov/publications/pubs/Documents/plan.pdf
12. Dassel KB. Alzheimer's Disease and the Disablement Process: Directions for Future Research. Phys Occup Ther Geriatr [Internet]. 2008;27(5):360-80. Available from: http://dx.doi.org/10.1080/02703180902856240%5Cnhttp://search.proquest.com/docview/57313932?accountid=14755
13. Brandt EJ, AM P. Enabling America: Assessing the Role of Rehabilitation Science and Engineering (Google eBook) [Internet]. National A. Institute of Medicine (US) Committee on Assessing Rehabilitation Science and Engineering, editor. Vol. 1997. Washington (DC); 1997 [cited 2017 Jan 13]. 382 p. Available from: http://www.nap.edu/catalog/5799.html
14. Masala C, Petretto DR. From disablement to enablement: conceptual models of disability in the 20th century. Disabil Rehabil. 2008;30(17):1233-44.
15. Levasseur M, Desrosiers J, St-Cyr TD. Comparing the Disability Creation Process and International Classification of Functioning, Disability and Health models. Can J Occup Ther [Internet]. 2007

[cited 2017 Jan 11];74 Spec No:233–42. Available from: http://www.ncbi.nlm.nih.gov/pubmed/17844978

16. Kostanjsek N. Use of The International Classification of Functioning, Disability and Health (ICF) as a conceptual framework and common language for disability statistics and health information systems. BMC Public Health [Internet]. 2011;11(Suppl 4):S3. Available from: http://www.biomedcentral.com/1471-2458/11/S4/S3

17. Berghs M, Atkin K, Graham H, Hatton C, Thomas C. Implications for public health research of models and theories of disability: a scoping study and evidence synthesis. Public Heal Res [Internet]. 2016 Jul [cited 2017 Jan 10];4(8):1–166. Available from: http://www.journalslibrary.nihr.ac.uk/phr/volume-4/issue-8

18. Alford VM, Ewen S, Webb GR, McGinley J, Brookes A, Remedios LJ. The use of the International Classification of Functioning, Disability and Health to understand the health and functioning experiences of people with chronic conditions from the person perspective: a systematic review. Disabil Rehabil [Internet]. 2015 Apr 10 [cited 2017 Jan 10];37(8):655–66. Available from: http://www.ncbi.nlm.nih.gov/pubmed/24986707

19. Schuntermann MF. The implementation of the International Classification of Functioning, Disability and Health in Germany: experiences and problems. Int J Rehabil Res Int Zeitschrift für Rehabil Rev Int Rech réadaptation [Internet]. 2005 Jun;28(2):93–102. Available from: http://www.ncbi.nlm.nih.gov/pubmed/15900178

20. Vincent C, Deaudelin I, Robichaud L, Rousseau J, Viscogliosi C, Talbot LR et al. Rehabilitation needs for older adults with stroke living at home: perceptions of four populations. BMC Geriatr [Internet]. 2007 Dec 13;7(1):20. Available from: http://bmcgeriatr.biomedcentral.com/articles/10.1186/1471-2318-7-20

Apresentação 2
Classificação Internacional de Funcionalidade, Incapacidade e Saúde (CIF)

Shamyr Sulyvan de Castro

RESUMO

Esta Apresentação busca apresentar a estrutura da Classificação Internacional de Funcionalidade, Incapacidade e Saúde (CIF). Dessa forma, são brevemente abordados sua estrutura, mostrando a composição de sua introdução; seus aspectos históricos e conceituais; seus aspectos estruturais e conceituais; e por último, são introduzidos os anexos que constam no material publicado. Como há uma sequência lógica e planejada entre o Apresentação 1 e a Apresentação 2, informações como as definições e o modelo explicativo da CIF, já apresentados anteriormente, não serão abordados aqui. Além disso, as referências utilizadas nesta Apresentação podem ser usadas pelo leitor, caso tenha interesse em discussões mais aprofundadas sobre os temas.

INTRODUÇÃO

A Classificação Internacional de Funcionalidade, Incapacidade e Saúde (CIF) surge em um contexto de modificação de conceitos e abordagens da saúde. Até recentemente a saúde era predominantemente concebida como o oposto de doença ou óbito, apresentando, como consequência, o uso de indicadores de "saúde" voltados para doença e óbito. A deficiência, por outro lado, era entendida como um conceito relacionado com deficiências corporais como cegueira ou surdez ou com restrições individuais que impossibilitam a execução de atividades de vida diária[1]. Nesse contexto, a CIF apresentou a deficiência como um conceito abrangente, de múltiplas dimensões, relacionado com a funcionalidade humana, englobando aspectos biológicos, psicológicos, sociais e ambientais, mostrando saúde e deficiência em um espectro único, em vez de tratá-las de forma separada ou polarizada. Dessa forma, a saúde e a deficiência devem ser compreendidas como diferentes manifestações de um mesmo domínio, a funcionalidade[1]. Além disso, a CIF apresenta-se como uma proposta global e padronizadora de compreensão da deficiência e como um documento de codificação e de linguagem comum para avaliação da funcionalidade[1].

A Organização Mundial da Saúde (OMS), preconiza que a CIF seja: (a) uma ferramenta estatística e de gestão da informação para estudos populacionais; (b) um instrumento de pesquisa para medidas de resultados da qualidade de vida; (c) um instrumento de planificação e avaliação clínica; (d) uma disciplina dos desenhos curriculares e educacionais e (e) um instrumento de gestão das políticas sociais e de saúde[2], estimulando seu uso pelos países membros.

ASPECTOS HISTÓRICOS E CONCEITUAIS DA CIF

A parte inicial da CIF é composta por textos informativos a respeito de seu processo de criação; seus objetivos; propriedades; visão geral de seus componentes; apresentação do modelo de funcionalidade e incapacidade, e seus usos.

A CIF está inserida no conjunto de classificações conhecido como família de classificações e tem como objetivo uniformizar as informações sobre saúde (diagnóstico, incapacidade, razões para busca dos serviços de saúde, análise de prevalência de doenças e cuidados em saúde à população). As classificações pertencentes a essa família propõem uma linguagem padronizada que permite a comunicação e comparação em nível mundial por meio de códigos alfanuméricos para padronizar o registro das doenças[3]. A CIF está inserida nessa família de classificações e compartilha de seus objetivos. Uma das classificações mais conhecidas dessa família é a Classificação Estatística Internacional de Doenças e Problemas Relacionados à Saúde (CID), que usa um modelo baseado na etiologia, anatomia e causas externas das lesões, representando um instrumento útil para as estatísticas de saúde, tornando possível monitorar as diferentes causas de morbidade e de mortalidade em indivíduos e populações[4]. Entretanto, é cada vez mais importante o conhecimento do estado de saúde após o diagnóstico, no decorrer do tempo. A descrição das causas de óbito e da frequência das doenças não é suficiente para o planejamento em saúde, considerando que mais informações além dessas são necessárias[4], por isso a criação da CIF, para que deficiência, funcionalidade e seus correlatos sejam também codificados e utilizados.

O empenho da OMS em criar a CIF remonta ao ano de 1976, quando a OMS publicou a Classificação Internacional das Deficiências, Incapacidades e Desvantagens, a CIDID[5]. As limitações do modelo apresentado pela CIDID foram citadas na Apresentação 1 e diversos aprimoramentos e testes foram realizados atéque, em 2001, a Assembleia Mundial da Saúde aprovou a *International Classification of Functioning, Disability and Health* (ICF/CIF, em português)[6]. Definições e terminologias da CIF já foram abordadas na Apresentação anterior e não voltaremos a elas neste momento.

Como principais objetivos da CIF citam-se: (1) proporcionar uma base científica para a compreensão e o estudo da saúde e das condições relacionadas à saúde, de seus determinantes e efeitos; (2) estabelecer uma linguagem comum para a descrição da saúde e dos estados relacionados à saúde para melhorar a comunicação entre diferentes usuários, como profissionais de saúde, pesquisadores, elaboradores das políticas públicas e o público, inclusive pessoas com incapacidades; (3) permitir comparação de dados entre países, entre disciplinas relacionadas à saúde, entre os serviços e em diferentes momentos ao longo do tempo; (4) fornecer um esquema de codificação para sistemas de informações de saúde. A CIF pode ter aplicações relacionadas com estatística; pesquisa; clínica; política social, e pedagogia[7]. Caso o leitor queira fazer uma leitura mais aprofundada do material, uma versão está disponível no site da OMS (http://apps.who.int/iris/bitstream/10665/42407/111/9788531407840_por.pdf).

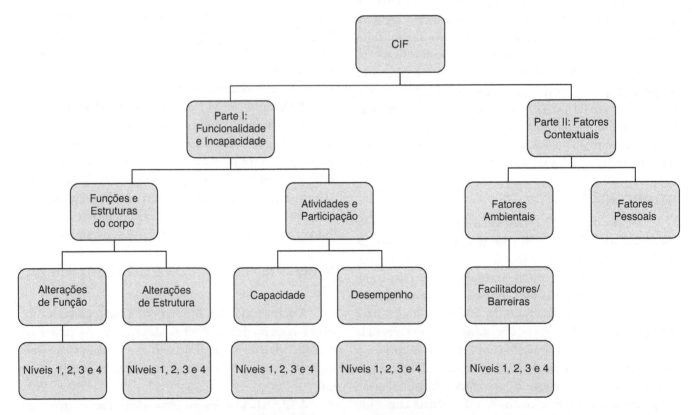

Figura A.7 Descrição estrutural da CIF[2].

ASPECTOS ESTRUTURAIS E OPERACIONAIS DA CIF

O modelo conceitual da CIF já foi mostrado na Apresentação 1, assim como seus principais conceitos. Além da versão traduzida para o português do Brasil, já publicada, também foi disponibilizado um manual para uso da CIF[8], que tem por objetivo facilitar e disseminar o uso da CIF. Na Figura A.7 pode-se visualizar o perfil estrutural da CIF, com suas seções e subdivisões. A CIF apresenta em cada capítulo um conjunto de códigos que podem atingir até o 4º nível, totalizando 1.424 códigos[9] alfanuméricos. Vejamos um exemplo: para o Capítulo/1º Nível temos o Funções sensoriais e dor – b2; para o segundo nível, temos b280 Sensação de dor; para o terceiro nível, b2801 Dor localizada; para o quarto nível, temos b28015 Dor em membro inferior. Esses códigos podem ser usados para classificar o estado funcional de uma pessoa e têm o propósito de servir como linguagem padronizada para documentação do perfil funcional de indivíduos ou grupos avaliados.

CIF – ANEXOS

A publicação da CIF traz ainda em sua parte final um conjunto de anexos.

Em seu Anexo 1 são tratados fundamentalmente questões taxonômicas e terminológicas. Dessa forma, são apresentadas e discutidas brevemente todas as definições pertinentes à funcionalidade com esquemas explicativos e exemplos esclarecedores da maioria delas.

Em seu Anexo 2, é apresentado um guia sobre o processo de codificação da CIF no qual são mostrados, entre outros elementos, regras gerais e específicas de codificação. Também nele, a OMS recomenda que o usuário da CIF leia atentamente a introdução e os anexos do material e passe por algum treinamento para a aplicação da classificação. Direcionamentos para esse processo de treinamento são apresentados ao leitor.

As utilidades específicas da lista de atividades e participação são abordadas no Anexo 3 da CIF, no qual são apresentadas novamente as definições de atividades e participação e outros aprofundamentos nesse campo.

No Anexo 4 são apresentados casos de uso da CIF para melhor visualização de sua utilidade por parte dos leitores.

No Anexo 5 há uma breve discussão sobre a importância da CIF e das pessoas com incapacidade/deficiência.

Diretrizes éticas para a utilização da CIF são apresentadas no Anexo 6.

Um resumo do processo de criação e revisão da CIF é descrito no Anexo 7.

Orientações futuras para a CIF são apresentadas no Anexo 8.

O Anexo 9 traz requisitos para um sistema de informações em saúde, mínimo e ideal ou para pesquisas, utilizando dados da CIF.

E o material se encerra com o Anexo 10, composto por agradecimentos aos envolvidos na criação e publicação da CIF.

Referências

1. Kostanjsek N. Use of The International Classification of Functioning, Disability and Health (ICF) as a conceptual framework and common language for disability statistics and health information systems. BMC Public Health. 2011;11(Suppl 4):S3.
2. Fontes AP, Fernandes, AA, Botelho MA. Funcionalidade e incapacidade: aspectos conceptuais, estruturais e de aplicação da Classificação Internacional de Funcionalidade, Incapacidade e Saúde (CIF). Rev Port Saúde Pública. 2010;28(2):171-8.
3. Gray DB, Hendershot GE. The ICIDH-2: Developments for a new era of outcomes research. Arch Phys Med Rehabil. 2000;81(12 SUPPL. 2):S10-4.
4. Farias N, Buchalla CM. A classificação internacional de funcionalidade, incapacidade e saúde da organização mundial da saúde: conceitos, usos e perspectivas. Rev Bras Epidemiol [Internet]. 2005 Jun [cited 2014 Mar 22];8(2):187-93. Available from: http://www.scielo.br/scielo.php?script=sci_arttext&pid=S1415-790X2005000200011&lng=pt&nrm=iso&tlng=pt
5. OMS. Classificação Internacional das Deficiências, Incapacidades e Desvantagens. Lisboa; 1989.
6. WHO. International Classification of Functioning, Disability and Health (ICF). Genebra; 2001.
7. OMS. CIF: Classificação Internacional de Funcionalidade, Incapacidade e Saúde. São Paulo. Buchalla CM, editor. Editora da Universidade de São Paulo – EDUSP; 2003.
8. Organização Mundial da Saúde. Como usar a CIF: Um Manual Prático para o uso da Classificação Internacional de Funcionalidade, Incapacidade e Saúde (CIF) Versão preliminar para discussão [Internet]. Genebra; 2013 [cited 2017 Jan 16]. 106 p. Available from: http://www.fsp.usp.br/cbcd/wp-content/uploads/2015/11/Manual-Prático-da-CIF.pdf
9. Okochi J, Utsunomiya S, Takahashi T. Health measurement using the ICF: test-retest reliability study of ICF codes and qualifiers in geriatric care. Health Qual Life Outcomes [Internet]. 2005 Jul 29 [cited 2017 Jan 16];3:46. Available from: http://www.ncbi.nlm.nih.gov/pubmed/16050960

Apresentação 3
Classificação Internacional de Funcionalidade, Incapacidade e Saúde (CIF) na Prática Clínica

Shamyr Sulyvan de Castro

RESUMO

A CIF é uma ferramenta com alto potencial de uso. Sua aplicação nas diversas áreas da saúde tem sido explorada com especial ênfase na área da pesquisa. Entretanto, a própria OMS sugere e recomenda que a CIF seja também usada em ambiente clínico, tanto no processo de tomada de decisão clínica quanto na documentação das informações e rotinas clínicas cotidianas do fisioterapeuta. Dessa forma, o modelo teórico-conceitual da CIF pode orientar o raciocínio clínico do fisioterapeuta no sentido de que durante o planejamento das metas e intervenções, o profissional de saúde considere todos os componentes do modelo e proponha intervenções de abordagem mais abrangente, contemplando a funcionalidade conforme a proposta biopsicossocial. Além disso, seria de crucial importância que a documentação das informações clínicas do paciente também se desse em consonância com a proposta apresentada no modelo da CIF. Esse processo de adequação da coleta de informações segundo a CIF favoreceria o acompanhamento do impacto das intervenções fisioterapêuticas ao longo do tempo. Além disso, haveria a disponibilização de informações padronizadas e de fácil recuperação para a gestão do cuidado em saúde. Portanto, é preciso que o uso da CIF no ambiente clínico seja estimulado, tanto no que tange ao processo de cuidado em saúde quando no que diz respeito à coleta de dados clínicos.

INTRODUÇÃO

A CIF tem entre seus objetivos *"proporcionar uma base científica para a compreensão e o estudo da saúde e das condições relacionadas à saúde, de seus determinantes e efeitos"* e entre suas aplicações, servir como *"ferramenta clínica na avaliação de necessidades, na compatibilidade dos tratamentos com condições específicas, avaliação vocacional, reabilitação e avaliação de resultados"*[1]. Percebe-se portanto, que o uso clínico da CIF deve ser estimulado e adotado em nossa rotina diária no processo de cuidado em saúde.

Aliado ao uso clínico da CIF, ressalta-se que o instrumento tem também como objetivo *"estabelecer uma linguagem comum para a descrição da saúde e dos estados relacionados à saúde para melhorar a comunicação entre diferentes usuários, como profissionais de saúde, pesquisadores, elaboradores das políticas públicas e o público, incluindo pessoas com incapacidade"*, e *"fornecer um esquema de codificação para sistemas de informação em saúde"*, podendo servir como *"uma ferramenta estatística na coleta e registro de dados (por exemplo, em estudos populacionais e pesquisa ou em sistemas de gerenciamento de informações)"*[1]. Portanto, percebe-se aqui a evidente relação entre o uso clínico da CIF e sua aplicação como ferramenta de registro de informações. Nos próximos parágrafos, a CIF terá papel central na discussão de seu uso clínico e na documentação da conduta clínica empregada pelo profissional de saúde.

USO CLÍNICO DA CIF

Como é uma ferramenta relativamente recente no campo da saúde, a CIF tem sido explorada em muitas

Quadro 1 Avaliação do caso clínico segundo a CIF*

	Funções e estruturas do corpo	Limitações de atividades	Restrição na participação
Perspectiva do paciente			
Perspectiva do fisioterapeuta			
Fatores contextuais			
Pessoais			
Ambientais			

* Baseado em tradução livre de esquema publicado em Rundell SD, Davenport TE, Wagner T. Physical Therapist Management of Acute and Chronic Low Back Pain Using the World Health Organization's International Classification of Functioning, Disability and Health. Phys Ther [Internet]. 2009 Jan 1;89(1):82-90. Available from: http://ptjournal.apta.org/cgi/doi/10.2522/ptj.20080113

aplicações e uma delas é seu uso clínico. Deve ser dito que embora existam muitas publicações divulgando a aplicabilidade da CIF em ambiente clínico, a ferramenta tem grande potencial inexplorado e outras novas estratégias de aplicação no cuidado em saúde ainda podem surgir. A literatura tem divulgado o uso clínico da CIF em áreas variadas como câncer de cabeça e pescoço[2], câncer de mama[3], problemas de deglutição após acidente vascular cerebral[4] e problemas musculoesqueléticos[5]. Além disso, uma revisão sistemática apontou uso da CIF em outras áreas como reumatologia, psiquiatria, trauma, perda auditiva, com idosos vivendo na comunidade e problemas cardíacos e pulmonares[6]. A forma de uso da CIF nos contextos das condições de saúde citadas pode variar, registrando-se o uso do modelo conceitual para compreensão do estado de saúde e funcionalidade do cliente[2,7]; além disso, há também o registro do uso das categorias ou códigos da CIF para classificação e descrição do estado de saúde e funcionalidade[8], com aplicações por meio de *core sets*[9] ou do instrumento como um todo[4].

Nessa obra, sugere-se um modelo estruturado em uma ficha como meio facilitador do uso da CIF na atividade clínica. O modelo é apresentado abaixo e estará presente ao longo de todos os capítulos com o intuito de facilitar o raciocínio clínico no âmbito da CIF[10].

A organização das informações colhidas no processo de avaliação no quadro acima facilitará o estabelecimento de metas e condutas clínicas que tenham impactos nos elementos que a constituem: Funções e estruturas do corpo, Limitações das atividades, e Restrição da participação, considerando sempre os fatores contextuais (pessoais e ambientais). Dessa forma, o raciocínio clínico estaria em consonância com o modelo proposto pela CIF, contemplando seus componentes.

Para outras experiências de uso clínico da CIF, como seu uso agregado e sistematizado ao uso da CID[11]; sua aplicação por meio de uma ferramenta (*Rehab-Cycle*)[12]; ou sua institucionalização como processo de avaliação em um setor de neuro-reabilitação[13], os leitores podem consultar as referências desta Apresentação, além da literatura disponível na internet.

DOCUMENTAÇÃO DAS INFORMAÇÕES CLÍNICAS DO PACIENTE USANDO A CIF

O uso da CIF como linguagem padronizada em saúde já foi destacado anteriormente. Dessa forma, sua utilização na coleta de informações em saúde deve também ser estimulada, considerando que a CIF amplia o diagnóstico em saúde para além da Classificação Internacional de Doenças (CID), possibilitando uma compreensão ampliada do quadro clínico do paciente[14].

Algumas opções de documentação de informação clínica já tem sido apresentadas na literatura. Entre elas, cita-se, a título de ilustração, o uso de tabelas formatadas para inserção informações sobre funcionalidade, como mostrado abaixo. As informações poderiam ser coletadas conforme o plano de tratamento estabelecido avançasse e

Apresentação 3

Tabela A.1 Proposta de tabela organizativa para coleta de informações clínicas considerando alguns componentes da CIF[15]

Domains		Qualifiers	
		Performance	Capacity
d1	Learning and applying Knowledge		
d2	General tasks and Demands		
d3	Communication		
d4	Mobility		
d5	Self-Care		
d6	Domestic Life		
d7	Interpersonal Interactions and Relationships		
d8	Major Life Arcas		
d9	Community, Social, and Civic life		

Tabela A.2 Proposta de estratégia organizativa para coleta de informações clínicas considerando componentes da CIF

	Assessment			Evaluation	
Serv.-Progr.-Goal: Increased independence in daily routine		2			-
Cycle goal 1: Mobility		2			+
Cycle goal 2: Self-care		2			-
ICF categories	ICF Qualifier Problem 0 1 2 3 4	Goal relation	Goal value	ICF Qualifier Problem 0 1 2 3 4	Goal achievement
b525 Defecation functions		CG2	3		+
b620 Urination functions		CG2	3		+
b710 Mobility of joint functions		CG1	1		-
b730 Muscle power functions		CG1	2		-
b735 Muscle tone functions		CG1	1		-
b755 Involuntary movement reaction functions		CG1	2		-
b7063 Supportive functions of arms		CG1	1		+
b780 Sensations rel. to muscle and movent functions		CG1	2		+
d230 Carrying out daily rouytine		SPG	2		+
d410 Changing basic body position		CG1	2		-
d4153 Maintaining a sitting position		CG1	2		+
d420 Transferring oneself		CG1	2		+
d460 Moving around in diffenrt locations		CG1	2		+
d465 Moving around using equipment		CG1	2		+
d470 Using transportation		CG1	2		-
d520 Caring for body parts		CG2	1		-
d530 Toileting		CG2	2		-
d540 Dressing		CG2	2		+
d550 Eating		CG2	1		+
d570 Looking after one's health		CG2	2		-
	Facilitator 4+ 3+ 2+ 1+ 0 Barrier 1 2 3 4			Facilitator 4+ 3+ 2+ 1+ 0 Barrier 1 2 3 4	
e115 Assistive products... for personal use in daily living		CG2	+4		+
e120 Assistive products - for personal... mobility		CG1	+4		+
	Influence of personal factors positive neutral negative			Influence of personal factors positive neutral negative	
pf Self-assurance		SPG	+		+
pf Assertiveness		SPG	+		-

ICF Evaluation Display

https://www.icf-casestudies.org/index.php?option=com_content&view=article&id=149:evaluation&catid=42&Itemid=365&lang=en

comparações ao longo do tempo poderiam ser realizadas para verificação dos resultados das intervenções.

Outro exemplo de estratégia de registro de informações é apresentado pelo *ICF Resarch-Brach*, conforme Tabela abaixo. Nessa estratégia, barras coloridas são usadas para que a informação seja mais facilmente visualizada pelo profissional de saúde, facilitando a visualização da evolução do quadro clínico do paciente.

A incorporação da CIF nos sistemas de informação avança a passos mais lentos do que sua utilização clínica. Entretanto, a literatura já relata experiências como a inserção dos códigos da CIF e sua codificação automatizada em sistemas de informação já existentes[16] e sua efetivação representaria grande avanço no sentido de explorar ainda mais o potencial da classificação[17].

Ressalta-se que para a fisioterapia, a padronização na coleta e processamento de informações pode ser uma etapa de difícil operacionalização, considerando que há uma preferência pela escrita livre na maioria dos casos e entre a maioria dos profissionais[18]. Entretanto, fichas padronizadas podem ajudar profissionais de saúde a considerar os elementos do modelo da CIF e balancear as intervenções de forma a contemplar os domínios necessários para cada caso. Como consequência, a pesquisa em saúde pode ser facilitada à medida que se têm informações padronizadas disponíveis[18].

Assim como seu uso clínico, a inclusão da CIF como ferramenta de registro sistematizado de informações clínicas ainda tem suas potencialidades pouco exploradas, esperando-se que nos próximos anos essa aplicabilidade seja mais desenvolvida e explorada.

Referências

1. OMS. CIF: Classificação Internacional de Funcionalidade, Incapacidade e Saúde. São Paulo. Buchalla CM, editor. Editora da Universidade de São Paulo – EDUSP; 2003.
2. Kisser U, Adderson-Kisser C, Coenen M, Stier-Jarmer M, Becker S, Sabariego C et al. The development of an ICF-based clinical guideline and screening tool for the standardized assessment and evaluation of functioning after head and neck cancer treatment. Eur Arch Oto-Rhino-Laryngology [Internet]. 2017 Feb;274(2):1035–43. Available from: http://link.springer.com/10.1007/s00405-016-4317-6
3. Nascimento de Carvalho F, Bergmann A, Koifman RJ. Functionality in Women with Breast Cancer: The Use of International Classification of Functioning, Disability and Health (ICF) in Clinical Practice. J Phys Ther Sci [Internet]. 2014 May [cited 2017 Feb 20];26(5):721–30. Available from: http://www.ncbi.nlm.nih.gov/pubmed/24926139
4. Dong Y, Zhang C-J, Shi J, Deng J, Lan C-N. Clinical application of ICF key codes to evaluate patients with dysphagia following stroke. Medicine (Baltimore) [Internet]. 2016 Sep [cited 2017 Feb 20];95(38):e4479. Available from: http://www.ncbi.nlm.nih.gov/pubmed/27661012
5. Bagraith KS, Strong J. The International Classification of Functioning, Disability and Health (ICF) can be used to describe multidisciplinary clinical assessments of people with chronic musculoskeletal conditions. Clin Rheumatol [Internet]. 2013 Mar 15 [cited 2017 Feb 20];32(3):383–9. Available from: http://www.ncbi.nlm.nih.gov/pubmed/23318704
6. Maribo T, Petersen KS, Handberg C, Melchiorsen H, Momsen A-MH, Nielsen C V et al. Systematic Literature Review on ICF From 2001 to 2013 in the Nordic Countries Focusing on Clinical and Rehabilitation Context. J Clin Med Res [Internet]. 2016 Jan [cited 2017 Feb 20];8(1):1–9. Available from: http://www.ncbi.nlm.nih.gov/pubmed/26668676
7. Steiner WA, Ryser L, Huber E, Uebelhart D, Aeschlimann A, Stucki G. Use of the ICF model as a clinical problem-solving tool in physical therapy and rehabilitation medicine. Phys Ther. 2002;82(11):1098-107.
8. Riberto M, Lopes KAT, Chiappetta LM, Lourenção MIP, Battistella LR. The use of the comprehensive International Classification of Functioning, Disability and Health core set for stroke for chronic outpatients in three Brazilian rehabilitation facilities. Disabil Rehabil [Internet]. 2013 Mar 22 [cited 2017 Feb 20];35(5):367-74. Available from: http://www.ncbi.nlm.nih.gov/pubmed/22725672
9. Han KY, Kim HJ, Bang HJ. Feasibility of Applying the Extended ICF Core Set for Stroke to Clinical Settings in Rehabilitation: A Preliminary Study. Ann Rehabil Med [Internet]. 2015 Feb [cited 2017 Feb 20];39(1):56. Available from: http://www.ncbi.nlm.nih.gov/pubmed/25750873
10. Rundell SD, Davenport TE, Wagner T. Physical Therapist Management of Acute and Chronic Low Back Pain Using the World Health Organization's International Classification of Functioning, Disability and Health. Phys Ther [Internet]. 2009 Jan 1;89(1):82–90. Available from: http://ptjournal.apta.org/cgi/doi/10.2522/ptj.20080113
11. Dorjbal D, Cieza A, Gmünder HP, Scheel-Sailer A, Stucki G, Üstün TB et al. Strengthening quality of care through standardized reporting based on the World Health Organization's reference classifications. Int J Qual Heal Care [Internet]. 2016 Oct;28(5):626–33. Available from: http://intqhc.oxfordjournals.org/lookup/doi/10.1093/intqhc/mzw078
12. Rauch A, Cieza A, Stucki G. How to apply the international classification of functioning, disability and health (ICF) for rehabilitation management in clinical practice. Eur J Phys Rehabil Med. 2008;44(3):329-42.
13. Rentsch HP, Bucher P, Dommen Nyffeler I, Wolf C, Hefti H, Fluri E et al. The implementation of the "International Classification of Functioning, Disability and Health" (ICF) in daily practice of neurorehabilitation: an interdisciplinary project at the Kantonsspital of Lucerne, Switzerland. Disabil Rehabil [Internet]. 2003 Jan 7 [cited 2017 Feb 20];25(8):411–21. Available from: http://www.ncbi.nlm.nih.gov/pubmed/12745951
14. Kostanjsek N. Use of The International Classification of Functioning, Disability and Health (ICF) as a conceptual framework and common language for disability statistics and health information systems. BMC Public Health. 2011;11(Suppl 4):S3.
15. Ustün TB, Chatterji S, Kostansjek N, Bickenbach J. WHO's ICF and functional status information in health records. Health Care Financ Rev. 2003;24(3):77-88.
16. Bales M, Kukafka R, Burkhardt A, Friedman C. Extending a medical language processing system to the functional status domain. AMIA . Annu Symp proceedings AMIA Symp [Internet]. 2005 [cited 2017 Feb 20];2005:888. Available from: http://www.ncbi.nlm.nih.gov/pubmed/16779175
17. Giannangelo K, Bowman S, Dougherty M, Fenton S. ICF: representing the patient beyond a medical classification of diagnoses. Perspect Heal Inf Manag [Internet]. 2005 Nov 2 [cited 2017 Feb 20];2:7. Available from: http://www.ncbi.nlm.nih.gov/pubmed/18066375
18. Vreeman DJ, Richoz C. Possibilities and Implications of Using the ICF and Other Vocabulary Standards in Electronic Health Records. Physiother Res Int [Internet]. 2015 Dec [cited 2017 Feb 20];20(4):210–9. Available from: http://doi.wiley.com/10.1002/pri.1559

FISIOTERAPIA CARDIOVASCULAR

SEÇÃO

I

Cardiopatia Congênita

CAPÍTULO 1

Juliana Freire Chagas Vinhote
Camila Fernandes Mendes

Observação: palavras e expressões listadas no Glossário do capítulo estão destacadas no texto com um asterisco.

APRESENTAÇÃO DO CASO CLÍNICO

Criança de 10 meses, portadora de síndrome de Down, deu entrada em unidade hospitalar apresentando quadro de desconforto respiratório importante e cianose. Durante avaliação inicial, encontrava-se sem suporte de oxigênio, apresentando-se hipoxêmica (Sat.O_2: 78%), sendo iniciada a oxigenoterapia e solicitado internamento hospitalar em Unidade de Terapia Intensiva (UTI). Durante internamento na UTI, foram realizadas maiores investigações do caso e identificada a presença de cardiopatia congênita (defeito do septo atrioventricular [DSAV]* com hiperfluxo pulmonar). A paciente passou a desenvolver quadros de desconforto respiratório importante, apresentando tiragem costal, tiragem diafragmática e batimento de asas do nariz (BAN) com cianose a esclarecer, sendo mantida em suporte ventilatório não invasivo (SVNI) via pronga nasal número 4 no modo CPAP (Continuous Positive Airway Pressure) com pressão de suporte (PS) =12, pressão controlada (PC) =12, frequência respiratória (FR) =15 e pressão expiratória final positiva (PEEP) =5. Após algumas horas, e com a melhora do desconforto respiratório, foi colocada em CPAP apenas com PEEP=5, FR=0 e sem PS.

Outros exames foram solicitados pela equipe médica para maiores investigações do quadro respiratório (métodos laboratoriais para identificar a presença de doenças inflamatórias – *velocidade de hemossedimentação [VHS]** e outras alterações cardíacas e vasculares [ecocardiograma, Doppler e cateterismo]). A resposta ao exame de VHS foi positiva, confirmando que a disfunção respiratória da criança era secundária à bronquiolite viral aguda*, iniciando-se tratamento medicamentoso e condutas fisioterapêuticas para estabilização do quadro clínico em desenvolvimento para posterior correção de disfunção cardíaca.

Após 1 mês de internamento (Figura 1.1), a criança realizou o procedimento cirúrgico para correção de alteração cardíaca (defeito de septo atrioventricular [DSAV]). No pós-operatório na UTI, a paciente encontrava-se, ao exame físico, com estado geral regular, corada, hidratada, acianótica, anictérica, sedada, sob suporte ventilatório invasivo (PC=15cmH_2O, OS =15cmH_2O, PEEP= 5cmH_2O, FR=25, sens. fluxo = 0,5) com os seguintes sinais vitais: frequência cardíaca (FC)= 150bpm, pressão arterial média (PAM) = 55mmHg e saturação de oxigênio por oximetria de pulso (Sat.O_2)=92%.

A radiografia de tórax apresentava congestão pulmonar, ao passo que a ausculta pulmonar revelava murmúrio vesicular presente com crepitações difusas. Na avaliação fisioterapêutica na UTI no período pós-operatório, observou-se que a criança apresentava desconforto respiratório leve com tiragem costal e não reativa ao manuseio, secundário à sedação, com quadro hipersecretivo em vias aéreas superiores. Após a diminuição da sedação, a criança apresentava-se agitada, desorganizada no leito e com face de dor. Foi aplicada a escala Comfort-B para verificar o nível de sedação, sendo encontrado o escore de 20 e iniciado o desmame gradativo do suporte ventilatório invasivo. Com a diminuição das pressões e da FR, a criança apresentou-se confortável aos parâmetros, sendo utilizado o teste de respiração espontânea (TER) com FR=0, PEEP = 5 e OS =10

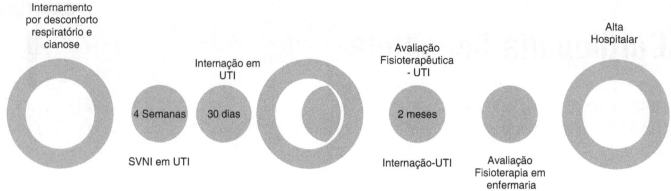

Figura 1.1 Linha do tempo da evolução clínica da criança.

por 30 minutos. A criança manteve-se com FC=120 e Sat. O_2= 95%.

Após esse período, foi extubada e mantida em CPAP por 6 horas com PEEP=5, sendo gradativamente evoluído o suporte ventilatório para alto fluxo com cateter 7 litros (O_2=1l e ar comprimido= 6L), mantendo Sat.O_2 = 95%. No dia seguinte foi iniciado o desmame do alto fluxo, retirando inicialmente o oxigênio e depois o ar comprimido 1L a cada 3 horas e observando o conforto respiratório da criança, até chegar ao parâmetro de ar comprimido = 3L, sendo retirado o suporte e a criança deixada em ar ambiente. Com esse quadro de estabilidade clínica, a equipe optou por transferi-la para a enfermaria.

Nesse momento, fora da UTI, a fisioterapia teve maior flexibilidade de conduzir a avaliação cinesiológica funcional da criança, sendo possível observar, além da função cardiopulmonar, o desenvolvimento motor em diferentes posturas (prono, supino e sentada). Foi possível identificar alterações posturais, hipotonia, dificuldade de movimentação espontânea (segurar objetos) e alteração nas mudanças de postura (a criança não conseguia sentar-se sozinha, transferir-se de sentada para gatas, para joelhos, semiajoelhada ou tracionar-se para ficar de pé). Foi observado que a criança apresentava bom controle da cabeça e pouco controle do tronco, apenas com a reação de proteção anterior, não executava gestos a partir de modelos (dar tchau, bater palmas) e apresentava dificuldades à aproximação da equipe e quando exposta a objetos de diferentes texturas.

A mãe da criança é acompanhante assídua e está presente em praticamente todos os momentos ao lado da criança hospitalizada. Seu grande desejo é que seu filho se recupere desse agravo e evolua de maneira saudável e com desenvolvimento funcional dentro da normalidade.

GLOSSÁRIO

Bronquiolite viral aguda (VHS positivo): essa síndrome respiratória aguda acomete o trato respiratório inferior, mais especificamente o bronquíolo terminal, em crianças com menos de 2 anos de idade. Os sinais e sintomas iniciais da bronquiolite são os de infecção de via aérea superior, como rinorreia copiosa, obstrução nasal e tosse. Em dois terços dos casos ocorre febre, que pode ser mais alta (> 39°C), a qual é mais frequente na vigência de adenovírus. A criança apresenta anorexia e irritabilidade, porém seu estado geral é bom, diferenciando-a das infecções bacterianas. De 3 a 7 dias após o início do quadro são observados sintomas como taquipneia e sibilância, indicando um quadro obstrutivo de via aérea inferior. É de extrema importância alertar e orientar os pais da criança quanto aos sinais de gravidade e aos cuidados a serem tomados[2].

Defeito do septo atrioventricular (DSAV): o DSAV é uma malformação cardíaca relativamente frequente, cuja prevalência representa, em geral, cerca de 3% das cardiopatias congênitas. Costuma estar associado aos portadores da síndrome de Down, tornando-se o defeito mais representativo. O quadro clínico, em decorrência das alterações anatomofuncionais, caracteriza-se basicamente por hiperfluxo pulmonar, de manifestação precoce, nas primeiras semanas de vida[1].

Velocidade de hemossedimentação (VHS): trata-se de um exame de sangue utilizado para identificar a presença de doenças inflamatórias. Não representa a dosagem de uma substância específica, mas a de várias proteínas plasmáticas. A proteína mais importante é o fibrinogênio, cuja concentração aumenta de duas a quatro vezes nos processos inflamatórios agudos[2].

Questões para discussão

1. Com base na condição de saúde da criança, quais fatores contribuem para a função cardiopulmonar e o desenvolvimento neuropsicomotor?
2. Quais as intervenções mais adequadas?
3. Que precauções devem ser tomadas durante as intervenções propostas?
4. Qual o prognóstico da reabilitação fisioterapêutica?
5. Como os fatores contextuais podem influenciar os resultados esperados?

OBJETIVOS

- Identificar e acompanhar alterações da função pulmonar em crianças submetidas à cirurgia cardíaca.

- Apresentar estratégias de atuação multiprofissional para os cuidados intensivos da criança em UTI.

- Acompanhar as limitações da funcionalidade durante o período de internamento hospitalar.
- Conhecer as ferramentas de avaliação confiáveis para promover maior efetividade das intervenções propostas.
- Desenvolver planos de tratamento fisioterapêutico adequado para pacientes nas fases pré e pós-operatórias de cirurgias cardíacas em pediatria, observando as características específicas de cada criança.
- Conscientizar a mãe da criança sobre os cuidados e estímulos que devem ser realizados para favorecer o adequado desenvolvimento neuropsicomotor após a alta hospitalar.

AVALIAÇÃO E DIAGNÓSTICO DA FUNCIONALIDADE

A manifestação clínica em crianças cardiopatas depende da anomalia cardíaca e da repercussão hemodinâmica, o que pode comprometer o desenvolvimento de órgãos vitais e até a sobrevida da criança. A maioria das cardiopatias congênitas pode ser tratada cirurgicamente com sucesso em razão do diagnóstico precoce, dos avanços científicos nos equipamentos, nas técnicas operatórias e nas habilidades e da competência da equipe multiprofissional.

O tratamento fisioterapêutico hospitalar não deve ser focado exclusivamente no sistema respiratório. Uma visão terapêutica ampla interfere positivamente na prevenção e na recuperação das complicações adquiridas no período pré, peri e/ou pós-operatório. A avaliação cinesiológica funcional e o estabelecimento do diagnóstico fisioterapêutico são essenciais para que seja possível estabelecer objetivos adequados e direcionar condutas correspondentes, visando à obtenção dos melhores resultados do tratamento na função cardiopulmonar, no desenvolvimento neuropsicomotor e na qualidade de vida da criança e dos familiares.

A evolução pós-operatória da cirurgia cardíaca depende de vários fatores, sendo a condição respiratória um dos mais importantes e que influencia a morbimortalidade em crianças. Desse modo, é importante o conhecimento do fisioterapeuta sobre as possibilidades de complicações pós-operatórias secundárias a condições intraoperatórias, como anestesia, e parada da ventilação pulmonar na circulação extracorpórea (CEC).

Assim, a atuação do fisioterapeuta tem início após a chegada da criança à UTI, verificando a ventilação mecânica (VM) individualizada e específica, com o preenchimento de fichas de adequação e controle ventilatório, contendo todos os dados referentes ao período de suporte ventilatório invasivo e não invasivo (modos e parâmetros utilizados durante o internamento na unidade). Ainda durante a avaliação fisioterapêutica, a ausculta pulmonar e a checagem de exames, como gasometria arterial e radiografia de tórax (RX), devem ser realizadas para possíveis ajustes da VM e do posicionamento da cânula orotraqueal.

Com a melhora do quadro clínico, a criança deve ser encaminhada para cuidados de uma equipe multiprofissional na enfermaria hospitalar. Assim, a fisioterapia, juntamente com outros setores da saúde, pode atuar de maneira mais específica na função motora e no desenvolvimento típico da criança com aplicação de escalas de avaliação.

CONDIÇÃO FÍSICA

O exame físico de crianças com desconforto respiratório e cianose é limitado, uma vez que é preciso inicialmente otimizar o quadro clínico e as repercussões existentes. No entanto, durante a avaliação inicial da criança, convém verificar a frequência respiratória (eupneia, bradpneia, taquipneia, apneia), o tipo de respiração (abdominal, torácida ou toracoabdominal), o ritmo respiratório, a amplitude (normal, superficial ou profunda) e se ela apresenta ou não tiragem (intercostal, diafragmática, supraclavicular).

A avaliação da função motora nesse perfil clínico de crianças torna-se limitado em função das restrições ocasionadas pela disfunção cardiopulmonar, principalmente quando a criança se encontra em UTI, uma vez que está sob ventilação pulmonar mecânica (VPM) e sob sedação profunda após o procedimento cirúrgico. Nas UTI alcançar sedação adequada mas não excessiva em pacientes críticos é um processo complexo. A utilização de substâncias analgésicas e sedativas nesse contexto revela-se muito potente e necessária, porém tanto o excesso como a sedação insuficiente são danosos para a evolução clínica da criança.

Para a maioria dos pacientes, as metas de sedação visam aliviar a ansiedade, promover o sono e facilitar os cuidados da equipe e a manutenção adequada da ventilação[3-5]. A avaliação do nível de sedação baseia-se fundamentalmente na observação clínica. Essa abordagem envolve a utilização de escalas/escores para avaliação do grau de sedação/agitação (como o exemplo utilizado no caso clínico – escala de sedação de Confort-B[6]). Para avaliação clínica do conforto respiratório da criança durante assistência respiratória, foi proposto o TER, colocando o paciente sob esforço da função pulmonar durante o período de 30 minutos sob PS, como protocolo de teste prévio para extubação.

Quanto à avaliação da função motora e do desenvolvimento neuropsicomotor, a fisioterapia pode aprofundá-la quando a criança já se encontra sem suporte ventilatório invasivo na UTI, mantendo-se em ventilação espontânea, mesmo sob suporte de oxigenioterapia, ou quando ela está na enfermaria. Assim, foi proposta a avaliação da função motora global pela Escala Motora Infantil de Alberta (AIMS), que segue os princípios dos sistemas dinâmicos, pois as habilidades motoras são testadas mediante a observação de bebês conforme eles se movem em quatro posições[7]. Outra medida de avaliação adotada, com a equipe multiprofissional, foi a Medida Canadense de Desempenho Ocupacional (COPM), que se caracteriza como uma medida individualizada obtida através de entrevista semiestruturada em que a genitora/acompanhante responde e pontua as atividades mais importantes que se encontram em dificuldade[8].

RECURSOS DIAGNÓSTICOS PROPOSTOS

Recurso	O que avalia?	Como avalia?
Escala Confort-B[6]	Nível de sedação	Escala clínica comportamental constituída por seis itens: alerta, calma/agitação, resposta respiratória (ou choro, usado em pacientes fora de VM), movimento físico, tônus muscular e tensão facial. Cada item pode ser pontuado com valores que variam entre 1 e 5, podendo gerar escores entre 6 e 30 pontos. No resultado, encontramos que escores entre 6 e 10 indicam supersedação, escores entre 11 e 23 indicam um paciente moderadamente sedado e escores entre 24 e 30 indicam pouca sedação
Teste de respiração espontânea (TER)	Avaliação clínica do conforto respiratório	Observação do conforto respiratório, colocando o paciente sob esforço da função pulmonar durante o período de 30 minutos sob PS de 7, PEEP = 5mmHg, FR=0, FiO_2=40%. Devem ser observados parâmetros clínicos e funcionais para interromper o teste. Sinais de intolerância ao teste: FR>35ipm; FC > 140bpm; PAS>180mmHg ou < 90mmHg; sinais e sintomas de agitação, sudorese e alteração do nível de consciência
Escala motora infantil de Alberta (*Alberta Infant Motor Scale[AIMS]*)[7]	Desenvolvimento motor de crianças	Enfoque nos movimentos espontâneos integrados, enfatizando aspectos positivos do repertório motor, manuseando o mínimo possível o posicionamento e avaliando os movimentos da criança dentro de seu contexto e de acordo com sua idade. A escala é composta por 58 itens (21 observados em posição prona, nove em supino, 12 na sentada e 16 em pé). Ao término da avaliação, é creditado um escore total (0 a 60 pontos), que é convertido em percentis, variando de 5% a 90%
Medida canadense de desempenho ocupacional (COPM)[8,9]	Desempenho ocupacional	A medida abrange três áreas de desempenho ocupacional: atividades de autocuidado (cuidados pessoais, mobilidade funcional e funcionamento na comunidade), atividades produtivas (trabalho remunerado ou não, manejo das tarefas domésticas, escola e brincar) e atividades de lazer (ação tranquila, recreação ativa e socialização). Na avaliação atribui-se um grau de importância a essas atividades que varia em uma escala de 1 a 10, de maneira crescente. O terapeuta pontua, com o cliente, os cinco principais problemas de desempenho ocupacional vivenciados, listando as atividades comprometidas conforme o grau de importância estabelecido. Em seguida, o sujeito autoavalia seu desempenho e satisfação com esse desempenho também por meio de duas escalas de variação de 1 a 10 pontos para as respectivas tarefas funcionais

Quadro 1.1 Avaliação do caso clínico segundo a Classificação Internacional de Funcionalidade, Insapacidade e Saúde (CIF)

	Funções e estruturas do corpo	Limitações de atividades	Restrição na participação
Perspectiva da mãe da criança	Limitação no desenvolvimento motor	Independência	
Perspectiva do fisioterapeuta	Hipersecreção VAS	Dificuldade de locomoção e manutenção da postura sentada	
	Hipoventilação pulmonar		
	Hipotonia		
	Déficit motor		
	Déficit sensorial		
	Comprometimento no controle de tronco		
	Limitação para planejar e organizar os movimentos		
Fatores contextuais			
Pessoais			
• Sexo feminino			
• 10 meses			
Ambientais			
• Acesso venoso central			
• Uso de diferentes fármacos (terapia medicamentosa)			
• Ventilação pulmonar mecânica (VPM)			
• Acompanhamento e terapia com equipe multidisciplinar			

Baseado em tradução livre de esquema publicado em Rundell SD, Davenport TE, Wagner T. Physical Therapist Management of Acute and Chronic Low Back Pain Using the World Health Organization's International Classification of Functioning, Disability and Health. PhysTher [Internet]. 2009 Jan 1;89(1):82-90. Available from: http://ptjournal.apta.org/cgi/doi/10.2522/ptj.20080113.

FISIOTERAPIA EM CARDIOPATIA CONGÊNITA

A atuação de equipe multidisciplinar nos períodos pré e pós-operatórios tem sido cada vez mais estimulada. Nessa equipe, o fisioterapeuta tem sido muito solicitado para melhorar o quadro clínico do paciente, prevenir e recuperar complicações pulmonares, auxiliar a reabilitação social e reduzir os efeitos deletérios decorrentes da cirurgia, da restrição ao leito e do período de internamento prolongado. Para escolher a intervenção mais adequada para o paciente pediátrico, independentemente do período de internação, o fisioterapeuta deve ter conhecimento da fisiopatologia da cardiopatia em questão, além da compreensão da anatomia, do tipo de cirurgia (reparadora ou paliativa) e da condição clínica do paciente. Após a análise desses fatores e a adequada avaliação cinesiológica, o fisioterapeuta consegue selecionar as abordagens mais efetivas e traçar as principais metas que serão oferecidas à criança com cardiopatia congênita.

METAS E INTERVENÇÕES

Metas
1. Estabilidade do quadro clínico da criança no período pré-operatório
2. Controle e adequação do suporte ventilatório não invasivo

A presença de malformações cardíacas está relacionada com taxas maiores de gravidade e hospitalização por infecções causadas pelo (vírus sincicial respiratório (VSR). A hiper-reatividade vascular pulmonar e a hipertensão pulmonar são responsáveis pela gravidade do quadro. A taxa de admissão hospitalar é três vezes maior que a da população sem doença de base, e a internação em terapia intensiva é duas a cinco vezes mais frequente, exigindo três vezes mais ventilação mecânica e com hospitalização mais prolongada, com mortalidade de 3,4%, comparada a uma taxa de 0,5% na população previamente sadia.

Para atingir suas metas, o fisioterapeuta deverá associar sua experiência profissional ao conhecimento e à experiência clínica[10]. A criança com quadro de hipersecreção traqueobrônquica, em razão da condição clínica apresentada, é beneficiada com técnicas de higiene brônquica específicas para a faixa etária, em busca da manutenção da permeabilidade da via aérea. O atendimento fisioterapêutico visa diminuir o trabalho respiratório e, consequentemente, o cardíaco, promovendo a higiene brônquica e mantendo a expansão pulmonar[11].

Crianças com desconforto respiratório e dificuldade em manter a saturação de oxigênio se beneficiam da assistência ventilatória não invasiva (VNI) nesse momento[16]. Assim, o fisioterapeuta deve ter o cuidado e o conhecimento científico das indicações e contraindicações para aplicabilidade correta do recurso. Esse recurso tem como objetivos a reexpansão pulmonar, a diminuição do trabalho respiratório e a melhora das trocas gasosa[11].

Metas
3. Monitorização e controle do suporte ventilatório invasivo no pós-operatório
4. Evolução satisfatória no desmame ventilatório
5. Adequação e posicionamento no leito

A via aérea é recoberta por uma fina camada de muco, formando uma barreira mecânica e biológica para proteger a mucosa epitelial de lesões, desidratação e agentes nocivos[12]. Um fator que costuma afetar o mecanismo de depuração é o uso de VM. A ventilação artificial torna menos eficiente o mecanismo de eliminação natural das secreções em virtude da umidificação inadequada, do uso de sedativos e de lesões da mucosa causadas pelo tubo endotraqueal. Consequentemente, há redução da função de depuração mucociliar, maior produção de secreção e complicações pulmonares[13]. As principais complicações pulmonares no pós-cirúrgico pediátrico são atelectasia, pneumonia, derrame pleural, pneumotórax, hipertensão pulmonar, hemorragia pulmonar e paralisia diafragmática, sendo as duas primeiras as mais frequentes.

As técnicas de fisioterapia respiratória são amplamente utilizadas nas UTI, com os objetivos de promover a permeabilidade das vias aéreas, prevenir o acúmulo de secreções brônquicas e manter a expansão pulmonar adequada. Os diferentes métodos e técnicas que promovem a remoção de secreção das vias aéreas são recursos amplamente aplicados na rotina de hospitais. No pós-operatório, o fisioterapeuta pode utilizar-se de técnicas como a hiperinsuflação manual associada a técnicas de reequilíbrio toracoabdominal (RTA) com o objetivo de mobilizar e deslocar as secreções das vias aéreas, reduzindo assim o quadro obstrutivo e otimizando a função pulmonar[14]. Durante os atendimentos, o fisioterapeuta deve avaliar constantemente a estabilidade hemodinâmica da criança por meio dos seguintes parâmetros: FC, PA, Sat.O$_2$, padrão respiratório e nível de consciência, mantendo-se atento a qualquer mudança que exija alteração na terapia[11].

A equipe multidisciplinar tem papel importante durante toda a assistência ventilatória, bem como no período de desmame ventilatório da criança. Durante a fase de desmame, as complicações pulmonares são as principais repercussões ventilatórias do período pós-operatório, embora não sejam o fator principal que levou a criança ao procedimento de intubação, e devem ser levadas em consideração no momento da extubação. O desmame ventilatório é uma etapa importante do tratamento intensivo, que visa evitar a VM prolongada, assim como seus riscos.

O desmame da VM em pacientes pediátricos pode ser realizado por meio do TER com a ventilação de pressão de suporte (PSV), adotando uma PS entre 7 e 10cmH$_2$O associada a uma PEEP de 5cmH$_2$O[17]. Na prática clínica não se verifica aumento significativo do tempo de permanência da VM em crianças com síndrome de Down com doença semelhante à apresentada no caso clínico. Entretanto, após a extubação, essas crianças podem evoluir por mais tempo com estridor laríngeo e edema de glote e apresentar hipoventilação pulmonar, evoluindo para atelectasia e desconforto respiratório. Assim, a VMNI pode diminuir as complicações pós-extubação[11].

A assistência fisioterapêutica na UTI não se restringe à função respiratória. Após os procedimentos cirúrgicos, o posicionamento correto da criança no leito é fundamental para sua recuperação no período pós-operatório. Diferentes posturas podem ser adotadas para promover benefícios que se mantêm além da terapia. Dentre os efeitos desejáveis estão a melhora da ventilação pulmonar e das trocas gasosas, a redução do gasto energético e a otimização da mecânica respiratória, bem como os benefícios musculoesqueléticos, como evitar deformidades e encurtamentos, auxiliar a organização do desenvolvimento neuropsicomotor e proporcionar o conforto da criança em cada posicionamento. Manter a criança na mesma postura no leito pode ocasionar desvios posturais importantes, como retração de ombros e encurtamento da cadeia posterior[11].

Metas
6. Otimizar as reações sensoriais e fornecer condições para que a criança explore o ambiente adequadamente
7. Acompanhamento do desenvolvimento neuropsicomotor

Durante a avaliação da função motora na enfermaria, é possível observar que a paciente apresentava atraso em seu desenvolvimento. Em crianças com 10 meses, as fases de engatinhar, sentar e de transferência da postura sentada para a de pé com apoio já devem ser observadas. Contudo, foi identificada hipotonia global na paciente, com alteração importante em seu controle de tronco. Convém estimular o desenvolvimento neuropscomotor (DNPM) normal e o tônus mediante o manuseio com base na técnica Bobath com o objetivo de desenvolver atividades, como dissociação de tronco para fortalecimento da musculatura, exercícios para membros inferiores, para fortalecimento da musculatura dos flexores de quadril e joelho, estimular o alcance de objetos para fortalecimento dos extensores de cabeça, pescoço, tronco, peitorais, abdominais e oblíquos, deltoides e supraespinhal, extensor ulnar do carpo, palmar longo, flexor radial do carpo e extensor radial do carpo.

Cabe promover estímulos visuais, auditivos, motores e sensoriais por meio da integração sensorial, que consiste na habilidade em organizar, interpretar sensações e responder apropriadamente ao ambiente, melhorando a coordenação e o planejamento dos movimentos[18].

Referências

1. Ferrín LM, Atik E, Ikari NM, Martins TC, Marcial MB, Ebaid M. Defeito Total do Septo Atrioventricular. Correlação Anatomofuncional entre Pacientes com e sem Síndrome de Down. Arq Bras Cardiol. 1997;69(1):19-23.
2. Sociedade Brasileira de Pediatria (SBP). Diretrizes para o manejo da infecção causada pelo vírus sincicial respiratório (VSR). 2011.
3. Atik FA. Monitorização hemodinâmica em cirurgia cardíaca pediátrica. Arq Bras Cardiol. 2004;82(2):199-208.
4. Beke DM, Braudis NJ, Lincoln P. Management of the pediatric postoperative cardiac surgery patient.Crit Care Nurs Clin North Am. 2005;17(4):405-16.
5. Freire Sobrinho A, Baucia JA,Tranquitelle AM, Nakagawa NK, Marcial MB. Cirurgia cardíaca infantil em hospital geral: procedimentos e resultados em 5 anos de experiência. Arq Bras Cardiol. 1993;60(1):17-22.
6. Ista E, Van Dijk M, Tibboel D, de Hoog M. Assessment of sedation levels in pediatric intensive care patients can be improved by using the COMFORT "behavior" scale. Pediatr Crit Care Med. 2005;6(1):58-63.
7. Saccani R. Validação da Alberta Infant Motor Scale para aplicação no Brasil: Análise do desenvolvimento motor e fatores de risco para atraso em crianças de 0 a 18 meses. Universidade Federal do Rio Grande do Sul. Porto Alegre, 2009.
8. Bastos SCA et al. O uso da medida Canadense. Rev Ter OcupUniv São Paulo.mai/ago 2010;21(2):104-10.
9. Caldas ASC, Facundes VLD, Silva HJ. O uso da Medida Canadense de Desempenho Ocupacional em estudos brasileiros: Uma revisão sistemática. Rev Ter Ocup Univ São Paulo.set/dez 2011;22(3):238-44.
10. Berezin EM, Cruz CR, Motta F, Marques HHS, Ferreira LLMF, Guimarães PC. Diretrizes para o manejo da infecção causada pelo vírus sincicial respiratório (VSR). 2011:33.
11. Regenga MM. Fisioterapia em cardiologia: da unidade de terapia intensiva a reabilitação. 2 ed. São Paulo:Roca, 2012.
12. Martins ALP, Jamami M, Costa D. Study of the rheological properties of bronchial mucus among patients undergoing chest physiotherapy techniques. Rev Bras Fisioter. 2005 Jan-Apr;9(1):33-9. Portuguese.
13. Stiller K. Physiotherapy in Intensive Care: Towards an evidence-based practice. Chest. 2000 Dec;118(6):1801-13.
14. Moraes TP, Matilde INE, Yamauchi LI. Efeitos do método de reequilíbrio tóraco-abdominal e da técnica de vibrocompressão torácica na mecânica do sistema respiratório. ASSOBRAFIR Ciência. Dez 2014;5(3):23-34.
15. Felcar JM, Guitti JCS, Marson AC, Cardoso JR. Fisioterapia pré-operatória na prevenção das complicações pulmonares em cirurgia cardíaca pediátrica. ver Bras Cir Cardiovasc. 2008;23(3):383-8.
16. Freitas EEC, David CMN. Avaliação do sucesso do desmame da ventilação mecânica. Rev Bras Ter Intensiva. out2006;18(4):351-9.
17. Carvalho WB, Johnston C, Barbosa AP. Ventilação não invasiva em neonatologia e pediatria. São Paulo:Ed. Atheneu.2007.
18. Moleri N et al. Aspectos relevantes da integração sensorial: organização cerebral, distúrbios e tratamento. Neurociências. 2010;6(3).

Disfunção da Valva Mitral

CAPÍTULO 2

Daniela Gardano Bucharles Mont'Alverne

Observação: palavras e expressões listadas no Glossário do capítulo estão destacadas no texto com um asterisco.

APRESENTAÇÃO DO CASO CLÍNICO

Homem, 43 anos, marceneiro, casado, pai de quatro filhos, residente em pequena cidade do interior do Ceará, há 1 semana internado em hospital especializado em doenças cardíacas com queixas de dispneia e palpitação, sendo essa sua terceira internação. Paciente relata cansaço tão intenso que já não consegue trabalhar, mesmo que apenas no acabamento dos materiais, serviço que executa sentado. Relata ainda limitação para participar do grupo de oração que frequentava todas as segundas-feiras na igreja perto de sua casa.

Em sua primeira internação, aos 14 anos de idade, apresentava quadro clínico de febre, poliartrite migratória e dispneia, compatível com doença reumática em atividade. Nessa época, o eletrocardiograma e a radiografia simples de tórax eram normais. O ecocardiograma evidenciou disfunção mitral de grau moderado, ausência de dilatação de câmaras atriais e ventriculares e fração de ejeção do ventrículo esquerdo de 72%.

O paciente permaneceu internado por 11 dias após tratamento adequado para *febre reumática* * acompanhada de comprometimento cardíaco (miopericardite) com melhora da disfunção valvar mitral. Abandonou acompanhamento ambulatorial e retornou após 11 anos com queixas de dispneia aos pequenos esforços, relatando que nesse período teve alguns episódios de dor e edema articular de leve intensidade (poliartrite).

Novos exames foram realizados, e foi constatada a piora da disfunção mitral, apresentando à radiografia simples de tórax congestão pulmonar e aumento da área cardíaca. O ecocardiograma mostrou dilatação do átrio esquerdo, diâmetro sistólico final do ventrículo esquerdo (DSF) de 50mm, fração de ejeção do ventrículo esquerdo de 60% e pressão de artéria pulmonar estimada em 45mmHg. Nessa internação foi indicado o tratamento cirúrgico com opção pela plastia da mitral.

O paciente evoluiu bem, sem intercorrências ou qualquer tipo de complicações no pós-operatório, apresentando regressão do quadro clínico de dispneia. Seguiu em acompanhamento ambulatorial, mas novamente retornou para o interior, perdendo o seguimento das avaliações.

Na internação atual, apresenta fibrilação atrial e novamente dispneia aos esforços com disfunção valvar mitral de grau importante, sendo necessária nova intervenção cirúrgica. No período pré-operatório foi realizada a avaliação fisioterapêutica, que constatou, à ausculta pulmonar, som presente diminuído nas bases com estertores crepitantes basais bilaterais. A tosse era eficaz e seca. A força muscular respiratória* apresentou valores de pressão inspiratória máxima (PImáx) de -60cmH$_2$O e pressão expiratória máxima (PEmáx) de +75cmH$_2$O, equivalentes a 60,6% e 50,3% do predito, respectivamente, conforme equação de Pessoa e cols. (2014)[1]. Na distância percorrida pelo *teste de caminhada de 6 minutos* (TC6)*, o paciente caminhou 228 metros, equivalente a 37,1% do predito, conforme equação proposta por Soares e Pereira (2011)[2], terminando o teste com *Borg modificado* * com 8 para fadiga em membros

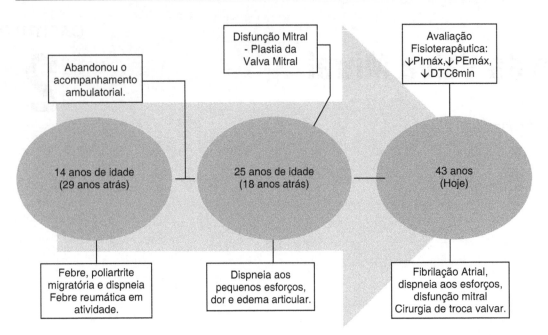

Figura 2.1 Apresentação esquemática da história clínica do paciente.

inferiores e 7 para dispneia. O paciente foi submetido à cirurgia de troca da valva mitral por prótese biológica, apresentando tempo de circulação extracorpórea (CEC)* de 110 minutos e sangramento aumentado no intraoperatório. Evoluiu sem intercorrências no pós-operatório imediato, não apresentando dessaturação, dispneia, alterações da pressão arterial ou arritmias. Acordou alerta e com bom nível de consciência, sendo realizado o procedimento para extubação (após 714 minutos de permanência na ventilação mecânica) e instalado cateter de oxigênio a 5L/min com manutenção de saturação periférica de oxigênio de 96%.

No primeiro dia do pós-operatório (PO), o paciente apresentava-se levemente taquidispneico, com escala de Borg modificada de 4, frequência respiratória (FR) de 25ipm, PImáx de -45cmH$_2$O, PEmáx de +50cmH$_2$O. A ausculta pulmonar expunha som pulmonar diminuído nas bases, com presença de crepitação em ambas as bases e roncos apicais. Na imagem radiográfica, além da obliteração dos seios cardiofrênicos, foi evidenciado aumento da trama vascular. A gasometria arterial neste momento apresentava-se com pH = 7,32, PaCO$_2$= 50mmHg, PaO$_2$= 60mmHg, HCO$_3^-$= 29mM/L, BE = -4, SpO$_2$= 91%. Como estratégia fisioterapêutica, além dos exercícios ativos livres dos membros, optou-se por reexpansivos pulmonares e técnicas de higiene brônquica, bem como instalação de ventilação não invasiva (VNI).

O paciente ficou sob cuidados fisioterapêuticos 24 horas por dia, apresentando boa resposta à terapêutica proposta. No terceiro dia após a cirurgia, o paciente apresentava gasometria arterial dentro dos parâmetros de normalidade, porém persistia a imagem radiográfica observada no primeiro dia de PO, recebendo então alta da UTI.

Na enfermaria, no sexto dia de PO, o paciente apresentou como queixa principal cansaço ao tomar banho no chuveiro, perda de energia e fadiga. O *Medical Research Council* (MRC)* totalizava 48 pontos. A força muscular respiratória apresentou valores de PImáx de -52cmH$_2$O e PEmáx de +60cmH$_2$O. NoDTC6, o paciente caminhou 285 metros, terminando o teste com Borg modificado de 6 para fadiga em membros inferiores e 5 para dispneia.

Após a alta hospitalar, o paciente relata desejar retornar às atividades laborais habituais, em vista de ser o único responsável pelo orçamento familiar e a família estar se mudando para a capital para melhores seguimento e acompanhamento ambulatorial. O hospital de referência onde foi realizada a cirurgia oferece serviço de reabilitação cardíaca, sendo o paciente automaticamente triado para esse tratamento ambulatorial após a alta hospitalar. A Figura 2.1 apresenta de maneira esquemática a história clínica temporal do paciente.

GLOSSÁRIO

Borg modificado: a escala de Borg modificada, adequadamente validada para avaliação da dispneia, foi desenvolvida originalmente para promover a percepção do grau de esforço realizado durante o exercício. Sua forma modificada contém escores entre 0 e 10. Ela torna possível correlacionar a intensidade dos sintomas classificados em categorias a uma graduação numérica, desenhada para guardar proporcionalidade com a intensidade do esforço. Mais recentemente, vem sendo utilizada para verificar a intensidade de fadiga nos membros inferiores durante atividade física[5].

Circulação extracorpórea (CEC): a CEC compreende um conjunto de máquinas, aparelhos, circuitos e técnicas por meio dos quais é possível a substituição temporária das funções cardíacas e pulmonares com objetivo de facilitar a técnica cirúrgica cardíaca. Na CEC, o sangue venoso é desviado do coração e dos pulmões ao chegar ao átrio direito através de cânulas colocadas nas veias cava superior e inferior. Esse sangue é transportado para um oxigenador que exerce a função dos pulmões (ofertando oxigênio e removendo gás carbônico) e em seguida é reinserido em um ponto do sistema arterial do paciente, geralmente a aorta ascendente, de onde é então distribuído para todos os órgãos[6].

Febre reumática: a febre reumática e a cardiopatia reumática crônica (CRC) estão associadas a infecções de orofaringe (faringoamigdalite) causadas pelo estreptococo beta-hemolítico do grupo A, que causa resposta imune tardia a essa infecção somente em populações geneticamente predispostas. A febre reumática afeta especialmente crianças e adultos jovens e está associada à pobreza e a más condições de vida. A mais temível manifestação é a cardite reumática, que leva o indivíduo, muitas vezes, a apresentar complicações cardíacas graves, as quais podem ser incapacitantes, em fases precoces da vida, com elevado custo social e econômico[3].

Força muscular respiratória: a força muscular respiratória é obtida por meio das medidas das pressões respiratórias máximas (PImáx e PEmáx) com a utilização de manovacuômetro digital ou do tipo aneroide com intervalo operacional de 0 a +300cmH$_2$O para pressões expiratórias e de 0 a -300cmH$_2$O para pressões inspiratórias[4].

Medical Research Council: trata-se de uma escala de avaliação de força muscular periférica desenvolvida pelo Conselho de Pesquisas Médicas (*Medical Research Council*) em que a força muscular do indivíduo é graduada em valores compreendidos entre 0 (paralisia total) e 5 (força muscular normal) a partir da realização voluntária de seis movimentos específicos bilaterais (abdução do ombro, flexão do cotovelo, extensão do punho, flexão do quadril, extensão do joelho e dorsiflexão do tornozelo)[7].

Teste de caminhada de 6 minutos (TC6): o TC6 é usado para avaliar a resposta de um indivíduo ao exercício e propicia uma análise global dos sistemas respiratório, cardíaco e metabólico, além de refletir a capacidade física do indivíduo para executar tarefas rotineiras. As principais vantagens do TC6 são sua simplicidade e as exigências tecnológicas mínimas, bem como o fato de sinais e sintomas vitais poderem ser medidos durante o teste. Portanto, trata-se de um teste barato e de ampla aplicabilidade, já que caminhar é uma atividade de vida diária que quase todos os pacientes são capazes de realizar, exceto aqueles mais afetados por alguma doença. O TC6 tem sido usado mundialmente como preditor de mortalidade em várias patologias cardiorrespiratórias[2].

Questões para discussão

1. Com base na condição de saúde, quais fatores contribuem para a limitação das atividades desse paciente?
2. Quais as intervenções mais adequadas?
3. Quais possíveis complicações podem interferir na fisioterapia?
4. Quais precauções devem ser tomadas durante as intervenções propostas?
5. Qual o prognóstico da reabilitação fisioterapêutica?
6. Como os fatores contextuais podem influenciar os resultados esperados?

OBJETIVOS

- Reconhecer os padrões de alteração da funcionalidade nos indivíduos submetidos à cirurgia de troca valvar.

- Descrever um plano de tratamento fisioterapêutico adequado para pacientes com patologias valvares que evoluem para cirurgia de troca da válvula em fase de recuperação no período pós-operatório, tendo em mente o quadro de insuficiência cardíaca (IC) que esses pacientes desenvolvem em decorrência da progressão da doença.

- Estabelecer critérios para avaliar a resposta à intervenção durante as sessões de fisioterapia.

- Ter clareza quanto às consequências fisiopatológicas que a IC pode causar nesses pacientes e identificar os reais impactos dessas condições na fisioterapia.

- Descrever ferramentas de avaliação da funcionalidade confiáveis para reconhecer a efetividade da intervenção fisioterapêutica proposta em curto prazo.

- Propor, após a alta hospitalar, seguimento da fisioterapia ambulatorialmente e/ou apresentar ao paciente recomendações para atividades domiciliares com propósitos reabilitadores.

AVALIAÇÃO E DIAGNÓSTICO DA FUNCIONALIDADE

Antes de qualquer estratégia de avaliação ou intervenção fisioterapêutica, o profissional deverá obter informações do paciente e/ou de seu prontuário, incluindo medicações, indicadores laboratoriais, exames complementares e anotações da equipe multiprofissional (Quadro 2.1). Atenção deve ser dada a qualquer indicação de restrição de atividade e de mobilidade.

Condição física

No exame físico, durante a avaliação inicial do paciente na enfermaria, deve-se acompanhar os sinais e sintomas de arritmias, como fibrilação atrial (FA), que é comum nos casos de disfunção mitral, a fim de evitar riscos embólicos. Outros sinais e sintomas, como de insuficiência cardíaca congestiva (dispneia aos pequenos esforços, edema de membros inferiores e turgência jugular), também devem ser acompanhados. Sinais de baixo débito cardíaco, como sudorese, taquipneia e palidez cutânea, são alertas para o fisioterapeuta interromper o atendimento. A monitorização da SpO_2, da frequência cardíaca e da pressão arterial deve ser realizada antes e após a terapia. A redução nos valores de SpO_2 pode indicar a necessidade de oxigênio suplementar durante a reabilitação.

Além desses parâmetros, devem ser investigadas a força muscular respiratória e a resistência aos exercícios. A manovacuometria e alguns testes funcionais, como o MRC e o TC6, oferecem dados importantes para direcionamento das condutas fisioterapêuticas necessárias ao restabelecimento da capacidade pulmonar do paciente. Na ausência de espaço físico suficiente para a realização do TC6 (um corredor com no mínimo 30 metros de comprimento é desejável para a realização do teste, seguindo as recomendações da American Thoracic Society[8], um bom substituto é o Teste do Degrau, que vem apresentando evidências cada vez mais robustas de sua estimativa para tolerância ao exercício[9].

Vale ressaltar que a indicação cirúrgica para troca de valva nessa população costuma acontecer quando o paciente já apresenta disfunção ventricular e hipertensão pulmonar, ou seja, já está instalado um quadro de IC. Assim, valores abaixo do esperado para força muscular respiratória e na distância percorrida no TC6 são esperados nessa população e só reforçam a gravidade da IC.

Apesar dos avanços cirúrgicos, as complicações advindas desse procedimento continuam frequentes[10]. Acidente vascular cerebral, hemorragias, arritmias cardíacas, baixo débito cardíaco, infecções respiratórias e de ferida cirúrgica, derrame pleural, atelectasia e paralisia diafragmática são algumas das complicações que resultam em aumento do tempo da permanência hospitalar e mesmo da morbimortalidade desses pacientes[11].

Além dessas complicações, é comum o comprometimento da função pulmonar no pós-operatório de cirurgia cardíaca, cujas causas parecem ser multifatoriais. Dentre elas se destacam os efeitos anestésicos[12], a esternotomia[13], o uso da CEC[14], o colapso alveolar e o derrame pleural[11]. Assim, a atuação da fisioterapia no pós-operatório de cirurgias cardíacas tem por objetivo a recuperação precoce dos volumes e capacidades pulmonares, reduzindo o índice de atelectasias e infecções respiratórias, e das atividades diárias do paciente. Para avaliação da efetividade das intervenções fisioterapêuticas no acompanhamento do paciente em programa de reabilitação cardíaca fase II (após a alta hospitalar) pode ser utilizado o World Health Organization Disability Assessment Schedule (WHODAS) – um instrumento de aferição da funcionalidade proposto pela Organização Mundial da Saúde que foi desenvolvido e fundamentando no arcabouço teórico-conceitual da Classificação Internacional de Funcionalidade, Incapacidade e Saúde (CIF) – o qual tornará possível a identificação de ganhos funcionais em resposta às intervenções propostas, detectando esses possíveis avanços a partir de seis domínios distintos: cognição, mobilidade, autocuidado, relações interpessoais, atividades de vida e participação. O WHODAS encontra-se traduzido e adaptado transculturalmente para o português do Brasil[15].

RECURSOS DIAGNÓSTICOS PROPOSTOS

Recurso	O que avalia?	Como avalia?
Manovacuometria[1]	Força muscular respiratória	Para a medida da PImáx, o indivíduo deverá realizar de dois a três ciclos respiratórios no nível da capacidade residual funcional (CRF), sendo em seguida solicitada uma expiração até o volume residual com indicação, nesse momento, de elevação da própria mão do participante. Nesse momento, o participante deverá ser encorajado a gerar um esforço inspiratório máximo. Para a medida da PEmáx deverá ser solicitada uma inspiração até a CPT, seguida de esforço expiratório máximo. Devem ser realizadas pelo menos cinco manobras, com no mínimo três delas aceitáveis. Para evitar escape de ar pelas narinas, deve ser utilizado um clipe nasal. Convém atentar para a não ocorrência de escape de ar entre os lábios
Teste de caminhada de 6 minutos[2]	Capacidade funcional	O TC6 é exame de fácil execução que consiste em fazer o paciente caminhar durante 6 minutos em corredor previamente medido (de 30 metros). Cada paciente determina a própria velocidade de caminhada de acordo com sua tolerância ao exercício. O resultado é a medida da distância percorrida. Durante o teste, alguns parâmetros devem ser monitorados, como frequência cardíaca, frequência respiratória, saturação periférica de oxigênio, pressão arterial e a escala de Borg, medida no repouso, após 3 minutos de teste, ao final dos 6 minutos e 5 minutos após o término da caminhada
Teste do Degrau[9]	Capacidade funcional (grau de aptidão)	O indivíduo deve realizar elevações de joelho por 2 minutos (marcha estacionária). A altura mínima para elevação deve ser ajustada no ponto médio entre a patela e a crista ilíaca anterossuperior. Um único joelho deve ser escolhido como referência para contagem. O resultado refletirá o número de vezes que o indivíduo consegue elevar o joelho escolhido

Recurso	O que avalia?	Como avalia?
Medical Research Council Evaluation[7]	Avaliação de força muscular periférica	A força muscular do indivíduo é graduada em valores compreendidos entre 0 (paralisia total) e 5 (força muscular normal) a partir da realização voluntária de seis movimentos específicos bilaterais (abdução do ombro, flexão do cotovelo, extensão do punho, flexão do quadril, extensão do joelho e dorsiflexão do tornozelo). A pontuação total pode variar de 0 (tetraparesia completa) ao escore máximo de 60 (força muscular normal)
Escala de Borg modificada[5]	Dispneia e fadiga de membros inferiores	A escala de Borg é uma escala numérica de 0 a 10 em que o indivíduo aponta sua própria percepção de esforço (dispneia ou fadiga de membros inferiores). Nela, o zero (0) equivale à ausência de qualquer sintoma e 10 à sensação mais intensa que o indivíduo já sentiu na vida
Gasometria arterial[16]	Acidose respiratória e hipoxemia	A gasometria arterial é um exame de sangue colhido de uma artéria com o objetivo de avaliar gases (oxigênio e gás carbônico) distribuídos no sangue, além dos valores do pH e do bicarbonato. A avaliação do pH serve para determinar se está presente uma acidose ou uma alcalose

Quadro 2.1 Avaliação do caso clínico segundo a Classificação Internacional de Funcionalidade, Incapacidade e Saúde(CIF)

	Funções e estruturas do corpo	Limitações de atividades	Restrição na participação
Perspectiva do paciente	Dispneia	Dificuldade no trabalho	Não participação no grupo de oração
	Perda de energia/cansaço		
	Palpitações		
Perspectiva do fisioterapeuta	Dispneia	Deslocamento durante a marcha (TC6 limitado a 37,1% da distância predita)	
	Fadiga em membros inferiores		
	Força de musculatura inspiratória e expiratória diminuída		
Fatores contextuais			
Pessoais			
• Sexo masculino			
• Casado			
• 43 anos de idade			
Ambientais			
• Valva biológica			
• Uso de medicações			
• Em tratamento por equipe interdisciplinar			

Fonte: baseado em tradução livre de esquema publicado em Rundell SD, Davenport TE, Wagner T. Physical therapist management of acute and chronic low back pain using the World Health Organization's International Classification of Functioning, Disability and Health. Phys Ther [Internet]. 2009 Jan 1;89(1):82-90. Available from: http://ptjournal.apta.org/cgi/doi/10.2522/ptj.20080113.

METAS E INTERVENÇÕES

Em linhas gerais, serão traçadas as principais metas da fisioterapia oferecida ao paciente na fase intra-hospitalar, bem como as intervenções mais adequadas para alcançar os resultados desejados.

Metas
1. Recuperação dos volumes e capacidades pulmonares
2. Restabelecimento da força muscular respiratória
3. Prevenção de atelectasias e pneumonias e promoção da adequada relação ventilação/perfusão pulmonar

A abordagem ao paciente no pós-operatório de cirurgia cardíaca deve ser sempre realizada em conjunto pela equipe multidisciplinar. Para que sejam atingidas as metas 1, 2 e 3, o fisioterapeuta deve sempre realizar uma avaliação não só clínica, mas também radiológica e gasométrica, para que, na presença de alterações, ocorra um rápido ajuste nas condutas. Várias estratégias têm sido descritas na literatura para alcançar essas metas.

A ventilação não invasiva (VNI) tem se mostrado eficaz como conduta terapêutica no pós-operatório de cirurgias cardíacas por ser capaz de diminuir o trabalho ventilatório, aumentar os volumes pulmonares, melhorar a ventilação alveolar e consequentemente as trocas gasosas, além de reduzir o tempo de permanência na UTI[17]. Além disso, em pacientes como o do caso descrito, a VNI tem outros benefícios, como a diminuição da pré-carga por redução do retorno venoso, diminuição da pós-carga do ventrículo esquerdo por redução de sua pressão transmural e aumento do débito cardíaco, que melhora a função cardíaca do paciente.

Os exercícios respiratórios também são opções terapêuticas que devem ser iniciadas o mais precocemente possível. Eles contemplam técnicas de expansão pulmonar e de remoção de secreções, que auxiliam a recuperação dos volumes pulmonares e a mobilização e eliminação de secreções, respectivamente[18]. Sua eficácia foi comprovada pela melhora nas trocas gasosas, pelo menor índice de complicações respiratórias, como atelectasias e pneumonias, e pelo aumento do volume pulmonar.

Outra opção terapêutica são os incentivadores respiratórios (IRs), aparelhos que cumprem a função de promover inspiração profunda com sustentação máxima dessa inspiração, de modo que o paciente visualize seu esforço. Seus efeitos estão associados ao aumento da capacidade pulmonar total e à redução de áreas de atelectasia devido ao aumento da expansão torácica[19]. Entretanto, uma revisão sistemática publicada em 2011 revelou que a utilização de IR não se mostrou superior aos exercícios respiratórios. Na comparação do incentivador com exercícios de pressão positiva, os estudos mostraram, na verdade, que os exercícios com pressão positiva aceleram a recuperação da função pulmonar no período PO, quando comparados com os IRs[19]. O treinamento da musculatura respiratória estará indicado sempre que for detectada fraqueza da musculatura. Em pacientes com IC, seus efeitos benéficos já foram descritos na literatura e estão associados a aumento da força muscular inspiratória e redução da dispneia tanto nas atividades de vida diária como no esforço, assim como melhora da tolerância ao exercício e da qualidade de vida[20].

Metas
4. Redução da fadiga e restauração de níveis satisfatórios de capacidade funcional
5. Promoção do bem-estar físico e emocional

Em conjunto, as metas 4 e 5 serão alcançadas a partir de um programa de exercícios determinados após avaliação funcional do paciente. Na UTI, a avaliação funcional mais utilizada é o escore do MRC. Nessa fase, os exercícios mais adotados são os globais (ativo/resistido), a sedestação à beira do leito, o uso de cicloergômetro e o ortostatismo. Vale ressaltar que o protocolo de exercícios deve apresentar níveis de progressão de acordo com o estado clínico e funcional do doente[6]. Já na enfermaria pode ser utilizado, por exemplo, o protocolo de quatro passos descrito por Umeda (2014)[6]. Esse protocolo, além de favorecer a musculatura periférica, minimizando posturas antálgicas, aumenta ainda a autoconfiança do paciente por aproximar as atividades realizadas no protocolo com as executadas na vida diária. Essas intervenções clínicas também poderão ter impacto no retorno às atividades laborais e sociais (grupo de oração), bem como melhorar a capacidade de deslocamento na marcha.

Metas
6. Encaminhamento do paciente para tratamento fisioterapêutico ambulatorial (reabilitação cardíaca fase II)
7. Recomendações para manutenção do estado ativo em ambiente domiciliar

Antes da alta hospitalar, o paciente e seus familiares deverão ser adequadamente orientados pelo fisioterapeuta sobre a importância da mudança de hábitos de vida, controle dos fatores de risco e prática de exercícios físicos. Os pacientes devem ser orientados a dar continuidade aos exercícios realizados no período de internação hospitalar, incrementando progressivamente as caminhadas. Vinte e quatro horas após a alta hospitalar, o paciente está apto para iniciar a fase II da reabilitação cardíaca, mas sempre considerando seu estado clínico[21]. No início dessa fase, o paciente deverá passar por nova reavaliação, que deve incluir, além do TC6, outros testes funcionais. Nessa fase, qualquer teste de esforço máximo pode ser realizado pela equipe clínica e servirá para estabelecer a frequência cardíaca de treinamento[6].

Referências

1. Pessoa IMBS, Houri Neto M, Montemezzo D, Silva LAM, Andrade AD, Parreira VF. Predictive equations for respiratory muscle strength according to international and Brazilian guidelines. Braz J Phys Ther. 2014 Sept-Oct;18(5):410-8.
2. Soares MR, Pereira CAC. Teste de caminhada de seis minutos: valores de referência para adultos saudáveis no Brasil. J Bras Pneumol. 2011;37(5):576-83.
3. Diretrizes Brasileiras para o Diagnóstico, tratamento e prevenção da febre reumática. Arq Bras Cardiol. 2009;93(3 supl.4):1-18.
4. Simões RP, Auad MA, Dionísio J, Mazzonetto M. Influência da idade e do sexo na força muscular respiratória. Fisioterapia e Pesquisa. 2007;14(1):36-41.
5. Borg GAV. Psychophysical bases of perceived exertion. Med Sci Sports. 1982;14(5):377-81.
6. Umeda IIK. Manual de fisioterapia na reabilitação cardiovascular. 2.ed.São Paulo: Manoel. 2014.
7. De Jonghe B, Sharshar T, Lefaucheur JP, Outin H. Critical illness neuromyopathy. Clin Pulm Med. 2005;12(2):90-6.
8. American Thoracic Society (ATS). ATS Statement: Guidelines for the six-minute walk test. Am J Respir Crit Care Med. 2002;166(1):111-7.
9. Węgrzynowska-Teodorczyk K,Mozdzanowska D, Josiak K, Siennicka A, Nowakowska K, Banasiak W, Jankowska EA, Ponikowski P, Woźniewski M. Could the two-minute step test be an alternative to the six-minute walk test for patients with systolic heart failure? Eur J Prev Cardiol.2016;23(12):1307-13.
10. Braunwald E. Braunwald's Heart Disease: A Textbook of Cardiovascular Medicine. 7o ed. Elsevier: Filadelfia, 2004.
11. Guizilini S, Galacho GC. Complicações pulmonares no pós-operatório de cirurgia cardíaca. In: Regenga MM (ed.). Fisioterapia em cardiologia. 2.ed. São Paulo: Roca. 2012:37-48.
12. Schimid ER, Rehder K. General anesthesia and the chest wall. Anesthesiology.1981;55:668-75.
13. Berrizbeitia LD, Tessler S, Jacobowitz IJ et al. Effect of sternotomy and coronary bypass surgery on postoperative pulmonary mechanics. Chest. 1989;96:873-6.

14. Diederik VD, Nierich AP, Jansen EWL et al. Early outcome after off-pump versus on-pump coronary bypass surgery. Results from a randomized study. Circulation. 2001;104:1761-6.
15. Castro SS, Castaneda L, Araújo ES, Buchalla CM. Aferição de funcionalidade em inquéritos de saúde no Brasil: discussão sobre instrumentos baseados na Classificação Internacional de Funcionalidade, Incapacidade e Saúde (CIF). ver Bras Epidemiol. 2016;19(3):679-87.
16. Lima Junior NA, Bacelar SC, Japiassú AM, Cader AS, Lima RCF, Dantas EHM, Sancho AG, Caldeira JB. Gasometria arterial em dois diferentes métodos de transporte intra-hospitalar no pós-operatório imediato de cirurgia cardíaca. Rev Bras Ter Intensiva. 2012;24(2):162-6.
17. Ferreira LL, de Souza NM, Vitor ALR, Bernardo AFB, Valenti VE, Vanderlei LCM. Ventilação mecânica não-invasiva no pós-operatório de cirurgia cardíaca: atualização da literatura. Rev Bras Cir Cardiovasc. 2012;27(3):446-52.
18. Feltrim MIZ, Parreira VF. Fisioterapia respiratória: Consenso de Lyon 1994-2000. São Paulo: [s.n.]; 2001.
19. Carvalho CRF, Paisani DM, Lunardi AC. Incentivador respiratório em cirurgias de grande porte:uma revisão sistemática. Rev Bras Fisioter. 2011;15(5):343-50.
20. Granville DD, Grünewald PG, Leguisamo CP, CalegariL. Treinamento muscular inspiratório em pacientes com insuficiência cardíaca: estudo de caso. Fisioterapia e Pesquisa. 2007;14(3):62-8.
21. Gardenghi G, Dias FD. Reabilitação cardiovascular em pacientes cardiopatas. Integração. 2007;51:387-92.

Claudicação Intermitente

CAPÍTULO 3

Daniela Gardano Bucharles Mont'Alverne

Observação: palavras e expressões listadas no Glossário do capítulo estão destacadas no texto com um asterisco.

APRESENTAÇÃO DO CASO CLÍNICO

Homem, 62 anos, tabagista crônico, hipertenso, procurou um serviço de fisioterapia para redução dos sintomas gerados por uma doença arterial obstrutiva periférica (DAOP). Paciente relata que há 5 anos iniciou com sintomas de cansaço e cãibras no membro inferior direito. Com o passar do tempo começou a sentir dor nas panturrilhas, a qual ia diminuindo de intensidade até desaparecer completamente com o repouso. Há 4 meses iniciou quadro de impotência sexual. Relata que agora, além da vida social já comprometida por não mais conseguir ir às reuniões quinzenais com os amigos da época da faculdade, está com a vida conjugal prejudicada. No serviço, como trabalha sentado (gerente de um banco da cidade), não relata grandes queixas, apesar das dores frequentes sempre que precisa se deslocar no trabalho e se sente mais incomodado com o apelido de "manco" dado pelos amigos. Faz uso de vasodilatadores e antiagregantes plaquetários.

Na avaliação inicial foi observada na inspeção dos membros inferiores (MMII) pele fina, seca e fria com unhas quebradiças. Os pulsos arteriais femorais, poplíteos, pediosos e tibiais posteriores apresentavam-se diminuídos. O índice tornozelo-braquial (ITB)* foi de 0,7. O *questionário de claudicação de Edimburgo* (QCE)* foi positivo, sendo considerado com claudicação típica. No teste de força muscular dos membros inferiores foi observada a redução – com grau de força 3+ – em todos os grupos musculares. O resultado do *teste senta-levanta da cadeira** foi de 18 segundos.

A linha do tempo, com a evolução do paciente, pode ser visualizada na Figura 3.1.

GLOSSÁRIO

Índice tornozelo-braquial (ITB): o ITB é uma ferramenta simples e efetiva utilizada para diagnóstico das DAOP. Um ITB < 0,90 já pode ser considerado alterado. Além disso, o ITB está relacionado com pior prognóstico cardiovascular e aumento da mortalidade por todas as causas[1].

Questionário de claudicação de Edimburgo: questionário validado e adaptado para o português, tem como finalidade auxiliar o rastreamento da DAOP. Contém apenas seis questões, mas seu diferencial está em um diagrama para marcação do local exato da dor, facilitando assim sua autoaplicação[2].

Teste senta-levanta da cadeira: teste funcional de MMII que avalia a força dos MMII e o equilíbrio do indivíduo. Os portadores de DAOP apresentam redução da força muscular em razão da redução da perfusão. Portanto, é importante a realização de testes funcionais para acompanhamento de possíveis alterações e monitorização da gravidade da doença[3].

Questões para discussão

1. Com base na condição de saúde do paciente, quais fatores contribuem para a limitação de suas atividades?
2. Quais as intervenções mais adequadas?
3. Quais possíveis complicações podem interferir na fisioterapia?

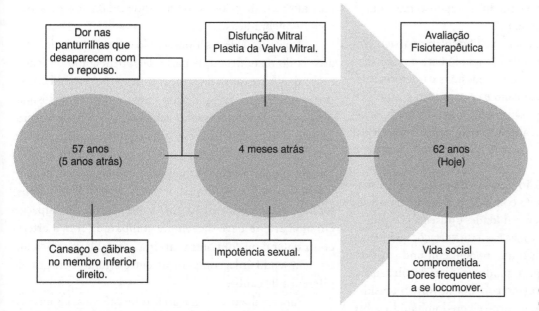

Figura 3.1 Apresentação esquemática da história clínica do paciente.

4. Que precauções devem ser tomadas durante as intervenções propostas?
5. Qual o prognóstico da reabilitação fisioterapêutica?
6. Como os fatores contextuais podem influenciar os resultados esperados?

OBJETIVOS

- Reconhecer os padrões de alteração de funcionalidade nos indivíduos portadores de DAOP.

- Descrever um plano de tratamento fisioterapêutico adequado para esses pacientes.

- Estabelecer critérios para avaliar a resposta à intervenção durante as sessões de fisioterapia.

- Descrever ferramentas de avaliação da funcionalidade confiáveis para reconhecer a efetividade da intervenção proposta em curto prazo.

- Apresentar estratégias de atuação interprofissional para os cuidados no paciente com DAOP.

AVALIAÇÃO E DIAGNÓSTICO DA FUNCIONALIDADE

Antes de qualquer estratégia de avaliação ou intervenção fisioterapêutica, o profissional deverá obter informações do paciente acerca da gravidade da obstrução e da medicação em uso, além de anotações da equipe multiprofissional. Atenção deve ser dada a qualquer indicação de restrição de atividade e de mobilidade (Quadro 3.1).

A insuficiência arterial periférica crônica é uma patologia frequentemente de origem aterosclerótica que acomete mais os homens na faixa etária dos 50 aos 70 anos. Na história da doença arterial é importante perguntar o tempo de aparecimento dos sintomas e de que modo surgiram – se abruptamente, sugerem uma arteriopatia aguda; quando de forma lenta e progressiva, uma arteriopatia obstrutiva crônica[4,5]. O sintoma mais comum é a claudicação intermitente, definida como dor de cãibra nos músculos da perna que ocorre durante o exercício e é aliviada mediante curto período de repouso, o que faz os pacientes terem reduzida capacidade de caminhada máxima e sem dor, acarretando também diminuição da qualidade de vida relacionada com a saúde[6].

A claudicação intermitente está intimamente associada a outras doenças vasculares, como ataque cardíaco ou acidente vascular cerebral. Por isso, todos os pacientes com claudicação intermitente devem receber tratamento multidisciplinar para redução do risco cardiovascular, bem como orientações para modificação de estilo de vida e prática de atividade física regular[7].

Os sintomas da claudicação dependem dos graus de obstrução arterial e de desenvolvimento da circulação colateral. A característica da dor na claudicação intermitente consiste em seu aparecimento apenas após exercício muscular, como a deambulação. A dor pode iniciar-se como uma sensação de cansaço ou fraqueza, passando frequentemente a ser referida como constrição, aperto ou cãibra, e pode chegar a ser insuportável, obrigando o indivíduo a parar de andar. A dor vai cessando, diminuindo de intensidade e desaparece completamente com o repouso.

Não há nenhum tipo de dor nas extremidades com essas características. A localização da dor vai depender do local da obstrução arterial, mas é frequente nas panturrilhas, podendo ocorrer nas coxas e nas regiões glúteas[6]. Quanto maior a isquemia, mais curta será a distância que o indivíduo consegue percorrer antes do aparecimento da dor e maior o período necessário para recuperação da dor, isto é, maior será o tempo exigido de repouso para que a dor desapareça completamente[8].

Sintomas de isquemia crônica também ocorrem nos membros superiores, dependendo igualmente da gravidade da isquemia tecidual e com as mesmas características, isto é, aparecem com o exercício e cessam com o repouso; entretanto são mais raros. Outros sintomas estão associados, como queda de pelos, alterações ungueais, esfriamento dos pés, alteração da cor da pele (palidez e/ou cianose) e impotência erétil.

Em caso de obstrução aguda, o quadro clínico manifesta-se de maneira súbita com dor, parestesia, paralisia, esfriamento, palidez das extremidades e ausência de pulsos distalmente às obstruções, mas existem variações na forma de início do quadro clínico que podem confundir o examinador. De modo geral, o quadro clínico da obstrução arterial aguda está relacionado com dor de forte intensidade, de início súbito e caráter variável, predominando sobre os demais sintomas[8].

Durante o exame físico podem ser observadas, à inspeção, alterações na cor da extremidade, na parte mais distal do membro, como palidez e cianose, devendo ser comparativa entre um pé e outro e no próprio membro. Outro aspecto importante na inspeção é a observação da locomoção do paciente para verificação da claudicação intermitente. A pele costuma ser seca e descamativa, atrófica e com ausência de pelos. As unhas apresentam-se espessadas, secas e quebradiças.

À palpação, deve ser observado o trofismo. Pode haver atrofia do membro ou de parte dele, bem como da massa muscular. A pesquisa da temperatura pode ser feita com o dorso dos dedos, por ser mais sensível. Os tecidos isquêmicos costumam apresentar diminuição da temperatura. Edema só é evidenciado em fase isquêmica avançada. As artérias devem ser palpadas. Nos membros inferiores, após a palpação da aorta abdominal, a ordem de palpação é: femoral comum, femoral superficial, poplítea, tibial posterior, tibial anterior e pediosa. A intensidade de palpação em uma artéria deve ser sempre comparada com a artéria contralateral ou com outras artérias de calibres semelhantes, não sendo útil a comparação entre artérias com grande diferença de calibre[8].

Para finalizar a avaliação fisioterapêutica, alguns testes podem ser realizados, como senta-levanta da cadeira, o teste de exercício de flexão-extensão dos pés, o teste de esforço, palidez à elevação, tempo de enchimento venoso e hiperemia reativa. Esses testes avaliam não só a severidade do comprometimento arterial (comprovando ou não a presença da diminuição do fluxo sanguíneo às extremidades), mas servem como critérios avaliativos para verificação do impacto da reabilitação nesses indivíduos.

RECURSOS DIAGNÓSTICOS PROPOSTOS

Recurso	O que avalia?	Como avalia?
Testes de função muscular[9]	Força muscular	Para avaliação da força muscular, costumam ser avaliados os grandes grupos musculares dos membros inferiores, iniciando pelos glúteos. Devem ser sempre realizados de modo bilateral por meio de provas de função muscular graduadas de 0 a 5
Índice tornozelo-braquial[1]	A razão entre a pressão sanguínea na parte inferior da perna ou tornozelo e a pressão sanguínea do braço – Indicador de DAOP	Para avaliar o ITB, deve-se mensurar a pressão sistólica nos membros superiores e inferiores. A razão da medida mais alta, obtida na artéria tibial anterior e/ou tibial posterior, e da pressão sistólica braquial deve ser utilizada para calcular o ITB. No caso de valores discordantes entre o lado esquerdo e o direito, deve ser utilizado o menor valor. Um ITB < 0,90 é considerado alterado e relacionado com pior prognóstico cardiovascular e aumento da mortalidade por todas as causas
Questionário de claudicação de Edimburgo[2]	Rastreamento da claudicação intermitente	Esse questionário é constituído por seis itens: 1. Você tem dor ou desconforto na(s) perna(s) quando anda? 2. Essa dor alguma vez começa quando você está em pé, parado ou sentado? 3. Você tem essa dor ao subir uma ladeira ou quando anda rápido? 4. Você tem essa dor quando anda no seu ritmo normal, no plano? 5. O que acontece com a dor quando você para? 6. Onde você sente essa dor ou desconforto? O resultado é considerado positivo (presença de claudicação intermitente) em caso de respostas afirmativas para as perguntas 1 e 3, negativa para a pergunta 2, "geralmente desaparece em 10 minutos ou menos" para a pergunta 5, e que as regiões acometidas são "panturrilha" e/ou "coxa" e/ou "região glútea". A pergunta 4 define a gravidade da CI
Palpação[10]	Avaliação vascular	Os pulsos arteriais femorais, poplíteos, pediosos e tibiais anteriores e posteriores devem ser palpados nos locais anatômicos correspondentes e terem verificadas sua amplitude e simetria. Quanto à amplitude, os pacientes com DAOP podem apresentar pulsos ausentes ou diminuídos

Recurso	O que avalia?	Como avalia?
Palidez à elevação[10]	Comprovar ou não a presença de diminuição do fluxo sanguíneo para as extremidades e consequentemente confirmar a isquemia	Com o paciente em posição supina, eleva-se a extremidade a ser examinada por 2 minutos, em um ângulo de aproximadamente 45 graus, observando a coloração adquirida pelas plantas dos pés. Em caso de isquemia, a extremidade comprometida apresenta palidez na planta do pé em intensidade diretamente proporcional ao grau de isquemia
Teste senta-levanta da cadeira[3]	Força de membros inferiores e equilíbrio	Deve ser realizado em cadeira sem braço, com assento na altura aproximada de 43cm. O paciente deve ser orientado a sentar-se no centro da cadeira, com a coluna ereta, pés separados na distância equivalente à largura do ombro, pé não dominante à frente do outro e os braços cruzados sobre o tórax, sendo solicitado a levantar-se e sentar-se cinco vezes consecutivas o mais rápido possível. Deve ser registrado o tempo, em segundos, gasto para levantar-se e sentar-se as cinco vezes
Teste de esforço[10]	Comprovar ou não a presença de diminuição do fluxo sanguíneo para as extremidades e consequentemente confirmar a isquemia	Coloca-se o paciente em esteira rolante com inclinação de 12 graus, velocidade de 3km/h, por 5 minutos ou até que surja claudicação em um grupo muscular que impeça a continuação da deambulação. Anotam-se a distância percorrida e o grupo muscular afetado. Com o paciente novamente em decúbito dorsal, mede-se a pressão do tornozelo (na artéria que tiver maior valor) a cada 2 minutos até atingir a pressão de repouso ou até 20 minutos após cessado o exercício
Tempo de enchimento venoso[10]	Comprovar ou não a presença de diminuição do fluxo sanguíneo para as extremidades e consequentemente confirmar a isquemia	Com o paciente em posição supina, eleva-se a extremidade a ser examinada por 2 minutos no ângulo de aproximadamente 45 graus. Posteriormente, com o paciente sentado com os pés pendentes, observa-se, em segundos, o tempo necessário para o enchimento das veias superficiais. Sabendo-se que em condições normais esse período é de 10 a 15 segundos, em média, um tempo maior representa dificuldade de chegada de sangue aos pés e consequentemente deficiência de retorno pelo sistema venoso. Quanto maior o tempo de enchimento venoso, mais grave será a isquemia. No entanto, o teste não tem valor para pacientes com insuficiência venosa crônica ou varizes dos MMII
Hiperemia reativa[10]	Comprovar ou não a presença de diminuição do fluxo sanguíneo para as extremidades e consequentemente confirmar a isquemia	Um manguito é aplicado na coxa distal e a extremidade é elevada em ângulo de 30 graus, sendo o manguito insuflado até atingir pressão de 20mmHg superior à pressão sistólica braquial ou até superar em 50mmHg a pressão do segmento garroteado. Ao final de 5 minutos, libera-se o manguito e mede-se a pressão do tornozelo a cada 30 segundos até retornar à pressão de repouso ou até o máximo de 20 minutos
Teste de exercício de flexão-extensão dos pés[10]	Comprovar ou não a presença de diminuição do fluxo sanguíneo para as extremidades e consequentemente confirmar a isquemia.	É realizado com o paciente deitado em decúbito dorsal. Pede-se que eleve as extremidades em ângulo de 30 graus para aumentar a isquemia e exercite ativamente os pés com movimentos de flexão e extensão com ritmo de 40 a 50 vezes por minuto, até um total de 5 minutos ou até apresentar dor muscular. Cessado o exercício, mede-se a pressão a cada minuto até retornar ao valor de repouso ou até completar 20 minutos

Quadro 3.1 Avaliação do caso clínico segundo a Classificação Internacional de Funcionalidade, Incapacidade e Saúde (CIF)

	Funções e estruturas do corpo	Limitações de atividades	Restrição na participação
Perspectiva do paciente	Cansaço e cãibras	Trabalho	Saída com amigos
	Dor nas panturrilhas	Vida conjugal	
	Impotência sexual		
Perspectiva do fisioterapeuta	Pele fina, seca e fria		
	Unhas quebradiças		
	Pulsos diminuídos em MMII (palpação)		
	Pressão arterial diminuída em MMII (ITB)		
	Dor (QCE)		
	Diminuição da força muscular (teste senta-levanta da cadeira)		
Fatores contextuais			
Pessoais			
• Sexo masculino			
• 62 anos			
• Tabagista			
• Hipertenso			
Ambientais			
• Medicações			
• Acompanhado por profissionais de saúde			

Fonte: baseado em tradução livre de esquema publicado em Rundell SD, Davenport TE, Wagner T. Physical therapist management of acute and chronic low back pain using the World Health Organization's International Classification of Functioning, Disability and Health. Phys Ther [Internet]. 2009 Jan 1;89(1):82-90. Available from: http://ptjournal.apta.org/cgi/doi/10.2522/ptj.20080113.

METAS E INTERVENÇÕES

Em linhas gerais, serão traçadas as principais metas da fisioterapia oferecida ao paciente, bem como as intervenções mais adequadas para alcançar os resultados desejados:

Metas
1. Redução da dor e das cãibras nos membros inferiores
2. Restaurar força muscular nos membros inferiores e glúteos e prevenir atrofia muscular global
3. Favorecer aumento de fluxo vascular para membros inferiores

Para que sejam atingidas as metas 1, 2 e 3, a literatura preconiza a prática regular de atividade física. Os sintomas da claudicação intermitente, como a dor e as cãibras, são melhorados com a prática de exercício. A atividade física resulta no aumento da capacidade de caminhada máxima e da caminhada sem dor. A melhoria pode ser secundária ao aumento da perfusão sanguínea ou ao aumento da capacidade mitocondrial muscular, tendo em vista que a isquemia seguida de reperfusão é conhecida por estimular as mitocôndrias[11].

A evidência atual relata a terapia com exercícios supervisionados como o principal tratamento para melhorar a capacidade de caminhar e a qualidade de vida relacionada com a saúde em pacientes com claudicação. Entretanto, não há base científica que mostre superioridade nos resultados dos exercícios realizados de maneira supervisionada sobre os não supervisionados[12-14].

A fisioterapia para claudicação é recomendada pelo menos três vezes por semana durante 3 meses, embora não pareça haver uma relação dose-resposta clara entre o volume ou a intensidade do exercício e o alívio dos sintomas[15,16]. No entanto, alguns pacientes não são capazes de completar o protocolo de exercício em virtude das comorbidades concomitantes. Para esses pacientes, pode ser proposto um protocolo ajustado ou regime de exercícios alternativos. A maioria dos estudos relata a caminhada supervisionada como a principal opção terapêutica; entretanto, além de andar, existem modos alternativos de treinamento de exercícios supervisionados, como ciclismo, exercícios de ergometria de extremidade superior e treinamento de força, os quais estão também associados a uma capacidade de caminhada significativamente melhorada[17-19].Todos esses estudos mostraram que a prática de atividade é capaz de aumentar a capacidade máxima de caminhada e a distância de caminhada sem dor, afirmando que os exercícios alternativos podem ser úteis quando o exercício de caminhada supervisionado não é uma opção para o paciente.

Metas
4. Redução da fadiga e restauração de níveis satisfatórios de capacidade funcional

5. Cuidados gerais com pele, pés e unhas
6. Promoção do bem-estar físico e emocional com retorno à vida social e afetiva

Uma série de mecanismos potenciais foi sugerida para a redução da capacidade funcional de pacientes com claudicação intermitente, como limitação do fluxo sanguíneo devido à obstrução arterial, disfunção endotelial, fenótipo do músculo esquelético alterado por disfunção mitocondrial, aumento da viscosidade do sangue e ativação inflamatória. O exercício tem o potencial de reverter esses eventos patológicos e assim interromper o curso clínico em direção à deficiência[20].

McDermott e cols.[21] e Regensteiner e cols.[22] utilizaram o *Walking Impairment Questionnaire* (WIQ) para descrever deficiências funcionais e o SF-36 para avaliar a qualidade de vida e assim verificar o impacto da prática da atividade física, seja caminhada, sejam exercícios alternativos, nessa população. Em ambos os estudos houve melhora tanto do WIQ como da qualidade de vida, não sendo registrada superioridade de uma prática de atividade sobre a outra, mas demonstrando como os exercícios físicos regulares impactam positivamente esses indivíduos (metas 4 e 6).

Além da atividade física, o cuidado com os pés é fundamental. Nos pacientes portadores de doenças arteriais periféricas, a pele costuma ser seca e descamativa e as unhas espessadas, secas e quebradiças. Além disso, úlceras isquêmicas podem formar-se espontaneamente ou após trauma e são extremamente dolorosas. Por isso, esses pacientes devem ter cuidado redobrado com os pés. Hidratação, cuidado com as unhas e uso de calçado constantemente para proteção de traumas nos pés são orientações fundamentais que devem ser passadas (meta 5)[8]. Cabe ressaltar que a instituição das metas e intervenções aqui apresentadas terá impacto positivo no estado geral de saúde e na funcionalidade do paciente, além de facilitar as atividades laborais.

Referências

1. Sabedotti M, Sarmento-Leite R, de Quadros AS. Índice Tornozelo-Braquial como Preditor de Doença Coronariana Significativa em Pacientes Submetidos à Angiografia Coronária. Rev Bras Cardiol Invasiva. 2014;22(4):359-63.
2. Makdisse M, Nascimento Neto R, Chagas ACP et al. Versão em português, adaptação transcultural e validação do Questionário de Claudicação de Edimburgo. Arq Bras Cardiol. 2007;88(5):501-6.
3. Pereira DAG, de Oliveira KL, Cruz JO, de Souza CG, Cunha Filho IT. Avaliação da reprodutibilidade de testes funcionais na doença arterial periférica. Fisioter Pesq. 2008;15(3):228-34.
4. Stewart KJ, Hiatt WR, Regensteiner JG, Hirsch AT. Exercise training for claudication. N Engl J Med.2002;347:1941-51.
5. Câmara LC, Santarém JM, Wolosker N, Dias RMR. Exercícios resistidos terapêuticos para indivíduos com doença arterial obstrutiva periférica: evidências para a prescrição. J Vasc Bras. 2007;6(3):247-57.
6. Dumville JC, Lee AJ, Smith FB, Fowkes FG. The health-related quality of life of people with peripheral arterial disease in the community: the Edinburgh Artery Study.British Journalof General Practice. 2004;54(508):826-31.
7. Lauret GJ, Fakhry F, Fokkenrood HJ, Hunink MG, Teijink JA, Spronk S. Modes of exercise training for intermittent claudication. Cochrane Database Syst Rev. 2014;4(7):CD009638.
8. Maffei FHA, Lastoria S, Yoshida WB, Rollo HA, Bertanha M. Diagnóstico clínico das doenças arteriais periféricas. In: Maffei FHA, Yoshida WB, Moura R, Giannini M, Rollo HA, Sobreira ML, Lastoria S. Doenças vasculares periféricas. 5.ed. Rio de Janeiro: Guanabara Koogan, 2016.
9. Kendall FP, McCreary EK, Provance PG, Rodgers MM, Romani WA. Músculos: provas e funções com postura e dor. 5a ed. São Paulo: Manole, 2007.
10. Sociedade Brasileira de Angiologia e Cirurgia Vascular. Diretrizes. Normas de orientação clínica para prevenção, diagnóstico e tratamento da doença arterial obstrutiva periférica (DAOP). J Vasc Br. 2005;4(3 Supl 4):S222-38.
11. Van Schaardenburgh M, Wohlwend M, Rognmo O, Mattsson E. Calf raise exercise increases walking performance in patients with intermittent claudication. J Vasc Surg. 2017;65(5):1473-82.
12. Bendermacher BL,Willigendael EM, Nicolaï SP et al. Supervised exercise therapy for intermittent claudication in a community-based setting is as effective as clinic-based. Journal of Vascular Surgery. 2007;45(6):1192-6.
13. Kruidenier LM, Nicolai SP, Hendriks EJ, Bollen EC, Prins MH, Teijink JA. Supervised exercise therapy for intermittent claudication in daily practice. Journal of Vascular Surgery. 2009;49(2):363-70.
14. Nicolaï SP, Teijink JA, Prins MH. Exercise Therapy in Peripheral Arterial Disease Study Group.Multicenter randomized clinical trial of supervised exercise therapy with or without feedback versus walking advice for intermittent claudication. Journal of Vascular Surgery. 2010;52(2):348-55.
15. Norgren L, Hiatt WR, Dormandy JA, Nehler MR, Harris KA, Fowkes FG, TASC II Working Group. Inter-society consensus for the management of peripheral arterial disease (TASC II). Journal of Vascular Surgery. 2007;45 Suppl S:S5-67.
16. Parmenter BJ, Raymond J, Dinnen P, Singh MA. A systematic review of randomized controlled trials: walking versus alternative exercise prescription as treatment for intermittent claudication. Atherosclerosis. 2011;218(1):1-12.
17. Hiatt WR, Wolfel EE, Meier RH, Regensteiner JG. Superiority of treadmill walking exercise versus strength training for patients with peripheral arterial disease. Implications for the mechanism of the training response. Circulation. 1994;90(4):1866-74.
18. Sanderson B, Askew C, Stewart I, Walker P, Gibbs H, Green S. Short-term effects of cycle and treadmill training on exercise tolerance in peripheral arterial disease. Journal of Vascular Surgery. 2006;44(1):119-27.
19. Treat-Jacobson D, Bronas UG, Leon AS. Efficacy of arm-ergometry versus treadmill exercise training to improve walking distance in patients with claudication. Vascular Medicine. 2009;14(3):203-13.
20. Hamburg NM, Balady GJ. Exercise rehabilitation in peripheral artery disease: functional impact and mechanisms of benefits. Circulation. 2011;123(1):87-97.
21. McDermott MM, Greenland P, Liu K et al. Leg symptoms in peripheral arterial disease: associated clinical characteristics and functional impairment. JAMA. 2001;286(13):1599-606.
22. Hiatt WR, Regensteiner JG, Wolfel EE, Carry MR, Brass EP. Effect of exercise training on skeletal muscle histology and metabolism in peripheral arterial disease. Journal of Applied Physiology. 1996;81(2):780-8.

Neuropatia Diabética

CAPÍTULO 4

Daniela Gardano Bucharles Mont'Alverne

Observação: palavras e expressões listadas no Glossário do capítulo estão destacadas no texto com um asterisco.

APRESENTAÇÃO DO CASO CLÍNICO

Paciente, 52 anos, sexo feminino, casada, do lar, com diagnóstico clínico de *diabetes mellitus* tipo II há 7 anos, tendo como patologias associadas dislipidemia e obesidade. A paciente frequenta ambulatório de referência para tratamento do diabetes, e diversos profissionais acompanham sua evolução, como médico, nutricionista, enfermeiro, fisioterapeuta e farmacêutico. No último exame de sangue, apresentou glicemia de jejum de 160mg/dL e hemoglobina glicada (HbA1C) de 7,2%.

Na consulta regular ao fisioterapeuta, relatou como queixa principal ferroadas nos dedos dos pés, formigamentos e dor nas pernas no período da noite, iniciados 1 ano antes, mas com piora na intensidade dos sintomas nos últimos 2 meses. Relatou também que as dores a têm impedido de ajudar no cuidado com os netos e que na semana anterior, quando foi ao supermercado, machucou o dedo do pé e não sentiu, tendo percebido o machucado somente quando chegou em casa. Está aflita, com medo de machucar os pés novamente, e por isso não tem ido às missas de domingo.

Quanto à medicação, a paciente faz uso de insulina (2×/dia) pela manhã e à noite via subcutânea, omeprazol 20mg (1×/dia), metformina (2×/dia) e fluoxetina 20mg (2×/dia). Ao exame físico, a marcha observada apresentava padrões de normalidade e a inspeção dos pés revelou *calçado inadequado** e higienização adequada das unhas, assim como seu corte. Nas alterações estruturais dos pés foram verificadas calosidades e rachaduras no hálux bilateral. As unhas apresentavam micoses (amareladas) e perda de pelos.

Quanto à presença de deformidades dos pés, foi verificada a presença de hálux valgo e pé plano bilateralmente. Entre as alterações autonômicas, foi constatada a presença de ressecamento da pele desde a região tibial anterior até o pé, mais proeminente no pé direito. Na avaliação vascular do pé foi verificada a diminuição do pulso tibial posterior no pé direito.

Quanto à *sensibilidade protetora plantar**, testada a partir do monofilamento com compressão de 10g/cm^2 no pé esquerdo, a paciente não apresentou resposta correta em três pontos. Já no pé direito, não respondeu corretamente em seis dos dez pontos (o que sugere neuropatia sensitiva).

Com relação à sensibilidade tátil, não foram constatadas alterações em ambos os pés. Na avaliação articular foi verificada a presença de *sinal de Prece*. Na avaliação da amplitude de movimento do pé foram constatados, por meio da goniometria, os seguintes valores: pé direito – flexão plantar de 20 graus, dorsiflexão de 13 graus, inversão de 28 graus e eversão de 15 graus; pé esquerdo – flexão plantar de 15 graus, dorsiflexão de 10 graus, inversão de 12 graus e eversão de 15 graus. Na avaliação da força muscular, a paciente apresentava 3graus, em ambos os pés, nos músculos tibial anterior, flexor do hálux, extensor do hálux e extensores dos dedos. Na verificação da intensidade da dor nos membros inferiores foi utilizada a escala visual analógica de dor (EVA), e a paciente relatou nível 5

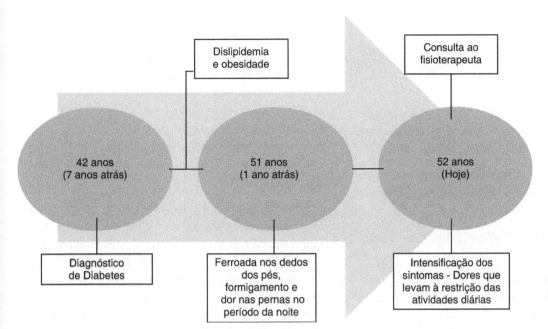

Figura 4.1 Apresentação esquemática da história clínica da paciente.

de dor (5/10). Para terminar a avaliação foram realizados o *escore de sintomas neuropáticos* (ESN)* e o *escore de comprometimento neuropático* (ECN)*. O ESN totalizou 6 pontos, sendo classificado como sintomas moderados. Já no ECN foram verificadas alterações tanto na sensibilidade vibratória como na térmica nos dois pés com sensibilidade profunda normal. O reflexo aquileu estava presente em ambos os membros. O ECN totalizou 4 pontos, sendo classificado como sinais leves. Portanto, ao término da avaliação, constatou-se uma polineuropatia distal diabética dolorosa. A Figura 4.1 apresenta a história clínica da paciente de maneira esquematizada.

GLOSSÁRIO

Calçado inadequado: para avaliação de um calçado em indivíduos diabéticos, devem ser consideradas quatro características: estilo (modelo), largura, comprimento e material de fabricação. O estilo é considerado apropriado quando fechado, preferencialmente protegendo todo o pé. A largura e o comprimento devem ser 1cm maiores que a anatomia do pé do paciente, e o calçado deve ser confeccionado em couro macio ou lona/algodão e não em material sintético. Quando não apresenta essas características, o calçado é considerado inadequado, ocasionando o risco de lesões nos pés[1].

Escore de comprometimento neuropático (ECN): também elaborado por Dyck e cols. (1980)[3], avalia sinais neurológicos de maneira sistematizada. Seus itens possibilitam a avaliação do reflexo aquileu e da sensibilidade vibratória, térmica e tátil. A aplicação do ECN exige conhecimento específico, já que envolve exame de diversos reflexos e outros aspectos predominantemente neurológicos[4].

Escore de sintomas neuropáticos (ESN): instrumento elaborado por Dyck e cols. (1980)[3] para facilitar a detecção de polineuropatia distal diabética na prática clínica. Traduzido e validado para a língua portuguesa[4], o ESN consiste em um questionário composto de seis perguntas relacionadas com sintomas neuropáticos, e cada resposta fornecida corresponde a uma pontuação. O somatório de todas as perguntas fornece um escore que classifica os sintomas como leves (3 a 4 pontos), moderados (5 a 6 pontos) e graves (7 a 9 pontos)[4].

Sensibilidade protetora plantar: a incapacidade de sentir o monofilamento de 10g em quatro ou mais pontos após três avaliações, entre os oito pontos testados, demonstra ausência de sensibilidade protetora nos pés. A perda da sensibilidade protetora agrava a vulnerabilidade e a probabilidade de traumas, aumentando em sete vezes o risco de úlcera nos pés. Os monofilamentos possibilitam graduar a sensibilidade em vários níveis, de normal até a perda da sensibilidade profunda, passando por níveis intermediários. Desse modo, produzem estímulos de diferentes intensidades que permitem quantificar e monitorizar a melhora/piora ou a estabilidade da função neural[2].

Questões para discussão

1. Com base na condição de saúde da paciente, quais fatores contribuem para a limitação de suas atividades?
2. Como a equipe multiprofissional pode atuar para reduzir a sintomatologia dessa paciente?
3. Quais as intervenções mais adequadas?
4. Quais possíveis complicações podem interferir na fisioterapia?
5. Quais precauções devem ser tomadas durante as intervenções propostas?
6. Qual o prognóstico da reabilitação fisioterapêutica?
7. Como os fatores contextuais podem influenciar os resultados esperados?
8. Como as orientações em saúde podem auxiliar o tratamento e os cuidados preventivos dessa paciente?

OBJETIVOS

- Reconhecer os padrões de alteração da funcionalidade nos indivíduos portadores de polineuropatia distal diabética.
- Descrever um plano de tratamento fisioterapêutico adequado para pacientes diabéticos com polineuropatia nos diferentes estágios de comprometimento da patologia.
- Estabelecer medidas de educação em saúde para prevenção do pé diabético, tendo em mente que o diabetes causa diversas alterações vasculares.
- Estabelecer critérios para avaliar a resposta à intervenção durante as sessões de fisioterapia.
- Descrever ferramentas confiáveis de avaliação da funcionalidade para reconhecer a efetividade da intervenção proposta em curto prazo.
- Relacionar as complicações que a redução da sensibilidade protetora plantar pode causar.
- Apresentar estratégias de atuação interprofissional para os cuidados com pacientes com polineuropatia distal diabética.

AVALIAÇÃO E DIAGNÓSTICO DA FUNCIONALIDADE

Os parâmetros laboratoriais de glicemia da paciente são norteadores da conduta fisioterapêutica. Seguem algumas recomendações descritas na literatura, com a ressalva de que muitas vezes as referências de valores de segurança para realização de determinados exercícios ou recursos durante a fisioterapia não alcançam consenso entre diferentes autores:

- **Glicemia de jejum:** a glicemia de jejum é um dos testes realizados para diagnosticar *diabetes mellitus* (DM). Valores entre 70mg/dL e 100mg/dL são considerados normais. É considerado diabético o paciente que apresentar duas glicemias em jejum > 126mg/dL. A monitorização da glicemia antes e após exercícios é fundamental. Nos indivíduos portadores de DM2 convém evitar o exercício, caso os níveis de glicemia em jejum estejam > 250mg/dL e haja a presença de cetose ou se os níveis de glicemia estiverem > 300mg/dL, independentemente de haver cetose. Entretanto, se a glicemia estiver < 100mg/dL, o paciente deve ser encorajado a ingerir carboidratos[5].

- **Glicemia pós-prandial (GPP):** a glicemia 2 horas pós-sobrecarga e a GPP medem os picos atingidos em resposta ao teste com 75g de glicose oral (TOTG) ou à refeição. Seus valores dependem de uma inter-relação entre a secreção de insulina e glucagon, a quantidade e o tipo de carboidratos ingeridos. Vale ressaltar que o nível da glicemia começa a aumentar 10 minutos após a ingestão de alimentos e alcança valores máximos 60 minutos após, com retorno aos níveis basais em 2 a 3 horas. O nível normal da GPP é < 140mg/dL. Pacientes com DM2 apresentam nível de glicose no sangue > 200 mg/dL. Cabe destacar que os valores da GPP são importantes e devem ser relacionados, no processo de reabilitação, com o horário da última refeição para se evitar hipo ou hiperglicemia[5].

- **Hemoglobina glicada (HbA1C):** exame de sangue que avalia de maneira eficaz os níveis médios de glicose sanguíneo nos últimos 2 ou 3 meses. A dosagem regular da hemoglobina glicada ajuda a estabelecer a adesão ao tratamento, além de ter eficácia no controle glicêmico. Quando a HbA1C é utilizada para avaliação do controle glicêmico em pessoas com diabetes, os valores esperados são: HbA1C entre 4% e 6% – faixa de resultados normais; HbA1C entre 6% e 7% – diabetes moderadamente controlado; HbA1C > 7% – diabetes mal controlado. Essa informação é de extrema importância para controle da doença e progressão das complicações microvasculares[5].

A polineuropatia distal diabética (PNDD) pode ser classificada em motora, autônoma ou sensorial. Na neuropatia diabética (ND) motora ocorre alteração da arquitetura do pé com deslocamento dos sítios de pressão plantar por alterações do colágeno, queratina e coxim adiposo. Na ND autônoma, há disfunção simpática, resultando em redução da sudorese e alteração da microcirculação. Na ND sensorial, o tipo mais comum em pacientes diabéticos, observam-se perda da sensação protetora de pressão, calor e propriocepção[6] (Quadro 4.1). O grau de manifestações da ND vai depender do comprometimento das fibras nervosas, causando como resposta parestesia, distesias e hiperestesias, ou seja, quanto maior o comprometimento dessas fibras, maiores essas respostas. Estima-se que a cada ano a incidência de úlceras em pacientes diabéticos, mesmo sob tratamento, varie entre 2% e 4%[7]. A neuropatia e vasculopatia periféricas são os fatores mais importantes para o surgimento das lesões, mas o comprometimento neural é a principal causa da maioria delas[8].

A repercussão mais importante da PNDD sobre o pé diabético é a perda da sensibilidade, o que o torna vulnerável aos traumas triviais e porta de entrada das bactérias, consequentemente ocasionando infecções silenciosas e graves caso os pacientes não recebam tratamento precocemente[6].

A fisioterapia, por meio do diagnóstico cinesiológico funcional, é capaz de identificar as incapacidades físicas causadas pelo DM. Essas incapacidades se refletem na vida do indivíduo como um todo, restringindo suas atividades laborais e muitas vezes sua vida social. Ao final do diagnóstico é possível identificar as principais alterações cinesiológicas funcionais do indivíduo, definir objetivos, prescrever condutas para o tratamento e executar ações de promoção em saúde para evitar possíveis complicações. Desse modo, no exame físico, além da verificação da presença ou ausência de PNDD, convém investigar a integridade dos pés (inspeção), a sensibilidade protetora plantar, a força muscular e a amplitude de movimento, além da dor. Na inspeção geral, deve-se atentar para o tipo de marcha e de calçado utilizado pelo paciente e manter-se atento à presença de deformidades, calosidades, rachaduras, micoses, higienização, corte das unhas, hiperpigmentação, cianose e mal perfurante plantar (ulceração). Na avaliação vascular do pé, cabe estar atento aos pulsos pedioso e tibial posterior, sempre verificando de modo bilateral e classificando como presente, ausente ou diminuído.

A sensibilidade protetora dos pés deve ser averiguada utilizando-se monofilamento Semmes-Weinstein 5.07® de 10g (Sorri-Bauru) em 10 pontos. A apresentação dos pontos da região plantar onde o microfilamento de 10g deverá ser aplicado para avaliação da sensibilidade pode ser encontrada em vários *sites* espalhados pela internet.

A avaliação articular é realizada tanto pela mobilidade articular quanto pela amplitude de movimento, sendo mais realizados os testes para diagnóstico da síndrome da mão rígida, que apresenta prevalência entre 38% e 58% em pacientes com DM tipo 1 e entre 45% e 76% naqueles com DM tipo 2– o sinal da prece e o teste da tampa da mesa são os mais realizados.

Para mensurar a amplitude de movimento do pé, utiliza-se um goniômetro. Os movimentos de flexão plantar, dorsiflexão, inversão e eversão são mensurados bilateralmente segundo metodologia adotada por Marques (1997)[9]. Quanto à força muscular, costumam ser avaliados os músculos tibial anterior, tibial posterior, fibulares, flexores dos dedos, extensores dos dedos, flexor do hálux e extensor do hálux, bilateralmente, por meio de provas de função muscular graduadas de 0 a 5[10]. A dor neuropática é usualmente avaliada utilizando uma escala visual, que pode ser a EVA, em que o indivíduo pontua a intensidade de sua dor nos membros inferiores. Entretanto, vale ressaltar que a dor é um dos principais sintomas avaliados para o diagnóstico de PNDD, existindo na literatura diversos instrumentos para sua análise, mas poucos traduzidos, adaptados e validados para a língua portuguesa. Dentre os validados, os mais utilizados são as versões simplificadas do ESN e ECN.

A sensibilidade também deve ser testada. Em geral, a sensibilidade vibratória é verificada por meio do diapasão de 128Hz. A avaliação da sensibilidade tátil é realizada com a estimulação da pele com agulha de ponta romba (NeurotipsTM) na falange distal do hálux direito e esquerdo[4]. Já a sensibilidade térmica pode ser avaliada de diversas maneiras. Na ausência de locais onde seja possível manter materiais refrigerados, essa sensibilidade pode ser aferida mediante a utilização do cabo do diapasão resfriado sob a falange proximal do hálux[4].

A avaliação da funcionalidade dos pés e tornozelos também deve ser realizada. Testes funcionais que apresentam diminuição da função do tornozelo, por exemplo, podem inferir algum tipo de acometimento do nervo fibular[11]. Além disso, quando os movimentos do pé estão limitados, aumenta a probabilidade de úlceras plantares em razão da redução de sua habilidade em absorver o choque e as rotações transversais durante a marcha.

Dois outros recursos funcionais podem ser utilizados como ferramentas de avaliação: os *core sets*, conjuntos de categorias da CIF que podem ser aplicados e ajudam a descrever a funcionalidade de um indivíduo com determinada patologia, como o diabetes[12], e o *World Health Organization Disability Assessment Schedule* (WHODAS), instrumento proposto pela Organização Mundial da Saúde, traduzido e adaptado para a língua portuguesa, que faz a aferição da funcionalidade de um indivíduo para identificação de ganhos funcionais, levando em consideração também as atividades de vida e participação[13].

RECURSOS DIAGNÓSTICOS PROPOSTOS

Recurso	O que avalia?	Como avalia?
Palpação[14]	Avaliação vascular	Deve ser realizada a palpação dos pulsos tibiais anteriores e posteriores, de modo bilateral, sempre comparando com os membros superiores
Monofilamento Semmes-Weinstein 5.07 de 10g (Sorri-Bauru)[2]	Sensibilidade protetora dos pés	Com o indivíduo em posição supina, o monofilamentos Simmes-Weinstein de 10g (5.07) deverá ser aplicado nos 10 pontos predeterminados (primeiro, terceiro e quinto pododáctilos e na cabeça de seus metatarsos). O monofilamento deve ser aplicado perpendicularmente à superfície da pele com força suficiente apenas para encurvá-lo. Vale atentar que a duração total do procedimento, do contato com a pele e da remoção do monofilamento, não deve exceder 2 segundos. Além disso, inicialmente o monofilamento deverá ser aplicado no cotovelo do paciente para que ele perceba o estímulo que será testado e sem que olhe para a área a ser avaliada. O teste deve ser aplicado duas vezes no mesmo local, alternando com pelo menos uma aplicação simulada, na qual o monofilamento não é aplicado. A sensação protetora está presente quando o paciente responde corretamente a duas das três aplicações. A sensação é considerada ausente diante de duas respostas incorretas

Recurso	O que avalia?	Como avalia?
Sinal da prece[15]	Mobilidade articular	Pede-se ao paciente que junte as palmas das mãos com os dedos estendidos. O paciente acometido perde a capacidade de unir as palmas, formando o sinal da prece
Teste da tampa da mesa[15]	Mobilidade articular	Solicita-se ao paciente que estenda as mãos espalmadas contra o tampo de uma mesa e o observador verifica se há impossibilidade de apoio de alguma das articulações à superfície da mesa
Goniometria[9]	Amplitude de movimento do pé	Os movimentos de flexão plantar, dorsiflexão, inversão e eversão são mensurados bilateralmente segundo metodologia adotada por Marques (1997)
Escala visual analógica[16]	Dor	A EVA é usualmente utilizada para quantificar tanto a dor neuropática como qualquer outro tipo de dor nos membros inferiores relatada pelos pacientes. Na avaliação, o paciente deverá assinalar como considera que está sua dor naquele momento em uma linha não graduada, cujas extremidades correspondem à ausência de dor e à pior dor imaginável
Escore de sintomas neuropáticos[4]	Polineuropatia diabética distal	O ESN consiste em um questionário composto de seis perguntas relacionadas com sintomas neuropáticos e cada resposta fornecida corresponde a uma pontuação. O somatório de todas as perguntas fornece um escore que classifica os sintomas como leves (3 a 4 pontos), moderados (5 a 6 pontos) e graves (7 a 9 pontos)
Escore de comprometimento neuropático[4]	Polineuropatia diabética distal	O ECN possibilita a avaliação do reflexo aquileu e da sensibilidade vibratória, térmica e tátil. A sensibilidade é classificada como normal (0) ou reduzida/ausente (1). O reflexo é classificado como normal (0), diminuído (1) ou ausente (2) para cada membro avaliado. O escore final caracteriza os sinais neuropáticos como leves (3 a 5 pontos); moderados (6 a 8 pontos) e graves (9 a 10 pontos)
Reflexo neurológico[1]	Reflexo de aquileu	O reflexo aquileu é avaliado com o indivíduo ajoelhado sobre uma superfície plana, de modo que seu tornozelo fique livre para que a percussão seja realizada com o martelo neurológico no tendão de Aquiles. O teste deve ser realizado bilateralmente, e a resposta deve ser classificada como normal, diminuída ou ausente
Diapasão de 128Hz[2]	Sensibilidade vibratória	O diapasão vibrando deve ser aplicado perpendicularmente e com pressão constante sobre a parte óssea dorsal da falange distal do hálux direito e esquerdo. Essa avaliação deve ser repetida pelo menos duas vezes em cada membro, alternando-se com pelo menos uma simulação na qual o diapasão não vibra. O teste é considerado positivo quando o paciente responde corretamente a no mínimo duas das três aplicações e negativo com duas respostas incorretas. Caso o paciente seja incapaz de perceber a vibração no hálux, o teste deverá ser repetido em segmentos mais proximais, como o maléolo ou a tuberosidade da tíbia
Material quente e resfriado[4]	Sensibilidade térmica	Na ausência de locais onde seja possível manter materiais refrigerados, a sensibilidade pode ser aferida mediante a utilização do cabo do diapasão sob a falange proximal do hálux
Diapasão de 128Hz[4]	Sensibilidade tátil	Deve-se estimular a pele com agulha de ponta romba (NeurotipsTM) na falange distal do hálux direito e esquerdo
Testes de função muscular[10]	Força muscular	Para avaliação da força muscular usualmente são avaliados os músculos tibial anterior, tibial posterior, fibulares, flexores dos dedos, extensores dos dedos, flexor do hálux e extensor do hálux, bilateralmente, por meio de provas de função muscular graduadas de 0 a 5
Teste de funcionalidade dos pés e tornozelo[11]	Funcionalidade dos pés e tornozelos	Os seguintes movimentos são realizados continuamente por 30 segundos: flexão e extensão de tornozelo em apoio unipodálico e flexão e extensão dos dedos em sedestação. O paciente deve repetir cada um dos movimentos o mais rápido e o maior número de vezes que conseguir sem compensações de movimento. O resultado classifica a funcionalidade dos pés e tornozelos da seguinte forma: 0 repetições – não funcional; 1 a 4 repetições – pouco funcional; 5 a 9 repetições – razoavelmente funcional; 10 a 15 repetições – funcional

Quadro 4.1 Avaliação do caso clínico segundo a Classificação Internacional de Funcionalidade, Incapacidade e Saúde (CIF)

	Funções e estruturas do corpo	Limitações de atividades	Restrição na participação
Perspectiva do paciente	Ferroadas nos dedos dos pés	Cuidar dos netos	Ir à missa aos domingos
	Formigamento nas pernas	Fazer compras	
	Dor nas pernas		
Perspectiva do fisioterapeuta	Redução da força muscular dos pés		
	Redução da amplitude de movimento dos pés		
	Micoses, perdas de pelos nos pés e ressecamento da pele		
	Alteração de sensibilidade protetora plantar		
	Diminuição do pulso tibial posterior		
	Dor		
Fatores contextuais			
Pessoais			
• Sexo feminino			
• Casada			
• 52 anos			
Ambientais			
• Uso de insulina (duas vezes ao dia)			
• Uso de medicações anti-hipertensivas			
• Em tratamento por equipe interdisciplinar			
• Calçado inadequado			

Fonte: baseado em tradução livre de esquema publicado em Rundell SD, Davenport TE, Wagner T. Physical therapist management of acute and chronic low back pain using the World Health Organization's International Classification of Functioning, Disability and Health. Phys Ther [Internet]. 2009 Jan 1;89(1):82-90. Available from: http://ptjournal.apta.org/cgi/doi/10.2522/ptj.20080113.

METAS E INTERVENÇÕES

Fisioterapia na pessoa portadora de polineuropatia distal diabética sem presença de úlcera plantar

Em linhas gerais, serão traçadas as principais metas da fisioterapia oferecida ao paciente, no ambiente ambulatorial, bem como as intervenções mais adequadas para alcançar os resultados desejados:

Metas
1. Restaurar força muscular nos pés e prevenir atrofia muscular global
2. Aumentar a amplitude de movimento articular nos pés e a mobilidade articular global
3. Reduzir a dor nos membros inferiores
4. Prevenir o aparecimento de úlcera plantar

É escasso o número de estudos sobre a aplicação de fisioterapia em pacientes com comprometimento motor e sensorial em razão da neuropatia diabética[17]. A combinação dessas alterações que atingem os pés e tornozelos desses indivíduos pode ser facilmente visualizada na distribuição das pressões plantares durante a marcha, o que evidencia picos de pressão elevados. Uma terapêutica indicada, visando à redução do estresse tecidual e do consequente aparecimento de úlceras plantares, consiste no uso de calçados e palmilhas feitos sob medida. Os estudos sobre a eficácia dessa terapêutica não são bem descritos na literatura, provavelmente em virtude da falta de padronização na confecção e elaboração desses materiais, em como da baixa adesão ao tratamento[18].

Para que sejam atingidas as quatro metas descritas, alguns estudos foram realizados; entretanto, em todos eles os exercícios para ganho de força muscular e de amplitude de movimento utilizavam exercícios gerais para membros inferiores, que melhoraram de maneira geral o paciente, mas com pouco impacto na redução das pressões plantares[19]. No entanto, segundo um estudo de Sartor (2013)[17], 12 semanas de exercícios direcionados ao ganho de amplitude articular e de fortalecimento específicos de tornozelo e pé, assim como exercícios funcionais para essa região, associados a treino de marcha e ao rolamento do pé na marcha, são capazes de reduzir os picos de pressão no pé e melhorar a dinâmica, favorecendo a distribuição plantar e o aumento da força muscular dos pés.

Portanto, uma terapia para esses indivíduos deve envolver desde exercícios gerais de alongamento, caminhadas, exercícios do tipo ativo livre e ativo resistido de modo geral, por causa da redução da mobilidade articular das mãos, até exercícios específicos para os pés, como flexão plantar, dorsiflexão, inversão e eversão do tornozelo, de flexão, extensão, abdução e adução dos dedos dos pés, além de exercícios para a propriocepção dos pés, empregando materiais de diferentes texturas (areia e grãos). Por isso, é de fundamental importância a atividade de educação em saúde, incluindo orientações gerais, como controle adequado do diabetes, importância da monitorização da glicemia, complicações agudas e crônicas, estilo de vida saudável, importância da nutrição balanceada, principais cuidados com os pés e utilização de calçados adequados. Outro aspecto a ser considerado é que, embora os estudos destinados a avaliar o impacto da aplicação de exercícios para os pés em pacientes com comprometimento motor e sensorial sejam poucos, os artigos publicados mostram que os exercícios promoveram melhor aporte sanguíneo para os membros inferiores e, desse modo, podem contribuir para a cicatrização dos ferimentos, a redução da hipoxia endoneural e a melhora da condução nervosa[20,21].

Metas
5. Melhorar taxas glicêmicas
6. Promover o bem-estar físico e emocional
7. Cuidados gerais com o pé do paciente diabético

Em conjunto, as metas 5 e 6 podem ser alcançadas a partir de um programa de exercício aeróbico. Os exercícios mais recomendados para pacientes diabéticos com redução da sensibilidade protetora são, por exemplo, a natação e o ciclismo[22]. Alguns estudos[22-27] relataram efeito benéfico consistente do exercício físico regular sobre o metabolismo dos carboidratos e sobre a sensibilidade à insulina, que pode ser mantido por pelo menos 5 anos. Esses estudos utilizaram programas de exercício com intensidades de 50% a 80% do VO_2 máximo, três a quatro vezes por semana, em sessões com 30 a 60 minutos de duração. As melhoras glicêmicas, como na hemoglobina glicada, foram observadas entre 10% e 20% dos casos, sendo maiores nos pacientes com diabetes leve do tipo 2 e nos pacientes com maior resistência à insulina[22-27].

Além disso, outros benefícios da prática de atividade física regular foram descritos na literatura, dentre os quais se destacam: manutenção do peso corporal, aumento da sensibilidade à insulina, redução dos níveis de pressão arterial, aumento dos níveis de HDL-colesterol, favorecimento da resposta imune-inflamatória, redução da depressão e da ansiedade, além do aumento da sensação de bem-estar.

Um fator cada vez mais importante quando se tratado paciente diabético são os cuidados com os pés (meta 7). Um estudo de Barros e cols. (2012)[28] demonstrou que a intervenção fisioterapêutica tem impacto importante sobre o autocuidado dos pacientes e, quando bem realizada, é capaz de alterar o hábito de andar sem calçados, de examinar os pés com frequência, além de conscientizar acerca do calçado apropriado.

Vale ressaltar que os pacientes diabéticos podem e devem ser tratados em grupo. As intervenções em grupo têm sido utilizadas com grande frequência em diversas áreas da fisioterapia, sendo também uma excelente opção terapêutica para pacientes diabéticos. As atividades em grupo possibilitam aos pacientes um cuidado mais autônomo, além de amenizarem o sofrimento e a culpabilização pela doença[29]. Além disso, o trabalho em grupo favorece a educação em saúde, possibilitando que informações sobre os cuidados com os pés possam ser transmitidas com mais clareza, tendo em vista a participação coletiva na ação. Orientações quanto ao cuidado na limpeza e no corte das unhas, à manutenção da hidratação dos pés e ao uso de calçados adequados são estratégias importantes para garantia do cuidado com os pés e prevenção contra o surgimento de úlceras. Cabe ressaltar que a instituição das metas e intervenções aqui apresentadas ocasionará impactos positivos no estado geral de saúde e funcionalidade da paciente, refletindo-se em maiores mobilidade e segurança, permitindo o retorno às atividades cotidianas, como o cuidado com os netos, a ida ao supermercado, bem como voltar a frequentar a missa aos domingos.

Referências

1. Mendonça SS, Morais JS'A, de Moura MCGG. Proposta de um protocolo de avaliação fisioterapêutica para os pés de diabéticos. Fisioter Mov. 2011 abr/jun;24(2):285-98.
2. Grupo de Trabalho Internacional sobre Pé Diabético. Diretrizes práticas: abordagem e prevenção do pé diabético. Brasília: Secretaria de Estado de Saúde do Distrito Federal, 2001.
3. Dyck PJ, Sherman WR, Hallcher LM et al. Human diabetic endoneurial sorbitol, fructose, and myo-inositol related to sural nerve morphometry. Ann Neurol. 1980;8:590-6.
4. Moreira RO, Castro AP, Papelbaum M et al. Tradução para o português e avaliação da confiabilidade de uma escala para diagnóstico da polineuropatia distal diabética. Arq Bras Endocrinol Metab. 2005;49(6):944-50.
5. Gross JL, Ferreira SRG, Oliveira JE. Glicemia pós-prandial. Arq Bras Endocrinol Metab. 2003;47(6):728-38.
6. Brasileiro JL, Oliveira WTP, Monteiro LB, Chen J, Pinho Jr EL, Molkenthin S, Santos MA. Pé diabético: aspectos clínicos. J Vasc Br. 2005;4(1):11-21.
7. Diretrizes da Sociedade Brasileira de Diabetes (2015-2016) / Adolfo Milech...[et al.].De Oliveira JEP, Vencio S (Orgs). São Paulo: A.C. Farmacêutica, 2016.
8. Gagliardi ART. Neuropatia diabética periférica. J Vasc Br. 2003;2(1):67-74.
9. Marques AP. Manual de goniometria. São Paulo (SP): Manole, 1997.

10. Kendall FP, McCreary EK, Provance PG, Rodgers MM, Romani WA. Músculos: provas e funções com postura e dor. 5. ed. São Paulo: Manole, 2007.
11. Sacco ICN, Sartor CD, Gomes AA, João SMA, Cronfli R. Avaliação das perdas sensório-motoras do pé e tornozelo decorrentes da neuropatia diabética. Rev Bras Fisioter. 2007;11(1):27-33.
12. Riberto M. *Core sets* da Classificação Internacional de Funcionalidade, Incapacidade e Saúde. Rev Bras Enferm. 2011;64(5): 938-46.
13. Castro SS, Castaneda L, Araújo ES, Buchalla CM. Aferição de funcionalidade em inquéritos de saúde no Brasil: discussão sobre instrumentos baseados na Classificação Internacional de Funcionalidade, Incapacidade e Saúde (CIF). Rev Bras Epidemiol. 2016;19(3):679-87.
14. Araújo MM, Alencar AMPG. Pés de risco para o desenvolvimento de ulcerações e amputações em diabéticos. Rev Rene. 2009;10(2):19-28.
15. Silva MBG, Skare TL. Manifestações musculoesqueléticas em diabetes mellitus. Rev Bras Reumatol. 2012;52(4):594-609.
16. Moreira RO, Amâncio APRL, Brum HR, Vasconcelos DL, Nascimento GF. Sintomas depressivos e qualidade de vida em pacientes diabéticos tipo 2 com polineuropatia distal diabética. Arq Bras Endocrinol Metab. 2009;53(9):1103-11.
17. Sartor CD. Influência da intervenção cinesioterapêutica em tornozelo e pé na biomecânica da marcha de diabéticos neuropatas: um ensaio clínico randomizado. Tese (doutorado) 130f. Faculdade de Medicina da Universidade de São Paulo. Programa de Ciências da Reabilitação. São Paulo, 2013.
18. Bus SA, Waaijman R, Arts M, de Haart M, Busch-Westbroek T, van Baal J, Nollet F. Effect of custom-made foot wear on foot ulcer recurrence in diabetes: a multicenter randomized controlled trial. Diabetes Care.2013;36(12):4109-16.
19. White CM, Pritchard J, Turner-Stokes L. Exercise for people with peripheral neuropathy. Cochrane Database Syst Rev.2004 Oct 18;(4):CD003904.
20. Goldsmith JR, Lidtke RH, Shott S. The effects of range-of-motion therapy on the plantar pressures of patients with diabetes mellitus. J Am Podiatr Med. 2002;92(9):483-90.
21. Gomes AA, Sartor CD, João SMA, Sacco ICN, Bernik MMS. Efeitos da intervenção fisioterapêutica nas respostas sensoriais e funcionais de diabéticos neuropatas. Fisioter Pesq. 2007;14(1):14-21.
22. American College of Sports Medicine and American Diabetes Association. Posicionamento Oficial Conjunto. Diabetes Mellitus e Exercício. Rev Bras Med Esporte. 2000;6(1):16-22.
23. Silva CA, Lima WC. O exercício físico e o paciente diabético tipo II. Dynamis. 2001;9(34):49-60.
24. Silva CA, Lima WC. Efeito Benéfico do Exercício Físico no Controle Metabólico do Diabetes Mellitus Tipo 2 à Curto Prazo. Arq Bras Endocrinol Metab. 2002;46(5):550-6.
25. Pratley RE, Hagberg JM, Dengel DR, Rogus EM, Muller DC, Goldberg AP. Aerobic exercise training induced reductions in abdominal fat and glucose stimulated insulin responses in mild-aged and older men. J Am Ger Soc. 2000;48(9):2022-33.
26. Zinker BA. Nutrition and exercise in individuals with diabetes. Clin Sports Med. 1999;10(3):585-606.
27. Dela F, Mikines KJ, Larsen JJ, Galbo H. Glucose clearance in aged trained skeletal muscle during maximal insulin with superimposed exercise. J App Phys. 1999;87(6):2059-67.
28. Barros MFA, Mendes JC, Nascimento JA, Carvalho AGC. Impacto de intervenção fisioterapêutica na prevenção do pé diabético. Fisioter Mov. 2012;25(4):747-57.
29. Mendes LF. A contribuição da fisioterapia em grupo na recuperação e reabilitação de pacientes com LER/DORT. Tese (doutorado) - Faculdade de Medicina da Universidade de São Paulo, 2008.

FISIOTERAPIA DERMATOFUNCIONAL

SEÇÃO

II

Atendimento em Úlcera Vascular Venosa Diabética

CAPÍTULO 5

Ana Karoline Almeida da Silva
Luan dos Santos Mendes Costa
Letícia de Souza Oliveira
Tatiana Ferreira de Oliveira
José Carlos Tatmatsu-Rocha

Observação: palavras e expressões listadas no Glossário do capítulo estão destacadas no texto com um asterisco.

APRESENTAÇÃO DO CASO CLÍNICO

Paciente, 47 anos, sexo feminino, com diagnóstico de *diabetes mellitus* tipo 2 (DM2)* 15 anos atrás, descoberto após gestação do primeiro filho. Possui *dislipidemia** e *comorbidades** associadas, sendo portadora de *doença renal do diabetes* (DRD)* e *retinopatia**. A mãe faleceu por complicações decorrentes do DM, e todos os parentes de primeiro grau também obtiveram o mesmo diagnóstico. Esteve internada em hospital público de alta complexidade 3 anos atrás para tratamento de DRD. A hospitalização durou aproximadamente 1 mês e 15 dias, recebendo alta após *nefrectomia radical** do rim esquerdo e confirmação da *homeostase**.

A paciente informou que a *úlcera venosa** apareceu em 2018, durante o período de internação hospitalar. Ela realizava vários exames de rotina para que os médicos pudessem acompanhar de perto a evolução da DRD. Durante os procedimentos, ocorreu um acidente que originou uma complicação vascular séria em membro inferior esquerdo. Ao entrar na máquina no *tomógrafo**, por falta de orientação adequada dos profissionais que a acompanhavam, machucou a região do dorso do pé esquerdo. Não sentiu dor no momento, mas uma bolha surgiu imediatamente na região, caracterizando *queimadura de segundo grau**. Acredita-se, pelo relato, que ela sofria com *alteração de sensibilidade** em membros inferiores não diagnosticada há algum tempo.

Ao questionar a equipe de saúde que a acompanhava durante a internação para a retirada do rim, cerca de um mês após a entrada na unidade hospitalar, recebeu o diagnóstico de *micose**. As orientações foram: realizar troca de curativos, passar óleo de girassol na região acometida e utilizar uma pomada antifúngica. Entretanto, a situação somente piorava. A pele ficava cada vez mais grossa e escurecida, dando margem para o aparecimento de uma *ferida**, que foi se abrindo aos poucos.

Mesmo buscando ajuda e sem a resolução do problema, decidiu procurar o posto de saúde mais próximo de sua casa. A enfermeira, após avaliação, mencionou que se tratava de um problema sério, que deveria ter sido cuidado inicialmente. As chances de que o caso evoluísse para uma amputação eram grandes, segundo ela. Com isso, foi recomendado retorno – ao mesmo hospital em que ocorreu a lesão – para avaliação com especialista vascular, visto que os recursos disponibilizados pela *unidade de atenção primária* não poderiam, de fato, ajudá-la naquele momento. O centro hospitalar em questão oferecia tratamento para várias complicações decorrentes do DM.

A paciente resolveu seguir as orientações, pois sua situação de saúde estava tornando cada vez mais difícil o cumprimento de sua rotina de ir à igreja duas vezes na semana e levar o filho mais novo à escola. Os afazeres domésticos também estavam prejudicados devido à dor nas pernas e ao medo de aumentar ainda mais a ferida ao ficar de pé por períodos prolongados. Foi então que se dirigiu ao hospital recomendado, onde ainda era acompanhada por um *nefrologista** do serviço. Ao indagar se ofertavam tratamento para *feridas diabéticas**, recebeu a notícia de que, devido à pandemia por *Covid-19**, as consultas estavam suspensas por tempo indeterminado. Vale destacar que no início de 2020 a Sars-CoV-2 sobrecarregou os sistemas de saúde em todo o mundo, diminuindo a assistência aos portadores de doenças crônicas, uma vez que indivíduos infectados pelo coronavírus se tornaram prioridades nos centros de saúde.

Assim, apenas no começo de 2021 conseguiu consulta para avaliação da ferida. A enfermeira foi a mesma que a viu quando estava internada no hospital para tratamento da DRD, em meados de 2018. Seguiu com o diagnóstico de micose. Então, logrou ingresso para um programa de tratamento para pé diabético oferecido por um grupo de pesquisa vinculado ao Departamento de Fisioterapia da Universidade Federal do Ceará (UFC), denominado Projeto de Atenção para o Pé Diabético, do Núcleo de Inovações Tecnológicas em Reabilitação Humana (INOVAFISIO). A partir da avaliação da equipe multiprofissional, ela passou a receber tratamento adequado da úlcera, que persistiu durante 3 anos, acarretando *cicatrização** em 5 semanas.

A paciente chegou ao Projeto de Atenção para o Pé Diabético no dia 6 de julho de 2021. Foi realizada triagem inicial pela equipe e, durante a avaliação, não foi observada área infectada, seguindo o tratamento com a equipe de fisioterapeutas.

Durante a coleta de dados para anamnese, a paciente relatou dificuldade em encontrar o diagnóstico correto e uma prescrição de tratamento que fosse eficaz. Sua condição de saúde afetou significativamente a interação social por reduzir as idas à igreja. Ela narrou sentir vergonha ao andar com roupas que mostrassem suas pernas por não gostar do aspecto da lesão. O *endocrinologista** prescreveu medicamentos orais para controle da glicemia (metformina e glicazida, além de Insulina Regular e Insulina Protamina neutra de Hagedorn (NPH), e anti-hipertensivos (ácido acetilsalicílico e losartana). Não faz exames para acompanhamento do índice glicêmico com regularidade por falta de condições financeiras. Entretanto, ao realizar o *teste da glicemia capilar*, na unidade de atenção primária à saúde (UAPS)* de sua região, os parâmetros estavam descompensados.

A úlcera era extensa e profunda, caracterizada como grau III pelo *Sistema da Universidade do Texas**, ou seja, havia importante comprometimento osteoarticular. Ao ser realizada a *paquimetria**, foi necessário subdividir as superfícies a serem mensuradas. Localizada na região do dorso do pé esquerdo, próximo à articulação tibiotársica, passando pela região do maléolo lateral, os diâmetros eram 8,6cm × 4,6cm e 3cm × 2,5cm. Com bordas irregulares, denotou presença de *exsudato serossanguinolento**, *lipodermatoesclerose** e espessamento da pele ao redor do tornozelo, como se pode ver na Figura 5.1.

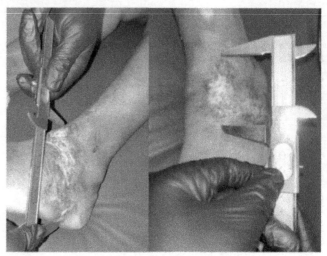

Figura 5.1 Avaliação e paquimetria da úlcera venosa. (Acervo do Núcleo de Pesquisas e Inovações Tecnológicas em Reabilitação Humana [INOVAFISIO], da Universidade Federal do Ceará [UFC], 2021.)

Para avaliação da força muscular, foi utilizado o escore do *Medical Research Council* (MRC)*, que, de acordo com a pontuação, mostrou quadro de fraqueza muscular (grau 3) apenas no membro inferior acometido (escore total = 50). No exame físico apresentou classificação grave no *escore de sintomas neuropáticos** (ESN – pontuação = 8) e moderado no *escore de comprometimento neuropático** (ECN – pontuação = 6). A paciente classificou a intensidade de dor como 5 na região anterior das pernas, segundo a *escala visual analógica* (EVA)*. O *teste da sensibilidade protetora plantar* (SSP)* nos dois membros inferiores apresentou alterações, mas a sensibilidade tátil estava preservada no pé esquerdo. Durante avaliação vascular do pé, foi observada diminuição considerável do pulso tibial posterior na palpação, enquanto o *pulso pedioso* estava presente bilateralmente.

Ao ser calculado o *índice tornozelo-braquial* (ITB)*, apresentou pontuação correspondente à *calcificação de Monckeberg** (1,33 em ambos os membros inferiores). Foi realizado o exame de termografia clínica* (Figura 5.2) com a finalidade de analisar a microcirculação da paciente. Os achados apontaram variação de temperatura fora dos limites fisiológicos e região hiper-radiante* na base do hálux esquerdo, o que indicou alteração vascular periférica e/ou processo inflamatório ativo na região (*Bx1* e *Bx2* na Figura 5.2). O local acometido pela úlcera encontrava-se hiporradiante em relação ao lado oposto(*Sp8* e *Sp9* na Figura 5.2). A paciente foi orientada quanto à utilização de um calçado adequado, uma vez que a região do hálux que se apresentou alterada poderia abrir um ferimento.

Sinais iniciais de neuropatia em membros superiores também foram observados durante a realização dos testes *sinal de prece** (grau 1) e *tampa da mesa** (grau 1). Foram aplicados o Questionário de Autocuidado com o Diabetes

Capítulo 5 • Atendimento em Úlcera Vascular Venosa Diabética

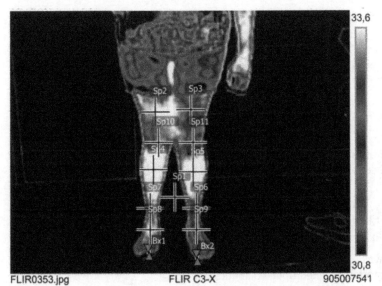

Figura 5.2 Exame termográfico em busca de alterações metabólicas ou vasculares dos membros inferiores. (Acervo do Núcleo de Pesquisas e Inovações Tecnológicas em Reabilitação Humana [INOVAFISIO], da Universidade Federal do Ceará [UFC], 2021.)

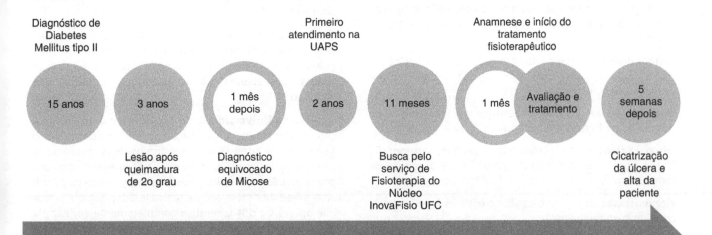

Figura 5.3 Linha do tempo da evolução clínica da paciente.

(QAD) e o *World Health Organization Disability Assessment Schedule (WHODAS 2.0)**.

Em relação aos cuidados analisados pelo QAD, observou-se que a paciente não realizava o monitoramento da glicemia nenhum dia da semana, além de ser sedentária. No WHODAS 2.0, utilizando como métrica o somatório simples, obteve-se uma pontuação geral de 64, sendo perceptíveis mais dificuldades no âmbito dos domínios mobilidade (moderada), atividades domésticas (grave) e participação (grave). A evolução do quadro pode ser verificada na Figura 5.3.

GLOSSÁRIO

Alteração de sensibilidade: condição em que a sensibilidade não se encontra nos níveis de normalidade, apresentando-se reduzida ou ausente[8,12].

Atenção primária à saúde: cuidados primários em saúde voltados para prevenção contra o surgimento de doenças e para controle de agravos[8].

Calcificação de Monckeberg: decorrente da calcificação da camada muscular, repercute no endurecimento de artérias de pequeno e médio calibre[3].

Cicatrização: processo natural de regeneração tecidual decorrente da deposição de colágeno em região cuja integridade foi afetada[8].

Comorbidades: acometimento mútuo por uma ou mais doenças relacionadas, as quais podem se agravar uma em decorrência da outra[4].

Covid-19: infecção respiratória potencialmente grave ocasionada pelo vírus Sars-CoV-2[16].

***Diabetes mellitus* tipo 2 (DM2):** condição caracterizada pela ausência da produção de insulina ou pela incapacidade do corpo de absorvê-la[1,2].

Dislipidemia: condição genética caracterizada pelo aumento elevado decolesterol e lipídeos séricos[3].

Doença renal do diabetes (DRD): patologia que acomete cerca de 35% dos pacientes com diabetes e se caracteriza pela presença de albuminúria e redução da taxa de filtração glomerular estimada (TFGe)[5].

Endocrinologista: profissional que trata de desordens metabólicas e hormonais[17].

Escala visual analógica (EVA): método de aferição ilustrativa de intensidade de dor. Varia de 0 a 10, sendo 0 classificado como dor ausente e 10 com a pior dor possível[8,21,26].

Escores de comprometimento neuropático (ECN): avalia sensibilidade vibratória, dolorosa e térmica e reflexo de MMII a fim de estabelecer parâmetros de alterações funcionais[24,25].

Escores de sintomas neuropáticos (ESN): método de avaliação que busca estabelecer a presença de dor e de desconforto em indivíduos diabéticos, classificando-os em graus de severidade conforme especificações de sintomas[24].

Ferida: lesão ocasionada pela descontinuidade dos tecidos, superficiais ou profundos, causada por traumas diretos ou indiretos[8,13,14].

Feridas diabéticas: ferimento decorrente da redução da elasticidade da pele ocasionada por diminuição ou ausência da produção de insulina[12,15].

Glicemia capilar: procedimento em que se retira uma gota de sangue do dedo para monitoramento do índice glicêmico[18].

Hiper-radiante: achado clínico do exame de termografia clínica pontuado na região de maior fluxo e aumento de temperatura[28].

Homeostase: condição de equilíbrio entre as funções orgânicas do corpo humano[7,8].

Índice tornozelo braquial (ITB): exame complementar para diagnóstico de doença arterial obstrutiva periférica (DAOP) de membros inferiores. Nesse caso, é feita a aferição da pressão sistólica da artéria braquial e das artérias tibial posterior e pediosa, considerando os maiores valores. Posteriormente, obtém-se uma razão dessas medidas. O valor correspondente classifica o indivíduo em padrões de normalidade, alterações discretas, moderadas e importantes[8,21,27].

Lipodermatoesclerose: inflamação da camada de gordura que fica localizada abaixo da pele, caracterizada por alterações na estrutura e coloração[22].

Medical Research Council (MRC): utilizada para graduar a força muscular periférica, varia de 0 a 5 – 0 = ausência de contração muscular a contração; 1 = contração muscular palpável; 2 = ausência de movimentos ativos contra gravidade; 3 = contração fraca contra a gravidade; 4 = movimento ativo contra gravidade e resistência; 5 = força normal[23].

Micose: infecção causada pelo crescimento excessivo de fungos, geralmente em áreas mais úmidas do corpo, cabelo, pele e unhas[8,12].

Nefrectomia radical: procedimento cirúrgico que consiste na remoção completa de um ou mais rins, glândula adrenal e tecido adiposo que circunda o órgão removido[6].

Nefrologista: médico especialista no diagnóstico e tratamento de doenças do sistema urinário, principalmente dos rins[6].

Paquimetria: método de avaliação que utiliza instrumento (paquímetro) para realizar medidas de áreas lesionadas[19].

Queimadura de segundo grau: atinge a epiderme (camada mais externa da pele) e a derme (segunda camada da pele). Apresenta bolhas, vermelhidão, dor e inchaço e tem risco de comprometer as terminações nervosas em virtude da profundidade significativa[11].

Retinopatia: doença que afeta a estrutura microvascular da retina, relacionada com o controle não eficiente dos níveis de glicemia e tempo de duração da doença[6].

Sensibilidade protetora plantar (SSP): teste em que se utiliza um monofilamento na planta dos pés em locais específicos para averiguar alterações sensoriais. Faz parte do rastreio de neuropatia diabética[8].

Serossanguinolento: composto de fluido formado por serosidade e sangue. É comum em drenagens de feridas em cicatrização[15,20,21].

Sinal de prece: reflete a incapacidade de apoiar por completo a palma da mão esquerda na palma da mão direita e vice-versa. A realização do teste pode causar dor ou desconforto e indica algumas alterações, como síndrome do túnel do carpo[29,30].

Sistema da Universidade do Texas: sistema de classificação recomendado para avaliação da ferida do pé diabético. As lesões são graduadas em estágios de A (ausência de processo infeccioso ou isquemia) a D (presença dos dois processos). Esses estágios podem variar em graus de acordo com a fase de desenvolvimento da lesão: estágio A – grau I: lesão pré ou pós-ulcerativa completamente epitelizada; grau II: ferida superficial não envolvendo tendão, cápsula ou osso; grau III: ferida com exposição de tendão ou cápsula; grau IV: ferida com exposição de osso ou articulação. Os estágios B, C e D correspondem, respectivamente, à presença de infecção e isquemia e infecção e isquemia de acometimento mútuo[8].

Termografia clínica: trata-se de um exame usado para diagnóstico funcional de modo a mensurar os níveis de energia infravermelha exalada pelo corpo. Permite a captura térmica da superfície cutânea em alta resolução[12,28].

Teste tampa de mesa: identifica limitação das estruturas articulares da mão ser espalmada sobre a superfície da mesa. O teste é positivo quando não há contato homogêneo dos dedos ou da palma da mão com a superfície[29-31].

Tomografia/tomógrafo: exame de imagem radiológica que possibilita a visualização das estruturas anatômicas em secções[10].

Úlcera venosa/úlcera varicosa: úlcera surgida do não suprimento adequado de sangue, geralmente encontrada em extremidades de membros inferiores (MMII). Úlcera surgida do acúmulo excessivo de sangue venoso nos MMII que com o passar do tempo vai enfraquecendo os tecidos. De difícil tratamento, caracteriza-se pela baixa circulação na região acometida, sendo geralmente encontrada na região de tornozelo[9].

WHODAS 2.0: instrumento genérico de avaliação da funcionalidade e incapacidade do indivíduo com base na Classificação Internacional de Funcionalidade(CIF), abrangendo seis domínios – cognição, mobilidade, autocuidado, social, atividades de vida e participação[32].

Questões para discussão

1. Com base na condição de saúde da paciente, quais fatores contribuem para a limitação de suas atividades de vida diária?
2. Quais possíveis complicações podem interferir na fisioterapia?
3. Quais atividades em casa poderiam ser propostas para a paciente?
4. Como os fatores contextuais da paciente podem influenciar os resultados esperados?
5. Em que medida as condições socioeconômicas da paciente podem interferir na reabilitação de diabéticos de úlceras venosas?

OBJETIVOS

- Reconhecer os padrões de alteração funcional nos indivíduos diabéticos com complicações relacionadas com úlcera venosa.
- Realizar avaliação da funcionalidade de maneira segura, utilizando recursos tecnológicos que garantam precisão e auxiliem a tomada de decisões clínica.
- Descrever um plano de tratamento fisioterapêutico adequado para pacientes diabéticos com úlcera venosa nos diferentes comprometimentos associados à patologia.
- Estabelecer medidas de educação em saúde para prevenção, automonitoramento e autocuidado do diabetes e suas complicações.
- Sugerir critérios para avaliar a resposta à intervenção durante o atendimento fisioterapêutico com base nas evidências científicas.
- Relacionar as complicações vasculares e nervosas que a úlcera venosa pode causar.
- Apresentar estratégias de atuação interprofissional para os cuidados ao paciente diabético com úlcera venosa.

AVALIAÇÃO E DIAGNÓSTICO DA FUNCIONALIDADE

A paciente apresenta limitação de mobilidade, diminuição da força muscular em membro inferior esquerdo, úlcera venosa grau III de difícil cicatrização na região do dorso do pé esquerdo com exsudato serossanguinolento, lipodermatoesclerose e espessamento da pele ao redor do tornozelo. Mostra redução da sensibilidade protetora plantar e sinais e sintomas sugestivos de neuropatia diabética periférica. Preditor positivo para doença arteriosclerótica difusa em virtude da calcificação de Monckeberg. Variação de temperatura fora dos limites fisiológicos, apresentando área de sofrimento na região acometida e sinais de processo inflamatório ativo ou alteração vascular periférica. Áreas de sobrecarga musculoesqueléticas no membro inferior ipsilateral, com quadro álgico potencializando a limitação funcional, o que acarreta diminuição na qualidade de vida e interfere na execução das atividades de vida diária (AVD) (Quadro 5.1).

Exames laboratoriais

A monitorização da glicemia é a base principal do tratamento do diabetes. Os valores glicêmicos encontrados em exames de sangue determinam a eficácia das terapêuticas e previnem complicações decorrentes da disglicemia. Valores de hemoglobina glicada (HbA1C) são analisados para auxílio na tomada de decisões clínicas[13,33].

Hemoglobina glicada

Desde 2009, a hemoglobina glicada vem sendo utilizada para diagnóstico do DM. A partir de seus valores no sangue é possível identificar altos níveis glicêmicos por períodos prolongados. Reflete os níveis de glicemia dos últimos 60 a 90 dias, o que auxilia o entendimento de descompensações, verifica o controle da patologia e ajuda na tomada de decisões clínicas. Em indivíduos normais são considerados fisiológicos valores de 4,7% e 5,6%. Aqueles que apresentarem percentual ≥ 6,5% em dois exames seguidos são considerados diabéticos[13,34].

Glicemia pós-prandial

O valor da glicemia após as refeições é chamado de glicemia pós-prandial (GPP) e começa a aumentar cerca de 10 minutos após a ingestão de alimentos, atingindo seu valor máximo aos 60 minutos. A GPP está ligada a riscos metabólicos e complicações do DM2. Após 3 horas, retorna aos níveis basais. Em diabéticos, é desejável para adultos uma taxa entre 140 e 160mg/dL. Todavia, é preciso manter-se atento a seus valores no processo de reabilitação, bem como perguntar sempre o horário da última refeição de modo a evitar crises de hiper ou hipoglicemia[35,36].

Glicemia em jejum

A aferição da glicemia em jejum é frequentemente utilizada para monitorizar os níveis glicêmicos. Para diagnóstico do diabetes, o indivíduo deve apresentar valor ≥126mg/dL. Nos portadores de DM2, convém manter-se atento a valores elevados ou muito baixo antes de iniciar qualquer protocolo de exercícios[37].

Hemograma – Leucócitos

Ao exame clínico, o paciente diabético pode não manifestar sinais de infecção. Entretanto, uma hiperglicemia que não regrida mesmo quando a dose de insulina é aumentada pode ser um dos sinais. Além da inspeção detalhada da úlcera, os valores de leucócitos (a avaliação varia conforme o laboratório) podem indicar a presença de infecção ativa[38].

Condição física

O DM tem impacto econômico relevante nos sistemas de saúde em todo o mundo, ocasionando gastos de 5% a 20% no orçamento para a saúde na maioria dos países. As complicações são responsáveis por contribuir para agravos sistêmicos no organismo e resultam em retinopatia, doença arterial periférica, nefropatia, neuropatia (ND), úlceras de difícil cicatrização, doença coronariana, agravando direta ou indiretamente a função cognitiva e a saúde mental e sendo associado a alguns tipos de câncer[8,39,40].

A prevenção e o tratamento de úlceras diabéticas são as principais preocupações que envolvem os cuidados com esse público. Anualmente, as úlceras acometem aproximadamente 2,2% da população mundial. As infecções podem ocorrer em até 58% dos casos, e 5% evoluem para amputação em até 1 ano. Em até 5 anos após seu surgimento, o índice de mortalidade aumenta em até 45% nos casos de úlceras neuropáticas, subindo para 55% nas úlceras isquêmicas[38,40].

O surgimento da úlcera venosa é multifatorial. Está associada a uma insuficiência venosa crônica (IVC), que por sua vez é causada por comprometimento venoso dos membros inferiores. O processo de cicatrização é prolongado e tem uma taxa de recorrência de 40% após a cicatrização. A conduta terapêutica é baseada em cuidados tópicos, utilização de meias compressivas, prescrição de exercícios físicos e controle do DM. É importante tornar o paciente ativo em seus cuidados, esclarecendo as causas, os tratamentos e as condutas a serem seguidas[12,21,26].

As principais formas de prevenção de ulcerações e amputações consistem em avaliação completa e identificação dos fatores de risco associados. A anamnese deve ser conduzida em busca de informações a respeito do diagnóstico de DM e controle glicêmico, história de complicações micro e macrovasculares, histórico de úlceras, amputações ou *bypass*, hábitos de vida, cuidados e higiene dos pés, bem como problemas relacionados com a visão. A diminuição da acuidade visual pode dificultar a autoinspeção dos pés, sendo recomendado que o paciente peça auxílio a algum familiar[8,40]. A dor pode ser quantificada através da EVA. Sintomas neuropáticos, detectados por meio da ESN, indicam, assim como os testes neurológicos, acometimento dos nervos por ND e predisposição para ulcerações[25,26].

No exame físico, o primeiro passo é a inspeção. Como deformidades anatômicas são comuns em pacientes diabéticos, o fisioterapeuta deve prescrever um calçado adequado de acordo com os pontos de sobrecarga musculoesquelética, verificar se há xerodermia, alteração na coloração ou na temperatura, distribuição dos pelos, integridade de unhas e pele, presença de fissuras ou calosidades e avaliar as pernas quanto à presença de lipodermatoesclerose, edemas ou varizes[8,40].

O teste de sensibilidade com monofilamento de Semmes-Weinstein de 10g é utilizado com o objetivo de avaliar a sensibilidade tátil, favorecendo o diagnóstico precoce de lesões nervosas e ND. A sensibilidade vibratória é analisada com um diapasão de 128Hz. O reflexo aquileu é avaliado mediante a percussão com martelo do tendão de Aquiles. O teste de sensibilidade dolorosa pode ser feito com um pino ou palito, inclusive o que acompanha o martelo. Alterações na sensação térmica são avaliadas por meio da inserção de um objeto com temperatura mais elevada ou mais fria em regiões determinadas do pé, de maneira bilateral e alternada[40,41].

O exame vascular deve contemplar a palpação dos pulsos pediosos e tibiais posteriores. Além disso, o cálculo do ITB, mensurado através do Doppler, irá rastrear doença arterial obstrutiva periférica e risco cardiovascular. A força muscular, através do MRC, e a amplitude de movimento, através da goniometria, precisam ser mensuradas porque estão correlacionados a deformidades e piora da qualidade de vida e da independência[8,38].

Quando a úlcera venosa já está instalada, o primeiro passo consiste em sua classificação através do escore da Universidade do Texas, que avalia a profundidade da lesão e a presença de infecção e sinais de isquemia, informando os profissionais da equipe multiprofissional para a tomada conjunta de decisões. As bordas da lesão, o tipo de exsudato, o tempo de lesão, o odor, a coloração, a secreção e a hiperqueratose são dados necessários para que as condutas sejam tomadas com o máximo de segurança. Qualquer suspeita de infecção deverá ser avaliada por médico vascular[8,15,40].

METAS E INTERVENÇÕES

A partir da avaliação fisioterapêutica, dos exames físicos e da análise dos recursos existentes para tratamento de úlcera venosa, foram listados os tópicos abaixo em busca de melhora na qualidade de vida e prevenção de complicações da condição, bem como agravantes associados a ela.

São eles:

Metas
1. Cicatrização da úlcera venosa e prevenção antibacteriana
2. Prática de exercícios físicos para melhora do metabolismo sistêmico e hemodinâmico

RECURSOS DIAGNÓSTICOS PROPOSTOS

Recurso	O que avalia	Como avalia?
Escala visual analógica (EVA)[42]	Intensidade da dor	Em uma escala de 0 (paciente não refere dor) a 10 (sensação intensa de dor), é solicitado ao paciente que gradue o nível da sensação dolorosa avaliada
Medical Research Council (MRC)[23]	Força muscular	Varia de 0 a 5, sendo 0 = ausência de contração muscular a contração; 1 = contração muscular palpável; 2 = ausência de movimentos ativos contra gravidade; 3 = contração fraca contra a gravidade; 4 = movimento ativo contra gravidade e resistência; 5 = força normal
Sistema de classificação da Universidade do Texas[8]	Úlcera diabética	Contém quatro níveis de estágio – A, B, C e D – que avaliam, respectivamente, profundidade da ferida, presença de infecção, presença de isquemia, presença de isquemia e infecção. Cada estágio deve corresponder a um grau específico que varia de 0 a 3, sendo o grau 0 de menor alteração e o grau 3 de maior repercussão estrutural e/ou funcional
WHODAS 2.0 (36 itens)[31,32]	Saúde e deficiência	O paciente deve responder ao questionário com 36 itens divididos em seis domínios gerais: Domínio 1: cognição, avaliando aspectos de compreensão e comunicação Domínio 2: mobilidade, avaliando aspectos de movimentação e locomoção Domínio 3: autocuidado, aspectos relacionados com a própria higiene, vestir-se, comer e permanecer sozinho Domínio 4: relações interpessoais, onde são avaliadas interações com outras pessoas de seu convívio social Domínio 5: atividades de vida, dando atenção às suas responsabilidades domésticas, lazer, trabalho e escola Domínio 6: participação, onde são avaliadas atividades comunitárias e na sociedade
Escore de comprometimento neuropático[8,24,40]	Sensibilidade e reflexo	Avalia o reflexo aquileu com martelo ou por meio da digitopercussão e o classifica como ausente (2 pontos), diminuído (1 ponto) ou normal (0 ponto). Para parâmetros de sensibilidade, é necessário avaliar sensibilidade vibratória com diapasão – que pode estar diminuída ou ausente (1 ponto) ou normal (0 ponto) –, sensibilidade dolorosa, com pino ou palito, e sensibilidade térmica, com termostato ou cabo do diapasão. Caso as alterações estejam presentes nos dois membros, deve-se multiplicar por 2. Para interpretação dos resultados, considera-se normal quando de 0 a 2 pontos, levede 3 a 5 pontos, moderado de 6 a 8 pontos e grave de 7 a 9 pontos
Escore de sintomas neuropáticos[8,24,40]	Dor/desconforto	A avaliação inicia com uma pergunta simples: você sente desconforto ou dor nos pés, nas pernas e/ou nas mãos? Caso a resposta seja não, deve-se encerrar a avaliação. Caso contrário, ela continua. No prosseguimento, devem ser feitas quatro perguntas que dizem respeito à presença de especificações de sensações (queimação, fadiga, cãibra, entre outras), de localização (pés, panturrilha, pernas, outras), de horário (noite, dia, dia e noite), de perda de sono (sim ou não) e de manobras que diminuem a dor/desconforto. Cada sintoma corresponde à pontuação de 0 a 2 pontos. Ao final, o resultado dos pontos é classificado em graus de severidade de sintomas: 0 a 2, normal; 3 a 4, leve; 5 a 6, moderado, e 7 a 9, grave
Teste de sensibilidade protetora plantar[6,40]	Sensibilidade e comprometimento funcional	Utiliza-se o estesiômetro, também denominado monofilamento de Semmes-Weistein. De início, o indivíduo deve sentir o monofilamento em alguma região do corpo diferente do pé, como testa, para que reconheça o estímulo do objeto. Em seguida, o examinador solicita que o paciente não veja o procedimento. A aplicação da técnica é feita em pontos específicos distribuídos na planta dos pés, perpendicularmente (1cm a 2cm da área testada - primeira etapa) e em seguida toca-se com mais pressão por 2 segundos (segunda etapa). Nas duas etapas, solicita-se que o indivíduo relate a presença ou não do estímulo

Recurso	O que avalia	Como avalia?
Índice tornozelo braquial[12,27,40]	Vascularização de membros inferiores	Por meio da medida das pressões sistólicas de membros superiores, através da artéria braquial, e dos membros inferiores, através das artérias tibial posterior e pediosa. Pode-se utilizar o Doppler portátil para aumentar a acurácia dos resultados ou até mesmo o método convencional palpatório e de ausculta. Para cada região é necessário realizar duas medições com intervalos de 30 segundos cada. Considera-se o maior valor sistólico. Desse modo, é calculada uma razão (pressão do tornozelo sobre pressão do braço) que classifica os indivíduos de acordo com o resultado obtido. Quando o índice fica entre 0,9 e 0,4, é representativo de doença obstrutiva leve a moderada. Quando se obtêm valores abaixo de 0,4, significa presença de doença grave
Termografia clínica[43-45]	Vascularização e metabolismo dos membros inferiores	A termografia clínica é uma técnica diagnóstica que verifica a energia infravermelha das estruturas corporais. Indolor e não invasiva, transforma a energia corporal em imagem sem liberar radiação ionizante. As imagens são interpretadas através das cores, representando pontos mais quentes ou mais frios, também conhecidos como hiper-radiantes ou hiporradiantes
Questionário de atividades de autocuidado com o diabetes (QAD)[46]	Autocuidado	O QAD é composto por seis dimensões e 15 itens de avaliação de autocuidado. As dimensões são: alimentação geral (dois itens), alimentação específica (três itens), atividade física (dois itens), controle glicêmico (dois itens), cuidados com os pés (três itens) e medicação (dois itens). Ademais, existe um item adicional que correlaciona os hábitos tabagistas. Durante a avaliação, o paciente deve relatar suas atividades e/ou comportamentos com base na última semana. O resultado é obtido por meio de escores que variam de 0 a 7, com 0 significando baixa performance de autocuidado e 7, alta

Quadro 5.1 Avaliação do caso clínico segundo a Classificação Internacional de Funcionalidade, Incapacidade e Saúde (CIF)

	Funções e estruturas do corpo	Limitações de atividades	Restrição na participação
Perspectiva do paciente	Ferroadas nos dedos dos pés	Cuidar dos netos	Ir à missa aos domingos
	Formigamento nas pernas	Fazer compras	
	Dor nas pernas		
Perspectiva do fisioterapeuta	Redução da força muscular dos pés		
	Redução da amplitude de movimento dos pés		
	Micoses, perdas de pelos nos pés e ressecamento da pele		
	Alteração de sensibilidade protetora plantar		
	Diminuição do pulso tibial posterior		
	Dor		
Fatores contextuais			
Pessoais			
• Sexo feminino			
• Mãe			
• 47 anos			
• Religiosa			
• Portadora de doença renal crônica			
• Diabética			
Ambientais			
• Faz acompanhamento com equipe multidisciplinar no Sistema Único de Saúde (SUS)			
• Mora em uma grande capital com grandes índices de desigualdade social			
• Sua residência está localizada em um bairro humilde, sem asfaltamento, com buracos nas ruas adjacentes, sendo necessária maior atenção para não sofrer quedas			
• Faz uso de remédios com prescrição médica			

Fonte: baseado em tradução livre de esquema publicado em Rundell SD, Davenport TE, Wagner T. Physical therapist management of acute and chronic low back pain using the World Health Organization's International Classification of Functioning, Disability and Health. Phys Ther [Internet]. 2009 Jan 1;89(1):82-90. Available from: http://ptjournal.apta.org/cgi/doi/10.2522/ptj.20080113.

O uso da fotobiomodulação, como o LED azul (470nm), mostrou-se uma alternativa terapêutica eficaz no tratamento de úlceras e outras complicações de mesma natureza, uma vez que seus efeitos são benéficos em menor tempo de intervenção para alcançar o objetivo final (nesse caso, a cicatrização tecidual com melhora de perfusão)[47,48], como é possível observar na Figura 5.4. No entanto, sabe-se que essas lesões apresentam um sequenciamento de fases que vai desde má perfusão tecidual até o aparecimento de inflamação e comprometimento de tecidos estruturais. Assim, o uso do LED promove reparação e/ou retardo do progresso clínico da condição, diminuindo, por exemplo, a atividade bacteriana presente (meta 1)[39,48,49]. O LED foi aplicado duas vezes por semana, durante 5 semanas, com uma dose de potência de 11,2mW, irradiância de 57mw/cm^2, fluência de 3,42J/cm^2 e energia de 0,18mJ.

Concomitantemente ao processo de reparo tecidual local, vale ressaltar a importância da prática de exercícios físicos para os indivíduos com patologias de ordem sistêmica, como diabetes e hipertensão. Exercícios globais e de mecanismos neuromusculares apresentam boa evidência para esse perfil populacional, pois não há sobrecarga de funções metabólicas, como os efeitos de retroalimentação negativa[50]; entretanto, cabe atentar para a prescrição da intensidade requerida dos exercícios propostos[51] e do acompanhamento adequado, posto serem comuns episódios de hipoglicemia após os exercícios[35]. Estudos relatam que os treinos resistido e aeróbico apresentam bons indicativos nos aspectos cardiovasculares e musculoesqueléticos (meta 2); contudo, já se sabe que, independentemente da modalidade de exercício, os diabéticos se beneficiam da prática quando controlada e supervisionada, pois reduz o índice glicêmico (meta 3)[35,52]. Nesse sentido, é imprescindível a recomendação de que os pacientes não apareçam para reabilitação em jejum.

Metas
3. Controle dos níveis de glicose e das doenças crônicas associadas (retinopatia, hipercolesterolemia, hipertensão, doença renal diabética)
4. Estímulo para hábitos diários e condutas da equipe que previnem o aparecimento de úlcera hemodinâmico
5. Educação em saúde: capacitação da paciente em automonitoramento e autocuidado

Ratificando a importância do controle glicêmico, os distúrbios crônicos do diabetes mais comuns estão diretamente relacionados com o descuido com esse parâmetro, como nefropatia, retinopatia e neuropatia (presentes na paciente). A nefropatia diabética progride de modo que o paciente perca poucas moléculas de albumina pela urina até estágios em que perca macromoléculas ou proteínas. O controle desse avanço se faz via medicamentosa e mediante normalização dos níveis de pressão

A retinopatia está associada a alterações vasculares que, a longo prazo, causam cegueira em diabéticos. Convém salientar que a perda gradual da visão deve ser motivo de alerta para o tratamento fisioterapêutico, pois há riscos de quedas e machucados por perda da visão periférica.

Já a neuropatia é designada a partir de implicações na estrutura nervosa com surgimento de parestesia, diminuição ou perda de sensibilidade tátil, fraqueza e úlceras nas extremidades, entre outros agravantes[6,53]. Em vista disso, o trabalho multidisciplinar da equipe de saúde deve abranger todos os aspectos etiológicos das patologias que possam surgir com o diabetes, conduzindo a ação de modo que sejam mínimos os danos na funcionalidade do indivíduo (meta 4).

Após a intervenção, a paciente apresentou melhora no quadro de comprometimento neuropático, e os sinais e sintomas antes graves passaram a ser caracterizados como moderados. Esse achado corrobora as evidências atuais que apontam o potencial terapêutico da fotobiomodulação no tratamento da ND[54].

A educação em saúde é parte crucial do planejamento terapêutico em qualquer condição. Sensibilizar por meio de informações e técnicas acessíveis e práticas promove ganhos significativos para a vida da paciente[21,55]. Como salientado previamente, uma das complicações relacionadas com o diabético é a neuropatia, que pode acometer extremidades e levar ao surgimento de úlceras diabéticas.

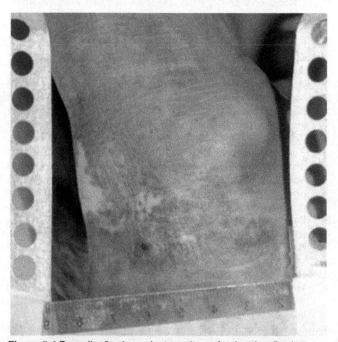

Figura 5.4 Reavaliação da paciente e alta após cicatrização da úlcera. (Acervo do Núcleo de Pesquisas e Inovações Tecnológicas em Reabilitação Humana [INOVAFISIO], da Universidade Federal do Ceará [UFC], 2021.)

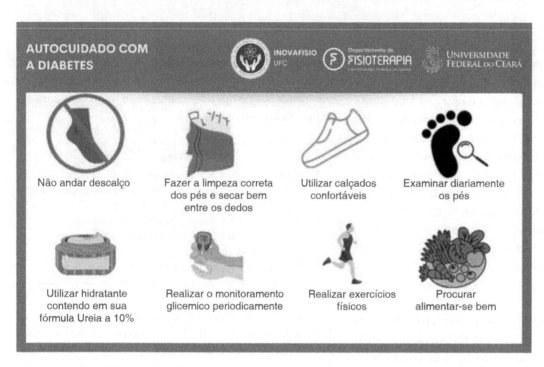

Figura 5.5 Principais medidas de educação em saúde oferecida pelos profissionais ao paciente.(Acervo do Núcleo de Pesquisas e Inovações Tecnológicas em Reabilitação Humana [INOVAFISIO], da Universidade Federal do Ceará [UFC], 2021.)

Ao longo do texto foi discutida a importância do controle glicêmico por meio da alimentação e da prática de atividade física, por exemplo, para regressão de complicações. No entanto, os profissionais precisam garantir a adesão do indivíduo ao programa de promoção, prevenção e tratamento, utilizando-se de artifícios criativos, dinâmicos e simples[39,55,56]. É imprescindível informar sobre o uso constante de calçados confortáveis e sua importância, a manutenção das unhas aparadas e sua razão, a limpeza diária do ferimento e o que pode ocorrer em caso de alguma laceração (meta 5)[8,9,39,40]. De fato, tornar a paciente parte da construção dessas intervenções faz toda diferença no vínculo entre ela e o profissional assistente.

De modo a ratificar a importância da educação em saúde, a paciente foi orientada quanto aos cuidados com os pés, automonitoramento da patologia, utilização de calçados adequados e acerca da importância de realizar exercícios físicos. As orientações puderam ser resumidas como mostra o infográfico apresentado na Figura 5.5. Na reavaliação, os resultados do QAD apresentaram melhoras significativas, revelando que a educação em saúde foi eficaz para que ela passasse a ter cuidados relacionados com seu automonitoramento. Após o seguimento de 1 mês, a paciente apresentou melhoras nas imagens termográficas, com menor variação de temperatura na comparação bilateral, mais disposição e retorno às atividades de vida diária e participação social.

Agradecimentos

Este capítulo foi apoiado pela Fundação Cearense de Amparo à Pesquisa (FUNCAP) através da Bolsa de Transferência Tecnológica do processo SPU 07939902/2020 Chamada 02/2020 – Programa Pesquisa para o SUS/PPSUS-CEFuncap-SESADecit/SCTIE/MSCNPqConvênio900394/2020.

Referências

1. Bosi E, Gregori G, Cruciani C, Irace C, Pozzilli P, Buzzetti R. The use of flash glucose monitoring significantly improves glycemic control in type 2 diabetes managed with basal bolus insulin therapy compared to self-monitoring of blood glucose: A prospective observational cohort study. Diabetes Res Clin Pract [Internet]. 2021 Dec;109172. Available from: https://linkinghub.elsevier.com/retrieve/pii/S0168822721005325
2. Pereira R. A relação entre Dislipidemia e Diabetes Mellitus tipo 2. Cad UniFOA [Internet]. 2017 Mar 27;6(17):89-94. Available from: https://revistas.unifoa.edu.br/cadernos/article/view/1087
3. Borges ACS, Rodrigues BF, Pires LS et al. Dislipidemia mista e o risco da evolução de doenças cardiovasculares em idosos. Res Soc Dev [Internet]. 2021 Mar 20;10(3):e38310313416. Available from: https://rsdjournal.org/index.php/rsd/article/view/13416
4. Cecilio HPM, Arruda GO de, Teston EF, Santos AL, Marcon SS. Comportamentos e comorbidades associados às complicações microvasculares do diabetes. Acta Paul Enferm [Internet]. 2015 Apr;28(2):113-9. Available from: http://www.scielo.br/scielo.php?script=sci_arttext&pid=S0103-21002015000200113&lng=pt&tlng=pt
5. Bastos MG, Bregman R, Kirsztajn GM. Doença renal crônica: frequente e grave, mas também prevenível e tratável. Rev Assoc Med Bras [Internet]. 2010;56(2):248-53. Available from: http://www.scielo.br/scielo.php?script=sci_arttext&pid=S0104-42302010000200028&lng=pt&nrm=iso&tlng=pt
6. Tschiedel B. Complicações crônicas do diabetes. J Bras Med [Internet]. 2014;102:7-12. Available from: http://files.bvs.br/upload/S/0047-2077/2014/v102n5/a4502.pdf
7. Cruz JF, Ferrari YAC, González TRA et al. Associação da doença hepática gordurosa nãoalcoólica e do modelo de avaliação da homeostase de resistência à insulina. Rev Eletrônica Acervo Saúde [Internet]. 2020 Aug 27;12(11):e4105. Available from: https://acervomais.com.br/index.php/saude/article/view/4105

8. Ministério da Saúde. Manual do pé diabético: estratégias para o cuidado da pessoa com doença crônica. Ministério da Saúde, Secretaria de Atenção à Saúde, Departamento de Atenção Básica. Ministério da Saúde. 2016. 62 p.
9. Sociedade Brasileira de Diabetes.Diretrizes 2019-2020 [Internet]. 8:178-80. Available from: http://e-revista.unioeste.br/index.php/alamedas/article/view/26774
10. Mourão AP. Tomografia computadorizada: tecnologias e aplicações [Internet]. Editora Difusão [Livro eletrônico]; 2017. Available from: https://books.google.com.br/books?hl=pt-BR&lr=&id=ZjjnDwAAQBAJ&oi=fnd&pg=PT6&dq=tomografia+computadorizada&ots=Ce7A65dwP5&sig=DHX6Kj3aT49sMVCrR4AEmJosb_w#v=onepage&q=tomografia computadorizada&f=false
11. Mola R, Fernandes FECV, Melo FB de S, Oliveira LR, Lopes JBS, Alves RPCN. Características e complicações associadas às queimaduras de pacientes em unidade de queimados. Rev Bras Queimaduras. 2018;17(1):8-13.
12. Oliveira Neto M, Pereira MDS, Pinto MAH, Agostinho LM, Reinaldo Júnior FE, Hissa MN. Avaliação do autocuidado para a prevenção do pé diabético e exame clínico dos pés em um centro de referência em diabetes mellitus. J Heal Biol Sci [Internet]. 2017 Jun 30;5(3):265. Available from: http://periodicos.unichristus.edu.br/index.php/jhbs/article/view/1092
13. Cheng AYY, Feig DS, Ho J et al. Blood Glucose Monitoring in Adults and Children with Diabetes: Update 2021. Can J Diabetes [Internet]. 2021 Oct;45(7):580-7. Available from: https://linkinghub.elsevier.com/retrieve/pii/S1499267121001957
14. De Matos da Silva F, De Sousa Moreira L, Dos Santos Silva M, Rodrigues W, De Siqueira Rodrigues Fleury Rosa S. Uso de fototerapia para cicatrização de feridas de pés diabéticos. Hegemonia Rev Ciências Sociais [Internet]. 1970 Jan 1;(27):20. Available from: https://revistahegemonia.emnuvens.com.br/hegemonia/article/view/277
15. Arantes CSS. Úlcera do pé diabético e a doença arterial periférica [Internet]. 2017. Available from: https://repositorio.ul.pt/bitstream/10451/31185/1/CatiaSSArantes.pdf
16. Werneck GL, Carvalho MS. A pandemia de COVID-19 no Brasil: crônica de uma crise sanitária anunciada. Cad Saúde Publica [Internet]. 2020;36(5). Available from: http://www.scielo.br/scielo.php?script=sci_arttext&pid=S0102-311X2020000500101&tlng=pt
17. Leal ML, Santos Neto ET dos, Zandonade E, Sarti TD, Cade NV. Determinantes sociais do absenteísmo de diabéticos às consultas com endocrinologista. Res Soc Dev [Internet]. 2021 Oct 6;10(13):e108101320880. Available from: https://rsdjournal.org/index.php/rsd/article/view/20880
18. Silva MC da, Lima TC, Agostini L, Fabrizzi F, Jokura A. Avaliação de sinais vitais e glicemia capilar em diferentes padrões alimentares. Brazilian J Dev. 2021;7(2):12384-404.
19. Mehl AA, Schneider Jr B, Schneider FK, Carvalho BHK De. Measurement of wound area for early analysis of the scar predictive factor. Rev Lat Am Enfermagem [Internet]. 2020;28. Available from: http://www.scielo.br/scielo.php?script=sci_arttext&pid=S0104-11692020000100385&tlng=en
20. Angélico RCP, Oliveira AKA de, Silva DDN da, Vasconcelos QLD de AQ de, Costa IKF da, Torres G de V. Perfil sociodemográfico, saúde e clínico de pessoas com úlceras venosas atendidas em um hospital universitario. Rev Enferm UFPE online. 2012;6(1):62-8.
21. Dantas DV, Torres G de V, Salvetti M de G, Costa IKF, Dantas RAN, Araújo R de O e. Validação clínica de protocolo para úlceras venosas na alta complexidade. Rev Gaúcha Enferm [Internet]. 2016;37(4). Available from: http://www.scielo.br/scielo.php?script=sci_arttext&pid=S1983-14472016000400408&lng=pt&tlng=pt
22. Péret LA, Vidal HM, Gomes GAC, Oliveira GVB, Aguiar LM. Oxandrolona no tratamento da lipodermatoesclerose: relato de caso. J Vasc Bras [Internet]. 2019;18. Available from: http://www.scielo.br/scielo.php?script=sci_arttext&pid=S1677-54492019000100620&tlng=pt
23. Dalenogare JF, Vey APZ, Ganzer EM, Gervásio T de lmeida, Braz MM. Formulação de protocolo de atendimento fisioterapêutico em amputação de Lisfranc por Diabete Mellitus: relato de caso. Rev Interdiscip Promoção da Saúde. 2020;3:165-70.
24. Pinheiro HA, Vilaça KHC, Carvalho G de A. Postural stability, risk of falls and fear of falling in elderly with diabetic neuropathy who do therapeutic exercises. Fisioter e Pesqui [Internet]. 2014 Apr;21(2):127-32. Available from: http://www.scielo.br/scielo.php?script=sci_arttext&pid=S1809-29502014000200127&lng=en&tlng=en
25. Rojas G, Solís Pazmiño P, Gaona R, Mollocana F, Espín I, Nunes A. Calidad de vida en un grupo de pacientes con diabetes mellitus tipo 2: un estudio transversal. Rev Medica Vozandes. 2021;32(1):13-22.
26. Osmarin VM, Bavaresco T, Lucena A de F, Echer IC. Indicadores clínicos para avaliar o conhecimento de pacientes com úlcera venosa. Acta Paul Enferm [Internet]. 2018 Jul;31(4):391-8. Available from: http://www.scielo.br/scielo.php?script=sci_arttext&pid=S0103-21002018000400391&lng=pt&tlng=pt
27. Araújo ALGS de, Fidelis C, Santos VP dos, Araújo Filho JS de, Andrade J, Rêgo MAV. Frequência e fatores relacionados ao índice tornozelo-braquial aberrante em diabéticos. J Vasc Bras [Internet]. 2016 Oct 10;15(3):176-81. Available from: http://www.scielo.br/scielo.php?script=sci_arttext&pid=S1677-54492016000300176&lng=pt&tlng=pt
28. Lopes SM, Siqueira DLF, Moreira RC, Silva NMMG, Tashima CM. Correlação entre imagens termográficas de pacientes com úlceras de membros inferiores e características clínicas. Brazilian J Dev [Internet]. 2021;7(2):20778-92. Available from: https://www.brazilianjournals.com/index.php/BRJD/article/view/25441/20278
29. Ulhoa LS, Lima RCO, Cunha VN de C, Gomes EB, Campbell CSG, Pedrosa HC. Mobilidade articular de idosos diabéticos e não diabéticos e influência da fisioterapia. Fisioter em Mov [Internet]. 2011 Mar;24(1):99-106. Available from: http://www.scielo.br/scielo.php?script=sci_arttext&pid=S0103-51502011000100011&lng=pt&tlng=pt
30. Silva MBG, Skare TL. Manifestações musculoesqueléticas em diabetes mellitus. Rev Bras Reumatol [Internet]. 2012 Aug;52(4):601-9. Available from: http://www.scielo.br/scielo.php?script=sci_arttext&pid=S0482-50042012000400010&lng=pt&nrm=iso&tlng=en
31. Castro SS de, Leite CF, Nacci FR, Barbosa KSS, Accioly MF. Validation of the Brazilian version of the World Health Organization Disability Assessment Schedule in individuals with diabetes mellitus. Fisioter e Pesqui [Internet]. 2019 Dec;26(4):413-8. Available from: http://www.scielo.br/scielo.php?script=sci_arttext&pid=S1809-29502019000400413&tlng=en
32. Silveira C, Parpinelli MA, Pacagnella RC et al. Adaptação transcultural da Escala de Avaliação de Incapacidades da Organização Mundial de Saúde (WHODAS 2.0) para o Português. Rev Assoc Med Bras [Internet]. 2013 May;59(3):234-40. Available from: https://linkinghub.elsevier.com/retrieve/pii/S0104423013000523
33. Monami M, Candido R, Pintaudi B, Targher G, Mannucci E. Improvement of glycemic control in type 2 diabetes: A systematic review and meta-analysis of randomized controlled trials. Nutr Metab Cardiovasc Dis [Internet]. 2021 Aug;31(9):2539-46. Available from: https://linkinghub.elsevier.com/retrieve/pii/S0939475321002337
34. Malta DC, Duncan BB, Schmidt MI et al. Prevalência de diabetes mellitus determinada pela hemoglobina glicada na população adulta brasileira, Pesquisa Nacional de Saúde. Rev Bras Epidemiol [Internet]. 2019;22(suppl 2). Available from: http://www.scielo.br/scielo.php?script=sci_arttext&pid=S1415-790X2019000300408&tlng=pt
35. Santos G de O, Santos LL dos, Silva DN da, Silva SL da. Exercícios físicos e diabetes mellitus: revisão. Brazilian J Dev [In-

ternet]. 2021;7(1):8837-47. Available from: https://www.brazilianjournals.com/index.php/BRJD/article/view/23623/18985
36. Oliveira BM de, Martins GFCM. Efeito de uma única interrupção do comportamento sedentário na glicemia pós-prandial em indivíduos com diabetes mellitus tipo 2 [Internet]. 2020:8-19. Available from: http://repositorio.unan.edu.ni/2986/1/5624.pdf
37. Kaur G, Lakshmi PVM, Rastogi A et al. Diagnostic accuracy of tests for type 2 diabetes and prediabetes: A systematic review and meta-analysis. Atkin SL (Ed.). PLoS One [Internet]. 2020 Nov 20;15(11):e0242415. Available from: https://dx.plos.org/10.1371/journal.pone.0242415
38. Ferreira RC. Pé diabético. Parte 1: Úlceras e infecções. Rev Bras Ortop [Internet]. 2020 Aug 27;55(04):389-96. Available from: http://www.thieme-connect.de/DOI/DOI?10.1055/s-0039-3402462
39. Rocha JCT, Silva AKA, Mont'Alverne DGB et al. Inovações tecnológicas no diabetes: novas conquistas e grandes desafios. In: Novas Tecnologias Aplicadas à Saúde: Inovações, internet das coisas, horizontes e desafios. 2021:43-68.
40. Jakosz N. Book review – IWGDF Guidelines on the Prevention and Management of Diabetic Foot Disease. Wound Pract Res [Internet]. 2019 Sep;27(3):144. Available from: https://journals.cambridgemedia.com.au/wpr/volume-27-number-3/iwgdf-guidelines-prevention-and-management-diabetic-foot-disease
41. Alves FM, Costa PHV, Silva GAT, Flora W. Prevalência do pé diabético na população de onça de Pitangui,Minas Gerais : estudo. Rev Interdiscip Ciências Médicas [Internet]. 2021;5(31):14-20. Available from: http://www.revista.fcmmg.br/ojs/index.php/ricm/article/view/419/109
42. Aguiar FLX da S, Ramos LFP, Bichara CNC. Detection of pain with neuropathic characteristics in patients with diabetes mellitus assisted in primary care units. Brazilian J Pain [Internet]. 2018;1(1). Available from: http://www.scielo.br/scielo.php?script=sci_arttext&pid=S2595-31922018000100015&lng=en&nrm=iso&tlng=en
43. Duarte GG, Leal BA de S, Santos CN et al. Uso da termografia para o tratamento de lesões de pele: Revisão sistemática da literatura. Brazilian J Heal Rev [Internet]. 2020;3(5):13257-73. Available from: https://www.brazilianjournals.com/index.php/BJHR/article/view/17243/14017
44. Silva NCM, Castro HA, Carvalho LC, Chaves ÉCL, Ruela LO, Iunes DH. Reliability of infrared thermography images in the analysis of the plantar surface temperature in diabetes mellitus. J Chiropr Med [Internet]. 2018 Mar;17(1):30-5. Available from: https://linkinghub.elsevier.com/retrieve/pii/S1556370716301584
45. Astasio-Picado Á, Escamilla Martínez E, Gómez-Martín B. Comparative thermal map of the foot between patients with and without diabetes through the use of infrared thermography. Enfermería Clínica (English Ed [Internet]. 2020 Mar;30(2):119-23. Available from: https://linkinghub.elsevier.com/retrieve/pii/S2445147919300694
46. Macedo MML, Cortez DN, Santos JC dos, Reis IA, Torres H de C. Adesão e empoderamento de usuários com diabetes mellitus para práticas de autocuidado: ensaio clínico randomizado. Rev da Esc Enferm da USP [Internet]. 2017 Dec 18;51. Available from: http://www.scielo.br/scielo.php?script=sci_arttext&pid=S0080-62342017000100467&lng=pt&tlng=pt
47. Vieira Dourado KB, Carnevali Junior LC, Paulo RJF de, Cavallieri AG. Ledterapia: Uma nova perspectiva terapêutica ao tratamento de doenças da pele, cicatrização de feridas e reparação tecidual. Ensaios e ciência. Ciências agrárias, biológicas e da saúde [Internet]. 2011;15(6):231-48. Available from: https://www.redalyc.org/pdf/260/26024221017.pdf
48. Baracho V da S, Chaves ME de A, Huebner R, Oliveira MX, Ferreira PH da C, Lucas TC. Phototherapy (cluster multi-diode 630nm and 940nm) on the healing of pressure injury: a pilot study. J Vasc Nurs [Internet]. 2021 Sep;39(3):67-75. Available from: https://linkinghub.elsevier.com/retrieve/pii/S1062030321000613
49. Henrique C, Tonazio S. Evidências do uso da terapia fotodinâmica antimicrobiana (APDT) como agente controlador de crescimento microbiano no leito das úlceras venosas [Internet]. Belo Horizonte, MG. 2017:9-67. Available from: https://repositorio.ufmg.br/bitstream/1843/BUOS-AU7F2P/1/carlos_henrique_silva_tonazio.pdf
50. Ferrari F, Do Sacramento MDS, De Jesus DS, Soldatelli Â, Motta MT, Petto J. Exercício físico no diabetes mellitus tipo 1: quais as evidências para uma melhor prescrição? Rev Bras Fisiol do Exerc [Internet]. 2019 May 29;18(1):38. Available from: http://portalatlanticaeditora.com.br/index.php/revistafisiologia/article/view/2878
51. Galvin EA, Navarro F, Greatti VR. A importância da prática do exercício físico para portadores de diabetes mellitus: uma revisão crítica. In: Salusvita. 2014:209-22.
52. Klaprat N, Benjamin C, Brandt J et al. Restructuring clinical trials in type 1 diabetes and exercise in the context of adult patient-oriented research: an intervention codevelopment protocol. Can J Diabetes [Internet]. 2020 Dec;44(8):734-9. Available from: https://linkinghub.elsevier.com/retrieve/pii/S1499267120304317
53. Crasto W, Patel V, Davies MJ, Khunti K. Prevention of microvascular complications of diabetes. Endocrinol Metab Clin North Am [Internet]. 2021 Sep;50(3):431-55. Available from: https://linkinghub.elsevier.com/retrieve/pii/S0889852921000396
54. Vitoriano NAM, Mont'Alverne DGB, Martins MIS et al. Comparative study on laser and LED influence on tissue repair and improvement of neuropathic symptoms during the treatment of diabetic ulcers. Lasers Med Sci [Internet]. 2019 Sep 4;34(7):1365-71. Available from: http://link.springer.com/10.1007/s10103-019-02724-5
55. Paul T, Mehawej J, Philis-Tsimikas A. Digital health tools to promote diabetes education and management of cardiovascular risk factors among under-resourced populations. Cardiovasc Digit Heal J [Internet]. 2021 Sep; Available from: https://linkinghub.elsevier.com/retrieve/pii/S2666693621001146
56. Benevides JL, Coutinho JFV, Pascoal LC et al. Development and validation of educational technology for venous ulcer care. Rev da Esc Enferm da USP [Internet]. 2016 Apr;50(2):309-16. Available from: http://www.scielo.br/scielo.php?script=sci_arttext&pid=S0080-62342016000200309&lng=en&tlng=en

CAPÍTULO 6

Abdominoplastia com Lipoaspiração

Renata Bessa Pontes

Observação: palavras e expressões listadas no Glossário do capítulo estão destacadas no texto com um asterisco.

APRESENTAÇÃO DO CASO CLÍNICO

Paciente do sexo feminino, 43 anos, casada, professora, mãe de dois filhos. Após a segunda gestação, há 1 ano, apresentou queixa de abdome protruso e flacidez que a deixavam com aspecto de "ainda grávida". A paciente relata que há 9 meses deixou de participar de atividades sociais e de lazer por conta desse aspecto, bem como no trabalho, visto ser professora e ficar incomodada com o uso de certas as roupas que alteraram sua autoestima.

Ao chegar ao consultório de fisioterapia dermatofuncional, 6 meses após a gestação, foi avaliada e foram observadas a flacidez e a protrusão abdominal, sendo encaminhada ao cirurgião plástico para investigação do abdome protruso, uma vez que a paciente pode estar apresentando uma hérnia e pode haver extrusão de vísceras. Foi identificada somente a flacidez, e o cirurgião realizou abdominoplastia com sutura do reto do abdome 2 meses antes do início da fisioterapia.

Após 1 mês, retornou ao consultório dermatofuncional, depois de *abdominoplastia* * e *lipoaspiração* *. No exame físico foram identificados sintomas como dor, edema e hematomas em regiões difusas do abdome, costas e coxas, bem como cicatriz infraumbilical com ponto de *seroma* * e umbigo coberto ainda em processo de cicatrização.

A paciente, em posição fletida, tem necessidade de apoio para realizar suas atividades de vida diária (AVDs), como tomar banho, deambular e vestir-se, e relata vergonha ao ficar despida na frente do marido. Sente forte dor à palpação da região inferior do abdome. Faz uso de cinta modeladora e anti-inflamatório não esteroide por indicação médica. A Figura 6.1 apresenta de maneira esquemática a evolução clínica temporal da paciente.

GLOSSÁRIO

Abdominoplastia: cirurgia plástica que consiste em remoção de gordura localizada, ressecção do excesso de pele, plicatura do reto do abdome e transposição umbilical.

Lipoaspiração: cirurgia plástica para retirada do excesso de gordura localizada, para definição do contorno corporal.

Seroma: coleção líquida com aspecto e composição semelhantes a plasma que pode acumular-se abaixo da pele no pós-operatório.

Questões para discussão

1. Quais cuidados e condutas para orientar a paciente na fase pré-operatória?
2. A fisioterapia dermatofuncional deve ser indicada a partir de quantos dias após a cirurgia?
3. Existem contraindicações para realização da fisioterapia no pós-operatório?

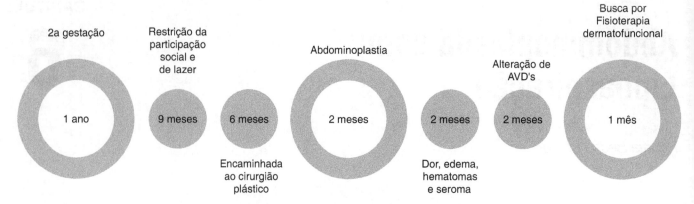

Figura 6.1 Linha do tempo da evolução clínica da paciente.

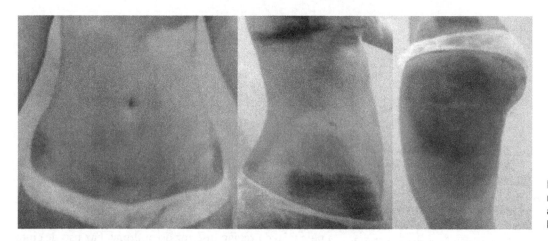

Figura 6.2 Paciente no pós-operatório de abdominoplastia e lipoaspiração.

OBJETIVOS

- Identificar no pré-operatório as possíveis alterações da fase pós-operatória.
- Descrever os principais sintomas identificados em uma avaliação fisioterapêutica de pós-operatório de abdominoplastia e indicar medidas terapêuticas para amenizar ou eliminar a sintomatologia.
- Reconhecer condutas interprofissionais que possam ser tomadas para a reabilitação da paciente.

AVALIAÇÃO E DIAGNÓSTICO DA FUNCIONALIDADE

Para avaliação dessa paciente é necessário investigar a história pregressa, clínica e cirúrgica. Ela relata dor, constatada de maneira intensa à palpação da região do abdome, assim como é perceptível ao toque diástase do reto do abdome. O edema e os hematomas são visíveis à inspeção. Há déficit de cicatrização umbilical e alteração na postura, que deve ser corrigida o quanto antes, evitando complicações articulares e respiratórias.

RECURSOS DIAGNÓSTICOS PROPOSTOS

Recurso	O que avalia?	Como avalia?
Escala visual analógica de dor (EVA)[1]	Dor	Questionar o paciente quanto a seu grau de dor, com 0 significando ausência total de dor e 10 o nível de dor máxima suportável pelo paciente
Palpação bidigital	Diástase do reto do abdome	Palpação com os dedos indicador e médio do reto do abdome com a paciente em decúbito dorsal
Sinal de Godet[2]	Edema	Sinal clínico avaliado por meio da pressão digital sobre a pele, por pelo menos 5 segundos, a fim de evidenciar edema
Inspeção visual	Hematomas	Observar tamanho, localização e quantidade dos hematomas
Avaliação postural[3]	Alteração postural	Avaliar postura nos perfis anterior, posterior e lateral

Quadro 6.1 Avaliação do caso clínico segundo a Classificação Internacional de Funcionalidade, Incapacidade e Saúde (CIF)

	Funções e estruturas do corpo	Limitações de atividades	Restrição na participação
Perspectiva do paciente	Abdome grande	Atividades do trabalho	Atividades sociais e lazer
	Flacidez	Vergonha do marido	
	Dor nas costas e no abdome inferior	Dificuldade em realizar AVDs (banhar-se e vestir-se)	
		Dificuldades com a marcha	
Perspectiva do fisioterapeuta	Flacidez tecidual		
	Dor na região do abdome e nas costas		
	Edema nas costas e na região do abdome		
	Hematomas nas costas e no abdome		
	Fibrose em abdome inferior		
Fatores contextuais			
Pessoais			
• 43 anos			
• Sexo feminino			
• Professora			
• Mãe de dois filhos			
• Casada			
Ambientais			
• Cinta modeladora			
• Anti-inflamatório não esteroide			

Fonte: baseado em tradução livre de esquema publicado em Rundell SD, Davenport TE, Wagner T. Physical Therapist Management of Acute and Chronic Low Back Pain Using the World Health Organization's International Classification of Functioning, Disability and Health. PhysTher [Internet]. 2009 Jan 1;89(1):82–90. Available from: http://ptjournal.apta.org/cgi/doi/10.2522/ptj.20080113.

METAS E INTERVENÇÕES

O pré-operatório funciona como orientação para a paciente, tornando possível conhecer suas limitações e buscando a traçar o plano de tratamento pós-operatório. O plano é individual e variável, dependendo da análise da dor e sensibilidade, do edema, do trofismo cutâneo e muscular, da cicatriz, do tipo de cirurgia realizada e do tempo de pós-operatório[4-7].

Entre 72 horas e 15 dias depois da cirurgia, além das sequelas apresentadas na avaliação, é possível evidenciar uma força tensora significativa no tecido aspirado, no caso de lipoaspiração. Nesse momento, o trabalho fisioterapêutico consiste na prevenção de possíveis fibroses e/ou retrações[8].

A paciente deve ser bem hidratada e incentivada a levantar-se e movimentar-se no dia seguinte à cirurgia. Como pode ocorrer dor à compressão da região operada, convém orientá-la quanto aos cuidados com o uso da cinta modeladora e de peças íntimas. Em caso de lipoaspiração nos membros inferiores, é importante a mobilização precoce para prevenir trombose ou tromboembolismo.

Antes do procedimento cirúrgico, a fisioterapia dermatofuncional pode realizar drenagem linfática manual com o objetivo de prevenir os edemas na fase pós-operatória e facilitar o deslocamento da pele no ato cirúrgico. A região periumbilical deve ser manipulada, pois haverá a transposição umbilical, e convém promover aumento da circulação periférica também com intuito de prevenir fibrose.

A intervenção cirúrgica engloba todo o abdome anterior. Realizam-se deslocamento da cicatriz umbilical, incisão suprapúbica e plicatura dos músculos retos do abdome, aproximando-os dos músculos oblíquos e promovendo o acinturamento. Essa técnica é utilizada para tratar os tipos mais pronunciados de pele, o excesso de tecido adiposo e a flacidez muscular. Em consequência ao procedimento cirúrgico, as metas no pós-operatório são:

Meta
1. Indicação cirúrgica da diástase do reto do abdome

Metas
2. Alívio da dor nas costas e na região do abdome
3. Redução do edema nas costas e na região do abdome
4. Redução dos hematomas nas costas e no abdome
5. Facilitar o processo de cicatrização

Na avaliação pós-operatória inicial, cabe investigar a história clínica, anotar os medicamentos em uso, verificar estresse/ansiedade e a qualidade do sono, informar-se sobre a prática de atividade física e os períodos de menopausa métodos contraceptivos e investigar a história cirúrgica, obstétrica e do período menstrual, bem como tratamentos estéticos anteriores.

Além do tratamento medicamentoso, a dor e o edema resultantes da cirurgia plástica podem ser tratados por meio de drenagem linfática manual[9]. A indicação da drenagem linfática em cirurgia plástica consiste basicamente em retirada do edema excessivo no interstício. O tratamento inicia-se na fase aguda; no entanto, deve-se levar em consideração que a cicatrização ainda é recente e a aplicação da técnica deve ser a mais suave possível, evitando deslizamentos e trações no tecido em cicatrização. A drenagem não oferece risco algum para a paciente em pós-operatório de cirurgias plásticas[10].

Os protocolos de tratamento são necessários para reduzir as complicações. Dentre os recursos utilizados nesses protocolos estão a massagem manual e a cinesioterapia, enquanto os recursos eletroterapêuticos incluem ultrassom, microcorrente, laser terapêutico, estimulação elétrica nervosa transcutânea (TENS) e radiofrequência, dentre outros[9].

A massoterapia promove efeitos de relaxamento e auxilia a circulação venosa e linfática e a absorção de substâncias extravasadas. Com a aplicação dessa técnica é possível observar estiramento dos tecidos subcutâneos, alívio da dor devido ao estímulo do toque nos receptores de pressão na pele, aumento da circulação da área tratada, estiramento da fáscia, restauração da mobilidade dos tecidos moles e ainda a liberação de aderências. A técnica deve ser usada com cautela, pois os movimentos podem provocar descolamento tecidual, retardando a recuperação[11].

A técnica de liberação tecidual funcional (LTF) consiste em tensões mecânicas aplicadas ao tecido em cicatrização para organizar os feixes de colágeno de maneira mais natural e com mais elasticidade do que sem a aplicação de tensão. A manipulação deverá ser em todos os sentidos – preventivamente, o ideal é que seja realizada do terceiro ao quinto dia de pós-operatório para reorganização dos feixes de colágeno, com aplicação de duas a três vezes por semana, durante a fase de reparo (aproximadamente 30 a 40 dias)[12,13].

O ultrassom tem como objetivos principais acelerar a cicatrização, alcançar força tênsil normal e até mesmo prevenir cicatrizes hipertróficas e queloidianas. A microcorrente é excepcionalmente útil em caso de danos aos tecidos moles, como feridas, traumas, pós-cirurgia, e particularmente no tratamento de dor residual de longo prazo em virtude da cicatrização pós-cirúrgica. O uso de corrente galvânica baseia-se no efeito da iontoforese, que consiste em introduzir um fármaco através da pele[14,15]. Além do ultrassom, recursos como TENS e laser também podem ser utilizados para recuperação da cicatriz e redução da dor da paciente[16].

Outras metas deverão ser alcançadas:

Metas
6. Melhora da fibrose em abdome inferior
7. Alívio das dores ocasionadas pela posição fletida
8. Aumento da funcionalidade, incluindo o direcionamento para a retomada das AVDs
9. Melhorar a autoestima da paciente

Dentre as técnicas usadas para tratamento da fibrose está a terapêutica do calor, com os objetivos de melhorar a qualidade do tecido cicatricial e tratar as fibroses e aderências. A crioterapia também pode ser utilizada para reduzir o edema, principalmente na fase aguda. A cinesioterapia é muito útil na prevenção e tratamento das aderências e fibroses, assim como as massagens profundas[17].

A radiofrequência é um tipo de radiação eletromagnética que promove calor (entre 30.000Hz a 3.000MHz), o qual alcança tecidos a vários centímetros de profundidade, gerando energia e forte calor sobre a camada mais profunda da pele, enquanto a superfície se mantém resfriada e protegida, ocasionando a contração das fibras de colágeno existentes, tornando-as mais eficientes para sustentação da pele, e estimulando a formação de outras[18,19]. Entre os benefícios esperados está a melhora do aspecto da pele em razão do aumento da quantidade de nutrientes e oxigênio, além da redução da gordura na região do abdome[14]. Essas técnicas promovem alívio das dores ocasionadas pela posição fletida e aumentam a funcionalidade, incluindo o direcionamento para retomada das AVDs e a melhora da autoestima.

O planejamento do tratamento fisioterapêutico depende das características apresentadas na avaliação, do tipo de cirurgia realizada e do tempo de pós-operatório. Novos protocolos de tratamento vêm sendo utilizados na tentativa de reduzir as complicações. A fisioterapia deve atuar na reabilitação da paciente para um retorno precoce e dinâmico a suas atividades com todos os recursos disponíveis, podendo minimizar as alterações funcionais nos períodos pré e pós-cirurgia plástica.

Portanto, o fisioterapeuta poderá avaliar vários fatores relacionados com a disfunção estética, como retrações musculares, deformidades articulares e desvios posturais que acarretam alguma alteração estética e funcional. Convém avaliar as condições circulatórias dos pacientes, estabelecendo a presença de alterações, como edemas/linfedemas, e prevenir a formação de aderências, o principal fator agravante no pós-operatório. Com a melhora da autoestima da paciente, espera-se que a vergonha que sente do marido deixe de ser um problema para ela.

Todas as metas e condutas propostas terão impacto positivo no retorno às atividades laborais, sociais e de lazer.

Referências

1. Porto CC, Porto AL. Exame Clínico. 8.ed. Rio de janeiro: Guanabara Koogan, 2017.
2. Rocco JR. Semiologia Médica. Rio de Janeiro: Elsevier. 2010:137.
3. Magee DJ. Avaliação Postural In: Magee DJ. Disfunção Musculoesquelética. 3. ed. São Paulo: Manole.2002:105-57.
4. Coutinho MM, Dantas RB, Borges FS, Silva IC. A importância da atenção fisioterapêutica na minimização do edema nos casos de pós-operatório de abdominoplastia associada à lipoaspiração de flancos. Rev Fisioter Ser, 2006.
5. Antunes MM, Domingues AC. As principais alterações posturais em decorrência das cicatrizes de cirurgia plásticas. ConScientiae Saúde. 2008;7(4):509-17.
6. Guirro E, Guirro R. Fisioterapia dermatofuncional. 3. ed. Barueri: Manole. 2004;3(13):347-87.
8. Mang WL. Manual de cirurgia estética. Porto Alegre: Artmed. 2006;2:316.
9. Matos WN. Onfaloplastia em forma de estrela. Arq. Catarin Méd. 2000;29:147-9.
10. Zhou S, Schmelz A, Seufferlein T, Li Y, Zhao J, Bachem MG. Molecular mechanisms of low intensity pulsed ultrasound in human skin fibroblasts. J Biol Chem 2004;272(52):54463-69.
14. Domenico G, Wood E. Técnicas de massagem de Beard. São Paulo:Manole, 1998.
15. Noorlander M, Melis P, Jonker A, Noorden CJFV. A quantitative method to determine the orientation of collagen fibers in the dermis. J Histochem Cytochem. 2002;50(11):1469-74.
16. Hinz BM, Iselin CE. Mechanical tension controls granulation tissue contractile activity and myofibroblast differentiation. Am J Pathol. 2001;159:1009-20.
17. Agne AJ. Eletrotermoterapia: teoria e prática. Santa Maria: Pallotti, 2004.
18. Machado CM. Eletrotermoterapiaprática. São Paulo: Pancast, 2002.
19. Milani GB, Farah J. Fundamentos da fisioterapia dermatofuncional: revisão de literatura. Fisioterapia e Pesquisa. 2006;13(1):37-43.
20. Costa EM et al. Avaliação dos efeitos do uso da tecaterapia na adiposidade abdominal. Revista K, ano 1. mar2009:37-42.
21. Queiroz GV, Pontes RB. Cinesioterapia facial no tratamento do processo do envelhecimento. Revista de Pesquisa em Saúde. 2009;1:1133.
22. Gómez AC. Radiofrequência capacitativa em celulitis. Casuística. Anais do XVI Congresso Mundial de Medicina Estética, Argentina.abr2007:11.
23. Ronzio O, Meyer PF. Radiofrequência. In: Borges FS. Dermatofuncional: Modalidades terapêuticas nas disfunções estéticas. 2. ed. São Paulo: Phorte, 2010.

CAPÍTULO 7

Envelhecimento, Fibroedemageloide e Estrias

Renata Bessa Pontes

Observação: palavras e expressões listadas no Glossário do capítulo estão destacadas no texto com um asterisco.

APRESENTAÇÃO DO CASO CLÍNICO

Paciente do sexo feminino, 25 anos, casada, secretária, fumante. Há 1 mês esteve no consultório em busca de tratamento dermatofuncional com queixa de rugas faciais, "celulite" e estrias na região dos glúteos. Relata história familiar, pois a mãe também apresenta celulite e estrias. No período da adolescência sofreu com sobrepeso e teve estirão de crescimento muito intenso aos 12 anos de idade, quando surgiram as estrias. Refere dor ao subir escadas ou fazer longas caminhadas. Não pratica atividade física há 10 anos e está muito insatisfeita com seu corpo – há cerca de 5 anos evita ir a locais como praia e clubes por não ter vontade de colocar biquíni em razão da vergonha de seu corpo. No entanto, expõe-se ao sol diariamente ao ir e voltar do trabalho e passa o dia inteiro no ar-condicionado.

Ultimamente tem percebido que esse sentimento está se refletindo em questões importantes cotidianas, como no seu trabalho, uma vez que refere estar desmotivada até mesmo para sair de casa e ir trabalhar. Queixa-se que há 3 anos está com dificuldade para ler, o que a incomoda bastante, pois sua profissão exige que leia muito, e percebe que essa alteração parece estar relacionada com a configuração atual de suas pálpebras.

Ao ser avaliada, foram identificadas rugas faciais superficiais e profundas nos músculos occipitofrontais, corrugador dos supercílios e orbicular dos olhos e profundas no músculo orbicular da boca e na região nasogeniana. Apresenta *flacidez** tecidual e muscular com *ptose** facial, principalmente na região do pescoço. Na observação facial percebeu-se a presença de *comedões** abertos e fechados (Quadro 7.1).

A paciente relata que, após consulta com dermatologista, passou a fazer uso diário de ácido retinoico 0,05% e hidratação com creme antirrugas. Outros sintomas são edema, *fibroedemageloide**, de forma clínica flácida, e estrias esbranquiçadas que a incomodam desde a adolescência. As regiões acometidas são os glúteos e a posterior da coxa. Faz uso de anticoncepcional oral e relata ter há 1 ano hábitos alimentares não saudáveis. Há 6 meses utiliza cremes e realiza automassagens sem prescrição de profissional especializado. A dieta em casa nunca foi equilibrada; portanto, não criou hábitos alimentares saudáveis. Ao exame físico, apresentou os seguintes dados:

Idade (anos)	Altura (m)	Massa corporal (kg)	Índice de massa corporal	Cirtometria da região glútea contraída (cm)	Cirtometria da região glútea relaxada (cm)
25	1,60	81	31,6	125	131

A paciente apresenta fibroedemageloide grau III. Mostra-se disposta a adotar hábitos mais saudáveis, pois percebe que a situação está insustentável e reconhecer-se fisicamente bem seria seu maior desejo. A evolução do caso pode ser visualizada na Figura 7.1.

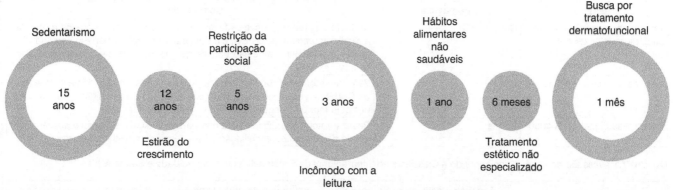

Figura 7.1 Linha do tempo da evolução clínica relatada pela paciente.

GLOSSÁRIO

Comedões: obstrução de um folículo piloso, popularmente conhecido como cravo.

Fibroedemageloide (FEG): conhecido popularmente como celulite, trata-se de uma alteração edematosa não inflamatória que acomete a camada subcutânea.

Flacidez: resultado do processo de envelhecimento das fibras de sustentação da pele.

Ptose: termo utilizado para indicar queda palpebral.

Questões para discussão
1. De acordo com o caso clínico apresentado, quais condutas dermatofuncionais são indicadas?
2. Como é realizada a indicação do grau e da forma clínica do fibroedemageloide?
3. Quais testes específicos poderiam ser realizados?
4. Quais orientações poderiam ser dadas para que a paciente não perca suas atividades laborais e sociais?
5. Quais intervenções seriam factíveis para melhorar a autoestima?

OBJETIVOS

- Estabelecer metas para o tratamento adequado da paciente.
- Dominar a aplicação de técnicas dermatofuncionais para tratamento da condição de saúde.
- Adequar um plano de tratamento para restabelecimento total da vida social da paciente.
- Estimular raciocínio crítico para resolução das afecções apresentadas pela paciente.

AVALIAÇÃO E DIAGNÓSTICO DA FUNCIONALIDADE

Para avaliação cinesiológica de uma paciente com essas patologias, convém ter muita cautela no exame físico, uma vez que consistem em doenças extremamente importantes, que incomodam bastante e limitam as atividades sociais e laborais. No exame físico, deve-se avaliar a flacidez tecidual e/ou muscular facial, bem como analisar a força muscular dos músculos occipitofrontais, corrugador dos supercílios, orbicular dos olhos, orbicular da boca e região nasogeniana. A fraqueza desses músculos propicia a formação das rugas.

Convém verificar a ptose palpebral, pois em condições mais crônicas pode haver comprometimento visual. A presença de comedões abertos e fechados indica que a paciente não faz limpeza de pele há algum tempo. A paciente também apresenta dor e edema em glúteos e adota condutas alimentares e usuais que são etiologias para a formação do fibroedemageloide e estrias.

RECURSOS DIAGNÓSTICOS PROPOSTOS

Recurso	O que avalia?	Como avalia?
Teste de palpação em "pinça"	Flacidez	Deve-se fazer a palpação com dois dedos, formando uma pinça, com identificação visual da liberação do tecido epitelial da região subcutânea
Teste de Oxford[1]	Força muscular	Teste de força muscular de Oxford para avaliar a força muscular nos graus de 0 a 5
Teste de palpação em "pinça" com escala de Snellen[2]	Ptose palpebral com comprometimento visual	Deve-se fazer a palpação com dois dedos, formando uma pinça para testar a flacidez tecidual da região supraocular e em seguida aplicar a tabela para medir a acuidade visual com a escala de Snellen
Inspeção visual	Comedões	Avaliação visual dos folículos pilosos. Caso estejam abertos, observa-se a cor preta; caso estejam fechados, poros brancos.

Recurso	O que avalia?	Como avalia?
Teste de preensão[3] e escala analógica visual de dor[4]	Dor no FEG	No teste da preensão deve-se fazer uma pinça com dois dedos para prender a região acometida pelo FEG, e o paciente pode referir dor. Em seguida, aplica-se a escala analógica visual de dor, na qual a paciente seleciona uma escala
Cirtometria e sinal de Godet[5]	Edema	Verificar cirtometria com fita métrica para comparação do edema e do sinal de Godet, um sinal clínico avaliado por meio da pressão digital sobre a pele por pelo menos 5 segundos a fim de evidenciar edema
Fotografias digitais[6] e Glogau[7]	Rugas	Realizar fotografias digitais para comparação visual das rugas e aplicar a tabela de Glogau para avaliação do processo de envelhecimento

Quadro 7.1 Avaliação do caso clínico segundo a Classificação Internacional de Funcionalidade, Incapacidade e Saúde (CIF)

		Funções e estruturas do corpo	Limitações de atividades	Restrição na participação
Perspectiva do paciente		Rugas	Dificuldade de leitura	Atividades sociais em ambientes de grande circulação de pessoas, como praias e clubes
		Estrias	Trabalho e emprego	Encontros Sociais com amigos.
		Dor		
		Celulite		
Perspectiva do fisioterapeuta		Funções reparadoras da pele		
		Fibroedemageloide		
		Alterações na pele (flacidez)		
		Estrias esbranquiçadas		
		Flacidez		
		Diminuição de força glútea		
Fatores contextuais				
Pessoais				
• Sexo feminino				
• 25 anos				
• Secretária				
• Baixa autoestima				
Ambientais				
• Uso de ácido retinoico 0,05%				
• Hidratação facial com creme antirrugas				
• Ambiente com ar-condicionado e externo com exposição solar				
• Uso de cremes corporais sem supervisão de profissional da saúde				
• Realiza automassagens				
• Faz uso de anticoncepcional oral				

Fonte: baseado em tradução livre de esquema publicado em Rundell SD, Davenport TE, Wagner T. Physical Therapist Management of Acute and Chronic Low Back Pain Using the World Health Organization's International Classification of Functioning, Disability and Health. PhysTher [Internet]. 2009 Jan 1;89(1):82–90. Available from: http://ptjournal.apta.org/cgi/doi/10.2522/ptj.20080113.

METAS E INTERVENÇÕES

Inicialmente serão traçadas metas para o tratamento das rugas por serem a primeira queixa da paciente. O envelhecimento é um processo lento, progressivo e irreversível, influenciado por diversos fatores intrínsecos e extrínsecos.

No envelhecimento ocorrem alterações moleculares e celulares que diminuem a capacidade de homeostase do organismo, ocasionando senescência e apoptose. Trata-se de um processo biológico que varia de indivíduo para indivíduo e de órgão para órgão, sendo classificado como intrínseco ou extrínseco. O extrínseco está relacionado com a exposição solar descontrolada ou crônica em decorrência do fotoenvelhecimento, que consiste na superposição dos efeitos biológicos dos raios UVA e UVB sobre o envelhecimento intrínseco[8,9].

Vários fatores contribuem para o envelhecimento cutâneo, como genética, meio ambiente, alimentação, exposição crônica e cumulativa ao sol, forças mecânicas aplicadas ao tecido conjuntivo, hormônios e alterações do colágeno.

O envelhecimento é um processo natural que acomete os indivíduos no decorrer da vida, podendo levar a uma série de alterações no organismo, as quais ocorrem em todos os tecidos do corpo. Na face, por exemplo, ocorre o remodelamento do arcabouço ósseo e o crânio se torna mais fino, ocasionando a falta de estrutura de sustentação da face e levando a excesso de tecido facial. Ademais, movimentos musculares repetidos, ocasionando rugas dinâmicas, podem evoluir para linhas e sulcos permanentes. A perda da gordura facial também contribui nesse processo, acentuando a depressão malar e submalar, levando à perda do contorno da face e aprofundando a prega nasolabial. Por fim, no envelhecimento cutâneo ocorrem diminuição e desestruturação do colágeno, das fibras elásticas e do ácido hialurônico dérmico, o que contribui sobremaneira para as alterações faciais.

O relógio biológico interno é contínuo e com o tempo as células vão se degenerando, resultando em sinais de envelhecimento, como as rugas. As metas para o tratamento são:

Metas
1. Higienizar a pele facial
2. Tratar e prevenir nova formação de rugas superficiais
3. Minimizar as rugas profundas da região da fronte e dos olhos

Para essas primeiras metas são pospostos tratamentos dermatofuncionais, inicialmente com higienização profunda da pele para retirada dos comedões abertos e fechados vistos no exame físico. Convém utilizar produtos adequados ao tipo de pele (por exemplo, pele seca, oleosa ou mista). Antes de iniciar, cabe verificar se a paciente não é alérgica a nenhum produto. Em seguida, pode ser realizado *peeling* físico com produtos com princípios ativos, *peeling* diamante ou *peeling* químico contendo o próprio ácido que a paciente já vem usando (retinoico) em porcentagem um pouco maior como a 2% (permitida para uso em fisioterapia). A corrente galvânica microamperada poderá ser utilizada com a técnica de *eletrolifting* com agulha de 5mm. Esses são alguns exemplos de condutas dermatofuncionais para tratamento das rugas. Com essas condutas são trabalhadas as funções reparadoras da pele, facilitando a reinserção da paciente no ambiente social, de recreação, lazer e trabalho ao promover uma autoimagem mais desejável.

Com o envelhecimento musculoesquelético são bem visíveis características como a diminuição no comprimento, na elasticidade e no número de fibras, a perda de massa muscular e alterações ósseas. O mesmo ocorre no sistema nervoso, sendo observadas, no processo de envelhecimento, a diminuição do número de neurônios, a redução da intensidade dos reflexos e a restrição das respostas motoras. Com relação aos aspectos musculonervosos e à flacidez tissular, as principais metas são:

Metas
4. Prevenção da atrofia tecidual e muscular por desuso e restauração da força muscular facial
5. Redução da flacidez com condicionamento físico da musculatura facial

Dentre os recursos dermatofuncionais é possível utilizar a corrente de radiofrequência, um recurso bem empregado na atualidade para os casos de flacidez por diminuir a elasticidade da pele ao estimular a produção de colágeno[6]. Para o condicionamento físico, exercícios de cinesioterapia facial são muito utilizados para minimizar os efeitos da falta de uso da musculatura[10,11]. Nesse caso, cabem orientações acerca da realização de exercícios domiciliares para aumentar a efetividade da conduta fisioterapêutica empregada. Para finalizar, é importante o uso de máscaras faciais para hidratação. A execução das metas 4 e 5 têm relação direta com a flacidez, a presença de rugas e a redução da força muscular relatadas pela paciente e verificadas pelo fisioterapeuta.

A paciente também apresenta ptose palpebral e facial como um todo. Para amenizar o desconforto associado a esse quadro, busca-se alcançar as seguintes metas:

Metas
6. Redução da ptose palpebral
7. Aumento da mobilidade ocular
8. Manutenção da mímica facial
9. Promoção do bem-estar físico e emocional e da autoestima

Quanto à ptose palpebral, é necessário avaliar se essa condição está de fato associada à queixa de dificuldade de leitura apontada pela paciente ou se existe problema oftalmológico relacionado com o quadro. Nesse caso, recomenda-se o encaminhamento da paciente ao oftalmologista e ao cirurgião plástico.

Em fisioterapia dermatofuncional podem ser realizados exercícios para ampliar o campo visual e para manutenção da mímica facial de modo a melhorar o quadro de ptose facial. Essas intervenções irão contribuir diretamente para diminuição da dificuldade de leitura em decorrência da alteração do campo visual causada pela ptose palpebral.

O envelhecimento é um processo sociovital multifacetado e deve ser encarado como um fenômeno irreversível. É de suma importância ver a velhice não como finitude, mas como um momento do ciclo da vida que exige cuidados específicos e que pode e deve ser desfrutado com qualidade.

A principal abordagem contra os efeitos nocivos da radiação ultravioleta consiste na utilização de protetores solares, os quais são compostos por substâncias que absorvem e filtram a radiação ultravioleta, dispersam e refletem as radiações[12,13]. Existem dois tipos de protetores solares: os orgânicos e os inorgânicos. Os primeiros são absorvedores químicos e os últimos consistem em filtros bloqueadores físicos. Sua eficácia pode ser determinada por meio da obtenção do valor do fator de proteção solar (FPS)[13,14]. A paciente precisa fazer uso de FPS por se expor ao sol em seu trabalho[15,16].

Por fim, o envelhecimento é um processo multifatorial em que os aspectos sociais, a idade cronológica e os aspectos psicológicos estão inseridos em um contexto longitudinal e essa etapa da vida não se caracteriza apenas por alterações físicas, mas pela aquisição de saberes que podem ser utilizados em prol do indivíduo e da sociedade[17,18].

As outras queixas da paciente são estrias e fibroedemageloide (FEG)[3], equivocadamente conhecido como "celulite", mas que se trata de uma infiltração edematosa, não inflamatória, de causa multifatorial que acarreta desordem localizada, afetando o tecido dérmico e subcutâneo com alterações vasculares e lipodistróficas, bem como resposta esclerosante, o que dá origem ao aspecto macroscópico[19,20].

A partir do conceito de saúde como completo bem-estar físico, psíquico e social, e não apenas como ausência de doença, é possível compreender que o distúrbio estético representa uma ameaça à integridade emocional do indivíduo, resultante da alteração do esquema corporal e, consequentemente, da autoestima[21].

O FEG constitui um problema real, havendo a estimativa de que 80% a 90% das mulheres apresentem o quadro após a puberdade, o qual pode localizar-se em qualquer área do corpo que contenha tecido adiposo subcutâneo[22]. A incidência de FEG é maior em mulheres por terem duas vezes mais células adiposas que os homens, e elas tendem a desenvolvê-lo nas áreas de preferência do estrogênio, que são os glúteos e as coxas[3,24]. O envolvimento desse hormônio parece estar associado ao uso de contraceptivos, ao período gestacional e à puberdade[23].

Os anticoncepcionais contêm hormônios femininos que resultam em alterações nos adipócitos. Esses hormônios predispõem a retenção de líquido, bem como o acúmulo de gordura, o qual ocorre sempre que as taxas hormonais se elevam, servindo como uma reserva para uso posterior (por exemplo, na gravidez e na amamentação[24]).

Dietas alimentares e exercícios físicos podem influenciar a avaliação da evolução do FEG, mas os estudos não são conclusivos quanto a isso[6]. Sabe-se que uma alimentação desequilibrada, com elevado teor de gordura e carboidratos, aumenta o armazenamento de gordura e favorece o aparecimento do FEG[25].

A maioria das mulheres tem recorrido a métodos e técnicas da fisioterapia dermatofuncional na expectativa de obterem resultados para os problemas relacionados com a saúde e a estética, como é o caso do FEG. As metas do tratamento dessa patologia são:

Metas
10. Melhorar o quadro de fibroedemageloide
11. Cessar o quadro álgico
12. Reduzir o edema infiltrado

O FEG pode ser classificado de acordo com sua evolução[3]:

- **Grau I:** visível à compressão tecidual ou quando o paciente faz contração muscular voluntária.

- **Grau II:** visível à inspeção, sem a necessidade de compressão tecidual e/ou contração muscular voluntária– nesse grau, há alteração da sensibilidade.

- **Grau III:** bem visível à inspeção, sem a necessidade de compressão tecidual e/ou contração muscular voluntária. Há fibrose e macronódulos perceptíveis à palpação, e a sensibilidade dolorosa está aumentada, podendo apresentar déficit funcional e dor.

- **Grau IV:** fase mais grave – além das características do grau III, promove aderência aos tecidos mais profundos com muita dor e dificuldade de execução de atividades de longo período em posição ortostática.

A fisioterapia dermatofuncional atua nos casos de FEG por meio de recursos como eletrolipólise, ultrassom, massagem modeladora, drenagem linfática, ondas sônicas de baixa frequência, endermologia e radiofrequência, entre outros[21,27].

A eletrolipólise, utilizada no tratamento do FEG de grau III, promove um efeito circulatório e um estímulo à lipóilise[21,25]. O uso de ultrassom para tratamento do FEG está relacionado com seus efeitos fisiológicos, que incluem neovascularização, melhora da circulação e do edema e aumento da extensibilidade das fibras colágenas e da permeabilidade das membranas biológicas (principal fator para penetração de fármacos no tecido), bem como com a ação tixotrópica sobre os nódulos[15,19,25]. A fonoforese consiste na movimentação de princípios ativos para dentro dos tecidos, através da pele, sob a influência do ultrassom[9]. Os princípios ativos podem atuar na microcirculação e no tecido conjuntivo e ativar a permeabilidade da pele[19].

Para tratamento do FEG também pode ser empregada a endermologia, técnica baseada na sucção e mobilização tecidual por meio de rolos motorizados encontrados no cabeçote que produzem mobilização profunda da pele e da tela subcutânea (também conhecida como hipoderme, camada adiposa que fica abaixo da derme), incrementando assim a circulação sanguínea superficial. A técnica promove desfibrosamento profundo e progressivo dos tecidos, bem como afinamento da epiderme em virtude da regeneração proporcionada pela ação dos fibroblastos, suavizando o aspecto da pele[19].

A radiofrequência atua por conversão devido à radiação eletromagnética de comprimento de onda hectométrica que produz calor. Essa conversão é causada por fenômenos físicos, como o movimento iônico e o movimento das moléculas dipolares ou neutras[29].

A carboxiterapia consiste na administração do gás carbônico no tecido subcutâneo. Trata-se de um método seguro, masque pode apresentar efeitos colaterais, como dor durante o tratamento, sensação de parestesia no local da aplicação e pequenos hematomas decorrentes da punção da agulha[30], sendo importante que o fisioterapeuta que trabalhe com esse recurso tenha conhecimento teórico e prático em primeiros socorros. A laserterapia atua na dissolução de gorduras e na recanalização dos vasos linfáticos, melhorando a absorção dos líquidos acumulados que causam edema e agravam o aspecto das áreas afetadas[32].

Quanto às estrias, as metas do tratamento são:

Metas
13. Favorecer a diminuição da espessura das estrias
14. Melhorar o aspecto da pele (flacidez e força muscular)

As estrias constituem uma atrofia adquirida, de aspecto linear, sinuoso, a princípio avermelhada, depois esbranquiçada e abrilhantada (nacarada)[6]. A atrofia é seguida de pregueamento, diminuição da elasticidade e rarefação dos pelos. Em geral, apresenta como sintomas iniciais prurido local e pele levemente rosada[33].

Além das estrias, a paciente também apresenta flacidez. O sedentarismo resulta em flacidez muscular, o que compromete o retorno venoso, favorecendo a formação de edemas[24]. Qualquer fator que estimule a retenção de líquidos tende a agravar o FEG[6], e a inatividade física resulta em acúmulo de gordura pelo fato de não haver consumo energético celular, comprometendo o quadro de FEG e das estrias. Recomenda-se, também, o consumo de água (cerca de 2 litros por dia), bem como o uso de cremes específicos para FEG, dieta balanceada, práticas de atividades físicas regulares, não ingerir bebidas alcóolicas e não fumar[21].

A corrente galvânica com as técnicas de *eletrolifting* e pontuação pode ser usada para tratamento dermatofuncional das estrias. A aplicação é invasiva, porém superficial, sendo realizada através do estímulo de uma agulha que desencadeia um processo de reparação tecidual[19,25].

A estimulação elétrica provoca uma inflamação local sem nenhum efeito sistêmico. Alguns minutos após a aplicação, a lesão aparece como um quadro de hiperemia e edema com aumento da permeabilidade dos vasos. O espaço das estrias será preenchido por um exsudato inflamatório, iniciando o processo de epitelização e levando ao acúmulo de fibroblastos, à proliferação dos capilares e à recuperação da estria[19,25].

A endermologia consiste na utilização de equipamentos eletrônicos a vácuo com pressão negativa que são aplicados manualmente sobre a pele através de um cabeçote leve ou ventosa que executa a massagem de maneira sinérgica. Atua nos planos cutâneos e subcutâneos, ou seja, tecido conjuntivo, tecido adiposo e estruturas vasculares e linfáticas[33,34]. Podem ser realizados, também, laserterapia, *peelings* físicos e químicos corporais e carboxiterapia.

Como o FEG também pode ser decorrente de hipertrofia dos adipócitos, um incremento na circulação local irá promover o aumento do metabolismo lipídico, melhorando seu aspecto[33]. Outras metas podem ser incluídas:

Metas
15. Aumento da mobilidade para favorecer as atividades laborais
16. Melhora da autoestima

A fisioterapia dermatofuncional, com sua gama de recursos e técnicas, é eficaz no tratamento das rugas, do FEG e das estrias. A utilização das adequadas técnicas é importante para a reabilitação da paciente, a qual almeja melhorar o aspecto geral da pele com redução das rugas e das irregularidades, bem como o contorno, proporcionando melhor qualidade de vida e aumentando, consequentemente, sua autoestima, tornando as atividades de lazer e laborais mais prazerosas.

Referências

1. Hislop H, Montgomery J. Daniels e Worthingham: Prova de função muscular. 8. ed. São Paulo: Elsevier, 2008.
2. Kniestedt C, Stamper RL. Visual acuity and its measurement. Ophthalmol Clin North Am. 2003;16(2):155-70.
3. Guirro E, Guirro R. Fisioterapia Dermato-funcional. 3.ed. rev. e amp. São Paulo: Manole, 2004.
4. PortoCC, Porto AL. Exame Clínico. 8.ed. Rio de Janeiro: Guanabara Koogan, 2017.
5. Coelho EB. Mecanismos de formação de edemas. Medicina. Ribeirão Preto. Simpósio. Semiologia. 2004, jul./dez; 37:189-98.
6. Borges FS. Modalidades terapêuticas nas disfunções estéticas. 2. ed. São Paulo: Phorte, 2010.
7. Glogau RG. Aesthetic and anatomic Analysis of the aging skin. Semin Cutan Med Surg. 1996;15(3):134-8.
8. Fisher GJ, Kang S, Varani J et al. Mecanismos de fotoenvelhecimento e cronologia antiidade. Arch Dermatol. 2002;138:1462-70.

9. Carvalho A, Borda CC, Moreira DM, Pereira MAR, Mário RF, Zychar BC. Envelhecimento cutâneo induzido pelo tabagismo. Centro Universitário das Faculdades Metropolitanas Unidas (FMU). São Paulo, 2005.
10. Sabatovich O, Kede MPV. Dematologia Estética. São Paulo: Atheneu, 2004.
11. Queiroz GV, Pontes RB. Cinesioterapia facial no tratamento do processo do envelhecimento. Revista Pesquisa Saúde. 2009;1.
12. Criado PR, Melo JN, Oliveira ZNP. Fotoproteção tópica na infância e na adolescência. Jornal de Pediatria, Rio Janeiro. 2012;88(3):203-10.
13. Balogh TS et al. Proteção à radiação ultravioleta: recursos disponíveis na atualidade em fotoproteção. Anais Brasileiros de Dermatologia, São Paulo.2011;86(4):732-42.
14. Noronha MDM. Tendências mais recentes na fotoproteção. Dissertação (Mestrado em Ciências Farmacêuticas) – Escola de Ciências e Tecnologia da Saúde, Universidade Lusófona de Humanidades e Tecnologias, Lisboa, 2014.
15. Limoeiro BC. O corpo em foco: envelhecimento e diferenças de gênero na cidade do Rio de Janeiro. Revista Todavia. 2012, dez;3(5).
16. Dawalibi NW, Anacleto GMC, Witter C, Goulart RMM, Aquino RC. Envelhecimento e qualidade de vida: análise da produção científica da SciELO. Estudos de Psicologia. Campinas. 2013, jul-set;30(3):393-403.
17. Jardim VCFS, Medeiros BF, Brito AM. Um olhar sobre o processo do envelhecimento: a percepção de idosos sobre a velhice. Rev Bras Geriatr Gerontol. 2006;9(2).
18. Guerra ACLC, Caldas CP. Dificuldades e recompensas no processo de envelhecimento: a percepção do sujeito idoso. Ciência & Saúde Coletiva. 2010;15(6):2931-40.
19. Santos DBF. A influência da massagem modeladora no tratamento do fibroedema gelóide. Monografia de conclusão de pós-graduação de fisioterapia dermatofuncional. Manaus: Faculdade Avila; 2012.
20. Valls MGC et al. Análise dos efeitos da eletrolipólise no tratamento do fibroedema gelóide por meio da biofotogrametria computadorizada. Fisioterapia Brasil. São Paulo. 2012, jan/fev;13(1).
21. Machado GC et al. Análise dos efeitos do ultrassom terapêutico e da eletrolipoforese nas alterações decorrentes do fibroedemageloide. Fisioter Mov, Curitiba. 2011;24(3):471-9.
22. Matheus A. Caracterização do fibroedemageloide e respectivos tratamentos nos estudantes de fisioterapia. Instituto Politécnico de Lisboa, Lisboa.2014:1-59.
23. Sabatovich O, Kede MPV. Dematologiaestética. São Paulo: Atheneu, 2004.
24. Magalhães J. Envelhecimento cutâneo,afecções da pele senil e histologia do envelhecimento cutâneo. Revista Personalité, São Paulo.2008:98-103.
25. Mendonça RSC, Rodrigues GBO. As principais alterações dermatológicas em pacientes obesos. ABCD Arquivos Brasileiros de Cirurgiões. 2011, jan;24(1):68-73.
26. Meyer PF et al. Efeitos das ondas sônicas de baixa frequência no fibroedemageloide: estudo de caso. Rev Bras Terap e Saúde, Rio Grande do Norte. 2011:31-6.
27. Cardoso EA. Síndrome da celulite. Upto date. 2002, jul;7(45):48-9.
28. Low J, Reed ANN. Eletroterapia aplicada: princípios e prática. São Paulo: Manole, 2001.
29. Ronzio O, Meyer PF. Radiofrequência. In: Borges FS. Dermatofuncional: modalidades terapêuticas nas disfunções estéticas. 2. ed. São Paulo: Phorte, 2010.
30. Scorza F, Borges FS. Carboxiterapia: uma revisão. Revista Fisioterapia Ser. Bragança Paulista. 2008, out/dez;3(4):15-20. Disponível em: http://www.fisiobrasil.com.br. Acesso em: 30 mar 2012.
31. Agne JE. Eletroterapia: teoria e prática. 1. ed. Sanata Maria: Palotti,2004.
32. Ventura DB, Simões NP. O uso da corrente galvânica filtrada em estrias atróficas. Fisio Brasil, Espírito Santo. 2003, nov/dez; 62:21-5.
33. Evangelista MLA, Saraiva OER, Pontes RB. Análise comparatória do tratamento de estrias atróficas através da microcorrente galvânica em peles fototipos I, II, III ou IV. In: Encontro Cearense dos Acadêmicos de Fisioterapia, Fortaleza, 2007.
34. Bacelar V, Vieira MES. Importância da vacuoterapia no fibroedemageloide. Fisioterapia Brasil. 2006, nov/dez;7(6).

Hanseníase

CAPÍTULO 8

Shamyr Sulyvan de Castro
Renata Bessa Pontes

Observação: palavras e expressões listadas no Glossário do capítulo estão destacadas no texto com um asterisco.

APRESENTAÇÃO DO CASO CLÍNICO

Paciente do sexo feminino, 45 anos, casada, mãe de três filhos, balconista em uma lanchonete, notou uma mancha na pele da região do antebraço direito há 6 meses. Dois meses depois, observou alteração de sensibilidade no local e resolveu procurar atendimento em saúde. Recebeu diagnóstico de hanseníase na consulta médica e começou o tratamento com *poliquimioterapia**. Foi encaminhada para um centro de referência e 4 meses depois do diagnóstico conseguiu vaga para atendimento em fisioterapia.

Na admissão no serviço de fisioterapia, a paciente relatou que, além da mancha no antebraço direito, outras três foram encontradas: uma na coxa, uma na perna esquerda e a última nas costas, que o fisioterapeuta verificou estar localizada abaixo da escápula direita. A paciente relatou ainda ter sido remanejada de seu posto de trabalho por receio de contaminação dos colegas, empregadores e clientes. Ela agora está trabalhando no atendimento telefônico no setor de entregas da empresa, o que a deixa muito insatisfeita por não ter contato com o público/clientes. Reportou ainda estar com os cílios arranhando o olho direito, dor no pé esquerdo e dificuldade para caminhar por causa da dor. Além disso, tem sentido que os vizinhos estão evitando contato com ela por causa da doença.

A amplitude de movimento estava reduzida no tornozelo esquerdo (15 graus), como verificado pela goniometria. A avaliação neurológica simplificada foi utilizada, e o fisioterapeuta fez os seguintes registros: *triquíase** sem *ectrópio**, espessamento do nervo radial direito, presença de dor no nervo tibial posterior esquerdo, força muscular grau 3 no movimento de dorsiflexão do pé esquerdo, garra móvel e alteração de sensibilidade no pé esquerdo (*monofilamentos de Semmes-Weinstein** de 10g). A limitação de atividade física foi avaliada como moderada (45 pontos) pela *escala SALSA**. A *escala de participação** mostrou leve restrição (18 pontos). A aplicação do *WHOQOL** revelou comprometimento no domínio de relações sociais. A paciente verbalizou desejo de retornar a seu antigo posto de trabalho e de deixar de ser excluída do convívio social pelos vizinhos. A Figura 8.1 apresenta a evolução clínica temporal da paciente de maneira esquemática.

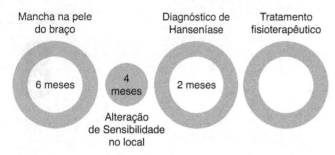

Figura 8.1 Linha do tempo da evolução clínica da paciente.

GLOSSÁRIO

Ectrópio: ausência de aposição da pálpebra com o bulbo ocular, prejudicando a produção de secreção ocular[4].

Escala de participação: usada no processo de triagem e avaliação das restrições à participação social percebidas por pessoas com hanseníase e outras condições estigmatizantes[6].

Escala SALSA: instrumento usado para medir limitação de atividade física e risco de sofrer lesão traumática em pessoas com hanseníase, diabetes e outras neuropatias periféricas[6].

Monofilamentos de Semmes-Weinstein: método de detecção e acompanhamento de neuropatias de baixo custo e fácil operacionalização[5].

Poliquimioterapia: tratamento medicamentoso constituído por rifampicina, dapsona e clofazimina, em administração associada, que atua principalmente no bloqueio da progressão da doença e na redução da carga bacteriana viável[1,2].

Triquíase: doença dos cílios, que normalmente são posicionados na lamela anterior da pálpebra. No caso de triquíase, os cílios perdem o direcionamento normal e tocam a superfície ocular[3].

WHOQOL: questionário produzido pela Organização Mundial da Saúde (OMS)usado para mensurar qualidade de vida[7].

Questões para discussão
1. Com base na condição de saúde da paciente, quais fatores contribuem para a limitação das atividades?
2. Quais as intervenções mais adequadas?
3. Quais possíveis complicações podem interferir na fisioterapia?
4. Quais precauções devem ser tomadas durante as intervenções propostas?
5. Qual o prognóstico da reabilitação fisioterápica?
6. Como os fatores contextuais podem influenciar os resultados esperados?

OBJETIVOS

- Reconhecer os padrões de alteração da funcionalidade nos indivíduos com hanseníase.
- Descrever um plano de tratamento fisioterapêutico adequado para pacientes com hanseníase.
- Estabelecer critérios para avaliar a resposta à intervenção durante as sessões de fisioterapia.
- Ter clareza quanto às possíveis reações adversas de medicamentos ou procedimentos a que são submetidos esses pacientes e identificar os reais impactos na fisioterapia.
- Descrever ferramentas de avaliação funcional confiáveis para reconhecer a efetividade da intervenção proposta em curto prazo.
- Apresentar estratégias de atuação interprofissional para os cuidados com o paciente.

AVALIAÇÃO E DIAGNÓSTICO DA FUNCIONALIDADE

A hanseníase é uma doença infectocontagiosa crônica causada por *Mycobacterim leprae*, bacilo que atinge a pele e os nervos periféricos. O principal sinal da doença são manchas hipocrômicas ou acastanhadas com diminuição da sensibilidade em várias partes do corpo[8]. A predileção do bacilo pelos nervos periféricos pode causar dor nessas estruturas, ocasionando episódios de neurite[1]. Além disso, são relatados com frequência espessamento de nervos, dor, dormência, anidrose, deficiência sensorial térmica, úlceras, deformidades, fraturas, osteoporose, comprometimentos dos órgãos sexuais, comprometimento do nervo óptico, perda da visão e lagoftalmo[9]. Outro elemento muito frequentemente relacionado com a hanseníase é o processo de estigmatização social sofrido por seus portadores[10] (Quadro 8.1).

Condição física

É importante que o fisioterapeuta proceda a uma avaliação detalhada e aprofundada da condição física da paciente. Nesse contexto, vários instrumentos podem ser usados. Assim, a escala SALSA é fortemente recomendada por ser instrumento de rápida aplicação e utilidade potencializada[6]. Além disso, convém realizar avaliação neurológica simplificada[1]. Como deformidades osteoarticulares também podem ocorrer nesses paciente[11], a avaliação da amplitude de movimento deve ser avaliada clinicamente.

Sensibilidade

A predileção do bacilo por determinados nervos pode ocasionar alterações de sensibilidade e percepção térmica[12]. Por isso, é estimulada a realização de testes de sensibilidade no processo de avaliação dos pacientes com hanseníase. Nesse contexto, o teste mais comumente realizado é o com os monofilamentos de náilon de Semmes-Weinstein, um teste barato e de fácil aplicação[13].

Funcionalidade

A funcionalidade do indivíduo com hanseníase apresenta-se prejudicada em aspectos específicos, como atividades de vida diária[14] ou deficiência[15]. Por isso, especial atenção deve ser dada ao processo de avaliação desses componentes. Outros instrumentos podem ser usados nesse processo, como a Classificação Internacional de Funcionalidade, Incapacidade e Saúde (CIF)[16] e o *World Health Organization Disability Schedule* (WHODAS)[17].

Participação social

O impacto da hanseníase na participação social da pessoa doente é bem documentado na literatura[18]. Por isso, instrumentos como a escala de participação podem ser uma boa opção para essa avaliação. Os reflexos da doença na participação social têm relação direta com o forte estigma social que as pessoas com hanseníase carregam[19].

Qualidade de vida

A qualidade de vida é outro campo direta ou indiretamente prejudicado pela hanseníase[20] e o WHOQOL-Bref pode ser um instrumento usado nesse momento da avaliação.

RECURSOS DIAGNÓSTICOS PROPOSTOS

Recurso	O que avalia?	Como avalia?
Escala SALSA[1]	Limitação de atividade física e risco de sofrer lesão traumática	Composto por 20 questões, divididas em domínios: mobilidade dos pés (cinco questões), autocuidado (três questões), trabalho (se teve dificuldades), trabalho/mãos (sete questões), trabalho com as mãos (cinco questões). Não foi publicada a validação dessa escala para uso no Brasil, mas o instrumento é indicado pelo Ministério da Saúde para avaliação de pacientes com hanseníase
Escala de participação[1]	Restrição na participação	Abrange oito dos nove componentes do domínio atividade e participação da CIF18, sendo composta por 18 questões com pontuação final de 0 a 12 (sem restrição significativa), 13 a 22 (leve restrição); 23 a 32 (restrição moderada), 33 a 52 (restrição grave), 53 a 90 pontos (restrição extrema)1. Não foi publicada a validação dessa escala para uso no Brasil, mas o instrumento é recomendado pelo Ministério da Saúde para avaliação de pacientes com hanseníase
Classificação Internacional de Funcionalidade, Incapacidade e Saúde (CIF)[21]	Funcionalidade	Um dos objetivos da CIF é oferecer uma linguagem padronizada e um modelo para descrição da saúde e dos estados relacionados com a saúde, possibilitando a comparação de dados referentes a essas condições entre países. Adota o modelo biopsicossocial como processo explicativo da funcionalidade, apresentando como elementos componentes desse processo "condição de saúde": "funções e estruturas do corpo", "atividades", "participação", "fatores ambientais" e "fatores pessoais"
World Health Organization Disability Assessment Schedule (WHODAS)[22]	Funcionalidade	Instrumento produzido conforme a concepção apresentada pela CIF. Sua versão mais longa tem 36 questões, divididas pelos seguintes domínios: cognição (seis questões), mobilidade (cinco questões), autocuidado (quatro questões), relações interpessoais (cinco questões), atividades de vida (oito questões) e participação (oito questões). Cada domínio gera um escore de 0 a 100, sendo 100 o pior. Também pode ser gerado um escore total
Avaliação neurológica simplificada[1]	Deformidades, dor, força muscular e sensibilidade	Avaliação proposta como padrão pelo Ministério da Saúde para avaliação de pacientes com hanseníase, é composta por blocos de avaliação de face, olhos e membros superiores e inferiores
World Health Organization Quality of Life (WHOQOL-Bref)[23,24]	Qualidade de vida	Versão reduzida do *Word Health Organization Qualityof Life Instrument 100* (WHOQOL-100), é composto de 26 questões, sendo duas delas gerais, de qualidade de vida, e 24 que representam cada uma das facetas que compõem o instrumento original, o WHOQOL-100. O instrumento é organizado em quatro domínios: capacidade física, bem-estar psicológico, relações sociais e meio ambiente. Gera escores de 0 a 100 por domínios e geral, sendo 100 o pior escore. Esse instrumento é validado para uso no Brasil
Teste de força muscular[25]	Força muscular	Método mais comum para aferição de força muscular, trata-se de uma estratégia barata e de fácil aplicação, embora possa ser menos específica que a dinamometria. A técnica varia segundo o grupo muscular avaliado e exige algum treinamento
Goniometria[26]	Amplitude de movimento	Medida de ângulos articulares usada para avaliação da flexibilidade ou amplitude de movimento articular. A técnica para quantificação da amplitude de movimento articular varia segunda a articulação e é medida comum na prática clínica

Quadro 8.1 Avaliação do caso clínico segundo a Classificação Internacional de Funcionalidade, Incapacidade e Saúde (CIF)

	Funções e estruturas do corpo	Limitações de atividades	Restrição na participação
Perspectiva do paciente	Manchas no braço, pernas e costas	Alteração no posto de trabalho	Isolamento dos colegas no trabalho
	"Cílios arranhando o olho"	Dificuldade para caminhar	Distanciamento dos vizinhos
	Dor no pé esquerdo		
Perspectiva do fisioterapeuta	Diminuição da amplitude de movimento no tornozelo esquerdo	Limitação de atividade física (escala SALSA)	Restrição de participação (escala de participação)
	Triquíase		Problemas com as relações sociais (WHOQOL)
	Espessamento do nervo radial direito		
	Dor no nervo tibial posterior direito		
	Diminuição da força muscular para dorsiflexão do pé esquerdo		
	Alteração de sensibilidade de pé esquerdo		
Fatores contextuais			
Pessoais			
• Sexo feminino			
• 45 anos			
• Três filhos			
• Balconista			
Ambientais			
• Em tratamento medicamentoso			
• Em tratamento fisioterapêutico			
• Comportamento de vizinhos e colegas de trabalho			

Fonte: baseado em tradução livre de esquema publicado em Rundell SD, Davenport TE, Wagner T. Physical Therapist Management of Acute and Chronic Low Back Pain Using the World Health Organization's International Classification of Functioning, Disability and Health. Phys Ther [Internet]. 2009 Jan 1;89(1):82–90. Available from: http://ptjournal.apta.org/cgi/doi/10.2522/ptj.20080113.

METAS E INTERVENÇÕES

Fisioterapia na pessoa com hanseníase

Em linhas gerais, serão traçadas as principais metas da fisioterapia oferecida à paciente com hanseníase, bem como as intervenções mais adequadas para alcançar os resultados desejados, de acordo com o caso clínico descrito.

Metas
1. Manutenção ou ganho de amplitude de movimento no tornozelo esquerdo
2. Ganho de força muscular no tornozelo e pé esquerdos

A amplitude de movimento normal deve ser objeto de intervenção fisioterapêutica no tratamento de pessoas com hanseníase. Diversas estratégias de tratamento podem ser usadas com essa intenção. A facilitação neuromuscular proprioceptiva (FNP) pode ser um recurso útil, uma vez que aparentemente essa técnica se mostra vantajosa para aquisição de amplitude de movimento, alongamento muscular e flexibilidade, quando comparada ao alongamento estáticopassivo[27].

Meta
3. Estímulo para melhora da sensibilidade no pé esquerdo

A falta de sensibilidade é muito importante para o paciente com hanseníase, pois pode favorecer o aparecimento de úlceras nas regiões afetadas[28]. Para o tratamento desse distúrbio, o fisioterapeuta pode lançar mão de estratégias, como exercícios de propriocepção para os pés com diferentes texturas e massoterapia na área afetada[29]. Cabe o fisioterapeuta escolher o melhor plano de tratamento para o paciente, sempre considerando seu estado de saúde, os recursos disponíveis e a aceitação do paciente.

Meta
4. Tratamento da triquíase

A triquíase merece atenção especial por causar abrasão ocular, úlceras e fibroses corneanas, podendo acarretar comprometimento visual[30]. Para o tratamento da triquíase, alguns procedimentos são recomendados, *laser* de argônio, que teve sua efetividade verificada[31]. Além disso, são citadas condutas diversas nem sempre adotadas pelos fisioterapeutas, como epilação mecânica, eletrólise com aparelho bipolar, eletrólise com aparelho de radiofrequência, crioterapia e cirurgia[3].

Meta
5. Analgesia do nervo tibial posterior direito

A dor é um dos sintomas relatados pelos pacientes com hanseníase[32], havendo relação direta entre sua intensidade e presença e a ocorrência de incapacidade[30]. Por isso, não deve ser desprezada pelo fisioterapeuta ao preparar seu plano de tratamento. Algumas técnicas têm sido positivamente associadas à redução da dor, como mobilização neural[33], uso de órteses, programas de exercícios concêntricos e excêntricos[34], crioterapia, ultrassom terapêutico, terapias manuais[35], estimulação elétrica nervosa transcutânea (TENS) e acupuntura[36], entre outras. O fisioterapeuta deve selecionar as estratégias de intervenção mais adequadas para cada paciente, sempre considerando a adaptação do paciente à técnica, assim como sua efetividade.

Em conjunto, as metas 1, 2, 3 e 5 contribuirão positivamente para o retorno à marcha normal da paciente.

Meta
6. Estímulo e supervisão da atividade física

A atividade física traz benefícios diretos ao estado de saúde[37] e à qualidade de vida[38], bem como aumento da força muscular[39], da marcha, das atividades e da participação[40]. Desse modo, deve ser estimulada a proposição de programas de atividade física individuais ou em coletividade, com ou sem supervisão, para pessoas com hanseníase. Além de trabalhar os elementos já citados, essa medida favorecerá a integração social da paciente.

Metas
7. Inserção social por meio de abordagem multiprofissional
8. Estímulo e supervisão para retorno ao posto de trabalho e interação com colegas de trabalho e vizinhos

Ainda é forte o estigma social enfrentado pelos pacientes com hanseníase. A equipe multiprofissional de saúde poderá contemplar adequadamente as necessidades de inserção social do paciente, promovendo a oportunidade de reinserção social.

O estigma social também prejudica o contato pessoal no trabalho e na vizinhança. Ações educativas são comuns[41] e de fácil execução. Estratégias como essas poderiam ser realizadas com equipe de trabalho e até mesmo com vizinhos, para que o processo de exclusão tenha seu impacto reduzido à medida que outras pessoas passem a compreender a condição de saúde da paciente.

Referências

1. Brasil. Ministério da Saúde. Secretaria de Vigilância em Saúde. Diretrizes para vigilância, atenção e eliminação da hanseníase como problema de saúde pública: manual técnico-operacional hanseníase, 2016.
2. Jambeiro JES, Barbosa Júnior AA, Reis MG, Guedes A, Cordeiro Neto AT. Avaliação da neurólise ulnar na neuropatia hansênica. Acta Ortopédica Bras. 2008;16:207-13.
3. Kormann RB, Moreira H. Eletrólise com radiofrequência no tratamento da triquíase. Arq Bras Oftalmol. 2007;70:276-80.
4. Schellini SA, Zimmermann GPM, Hoyama E, Padovani CR, Padovani CRP. Alterações da margem palpebral associadas ao ectrópio. Arq Bras Oftalmol. 2005;68:619-22.
5. Souza A et al. Avaliação da neuropatia periférica : correlação entre a sensibilidade cutânea dos pés, achados clínicos e eletroneuromiográficos. https://www.revistas.usp.br/actafisiatrica/article/view/102530/100824
6. Silva RSO, Serra SMFS, Gonçalves EGR, Silva AR. Hanseníase no município de Buriticupu, Estado do Maranhão, Brasil: estudo de incapacidades em indivíduos no pós-alta. Hansenol Int.2014;37:54-60.
7. Maciel MED, Oliveira FN. Qualidade de vida do profissional técnico de enfermagem : a realidade de um hospital filantrópico em Dourados-MS. Rev Psicol e Saúde. 2014;6:83-9.
8. Santos TMMG, Campelo CL, Costa IA, Rocha SS, Veloso LC. Hanseníase: implicações na sexualidade do portador. Hansenol Int.2010;35:27-32.
9. Eichelmann K, González González SE, Salas-Alanis JC,Ocampo-Candiani J. Leprosy,an update: definition, pathogenesis, classification, diagnosis, and treatment. Actas Dermo-Sifiliográficas (English Ed).2013:104;554-63.
10. Adhikari B, Kaehler N, Chapman RS, Raut S, Roche P. Factors affecting perceived stigma in leprosy affected persons in Western Nepal. PLoS Negl Trop Dis. 2014;8:e2940.
11. Pereira SVM, Bachion MM, Souza AGC, Vieira SMS. Avaliação da Hanseníase: relato de experiência de acadêmicos de enfermagem. Rev Bras Enferm. 2008:61:774-80.

12. Araújo MG. Hanseníase no Brasil. Rev Soc Bras Med Trop.2003;36:373-82.
13. Leite VMC, Lima JWO, Gonçalves HS. Neuropatia silenciosa em portadores de hanseníase na cidade de Fortaleza, Ceará, Brasil. Cad. Saúde Pública. 2011;27:659-65.
14. Kang K et al.Cognitive function and activities of daily living in people affected by leprosy: A cross-sectional, population-based, case-control study. Neurol India. 2016;64:656.
15. Van Brakel WH et al.Disability in people affected by leprosy: the role of impairment, activity, social participation, stigma and discrimination.Glob Health Action. 2012;5.
16. Van Brakel WH et al.Disability in people affected by leprosy: the role of impairment, activity, social participation, stigma and discrimination. Glob Health Action. 2012;5:18394.
17. Slim F, van Schie C, Keukenkamp R, Faber W, Nollet F. Effects of impairments on activities and participation in people affected by leprosy in The Netherlands. J Rehabil Med. 2010;42:536-43.
18. Monteiro LD et al. Limited activity and social participation after hospital discharge from leprosy treatment in a hyperendemic area in north Brazil. Rev Bras Epidemiol.2014;17:91-104.
19. Hofstraat K, van Brakel WH. Social stigma towards neglected tropical diseases: a systematic review. Int Health. 2016;8:i53-i70.
20. Mankar M, Joshi S, Velankar D, Mhatre R,Nalgundwar A. A comparative study of the quality of life, knowledge, attitude, and belief about leprosy disease among leprosy patients and community members in Shantivan Leprosy Rehabilitation Centre, Nere, Maharashtra, India. J Glob Infect Dis.2011;3:378.
21. Farias N, Buchalla CM. A classificação internacional de funcionalidade, incapacidade e saúde da organização mundial da saúde: conceitos, usos e perspectivas. Rev Bras Epidemiol. 2005;8:187-93.
22. Castro SS, Leite CF, Osterbrock C, Santos MT, Adery R. Avaliação de Saúde e Deficiência: Manual do WHO Disability Assessment Schedule (WHODAS 2.0). Universidade Federal do Triângulo Mineiro (UFTM), 2015.
23. Pereira RJ et al. Contribuição dos domínios físico, social, psicológico e ambiental para a qualidade de vida global de idosos. Rev Psiquiatr do Rio Grande do Sul. 2006;28:27-38.
24. Rocha NS, Fleck MPA. Validity of the Brazilian version of WHOQOL-Brefin depressed patients using Rasch modelling. Rev Saúde Pública. 2009;43:147-153.
25. Bohannon RW. Manual muscle testing: does it meet the standards of an adequate screening test? Clin Rehabil. 2005;19:662-7.
26. Timi JR, Belczak SQ, Futigami AY, Pradella FM. A anquilose tíbio-társica e sua importância na insuficiência venosa crônica. J Vasc Bras. 2009;8:214-8.
27. Diaz AF, Moro FL, Binotto JM, Fréz AR. Estudo comparativo preliminar entre os alongamentos proprioceptivo e estático passivo em pacientes com sequelas de hanseníase. Fisioter e Pesqui. 2008;15:339-44.
28. Gomes FG, Frade MAC, Foss NT. Úlceras cutâneas na hanseníase: perfil clínico-epidemiológico dos pacientes. An Bras Dermatol.2007;82:433-7.
29. Barros MFA, Mendes JC, Nascimento JA, Carvalho AGC. Impacto de intervenção fisioterapêutica na prevenção do pé diabético. Fisioter em Mov.2012;25:747-57.
30. Chaves AP, Gomes JAP, Freitas D. Alterações corneanas pós-tracoma não associadas a entrópio ou triquíase.Arq Bras Oftalmol. 2001;64:291-5.
31. Al-Bdour MD, Al-Till MI. Argon laser: a modality of treatment for trichiasis.Int J Biomed Sci.2007;3:56-9.
32. Pucci FH, Teófilo CR, Aragão SGA, Távora LGF. Pain in Hansen's disease patients. Rev Dor. 2011;12:15-8.
33. Véras LST, Vale RGS, Mello DB, Castro JAF, Dantas EHM. Avaliação da dor em portadores de hanseníase submetidos à mobilização neural. Fisiot e Pesq.2 011;18:31-6.
34. Kulig K et al.Non-operative management of posterior tibialis tendon dysfunction: design of a randomized clinical trial [NCT00279630]. BMC Musculoskelet Disord.2006;7:49.
35. Bowring B,Chockalingam N. Conservative treatment of tibialis posterior tendon dysfunction–A review.Foot. 2010;20:18-26.
36. Tavares JP et al. Fisioterapia no atendimento de pacientes com hanseníase: um estudo de revisão.Rev Amaz. 2013;1:37-43.
37. Warburton DER. Health benefits of physical activity: the evidence. Can Med Assoc J.2006;174:801-9.
38. Conn VS, Hafdahl AR, Brown LM. Meta-analysis of quality-of-life outcomes from physical activity interventions.Nurs Res.2009;58:175-83.
39. Leblanc A et al. Relationships between physical activity and muscular strength among healthy adults across the lifespan. Springerplus. 2015;4:557.
40. VanSwearingen JM, Perera S, Brach JS, Wert D,Studenski SA. Impact of exercise to improve gait efficiency on activity and participation in older adults with mobility limitations: a randomized controlled trial. Phys Ther. 2011;91:1740-51.
41. Moreira AJ, Naves JM, Fernandes LFRM, Castro SS, Walsh IAP. Ação educativa sobre hanseníase na população usuária das unidades básicas de saúde de Uberaba-MG. Saúde em Debate. 2014;38:234-43.

FISIOTERAPIA DO TRABALHO

SEÇÃO

III

Atendimento aos Sobreviventes de Grandes Queimaduras

CAPÍTULO 9

Luan dos Santos Mendes Costa
Gabrielle de Sousa Braga
Tatiana Ferreira de Oliveira
Ana Karoline Almeida da Silva
José Carlos Tatmatsu-Rocha

Observação: palavras e expressões listadas no Glossário do capítulo estão destacadas no texto com um asterisco.

APRESENTAÇÃO DO CASO CLÍNICO

Paciente do sexo feminino, 22 anos, hipertensa, natural de Fortaleza, reside com marido e filha de 2 anos de idade, desempregada, e o companheiro é vendedor autônomo. Há cerca de 3 meses foi encaminhada ao serviço especializado de um hospital de referência e admitida por *queimaduras de segundo grau profundas** e *terceiro grau** causadas por álcool enquanto preparava o almoço. As lesões acometeram as regiões da face (segundo grau superficial), mamas (segundo grau superficial), tórax (segundo grau profundo), abdome (segundo grau superficial), membro superior esquerdo (segundo grau profundo), mão esquerda (segundo grau profundo), braço direito (segundo grau profundo), ambas as coxas e a região glútea (segundo grau profundo).

A paciente foi internada na enfermaria, onde foi constatado que as queimaduras atingiram cerca de 60% a 70% de seu corpo, de acordo com o *cálculo de superfície corpórea queimada (SCQ)**. Nesse período, passou por diversos procedimentos de limpeza das áreas queimadas e banhos anestésicos. A paciente foi submetida a uma cirurgia de *enxerto homólogo**, sendo a *área doadora* a pele que envolve o grande dorsal (cerca de 70cm de pele com espessura de 1cm) e as *áreas receptoras*, as que envolvem quadríceps direito, região da virilha, glúteos e mamas. Após a cirurgia, a paciente encontrava-se *eupneica** e *normotensa* e relatava dor na área doadora, sendo administrados analgésicos, quando necessário. A paciente estava imobilizada nas regiões acometidas pelas queimaduras por conta do enfaixamento dos curativos. Após o quinto dia pós-enxertia, a paciente foi liberada para fisioterapia e pôde remover parcialmente os curativos para o banho (Figura 9.1).

Na avaliação fisioterapêutica foi utilizada a *escala visual analógica (EVA)** para mensuração da dor, e a paciente relatou dor de intensidade 8 na escala, que varia de 0 a 10, sendo considerada uma dor intensa. Ao avaliar a força muscular com o instrumento *Medical Research Council (MRC)**, constatou-se força grau 3 para flexão de braço esquerdo, quadril e membros inferiores (MMII), todas limitadas por conta do quadro álgico, em especial com a mudança de decúbito. Para flexão, extensão, adução e abdução de braço direito foi mensurado grau 4. Na avaliação da amplitude de movimento com *goniometria* foram constatados 69 graus para abdução do ombro esquerdo, 77 graus para extensão do braço esquerdo, sendo a paciente impossibilitada de realizar *oponência do polegar* e preensão da mão do lado mais acometido em virtude da dor.

Durante o processo, o fisioterapeuta observou que a paciente não conseguia realizar mudança da posição deitada para sentada em razão do período prolongado de imobilização e da dor ainda presente após algumas intervenções de enxertia (glúteos e coxas) ao longo do mesmo período. Contudo, quando de pé com o auxílio da equipe bilateralmente, a paciente conseguia permanecer por cerca de 8 minutos, mas com postura de flexão de tronco e joelhos por fraqueza muscular e encurtamento dos isquiotibiais (Quadro 9.1).

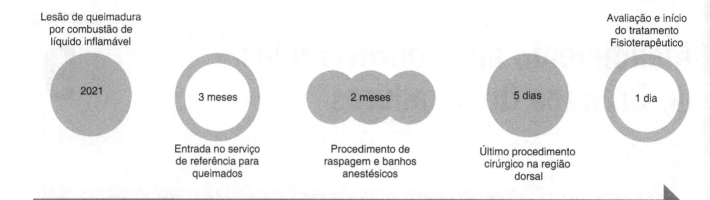

Figura 9.1 Linha do tempo da evolução clínica da paciente.

Na avaliação respiratória foi observada diminuição da expansibilidade torácica bilateralmente com *murmúrio vesicular**, sem *ruídos adventícios*. A paciente deambula com passos curtos e somente com o auxílio da equipe de fisioterapia do hospital. Todavia, na maioria das vezes recusa-se a participar do atendimento da fisioterapia por medo de sentir dor ao se movimentar. Ademais, notou-se restrição da flexibilidade no membro superior esquerdo. Apresenta, ainda, *labilidade emocional** – encontrando-se bastante chorosa – e relata preocupação com a filha que está distante (aos cuidados da avó materna em sua cidade natal, no interior do estado). Ao ser questionada pelo profissional, a paciente relatou não ter colocado nada nas lesões entre o período do acidente e a chegada do socorro, de acordo com as orientações recebidas anteriormente via televisão. Após o fim da anamnese, o fisioterapeuta optou por exercícios que favoreceriam o ganho de amplitude de movimento e força, treinos para mudanças de decúbito e técnicas de terapia manual, além do uso de recursos eletrotermofototerapêuticos, como LED com comprimento de onda de 660nm para cicatrização.

GLOSSÁRIO

Cálculo da superfície corporal queimada (SCQ): realizado por meio da regra dos 9, esse cálculo é amplamente utilizado para quantificar a área lesionada por queimaduras[1].

Enxerto homólogo: retirada de parte da pele do próprio paciente de local não afetado pelas queimaduras para procedimento de enxertia, geralmente das coxas e da região do dorso. O método é muito eficaz, uma vez que reduz significativamente o risco de rejeição[5].

Escala visual analógica (EVA): classificação utilizada para qualificar a autopercepção da intensidade da dor. A pontuação varia entre 0 e 10– quanto mais próximo de 10, maior o quadro de dor[3].

Eupneica: quadro clínico em que o paciente se encontra com padrão respiratório entre 12 e 18 ipm[2].

Labilidade emocional: condição caracterizada pela instabilidade do humor, que pode sofrer alterações de maneira desproporcional[8].

Medical Research Council (MRC): instrumento utilizado para mensuração da força no paciente crítico[7].

Murmúrio vesicular: som pulmonar normal oriundo da passagem do ar através de veias de pequeno calibre para outras de calibre maior[9].

Patient and Observer Scar Assessment Scale (POSAS): instrumento de avaliação que inclui os sintomas subjetivos de dor e coceira e expande os dados objetivos obtidos de outras escalas, sendo escalas, sendo composto por duas versões de escalas iguais e direcionadas para uso profissional e do próprio paciente[4].

Queimaduras de segundo grau profundas: semelhantes às queimaduras de terceiro grau, são caracterizadas pela destruição de parte da camada dérmica, também podendo haver comprometimento de terminações nervosas[6].

Queimaduras de terceiro grau: queimaduras indolores, não reepitelizantes, com destruição de camadas profundas e anexos da pele, como terminações nervosas e vasos sanguíneos e linfáticos[6].

Questões para discussão

1. Em que medida as repercussões hemodinâmicas das queimaduras podem interferir no processo de reabilitação do grande queimado?
2. Como o fisioterapeuta pode atuar na prevenção da formação de queloides e aderências?
3. Quanto à imobilização/enfaixamento do membro acometido por queimaduras de segundo e terceiro graus de grande extensão nas regiões dorsal e ventral da mão esquerda de um paciente tratado em Centro de Tratamento de Queimados, qual o posicionamento ideal do punho e dos artelhos de modo a evitar deformidades e otimizar a funcionalidade, pensando na cicatriz resultante?

OBJETIVOS

- Compreender as limitações funcionais dos grandes queimados.
- Definir estratégias de tratamento para sobreviventes de grandes queimaduras.
- Relacionar as complicações provenientes com a imobilização prolongada e a funcionalidade.
- Descrever instrumentos de avaliação utilizados na prática clínica diante de grandes queimados.
- Analisar o papel da equipe multiprofissional no processo de reabilitação funcional do grande queimado.
- Uso combinado de técnicas de terapia manual, exercícios terapêuticos e recursos eletrotermofototerapêuticos no processo de reabilitação funcional do grande queimado.

AVALIAÇÃO E DIAGNÓSTICO DA FUNCIONALIDADE

A paciente apresenta limitação de mobilidade, atrofia muscular nos MMII e nos glúteos e queimadura extensa na região glútea e nos MMII bilateralmente, além de quadro álgico exacerbado, fraqueza muscular generalizada e problemas psicológicos decorrentes do acidente. É completamente dependente funcional para realização de tarefas simples, como alimentar-se, o que tem impacto negativo em sua qualidade de vida.

Avaliação do caso clínico

A implementação de qualquer programa de tratamento exige a compreensão das demandas clínicas do paciente, bem como a avaliação de seu estado de saúde atual. A avaliação do paciente queimado deve ser realizada de maneira global com envolvimento de equipe multiprofissional, uma vez que o comprometimento ocasionado por uma lesão por queimadura, principalmente em se tratando do grande queimado, pode acarretar não somente perdas funcionais e estéticas, mas também afetar diretamente os aspectos sociocomportamentais do indivíduo[10].

Nesse contexto, a equipe multidisciplinar pode determinar um bom prognóstico para o processo de reabilitação dessa população. Os grandes queimados apresentam gasto energético elevado durante o processo de cicatrização tecidual e necessitam de um nutricionista que possa adequar a alimentação do paciente, o qual se encontra sob risco de quedas ou desmaios durante a marcha. Além disso, os sobreviventes de grandes queimaduras têm histórico depressivo e/ou de tentativas de suicídio, o que interfere em sua motivação para a continuidade do tratamento fisioterapêutico. Nesse caso, é imprescindível a presença de um psicólogo na equipe do Setor de Queimados.

De acordo com a Sociedade Brasileira de Queimaduras (SBQ), o tratamento fisioterapêutico precoce reduz a taxa de sequelas após a alta hospitalar e deve ser implementado desde a admissão do paciente até o acompanhamento ambulatorial[11,12]. Os principais objetivos do tratamento fisioterapêutico nessa população são o ganho ou a manutenção da amplitude de movimento (ADM) e da força muscular, a prevenção/redução do desenvolvimento de contraturas, o manejo das coceiras nas cicatrizes e da dor (quando presente), o estímulo à deambulação, a prevenção de deformidades e complicações, a formação mínima de cicatrizes, a redução do risco de infecção e o aprimoramento das capacidades pulmonar e cardiovascular[10,12].

Uma das principais preocupações do profissional fisioterapeuta está relacionada com a imobilização da região afetada, muitas vezes ocasionada pelo próprio indivíduo, que restringe a movimentação da região em virtude do receio de sentir dor. Quanto ao paciente grande queimado, não é incomum encontrar pacientes com comportamento claustrofóbico[10,12]. A restrição de movimentos pode ter vários impactos na recuperação do indivíduo, como acúmulo de edema na região afetada, dada a ausência da integridade vascular e capilar na região, rigidez e redução da mobilidade nas estruturas envolvidas, como músculos e tendões[12,13].

A avaliação deve ser rotineira, tendo em vista que cada paciente reage de maneira distinta ao tratamento proposto. A avaliação inicial, além de tornar possível conhecer o paciente e seu estado de saúde geral, norteará o profissional na escolha das melhores condutas e na definição das metas e prioridades do programa de tratamento. Dados relacionados com a história pregressa do paciente também devem ser coletados para saber se o paciente apresenta alguma limitação ou lesão preexistente que possa comprometer a efetividade do tratamento. Além disso, durante a anamnese, o histórico familiar também deve ser investigado a fim de prever possíveis complicações, em especial as relacionadas com a cicatrização e as comorbidades que o paciente possa apresentar[13-15].

As lesões podem ser caracterizadas, de acordo com sua extensão e profundidade, em de primeiro, segundo e terceiro grau. As queimaduras de primeiro grau acometem apenas a camada mais superficial da pele, a epiderme, que por ser uma estrutura desprovida de estruturas vasculares não apresenta sangramento, sendo possível observar apenas uma alteração eritematosa caracterizada por vermelhidão da região.

As queimaduras de segundo grau podem ser classificadas como superficiais e profundas[15,16]. As superficiais atingem as camadas superiores da derme destruição completa da epiderme e comprometimento leve a moderado da derme, enquanto as profundas são caracterizadas por comprometimento mais acentuado da região dérmica e lesão de terminações nervosas, folículos e glândulas sudoríparas. Esse tipo de queimadura geralmente se apresenta na cor avermelhada ou bronze, podendo atingir também a tonalidade esbranquiçada, de acordo com sua profundidade. As queimaduras de terceiro grau são definidas mediante observação de comprometimento de todas as camadas dérmicas, morte tecidual e necrose[17,18].

O percentual corporal atingido pode ser definido por meio da regra dos 9, que divide o corpo em nove partes anatômicas, cada uma correspondente a 9% da área corporal total (cabeça: 9%; pescoço: 1%; membro superior: 9%; membro inferior: 18%; regiões anterior e posterior do tronco: 18%), embora algumas escalas de classificação desse percentil de áreas afetadas variem ocasionalmente.

Apesar de não ser consensual, a avaliação do processo de cicatrização pode ser realizada mediante o uso de escalas, como a de Vancouver, que possibilita a coleta de dados importantes que facilitam a identificação das fases do processo e auxiliam a escolha da abordagem específica para cada uma delas. Sua utilização também torna possível a identificação de cicatrizes patológicas que possam causar complicações. De fácil aplicação e boa confiabilidade em razão da objetividade e clareza dos itens propostos, o instrumento contempla quatro domínios: coloração, flexibilidade, altura da cicatriz e vascularização. Sua pontuação varia de 0 a 13 – quanto menor, melhor é o aspecto da cicatriz[20].

Avaliação da dor

A dor, em toda sua complexidade, não se trata de um sintoma de fácil mensuração, visto só poder ser medida de maneira subjetiva. Sua avaliação envolve diversos aspectos além da intensidade, como característica e condições que a exacerbam ou aliviam, bem como seu impacto na qualidade de vida do indivíduo. A escala mais utilizada no contexto hospitalar para avaliação desse sintoma é a EVA em virtude da fácil aplicabilidade e do baixo custo. Durante a avaliação, também pode ser realizado o mapeamento de pontos-gatilhos.

Teste de força muscular

A partir da mensuração do grau de força muscular, o fisioterapeuta pode indicar os exercícios e a intensidade com que devem ser praticados. Dentre outros recursos, é possível utilizar a MRC, que varia de 0 a 5 (0: ausência de contração muscular à contração; 1: contração muscular palpável; 2: ausência de movimentos ativos contra gravidade; 3: contração fraca contra a gravidade; 4: movimento ativo contra gravidade e resistência; 5: força normal), ou o teste muscular manual (TMM), que tem como parâmetro a tabela de Oxford e é mensurado de 0 a 5 (0: nenhuma contração muscular; 1: traço de contração, sem produção de movimento; 2: contração fraca, produzindo movimento com a eliminação da gravidade; 3: movimento contra a gravidade, porém sem resistência adicional; 4: movimento contra resistência externa moderada e gravidade; 5: capacidade de superar resistência maior que o nível anterior). Além desses exemplos, outros recursos podem ser utilizados para mensurar a força de compressão, como o dinamômetro.

Avaliação da mobilidade

Se estiver enfaixado a ponto de não ser possível avaliar a profundidade das lesões, deve ser solicitado ao paciente que execute mobilização ativa voluntária a fim de analisar a rigidez das articulações e qual musculatura foi preservada, em especial nos casos de queimaduras de terceiro grau. Uma vez mensuradas as amplitudes de movimento articular e força muscular após o movimento ativo do paciente, se o fisioterapeuta puder acompanhá-lo no banho não anestésico, nesse momento, com as feridas expostas, ele poderá identificar locais com risco de perda de massa muscular e efetuar a mobilização passiva de modo seguro para que não haja rompimento dessas áreas de risco.

Avaliação respiratória

Na inspeção, devem ser avaliadas frequência respiratória, sendo normal de 12 a 18rpm, taquipneia (respiração > 20bpm) e bradipneia (respiração < 12bpm). Existem algumas alterações na frequência respiratória, como Kussmaul (respiração rápida e profunda), Cheyne-Stokes dispneia periódica (respiração profunda e apneia), Biot (atáxica), respirações rápidas e profundas com pausas.

No caso em questão, a expansibilidade torácica foi avaliada por meio da cirtometria no quarto espaço intercostal em inspiração máxima e em expiração máxima. Para avaliação da capacidade respiratória, pode ser realizado o teste da caminhada de 6 minutos, cujo principal objetivo é verificar a distância que a pessoa consegue caminhar durante 6 minutos sem pausas. Para avaliação das funções cardíaca e respiratória, a frequência cardíaca e a pressão arterial devem ser medidas antes e depois do teste. Além disso, deve ser levado em consideração o padrão respiratório do paciente, verificando se a respiração é apical ou basal[18].

Avaliação da funcionalidade

É fundamental que a funcionalidade e a integridade osteoarticular sejam avaliadas de maneira ativa pelo paciente quando estiver imobilizado por ataduras e gazes (o que corresponde à realidade no ambiente hospitalar). A avaliação passiva deve ser evitada sob risco de laceração e perda de massa muscular, nervosa e tendinosa residual após o evento que causou a queimadura. Nesse sentido, o ideal é que o fisioterapeuta acompanhe o banho anestésico do paciente para que possa identificar e avaliar as perdas musculares, ósseas e tendinosas decorrentes da queimadura e ao mesmo tempo traçar a melhor estratégia de imobilização do segmento corporal[19].

A avaliação funcional dessa população deve ser analisada a partir do instrumento *Burn Specific Health Scale – Brief-Br* (BSHS-B-Br), que avalia atividades de vida diária, independência funcional, qualidade de vida e aspectos psicossociais dos pacientes[20].

Avaliação da cicatrização

A escala de avaliação *Patient and Observer Scar Assessment Scale* (POSAS)* é um instrumento para análise das cicatrizes em portadores de queimaduras, a qual foi traduzida e adaptada para o Brasil em 2019 e avalia dor, espessura, rigidez e cor das cicatrizes[4].

RECURSOS DIAGNÓSTICOS PROPOSTOS

Recurso	O que avalia	Como avalia
Escala visual analógica (EVA)[3]	Intensidade da dor	Em uma escala de 0 a 10, é solicitado ao paciente que gradue o nível da sensação dolorosa avaliada, sendo 0 quando não refere dor e 10 a sensação intensa de dor
Medical Research Council (MRC)[21]	Força muscular	Varia de 0 a 5 (0: ausência de contração muscular a contração; 1: contração muscular palpável; 2: ausência de movimentos ativos contra gravidade; 3: contração fraca contra a gravidade; 4: movimento ativo contra gravidade e resistência; 5: força normal)
Teste muscular manual (TMM)	Força muscular	Mensura a força do segmento de 0 a 5 (0: não se percebe nenhuma contração muscular; 1: traço de contração, sem produção de movimento; 2: contração fraca, produzindo movimento com a eliminação da gravidade; 3: realiza movimento contra a gravidade, porém sem resistência adicional; 4: realiza movimento contra resistência externa moderada e gravidade; 5: é capaz de superar resistência maior que o nível anterior)
Recurso	O que avalia	Como avalia
WHODAS 2.0 (36 itens)[22]	Saúde e deficiência	O paciente deve responder ao questionário com 36 itens divididos em seis domínios gerais: Domínio 1: cognição, avaliando aspectos de compreensão e comunicação; Domínio 2: mobilidade, avaliando aspectos de movimentação e locomoção; Domínio 3: autocuidado, aspectos relacionados com a própria higiene, vestir-se, comer e permanecer sozinho; Domínio 4: relações interpessoais, onde são avaliadas interações com outras pessoas do convívio social; Domínio 5: atividades de vida, com atenção às suas responsabilidades domésticas, lazer, trabalho e escola; Domínio 6: participação, onde são avaliadas atividades comunitárias e na sociedade
Burn Specific Health Scale-Revised (BSHS-R)[20,23]	Autocuidado e participação	Composta por 31 itens, distribuídos em seis domínios: habilidades para funções simples, sensibilidade da pele, afeto e imagem corporal, tratamento, trabalho e relações interpessoais, com pontuação de 1 a 5 (a pontuação total varia entre 31 e 155– quanto maior a pontuação, pior o quadro clínico)
Cálculo de superfície corporal queimada (SCQ)[19,24]	Percentual da área queimada	Para cálculo da SCQ, utiliza-se a regra dos 9 e apresenta-se o resultado da soma em porcentagem (% de SCQ). Veja esquema na Figura 9.2
Observer Scar Assessment Scale (POSAS)[25]	Aspecto da cicatriz	Dividida em duas etapas: uma escala para pacientes e uma escala para observadores. Ambas contêm seis itens pontuados numericamente de 1 a 10, que compreendem a "pontuação total" da escala tanto para os pacientes como para o observador. A pontuação mais baixa é 1 e corresponde à situação normal da pele. A pontuação total de ambas as escalas pode ser calculada adicionando a pontuação de cada um dos seis itens e irá variar de 6 a 60
Escala de Vancouver[26]	Cicatrização	Abrange quatro domínios: coloração, flexibilidade, altura da cicatriz e vascularização. A pontuação varia de 0 a 13– quanto menor, melhor se encontra o aspecto da cicatriz.
Goniometria	Flexibilidade dos segmentos articulares	Instrumento mais utilizado para avaliação da ADM, é um método de baixo custo e fácil aplicação. Visa medir o ângulo formado no movimento articular através de duas réguas articuladas com demarcações de um círculo completo –0 a 360 graus– ou meio círculo – 0 a 180 graus

Quadro 9.1 Avaliação do caso clínico segundo a Classificação Internacional de Funcionalidade, Incapacidade e Saúde (CIF)

	Funções e estruturas do corpo	Limitações de atividades	Restrição na participação
Perspectiva do paciente	Cicatrizar a pele por completo	Não consegue sentar	Voltar para casa e para sua rotina de antes do acidente
	Diminuir a dor	Voltar a andar sem precisar de ajuda	
Perspectiva do fisioterapeuta	Diminuição da dor	Realizar sedestação, deambular sem auxílio	Ter condições de contribuir de maneira ativa no processo de reabilitação
	Ganho de amplitude de movimento		
	Ganho de força		
	Cicatrização	Evitar infecções e consequentemente diminuir o período de imobilização	
Fatores contextuais			
Pessoais			
• Sexo feminino			
• 22 anos			
• Esposa e mãe			
• Hipertensa			
• Desempregada			
Ambientais			
• Labilidade emocional			
• Necessita auxílio bilateral para deambular			
• Reside em uma grande capital brasileira com altos índices de desigualdade social			
• Equipe de profissionais de saúde (enfermeira, fisioterapeuta, psicóloga)			

Fonte: baseado em tradução livre de esquema publicado em Rundell SD, Davenport TE, Wagner T. Physical Therapist Management of Acute and Chronic Low Back Pain Using the World Health Organization's International Classification of Functioning, Disability and Health. Phys Ther [Internet]. 2009 Jan 1;89(1):82–90. Available from: http://ptjournal.apta.org/cgi/doi/10.2522/ptj.20080113.

METAS E INTERVENÇÕES

Metas
1. Redução da dor
2. Estímulo à independência dentro do que é possível na fase atual de cicatrização
3. Promoção de reparo tecidual e auxílio na recuperação do enxerto
4. Ganho de amplitude de movimento enquanto a pele não cicatriza totalmente (corrida contra o tempo)
5. Prevenção de deformidades

Os objetivos do tratamento fisioterapêutico no paciente queimado, em ambiente hospitalar, estão voltados para redução da dor, posicionamento adequado, prevenção da imobilidade osteoarticular, manutenção da força muscular e amplitude de movimento das regiões acometidas, bem como favorecimento do processo de cicatrização na prevenção de complicações e/ou aderências[18]. Nesse contexto, recomenda-se que condutas como sedestação no leito e deambulação sejam iniciadas de maneira precoce, sempre encorajando o paciente a se movimentar ativamente. Os exercícios devem ser diários, assim que o paciente apresentar condições de realizá-los. Em caso de pacientes sedados, devem ser realizados de maneira passiva[12,27]. Entretanto, nos casos de pacientes orientados e acordados, internados em Centro de Tratamento de Queimados, quando a região queimada estiver enfaixada, convém evitar a movimentação passiva, estimulando o exercício terapêutico de modo ativo, pois o enfaixamento, além de restringir alguns movimentos, impede o acesso visual ao segmento corporal para avaliação do risco de laceração de algum tendão ou tecido profundo.

Além disso, não é incomum a ocorrência de pequenos sangramentos durante a deambulação ou mesmo durante a cinesioterapia nas áreas em processo de cicatrização após queimaduras, o que pode prejudicar a adesão do paciente ao tratamento. Isso se explica pelo fato de a área que está cicatrizando passar por um processo de angiogênese, ou seja, a formação de novos vasos sanguíneos, e durante a cinesioterapia esses novos capilares poderão ser rompidos, o que deve ser considerado dentro do esperado no processo de reabilitação. Entretanto, esse fenômeno precisa ser explicado ao paciente logo nos primeiros atendimentos de fisioterapia para que ele se sinta seguro quanto à execução dos movimentos propostos. Um sinal de alerta deve ser a persistência ou o aumento do sangramento 30 a 40 minutos após a cinesioterapia.

As medidas terapêuticas adotadas devem ser bem definidas, com ênfase na proporção e na intensidade com que serão aplicadas. Convém evitar o excesso de atividades que demandem intenso esforço físico e que possam sobrecarregar demasiadamente estruturas ou órgãos, além de evitar a intensificação do processo de catabolismo presente nesses pacientes. O trabalho interdisciplinar com os membros da equipe multiprofissional, em destaque o alinhamento de condutas entre fisioterapeuta, médico e nutricionista, é imprescindível. Nos pacientes com indicação de procedimentos de enxerto, alguns cuidados devem ser tomados: após o procedimento está expressamente proibida a realização de exercícios de maneira passiva e ativa na área enxertada, durante 3 a 10 dias, até que seja confirmado o sucesso do procedimento[5,13,28,29].

Posicionamento

As limitações impostas pelo trauma e o tempo prolongado de permanência no leito estão intimamente ligadas ao surgimento de complicações e patologias secundárias, como o desenvolvimento de lesões por pressão, contraturas de tecidos moles e problemas respiratórios. Recomenda-se que o paciente seja orientado a se posicionar com a região acometida em extensão, salvo algumas exceções, como a região cervical, evitando o padrão flexor das articulações e favorecendo, assim, a orientação da direção de novas fibras colágenas que serão formadas durante o processo de cicatrização[17,29].

Entretanto, apesar dessas considerações, convém evitar a padronização de posicionamentos para imobilização de sobreviventes de queimaduras durante o processo de cicatrização. Alguns pontos devem ser considerados pelo terapeuta antes da imobilização ou do posicionamento do membro atingido pelas queimaduras, como atividade profissional antes do acidente, independência funcional para as atividades de vida diária, condições socioeconômicas e repercussões hemodinâmicas da imobilização, de modo a evitar sangramentos e promover a angiogênese.

Algumas sugestões (que não devem ser seguidas como regras) incluem: (a) acometimento do cotovelo: utilizar órtese (gesso ou outro material) de extensão; (b) ombros e axilas: manter ombros flexionados e abduzidos; (c) pescoço: posicionar o pescoço em extensão; e (d) elevação de membros para evitar edemas.

Função pulmonar

Uma das principais complicações relacionadas com as queimaduras no tórax é a restrição da mobilidade da caixa torácica, em razão das lesões e do processo álgico instalado e, muitas vezes, também favorecida pelo enfaixamento para fixação do curativo de oclusão. Essas complicações podem resultar em diminuição da capacidade pulmonar, principalmente da capacidade vital, sendo de suma importância a adoção de técnicas de expansão pulmonar para otimizar essas funções[17,30,31].

Força muscular

O paciente grande queimado passa por um processo contínuo de perda de massa muscular e consequente declínio expressivo de força. Nesse contexto, o fisioterapeuta não deve abrir mão dos exercícios cinesioterapêuticos com o objetivo de manter e adquirir força e função. Há evidências de que a aplicação de um programa de treinamento de resistência administrado aos pacientes 72 horas após lesão apresentou resultados promissores no desfecho da funcionalidade desses pacientes[17,29,32]. No caso clínico apresentado, a ideia de cinesioterapia vem de exercícios isométricos ativos/resistidos para manutenção da funcionalidade das regiões não afetadas e ativos/assistidos para aquisição de mobilidade e força das áreas acometidas.

Esse processo de declínio funcional pode ser mais intenso quando associado ao surgimento de outras complicações decorrentes do imobilismo. É papel do fisioterapeuta encorajar o paciente a se movimentar ativamente e prescrever as condutas que melhor se adaptem ao momento em que se encontra, sempre levando em consideração a capacidade funcional, a classificação da dor e do processo de cicatrização e os aspectos biopsicossociais[32,33].

Cicatrização

O profissional fisioterapeuta tem como uma de suas atribuições atuar no processo de regeneração tecidual com intuito de viabilizar o processo cicatricial mediante o favorecimento do processo, de modo a evitar o surgimento de complicações, como infecções e cicatrizes com imperfeições[16,34]. A realização de exercícios é imprescindível nesse processo, visto ser responsável por estimular a circulação e o metabolismo de substâncias com o consequente suprimento de oxigênio para a região afetada, em como o tensionamento do tecido, o que, além de estimular a produção de colágeno, promove o direcionamento dessa substância durante o processo de reestruturação[19]. Atualmente, dentre as novas terapias que visam à aceleração e à otimização do processo de cicatrização dessas lesões está a fotobiomodulação com o uso de LED de diferentes comprimentos de onda[35]. Para otimizar o processo de cicatrização da paciente, o ideal seria a aplicação do LED associado ao uso de liberação miofascial para evitar aderências na cicatriz, liberando toda a região cicatricial.

A dor é um aspecto relevante e que deve ser continuamente observado em pacientes vítimas de queimaduras. Em caso de paciente submetido a procedimento de enxertia de pele, uma das preocupações é o controle desse sintoma, principalmente quando se refere à área doadora, uma vez que em alguns casos essa área pode estar mais dolorosa que a própria lesão ou a área receptora do enxerto. Recursos como a fototerapia podem auxiliar o processo de acelera-

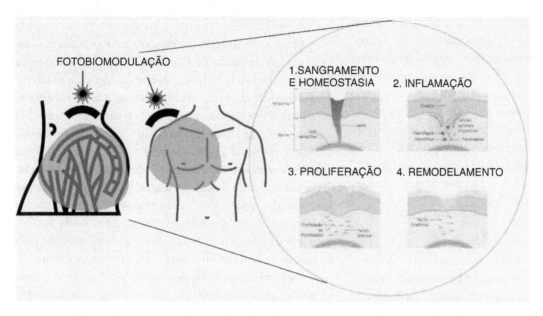

Figura 9.2 Esquematização das fases de aplicação da fotobiomodulação com LED. (Acervo do Núcleo de Pesquisas e Inovações Tecnológicas em Reabilitação Humana [INOVAFISIO], da Universidade Federal do Ceará [UFC]; adaptada parcialmente do banco de imagens do *software* Bio Render, 2021.)

ção da cicatrização. Ainda pouco disseminada, a utilização do LED, a depender do cumprimento de onda, promove ação anti-inflamatória e antibacteriana, sendo considerada uma potente aliada no processo de cicatrização de feridas (Figura 9.2).

Quanto à melhora do aspecto da cicatriz, ocorre dentro das condições esperadas. Recursos como a massoterapia podem ser empregados para promover a liberação ou a prevenção de aderências em virtude da flexibilidade alcançada pela técnica.

Agradecimentos

Este capítulo contou com o apoio da Fundação Cearense de Amparo à Pesquisa (FUNCAP), através da Bolsa de Transferência Tecnológica do processo SPU 07939902/2020 Chamada 02/2020 – Programa Pesquisa para o SUS/PPSUS-CE Funcap--SESADecit/SCTIE/MSCNPq Convênio 900394/2020.

Referências

1. Toy EC, Liu TH, Campbell AR. Casos clínicos em cirurgia. In: AMGH Editora, 2013.
2. Pazin-Filho A, Santos JC, Castro RBP, Bueno CDF, Schmidt A. Parada Cardiorrespiratória (PCR). Med (Ribeirao Preto Online) [Internet]. 30 dez 2003;36(2/4):163. Available from: http://www.revistas.usp.br/rmrp/article/view/543.
3. Costa ACSM, Santos DL, Silva JLN. Análise das variáveis dor e equilíbrio em pacientes admitidos em uma unidade de tratamento de queimados. Rev Bras Queimaduras [Internet]. 2017;16(1):18-22. Available from: http://www.rbqueimaduras.com.br/details/342/pt-BR/analise-das-variaveis-dor-e-equilibrio-em-pacientes-admitidos-em-uma-unidade-de-tratamento-de-queimados%0Ahttp://document/view/83ay8.
4. Lenzi L, Saboya G. The Patient and Observe Scar Assessment Scale (POSAS): tradução para língua portuguesa, adaptação cultural e validação [Internet]. 2018. Available from: https://ppg.cirtranslacional.sites.unifesp.br/images/Biblioteca-Virtual/Teses Mestrado/2018-03-mestrado-luiz-guilherme-saboya-lenzi.pdf.
5. Almeida JWF, Santos JN. Assistência de enfermagem em grupos de riscos a queimadura. Rev Bras Queimaduras [Internet]. 2013;12(2):71-6. Available from: filhttp://rbqueimaduras.org.br/details/149/pt-BR/assistencia-de-enfermagem-em-grupos-de-riscos-a-queimadura.
6. Brasil. Ministério da Saúde. Secretaria de Atenção à Saúde. Departamento de Atenção Especializada. Cartilha para tratamento de emergência das queimaduras / Ministério da Saúde, Sec retaria de Atenção à Saúde, Departamento de Atenção Especializada. – Brasília : Editora do Ministério da Saúde, 2012. 20 p.
7. Latronico N, Gosselink R. A guided approach to diagnose severe muscle weakness in the intensive care unit. Rev Bras Ter Intensiva [Internet]. 2015;27(3):199-201. Available from: http://www.gnresearch.org/doi/10.5935/0103-507X.20150036.
8. Laporte G, Leonardi D. Transtorno de estresse pós-traumático em pacientes com sequelas de queimaduras. Rev Bras Queimaduras [Internet]. 2010;9(3):105-14. Available from: http://xa.yimg.com/kq/groups/17888310/666576611/name/v9n3a06.pdf.
9. Carvalho VO, Souza GEC. O estetoscópio e os sons pulmonares: uma revisão da literatura. Rev Med [Internet]. 20 dez 2007;86(4):224. Available from: http://www.revistas.usp.br/revistadc/article/view/59201.
10. Çınar MA. The effect of early physiotherapy on biochemical parameters in major burn patients: a burn center's experience [Internet]. Turkish Journal of Trauma and Emergency Surgery. 2018. Available from: https://www.journalagent.com/travma/pdfs/UTD-05950-clinical_article-cinar.pdf.
11. Finotti CS, Civile VT. Abordagem fisioterapêutica precoce em pacientes críticos queimados. Rev Bras Queimaduras. 2012;11(2):85-8.
12. Porter C, Hardee JP, Herndon DN, Suman OE. The role of exercise in the rehabilitation of patients with severe burns. Exerc Sport Sci Rev [Internet]. jan 2015;43(1):34-40. Available from: https://journals.lww.com/00003677-201501000-00007.
13. Marques CMG, Dutra LR, Tibola J. Physiotherapeutic evaluation of burn wound healing: a literature review. Rev Bras Queimaduras. 2015;14(2):140-4.
14. Mudawarima T, Chiwaridzo M, Jelsma J, Grimmer K, Muchemwa FC. A systematic review protocol on the effectiveness of therapeutic exercises utilised by physiotherapists to improve function in patients with burns. Syst Rev [Internet]. 23 dez 2017;6(1):207. Available from: http://systematicreviewsjournal.biomedcentral.com/articles/10.1186/s13643-017-0592-6.
15. Yoshino Y, Ohtsuka M, Kawaguchi M, Sakai K, Hashimoto A, Hayashi M *et al*. The wound/burn guidelines – 6: Guide-

lines for the management of burns. J Dermatol [Internet]. set2016;43(9):989-1010. Available from: https://onlinelibrary.wiley.com/doi/10.1111/1346-8138.13288.

16. Figueiredo TB, Utsunomiya KF, Oliveira AMRR, Pires-Neto RC, Tanaka C. Mobilization practices for patients with burn injury in critical care. Burns [Internet]. mar2020;46(2):314-21. Available from: https://linkinghub.elsevier.com/retrieve/pii/S0305417919300580.

17. Torres ASC, Sousa CF, Barreto KL. Queimaduras, sequelas e tratamento fisioterapêutico: uma revisão de literatura. Rev Interfaces da Saúde. 2018;5(1):38-45.

18. Costa ACSM, Santos KA, Santos CRV. Intervenção fisioterapêutica no paciente queimado: uma abordagem pneumofuncional em estudo piloto. Rev Bras Queimaduras [Internet]. 2016;15(2):69-73. Available from: http://www.rbqueimaduras.com.br/summary/34%0Ahttp://document/view/8pjxt.

19. Fraga IB, Oliveira LT, Aver LE, Silva VG. Influência da cicatrização e amplitude de movimento na qualidade de vida de pacientes queimados em acompanhamento ambulatorial. Rev Bras Queimaduras [Internet]. 2018;17(2):1-7. Available from: http://www.rbqueimaduras.com.br/list-ahead-of-publication%0Ahttp://fi-admin.bvsalud.org/document/view/mcfkj.

20. Keigy L, Hagy C, Candido RG, Soler VM. Burn Specific Health Scale-Revised (BSHS-R) – aplicação em pessoas pós-queimaduras. Cuid Enferm 2020 [Internet]. 2020;14(1):61-8. Available from: http://www.webfipa.net/facfipa/ner/sumarios/cuidarte/2020v1/p.61-68.pdf.

21. Figueiredo TB. Caracterização da unidade de terapia intensiva dos queimados do Hospital das Clínicas de São Paulo sob a perspectiva fisioterapêutica [Internet]. [São Paulo]: Universidade de São Paulo; 2020. Available from: http://www.teses.usp.br/teses/disponiveis/5/5170/tde-12022020-121015/.

22. Silva C, Coleta I, Silva AG, Amaro A, Alvarelhao J, Queiros A et al. Adaptação e validação do WHODAS 2.0 em utentes com dor musculoesquelética. Rev Saúde Pública [Internet]. ago2013;47(4):752-8. Available from: http://www.scielo.br/scielo.php?script=sci_arttext&pid=S0034-89102013000400752&lng=pt&tlng=pt.

23. Piccolo MS, Gragnani A, Daher RP, Scanavino MT, Brito MJ, Ferreira LM. Validation of the Brazilian version of the Burn Specific Health Scale-Brief (BSHS-B-Br). Burns [Internet]. nov2015;41(7):1579-86. Available from: https://linkinghub.elsevier.com/retrieve/pii/S0305417915001278.

24. Cavalcante IS, Lopes MS, Mendes JPS, Techi LC, Lima DA, Oliveira JEN et al. Atendimento e manejo de pacientes queimados: Revisão integrativa. Res Soc Dev [Internet]. 11 jun 2021;10(7):e0210716308. Available from: https://rsdjournal.org/index.php/rsd/article/view/16308.

25. Magnani DM, Sassi FC, Vana LPM, Andrade CRF. Correlação entre escalas de avaliação da cicatrização e as alterações miofuncionais orofaciais em pacientes com queimaduras de cabeça e pescoço. CoDAS [Internet]. 2019;31(5). Available from: http://www.scielo.br/scielo.php?script=sci_arttext&pid=S2317-17822019000500301&tlng=pt.

26. Arantes PB, Ugolini Mugnol KC, Silva Santos VDN. A atuação da fisioterapia no tratamento de sequela de queimaduras por meio da indução percutânea de colágeno: estudo de caso. Rev PLURI [Internet]. 13 ago2020;1(3):149. Available from: http://revistapluri.cruzeirodosulvirtual.com.br/index.php/pluri/article/view/143.

27. Macêdo RC, Katherine P, Picanço PG, Lima GM. Fisioterapia em grande queimado : relato de caso em centro de tratamento de queimados na Amazônia brasileira. Rev Bras Queimaduras. 2015;14(4):285-9.

28. Costa ACSM, Coria GEM, Duarte LAM. Perfil funcional segundo a Classificação Internacional de Funcionalidade, Incapacidade e Saúde em pacientes queimados atendidos em hospital público. Rev Bras Queimaduras [Internet]. 2018;17(1):2-7. Available from: http://www.rbqueimaduras.com.br/details/410/pt-BR/perfil-funcional-segundo-a-classificacao-internacional-de-funcionalidade--incapacidade-e-saude-em-pacientes-queimados-atendidos-em-hospital-publico.

29. Serra MCVF, Sacramento AL, Costa LM, Ramos PB, Guimarães Junior L. Terapia nutricional no paciente queimado. Rev Bras Queimaduras. 2011;10(3):93-5.

30. Ferreira TCR, Carepa SS, Spinelli JL, Bastos JO, Costa LR. Evaluation of the mechanical respiratory in burned patients with occlusive dressing. Rev Bras Queimaduras. 2011;10(2):50-6.

31. Machado MGR, Orlandi LC. Bases da fisioterapia respiratória: terapia intensiva e reabilitação. Ed Guanabara Koogan; 2ª edição 2008.

32. Gittings PM, Wand BM, Hince DA, Grisbrook TL, Wood FM, Edgar DW. The efficacy of resistance training in addition to usual care for adults with acute burn injury: A randomised controlled trial. Burns [Internet]. fev2021;47(1):84-100. Available from: https://linkinghub.elsevier.com/retrieve/pii/S0305417920300085.

33. Santana C, Brito C, Costa A. Importância da fisioterapia na reabilitação do paciente queimado. Rev Bras Queimaduras [Internet]. 2012;11(4):240-5. Available from: http://rbqueimaduras.org.br/detalhe_artigo.asp?id=129.

34. Gomez M, Tushinski M, Jeschke MG. Impact of early inpatient rehabilitation on adult burn survivors' functional outcomes and resource utilization. J Burn Care Res [Internet]. 2017;38(1):e311-7. Available from: https://academic.oup.com/jbcr/article/38/1/e311-e317/4568943.

35. Neto JAF. Ação da fototerapia na cicatrização de queimaduras em pele: análise clínica e histológica [Internet]. Dissertação (Programa de Pós-Graduação em Odontologia [PPGO]) – Universidade Estadual da Paraíba. 2017. Available from: http://linkinghub.elsevier.com/retrieve/pii/S0167273817305726%0Ahttp://dx.doi.org/10.1038/s41467-017-01772-1%0Ahttp://www.ing.unitn.it/~luttero/laboratoriomateriali/RietveldRefinements.pdf%0Ahttp://www.intechopen.com/books/spectroscopic-analyses-developme.

CAPÍTULO 10

LER/DORT com Uso de Dispositivo de Tela

Rodrigo Fragoso de Andrade

Observação: palavras e expressões listadas no Glossário do capítulo estão destacadas no texto com um asterisco.

APRESENTAÇÃO DO CASO CLÍNICO

Paciente do sexo feminino, 37 anos, casada, mãe de dois filhos, com ensino médio completo, exerce a função de assistente administrativo no setor de almoxarifado em um hospital. Encontra-se na mesma função há 10 anos, cumprindo dois turnos de trabalho (manhã e tarde), totalizando 8 horas diárias com 1 hora de intervalo para refeição. É atribuição de sua função usar dispositivos de tela (computador do tipo *desktop* e *notebook*) para elaborar e atualizar planilhas de materiais presentes no almoxarifado, além do levantamento de preço para compra desses produtos. A constante demanda de serviço faz a funcionária optar por não realizar pausas para descanso, permanecendo na posição sentada a maior parte do turno de trabalho.

Por estar apresentando dores constantes nas regiões cervical e torácica alta da coluna vertebral, a funcionária procurou o serviço de medicina do trabalho da empresa onde atua. Ao ser avaliada pelo médico, a funcionária relatou início do sintoma doloroso há aproximadamente 2 anos com exacerbação nos últimos 2 meses e aumento das limitações na atividade laboral na última semana. Isso ocorreu porque outros colegas de sessão estavam afastados, com sintomatologia semelhante, o que gerou sobrecarga para sua função, além de cobrança excessiva de seus gestores para aumento da produtividade. Relatou ainda que a dor estava associada a sensação de fadiga muscular, que aumentava de intensidade no final do dia.

O médico em questão descartou qualquer alteração óssea ou pinçamento de raízes nervosas associado à sintomatologia apresentada, apoiando-se em exames de imagem específico e estabelecendo nexo causal dos sintomas com o aumento da demanda de trabalho e a postura adotada durante a execução de suas funções laborais. Em seguida, solicitou o afastamento da funcionária de suas atividades profissionais por 15 dias, encaminhando-a ao serviço de fisioterapia para tratamento de dores musculares associadas às *lesões por esforço repetitivo/distúrbios osteomusculares relacionados ao trabalho (LER/DORT)**.

Durante a anamnese, ao utilizar o *core set da CIF para LER/DORT**, o fisioterapeuta identificou que a paciente apresentava comprometimento de estruturas da região da cabeça, pescoço e tronco, além de dificuldade para realização de tarefas de autocuidado (pentear-se) e atividades domésticas (lavar louça e estender roupa), bem como apresentava dificuldade para dirigir, o que restringia os momentos de lazer em família.

Além disso, foram identificadas limitações para levantar objetos pesados, para realização de atividades laborais específicas de sua função, como leitura e digitação de planilhas e documentos, além de sono noturno não reparador, através do *Neck Disability Index (NDI)**.

No exame físico, o fisioterapeuta percebeu que ela apresentava cabeça anteriorizada, ombros protraídos, com o direito (lado do membro dominante) mais elevado que o esquerdo, além de aumento na cifose torácica. A dor na região do trapézio e em toda a musculatura da região interescapular foi avaliada através de um algômetro de pressão e quantificada como 6 pela *escala visual analógica (EVA)**.

Ao ser avaliada a flexibilidade muscular, a funcionária apresentou limitação para realizar inclinação lateral do pescoço (verificada a partir de um inclinômetro), mais acentuada para o lado direito, além de encurtamento de trapézio e peitorais maior e menor (Quadro 10.1).

Ao ser questionada sobre fatores fora do ambiente de trabalho que pudessem estar envolvidos com o aumento da dor, a paciente relatou ter de dividir a cama com o esposo e um dos filhos, o que contribui para a ausência de um sono reparador. Além disso, relatou sentir-se sobrecarregada com as atividades domésticas, uma vez que seria a principal responsável por elas.

Visando a uma avaliação mais completa da funcionária, o fisioterapeuta realizou uma avaliação de seu posto de trabalho através da *Checklist de Couto para avaliação das condições ergonômicas em postos de trabalho e ambientes informatizados (versão 2014)**, identificando inadequações na cadeira, na altura da mesa e no uso dos dispositivos de tela, as quais poderiam estar maximizando sua queixa funcional. A Figura 10.1 apresenta, de forma esquematizada, a evolução clínica temporal da paciente.

GLOSSÁRIO

Checklist de Couto para avaliação das condições ergonômicas em postos de trabalho e ambientes informatizados (versão 2014): instrumento utilizado para analisar as condições ambientais de trabalho (mobiliário, computador do tipo *desktop*, iluminação, temperatura, *notebook* e acessibilidade) em que o trabalhador executa suas atividades[5].

Core set da CIF para LER/DORT: instrumento elaborado a partir da seleção de domínios específicos da CIF para condições de saúde relacionadas com os distúrbios osteomusculares no contexto laboral[4].

Escala visual analógica (EVA): instrumento utilizado para mensurar a dor de maneira subjetiva,utilizasubjetiva, utiliza uma escala numérica graduada que varia das condições de sem nenhuma dor até a dor máxima suportada pelo paciente[3].

Lesão por esforço repetitivo/distúrbio osteomuscular relacionado ao trabalho (LER/DORT): essas expressões designam condições clínicas causadas pela utilização excessiva do sistema musculoesquelético, as quais acometem trabalhadores expostos a condições de trabalhoinadequadastrabalho inadequadas. Os sintomas costumam ter início insidioso e podem expressar-se por meio de dor, parestesias, sensação de peso e fadiga[1].

Neck Disability Index (NDI): instrumento que avalia o grau de comprometimento de atividades cotidianas em virtude da presença de dor na região cervical[2].

Questões para discussão
1. Com base na condição de saúde da paciente, quais fatores intrínsecos e extrínsecos ao ambiente de trabalho contribuem para alterações de funcionalidade dessa paciente?
2. Quais possíveis alterações ergonômicas poderiam estar presentes no ambiente de trabalho?
3. Quais as intervenções mais adequadas?
4. Como os fatores contextuais podem influenciar os resultados esperados?

OBJETIVOS

- Identificar as alterações ergonômicas no posto de trabalho que possam estar relacionadas com a queixa álgica da funcionária e quais os principais grupos musculares que estão sendo sobrecarregados durante a execução das atividades laborais.

- Descrever um plano de ação fisioterapêutico que contemple:
  - Principais recursos a serem utilizados no tratamento das alterações estruturais e funcionais do trabalhador.
  - Orientações ergonômicas para estruturação de um ambiente de trabalho informatizado adaptado ao trabalhador, com especificidade para o uso de computadores do tipo *desktop* e *notebooks*.
  - Ações voltadas para prevenção de LER/DORT têm decorrência da execução de atividades em ambientes informatizados.

- Reconhecer a importância dos fatores ambientais extrínsecos ao ambiente de trabalho para a maximização das queixas álgicas oriundas das LER/DORT.

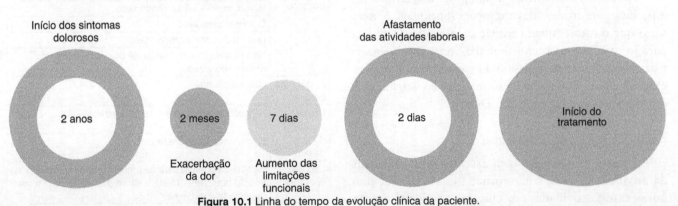

Figura 10.1 Linha do tempo da evolução clínica da paciente.

AVALIAÇÃO E DIAGNÓSTICO DA FUNCIONALIDADE

Partindo dos dados coletados na anamnese e com o objetivo de quantificar a dor e verificar o acometimento das estruturas físicas e da função corporal associados à queixa principal da funcionária, o fisioterapeuta utilizou inicialmente a EVA para avaliar a dor. Por meio da inspeção, identificou a presença de alterações posturais, possivelmente decorrentes das posições assumidas durante a jornada de trabalho. Durante a palpação, verificou a presença de pontos-gatilho no ventre das fibras superiores do trapézio e romboides maior e menor. A avaliação da dor foi completada pela quantificação do limiar doloroso por pressão por meio de um algômetro digital[6].

Para analisar a movimentação cervical foi utilizado um inclinômetro[7], através do qual foi percebido que a paciente apresentava restrição de movimentos da região cervical nos planos frontal (flexão lateral) e sagital (flexão e extensão). Em virtude da dor e da sensação de fadiga muscular que a paciente apresentava no momento da avaliação, o fisioterapeuta optou por não realizar testes de força.

Para avaliação da incapacidade, o terapeuta utilizou os instrumentos NDI[2], que tornou possível identificar que por causa das dores no pescoço a funcionária apresentava dificuldade no sono e em algumas atividades, como levantar objetos pesados, ler documentos, em como em atividades específicas de sua função, como digitação e conferência de planilhas e documentos.

Para uma avaliação de funcionalidade mais ampla, o fisioterapeuta decidiu utilizar o core set da CIF específico para LER/DORT[4]. Esse instrumento tornou possível verificar que a sintomatologia álgica dificultava a realização de tarefas domésticas (varrer a casa, lavar louça, estender roupa), o autocuidado (como pentear os cabelos) e a condução de veículos motorizados, o que restringia os momentos de recreação e de lazer da família.

AVALIAÇÃO ERGONÔMICA DO POSTO DE TRABALHO INFORMATIZADO

Antes do planejamento de um programa terapêutico específico para manejo das alterações funcionais, é necessário que o fisioterapeuta realize uma avaliação in loco para identificar os aspectos organizacionais, ambientais e físicos do ambiente de trabalho. Em seguida, cabe verificar a influência desses fatores na sobrecarga do sistema musculoesquelético e na gênese das DORT.

Aspectos organizacionais

Fatores relacionados com aspectos organizacionais da atividade laboral, como jornada diária de trabalho, horas extras, atividades específicas, quantidade e duração das pausas e cobrança excessiva por produtividade, podem contribuir para a sobrecarga musculoesquelética. Essa sobrecarga pode dificultar o descanso apropriado dos tecidos moles (músculos, tendões e cápsulas), predispondo microlesões que podem acarretar lesões teciduais crônicas e a perda de função da estrutura afetada.

Durante a visita, a funcionária informou que sua jornada diária de trabalho era de 8 horas com 1 hora de repouso. No entanto, em razão do afastamento dos colegas, ela tem permanecido diariamente em atividade no ambiente de trabalho por mais 2 horas extras, o que está a deixa fisicamente sobrecarregada. Além do aumento da demanda de serviço, também aumentaram as cobranças de produtividade por parte do gerente do setor, o que provocava tensão muscular, irritabilidade, dores de cabeça e diminuição da concentração, tornando o trabalho bastante estressante. A funcionária informou não ter o hábito de fazer pausas durante o turno de trabalho por preferir adiantar o serviço mesmo com a orientação da empresa para que as pausas fossem utilizadas como um período de descanso.

Aspectos ambientais

O ambiente de trabalho exerce grande influência no surgimento das doenças ocupacionais. Fatores como iluminação, temperatura, características físicas do mobiliário e layout do posto de trabalho podem influenciar negativamente a execução das tarefas e contribuir para o surgimento das LER/DORT. Para avaliação dos aspectos ambientais do local de trabalho, o fisioterapeuta utilizou o checklist de Couto específico para ambientes informatizados (versão 2014)[5]. Nessa avaliação foram observadas algumas condições que poderiam predispor o quadro de LER/DORT:

Item avaliado	Principais achados
Cadeira	Altura do assento não regulável
	Apoio dorsal não fornece apoio firme
	Não giratória
	Sem braços
	Sem a presença de rodízios nos pés
Mesa de trabalho	Altura não apropriada
	Borda anterior não arredondada
	Cor não adequada
	Dimensões não apropriadas
	Não possibilita a mudança de posicionamento do monitor de vídeo
Apoio para os pés	Não apresenta
Monitor de vídeo do tipo desktop	Não está localizado em frente ao trabalhador
	Não apresenta altura regulável
Uso de notebook	Não há disponibilidade de um suporte para elevar a tela do equipamento até a altura dos olhos nem o uso de teclado e mouse externos

Aspectos biomecânicos

As posturas adotadas durante a jornada de trabalho e as atividades específicas inerentes a cada função podem contribuir para a sobrecarga muscular em algumas regiões do corpo e aumentar o risco de lesões musculotendíneas agudas e/ou crônicas.

Ao avaliar as atividades executadas durante o dia de trabalho, o fisioterapeuta observou que a paciente precisava de muita concentração para analisar documentos, como notas fiscais, orçamentos para licitações e controle de materiais, e em seguida transcrevê-los para planilhas no computador. Em virtude de algumas condições ergonômicas desfavoráveis em seu ambiente de trabalho, a funcionária assumia a postura estática de cifose torácica, com ombros elevados e levemente abduzidos, além de retificação da lordose lombar, o que causava desconforto na musculatura da coluna vertebral. Além disso, a necessidade constante de alimentar as planilhas no computador exigia movimentos repetitivos de flexão e extensão da cervical, associados à rotação de tronco, além de extensão de punho durante a digitação.

RECURSOS DIAGNÓSTICOS PROPOSTOS

Recurso	O que avalia?	Como avalia?
Escala visual analógica (EVA)[3]	Dor	Escala numérica autoaplicável, unidimensional, utilizada para estimar a intensidade da dor nas últimas 24 horas. Utiliza uma escala contínua composta por uma linha horizontal ou vertical, geralmente com 10cm de comprimento, que apresenta em suas extremidades descritores como "nenhuma dor" (escore 0) e "pior dor que eu poderia sentir" (escore 10). Além desses dois escores, a partir da marcação na escala a dor também pode ser assim classificada: 1 a 4: dor leve; 5 a 7: dor moderada; 8 a 9: dor severa

Recurso	O que avalia?	Como avalia?
Algômetro[8]	Limiar de dor musculoesquelética	Avalia a mínima quantidade de pressão para produzir a dor induzida por um instrumento de pressão (algômetro). Para a realização do teste, posiciona-se o instrumento perpendicularmente à superfície da região que se pretende avaliar e em seguida aplica-se uma pressão que varia entre 0,05 e 20N/s. A compressão tecidual deve ser lenta e cessar quando o indivíduo refere sentir dor
Inclinômetro[7]	Mobilidade cervical	Instrumento que pode ser utilizado para avaliar a amplitude de movimento (ADM) de flexão, extensão e inclinação lateral direita e esquerda da região cervical. Para avaliação da inclinação lateral direita e esquerda, o inclinômetro deve ser posicionado acima do osso nasal, no nível da glabela, e fixado à cabeça com uma cinta de velcro. Em seguida, orienta-se para que seja realizada inclinação lateral, respeitando os limites dolorosos. Para avaliação da flexão e extensão, o instrumento deve ser posicionado na região temporal do crânio, logo acima do lobo da orelha, e o indivíduo deve ser encorajado a realizar flexão e extensão da cervical, sem movimentos compensatórios de inclinação do tronco e movimentação dos ombros
Neck Disability Index (NDI)[2,9]	Função cervical	Instrumento traduzido e validado para o português (Brasil), avalia o quanto a função cervical poderia estar acometida em função da dor. Analisa a função cervical a partir de 10 questões que envolvem: intensidade da dor, cuidado pessoal, levantamento de objetos, leitura, dores de cabeça, concentração, trabalho, dirigir automóveis, sono e recreação. O escore obtido varia de zero (sem incapacidade) a 50 (incapacidade total)
Checklist de Couto específico para ambientes informatizados, versão 2014[5]*	Ergonomia de posto de trabalho	Constituído por 103 questões que abordam aspectos do mobiliário, computador e seus acessórios, bem como o ambiente no qual a função é executada. Para cada pergunta, o trabalhador é solicitado a responder sim ou não e a partir daí se obtém um escore. A interpretação dos dados deve ser feita a cada aspecto avaliado e também no somatório total de escores, podendo a condição ergonômica ser caracterizada como péssima, ruim, razoável, boa ou excelente
Core set específico para LER/DORT[4]	Funcionalidade, incapacidade e saúde	Compreende um conjunto de 104 categorias pertencentes aos domínios funções e estruturas do corpo, atividade e participação e fatores ambientais com base na Classificação Internacional de Funcionalidade, Incapacidade e Saúde (CIF)

* Conforme orientações do próprio autor, é limitado o uso dessa ferramenta para diagnosticar o risco de lesão ou estabelecer nexo causal entre distúrbio ou lesão e o trabalho. Assim, caracteriza-se como uma ferramenta que oferece ao fisioterapeuta uma visão geral das condições de trabalho do funcionário.

Quadro 10.1 Avaliação do caso clínico segundo a Classificação Internacional de Funcionalidade, Incapacidade e Saúde (CIF)

	Funções e estruturas do corpo	Limitações de atividades	Restrição na participação
Perspectiva do paciente	Dificuldade na movimentação do pescoço e elevação dos ombros	Digitação e conferência de planilhas e documentos	Lazer em família
	Fadiga muscular	Autocuidado: pentear os cabelos	
	Dor	Domésticas: lavar louça e estender roupa	
	Funções do sono	Dirigir automóveis	
Perspectiva do fisioterapeuta	Estruturas da região da cabeça e pescoço e do tronco	Autocuidado: pentear os cabelos	Vida comunitária e recreação e lazer
	Dor	Levantamento de objetos pesados	
	Funções do sono	Atividades laborais: leitura e digitação de planilhas e documentos	
		Conduzir veículos motorizados	
		Vida doméstica: lavar louça e estender roupa	
Fatores contextuais			
Pessoais			
• Sexo feminino			
• Casada			
• Dois filhos			
• 37 anos de idade			
• Ensino médio completo			
• Auxiliar administrativa			
Ambientais			
• Produtos e tecnologias para uso pessoal e no trabalho			
• Atitudes individuais de pessoas em posição de autoridade			

Fonte: baseado em tradução livre de esquema publicado em Rundell SD, Davenport TE, Wagner T. Physical Therapist Management of Acute and Chronic Low Back Pain Using the World Health Organization's International Classification of Functioning, Disability and Health. Phys Ther [Internet]. 2009 Jan 1;89(1):82-90. Available from: http://ptjournal.apta.org/cgi/doi/10.2522/ptj.20080113.

METAS E INTERVENÇÕES

Para um tratamento adequado às necessidades da paciente, o fisioterapeuta elencou metas a serem alcançadas no que se refere às suas condições físicas e funcionais, assim como metas visando à adequação das condições ergonômicas do posto de trabalho às características antropométricas da funcionária.

Metas
1. Reduzir o quadro álgico
2. Diminuir a incapacidade funcional
3. Aumentar a amplitude de movimento articular

A fisioterapia dispõe de uma série de recursos físicos, mecânicos e manuais envolvidos na melhoria das condições funcionais de um indivíduo durante o manejo de alterações musculoesqueléticas agudas ou crônicas. A dor revela-se como a sintomatologia mais presente nos casos de LER/DORT, causando restrição de movimento no segmento corporal acometido e estando muitas vezes diretamente associada à incapacidade funcional (laboral e doméstica), podendo ainda causar restrição de movimento articular.

A terapia manual tem apresentado importantes resultados no tratamento da dor cervical aguda e crônica, sendo utilizada de maneira isolada ou em associação a outros recursos. Em recente revisão sistemática da literatura com metanálise, Gross e cols. (2015)[10] verificaram que a manipulação cervical apresenta bons resultados na diminuição da dor e aumento da capacidade funcional em pacientes com dor crônica no pescoço. Quando em associação a outros agentes físicos, como eletroterapia[11], termoterapia superficial e profunda[12], a terapia manual promove aumento na amplitude de movimento articular, além da diminuição do quadro álgico e melhora dos níveis funcionais.

A eletroestimulação nervosa transcutânea (*Transcutaneous Electrical Nerve Stimulation* [TENS]), associada a exercícios, tem demonstrado diminuir a incapacidade e a dor e melhorar a força muscular em indivíduos com dor cervical crônica[13]. A laserterapia tem sido associada à diminuição da liberação tecidual de fatores algogênicos e ao aumento da microcirculação local, promovendo assim aumento do grau do movimento articular e melhora dos índices funcionais a partir da diminuição da dor[7].

Com a redução do quadro álgico, a funcionária conseguirá realizar suas atividades domésticas, laborais, de autocuidado, comunitárias e de lazer, antes limitadas pela dor, além da possibilidade de ter um sono reparador. Além disso, a paciente poderá retomar a atividade de dirigir seu automóvel. Durante o tratamento, reavaliações constantes devem ser realizadas para verificar se o tratamento proposto está surtindo o efeito desejado. Caso contrário, é necessário que o plano terapêutico seja revisto e adaptado às condições atuais da paciente.

Metas
4. Aumentar a flexibilidade muscular
5. Correção postural

Uma vez tenham sido descartadas alterações estruturais, o aumento da flexibilidade muscular associado ao ganho de força pode ser indicado para reeducação postural, diminuindo assim a inclinação lateral do pescoço que a funcionária apresentava. Exercícios de alongamento, fortalecimento e conscientização postural, com base no método RPG, têm apresentado importantes resultados na correção postural[14]. Da mesma maneira, técnicas manuais, como massagem, mobilização e liberação miofascial, são capazes de promover a diminuição da cifose e o aumento dos índices de força dos músculos extensores do tronco[15].

Metas
6. Adaptar o posto de trabalho ao trabalhador
7. Prevenir o surgimento de novos sintomas relacionados a LER/DORT

Propostas de adequações ergonômicas no ambiente de trabalho são importantes para favorecer a realização das atividades laborais. Aspectos ambientais, como temperatura, iluminação e ruídos, podem prejudicar a concentração do indivíduo, forçando-o a gastar mais tempo para executar determinada tarefa. A manutenção da postura por longo período de tempo, a adoção de posturas inadequadas, assim como a sobrecarga em músculos e tendões provocada por movimentos repetitivos durante a jornada de trabalho, são fatores que contribuem para o desenvolvimento de LER/DORT[16]. Tomando como referência os achados obtidos pela aplicação do *checklist* de Couto específico para ambientes informatizados, o fisioterapeuta poderia propor as seguintes intervenções no local de trabalho[17,18]:

- **Cadeira:** deve ser revestida por material que possibilite a transpiração e com rodízios resistentes para impedir movimentos involuntários; no entanto, a resistência não deve chegar ao ponto de o funcionário ter de fazer força para se deslocar. Deve apresentar assento com ajuste de altura para favorecer o apoio das mãos na mesa de trabalho, mantendo-as em linha quase que paralela ao chão, e com angulação regulável para permitir mudanças de postura e a melhor adaptação do trabalhador ao longo do expediente (Figura 10.2). Deve apresentar encosto com ajuste de altura e deslocamento anteroposterior para permitir a mudança de posição ao longo do tempo, além de apoio para os braços para favorecer 90 a 120 graus de flexão, mantendo os ombros relaxados.

- **Apoio para os pés:** indicado para os casos em que, após regulagem da altura da cadeira, o funcionário não consegue apoiar os pés completamente no chão. Deve ter altura regulável para favorecer a manutenção da postura em 90 graus de dorsiflexão do tornozelo, mantendo o joelho na mesma altura do quadril.

- **Monitor de vídeo:** deve apresentar altura e inclinação reguláveis para evitar flexão ou extensão excessiva

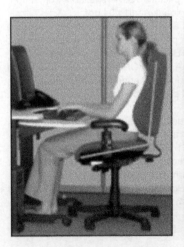 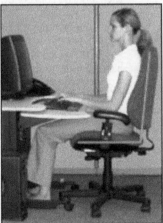 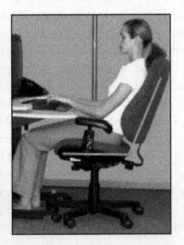

Figura 10.2 Variações de postura assumidas a partir da inclinação do assento que causam mudança nas zonas de pressão na região glútea, promovendo melhor acomodação do funcionário durante a jornada de trabalho. **A.** Postura declinada; **B.** Postura neutra; **C.** Postura reclinada. (Occupational Safety and Health Administration/Good Working Positions: https://www.osha.gov/SLTC/etools/computerworkstations/positions.html[18].)

da cervical, além de estar posicionado em frente ao funcionário.

- **Mesa de trabalho:** deve ser confeccionada em material que dificulte a reflexão da luz, devendo apresentar ainda tamanho adequado para utilização do computador (CPU e monitor), teclado e *mouse* e possibilitar a leitura/conferência de documentos.

- **Uso de computador do tipo *desktop*:** a tela deve ser confeccionada de material não reflexivo, que possibilite ajuste de brilho, e deve estar posicionada à distância de um braço do corpo do trabalhador e à altura suficiente para que a parte superior da tela esteja na linha dos olhos.

- **Uso de *notebooks*:** o dispositivo deve estar em cima de um suporte que permita o ajuste da tela às características antropométricas do trabalhador (mesmas recomendações para o uso de computadores do tipo *desktop*), além de teclado e *mouse* independentes.

Além das alterações nas características físicas do posto de trabalho, o fisioterapeuta sugeriu mudanças atitudinais da funcionária ao longo de sua jornada de trabalho. Pausas de 15 minutos a cada 2 horas de trabalho em ambiente informatizado devem ser encorajadas[19] para evitar longos períodos na posição sentada. Mudanças de postura devem ser realizadas com o objetivo de favorecer o descanso das estruturas musculares e tendíneas superutilizadas durante as tarefas, diminuindo o risco de sintomas musculoesqueléticos[20]. Em conjunto, essas ações favorecem a absorção de catabólitos provenientes do metabolismo muscular, diminuindo assim a sensação de fadiga.

Além disso, a prática de exercícios de alongamento e fortalecimento muscular por meio da ginástica laboral, no próprio local de trabalho, tem sido associada ao aumento da sensação de bem-estar e prevenção de LER/DORT, ao alívio das dores corporais, ao aumento da qualidade de vida e da produtividade e à redução dos acidentes de trabalho e do absenteísmo[21,22]. Para a obtenção desses benefícios não é necessário muito tempo, sendo recomendados à funcionária 15 minutos de exercícios para o aumento da flexibilidade muscular e da amplitude de movimento articular[23]. Da mesma maneira, a realização de exercícios fora do local de trabalho deve ser encorajada. Atividades físicas que envolvam alongamento muscular, caminhada e exercícios aeróbicos de baixa intensidade aumentam a satisfação do trabalhador e melhoram o estilo de vida e o estado de saúde mental[24]. Assim, a partir das correções posturais no ambiente de trabalho e a prática de ginástica laboral, as atividades inerentes à função da trabalhadora, como digitação e conferência de documentos, levantamento e transporte de pequenas cargas, poderão ser realizadas sem dor.

Além disso, cabe ressaltar que, quando planejadas e implementadas, as metas e intervenções aqui apresentadas irão contribuir para que a paciente retorne à normalidade no que diz respeito à utilização de transporte público, assim como nas relações familiares.

Propostas de exercícios de alongamento podem ser encontradas ao acessar o QR Code abaixo (Gomes e cols., 2020[25]).

Referências

1. Brasil. Ministério da Saúde. Secretaria de Vigilância em Saúde. Departamento de Vigilância em Saúde Ambiental e Saúde do Trabalhador. Dor relacionada ao trabalho : lesões por esforços repetitivos (LER) : distúrbios osteomusculares relacionados ao trabalho (Dort) / Ministério da Saúde, Secretaria de Vigilância em Saúde, Departamento de Vigilância em Saúde Ambiental e Saúde do Trabalhador. – Brasília : Editora do Ministério da Saúde, 2012. 68 p.
2. Vernon H. The Neck Disability Index: State-of-the-Art, 1991-2008. J Manipulative Physiol Ther. 2008;31(7):491-502.
3. Hawker GA, Mian S, Kendzerska T, French M. Measures of adult pain: Visual Analog Scale for Pain (VAS Pain), Numeric Rating Scale for Pain (NRS Pain), McGill Pain Questionnaire (MPQ), Short-Form McGill Pain Questionnaire (SF-MPQ), Chronic Pain Grade Scale (CPGS), Short Form-36 Bodily Pain Scale (SF-36 BPS). Arthritis Care Res. 2011;63(suppl. 11):240-52.
4. Lima MAG, Neves RF, Tironi MOS, Nascimento AMDN, Magalhães FB. Avaliação da funcionalidade dos trabalhadores com LER/DORT : a construção do Core Evaluation of the functionality of workers with Repetitive Strain Injury (RSI)/Work-related musculoskeletal disorders (MSDs): the construction of the ICF Core Set fo. Acta Fisiatr [Internet]. 2008;15(4):229–35. Available from: http://www.actafisiatrica.org.br/detalhe_artigo.asp?id=126#.
5. Couto H, Sanábio E, Antonio RL, Batista H. *Checklist* para avaliação das condições ergonômicas em postos de trabalho e ambientes informatizados (Versão 2014) [Internet]. Assessoria e Consultoria em Saúde Ocupacional. 2014. Available from: http://www.ergoltda.com.br/downloads/Abril14/04.pdf.
6. Morelli J, Rebelatto J. A eficácia da terapia manual em indivíduos cefaleicos portadores e nãoportadores de degeneração cervical: Análise de seis casos. Rev Bras Fisioter. 2007;11(4):325-9.
7. Alayat MSM, Mohamed AA, Helal OF, Khaled OA. Efficacy of high-intensity laser therapy in the treatment of chronic neck pain: a randomized double-blind placebo-control trial. Lasers Med Sci. 2016;31(4):687-94.
8. Ylinen J. Pressure algometry. Aust J Physiother [Internet]. 2007;53(3):207. Available from: http://www.sciencedirect.com/science/article/pii/S0004951407700326.
9. Cook C, Richardson JK, Braga L, Menezes A, Soler X, Kume P et al. Cross-Cultural Adaptation and Validation of the Brazilian Portuguese Version of the Neck Disability Index and Neck Pain and Disability Scale. 2006;31(14):1621-7.
10. Gross A, Langevin P, Sj B, Ms B, Empey B, Dugas E et al. Manipulation and mobilisation for neck pain contrasted against an

inactive control or another active treatment (Review). Cochrane Database Syst Rev. 2015; (9):CD004249.

11. Escortell-Mayor E, Riesgo-Fuertes R, Garrido-Elustondo S, Asúnsolo-del Barco A, Díaz-Pulido B, Blanco-Díaz M et al. Primary care randomized clinical trial: Manual therapy effectiveness in comparison with TENS in patients with neck pain. Man Ther. 2011;16(1):66-73.

12. Dusunceli Y, Ozturk C, Atamaz F, Hepguler S, Durmaz B. Efficacy of neck stabilization exercises for neck pain: A randomized controlled study. J Rehabil Med. 2009;41(8):626-31.

13. Chiu TTW, Hui-Chan CWY, Chein G. A randomized clinical trial of TENS and exercise for patients with chronic neck pain. Clin Rehabil. 2005;19(8):850-60.

14. Comerlato T, Scanegatta S, Rosset D. Efeitos do método de Reeducação Postural Global (RPG) no tratamento da cifose de Scheuermann. Rev FisiSenectus [Internet]. 2013;1:10-9. Available from: http://bell.unochapeco.edu.br/revistas/index.php/fisisenectus/article/view/1746.

15. Kamali F, Shirazi SA, Ebrahimi S, Mirshamsi M, Ghanbari A. Comparison of manual therapy and exercise therapy for postural hyperkyphosis: A randomized clinical trial. Physiother Theory Pract [Internet]. 2016;32(2):92-7. Available from: http://www.tandfonline.com/doi/full/10.3109/09593985.2015.1110739

16. Ferreira VMV, Shimano SGN, Fonseca MCR. Fisioterapia na avaliação e prevenção de riscos ergonômicos em trabalhadores de um setor financeiro. Fisioter e Pesqui [Internet]. 2009;16(3):239-45. Available from: http://apps.webofknowledge.com/full_record.do?product=UA&search_mode=Refine&qid=35&SID=1AV1qYQrl4erlruqJXb&page=1&doc=2&cacheurlFromRightClick=no.

17. Brasil. Ministério do Trabalho e Previdência Social. Norma Regulamentadora 17 [Internet]. 2015. Available from: https://www.gov.br/trabalho-e-previdencia/pt-br/composicao/orgaos-especificos/secretaria-de-trabalho/inspecao/seguranca-e-saude-no-trabalho/ctpp-nrs/norma-regulamentadora-no-17-nr-17

18. Administration OS and H. Good Working Positions. United States Department of Labor [Internet]. 2017. p. https://www.osha.gov/etools/computer-workstations/positions.

19. Gomes V. Ergonomia : postura correta de trabalho. Rev Bras Gestão e Eng. 2010; (2):17-29.

20. Klussmann A, Gebhardt H, Liebers F, Rieger MA. Musculoskeletal symptoms of the upper extremities and the neck: a cross-sectional study on prevalence and symptom-predicting factors at visual display terminal (VDT) workstations. BMC Musculoskelet Disord [Internet]. 2008;9(1):96. Available from: http://www.biomedcentral.com/1471-2474/9/96.

21. Oliveira JRG. A importância da ginástica laboral na prevenção de doenças ocupacionais. Rev Educ Física. 2007;139(1):101-9.

22. Ramirez HZ. Atuação da fisioterapia preventiva, por meio da implantação da cinesioterapia laboral e da intervenção ergonômica, no setor de fechamento (costura) em indústria de colchões. Rev Inst Ciênc Saúde. 2005;23(2):93-104.

23. Martins CO, Duarte MFS. Efeitos da ginástica laboral em servidores da Reitoria da UFSC. Rev Bras Ciências e Mov. 2000;8(4):7-13.

24. Ohta M, Takigami C, Ikeda M. Effect of lifestyle modification on worker's job satisfaction through the collaborative utilization of community-based health promotion program. Int Congr Ser. 2006;1294:123-6.

25. Gomes EMO, Cruz EDN, Almeida JKC, Gomes JED, Paiva KA et al. Manual de ergonomia para uso de dispositivos de tela em home office.Collares PM, Andrade RF[Orgs.]. Departamentode Fisioterapia:Fortaleza. 2020;22:isbn 978-65-00-06476-6.

CAPÍTULO 11

LER/DORT em Ambiente Hospitalar: Setor de Limpeza e Desinfecção

Rodrigo Fragoso de Andrade

Observação: palavras e expressões listadas no Glossário do capítulo estão destacadas no texto com um asterisco.

APRESENTAÇÃO DO CASO CLÍNICO

Paciente do sexo masculino, 40 anos, casado, pai de quatro filhos, com ensino médio completo, integra a equipe responsável pela limpeza e desinfecção de um hospital. Encontra-se nessa mesma função há 15 anos, cumprindo um turno de trabalho (manhã) de 6 horas diárias com 20 minutos de intervalo para lanche. São atribuições de sua função: limpeza de pisos dos corredores e janelas, além de desinfecção e reposição de materiais, como papel higiênico, papel-toalha e sabonete líquido nos banheiros. É responsável pela limpeza de um andar do hospital com oito quartos e banheiros privativos.

Em sua atividade, utiliza um carrinho de limpeza para armazenamento dos produtos e transporte de um balde de 50 litros com espremedor. Para o acionamento manual do espremedor é necessário realizar flexão anterior do tronco em virtude da altura incompatível do carrinho em relação à do trabalhador. A grande demanda de serviço leva o funcionário a optar por não realizar pausas para descanso durante o turno de trabalho.

Por estar apresentando dores constantes na região lombar (lado direito), as quais dificultavam a realização de suas atividades laborais, o funcionário procurou o médico do trabalho da empresa onde atua. Ao ser avaliado, relatou início do sintoma doloroso há aproximadamente 5 anos com períodos de remissão do quadro álgico. No entanto, no último ano os sintomas dolorosos apareceram com mais frequência, exacerbando-se nos últimos 2 meses com aumento das limitações funcionais no último mês. O funcionário relatou ainda que a dor está associada à sensação de queimação restrita à região lombar direita e que aumenta de intensidade no final do dia.

O médico em questão, apoiado em exames de imagem específicos, descartou a presença de doença óssea degenerativa na coluna vertebral, assim como pinçamento de raízes nervosas, associada à sintomatologia apresentada. Foi realizado nexo causal do acometimento com as atividades laborais executadas pelo funcionário, o qual foi encaminhando em seguida ao serviço de fisioterapia da empresa com a requisição de tratamento das dores musculares e limitações nas atividades laborais associadas às *lesões por esforço repetitivo/distúrbios osteomusculares relacionados com o trabalho (LER/DORT)**.

Durante a consulta fisioterapêutica, o funcionário relatou como queixa principal as dores na região lombar direita, descritas como fortes e fatigantes no *questionário de dor McGill**, que atrapalhavam a flexão do tronco, o agachamento e o transporte dos materiais de limpeza. A partir da utilização do *core set* da CIF para LER/DORT*, o fisioterapeuta identificou que o paciente estava apresentando acometimento em estruturas do tronco e comprometimento das funções do sono, além de dificuldade para utilização de transporte público, o que estava restringindo os momentos de lazer em família (viagens) e com amigos (prática de pesca esportiva nos finais de semana) (Quadro 11.1).

Além disso, o paciente relatou dificuldade na realização das atividades domésticas (varrer a casa) e laborais, uma vez que não estava conseguindo permanecer longos períodos na mesma posição (em pé ou sentado) e evitava flexionar o tronco para a frente ou agachar-se, o que estava dificultava a limpeza do chão e a desinfecção dos vasos sanitários. Informou ainda necessitar usar o corrimão para subir escadas, bem como reduzir a velocidade da marcha. Esses dados foram confirmados mediante a utilização do *questionário de incapacidade de Roland Morris**.

Durante a inspeção, o fisioterapeuta percebeu que o paciente apresentava marcha claudicante com velocidade reduzida, além de postura antálgica com retificação da lordose lombar. À palpação, apresentava dor na região do músculo quadrado lombar direito e em toda a musculatura da região paravertebral lombar. Por meio do *teste de Shöber modificado**, foi verificada a diminuição da mobilidade das vértebras da coluna lombar, ao passo que a redução da flexibilidade muscular da região lombar associada à região posterior da coxa, em ambos os membros inferiores, foi confirmada pelo *teste de sentar-alcançar**. Ao ser questionado sobre os fatores fora do ambiente de trabalho que poderiam estar envolvidos com o aumento da dor, o paciente relatou não conseguir um sono reparador, uma vez que precisava dormir em uma rede e, além disso, para chegar em casa precisava subir dois andares de escada, cada um com 10 degraus.

Além da avaliação física, o fisioterapeuta visitou seu local de trabalho para analisar as principais posturas adotadas e os materiais utilizados durante a execução das atividades, identificando inadequações ergonômicas que poderiam estar ocasionando e/ou maximizando a queixa funcional e impactando negativamente o desempenho no trabalho. A Figura 11.1 apresenta a evolução clínica temporal do paciente de maneira esquemática.

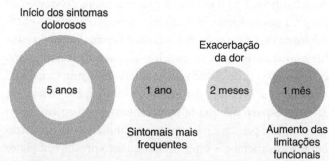

Figura 11.1 Linha do tempo da evolução clínica do paciente.

GLOSSÁRIO

***Core set* da CIF para LER/DORT:** instrumento elaborado a partir da CIF que analisa as limitações funcionais do trabalhador relacionadas com sua atividade laboral.

Lesão por esforço repetitivo/distúrbio osteomuscular relacionado ao trabalho (LER/DORT): terminologias que incluem condições clínicas causadas pela utilização excessiva do sistema musculoesquelético, acometendo trabalhadores expostos a condições de trabalhoinadequadastrabalho inadequadas. Os sintomas costumam ter início insidioso e podem expressar-se por meio de dor, parestesias, sensação de peso e fadiga[1].

Questionário de dor de McGill: instrumento que possibilita a mensuração da dor de modo quantitativo, considerando, além da intensidade, de que maneira o paciente interpreta a dor[2].

Questionário de incapacidade de Roland Morris: instrumento traduzido, adaptado e validado para a língua portuguesa (Brasil), composto por 24 perguntas que avaliam habilidades físicas e fatores psicológicos a partir de situações de vida diária em indivíduos que apresentam lombalgia[3,4].

Teste de sentar-alcançar: avalia a flexibilidade dos músculos das regiões lombar e posterior da coxa a partir da flexão de tronco e quadril com o indivíduo sentado e joelhos em extensão[6].

Teste de Shöber modificado: avalia a movimentação das vértebras da região lombar a partir da flexão anterior do tronco[5].

Questões para discussão

1. Com base na condição de saúde da paciente, quais fatores intrínsecos e extrínsecos ao ambiente de trabalho contribuem para alteração de funcionalidade?
2. Quais possíveis alterações ergonômicas (posturais e nos materiais utilizados) poderiam estar presentes no ambiente de trabalho?
3. Quais as intervenções mais adequadas?
4. Como os fatores contextuais do paciente podem influenciar os resultados esperados?

OBJETIVOS

- Identificar as principais posturas adotadas e as características ergonômicas dos materiais utilizados durante a execução das atividades laborais que possam estar relacionadas com a queixa álgica do funcionário e quais os principais grupos musculares estão sendo sobrecarregados durante a execução das atividades laborais.

- Descrever um plano de ação fisioterapêutico que contemple:
  – Principais recursos a serem utilizados no tratamento das alterações posturais e funcionais do trabalhador.
  – Orientações ergonômicas para realização das atividades executadas durante a jornada de trabalho.

- Reconhecer a importância dos fatores ambientais extrínsecos ao ambiente de trabalho na maximização das queixas álgicas oriundas das LER/DORT.

AVALIAÇÃO E DIAGNÓSTICO DA FUNCIONALIDADE

Considerando as informações obtidas a partir da queixa principal do paciente, o fisioterapeuta pode utilizar o questionário de dor de McGill[2], através do qual é possível o paciente descrever de maneira qualitativa e quantitativa sua sintomatologia álgica, graduando-a no momento da avaliação. Na inspeção foram identificadas alterações posturais (retificação de lordose lombar, pelve direita mais elevada que a esquerda associada a leve inclinação do tronco para o mesmo lado) que poderiam estar maximizadas pela dor (postura antálgica) e originadas das inadequações ergonômicas durante a jornada de trabalho.

À palpação, pôde ser observada a presença de espasmo na musculatura paravertebral direita de T12 a L5 com aumento da sensibilidade à dor à palpação dos músculos quadrado lombar e eretores da espinha, ambos no hemicorpo direito. Para avaliação da mobilidade das articulações entre as vértebras da região lombar, o fisioterapeuta optou pela utilização do teste de Shöber modificado[5], verificando diminuição na amplitude do movimento articular. A diminuição na flexibilidade dos músculos da região lombar em associação aos músculos da região posterior da coxa pôde ser detectada por meio do teste de sentar e alcançar com auxílio do banco de Wells[6].

Em decorrência da forte sintomatologia dolorosa referida pelo paciente no momento da avaliação, o fisioterapeuta pôde optar por não realizar testes de força e fadiga muscular. Para avaliação da incapacidade funcional, foi possível utilizar o questionário de incapacidade de Rolland-Morris[3,4], identificando as limitações para realização de atividades domésticas, como varrer a casa, elaborais em virtude da dificuldade em permanecer de pé por longos períodos, além da restrição para agachar-se.

O paciente também relatou lentificação da marcha e necessidade de utilizar o corrimão para subir escadas em razão da sintomatologia álgica. Através do *core set* da CIF específico para LER/DORT[7], verificou-se que ele apresentava acometimento das estruturas do tronco, alterações nas funções do sono e dificuldade para utilizar transportes públicos, o que limitava os momentos de recreação e lazer da família e com os amigos.

Para avaliação da qualidade de vida no trabalho (QVT), o instrumento *Quality of Working Life Questionnaire* (QWLQ-brief [questionário de qualidade de vida no trabalho abreviado])[8] tornou possível verificar, principalmente, limitações nos domínios físico, psicológico e profissional, o que caracterizou a QVT como insatisfatória.

DIAGNÓSTICO SITUACIONAL DO LOCAL DE TRABALHO

Para que se possa compreender a relação existente entre a origem e a exacerbação dos sintomas dolorosos e da incapacidade funcional e as atividades realizadas pelo funcionário durante a jornada de trabalho é necessário que o fisioterapeuta estabeleça um diagnóstico situacional no local de trabalho. Nessa avaliação, fatores organizacionais, ambientais e biomecânicos devem ser considerados, uma vez que podem influenciar o surgimento de LER/DORT.

Aspectos organizacionais

A sobrecarga de músculos, tendões, ligamentos e cápsulas pode ocasionar o aparecimento de lesões teciduais crônicas, comprometendo a função de determinadas estruturas. Essa sobrecarga tecidual pode estar relacionada com fatores organizacionais do trabalho, como horas extras, atividades específicas e quantidade e duração das pausas durante a jornada de trabalho.

Ao avaliar os aspectos organizacionais relacionados com a função exercida pelo funcionário, o fisioterapeuta observou que durante as 6 horas de trabalho foi realizada apenas uma pausa de 15 minutos para o lanche, em como identificou que o funcionário não verificava previamente no carrinho de limpeza todo o material a ser utilizado em sua atividade, o que o obrigava a ir constantemente ao depósito de materiais, aumentando assim a distância percorrida e a sobrecarga muscular dos membros inferiores e da coluna vertebral. Em virtude da sintomatologia álgica, a qualidade da limpeza estava comprometida, acarretando atrasos e causando ansiedade e irritação no funcionário.

Aspectos ambientais

O ambiente físico no qual o trabalhador está inserido exerce grande influência na realização adequada das atividades e pode dificultar ou favorecer o surgimento de LER/DORT. A iluminação e a temperatura dos corredores, quartos e banheiros podem favorecer a realização do serviço de limpeza nesses locais. No entanto, o espaço reduzido entre a base da cama e o chão exige grande flexão do tronco para higienização do local. As cadeiras dos acompanhantes nos quartos são muito pesadas e de difícil deslocamento, o que aumenta a sobrecarga para a região lombar. Em virtude da falta de espaço adequado no banheiro, frequentemente o funcionário precisa agachar-se, apoiando o peso do corpo em um dos membros inferiores enquanto promove a higienização do vaso sanitário.

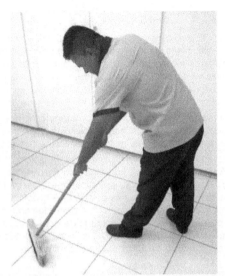

Figura 11.2 Postura em flexão anterior de tronco. Classificação pelo método OWAS: postura com efeitos danosos sobre o sistema musculoesquelético.

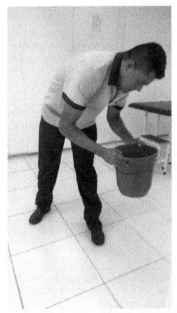

Figura 11.3 Postura em flexão anterior de tronco associada a rotação durante o transporte de carga. Classificação pelo método OWAS: postura com efeitos danosos imediatos sobre o sistema musculoesquelético.

Aspectos biomecânicos

Ao realizar a avaliação no posto de trabalho, o fisioterapeuta conseguiu identificar as principais inadequações posturais do paciente no trabalho. Para caracterizar as principais posturas assumidas pelo trabalhador, pode ser usado o sistema de análise postural no trabalho (*Ovako Working Posture Analysing System*[OWAS])[9], método baseado na documentação dos gestos e posturas laborais através de filmagens e/ou fotografias durante determinado período (60 minutos). Na análise das imagens são consideradas as principais posturas do tronco, do membro superior e do membro inferior, levando em consideração o peso da carga manipulada durante a execução das atividades. Conforme a pontuação obtida, a postura pode ser considerada: (1) normal e natural, sem efeitos danosos; (2) com possibilidade de causar danos; (3) com efeitos danosos sobre o sistema musculoesquelético, exigindo ações corretivas em curto espaço de tempo; e (4) com efeitos danosos imediatos sobre o sistema musculoesquelético.

O funcionário frequentemente adota a postura em pé com flexão anterior do tronco, os braços acima da linha do ombro e o peso concentrado em uma das pernas, manuseando uma carga com menos de 10kg, a qual é classificada como postura com efeitos danosos sobre o sistema musculoesquelético (Figura 11.2). Além dessa postura, também pode estar associada a flexão anterior do tronco com rotação, joelhos retos e peso distribuído em uma das pernas, transportando um peso de 10kg a 20kg, caracterizada como postura com possibilidade de causar dano (Figura 11.3).

RECURSOS DIAGNÓSTICOS PROPOSTOS

Recurso	O que avalia?	Como avalia?
Questionário de dor de McGill[2]	Aspectos qualitativo e quantitativo da sintomatologia álgica	Instrumento autoaplicável que avalia como o paciente expressa sua dor através de descritores (palavras), os quais se encontram contemplados em quatro grupos: sensorial/discriminativo, afetivo/emocional, avaliativo/cognitivo e miscelânea
Teste de Shöber modificado[5]	Mobilidade das vértebras da região lombar	O examinador deve posicionar-se atrás do indivíduo, que deve estar com roupa confortável e descalço. Com os polegares, identificam-se as duas espinhas ilíacas posterossuperiores, traçando uma linha horizontal entre elas. A partir do ponto central do traçado, com o auxílio de uma fita métrica, traça-se uma linha vertical e marca-se um ponto 15cm acima desta. Em seguida, o indivíduo é solicitado a realizar a flexão anterior de tronco até o ponto em que não haja aumento da dor ou flexão compensatória do joelho. Deve-se considerar a nova distância vertical alcançada a partir da linha horizontal para avaliar a mobilidade da coluna vertebral no plano sagital. Valores acima de 7cm são considerados normais (sem comprometimento da flexibilidade lombar)

Recurso	O que avalia?	Como avalia?
Teste de sentar-alcançar[6]	Flexibilidade dos músculos das regiões lombar e posterior da coxa	O indivíduo deve estar sentado com os joelhos completamente estendidos e a planta dos pés em contato direto com a região anterior do banco. Em seguida, é solicitado apoias as mãos sobre a parte superior do banco, onde deve estar localizada uma fita métrica milimetrada. O indivíduo é então encorajado a realizar uma sequência de três movimentos de flexão anterior do tronco, durante a expiração, considerando a maior distância obtida após as repetições
Questionário de Rolland-Morris[3,4]	Incapacidade em indivíduos com dor lombar crônica	Instrumento traduzido, adaptado e validado para o português do Brasil, composto por 24 questões que envolvem habilidades diárias em casa, as quais podem ser extrapoladas para o ambiente de trabalho, e aspectos psicológicos
Questionário de qualidade de vida no trabalho abreviado (Quality of Working Life Questionnaire [QWLQ-bref])[8]	Qualidade de vida no trabalho	Instrumento desenvolvido a partir da versão ampliada do Quality of Working Life Questionnaire. A versão abreviada é composta por 20 questões, agrupadas em quatro domínios – físico, psicológico, pessoal e profissional – em que se utiliza uma escala de respostas do tipo Likert, variando do acometimento mínimo (zero) ao máximo (cinco). A partir do somatório dessas respostas é possível classificar a qualidade de vida no trabalho, sendo os valores mais próximos do zero descritos como qualidade muito insatisfatória e os mais próximos de 100, como muito satisfatória
Recurso	**O que avalia?**	**Como avalia?**
Sistema de análise postural no trabalho (Ovako Working Posture Analysing System [OWAS])[9]	Postura dos trabalhadores durante o trabalho	Baseia-se na documentação dos gestos e posturas laborais através de filmagens e/ou fotografias durante determinado período (60 minutos). Por meio de porcentagens, analisa as principais posturas dos membros superiores e inferiores, do tronco e da carga manipulada. A classificação varia de postura sem efeitos danosos (1) a postura com efeitos danosos imediatos sobre o sistema musculoesquelético (4)
Core set – LER-DORT[7]	Integridade de funções e estruturas do corpo, atividade e participação e fatores ambientais	Lista de 104 códigos obtidos a partir da CIF que são avaliados clinicamente no atendimento em saúde específico para pessoas com DORT

Quadro 11.1 Avaliação do caso clínico segundo a Classificação Internacional de Funcionalidade, Incapacidade e Saúde (CIF)

	Funções e estruturas do corpo	Limitações de atividades	Restrição na participação
Perspectiva do paciente	Dores na região lombar	Limpeza de pisos e banheiros	Pescaria
	Flexão anterior de tronco	Transporte de materiais de limpeza	Lazer em família
	Agachar-se	Dirigir	
	Sono não reparador	Subir escadas	
		Atividades domésticas	
		Marcha	
Perspectiva do fisioterapeuta	Estruturas do tronco	Manter a posição do corpo em pé ou sentado por longos períodos	Vida comunitária e recreação e lazer
	Funções do sono	Marcha	
	Mobilidade de articulações entre as vértebras da região lombar	Utilizar transporte público	
	Flexibilidade de tronco e músculos da região posterior da coxa	Atividades domésticas	
	Dor	Subir escadas	
Fatores contextuais			
Pessoais			
• Sexo masculino			
• Casado			
• 4 filhos			
• 40 anos de idade			
• Ensino médio completo			
• Auxiliar de limpeza			
Ambientais			
• Carrinho de limpeza com espremedor acionado manualmente			
• Escadas no ambiente doméstico			

Fonte: baseado em tradução livre de esquema publicado em Rundell SD, Davenport TE, Wagner T. Physical Therapist Management of Acute and Chronic Low Back Pain Using the World Health Organization's International Classification of Functioning, Disability and Health. PhysTher [Internet]. 2009 Jan 1;89(1):82–90. Available from: http://ptjournal.apta.org/cgi/doi/10.2522/ptj.20080113.[30]

METAS E INTERVENÇÕES

A partir dos achados obtidos na avaliação da funcionalidade e no diagnóstico situacional no local de trabalho, o fisioterapeuta elenca as metas que serão alcançadas durante o programa terapêutico. Essas metas devem incluir a readequação física e funcional do trabalhador para que ele possa executar suas funções de maneira plena e a adequação das condições ergonômicas às características antropométricas do funcionário.

Metas
1. Reduzir quadro álgico
2. Aumentar a amplitude de movimento articular da região lombar
3. Aumentar a flexibilidade muscular

A dor é um sintoma muito presente em condições musculoesqueléticas crônicas e, dependendo de sua intensidade, pode ser incapacitante. Em associação à restrição do movimento articular e à diminuição da flexibilidade nos músculos da região acometida, pode haver comprometimento da funcionalidade.

A utilização de recursos físicos no tratamento da dor lombar crônica tem mostrado resultados bastante satisfatórios. O *laser* terapêutico de baixa potência tem sido associado à redução da sintomatologia dolorosa quando utilizado isoladamente[10] ou em associação a exercícios[11,12]. Ondas mecânicas do tipo ondas de choque extracorporais têm promovido redução da dor, da incapacidade e da depressão em indivíduos com dor lombar crônica[13]. Já o aquecimento tecidual superficial através do infravermelho tem sido associado à diminuição da dor e ao aumento da flexibilidade e da função do indivíduo. No entanto, não há consenso na literatura quanto a utilização da estimulação elétrica nervosa transcutânea (TENS) e da corrente interferencial, recursos bastante utilizados na prática clínica para analgesia, para alívio da dor e melhora funcional em indivíduos com dor lombar crônica[14-16].

A prática de exercícios domiciliares ou no trabalho tem sido associada à redução de dor e ao aumento da amplitude de movimento articular da região lombar, além de representar uma estratégia preventiva contra futuros episódios de dor. A realização de exercícios de alongamento estático (manter postura de estiramento muscular por 30 segundos) ou dinâmico (por exemplo, facilitação neuromuscular proprioceptiva) para os eretores da espinha, músculos da coxa e pelve tem sido recomendada aos pacientes com dor lombar crônica[17-19].

A diminuição do quadro álgico contribuirá para a normalização da velocidade da marcha e da qualidade do sono do paciente. Além disso, os reflexos poderão ser notados na motivação para o trabalho, no transporte de objetos e na realização de tarefas domésticas em atividades inerentes à função laboral. Ademais, a redução do quadro álgico favorecerá o ato de dirigir e consequentemente as atividades de lazer. Ao longo de todo o tratamento, reavaliações constantes devem ser realizadas para verificar se as metas propostas estão sendo atingidas. Caso contrário, é necessário que o plano terapêutico seja revisto e adaptado às condições atuais do paciente.

Metas
4. Promover a estabilização da região lombar
5. Diminuir a incapacidade funcional

Indivíduos com dor lombar crônica de origem idiopática, ou seja, não causada por um tipo específico de alteração estrutural (como pinçamento nervoso, lesão articular degenerativa, lesão óssea), têm grande possibilidade de apresentar músculos estabilizadores mais fracos, quando comparados com os que não têm lombalgia. Músculos como transverso do abdome, oblíquo interno, oblíquo externo, multífidos (superficiais e profundos) e eretores da espinha, quando não recrutados adequadamente, não conseguem estabilizar a coluna lombar como deveriam e acarretam redução da capacidade funcional[20,21].

Para melhorar o processo de recrutamento muscular, correntes elétricas de baixa frequência promovem a ativação de músculos estabilizadores superficiais e profundos[22,23]. A prática de exercícios de alongamento e fortalecimento muscular concomitantemente à eletroestimulação neuromuscular tem promovido melhora na força, na capacidade funcional e na qualidade de vida e diminuição dos índices de depressão em pacientes com dor lombar crônica[18]. Da mesma maneira, o fortalecimento dos músculos estabilizadores da região lombar, por meio do método Pilates ou por exercícios gerais, diminui a dor e a incapacidade funcional e aumenta o controle postural de indivíduos com lombalgias crônicas, favorecendo uma marcha mais estável[24,25]. Somado a isso, o treino da estabilização segmentar pode melhorar a velocidade da marcha e diminuir a limitação para subir escadas. Também tem sido estimulada a atenção individualizada aos indivíduos que apresentam dor lombar crônica por meio da terapia cognitivo-funcional (TCF), a qual possibilita uma abordagem multidimensional e suas estratégias de tratamento baseiam-se em educação, exposição gradativa e mudanças no estilo de vida para redução da incapacidade dessa população específica[26].

Meta
6. Prevenir o surgimento de novos sintomas relacionados com LER/DORT

Tão importantes quanto a elaboração e a execução de um plano terapêutico adequado às necessidades funcionais do indivíduo acometido por LER/DORT, devem ser estimuladas estratégias de prevenção e promoção à saúde do trabalhador[26]. Ações como orientações posturais durante a execução das atividades, adequações do material de trabalho às características antropométricas do trabalhador e a prática de exercícios no local de trabalho devem favorecer a melhora da qualidade de vida profissional e diminuir a ocorrência de lesões musculoesqueléticas associadas ao gesto laboral.

A adoção de uma mesma postura ou de posturas inadequadas ao longo do tempo exige contrações isométricas em músculos estabilizadores e, quando associadas à realização de movimentos repetitivos, predispõem o indivíduo ao desenvolvimento de LER/DORT[27]. Como estratégia de educação e promoção à saúde do trabalhador, programas como "escola de postura" têm apresentado bons resultados na qualidade de vida e na capacidade funcional de indivíduos com dor lombar crônica[28].

Nogueira e cols.[6] propuseram um programa baseado em palestras e exercícios, tomando como referência a escola de postura. Esse programa consiste em atividades educativas que contemplam noções de anatomia, cinesiologia e biomecânica da coluna vertebral, fatores de risco cotidianos e ocupacionais para dor lombar, posturas nas atividades de vida diária, hábitos de vida na prevenção da lombalgia e influência dos fatores psicossociais nas disfunções da coluna. Além das atividades educativas, os funcionários foram estimulados a realizar exercícios de alongamento e fortalecimento muscular dos principais grupos musculares requisitados durante a jornada de trabalho.

Seguindo a mesma ideia do exercício como fator de prevenção de LER/DORT no ambiente de trabalho, a prática de ginástica laboral tem sido associada a redução da dor, aumento da disposição e da integração entre os colegas, prevenção de doenças e melhora na concentração[29]. A ginástica laboral compreende a realização de exercícios de alongamento, fortalecimento muscular, coordenação, equilíbrio e/ou relaxamento, dependendo do momento da jornada de trabalho em que será realizada e da finalidade pretendida.

Um programa de exercícios três vezes por semana, durante 15 minutos, promoveu aumento da flexibilidade dos trabalhadores[29]. Assim, cabe estimular a prática desses exercícios no próprio local de trabalho, sem prejuízos às atividades executadas pelos trabalhadores.

Em associação às estratégias de educação em saúde e da prática de exercícios no local de trabalho, orientações ergonômicas são muito importantes para que o trabalhador possa exercer sua função sem gasto desnecessário de energia e sem submeter-se ao risco de algum tipo de doença ocupacional. Com base nas observações do diagnóstico situacional, o fisioterapeuta pode propor algumas orientações a respeito dos materiais utilizados e aspectos organizacionais do serviço:

- Utilizar materiais como vassouras, rodos e pás com cabos longos o suficiente para impedir a flexão excessiva do tronco.
- Espremer ou lavar panos de chão sem flexionar o tronco.
- Não transportar baldes cheios de água ou panos úmidos.
- Utilizar um carrinho de limpeza com rodízios que seja fácil de movimentar.
- Utilizar equipamentos de proteção individual (EPI), como luvas apropriadas, máscaras e botas.
- Fazer pausas para evitar sobrecarga do tecido musculoesquelético.
- Planejar as atividades mediante a checagem do material que será utilizado, de modo a evitar deslocamentos desnecessários.

Algumas orientações a respeito dos gestos laborais do trabalhador para execução de suas atividades também podem ser oferecidas, com as encontradas no manual de ergonomia elaborado pela Unicamp (2001):

- **Levantar e abaixar objetos pesados:** posicionar-se próximo ao objeto a ser levantado, flexionar as pernas, mantendo o objeto entre elas, manter a coluna reta, levantar-se apenas com o esforço das pernas, mantendo os braços estendidos e o objeto próximo ao corpo.

- **Transportar objetos:**
  — Manter as costas retas e o abdome contraído.
  — Evitar o transporte de todo o peso em um único membro.
  — Solicitar ajuda para transportar objetos muito volumosos.
  — Ao utilizar um carrinho de transporte, usar a força dos braços para deslocá-lo.
  — Não transportar pesos na cabeça.
  — Não elevar objetos pesados acima dos ombros.

– Durante o transporte lateral de cargas, não realizar a torção de tronco, mas aproximar-se do objeto, manter as pernas afastadas e deslocar o peso do corpo para a perna próxima ao objeto, flexionando-a. Em seguida, segurar firme o peso, trazendo-o para próximo do corpo e transferindo o peso para a outra perna, flexionando-a e entregando o peso ao outro local.

Essas metas e propostas de intervenção clínica podem favorecer a manutenção do trabalho, o qual é importante para a renda familiar do paciente. Caso sejam instituídas e tenham sucesso, as propostas de intervenção podem ainda favorecer as atividades de lazer, vida comunitária e domésticas.

Referências

1. Brasil. Ministério da Saúde. Secretaria de Vigilância em Saúde. Departamento de Vigilância em Saúde Ambiental e Saúde do Trabalhador. Dor relacionada ao trabalho : lesões por esforços repetitivos (LER) : distúrbios osteomusculares relacionados ao trabalho (Dort) / Ministério da Saúde, Secretaria de Vigilância em Saúde, Departamento de Vigilância em Saúde Ambiental e Saúde do Trabalhador. – Brasília : Editora do Ministério da Saúde, 2012. 68 p.
2. Martinez EJ, Grassi CD, Marques GL. Análise da aplicabilidade de três instrumentos de avaliação de dor em distintas unidades de atendimento: ambulatório, enfermaria e urgência. Rev Bras Reum. 2011;51(4):299-308.
3. Nusbaum L, Natour J, Ferraz MB, Goldenberg J. Translation, adaptation and validation of the Roland-Morris questionnaire–Brazil. Braz J Med Biol Res [Internet]. 2001;34(2):203-10. Availablefrom: http://www.scielo.br/pdf/bjmbr/v34n2/3922m.pdf.
4. Macedo C, Souza P, Alves P, Cardoso J. Estudo da validade e confiabilidade intra e interobservador da versão modificada do teste de Schöber modificado em indivíduos com lombalgia. Fisioter e Pesqui [Internet]. 2009;16(3):233-8. Available from: http://www.scielo.br/pdf/fp/v16n3/08.pdf.
5. Malik K, Sahay P, Saha S, Das RK. Normative values of modified – modified Schober test in measuring lumbar flexion and extension: a cross-sectional study. 2016;6(July):177-87.
6. Nogueira HC, Navega MT. Influência da Escola de Postura na qualidade de vida, capacidade funcional, intensidade de dor e flexibilidade de trabalhadores administrativos. Fisioter e Pesqui. 2011;18(4):353-8.
7. Lima MAG, Neves RF, Tironi MOS, Nascimento AMDN, Magalhães FB. Avaliação da funcionalidade dos trabalhadores com LER/DORT: a construção do core set da CIF. Acta Fisiatr [Internet]. 2008;15(4):229-35. Available from: http://www.actafisiatrica.org.br/detalhe_artigo.asp?id=126#.
8. Cheremeta M, Pedroso B, Pilatti LA, Kovaleski JL. Construção da versão abreviada do QWLQ-78: um instrumento de avaliação da qualidade de vida no trabalho. Rev Bras Qual Vida. 2011;3(1):01-15.
9. Karhu O, Härkönen R, Sorvali P, Vepsäläinen P. Observing working postures in industry: Examples of OWAS application. Appl Ergon. 1981;12(1):13-7.
10. Huang Z, Ma J, Chen J, Shen B, Pei F, Kraus VB. The effectiveness of low-level laser therapy for nonspecific chronic low back pain: a systematic review and meta-analysis.Arthritis Res Ther [Internet]. 2015;17(1):360. Available from: http://www.scopus.com/inward/record.url?eid=2-s2.0-84949685394&partnerID=tZOtx3y1.
11. Djavid GE, Mehrdad R, Ghasemi M, Hasan-Zadeh H, Sotoodeh-Manesh A, Pouryaghoub G. In chronic low back pain, low level laser therapy combined with exercise is more beneficial than exercise alone in the long term: a randomised trial.Aust J Physiother [Internet]. 2007;53(3):155-60. Available from: http://www.sciencedirect.com/science/article/pii/S0004951407700223.
12. Vallone F, Benedicenti S, Sorrenti E, Schiavetti I, Angiero F. Effect of diode laser in the treatment of patients with nonspecific chronic low back pain: a randomized controlled trial.Photomed Laser Surg [Internet]. 2014;32(9):490-4. Available from: http://www.embase.com/search/results?subaction=viewrecord&from=export&id=L606236706%5Cnhttp://dx.doi.org/10.1089/pho.2014.3715.
13. Han H, Lee D, Lee S, Jeon C, Kim T. The effects of extracorporeal shock wave therapy on pain, disability, and depression of chronic low back pain patients. J PhysTherSci [Internet]. 2015;27(2):397-9. Available from: http://www.ncbi.nlm.nih.gov/pubmed/25729177%5Cnhttp://www.pubmedcentral.nih.gov/articlerender.fcgi?artid=PMC4339147.
14. Johnson M, Martinson M. Efficacy of electrical nerve stimulation for chronic musculoskeletal pain: A meta-analysis of randomized controlled trials. Pain. 2007;130(1–2):157-65.
15. Buchmuller A, Navez M, Milletre-Bernardin M, Pouplin S, Presles E, Lantéri-Minet M et al. Value of TENS for relief of chronic low back pain with or without radicular pain.Eur J Pain [Internet]. 2012;16(5):656-65. Available from: http://www.ncbi.nlm.nih.gov/pubmed/22337531.
16. Dohnert MB, Bauer JP, Pavão TS. Study of the effectiveness of interferential current as compared to transcutaneous electrical nerve stimulation in reducing chronic low back pain. Rev Dor [Internet]. 2015;16(1):27-31. Available from: http://www.gnresearch.org/doi/10.5935/1806-0013.20150006.
17. Rainville J, Hartigan C, Martinez E, Limke J, Jouve C, Finno M. Exercise as a treatment for chronic low back pain. Spine J. 2004;4(1):106-15.
18. Durmus D, Akyol Y, Alayli G, Tander B, Zahiroglu Y, Canturk F. Effects of electrical stimulation program on trunk muscle strength, functional capacity, quality of life, and depression in the patients with low back pain: A randomized controlled trial. Rheumatol Int. 2009;29(8):947-54.
19. Freimann T, Merisalu E, Pääsuke M. Effects of a home-exercise therapy programme on cervical and lumbar range of motion among nurses with neck and lower back pain: a quasi-experimental study. BMC Sports Sci Med Rehabil [Internet]. 2015;7:31. Availablefrom: http://www.ncbi.nlm.nih.gov/pubmed/26640694%5Cnhttp://www.pubmedcentral.nih.gov/articlerender.fcgi?artid=PMC4670527.
20. Field J. Exercises and management of lower back pain. Clin Chiropr. 2008;11(4):199-204.
21. Lizier DT, Perez MV, Sakata RK. Exercises for treatment of nonspecific low back pain. Rev Bras Anestesiol. 2012;62(6):838-46.
22. Coghlan S, Crowe L, McCarthyPersson U, Minogue C, Caulfield B. Neuromuscular electrical stimulation training results in enhanced activation of spinal stabilizing muscles during spinal loading and improvements in pain ratings. Proc Annu Int Conf IEEE Eng Med BiolSoc EMBS. 2011;7622-5.
23. Baek SO, Ahn SH, Jones R, Cho HK, Jung GS, Cho YW et al. Activations of deep lumbar stabilizing muscles by transcutaneous neuromuscular electrical stimulation of lumbar paraspinal regions. Ann Rehabil Med. 2014;38(4):506-13.
24. Jung S, Shim J, Mun D. The effects of lumbar stabilization exercises on foot pressure of older individuals while walking. J Phys Ther Sci [Internet]. 2015;27(1):175-7. Availablefrom: http://www.pubmedcentral.nih.gov/articlerender.fcgi?artid=4305555&tool=pmcentrez&rendertype=abstract.
25. Lin HT, Hung WC, Hung JL, Wu PS, Liaw LJ, Chang JH. Effects of pilates on patients with chronic non-specific low back pain: a systematic review. J Phys Ther Sci. 2016;28(10):2961-9.

26. O'Keeffe M, O'Sullivan P, Purtill H, Bargary N, O'Sullivan K.Cognitive functional therapy compared with a groupbased exercise and education intervention for chroniclow back pain: a multicentrerandomised controlledtrial (RCT). Br J Sports Med. 2020;54:782-789.
27. Brasil. Ministério da Saúde. Organização Pan-Americana da Saúde no Brasil. Doenças relacionadas ao trabalho: manual de procedimentos para os serviços de saúde /Ministério da Saúde do Brasil, Organização Pan-Americana da Saúde no Brasil; organizado por Elizabeth Costa Dias ; colaboradores Idelberto Muniz Almeida et al. – Brasília: Ministério da Saúde do Brasil, 2001.
28. Ferreira VMV, Shimano SGN, Fonseca MCR. Fisioterapia na avaliação e prevenção de riscos ergonômicos em trabalhadores de um setor financeiro. Fisioter e Pesqui [Internet]. 2009;16(3):239-45. Availablefrom: http://apps.webofknowledge.com/full_record.do?product=UA&search_mode=Refine&qid=35&SID=1AV1qYQrI4erIruqJXb&page=1&doc=2&cacheurlFromRightClick=no.
29. Heymans MW, van Tulder MW, Esmail R, Bombardier CKB. Back schools for nonspecific low back pain: a systematic review within the framework of the Cochrane Collaboration Back Review Group. Spine (PhilaPa 1976). 2005;30(19):2153-63.
30. Martins CO, Duarte MFS. Efeitos da ginástica laboral em servidores da Reitoria da UFSC. Rev Bras Ciências e Mov. 2000;8(4):7-13.
31. Rundell SD, Davenport TE, Wagner T. Physical therapist management of acute and chronic low back pain using the World Health Organization's International Classification of Functioning, Disability and Health. Phys Ther. 2009;89(1):82-90.

FISIOTERAPIA NEUROFUNCIONAL

SEÇÃO IV

Acidente Vascular Cerebral Agudo

CAPÍTULO 12

Renata Viana Brígido de Moura Jucá
Lidiane Andréa Oliveira Lima

Observação: palavras e expressões listadas no Glossário do capítulo estão destacadas no texto com um asterisco.

APRESENTAÇÃO DO CASO CLÍNICO

Paciente do sexo feminino, 57 anos, casada, mãe de duas filhas, funcionária pública, foi encaminhada ao hospital pelos parentes há 2 semanas após ser encontrada pela filha com alteração da fala e dificuldade de deambular por fraqueza no hemicorpo direito. Chegou ao hospital sonolenta, com ausência de movimentação em braço e perna direita e *afasia** global. Havia sido vista bem na noite anterior. Nega cefaleia, perda de consciência, náuseas, vômitos ou abalos corporais. O exame clínico foi iniciado pela equipe interdisciplinar (neurologista, enfermeiro, fisioterapeuta, fonoaudiólogo e psicólogo).

À avaliação, a paciente apresentou hemiparesia completa proporcionada à direita, paralisia facial central à direita, desvio do olhar para a direita, *hemianopsia**, *hipoestesia dolorosa** e hiper-reflexia profunda em hemicorpo à direita. Na admissão hospitalar, apresentou pontuação 26 da *escala de acidente vascular cerebral (AVC) do Instituto Nacional de Saúde (NIHSS)**, com os seguintes sinais vitais: frequência cardíaca (FC) = 72bpm; frequência respiratória (FR) = 20ipm; pressão arterial (PA) = 190/90mmHg; temperatura = 36,5°C; saturação de oxigênio por oximetria de pulso ($SatO_2$) = 96%; eupneica; glicemia capilar = 104.

A tomografia computadorizada (TC) evidenciou hipodensidade em extensa área de infarto agudo/subagudo em território de artéria cerebral média (ACM) esquerda, sem sinais de hemorragias intraparenquimatosas nem de coleções líquidas extra-axiais, compatível com AVC isquêmico por síndrome de circulação anterior total (TACS), segundo a *Classificação clínica de Bamford para AVC agudo isquêmico**. A paciente não teve indicação de *trombólise**, por estar fora da janela terapêutica (4 horas e meia do *ictus*). A ausculta pulmonar revelou murmúrio vesicular e ausência de ruídos adventícios. Ao exame neurológico, apresentou sonolência, afasia global, alterações sensorimotoras: hipotonia muscular e hipoestesia em hemicorpo direito.

Ex-tabagista de longa data (parou há 10 anos), hipertensa, diabética, sedentária, em uso de losartana, espironolactona, sinvastatina, furosemida e bisoprolol, insuficiência cardíaca a esclarecer (relata "coração crescido"). Ao ecocardiograma, observou-se aumento importante de ventrículo e átrio esquerdos com disfunção diastólica importante.

Em sua primeira avaliação, decorridas 24 horas do *ictus*, o fisioterapeuta verificou ausência de controle de tronco sentada, *escala de Rankin modificada**[3], dependência para transferências, força muscular segundo o teste muscular manual[1] grau I em extensores e flexores do punho e dedos e grau II em flexores e extensores do cotovelo e flexores e abdutores do ombro. No membro inferior direito, dorsiflexores e flexores de quadril apresentaram grau I, e flexores plantares e extensores de joelho, grau II.

No quinto dia de internação, a paciente apresentou leve recuperação da movimentação de punho e dedos e dorsiflexores (grau II).

Como queixa principal a paciente relatou fraqueza muscular em hemicorpo direito e sensação de fadiga e cansaço ao se vestir e movimentar-se no leito para sentar-se e levantar-se. O *índice de Barthel** foi aplicado, sendo encontrados comprometimentos nos itens banho, toalete, transferências da cama para a cadeira, locomoção para o banheiro, mobilidade e deambulação, além do ato de subir escadas. A paciente apresenta bom controle de intestino e bexiga. Como barreira à livre mobilidade, a paciente recebe hidratação endovenosa contínua em membro superior esquerdo e está internada em enfermaria.

À avaliação fonoaudiológica, foram constatadas *afasia* e *disfagia* e iniciados exercícios específicos para comunicação e deglutição com orientações à paciente e à cuidadora.

O acompanhamento psicológico foi iniciado após 3 dias de internação. A paciente relata angústia diante de sua condição de saúde atual por estar dependendo de outros para realizar mudança de decúbito, ir ao banheiro e fazer sua higiene e demonstra preocupação quanto à recuperação e retorno às atividades laborais habituais. Ela é secretária de uma universidade e trabalha 5 dias por semana em regime de 8 horas/dia. Relata ainda que gostaria de voltar a realizar as atividades de lazer, como ir às compras com a família e participar das atividades voluntárias que desenvolvia em uma ONG de socorro a animais abandonados. A paciente mora em casa com escadas, em uma rua íngreme, sem calçamento e acidentada. No bairro onde reside não existe oferta de serviço de fisioterapia ou centro de reabilitação público. A paciente não é capaz de pagar por esse tipo de serviço ou pelo transporte necessário para deslocamento. A família é participativa, e a paciente tem recebido apoio do marido, bem como auxílio financeiro de primos e irmãos para os cuidados básicos.

Após 3 semanas de internação hospitalar, a paciente teve alta, sendo encaminhada para serviço público de fisioterapia de sua cidade. A Figura 12.1 apresenta de maneira esquemática a evolução clínica da paciente.

GLOSSÁRIO

Afasia: alteração na função da linguagem por disfunção motora da fala, por dificuldade em articular palavras ou de compreensão[2].

Classificação clínica de Bamford para AVC agudo isquêmico: caracteriza o indivíduo que sofreu AVC isquêmico em "síndromes" de acordo com a região cerebral acometida[4].

Disfagia: disfunção da deglutição de líquidos ou alimentos sólidos, afeta 45% dos indivíduos com AVC admitidos para internação hospitalar[2].

Escala de AVC do Instituto Nacional de Saúde (NIHSS): a NIHSS avalia o nível de comprometimento neurológico do indivíduo com AVC desde sua admissão[2]. Validada para a população brasileira, essa escala apresenta alta confiabilidade e boa aplicabilidade clínica[3].

Escala de Rankin modificada: gradua o nível de funcionalidade de indivíduos pós-AVC de 0 (máxima independência) a 6 (óbito)[3].

Hemianopsia: perda parcial ou completa da visão em metade do campo visual.

Hipoestesia dolorosa: redução de sensibilidade dolorosa em determinada região do corpo.

Índice de Barthel: escala de incapacidade que avalia aspectos básicos da atividade diária relacionados com a mobilidade e os cuidados pessoais, sendo também validada para a população brasileira[3].

Trombólise: tratamento medicamentoso para AVC isquêmico agudo a partir da dissolução do coágulo na artéria cerebral acometida.

Questões para discussão

1. Com base na condição de saúde da paciente, quais fatores contribuem para a limitação das atividades dessa paciente?
2. Quais as intervenções mais adequadas para a fase agudo do AVC?

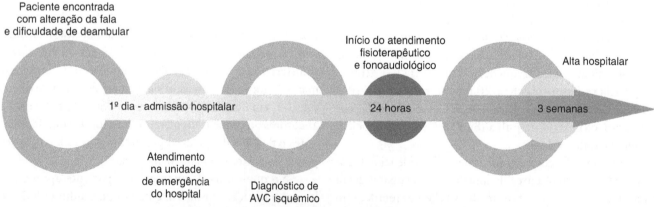

Figura 12.1 Linha do tempo da evolução clínica da paciente.

3. Quais possíveis complicações podem interferir na fisioterapia?
4. Quais precauções devem ser tomadas durante as intervenções propostas?
5. Como fatores contextuais da paciente podem influenciar os resultados esperados?

OBJETIVOS

- Reconhecer os padrões de alteração da funcionalidade nos indivíduos que sofreram AVC.

- Descrever um plano de tratamento fisioterapêutico adequado para pacientes com AVC em fase aguda em ambiente hospitalar.

- Estabelecer critérios para avaliar a resposta à intervenção durante as sessões de fisioterapia.

- Ter clareza quanto às possíveis reações adversas de medicamentos ou procedimentos a que são submetidos esses pacientes e identificar os reais impactos na fisioterapia.

- Descrever ferramentas de avaliação da funcionalidade confiáveis para reconhecer a efetividade da intervenção proposta em curto prazo.

- Apresentar estratégias de atuação interprofissional para os cuidados hospitalares do paciente com AVC em fase aguda.

- Propor, após a alta hospitalar, seguimento da fisioterapia ambulatorialmente e/ou apresentar à paciente recomendações para atividades domiciliares com propósitos reabilitadores.

AVALIAÇÃO E DIAGNÓSTICO DA FUNCIONALIDADE

Antes de estabelecer qualquer estratégia de avaliação ou intervenção fisioterapêutica, o profissional deverá obter informações no prontuário do paciente, incluindo medicações, indicadores laboratoriais, exames complementares e anotações da equipe multiprofissional. Deve ser dada atenção aos diversos aspectos que envolvem os domínios da CIF: estrutura e função corporal, atividade, participação, fatores pessoais e ambientais. Os dados que não tenham sido contemplados no prontuário deverão ser complementados pelo fisioterapeuta durante a avaliação (Quadro 12.1).

FUNÇÃO E ESTRUTURA CORPORAL

Condições clínicas e laboratoriais

Na admissão hospitalar, de acordo com as Diretrizes da Sociedade Brasileira de Doenças Cerebrovasculares,

Quadro 12.1 Anamnese e exame clínico de paciente com AVC agudo – Instrumentos mais utilizados para pacientes em fase aguda de AVC de acordo com cada domínio da CIF

Anamnese: características da lesão, culturais, laborais, sexuais, sociais e ambientais prévias	Etiologia e correlação anatomoclínica da lesão Situação e suporte familiar prévio à lesão
Quadro clínico	*Status* vigente de nutrição e hidratação Presença e gravidade das comorbidades clínicas Nível de consciência, habilidades de comunicação e fala Capacidade de seguir e obedecer a comandos e de participar ativamente das terapias Função respiratória (FR, SatO$_2$) Presença de dor Distúrbios do tônus e movimento Resistência física e estabilidade clínica à sobrecarga
Desempenho funcional	*Status* funcional prévio e posterior a lesão Risco e/ou presença da síndrome do ombro doloroso do hemiplégico e/ou da presença da subluxação glenoumeral dolorosa ou não Necessidade do treino de autocuidado e atividades de vida diária (AVD) Restrição de atividade e de mobilidade
Complicações	Risco de trombose venosa profunda (TVP) Risco de quedas Integridade da pele e risco de úlceras Risco ou presença da síndrome do imobilismo Risco de incontinência urinária, alteração esfincteriana e risco de bexiga neurogênica Risco de doenças psiquiátricas e alterações de humor
Ambiente	Necessidade de adaptações arquitetônicas do domicílio, visando à mobilidade e à prevenção de quedas Necessidade de prescrição de órteses, tecnologia assistiva ou cadeira de rodas Necessidade de modificações automobilísticas no meio de locomoção própria ou de transporte público adaptado

Fonte: Cecatto RB, Almeida CI. O planejamento da reabilitação na fase aguda após o acidente vascular encefálico. 2008;37-43. Available from: http://actafisiatrica.org.br/detalhe_artigo.asp?id=75.

publicadas em 2012, para investigação etiológica do AVC é recomendada a coleta de lipidograma (LDL e HDL-colesterol), triglicerídeos, ácido úrico, glicemia de jejum, hemograma completo, urinálise, ureia e creatinina, coagulograma, velocidade de hemossedimentação e proteína C reativa[6]. Dados da paciente: hemoglobina: 14,1g/dL; hematócrito: 41,9%; leucócitos: 15.700 (sem desvio); plaquetas: 249.000; troponina/CK-MB: normal; sumário de urina limpo, sem alterações; creatinina: 1,6mg/dL; ureia: 79mg/dL; eletrólitos normais e coagulograma normal.

Devem ser verificados os sinais clínicos vitais, como PA, SatO₂, FC e FR. São critérios que contraindicam o início da reabilitação: PA sistólica < 110mmHg ou > 220mmHg, SatO₂< 92% com suplementação e FC em repouso < 40bpm ou > 110bpm[7].

Exames de imagem

A Sociedade Brasileira de Doenças Cerebrovasculares também preconiza a solicitação de tomografia computadorizada (TC) sem contraste para confirmação do diagnóstico para precisar a localização e extensão da lesão e confirmar a presença de atrofia cortical e subcortical e lesões de substância branca[6].

A TC da paciente evidenciou infarto agudo/subagudo extenso em artéria cerebral média (ACM) esquerda.

Condição física

No exame físico, a avaliação inicial deve investigar amplamente a função motora, incluindo desempenho motor e força muscular, mobilidade, equilíbrio, alterações de sensibilidade, coordenação motora, padrões alterados de sinergia do movimento (dissinergias, sincinesias), tônus, espasticidade, amplitudes articulares ou na biomecânica articular, movimentação involuntária ou alterações posturais, como a síndrome de Pusher[5].

Caracterizada por descarga de peso maior para o lado parético, a síndrome de Pusher é uma alteração sensoriomotora observada em mais de 10% dos indivíduos na fase aguda do AVC[8] e ocorre porque o indivíduo tende a se empurrar com o lado não parético para o lado parético, resistindo à correção postural externa[9].

Caracterizada por descarga de peso maior para o lado parético, a síndrome de Pusher é uma alteração sensoriomotora observada em mais de 10% dos indivíduos na fase aguda do AVC[8] e ocorre porque o indivíduo tende a se empurrar com o lado não parético para o lado parético, resistindo à correção postural externa[9].

A redução da força de extensão do dedo, da abdução do ombro e da força de preensão palmar do membro acometido, no terceiro dia do *ictus*, prediz comprometimento severo na função motora pós-AVC. Essa informação pode facilitar o planejamento da reabilitação desses indivíduos desde a fase aguda[11].

O teste muscular manual (TMM) é comumente utilizado na avaliação do paciente que sofreu AVC. Entretanto, os dinamômetros portáteis e o teste por esfigmomanômetro podem ser boas alternativas à realização sistemática do TMM, possibilitando a avaliação da força muscular com melhores propriedades de medida (validade, confiabilidade e sensibilidade)[12].

Alterações do tônus muscular podem ser avaliadas manualmente por meio da escala de Ashworth e a espasticidade poderá ser mensurada pela escala de Tardieu[13].

Restrições articulares não são frequentes em pacientes na fase aguda do AVC, mas, quando existentes, são importantes a mensuração e o registro da amplitude de movimento (ADM) por meio da goniometria.

Durante a fase flácida do AVC agudo, em virtude da hipotonia e da fraqueza dos músculos do ombro, há risco de subluxação glenoumeral no lado acometido, sendo importante que essa articulação seja cuidadosamente avaliada e que a paciente seja orientada para evitar posicionamento em adução e rotação interna do ombro, que favorece essa luxação, assim como o cuidador, para evitar tracionar o membro afetado durante as transferências. Se necessário, em caso de dor e flacidez completa da musculatura do ombro, uma órtese de posicionamento poderá ser prescrita para auxiliar a coaptação do úmero na cavidade glenoide[14].

A paciente apresentou hipoestesia. Para maior detalhamento da sensibilidade superficial e profunda, a avaliação pode ser feita com os filamentos de estesiometria. O manuseio para identificação de objetos comuns de diferentes texturas (chave, caneta, tesoura, moeda) sem o auxílio da visão pode ser usado para testar a estereognosia. No entanto, mais especificamente para indivíduos com AVC, encontra-se disponível a avaliação de sensibilidade de Nottingham, validada para o Brasil em 2010[15].

Para medidas de mobilidade funcional, os testes mais indicados a partir da fase aguda do AVC são: *sit-to-stand*, *timed up and go test* (TUG), teste de caminhada de 6 minutos, escalas de Wolf[16], Berg e de Rivermead[2,10].

Para mensurar o equilíbrio, tanto estático como dinâmico, os instrumentos mais utilizados são a *Sitting Balance Scale*, *Postural Controland Balance for Stroke*[17], o protocolo de desempenho físico de Fugl-Meyer[18], além da escala de equilíbrio de Berg[19].

Ainda no exame físico, convém avaliar a função respiratória, verificando a necessidade de suporte ventilatório, higiene brônquica e/ou ventilação mecânica, e o condicionamento cardiorrespiratório. Achados recentes demonstraram que indivíduos que sofreram AVC apresentam restrições na capacidade cardiorrespiratória desde a fase aguda[20], o que pode ser verificado no teste de caminhada de 6 minutos pelas alterações de FC, PA e percepção de esforço[21].

Os benefícios do treinamento cardiorrespiratório em indivíduos com AVC nas fases aguda e subaguda vêm sendo demonstrados, por exemplo, na melhora do desempenho e independência da marcha[22].

Ademais, a resistência muscular do paciente e o risco de quedas devem ser cuidadosamente avaliados. Para verificar a resistência, principalmente dos membros inferiores, e o nível de fadiga dos pacientes, também pode ser utilizado o teste de caminhada de 6 minutos[21].

A fraqueza muscular é um dos fatores de risco de quedas para pacientes internados, bem como histórico de quedas prévias, redução da mobilidade e sensorial, hipotensão postural, confusão mental e desorientação e uso de medicamentos sedativos, antidepressivos e hipnóticos[23].

ATIVIDADE

Para avaliação do indivíduo no contexto da atividade ainda na fase aguda do AVC, diversas escalas contemplam a independência e a funcionalidade, como a medida de independência funcional (MIF), Barthel, Rankin e *Motor Assessment Scale* (MAS)[5]. Além dos instrumentos já citados, o *core set* para AVC e o *World Health Organization Assessment Disability Schedule* (WHODAS) poderão ser usados no processo de avaliação funcional do paciente[24].

PARTICIPAÇÃO

A participação do indivíduo com AVC é afetada imediatamente após o evento. Embora possam ser utilizadas escalas genéricas que mensuram a qualidade de vida, como a *Notthingham Health Profile*[25], outras escalas, como a *Stroke Impact Scale* (SIS)[26] e a *Stroke Specific Quality of Life* (SS-QOL), foram desenvolvidas especificamente para indivíduos com AVC, sendo a SS-QOL aparentemente mais adequada para avaliação/caracterização do componente participação nessa população[27].

RECURSOS DIAGNÓSTICOS PROPOSTOS

Recurso	O que avalia?	Como avalia?
Escala de AVC do Instituto Nacional de Saúde[2]	Comprometimento neurológico	Composta por 11 domínios, que abrangem nível de consciência, grau de força muscular, linguagem, disartria, paralisia facial, campo visual, sensibilidade, atenção e presença de ataxia, sendo pontuados por escores de 0 a 4. Quanto maior a soma, maior o nível de comprometimento neurológico – de 0 a 5 pontos comprometimento leve; de 6 a 13, comprometimento moderado; > 14 pontos, comprometimento grave
Índice de Barthel[3]	Incapacidade	Pode ser utilizado como medida de prognóstico pós-AVC. Seu escore normal é 100 (máximo), com pontuações indicando o grau de dependência do indivíduo avaliado com relação a itens como alimentação, higiene pessoal, controle dos esfíncteres vesical e intestinal, independência no banheiro, transferência da cadeira, marcha e capacidade para subir escadas
Escala de Rankin modificada[4]	Incapacidade	A escala traz seis níveis de incapacidade, onde 0 significa ausência de incapacidade/dependência pós-AVC e 6 significa óbito
Classificação clínica de Bamford para o AVC agudo isquêmico[4]	Classifica quanto à região cerebral acometida pelo AVC	De acordo com os aspectos clínicos, o AVC isquêmico poderá ser classificado em quatro categorias de acordo com a região acometida: síndromes lacunares (LACS), síndromes da circulação total (TACS), síndromes da circulação anterior parcial (PACS) e síndromes da circulação posterior (POCS)
Escala de Ashworth[13]	Indicador clínico do grau de hipertonia	Mede a resistência à movimentação passiva rápida do membro avaliado (não mais do que três vezes consecutivas), atribuindo escore de 1 a 4 conforme descrição da escala
Escala de Tardieu[13]	Graduação da espasticidade	Identifica e quantifica componentes neurais da rigidez muscular através da graduação da resistência em três velocidades
Goniometria[28]	Amplitude de movimento	A partir do posicionamento padronizado do indivíduo, mensuram-se as alterações em ADM de determinadas articulações, de acordo com o *Manual de Goniometria* de Marques
Sit-to-stand test[29]	Mobilidade funcional	Mensura o tempo para se levantar da cadeira, a partir de sentado, cinco vezes seguidas
Timed up and go test[19]	Mobilidade funcional	Mensura em segundos o tempo gasto para se levantar da cadeira, andar 3 metros, girar 180 graus, caminhar novamente em direção à cadeira e sentar-se
Teste de caminhada de 6 minutos[21]	Mobilidade funcional	Durante 6 minutos, o indivíduo caminhará na maior velocidade, sem correr, com o estímulo verbal do avaliador. Ao final do tempo, verifica-se a distância percorrida em metros
Escala de Wolf[16]	Função de membro superior	Avalia o membro superior de indivíduos com hemiparesia em movimentos isolados e em tarefas funcionais, levando em consideração o tempo e a qualidade do movimento

Recurso	O que avalia?	Como avalia?
Escala de equilíbrio de Berg[19]	Equilíbrio	O desempenho do indivíduo é avaliado com base em 14 itens comuns do dia a dia. Cada item da escala apresenta uma alternativa de resposta em escala ordinal, variando de 0 a 4 pontos. O escore máximo que pode ser alcançado é 56, com ponto de corte de 45 para risco de quedas
Rivermead Mobility Index[30]	Mobilidade funcional após AVC	Contém 15 itens sobre marcha, equilíbrio e transferências, sendo 14 de autorrelato e um de observação direta. É possível um escore máximo de 15 pontos – quanto maior o escore, melhor a mobilidade
Sitting Balance Scale[31]	Equilíbrio sentado	Validada para adultos idosos frágeis que não deambulam, contém 11 itens relacionados com atividades funcionais na posição sentada
Postural Control and Balance for Stroke (PCBS)[17]	Funcionalidade e predição de quedas	Contém 23 itens subdivididos em três escalas: mudanças posturais sete itens), equilíbrio sentado (cinco itens) e equilíbrio de pé (11 itens), pontuando de 0 a 62 (escore máximo)
Protocolo de desempenho físico de Fugl-Meyer[11]	Desempenho motor	Avalia o desempenho motor do indivíduo por meio de aspectos como ADM, dor, sensibilidade, função motora das extremidades inferior e superior, coordenação e velocidade, a partir de um sistema de pontuação numérica acumulativa.[37] Para a subescala de membro superior, a pontuação máxima é 66, representando o melhor desempenho possível. Um escore < 32 indica severidade do indivíduo pós-AVC
Motor Assessment Scale (MAS)[32]	Função motora	Composta de oito tarefas motoras: passar de supino para decúbito lateral, supino para sentado, equilíbrio sentado, sentado para posição ortostática, marcha, função de membros superiores, movimento das mãos e atividades manuais avançadas. Um escore máximo de 48 pontos é possível – quanto maior o escore, melhor a mobilidade. Validada para o português do Brasil
Medida de independência funcional[33]	Independência funcional	Avalia tarefas motoras e cognitivas de vida diária, abrangendo autocuidados, transferências, locomoção, controle esfincteriano, comunicação e cognição social, incluindo memória, interação social e resolução de problemas. Cada atividade avaliada recebe pontuação de 1 (dependência total) a 7 (independência completa), sendo possíveis de 18 a 126 pontos
Notthingham Health Profile[25]	Qualidade de vida	Os itens da escala estão organizados em seis categorias: nível de energia, dor, reações emocionais, sono, interação social e habilidades físicas. Cada resposta positiva corresponde ao escore 1 e cada resposta negativa ao escore 0, perfazendo uma pontuação máxima de 38
Stroke Impact Scale (SIS)[26]	Qualidade de vida	Questionário autoadministrado que investiga o impacto do AVC na saúde e na vida do indivíduo, perpassando oito domínios: força, função manual, AVD, memória, comunicação, mobilidade, emoção e participação
Stroke Specific Quality of Life[34]	Qualidade de vida	Contempla 12 domínios, totalizando 49 itens. As respostas são quantificadas em escala de 5 pontos e se referem ao desempenho na semana anterior. A escala é aplicada em forma de entrevista
Coreset para AVC[24]	Funcionalidade	Lista resumida de códigos especificamente selecionados por métodos padronizados para descrição do perfil funcional de pessoas acometidas por AVC. Em sua versão mais longa, é composto por 130 categorias da CIF. Desse total, 41 categorias pertencem às funções do corpo; cinco às estruturas do corpo; 51 às atividades e participação e 33 aos fatores ambientais
World Health Organization Disability Assessment Schedule (WHODAS)[24]	Funcionalidade	Em sua versão mais longa, é composto por 36 questões divididas nos seguintes domínios: cognição (seis itens), mobilidade (cinco itens), autocuidado (quatro itens); relações interpessoais (cinco itens), atividades de vida (quatro itens) e participação (oito itens). São gerados escores que variam de 0 a 100 (pior perfil funcional) para cada domínio e para o instrumento como um todo

METAS E INTERVENÇÕES

Fisioterapia na pessoa com AVC em fase aguda

Em linhas gerais, serão traçadas as principais metas da fisioterapia oferecida ao paciente com AVC em fase aguda de recuperação, desde o ambiente hospitalar, bem como as intervenções mais adequadas para alcançar os resultados desejados.

As diretrizes para manejo dos pacientes com AVC isquêmico em fase aguda, segundo a American Heart Association (AHA)/American Stroke Association (ASA), preconizam que o profissional fisioterapeuta componha o contexto multidisciplinar do tratamento de AVC desde as primeiras horas do evento, fazendo parte da avaliação inicial e, desde que o paciente se encontre com parâmetros estáveis, iniciando a reabilitação o mais breve possível[35].

Quadro 12.2 Avaliação do caso clínico segundo a Classificação Internacional de Funcionalidade, Incapacidade e Saúde (CIF)

	Funções e estruturas do corpo	Limitações de atividades	Restrição na participação
Perspectiva do paciente	Fraqueza muscular	Cansaço para levantar-se do leito	Dificuldades para o lazer (ir às compras com a família)
	Fadiga	Cansaço para vestir-se	Participar das atividades voluntárias em uma ONG
		Dependência para higiene pessoal	
		Afastamento das atividades do trabalho	
Perspectiva do fisioterapeuta	Redução de força muscular	Dificuldade para banho, toalete, transferências da cama para a cadeira, locomoção para o banheiro, mobilidade e deambulação (Barthel)	
	Hipotonia muscular		
	Hiper-reflexia profunda em hemicorpo direito		
	Hipoestesia tátil dolorosa em hemicorpo direito		
	Instabilidade postural (ausência de controle de tronco sentada)		
Fatores contextuais			
Pessoais			
• Sexo feminino			
• Casada			
• 2 filhos			
• 57 anos de idade			
• Ensino médio completo			
• Secretária			
• Trabalha voluntariamente em uma ONG			
Ambientais			
• Hidratação endovenosa por acesso venoso periférico			
• Profissionais de saúde (equipe interdisciplinar durante internação hospitalar)			
• Serviços, sistemas e políticas públicas de saúde			
• Família imediata colabora com o tratamento e ajuda financeiramente			
• Usuária de transporte público			
• Mora em casa com escadas para acesso			
• Acesso à casa em bairro sem calçamento, área acidentada			

Fonte: baseado em tradução livre de esquema publicado em Rundell SD, Davenport TE, Wagner T. Physical Therapist Management of Acute and Chronic Low Back Pain Using the World Health Organization's International Classification of Functioning, Disability and Health. Phys Ther [Internet]. 2009 Jan 1;89(1):82-90. Available from: http://ptjournal.apta.org/cgi/doi/10.2522/ptj.20080113.

Metas
1. Cuidados básicos fisiológicos
2. Posicionamento adequado

Inicialmente, o fisioterapeuta, em conjunto com a equipe interdisciplinar do hospital, deverá auxiliar os cuidados básicos para manutenção dos parâmetros basais da paciente, incluindo função respiratória, prevenção da aspiração orotraqueal e disfagia, prevenção de úlceras e outras lesões cutâneas, cuidados com possíveis dores e controle esfincteriano.

A paciente deverá ser posicionada adequadamente para prevenir vícios posturais e ulcerações. As mudanças de decúbito a cada 2 horas deverão também ser programadas e orientadas à paciente, à acompanhante e à equipe de enfermagem. Além disso, a paciente e a acompanhante foram orientadas quanto à importância de supervisionar o hemicorpo afetado, verificando regiões da pele que podem ser lesionadas devido à hipoestesia (perda da sensibilidade) dolorosa. Para isso, o uso de um espelho, a adequação do posicionamento e a mudança de decúbito devem ser orientados e incentivados[36].

O posicionamento adequado (meta 2) tem como objetivos promover modulação do tônus muscular, receber apropriada informação sensorial e de consciência espacial e prevenir complicações, como úlceras de decúbito, dor, vícios posturais e contraturas[37]. Considerando a alta prevalência de contraturas em indivíduos que sofreram AVC no primeiro ano[38], exercícios de alongamento para o membro hemiplégico devem ser ensinados aos cuidadores para minimizar sua ocorrência.

No ombro, o posicionamento de rotação externa, extensão de cotovelo e punho em neutro por 30 minutos por dia no leito é uma estratégia que pode prevenir a contratura do ombro e minimizar a hiper-reflexia em todo o membro superior. Além disso, é frequentemente prescrito o uso de órtese de mão, associada à injeção de botox, para abordagem da espasticidade de modo a prevenir contraturas no punho e nos dedos.

Assim como as articulações do punho e dos dedos, o tornozelo também é uma articulação suscetível ao desenvolvimento de contratura em flexão plantar, o que pode afetar a qualidade e a segurança da marcha. Nessa fase inicial, pode ser prescrita uma órtese de tornozelo no membro hemiplégico para uso à noite e durante o ortostatismo com auxílio. Durante a internação, a paciente deverá experimentar diferentes posições no leito, como decúbito lateral sobre o lado não afetado e o afetado e decúbito ventral, bem como deve ser incentivada a sentar-se na cama ou em uma cadeira[39].

Metas
3. Prevenção do imobilismo e aumento da mobilidade geral.
4. Restauração das funções corticais superiores.

Para a meta 3, a mobilização precoce global deverá ser iniciada com atividades motoras de baixa intensidade, sempre que possível associadas a treino de atenção e orientação temporal, das funções visuoespaciais, estimulação cognitiva e sensorial, auxiliando a restauração das funções neurológicas (meta 4). Para melhora da mobilidade no leito, a paciente será encorajada a treinar mudanças de decúbito no leito: a partir de dorsal para decúbito lateral direito (mais fácil porque o lado esquerdo, não afetado, terá mais facilidade de impulsionar o tronco) e para o lado esquerdo e depois de lateral para sentada, progredindo para levantar-se a partir de sentada, inicialmente com apoio e orientação do terapeuta, até que consiga fazê-lo de maneira independente. Esses exercícios devem ser leves, de baixa intensidade e repetidos ao longo do dia. As mudanças de decúbito a cada 2 horas também deverão ser programadas e orientadas à paciente, à acompanhante e à equipe de enfermagem[39].

Em 2008 foi publicado um estudo multicêntrico (AVERT) que investigou a eficácia e a segurança da mobilização precoce de pacientes 24 horas após o evento. Esses indivíduos, elegíveis após constatada a estabilidade dos sintomas (responsivos ao comando, PA sistólica entre 120 e 220mmHg, SatO$_2$> 92%, FC entre 40 e 100bpm, afebril), eram submetidos a um protocolo de mobilização no leito, ortostatismo e treino leve de marcha por curtos períodos, duas vezes ao dia, mantido por 14 dias. O protocolo mostrou-se seguro e confiável, não ocasionando intercorrências ou complicações neurológicas para a maioria significativa dos casos[40].

O mesmo grupo AVERT de pesquisadores verificou, em 2015, que a mobilização mais precoce de indivíduos que sofreram AVC, em média 18 horas após o evento, além de não manter o benefício para a recuperação do paciente, não foi segura quando realizada em alta intensidade[7]. Também segundo as diretrizes da Stroke Foundation para manejo de AVC, de 2017, não é recomendado iniciar atividades intensas fora do leito antes de 24 horas do evento[41].

Para as metas 3 e 4 serão propostos exercícios de baixa intensidade para mobilização precoce da paciente decorridas 24 horas do evento, uma vez que ela se apresenta estável. Inicialmente serão propostos exercícios de movimentação ativo-assistida e ativa livre do hemicorpo direito (acometido) e sedestação no leito. Progressivamente, mediante a aceitação e a tolerância da paciente, serão propostos ortostatismo e treino de marcha assistida. A paciente será encorajada a utilizar seus membros superiores e inferior direito em suas atividades, inclusive para descarga de peso corporal sentada (com o posicionamento da mão no leito, lateralmente ao tronco, e do pé apoiado em degrau) e em pé (estimulando-a a manter uma postura simétrica).

Para estimular a recuperação das funções corticais superiores (meta 4), mais especificamente referente ao membro superior afetado, pode-se utilizar a terapia do espelho. Um programa que combinou o uso de espelho a uma luva de estimulação elétrica mostrou superioridade significativa na recuperação da destreza, preensão e na subescala de transferência da Medida de Independência Funcional (MIF) em relação ao grupo que usou somente a luva, em indivíduos após AVC crônico. Os participantes foram incentivados a realizar movimentos bilaterais de alcance e manipulação com o braço afetado oculto pelo espelho, enquanto o membro não afetado era visto pelo reflexo do espelho como se fosse o afetado. É possível que o uso desse tipo de tratamento para melhora das AVD com o uso de espelho possa ser implementado facilmente na fase aguda após AVC por ser um recurso simples e viável[36].

Como é provável que a paciente apresente baixa tolerância às terapias, os atendimentos deverão ser curtos, com intervalos entre as repetições. É imprescindível uma boa comunicação com o terapeuta e que o indivíduo seja estimulado a participar desde o primeiro contato.

Com a evolução da paciente, diante da melhora da força muscular do hemicorpo direito, mais repetições dos movimentos e aumento da resistência da carga poderão ser realizados. O uso da escala de percepção de esforço de

Borg pode ser útil para melhorar o acompanhamento das progressões e para manter a paciente consciente de seu esforço e motivada a se superar.

Metas
5. Restauração do controle de tronco e do equilíbrio sentado e de pé
6. Aumento da força muscular dos membros

Nesse primeiro momento pode ser difícil para a paciente se posicionar sentada e alinhada e se manter nessa posição. Déficits de controle de tronco são comumente observados após AVC e podem impactar negativamente o desempenho funcional desses pacientes. Desse modo, o equilíbrio de tronco da paciente poderá ser trabalhado com exercícios de desestabilização de tronco por meio de estímulos internos e externos ao indivíduo. Na postura sentada, exercícios de alcance em diferentes direções com objetos e apoio podem ser implementados com variados graus de dificuldade. Inicialmente podem ser ideais alguns cuidados, como a paciente sentada à beira do leito com os pés apoiados em um degrau e com apoio maior. O alcance também poderá ser feito com as mãos entrelaçadas, para que haja um movimento ativo-assistido do membro afetado, melhorando a coordenação motora desse segmento. Uma revisão sistemática com metanálise mostrou que exercícios de rotação e de alcance podem promover recuperação precoce do equilíbrio de pé e da marcha após AVC[42]. Além disso, o treino de equilíbrio durante o ortostatismo também deverá ser iniciado o quanto antes, estimulando a distribuição simétrica de carga nos dois membros inferiores com balanços para leve lateralização de tronco a fim de aumentar sua percepção.

Concomitantemente ao treino de equilíbrio, o fortalecimento muscular deve ser implementado assim que possível. Dentre os déficits observados após o AVC, a fraqueza muscular é o que tem maior impacto no desempenho funcional[43,44]. Por isso, é forte a recomendação de que indivíduos com reduzida força muscular dos membros superiores e inferiores sejam submetidos a um programa de resistência progressiva (PRP), particularmente nos primeiros 6 meses após o AVC[41]. Uma revisão sistemática com metanálise mostrou que PRP promoveu ganhos maiores na força muscular e no desempenho funcional de indivíduos com menos de 6 meses de AVC do que naqueles com período superior, considerados crônicos[44].

Metas
7. Restauração do equilíbrio e melhora da coordenação
8. Aumento da mobilidade e da independência nas AVD da paciente, impedindo que a restrição ao leito tenha consequências negativas nas condições de saúde

O equilíbrio de tronco da paciente será trabalhado com exercícios de desestabilização. Com a paciente sentada à beira do leito, os pés apoiados em um degrau e os membros superiores posicionados lateralmente apoiando o tronco, com o mínimo de apoio possível nas costas, serão iniciados leves estímulos em vários sentidos para desestabilização do tronco, para que a paciente retome o controle do tronco e a posição inicial ereta.

Ainda sentada, para treino de controle de tronco associado a treino de alcance para melhora da coordenação e sequenciamento do movimento, a paciente será orientada inicialmente alcançar a mão do terapeuta em várias posições com a mão não afetada para que a afetada seja estimulada a auxiliar o apoio lateral do tronco. Depois, o alcance deverá ser feito com as mãos entrelaçadas, para que haja um movimento ativo-assistido do membro afetado, melhorando a coordenação motora desse segmento.

A paciente será encorajada a treinar a mudança de decúbito no leito: a partir de dorsal para decúbito lateral direito (mais fácil porque o lado esquerdo, não afetado, terá mais facilidade de dar impulso no tronco) e para o lado esquerdo e depois de lateral para sentada. Progressivamente, seguir-se-á o treino para levantar-se a partir de sentada, inicialmente com apoio e orientação do terapeuta, até que ela consiga fazê-lo de maneira independente. Esses exercícios deverão ser repetidos ao longo do dia, mas inicialmente a paciente deverá estar acompanhada até que haja segurança para independência total.

O treino de equilíbrio durante o ortostatismo também deverá ser iniciado o quanto antes, estimulando a distribuição simétrica de carga nos dois membros inferiores com balanços para leve lateralização de tronco a fim de aumentar sua percepção.

Metas
9. Restauração e melhora da marcha
10. Redução da fadiga e melhora de condicionamento cardiorrespiratório
11. Promoção do bem-estar físico e emocional

As metas 9 a 11 podem e devem ser conjuntamente trabalhadas a partir de um treino de marcha inicialmente lento, assistido, com o objetivo de restabelecer a deambulação da paciente, obtendo resultados que se refletirão na melhora da autoestima, promovendo o bem-estar físico e emocional.

Durante a marcha sob supervisão, o terapeuta deverá progredir tanto na complexidade física como cognitiva, estimulando a atenção, a orientação temporoespacial, o reconhecimento do ambiente, o esquema corporal, as noções e a organização espacial, fatores muitas vezes afetados em indivíduos com AVC.

Com a melhora do desempenho da marcha da paciente, o aumento da tolerância e a redução da necessidade de assistência e dos relatos de cansaço, a marcha pode passar a ser trabalhada com mais intensidade, como forma de exercício aeróbico. Esses exercícios têm a intenção de reverter o descondicionamento cardiorrespiratório inerente ao AVC e à falta de exercício, melhorando a performance física da paciente.

A paciente deverá estar constantemente monitorizada com relação a medidas de PA, $SatO_2$ e pela escala de percepção de esforço de Borg. Com a continuidade do tratamento e diante da estabilidade dos parâmetros e de uma resposta hemodinâmica favorável da paciente, poderá haver a progressão da intensidade com controle da FC-alvo de acordo com o cálculo da FCmáx.

De maneira geral, todas as respostas ao tratamento deverão ser monitorizadas cuidadosamente durante todo o processo de reabilitação intra-hospitalar, devendo ser realizados ajustes sempre que necessários. Desse modo, o fisioterapeuta deverá reavaliar continuamente a paciente para conhecer suas potencialidades e necessidades específicas dentre os fatores pessoais e ambientais.

Tão importante quanto as orientações fornecidas durante os atendimentos é a adesão da paciente ao programa de exercícios que serão realizados na ausência do fisioterapeuta, tanto durante a internação como após a alta hospitalar. Materiais impressos com informações simples, como figuras com posicionamento e alongamento corretos, a importância do uso do membro afetado e da realização de caminhadas, além da explicação sobre as contraindicações e os fatores que indiquem a necessidade de interrupção da atividade auxiliam o entendimento da paciente e dos cuidadores sobre a execução correta dos exercícios, bem como conferem segurança à proposta terapêutica não supervisionada.

Metas
12. Encaminhamento do paciente para tratamento fisioterapêutico ambulatorial
13. Recomendações para manutenção do estado ativo em ambiente domiciliar e na comunidade

As necessidades específicas de cada paciente nortearão o terapeuta para as orientações pós-alta hospitalar. Previamente à alta, a paciente e seus familiares ou cuidadores deverão ser adequadamente orientados pelo fisioterapeuta quanto à instrução de exercícios domiciliares e possíveis modificações do ambiente doméstico. Adaptações devem ser instituídas a fim de tornar as atividades mais seguras e menos cansativas, a depender do estado funcional do paciente no momento da alta.

Além disso, é fundamental estimular o aperfeiçoamento funcional e a reinserção paulatinamente na comunidade.

Caso seja possível o acompanhamento fisioterapêutico apropriado, convém encaminhar a paciente a outra instituição ou profissional, idealmente com relatório de alta, contendo o diagnóstico, o histórico de internação da paciente e o direcionamento dos objetivos terapêuticos.

A participação em programas de exercícios após a alta hospitalar está associada à redução no número e na severidade de problemas endossados pela doença, os quais promovem melhora global da qualidade de vida física e psicossocial dos indivíduos com AVC[37].

É fundamental que a paciente, desde a fase aguda do AVC, seja encorajada a se reinserir socialmente, motivando-se para outras dimensões da participação, como o lazer e o retorno ao trabalho. O retorno ao trabalho reflete o reengajamento social do indivíduo, promovendo bem-estar e satisfação[45].

Em conjunto, as metas e intervenções aqui propostas terão reflexos positivos no retorno da paciente às atividades que ela exercia na ONG, às atividades laborais e ao lazer.

Referências

1. Bohannon RW. Manual muscle testing: does it meet the standards of an adequate screening test? Clin Rehabil. 2005;19(6):662-7.
2. Duncan PW, Zorowitz R, Bates B, Choi JY, Glasberg JJ, Graham GD et al. Management of adult stroke rehabilitation care: a clinical practice guideline. Stroke.2005;(36):100-143.
3. Cincura C, Pontes-Neto OM, Neville IS, Mendes HF, Menezes DF, Mariano DC et al. Validation of the National Institutes of Health Stroke Scale, modified Rankin Scale and Barthel Index in Brazil: The role of cultural adaptation and structured interviewing. Cerebrovasc Dis. 2009;27(2):119-22.
4. Bamford J, Sandercock P, Martin D, Burn J, Warlow C. Classification and natural history of clinically identifiable subtypes of cerebral infarction. Lancet (London, England) [Internet]. 1991;337(8756):1521-6. Available from: http://dx.doi.org/10.1016/0140-6736(91)93206-O.
5. Cecatto RB, Almeida CI. O planejamento da reabilitação na fase aguda após o acidente vascular encefálico. 2008;37-43. Available from: http://actafisiatrica.org.br/detalhe_artigo.asp?id=75.
6. Martins SCO, Freitas GR, Pontes-Neto OMOM, Pieri A, Moro CHC, Jesus PAP et al. Guidelines for acute ischemic stroke treatment: part I. Arq Neuropsiquiatr [Internet]. 2012;70(11):885-93. Available from: http://ovidsp.ovid.com/ovidweb.cgi?T=JS&PAGE=reference&D=psyc7&NEWS=N&AN=2012-23551-012%5Cnhttp://www.ncbi.nlm.nih.gov/pubmed/23175203%5Cnhttp://www.ncbi.nlm.nih.gov/pubmed/22899035.
7. AVERT Trial Collaboration group, Bernhardt J, Langhorne P, Lindley RI, Thrift AG, Ellery F et al. Efficacy and safety of very early mobilisation within 24 h of stroke onset (AVERT): a randomised controlled trial. Lancet (London, England) [Internet]. 2015;386(9988):46-55. Available from: http://www.ncbi.nlm.nih.gov/pubmed/25892679.
8. Danells CJ, Black SE, Gladstone DJ, McIlroy WE. Poststroke "Pushing": Natural history and relationship to motor and functional recovery. Stroke. 2004;35(12):2873-8.

9. Voos M, Oliveira T, Piementone M. Diretrizes para avaliação e tratamento fisioterapêutico da síndrome de Pusher: estudo de caso. Fisioter e Pesqui [Internet]. 2011;18(4):323-8. Available from: http://www.scielo.br/pdf/fp/v18n4/05.pdf.
10. Brito RG, Lins LCRF, Almeida CDA, Neto ESR, Araújo DP, Franco CIF. Instrumentos de avaliação funcional específicos para o acidente vascular cerebral. Rev Neurociencias. 2013;21(4):593-9.
11. Snickars J, Persson HC, Sunnerhagen KS. Early clinical predictors of motor function in the upper extremity one month post-stroke. J Rehabil Med. 2017;49(3):216-22.
12. Teixeira-Salmela LF, Godoy MR, Aguiar LT, Danielli C, Morais C. Avaliação da força muscular pelo teste do esfigmomanômetro modificado: uma revisão da literatura. Fisioter Mov. 2013;26(2):437-52.
13. Morris S. Ashworth and Tardieu scales: their clinical relevance for measuring spasticity in adult and paediatric neurological populations. Phys Ther Rev [Internet]. 2002 Mar 1;7(1):53-62. Available from: http://dx.doi.org/10.1179/108331902125001770.
14. Turner-Stokes L, Jackson D. Shoulder pain after stroke: A review of the evidence base to inform the development of an integrated care pathway. Clin Rehabil. 2002;16(3):276-98.
15. Lima DHF, Queiroz AP, Salvo G, Yoneyama SM, Oberg TD, Lima NMFV. Versão brasileira da avaliação sensorial de Nottingham: validade, concordância e confiabilidade. Rev Bras Fisioter. 2010;14(2):166-74.
16. Padovani C, Pires CVG, Ferreira FPC, Borin G, Filippo TRM, Imamura M et al. Application of the Fugl-Meyer Assessment (FMA) and the Wolf Motor Function Test (WMFT) in the recovery of upper limb function in patients after chronic stroke: a literature review. Acta Fisiátrica [Internet]. 2013;20:42-9. Available from: http://www.gnresearch.org/doi/10.5935/0104-7795.20130008.
17. Pyöriä O, Talvitie U, Nyrkkö H, Kautiainen H, Pohjolainen T. Validity of the postural control and balance for stroke test. Physiother Res Int [Internet]. 2007 Sep [cited 2017 Feb 22];12(3):162-74. Available from: http://www.ncbi.nlm.nih.gov/pubmed/17631637.
18. Yoneyama SM, Roiz RDM, Oliveira TM, Oberg TD, Lima NM. Validação da versão brasileira da escala de avaliação postural para pacientes após acidente vascular encefálico. Acta Fisiatr. 2008;15(2):96-100.
19. Araujo AGS, Woellner SS, Cabral FMH, Uessler PNP, Soares AV. Testes de equilíbrio em pacientes hemiparéticos por AVC. Neurociências Psicol. 2015;11(1):32-40.
20. Baert I, Daly D, Dejaeger E, Vanroy C, Vanlandewijck Y, Feys H. Evolution of cardiorespiratory fitness after stroke: A 1-year follow-up study. influence of prestroke patients' characteristics and stroke-related factors. Arch Phys Med Rehabil [Internet]. 2012;93(4):669-76. Available from: http://dx.doi.org/10.1016/j.apmr.2011.09.022.
21. Pohl PS, Duncan PW, Perera S, Liu W, Lai SM, Studenski S et al. Influence of stroke-related impairments on performance in 6-minute walk test. J Rehabil Res Dev. 2002;39(4):439-44.
22. Smith AC, Saunders DH, Mead G. Cardiorespiratory fitness after stroke: a systematic review. Int J Stroke [Internet]. 2012 May 9;7(6):499-510. Available from: http://dx.doi.org/10.1111/j.1747-4949.2012.00791.x.
23. Severo IM, Almeida MA, Kuchenbecker R, Vieira DFVB, Weschenfelder ME, Pinto LRC et al. Risk factors for falls in hospitalized adult patients: an integrative review. Rev Esc Enferm USP. 2014;48(3):540-54.
24. Geyh S, Cieza A, Schouten J, Dickson H, Frommelt P, Omar Z et al. ICF Core Sets for stroke. J Rehabil Med. 2004;36(suppl. 44):135-41.
25. Teixeira-Salmela LF, Magalhães LC, Souza AC, Lima MC, Lima RCM, Goulart F. Adaptação do perfil de saúde de Nottingham: um instrumento simples de avaliação da qualidade de vida. Cad Saúde Pública [Internet]. 2004;20(4):905-14. Available from: http://www.scielo.br/scielo.php?script=sci_arttext&pid=S0102-311X2004000400004&lng=en&nrm=iso&tlng=pt.
26. Lai M, Bode RK, Bode R, Perera S. Stroke Impact Scale (SIS). Stroke. 2006;0:1-4.
27. Faria CDCM, Silva SM, Correa JCF, Laurentino GEC, Teixeira-Salmela LF. Identification of ICF participation categories in quality-of-life instruments utilized in cerebrovascular accident victims. Rev Panam Salud Publica. 2012;31(4):338-44.
28. Marques AP. Manual de goniometria. Editora Manole, 1997.
29. Mong Y, Teo TW, Ng SS. 5-repetition sit-to-stand test in subjects with chronic stroke: reliability and validity. Arch Phys Med Rehabil. 2010 Mar;91(3):407-13.
30. Antonucci G, Aprile T, Paolucci S. Rasch analysis of the Rivermead Mobility Index: a study using mobility measures of first-stroke inpatients. Arch Phys Med Rehabil. 2002 Oct;83(10):1442-9.
31. Medley A, Thompson M. Development, reliability, and validity of the Sitting Balance Scale. Physiother Theory Pract. 2011 Oct;27(7):471-81.
32. Conte ALF, Ferrari PP, Carvalho TB, Relvas PCA, Neves RCM, Rosa SF. Confiabilidade, compreensão e aceitação da versão em português da Motor Assessment Scale em pacientes com acidente vascular encefálico. Rev Bras Fisioter. 2009;13(5):405-11.
33. Riberto M, Miyazaki MH, Jucá SSH, Sakamoto H, Potiguara P. Validação da versão brasileira da Medida de Independência Funcional. Acta Fisiatr. 2004;11:3-7.
34. Lima R, Teixeira-Salmela L, Magalhães L, Gomes-Neto M. Propriedades psicométricas da versão brasileira da escala de qualidade de vida específica para acidente vascular encefálico: aplicação do modelo Rasch. Rev Bras Fisioter. 2008;12(2):149-56.
35. Jauch EC, Saver JL, Adams HP, Bruno A, Connors JJB, Demaerschalk BM et al. Guidelines for the early management of patients with acute ischemic stroke: a guideline for healthcare professionals from the American Heart Association/American Stroke Association. Stroke. 2013;44(3):870-947.
36. Lin K-C, Chen Y-T, Huang P-C, Wu C-Y, Huang W-L, Yang H-W et al. Effect of mirror therapy combined with somatosensory stimulation on motor recovery and daily function in stroke patients: a pilot study. J Formos Med Assoc [Internet]. 2014;113(7):422-8. Available from: http://www.sciencedirect.com/science/article/pii/S092966461200407X.
37. Brasil MDS. Diretrizes de atenção à reabilitação da pessoa com com acidente vascular cerebral. Diretrizes. 2013:1-56.
38. Sackley C, Brittle N, Patel S, Ellins J, Scott M, Wright C et al. The prevalence of joint contractures, pressure sores, painful shoulder, other pain, falls, and depression in the year after a severely disabling stroke. Stroke. 2008 Dec;39(12):3329-34.
39. Carr EKKF. Positioning of the stroke patient: a review of the literature. Int J Nurs Stud. 1992;29(4):355-69.
40. Bernhardt J, Dewey H, Thrift A, Collier J, Donnan G. A very early rehabilitation trial for stroke (AVERT): Phase II safety and feasibility. Stroke. 2008;39(2):390-6.
41. Stroke Foundation of New Zealand. Clinical guidelines for stroke management. 2017.Available from: http://www.nhmrc.gov.au/_files_nhmrc/publications/attachments/cp126.pdf.
42. Sorinola IO, Powis I, White CM. Does additional exercise improve trunk function recovery in stroke patients? A meta-analysis. NeuroRehabilitation. 2014;35:205-13.
43. Canning CG, Ada L, Adams R, O'Dwyer NJ. Loss of strength contributes more to physical disability after stroke than loss of dexterity. Clin Rehabil. 2004 May;18(3):300-8.
44. Ada L, Dorsch S, Canning CG. Strengthening interventions increase strength and improve activity after stroke: a systematic review. Aust J Physiother. 2006;52(4):241-8.
45. Vestling M, Tufvesson B, Iwarsson S. Indicators for return to work after stroke and the importance of work for subjective well-being and life satisfaction. J Rehabil Med. 2003;35(3):127-31.

Acidente Vascular Cerebral Crônico

CAPÍTULO 13

Ramon Távora Viana
Lidiane Andréa Oliveira Lima

Observação: palavras e expressões listadas no Glossário do capítulo estão destacadas no texto com um asterisco.

APRESENTAÇÃO DO CASO CLÍNICO

Paciente do sexo feminino, 55 anos, casada, mãe de dois filhos, com ensino superior completo e professora de escola pública, foi recebida há uma semana pelo serviço ambulatorial de fisioterapia para reabilitação motora após acidente vascular encefálico (AVE). Nos primeiros dias de atendimento foi realizada avaliação completa de sua funcionalidade e fornecidas orientações quanto ao auxílio do marido nas atividades domiciliares. Concomitantemente, o estabelecimento de metas foi construído juntamente com a perspectiva da paciente e do familiar.

A paciente, consciente, orientada, informou que há mais ou menos 6 meses acordou com afasia e dificuldade para movimentar o lado direito do corpo, desequilíbrio e cefaleia. Foi levada à Unidade de Pronto Atendimento (UPA), onde foi constatado o AVE. Como a UPA não dispunha de aparelho de tomografia, ela foi encaminhada ao hospital especializado da região. Após o exame de tomografia computadorizada (TC), foram constatados AVE isquêmico e hipodensidade em região da artéria cerebral média (ACM). A paciente não soube informar sobre os procedimentos adotados no tratamento agudo após *ictus*. Relata que permaneceu 20 dias em internação hospitalar.

No momento, a paciente encontra-se de licença médica do trabalho e relata extrema dificuldade para movimentar o braço afetado, com problemas para escovar os dentes, vestir-se e pentear o cabelo por ser destra (está incapacitada de movimentar a mão dominante). Refere também que a perna do lado acometido não se movimenta como esperado, limitando a locomoção sozinha em casa e na rua. Relata ainda ter sido diagnosticada com hipertensão arterial 2 meses após o episódio isquêmico e sem outra morbidade associada. Diz não conseguir mais participar dos cultos na igreja, ir à feira com a mãe e almoçar com a família do marido aos domingos.

Admitida no serviço de reabilitação neurológica, na avaliação a paciente apresentou frequência cardíaca (FC)=80bpm; frequência respiratória (FR)=16ipm e pressão arterial (PA) = 130/85mm/Hg, sem sinais de infecção respiratória, febre ou desconforto respiratório. Faz uso de medicamentos para controle da PA e ácido acetilsalicílico. No exame físico, o miniexame do estado mental (MEEM) apresentou pontuação de 29/30.Tem hemiplegia à direita com padrão espástico de membro superior e depressão do ombro, associada à hipotrofia marcante do músculo deltoide. O membro inferior direito apresenta-se em rotação externa com leve adução do quadril e inversão do tornozelo.

A *escala de avaliação de Fugl-Meyer (EFM)** foi utilizada para analisar a função motora do lado plégico. Observou-se função motora presente apenas em cotovelo, antebraço, quadril e joelho direito, hiper-reflexia de bíceps, de flexores da mão e calcâneo e reflexos normais para tríceps braquial e patelar, bem como hiporreflexia dos flexores do joelho. Foi incapaz de realizar a sinergia flexora e extensora de membro superior, e sinergia extensora e flexora parcialmente presente em membro inferior.

Observa-se, também, ausência de movimentação no ombro, punho, mão e tornozelo.

No teste de equilíbrio, apresentou controle na posição sentada, reação de proteção para o lado não afetado e posição em pé sem apoio. Não foi capaz de manter-se em apoio unipodal sobre o lado sadio ou afetado. Na movimentação passiva apresentou redução de amplitude de movimento com dor para abdução de ombro e extensão de punho e dedos.

A pontuação total da escala de Fugl-Meyer foi 40/226 indicando comprometimento grave. Na *escala modificada de Ashworth** foi observado aumento da resistência ao movimento passivo em rotadores internos do ombro (1/4), flexores e extensores do cotovelo (1/4), extensores de punho (1+/4) e flexão de dedos (3/4). No membro inferior, os extensores de joelho (1/4), adutores de quadril (1/4) e flexores plantares (2/4) apresentavam aumento do tônus muscular. A dinamometria de preensão manual apresentou como resultado 0Kgf. Na escala de equilíbrio de Berg foi possível constatar risco elevado de quedas, com pontuação de 35/56. No teste *Timed up and Go* (TUG)*, utilizando a própria cadeira de rodas da paciente e nenhuma assistência, o tempo registrado foi de 49 segundos, e a velocidade da marcha de 0,4m/s foi aferida pelo *teste de caminhada de 10 metros**. A aplicação da *escala de Lawton e Brody** mostrou comprometimento para preparar alimentos, fazer compras, arrumar a casa e lavar e passar a roupa. A *medida de independência funcional* (MIF)* revelou a necessidade de assistência moderada para tomar banho, vestir-se e preparar e supervisionar a alimentação (Quadro 13.1).

A paciente mora em casa sem escadas, localizada em frente a uma praça recentemente reformada e com ampla sombra. Necessita do transporte particular para ir ao centro de reabilitação, sendo levada pelo marido, que é mestre de obras e tem transporte próprio.

A Figura 13.1 apresenta a evolução clínica temporal da paciente de maneira esquemática.

GLOSSÁRIO

Escala de avaliação de Fugl-Meyer (EFM): escala de avaliação da recuperação sensoriomotora após AVC de indivíduos hemiplégicos, é a mais utilizada em pesquisa e na prática clínica. Consiste em 226 itens, divididos em cinco domínios, os quais contemplam o componente estrutura e função da CIF[1].

Escala de Lawton e Brody: desenvolvida para avaliar a independência em AVD consideradas com nível maior de complexidade, as atividades instrumentais de vida diária (AIVD), apresenta oito domínios. As diferenças antes existentes na avaliação de homens e mulheres (os homens não eram avaliados em relação à preparação da refeição, tarefas domésticas e lavar a roupa) foram eliminadas e atualmente se recomenda a aplicação de todos os domínios para ambos[6].

Escala modificada de Ashworth: escala de avaliação da resistência ao movimento passivo, leva em consideração a amplitude e a velocidade do movimento, sendo utilizada para analisar a espasticidade em pacientes com lesões nervosas centrais[2].

Medida de independência funcional (MIF): desenvolvida para avaliar a carga de cuidados demandada por uma pessoa em relação às suas AVD, que inclui autocuidado, transferências, locomoção, controles de esfíncteres, comunicação e cognição social. O indivíduo deve ser classificado em uma escala de 1(dependência total) a 7 (independência completa)[5].

Teste de caminhada de 10 metros: teste utilizado para determinar a velocidade da marcha de um indivíduo. Consiste na marcação do tempo necessário para percorrer a distância de 10 metros e é representado em metros por segundo (m/s)[4(2].

Timed up and Go **(TUG):** teste que avalia mobilidade, equilíbrio, marcha e risco de quedas durante o tempo em que o indivíduo levanta de uma cadeira, anda 3 metros, faz um giro de 180 graus, retorna à cadeira e se senta[3].

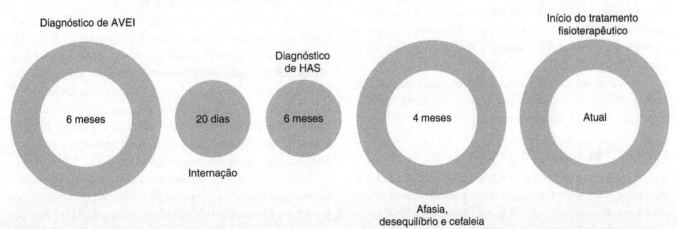

Figura 13.1 Linha do tempo da evolução clínica da paciente. (AVEi: acidente vascular encefálico isquêmico; HAS: hipertensão arterial sistêmica.)

> **Questões para discussão**
> 1. Quais fatores têm mais impacto nas limitações de atividade?
> 2. Com base na avaliação física realizada, quais as limitações de atividade e restrições de participação apresentada pela paciente?
> 3. Quais alterações de funcionalidade têm melhor prognóstico?
> 4. Quais intervenções, em ordem de importância, deverão ser adotadas para o quadro clínico da paciente?
> 5. Como os fatores contextuais influenciam os objetivos terapêuticos?

OBJETIVOS

- Estabelecer os critérios de avaliação de funcionalidade mais importantes de resposta à intervenção do tratamento fisioterapêutico.

- Classificar a gravidade do AVE de acordo com as alterações funcionais, limitações de atividade e restrição de participação encontradas na avaliação fisioterapêutica.

- Descrever um plano de tratamento fisioterapêutico voltado para a resolução do quadro clínico.

- Reconhecer o prognóstico da funcionalidade com base na possibilidade de melhora dos desfechos avaliados pelo fisioterapeuta.

- Propor critérios claros para alta ambulatorial e sugestões de atividades domiciliares para ganho ou manutenção do desempenho funcional.

AVALIAÇÃO E DIAGNÓSTICO DA FUNCIONALIDADE

As limitações de atividade e mobilidade e restrições de participação no AVE devem ser coletadas por meio de instrumentos de avaliação confiáveis e validados a fim de identificar quantitativamente os fatores causais associados à incapacidade da paciente, os quais, além disso, tornarão possível observar o resultado da intervenção sobre os desfechos e determinar o impacto real da reabilitação na vida do indivíduo.

A seguir serão apresentados alguns instrumentos e escalas comumente utilizados em caso de AVE e organizados de acordo com os domínios da CIF.

Função e estrutura do corpo

Considerada a mais conhecida e utilizada na avaliação da recuperação de comprometimentos sensoriomotores em pacientes com sequelas do AVE, a EFM é capaz de abordar grande variedade de sinais e sintomas físicos, que englobam a maior parte dos comprometimentos registrados após AVE. Embora tenha alta confiabilidade intra e interexaminadores, a escala também apresenta limitações[7], como efeito teto sobre a avaliação da função motora, importância maior direcionada para o membro superior do que para o inferior na pontuação, dificuldade no aprendizado e tempo de aplicação[8]. Recomenda-se seu uso combinado a outros instrumentos, como de força de preensão manual e de equilíbrio, o qual é mais bem avaliado pela escala de equilíbrio de Berg.

A escala de equilíbrio de Berg (EEB) é amplamente utilizada para avaliação do equilíbrio em idosos ou indivíduos com morbidades. Traduzida e adaptada para o Brasil, é capaz de avaliar atividades relacionadas diretamente com o equilíbrio estático e dinâmico[9].

A escala modificada de Ashworth é uma das mais utilizadas para avaliação clínica da resistência passiva ao movimento nos membros. Inclui testes de tornozelo, quadril, punho e cotovelo[2]. Apesar de amplamente utilizada por profissionais da saúde, sua confiabilidade é considerada moderada. Além disso, não há uma versão traduzida e adaptada para o Brasil, e seu uso exige treinamento para melhorar a acurácia na aplicação do teste. Essas limitações não impedem sua utilização, pois ainda são escassos os instrumentos alternativos de avaliação clínica da espasticidade em indivíduos com sequelas motoras de AVE[10]. Embora não seja considerada o sintoma mais incapacitante, a espasticidade altera os padrões de movimentação de membros[11], incluindo a alteração do padrão da marcha, e tem impacto negativo sobre o desempenho em tarefas funcionais.

Atividade

A MIF analisa a independência do indivíduo para realizar AVD, sendo uma medida confiável e de fácil aplicação[12]. São avaliados 18 itens, abordando cinco tarefas cognitivas e 13 tarefas motoras. A pontuação é dividida em 7 itens que consideram a porcentagem de independência do indivíduo na realização das medidas – um de assistência total e sete de independência completa[5].

A escala de Lawton e Brody avalia as AIVD, as quais são limitadas antes do comprometimento das AVD. Assim, torna possível observar o declínio das funções físicas e cognitivas de maneira mais precoce[6]. Os itens da escala são pontuados de modo dicotômico: 0 se refere a menos hábil e 1 a mais hábil – quanto maior o escore, maior a independência do indivíduo para atividades com participação na comunidade. No entanto, esse instrumento não é capaz de analisar a participação social do indivíduo.

Instrumentos de mensuração da marcha são importantes para classificar e quantificar alterações nos padrões posturais e limitações de atividade relacionadas com o desempenho da mobilidade e dos padrões de marcha. Dois testes se destacam pela rapidez e facilidade de aplicação:

o teste de velocidade da marcha e o TUG[13]. O teste de velocidade da marcha em 10 metros é realizado mediante coleta do tempo que o indivíduo levar para percorrer, em velocidade confortável ou mais rápida, a distância de 10 metros. Existem variações na literatura sobre o método de aplicação do teste, ou seja, entre a distância da mensuração, o início da marcha e o uso de assistência. O teste é contraindicado em indivíduos que necessitem de auxílio de outra pessoa para deambular.

O TUG é mensurado em segundos: o indivíduo deve realizar a atividade de levantar-se sozinho de uma cadeira com braços, andar 3 metros, realizar um giro e retornar à cadeira e sentar-se novamente. Trata-se de uma medida confiável que envolve a mobilidade do indivíduo, sendo também utilizado para identificar estratégias compensatórias adotadas pelo indivíduo durante o teste[3].

A medida pode ser obtida por meio de instrumentos de avaliação biomecânica. Embora instrumentos de análise biomecânica, como o Optotrak®, que se utiliza de um *software* de captura de pontos infravermelhos em movimento, sejam mais confiáveis, também têm alto custo e pouca utilidade na prática clínica[14].

Uma alternativa seria o uso de escalas de avaliação biomecânica, como o instrumento recentemente criado, *Timed up and Go-Assessment of Biomechanical Strategies* (TUG-ABS)[15]. O TUG-ABS contém 15 itens que devem ser avaliados mediante observação direta do desempenho do indivíduo ou após a captura por vídeo da execução do teste e apresenta adequadas confiabilidade e validade. A escala consiste em três escores divididos de acordo com a etapa em que ocorre a atividade: levantar, andar, realizar o giro e sentar. A pontuação é específica para cada item e está relacionada com a estratégia compensatória adotada (sem estratégia, estratégia compensatória parcial ou estratégia compensatória total)[15].

A escala modificada de Rankin possibilita classificar o acidente vascular quanto à sua gravidade. Esse instrumento consiste em uma escala de um item cuja pontuação varia de 0 a 5 de acordo com a gravidade do comprometimento motor do indivíduo em relação à sua independência funcional. A medida consiste em interrogar o indivíduo acerca de suas AVD e inclui atividades na comunidade. Adiante, a classificação através da escala de Rankin será apresentada[16,17].

Participação

A escala de qualidade de vida específica para acidente vascular cerebral (EQVE-AVE) é a escolha para avaliação do componente participação e analisa 12 domínios que representam aspectos importantes da vida do indivíduo com AVE: energia, papéis familiares, linguagem, mobilidade, humor, personalidade, autocuidado, papéis sociais, memória/concentração, função da extremidade superior, visão e trabalho/produtividade, alguns dos quais contemplam a participação do indivíduo. Três tipos de respostas são utilizadas: quantidade de ajuda necessária para realizar tarefas específicas, quantidade de dificuldade experimentada quando é necessário realizar uma tarefa e grau de concordância com afirmações sobre funcionalidade[18]. A pontuação vai de 45 a 249 pontos, e a diferença necessária para se observar melhora importante varia de 1,5 a 2,4 (mobilidade), 1,2 a 1,9 (autocuidado) e 1,2 a 1,8 (função da extremidade superior)[19]. De todos os instrumentos apresentados, a EQVE-AVE é o único capaz de mensurar de maneira objetiva a participação do indivíduo, pois apresenta domínios que relacionados com as atividades realizadas pelo paciente, sendo necessária para observar o impacto das intervenções na redução das restrições de participação[20].

Condição física

Os instrumentos supracitados tornam possível uma avaliação fisioterapêutica para identificação dos fatores causais associados às limitações e restrições sociais do paciente. De posse dessas informações, o raciocínio clínico irá designar as estratégias de intervenção mais adequadas para que sejam atingidos os objetivos estabelecidos pelo profissional e pelo paciente. Um episódio de AVE que resulta em comprometimentos graves pode exigir a adoção de estratégias compensatórias de movimento. A avaliação por meio da EFM será capaz de elucidar de maneira objetiva as estruturas e funções comprometidas. Embora a aplicação do teste possa demorar até 40 minutos, considerado muito tempo para uso na prática clínica[21], a documentação obtida facilitará a escolha correta das intervenções terapêuticas.

Foi possível observar, no caso em questão, que o membro superior direito se encontra severamente acometido, sem movimentação da mão, do punho e do ombro. O padrão da mão, se associa ao padrão espástico flexor do membro superior, o que pode ser observado a partir dos resultados obtidos com a escala de Ashworth. A hipotrofia do músculo deltoide associa-se à dor e resultará em possível subluxação do ombro com desalinhamento vertical dos ombros, o que impede a realização de qualquer atividade funcional com o membro superior direito[11].

A fraqueza muscular de membro inferior não impede a deambulação, mas afeta diretamente o equilíbrio do indivíduo e o torna incapaz de realizar atividades sem supervisão. Além disso, está associada à perda da velocidade de marcha e à dificuldade em executar tarefas de mobilidade, como sentar e levantar ou dirigir-se ao banheiro, sendo observada pelos testes de velocidade da marcha medida em 10 metros e o TUG. Este último, embora meça o tempo em que o paciente completa a tarefa, pode ser utilizado para detectar em que situação o indivíduo apresenta a alteração funcional (levantar, andar, girar ou sentar) e quais estratégias estão sendo adotadas para compensar a alteração de função.

O TUG-ABS pode ser recomendado para identificar a limitação de atividade e a estratégia compensatória[14,22]. A marcha de indivíduos com AVE está frequentemente alterada em consequência da fraqueza muscular, combinada com o aumento do tônus de músculos dos membros inferiores[23]. O aumento do gasto energético e a alteração dos padrões de movimentos sinérgicos exigem que o indivíduo desenvolva estratégias motoras e posturais para compensar essa alteração de função[24].

A classificação por meio da escala de Rankin deve ser realizada quando o paciente precisa de auxílio. A paciente em questão necessita de auxílio para seus autocuidados, exceto na deambulação domiciliar, que é capaz de cumprir lentamente (velocidade da marcha de 0,4m/s) e é classificada com incapacidade moderadamente severa (4/5).

A MIF deverá ser utilizada eonorteará quanto às atividades que necessitarão demintervenção, em como a determinação da melhora da independência e desempenho em AVD após a intervenção.

Para a participação do indivíduo, poderão ser utilizados instrumentos de qualidade de vida. O EQVE-AVE será o instrumento escolhido para essa avaliação por conter domínios capazes de avaliar esse componente da CIF[25]. A avaliação será utilizada para esclarecer o impacto da condição para o indivíduoáe será capaz de assegurar se a intervenção escolhida provoca mudanças observáveis na participação.

RECURSOS DIAGNÓSTICOS PROPOSTOS

Recurso	O que avalia?	Como avalia?
Escala de avaliação de Fugl-Meyer[8]	Função motora e sensibilidade do hemicorpo	Composta por 113 itens divididos, em nove subescalas: movimentação passiva, dor, sensibilidade exteroceptiva e proprioceptiva, função motora de membro superior, coordenação e velocidade de membro superior, função motora de membro inferior, coordenação e velocidade de membro inferior e equilíbrio. A escala apresenta três graduações possíveis, que variam de 0 a 2, com escore máximo de 226 pontos
Escala de Equilíbrio de Berg (EEB)[9]	Equilíbrio e risco de quedas	A escala apresenta 14 itens de atividades diárias relacionadas com equilíbrio estático ou dinâmico. Cada item contempla cinco opções de resposta, variando de 0 (incapaz de realizar a atividade) a 4 (capaz de realizar o teste de maneira segura), com pontuação máxima de 56 pontos. Para classificação do risco de quedas, o valor de 29 pode ser utilizado como ponto de corte. Valores iguais ou abaixo representam uma chance de queda de quase 100%
Escala modificada de Ashworth[28]	Rigidez à movimentação passiva	Graduada em cinco itens, que vão desde ausência de hipertonia (0) até hipertonia máxima (4), é utilizada em músculos dos membros inferiores e superiores. Resposta > 0 sugere lesão de neurônio motor superior. O teste consiste na movimentação passiva rápida da posição de maior encurtamento do músculo até sua amplitude máxima
Medida de independência funcional (MIF)[5]	Independência funcional em AVD	Consiste em 18 itens divididos em seis domínios: autocuidado, controle de esfíncteres, mobilidade, locomoção, comunicação e cognição social. O escore varia de 1 a 7 – 7 significa desempenhar a tarefa de maneira adequada e independente e 1 a necessidade de ajuda total para realizar a atividade
Timed Up and Go (TUG)[3]	Mobilidade	O teste avalia o tempo que o indivíduo leva para se levantar de uma cadeira com apoio de braços, andar 3 metros, fazer um giro de 180 graus, retornar à cadeira e sentar-se novamente. Valores ≥ a 14 segundos predizem alto risco de quedas
Assessment of Biomechanical Strategies (TUG-ABS)[15]	Biomecânica da mobilidade	Instrumento de avaliação de estratégias biomecânicas na mobilidade, consiste em 15 itens divididos em diferentes atividades do TUG: levantar-se da cadeira, andar 3 metros, fazer um giro de 180 graus e sentar-se na cadeira. Cada item apresenta três opções de resposta: 1 se refere ao uso de uma estratégia compensatória completa, 2, a uma estratégia compensatória parcial, e 3, a nenhuma estratégia compensatória. A pontuação mínima é 15, que reflete o pior desempenho no teste, e a máxima é 45, caracterizando um desempenho sem nenhuma estratégia de compensação
Escala modificada de Rankin[29]	Gravidade do AVE	Consiste em um único item global de avaliação determinado através de entrevista em que o indivíduo e seu cuidador são questionados sobre a independência funcional do paciente: 0 – sem sintomas; 1 – nenhuma incapacidade significativa, com capacidade para desempenhar todas as AVD; 2 – incapacidade leve, incapaz de realizar algumas atividades prévias de AVD, mas com capacidade de cuidar das próprias atividades sem assistência; 3 – incapacidade moderada, necessitando alguma ajuda, mas com capacidade de caminhar sem assistência; 4 – incapacidade moderadamente severa, incapacidade de caminhar e de atender as próprias necessidades do corpo sem assistência; 5 – incapacidade severa, confinado ao leito, incontinente e necessitando cuidados e atenção de enfermagem constantes

Recurso	O que avalia?	Como avalia?
Escala de qualidade de vida específica para acidente vascular cerebral (EQVE-AVE)[18]	Qualidade de vida e participação	Consiste em 12 domínios com 49 itens: energia, papel familiar, linguagem, mobilidade, humor, personalidade, autocuidado, papel social, raciocínio, função de membro superior, visão e trabalho/produtividade. Em cada item existem cinco opções de resposta. O menor valor possível de qualidade de vida é 49 (pior percepção de qualidade de vida) e o maior é 245 (melhor percepção de qualidade de vida). Dos 12 domínios, oito estão relacionados com participação: papéis familiares, linguagem, mobilidade, autocuidado, papéis sociais, memória, função da extremidade superior e trabalho

Recurso	O que avalia?	Como avalia?
Teste de caminhada de 10 metros[4,2]	Marcha	O paciente deverá percorrer uma distância de 14 metros, primeiro em velocidade natural, utilizando seus dispositivos auxiliares, calçados e órteses usuais, e apenas os 10 metros centrais serão utilizados para marcação do tempo de deslocamento. Os 2 metros iniciais e os 2 metros finais serão utilizados para aceleração e desaceleração da marcha. Os indivíduos podem ser classificados quanto à deambulação domiciliar (< 0,4m/s), à deambulação comunitária (entre 0,4 e 0,8m/s) e à completa deambulação comunitária (> 0,8m/s)
Core set abrangente do AVE[30]	Categorias essenciais da CIF	Conjunto de itens pertencentes aos componentes da CIF estrutura e função e atividade e participação que melhor descrevem os comprometimentos importantes para o AVE. Em sua versão mais longa, contém 59 itens para funções do corpo, 11 para estruturas do corpo, 59 para atividades e participação e 37 para fatores ambientais
World Health Organization Disability Assessment Schedule (WHODAS)[27]	Funcionalidade	Questionário com 36 perguntas divididas em seis domínios: cognição (seis questões), mobilidade (cinco questões), autocuidado (quatro questões), relações interpessoais (cinco questões), atividades de vida (quatro questões) e participação (oito questões). O indivíduo é pontuado quanto ao grau de dificuldade (nenhuma = 1; leve = 2; moderada = 3; grave = 4 e extrema ou não consegue fazer = 5) para realizar cada item desses seis domínios. Na pontuação simples, são somados os pontos atribuídos a cada um dos itens. Na complexa, as respostas (nenhuma, leve, moderada, grave e extrema ou não consegue fazer) são recodificadas para cada item, considerando os múltiplos níveis de dificuldade dos itens, e a pontuação final varia de 0 (nenhuma incapacidade) a 100 (incapacidade completa)

Em virtude da grande abrangência das categorias e itens de cada componente da CIF, é difícil que o profissional não especializador consiga selecionar corretamente os itens essenciais para construção do diagnóstico funcional do paciente. Os *core sets* foram desenvolvidos para possibilitar uma padronização mínima que contemple toda a funcionalidade do indivíduo acometido pela condição de saúde. Nesse caso, mesmo que o profissional não seja especializado em determinada condição de saúde, ele poderá abordar os conteúdos mais importantes que serão avaliados no indivíduo com AVC[26]. O *core set* abrangente do CAVE envolve itens referentes à estrutura e função do corpo, como s110-Estrutura do cérebro, b735-Tônus muscular e b730-Força muscular, assim como d330-Fala e d445-Uso da mão e do braço e outros componentes de atividade e participação.

O uso de instrumentos específicos para condições de saúde como o AVC, baseados na CIF, torna possível observar comprometimentos importantes que deverão receber a atenção do profissional. No entanto, nem sempre esses instrumentos estão disponíveis ou são de fácil aplicação pelos profissionais responsáveis pela reabilitação. Instrumentos genéricos possibilitam a avaliação de várias condições de saúde em populações ou grupos específicos, devendo ser utilizado um que seja capaz de abordar todos os aspectos importantes da CIF. O *World Health Disability Assessment Schedule* (WHODAS 2.0) permite uma avaliação global rápida e é capaz de comtemplar os domínios importantes para a funcionalidade de um indivíduo, como cognição, mobilidade, autocuidado, relações interpessoais, atividades de vida (domésticas, escolares ou de trabalho) e participação[27].

Fisioterapia no AVE crônico – princípios gerais da reabilitação motora

De modo geral, serão traçadas as principais metas relacionadas com a reabilitação do indivíduo com AVE crônico classificado no nível 4 segundo a escala de Rankin. As intervenções escolhidas serão integralmente baseadas nas diretrizes atualizadas de cuidados com o AVE da American Heart Association e da American Stroke Association[31].

Quadro 13.1 Avaliação do caso clínico segundo a Classificação Internacional de Funcionalidade, Incapacidade e Saúde (CIF)

	Funções e estruturas do corpo	Limitações de atividades	Restrição na participação
Perspectiva do paciente	Falta de movimentação dos membros superiores e inferiores	Atividades do trabalho	Participar dos cultos na igreja
		Mobilidade em casa e na rua	Ir à feira com a mãe
		Atividades de cuidados pessoais (escovar os dentes, vestir-se e pentear-se)	Participar dos almoços dominicais com a família do marido
Perspectiva do fisioterapeuta	Controle da movimentação voluntária, uso do braço e da mão (EFM)	Preparar alimentos, realizar compras, arrumar a casa, lavar e passar roupa (Lawton e Brody)	Comprometimento do domínio bem-estar social/familiar (EQVE-AVE)
	Comprometimento do tônus de muscular (escala modificada de Ashworth)	Tomar banho, vestir-se e alimentar-se (MIF)	
	Incapacidade de preensão manual		
	Função motora (Fugl-Meyer)		
	Dor em ombro		

Fatores contextuais

Pessoais

- Sexo feminino
- Casada
- 2 filhos
- 55 anos de idade
- Ensino superior completo
- Professora

Ambientais

- Acesso a transporte particular
- Uso de anti-hipertensivos e ácido acetilsalicílico
- Acesso a praça adequada para caminhadas
- Acesso ao centro de reabilitação

Fonte: baseado em tradução livre de esquema publicado em Rundell SD, Davenport TE, Wagner T. Physical Therapist Management of Acute and Chronic Low Back Pain Using the World Health Organization's International Classification of Functioning, Disability and Health. Phys Ther [Internet]. 2009 Jan 1;89(1):82-90. Available from: http://ptjournal.apta.org/cgi/doi/10.2522/ptj.20080113.

METAS E INTERVENÇÕES

Metas
1. Prescrição de equipamento adaptativo, órtese ou cadeira de rodas
2. Prevenção de quedas, melhora do equilíbrio e da ataxia
3. Aumento da mobilidade e da independência do paciente

Muitos indivíduos vítimas de AVE necessitam auxílio para executar suas atividades, e os instrumentos para auxiliá-los incluem aqueles voltados para facilitar as AVD ou para melhorar a mobilidade, como cadeiras de rodas e órteses. Uma grande variedade de aparelhos encontra-se disponível no mercado. No entanto, o emprego desses aparelhos depende das características físicas do ambiente, do poder aquisitivo do paciente e, principalmente, da severidade das sequelas e da capacidade funcional adaptativa do indivíduo. Seu uso pode ser necessário apenas na fase inicial da reabilitação ou poderá ser utilizado por muitos anos, e a prescrição também deve levar em conta esse fator. Em relação à mobilidade, o uso de muleta de apoio único promove melhora do equilíbrio e da estabilidade, assim como o uso de órtese de tornozelo e pé (AFO), indicada para casos de instabilidade do tornozelo e fraqueza da musculatura dorsoflexora[32].

Para a prevenção de quedas e melhora do equilíbrio e da ataxia, é altamente recomendado um programa de treino de equilíbrio com progressão de dificuldade, o qual deve conter treino de tarefas específicas, podendo incluir treino de marcha e fortalecimento muscular. Quando o risco de quedas está aumentado, devem ser associadas órteses ou muletas específicas à necessidade do paciente[33].

Para melhora da mobilidade e independência funcional, a terapia intensiva, repetitiva, específica de atividades é recomendada para todos os indivíduos com limitação da marcha. Outras intervenções podem ser sugeridas à paciente em questão, como o fortalecimento dos membros inferiores, estimulação elétrica funcional (FES) para queda do pé, treino de circuitos de atividades em grupo e esteira elétrica com ou sem suporte de peso[34].

As metas 1 a 3 costumam ser em conjunto por meio de intervenções similares e associadas, e a diferença nos resultados somente poderá ser observada com o uso de instrumentos de avaliação previamente abordados neste capítulo.

As metas e intervenções citadas terão impacto positivo na realização de atividades como cuidados pessoais (escovar os dentes, vestir-se, pentear-se e tomar banho), além da possibilidade de melhora na execução de atividades como preparar alimentos, fazer compras, arrumar a casa, lavar e passar roupa e alimentar-se.

Metas
4. Redução da espasticidade
5. Prevenção e tratamento do ombro hemiplégico

O tratamento da espasticidade ainda é tema polêmico entre profissionais e pacientes no que se refere à eficácia e às indicações. Embora a melhor indicação de tratamento consiste na associação entre a aplicação da toxina botulínica tipo A e a fisioterapia motora, muitos profissionais ainda não são capazes de estabelecer a indicação corretamente, que se dá quando há indício de contrações musculares do músculo antagonista à hipertonia. Entretanto, nos casos mais graves, em que a rigidez serve para estabilizar a articulação, a redução do tônus pode prejudicar o paciente. Embora seja indicado para os casos de espasticidade sem movimentação do punho ou da mão, o uso de órteses de membro superior terá pouco ou nenhum efeito na redução do nível de hipertonia, mas prevenirá o aparecimento de complicações, como contraturas e deformidades na articulação[35].

Em virtude da paralisia dos músculos do complexo estabilizador do ombro, os tecidos moles de sustentação estarão sujeitos ao alongamento indesejado e à frouxidão, ocasionando queda da cabeça do úmero da cavidade glenoide. Talas e suportes de ombro deverão ser utilizados na fase aguda, ao passo que na fase crônica seu uso está associado à persistência da hipotonia muscular e ao aumento das complicações do ombro hemiplégico[36]. O uso do FES para estimulação do músculo deltoide, a estimulação de atividades do membro superior e o posicionamento em abdução e rotação neutra poderão atenuar os comprometimentos do ombro hemiplégico. Medidas analgésicas poderão ser adotadas, mas sem clara especificação de qual recurso é o mais indicado. A educação familiar, do cuidador e do paciente sobre os cuidados com o ombro hemiplégico, incluindo evitar exercícios acima da cabeça, é enfaticamente recomendada.

Metas
6. Melhora da atividade do membro superior e da mão
7. Recondicionamento cardiovascular e melhora do nível de atividade
8. Melhora do suporte social e familiar
9. Retorno ao trabalho e incentivo a atividades de recreação

O uso do membro superior acometido em AVD e AIVD é praticamente impossível em caso de sequelas muito graves, pois a falta de movimentação exige que o indivíduo assuma essas atividades com o membro não acometido, mesmo que parcialmente e necessitando de auxílio externo. Devem ser indicadas estratégias para aumentar o movimento do membro superior acometido. O uso do FES associado a tarefas funcionais é recomendado para pacientes que apresentam pouca ativação muscular em membro superior, sendo indicado para a paciente. Além disso, o treino de tarefas específicas com grande número de repetições e com progressão das dificuldade para o paciente é considerado a melhor evidência de efeito e recomendado para todos os tipos de comprometimentos do AVE[37,38]. Caso seja recuperado algum nível de movimentação, está indicado o treino de adaptação de AVD e AIVD com terapeuta ocupacional para incorporação do movimento às atividades do paciente.

Outras terapias também poderão ser utilizadas para melhorar a atividade do membro superior, como a terapia por realidade virtual e a terapia robótica, que potencializam o número de repetições alcançadas pelo paciente[39,40]. Outra modalidade de tratamento é a terapia de contenção e indução de movimento (CIMT). Embora apresente excelente evidência de melhora da atividade do membro superior, ela não será indicada à paciente devido à falta de movimentação ativa para extensão de punho e dedos, o que inviabiliza a aplicação da técnica[41].

Para recondicionamento físico e melhora do nível de atividade, o exercício cardiovascular de baixa intensidade é indicado para os casos mais graves. Diversas formas de condicionamento podem ser utilizadas, como esteira elétrica com ou sem suporte de peso, bicicleta ergométrica e hidroginástica[42]. Outros métodos podem ser selecionados quando o gasto energético de uma simples caminhada puder causar estresse oxidativo em pacientes com AVE, como o uso do Nintendo® e do WII Sports®, que promovem gasto energético leve[43]. A melhora dos níveis de atividade física está associada à prevenção de novo AVE ou à melhora dos fatores de risco vasculares, como rigidez vascular, intolerância à glicose, nível total de colesterol e hipertensão arterial[31].

Para as metas 8 e 9, estão indicados o engajamento da família na reabilitação e o acesso a equipes de saúde da família (ESF) e do núcleo de apoio à saúde da família

(NASF), bem como atividades de reabilitação e recreativas na comunidade. No caso da paciente, a praça recentemente reformada é uma aliada para atingir essas metas, pois pode ser palco de atividades em grupo desenvolvidas pela equipe do NASF às quais a paciente poderá se engajar[44]. Quanto à família e ao cuidador, recomenda-se sua inclusão nas tomadas de decisão como um componente integral do processo de reabilitação. Além disso, para melhorar os cuidados com a paciente, a família deve receber educação, treino, aconselhamento, desenvolvimento de uma estrutura de apoio e apoio financeiro.

O retorno ao trabalho tem se mostrado sem sucesso para a grande maioria dos indivíduos com AVE, mesmo para aqueles com boa percepção de sua saúde e independência funcional. Um acompanhamento personalizado e boa readaptação funcional poderiam aumentar as taxas de retorno ao trabalho[45,46].

Meta
10. Recomendações para manutenção do estado ativo em ambiente domiciliar

O planejamento da alta hospitalar após AVE tem por objetivo encaminhar o paciente de modo a atingir o melhor nível de recuperação possível, levando em conta as limitações geográficas e socioeconômicas e as preferências do paciente e da família. No planejamento devem ser indicados ao paciente o profissional correto para acompanhamento e o centro de saúde mais próximo da sua residência[47], o qual deve ser dotado de uma estrutura específica para reabilitação multiprofissional e incluir a participação do cuidador e da família no processo. As melhores evidências para reabilitação do indivíduo com AVE apontam para os hospitais de reabilitação intensiva; no Brasil, contudo, esses centros ainda não são encontrados em grande número e não são de fácil acesso à população que depende unicamente do SUS[48]. No acompanhamento deverão ser destacadas a educação familiar e a prescrição de atividades e exercícios em domicílio, além da prevenção e controle de fatores de risco que possam desencadear novo AVE ou outras comorbidades[49].

Todas as metas e intervenções propostas terão efeito positivo no bem-estar social e familiar. Desse modo, espera-se que ao longo do tratamento a paciente volte gradativamente a frequentar os cultos e almoços dominicais com a família do marido e a fazer compras na feira com a mãe.

Referências

1. Michaelsen SM et al. Tradução, adaptação e confiabilidade interexaminadores do manual de administração da escala de Fugl-Meyer. Rev Bras Fisiot.2011 fev;15(1):80-8.
2. Ansari NN et al. Intra-rater reliability of the Modified-Modified Ashworth Scale (MMAS) in the assessment of upper-limb muscle spasticity. Neuro Rehabilitation. 2012 jan;31(2):215-22.
3. Hafsteinsdóttir TB, Rensink M, Schuurmans M. Clinimetric properties of the Timed Up and Go test for patients with stroke: a systematic review. Topics in Stroke Rehabilitation. 22 maio 2014;21(3):197-210.
4. Nascimento LR et al. Different instructions during the ten-meter walking test determined significant increases in maximum gait speed in individuals with chronic hemiparesis. São Carlos, SP:Rev Bras Fisiot. 2012 abr;16(2):122-7.
5. Riberto M et al. Validation of the Brazilian version of Functional Independence Measure. Acta Fisiátrica.2004;11(2):72-6.
6. Graf C, Hartford Institute for Geriatric Nursing. The Lawton instrumental activities of daily living (IADL) scale. Medsurg Nursing: official journal of the Academy of Medical-Surgical Nurses.2008 out;17(5):343-4.
7. Gladstone DJ, Danells CJ, Black SE. The Fugl-Meyer assessment of motor recovery after stroke: a critical review of its measurement properties. Neurorehabilitation and neural repair.2002a set;16(3):232-40.
8. Maki MT et al. Fugl-Meyer no Brasil. 2006;10(2):177-83.
9. Miyamoto ST et al. Brazilian version of the Berg balance scale. Rev Bras Pesq Med e Biol. 2004 set;37(9):1411-21.
10. Ansari NN et al. Inter-rater reliability of the Modified-Modified Ashworth Scale as a clinical tool in measurements of post-stroke elbow flexor spasticity.NeuroRehabilitation.jan 2009;24(3):225-9.
11. Kong KH, Chua KSG, Lee J. Recovery of upper limb dexterity in patients more than 1 year after stroke: frequency, clinical correlates and predictors. NeuroRehabilitation.2011 jan;28(2):105-11.
12. Viana FP et al. Functional independence measure in daily life activities in elderly with encephalic vascular accident sequels in the Sagrada Família Gerontologic Complex of Goiania. Rev Bras Geriatr Gerontol.2008;11(1).
13. Chan PPK et al. The reliability and validity of the Timed Up and Go (Motor) Test for people with chronic stroke. Arch Phys Med and Rehab. 6 abr 2017.
14. Nadeau S, Betschart M. Gait analysis for poststroke rehabilitation: the relevance of biomechanical analysis and the impact of Gait speed. Physical Medicine and Rehabilitation Clinics of North America.2013;24(2):265-76.
15. Faria C et al. TUG-ABS Portuguese-Brazil: a clinical instrument to assess mobility of hemiparetic subjects due to stroke. Rev Neurociências. 30 set 2015;23(3):357-67.
16. Baggio JAO et al. Validation of a structured interview for telephone assessment of the modified Rankin Scale in Brazilian stroke patients. Cerebrovascular diseases (Basel, Switzerland). 2014 jan;38(4):297-301.
17. Banks JL,Marotta CA. Outcomes validity and reliability of the modified Rankin scale: implications for stroke clinical trials. Stroke.2007;38(3).
18. Lima RCM et al. Psychometric properties of the Brazilian version of the Stroke Specific Quality of Life Scale: application of the Rasch model. Rev Bras Fisioter.2008;12(2):149-56.
19. Lin K et al. Assessing the stroke-specific quality of life for outcome measurement in stroke rehabilitation: minimal detectable change and clinically important difference. Health and quality of life outcomes.2011 jan;9(5).
20. Oliveira AIC, Silveira KRM. Utilização da CIF em pacientes com sequelas de AVC. Rev Neurociencias.2011;19(4):653-62.
21. Gladstone DJ, Danells CJ, Black SE. The Fugl-Meyer assessment of motor recovery after stroke: a critical review of its measurement properties. Neurorehabilitation and neural repair.2002b set;16(3):232-40.
22. Faria C, Teixeira-Salmela L, Nadeau S. Development and validation of an innovative tool for the assessment of biomechanical strategies: The Timed Up and Go-Assessment of Biomechan-

ical Strategies (TUG-ABS) for individuals with stroke. J Rehab Med.2013mar;45(3):232-240.
23. Faria-Fortini I et al. Strength deficits of the paretic lower extremity muscles were the impairment variables that best explained restrictions in participation after stroke. Disability and rehabilitation.6 set 2016:1-6.
24. Fini NA et al. How is physical activity monitored in people following stroke? Disability and Rehabilitation. 11 set. 2015;37(19):1717-31.
25. Silva SM et al. Comparison of quality-of-life instruments for assessing the participation after stroke based on the International Classification of Functioning, Disability and Health (ICF). Brazilian Journal of Physical Therapy.2013 out;17(5):470-8.
26. Paanalahti M et al. Validation of the comprehensive ICF core set for stroke by exploring the patient's perspective on functioning in everyday life. International Journal of Rehabilitation Research.2014a dez;37(4):302-10.
27. Castro SS et al. Aferição de funcionalidade em inquéritos de saúde no Brasil: discussão sobre instrumentos baseados na Classificação Internacional de Funcionalidade, Incapacidade e Saúde (CIF). Rev Bras Epidem. 2016 set;19(3):679-87.
28. Bohannon RW,Smith MB. Interrater reliability of a modified Ashworth scale of muscle spasticity. Physical Therapy.1987 fev;67(2):206-7.
29. Quinn TJ et al. Reliability of the modified Rankin scale: a systematic review. Stroke.1 2009 out;40(10):3393-5.
30. Paanalahti M et al. Validation of the comprehensive ICF core set for stroke by exploring the patient's perspective on functioning in everyday life. International Journal of Rehabilitation Research.2014b dez;37(4):302-10.
31. Winstein CJ et al. Guidelines for adult stroke rehabilitation and recovery. Stroke. 2016 jun;47(6):e98-e169.
32. Tyson S, Sadeghi-Demneh E, Nester C. A systematic review and meta-analysis of the effect of an ankle-foot orthosis on gait biomechanics after stroke. Clinical Rehabilitation.2013 out;27(10):879-91.
33. Verheyden GS et al. Interventions for preventing falls in people after stroke. In: Verheyden GS (ed.). Cochrane Database of Systematic Reviews. Chichester, UK: John Wiley & Sons, Ltd. 2013:CD008728.
34. Beyaert C, Vasa R, Frykberg GE. Gait post-stroke: pathophysiology and rehabilitation strategies. Neurophysiologie Clinique/Clinical Neurophysiology. 2015 nov;45(4-5):335-55.
35. Bethoux F. Spasticity management after stroke. Physical Medicine and Rehabilitation Clinics of North America. 2015 nov;26(4):625-39.
36. Ada L, Foongchomcheay A, Canning CG. Supportive devices for preventing and treating subluxation of the shoulder after stroke. In: Ada L (ed.). Cochrane Database of Systematic Reviews. Chichester, UK: John Wiley & Sons, Ltd. 2005: CD003863.
37. Barreca S et al. Treatment interventions for the paretic upper limb of stroke survivors: a critical review. Neurorehabilitation and Neural Repair. 2003 dez;17(4):220-6.
38. Valen PA, Foxworth J. Evidence supporting the use of physical modalities in the treatment of upper extremity musculoskeletal conditions. Current opinion in rheumatology.2010 mar;22(2):194-204.
39. Laver KE et al. Virtual reality for stroke rehabilitation. Cochrane database of systematic reviews (Online).2011 jan;(9):CD008349.
40. Takahashi K et al. Efficacy of upper extremity robotic therapy in subacute poststroke hemiplegia: an exploratory randomized trial. Stroke: a journal of cerebral circulation. 22 mar 2016.
41. Viana R, Teasell R. Barriers to the implementation of constraint-induced movement therapy into practice. Topics in stroke rehabilitation.2012;19(2):104-14.
42. Marsden DL et al. Characteristics of exercise training interventions to improve cardiorespiratory fitness after stroke. Neurorehabilitation and Neural Repair.2013 nov;27(9):775-88.
43. Deutsch JE et al. Nintendo wii-sports and wii-fit game analysis, validation, and application to stroke rehabilitation. Topics in stroke rehabilitation.2011;18(6):701-19.
44. Vieira de Macedo MA et al. Análise do processo de trabalho no núcleo de apoio à saúde da família em município do nordeste brasileiro. Gerencia y Políticas de Salud.30 2016 jun;15(30):194-211.
45. Chang W et al. Return to work after stroke: The Kosco Study. J Rehab Med. 2016 mar;48(3):273-9.
46. Larsen L et al. Self-rated health and return to work after first-time stroke. J Rehab Med.2016;48(4):339-45.
47. Fjaertoft H et al. Acute stroke unit care combined with early supported discharge. Long-term effects on quality of life. A randomized controlled trial. Clinical rehabilitation.2004 ago;18(5):580-6.
48. Langhorne P, Villiers L, Pandian JD. Applicability of stroke-unit care to low-income and middle-income countries. Lancet Neurology.2012 abr;11(4):341-8.
49. Olsson BG, Sunnerhagen KS. Effects of day hospital rehabilitation after stroke. Journal of Stroke and Cerebrovascular Diseases.2006;15(3):106-13.

CAPÍTULO 14

Transtorno do Neurodesenvolvimento

Fabiane Elpídio de Sá

Observação: palavras e expressões listadas no Glossário do capítulo estão destacadas no texto com um asterisco.

APRESENTAÇÃO DO CASO CLÍNICO

Lactente do sexo masculino, nascido com idade gestacional de 31 semanas e pesando 1.860 gramas; mãe, primigesta com *pré-eclâmpsia** na 22ª semana de gestação; *Apgar** 3, 6 e 8 no primeiro, quinto e décimo minutos, necessitando manobras de reanimação (balão autoinflável sem O$_2$), aspiração de vias aéreas e cuidados intensivos neonatais, ficando internado por 34 dias devido a desconforto respiratório grave e infecção. Aos 5 meses de idade corrigida (idade atual) foi encaminhado pelo pediatra para intervenção precoce em razão da hipotonia cervical. Foi realizada avaliação motora com fisioterapeuta através da *Escala motora infantil de Alberta**, que mostrou escore de percentil 5, sendo encaminhado para tratamento.

De acordo com o teste de triagem, não rola (supino para prono); quando colocado em prono, libera vias aéreas, porém com esboço de extensão cervical (a cabeça cai rapidamente), os cotovelos ainda se apresentam dispostos em relação ao tronco, como também não realiza movimentos de alcance dos brinquedos nessa postura. Em supino, leva as mãos à boca, com exceção dos pés, e faz movimentos discretos de pedalagem com membros inferiores em supino. Senta apoiado na almofada, chegando a juntar as mãos para pegar no brinquedo. Quando colocado de pé, retifica os membros inferiores, porém não estende a cabeça e tampouco a mantém em linha média.

Segundo sua mãe, o paciente é um lactente tranquilo, em amamentação que ainda mama ao seio, porém necessita de complemento e já está comendo variadas frutas trituradas. Apresenta boa resposta visual e auditiva. Sorriu aos 4 meses e chora quando a mãe sai do campo visual (Quadro 14.1). Os pais moram com a avó materna em casa própria – os dois trabalham integralmente, e a avó materna cuida do lactente o dia inteiro. Além disso, relatam insegurança para colocar o lactente em prono e sentado no tatame com apoio, quando orientados, bem como dificuldade em brincar com o filho, o que o qualifica para receber intervenção precoce. A Figura 14.1 mostra a linha do tempo do caso em questão.

GLOSSÁRIO

Apgar: acrônimo referente aos parâmetros orgânicos considerados: A – *Activity* (tônus muscular); P – *Pulse* (frequência cardíaca); G – *Grimace* (prontidão reflexa); A – *Appearance* (coloração da pele); R – *Respiration* (respiração). Método que melhor avalia as condições de vitalidade do recém-nascido e sua adaptação à vida extrauterina no primeiro, quinto e décimo minutos de vida, além de determinar se ele precisa ou não de assistência médica imediata.[1]

Escala motora infantil de Alberta (AIMS): instrumento observacional da motricidade ampla que avalia a sequência do desenvolvimento motor e o controle da musculatura antigravitacional nas posturas prono, supino, sentado e de pé de crianças a termo e pré-termo, é composta por 58 itens agrupados em subescalas (prono, supino, sentado e em pé) que descrevem a movimentação espontânea e as habilidades motoras. O examinador observa a criança, levando em consideração aspectos da superfície do corpo que sustenta o peso, a postura e os movimentos antigravitacionais.

Capítulo 14 • Transtorno do Neurodesenvolvimento

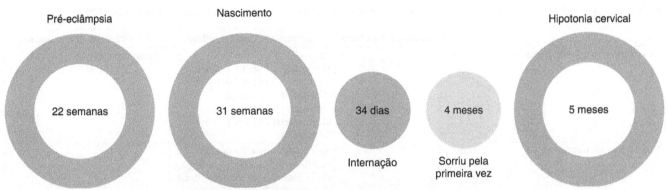

Figura 14.1 Linha do tempo da evolução clínica do paciente.

Pré-eclâmpsia (PE): doença exclusiva da gestação humana que se caracteriza pelo aparecimento de hipertensão e proteinúria após a 20ª semana de gestação.

Questões para discussão
1. Quais as etapas do desenvolvimento sensorial e motor da criança de 0 a 2 anos?
2. Como a teoria do controle motor se relaciona com o caso apresentado?
3. Quais os principais fatores de risco para atraso do desenvolvimento neuromotor e sensorial?
4. Qual a importância da intervenção precoce na prevenção e tratamento de alterações ou atrasos neuropsicomotores e sensoriais?
5. Quais protocolos de triagem e avaliação do lactente deverão ser utilizados no primeiro ano de vida?
6. Que programa de intervenção fisioterapêutica deverá ser prescrito para as principais disfunções apresentadas pelo lactente?

OBJETIVOS

- Identificar os principais instrumentos adequados para triagem e avaliação do desenvolvimento do lactente com atraso do desenvolvimento neuromotor (DNM).
- Apresentar possibilidades de intervenção precoce multiprofissional com ênfase na funcionalidade do lactente com atraso do DNM.
- Apresentar os modelos de intervenção precoce com enfoque centrado no projeto terapêutico singular do lactente.
- Determinar a importância do papel da família nos cuidados com o desenvolvimento do lactente.

AVALIAÇÃO E DIAGNÓSTICO DA FUNCIONALIDADE

O quadro a seguir mostra os recursos diagnósticos para lactentes e crianças com diagnóstico de transtornos do neurodesenvolvimento.

RECURSOS DIAGNÓSTICOS PROPOSTOS

Recurso	O que avalia?	Como avalia?
Escala motora infantil de Alberta	Instrumento observacional da motricidade ampla que avalia a sequência do desenvolvimento motor e o controle da musculatura antigravitacional nas posturas prono, supino, sentado e de pé de crianças a termo e pré-termo	Composta por 58 itens agrupados em subescalas (prono, supino, sentado e em pé) que descrevem a movimentação espontânea e as habilidades motoras. O examinador observa a criança, levando em consideração aspectos da superfície do corpo que sustenta o peso, a postura e os movimentos antigravitacionais. A escala apresenta escores brutos, percentis e categorização do desempenho motor como normal (>25%), suspeito (entre 25% e 5%) ou anormal (<5%)
Teste de Bayley III	Avalia o desenvolvimento infantil contemplando cinco domínios: cognição, linguagem (comunicação expressiva e receptiva), motor (grosso e fino), social/emocional e componente adaptativo	Áreas avaliadas através de atividades e perguntas aos cuidadores: cognição, linguagem (comunicação expressiva e receptiva), motor (grosso e fino), social/emocional e componente adaptativo. Os três primeiros domínios são observados com a criança em situação de teste e os dois últimos por meio de questionários preenchidos pelos pais ou cuidadores. As escalas são consideradas complementares, cada uma com sua importância na avaliação da criança. Assim, a escala cognitiva determina como a criança pensa, reage e aprende sobre o mundo a seu redor e é composta de 91 itens; a escala de linguagem se divide em dois subtipos: comunicação receptiva – parte que determina como a criança reorganiza sons e entende, fala e direciona palavras; composta de 49 itens – e a comunicação expressiva – parte que determina como a criança se comunica usando sons, gestos e palavras; composta de 48 itens

Quadro 14.1 Avaliação do caso clínico segundo a Classificação Internacional de Funcionalidade, Incapacidade e Saúde (CIF)

	Funções e estruturas do corpo	Limitações de atividades	Restrição na participação
Perspectiva da mãe do paciente		Rolar Transição de posturas – supino para prono e prono para supino Não sustenta a cabeça Senta somente com apoio Manuseio de objetos e brinquedos	Brincar com os pais
Perspectiva do fisioterapeuta	Hipotonia cervical	Não faz mudança de decúbito ou não rola; não sustenta a cabeça em prono; não faz movimento de alcance; não leva os pés à boca; não estende a cabeça nem a mantém em linha média quando de pé	
	Hipotonia de membros inferiores	Não alcança objetos quando em prono	
Fatores contextuais			
Pessoais			
• Lactente			
• 5 meses			
• Sexo masculino			
Ambientais			
• Realizando intervenção precoce com fisioterapeuta			
• Acompanhado pelo pediatra			
• Pais moram com a avó materna em casa própria			
• Pais trabalham integralmente			
• O lactente é cuidado pela avó			
• Pais são inseguros e têm dificuldade em brincar com o filho			

Fonte: baseado em tradução livre de esquema publicado em Rundell SD, Davenport TE, Wagner T. Physical Therapist Management of Acute and Chronic Low Back Pain Using the World Health Organization's International Classification of Functioning, Disability and Health. Phys Ther [Internet]. 2009 Jan 1;89(1):82-90. Available from: http://ptjournal.apta.org/cgi/doi/10.2522/ptj.20080113.

METAS E INTERVENÇÕES

De acordo com as alterações apresentadas pelo lactente, foram desenvolvidas metas e intervenções baseadas no projeto terapêutico singular (PTS).

Metas
1. Desenvolver o PTS voltado para as alterações de função e atividade do lactente
2. Diagnóstico situacional do ambiente familiar – centrado no estímulo ao desenvolvimento
3. Cuidados multiprofissionais: fisioterapia e terapia ocupacional
4. Oficina com os pais sobre orientações para otimizar o desenvolvimento neuromotor do lactente

O acompanhamento do desenvolvimento é um processo que pode auxiliar os profissionais e pais a entenderem o que ocorre com a criança, até a delimitação do diagnóstico final.[2] Além dos programas de intervenção, é imprescindível que a família da criança seja orientada e motivada a colaborar e participar de programas terapêuticos, promovendo, desta forma, uma interação maior entre criança, sociedade e família. Destarte é fundamental a construção do PTS em conjunto com a família.[3]

Como proposta da Política de Humanização, o PTS possibilita o desenvolvimento de propostas terapêuticas articuladas, para um sujeito individual ou coletivo, resultado da discussão coletiva de uma equipe interdisciplinar, com apoio matricial, se necessário [4,5]. O PTS do lactente foi desenvolvido de acordo com as necessidades individuais da criança sob a ótica da da família. A equipe deverá realizar visitas domiciliares e desenvolver, a partir de um *checklist*, um diagnóstico situacional (DS) do ambiente familiar e de sua influência para o desenvolvimento do lactente. Os aspectos que deverão estar contidos no DS devem ser: infraestrutura da casa, condições sociais e econômicas, vínculos parentais, uso de brinquedos e brincadeiras pelos cuidadores para estimular o lactente, alimentação e cuidados gerais.

A proposta visa adaptar esse ambiente às necessidades da criança para que ela possa desenvolver-se plenamente. Para tanto, faz-se necessário o acompanhamento de toda a equipe multiprofissional da Unidade de Reabilitação. Realizadas as visitas, a equipe reunida durante a roda de gestão desenvolverá o PTS do lactente. O PTS deverá conter abordagem centrada na família com orientações acerca do desenvolvimento e possíveis meios para estimulação do lactente no ambiente domiciliar de acordo com as possibilidades dessa família. O treinamento dos pais deverá ser uma ferramenta indispensável para a continuidade das intervenções e fortalecimento de vínculos, pois a qualidade da relação entre pais e filhos exerce grande influência no desenvolvimento infantil. Além disso, durante o treinamento de pais, a tentativa é de possibilitar um engajamento maior no tratamento do lactente e diminuir ou evitar os sentimentos de insegurança.

Estratégias de interação com a criança podem contribuir para empoderamento dos pais e prevenir a ocorrência de alterações no desenvolvimento, como conversar e olhar para a criança, introduzir brinquedos e brincadeiras durante o dia e conhecer posturas adequadas para estimular a aquisição de atividades motoras. Nesse sentido, as práticas parentais têm papel fundamental no desenvolvimento infantil, já que a intervenção nas práticas adotadas pelos pais pode trazer melhoras significativas para os comportamentos infantis[6]. As atividades do treinamento de pais realizadas pela equipe de fisioterapia e terapia ocupacional consistirão em oficinas de orientação com participação efetiva durante as dinâmicas ofertadas, como oficina de postura e introdução de dispositivos de tecnologia auxiliares na manutenção de posturas eretas e adequação de brinquedos e brincadeiras e oficinas para construção de brinquedos de acordo com a demanda socioeconômica dos pais. Em relação às metas e aos planos de intervenção do lactente, programou-se uma abordagem integral aos aparelhos sensoriais e motores com base no tratamento neuroevolutivo, na estimulação sensorial, em dispositivos auxiliares e no brincar.

Metas
5. Estimulação sensorial e motora para prevenção e tratamento dos transtornos do desenvolvimento do lactente
6. Tratamento neuroevolutivo
7. Orientação quanto aos brinquedos e atividades do brincar

As intervenções para crianças com atrasos ou disfunções graves visam corrigir déficits de função e estrutura do corpo, minimizar as limitações da atividade e melhorar as habilidades funcionais com o incentivo à participação em contextos apropriados para a idade. A terapia de desenvolvimento neuroevolutivo (NDT) é comumente utilizada para atribuição de controle motor, mas Morgan e cols. fizeram uma revisão sistemática sobre a efetividade das intervenções voltadas para a paralisia cerebral e concluíram que a participação dos pais no tratamento tem mais eficácia nos programas de terapia do desenvolvimento[7-11].

Fazem parte dos objetivos do tratamento da criança posturas que fortaleçam o controle de tronco com atividades que possibilitem mobilização, alongamento e fortalecimento de grupos musculares da coluna cervical, tronco, quadris, joelhos e tornozelos[12-16], bem como o controle de posturas estáticas (uso de cadeiras com apoio, tatames e banquinhos) e dinâmicas (transferências posturais), utilizando brinquedos mais rígidos que chamem a atenção. Atividades de alcance nas diferentes posições deverão ser encorajadas), como também dispositivos adaptados para estimular posturas elevadas do lactente. (Figuras 14.2 a 14.4)

A estimulação das coordenações sensório motoras secundárias utilizando os aparelhos visual e auditivo é essencial, já que nessa faixa etária o lactente enxerga nas três dimensões (p. ex., brinquedos de atividades e para apertar com sons e livros ilustrados com texturas diferenciadas de tecidos e sons). O brinquedo será para o lactente, ao longo do desenvolvimento, um recurso que possibilitará a construção de novas e diferentes competências, no contexto das práticas sociais, cognitivas e motoras[17].

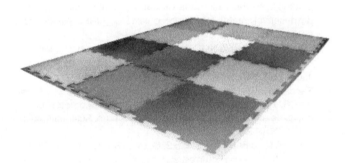

Figura 14.2 Tatames.

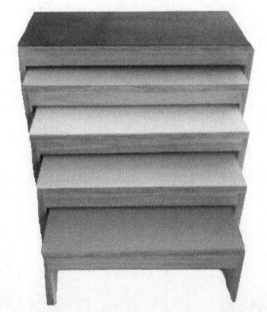

Figura 14.3 Banquinhos de diferentes tamanhos. Fonte: Google imagens

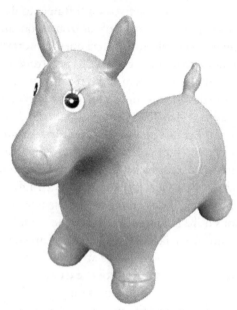

Figura 14.4 Recurso para treinamento do sentar com ajuste postural e transferência de peso com apoio e facilitação pelo fisioterapeuta.

Referências

1. Organização Pan-Americana da Saúde. Manual para vigilância do desenvolvimento infantil no contexto da AIDPI. Washington: OPAS, 2005.
2. Dornelas LF, Duarte NMC, Magalhães LC. Atraso do desenvolvimento neuropsicomotor: mapa conceitual, definições, uso e limitações do termo. Rev Paul Pediatr. 2015;33(1):88-103.
3. Saccani R, Brizola E, Giordani AP, Bach S, Resende TL, Almeida CS. Avaliação do desenvolvimento neuropsicomotor em crianças de um bairro da periferia de Porto Alegre. Scientia Medica. 2007;17(3):130-7.
4. Silva EP, Melo FABP, Araújo MMS, Gouveia RA, Tenório AA. Projeto terapêutico singular como estratégia de prática da multiprofissionalidade nas ações de saúde. R Bras Cien Saúde.2013:17(2):197-202.
5. Tietbohl D, Biedrzycki BP, Ricardi JL, Teixeira RS, Roc Martini M et al. O projeto terapêutico singular na saúde da criança/RIMS/HCPA: uma proposta da equipe multiprofissional a assistência a criança e adolescente. Hospital de Clínicas de Porto Alegre. Semana Científica. (35: 2015: Porto Alegre, RS).
6. Lobo BOM, Meneguelo BO, Flach K, Andretta I. Treinamento de pais na terapia cognitivo-comportamental para crianças com transtornos externalizantes. Psicol Pesq. 2011;5(2):126-34.
7. Torquato JA et al. Prevalência de atraso do desenvolvimento neuropsicomotor em pré-escolares. São Paulo: ver Bras Crescimento Desenvolv Hum. 2011;21(2):259-68.
8. Willrich A, Azevedo CCF, Fernandes JO. Motor development in childhood: influence of the risk factors and intervention programs. Rev Neurocienc, 2008 (in press).
9. Adams RC, Tapia C. Early intervention, IDEA Part C services, and the medical home: collaboration for best practice and best outcomes.Pediatrics.2013;132(4):1073-88.
10. Morais KDW, Fiamenghi-Jr GA, Campos D, Blascovi-Assis SM. Profile of physiotherapy intervention for Down syndrome children. Fisioter Mov. [Internet]. 2016 Dec [cited 2017 Feb 11];29(4):693-701.
11. Morgan D, Gordon H, Spittle J et al. Effectiveness of motor interventions in infants with cerebral palsy: a systematic review. Developmental Medicine and Child Neurology, Epubahead, 2016.
12. Moreira CM, Gardenghi G. Conceito neuroevolutivo Bobath em crianças com diplegia: revisão bibliográfica. Disponível em: http://Downloads/Morgan_et_al-2016-Developmental_Medicine_&_Child_Neurology%20%20(1).pdf.
13. Pagnussat AS et al. Atividade eletromiográfica dos extensores de tronco durante manuseio pelo método neuroevolutivo Bobath. FisioterMov [online]. 2013;26(4):855-62.
14. Moreira JCF. A evolução do conceito de Bobath: uma narrativa. Porto, 2012.
15. Santos-Pontelli TEG. Síndrome de Pusher: grande impacto funcional, porém pouco conhecida entre profissionais da saúde. ver Neurocienc. 2011;19(4):583-4.
16. Peres LW, Ruedell AR, Diamante, C. Influência do conceito neuroevolutivo Bobath no tônus e força muscular e atividades funcionais estáticas e dinâmicas em pacientes diparéticos espásticos após paralisia cerebral. Saúde, Santa Maria. 2009;35(1):28-33.
17. Queiroz NLN, Maciel DA, Branco AU. Brincadeira e desenvolvimento infantil: um olhar sociocultural construtivista. Paidéia. 2006;16(34):169-79.

Distrofia Muscular de Duchenne

Renata Viana Brígido de Moura Jucá
Ana Cláudia Mattiello-Sverzut

CAPÍTULO 15

Observação: palavras e expressões listadas no Glossário do capítulo estão destacadas no texto com um asterisco.

APRESENTAÇÃO DO CASO CLÍNICO

Criança do sexo masculino, 10 anos, terceiro filho (tem duas irmãs mais velhas), mora com os pais. Há 2 anos a criança recebeu o diagnóstico de distrofia muscular de Duchenne (DMD), após procura ao médico por quedas frequentes ao andar. À época, a eletromiografia apresentou padrão compatível com doença miopática, níveis séricos aumentados de *creatina fosfoquinase (CPK)** e eletrocardiograma com sobrecarga ventricular à direita. A mãe relata que o filho nasceu a termo, apresentou desenvolvimento normal e antes do quarto aniversário começou a perceber quedas frequentes e falta de equilíbrio do filho ao correr durante as brincadeiras. Procurou médico pediatra, relatando quedas frequentes e dificuldade para levantar-se do chão, além de fraqueza muscular.

O profissional encaminhou a criança para um neurologista. O diagnóstico foi comprovado em razão da ausência de distrofina na biópsia muscular e identificação de mutação do gene distrofina. Desde o diagnóstico, a criança e sua família são acompanhadas periodicamente por neuropediatra, médico geneticista, psicólogo e equipe de reabilitação (fisioterapeuta e terapeuta ocupacional) (Quadro 15.1).

A criança faz uso diário de medicamentos (corticosteroides). Frequenta clínica de fisioterapia duas vezes por semana e de terapia ocupacional uma vez por semana. Ao exame físico postural inicial, realizado há 2 anos, o fisioterapeuta identificou que a criança apresentava aspectos típicos de distrofia: sobrepeso, escápulas aladas, anteriorização pélvica e protrusão abdominal, hiperlordose, hiperextensão de membros inferiores, pseudo-hipertrofia de gastrocnêmio e pés equinovaros dinâmicos (observados somente durante a marcha).

O exame clínico indicou bom controle de tronco na postura sentada e dificuldade nas transferências, como ficar em pé a partir da posição sentada e a partir da posição sentada no chão. Neste último caso foi constatado o desenvolvimento da *manobra de Gowers** (quando o paciente "escala" suas próprias pernas). Ao teste de força muscular manual (TMM)[1] foi observado que a musculatura das cinturas pélvica e escapular encontrava-se mais fraca que suas respectivas porções distais: membros superiores – grau 4 para abdutores de ombro, flexores e extensores proximais (ombro e cotovelo) e grau 5 para flexores e extensores distais (punho); membros inferiores – grau 4 para flexores de quadril e grau 3 para extensores de quadril, grau 4 para flexores e extensores de joelhos e dorsiflexores e grau 5 para flexores plantares.

A avaliação da amplitude de movimento (ADM) por meio de goniômetro convencional indicou -5 graus em ângulo poplíteo direito e -20 graus em ângulo poplíteo esquerdo. A análise da amplitude passiva de dorsiflexão com joelho fletido indicou 5 graus de dorsiflexão à direita e 5 graus de dorsiflexão à esquerda; com joelho estendido, obteve-se 0 grau para dorsiflexão à direita e à esquerda. O *teste de Thomas** indicou positividade bilateral somente para o músculo reto femoral.

A marcha desenvolvida indicava esforço com baixo condicionamento físico, em padrão "anserino": base alargada com rotação externa, toque inicial de artelhos, hiperlordose e balanço de membros superiores reduzido. Classificação de *Vignos* nível 3. A criança obteve 91,6% na pontuação total da escala medida de função motora (MFM)*. Desde a avaliação inicial, foi prescrita a utilização de órtese suropodálica (*ankle-foot orthosis*[AFO]) noturna. Há 1 ano a criança utiliza órtese suropodálica articulada durante o dia, pelo período máximo de 6 horas/dia, 5 dias na semana, durante as atividades que envolvem ortostatismo e marcha. Desde então, os pais relatam redução do número de quedas e boa adaptação da criança ao dispositivo.

À avaliação funcional respiratória, verificaram-se redução da capacidade de insuflação máxima e baixa eficácia da tosse. A criança relata cansar-se facilmente quando percorre longas distâncias durante as brincadeiras e vai à escola.

A criança não apresenta déficit cognitivo, sabe ler e escrever e frequenta a escola no nível adequado para sua idade.

Apesar da fadiga relatada, a criança é bastante ativa, gosta de brincar de bola, é comunicativa e usualmente bem humorada. Tem 10 anos, está acima do peso e não faz atividade física regular do tipo esportiva. Faz uso de corticosteroides.

A mãe afirma que a criança compreende quando é repreendida por atitudes incorretas, como não realizar determinada atividade escolar, e que também apresenta atitudes emotivas.

A criança e os familiares indicam que primos e amigos os auxiliam em situações de dificuldades físicas e transposição de obstáculos. Relatam que os parentes, apesar de não compreenderem a progressão e a gravidade da doença, dão apoio quando necessário.

A família habita uma casa térrea, com calçamento e boa acessibilidade. A escola que a criança frequenta tem rampas para acesso à sala de aula.

A Figura 15.1 apresenta, de forma esquemática, alguns marcos da evolução clínica temporal da criança.

GLOSSÁRIO

Classificação de Vignos: considerada padrão ouro para graduação por fases do estadiamento da DMD, é composta por 11 itens, de 0 a 10 pontos cada, e classifica o desempenho de funções motoras, com 0 caracterizando a fase pré-clínica e 10 o confinamento à cama com necessidade de auxílio para todas as atividades[2].

Creatina fosfoquinase (CPK): enzima que cataliza o caminho metabólico creatina-creatinina nas células musculares e no tecido cerebral. Indivíduos com DMD apresentam altos níveis séricos, indicando traumaem células com alto teor de CPK.

Manobra ou sinal de Gowers: típica manobra utilizada por indivíduos com miopatias progressivas, que apresentam padrão de musculatura proximal mais afetada que a distal (Figura 15.2).

Medida de função motora (MFM): desenvolvida para graduar a gravidade e progressão de doenças neuromusculares, é validada para a população brasileira e fornece informações quantitativas em relação às capacidades funcionais do paciente[3,4].

Teste de Thomas: avalia o encurtamento de flexores do quadril. Posiciona-se a criança em decúbito dorsal e realiza-se a flexão máxima dos quadris; em seguida, mantém-se um quadril fletido e estende-se aquele que se deseja testar: quando há contratura em flexão, o quadril não se estende completamente; se houver extensão de joelho, o encurtamento é do reto femoral (teste de Thomas positivo).

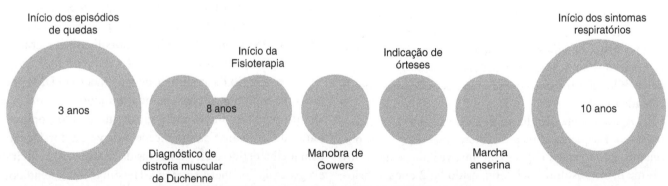

Figura 15.1 Linha do tempo da evolução clínica da criança.

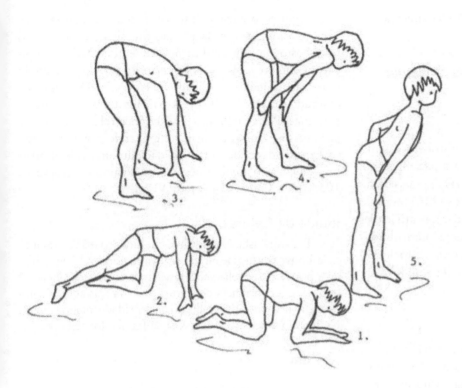

Figura 15.2 Levantar miopático, sinal ou manobra de Gowers. (Reproduzida de Umphread, 2004.)

Questões para discussão

1. Com base na condição de saúde do paciente, quais fatores contribuem para a limitação de suas atividades?
2. Quais intervenções fisioterapêuticas são mais adequadas nessa fase da doença e quais devem ser evitadas?
3. Como fatores contextuais podem influenciar os resultados esperados?
4. Quais os objetivos e as condutas de reabilitação fisioterapêutica nas demais fases da doença?
5. Qual deve ser a participação da família e dos cuidadores no processo de reabilitação?

OBJETIVOS

- Reconhecer as alterações funcionais que acompanham as diversas fases da DMD.
- Descrever um plano de tratamento fisioterapêutico adequado para pacientes com DMD nas diversas fases e nos diversos sistemas afetados.
- Estabelecer critérios para avaliar as respostas às intervenções realizadas durante as sessões de fisioterapia.
- Descrever ferramentas de avaliação da funcionalidade confiáveis para reconhecer a efetividade da intervenção proposta em curto prazo.
- Apresentar estratégias de atuação multiprofissional para os cuidados da criança com DMD.
- Instrumentalizar a família e os cuidadores quanto à importância do uso da órtese e de outras atividades que devem ser realizadas em casa.

AVALIAÇÃO E DIAGNÓSTICO DA FUNCIONALIDADE

Antes da avaliação ou intervenção fisioterapêutica, o profissional deverá obter informações com a família e a equipe profissional e/ou analisar o prontuário e investigar o diagnóstico e os exames complementares, bem como a utilização de medicações e as intercorrências listadas pela equipe multiprofissional. Deve ser dada atenção a qualquer indicação de restrição à realização de atividade física e de movimentação ativa. A avaliação de crianças com DMD deve contemplar os diversos construtos da Classificação Internacional de Funcionalidade, Incapacidade e Saúde (CIF).

Funções e estruturas do corpo

Mobilidade das articulações e amplitude de movimento

É sabido que os músculos esqueléticos dos indivíduos com DMD sofrem alterações citoarquiteturais com a presença de atrofia de fibras musculares, desenvolvimento de fibrose intersticial e depósito de tecido adiposo. As panturrilhas apresentam características de pseudo-hipertrofia usualmente associada à redução da ADM[5]. No caso em questão, a avaliação por meio de goniômetro convencional indicou dorsiflexão de -10 graus à esquerda e 0 grau à direita (com joelhos fletidos) e dorsiflexão de -15 graus à esquerda e -5 graus à direita (com joelhos estendidos). A avaliação do ângulo poplíteo indicou -25 graus à esquerda e 0 grau à direita. O teste de Thomas foi positivo bilateralmente para o músculo reto femoral. Não há alteração da ADM de membros superiores.

Desempenho aeróbico e potência muscular

O desempenho aeróbico e a potência muscular podem ser testados pelo teste de 6 minutos na bicicleta[6], sendo solicitado à criança que pedale o mais rápido que puder, sem carga, pelo tempo total do teste. Registra-se a quantidade realizada de ciclos. No entanto, para pacientes com DMD, o teste de caminhada de 6 minutos (T6) é mais usado na prática clínica[7]. O teste dos 10 metros (T10) tem sido indicado para avaliar a potência muscular nas atividades cotidianas[8]. Na avaliação inicial do paciente foram obtidos desempenho de 6 segundos no T10 e deslocamento de 360 metros no T6; na atual, foram obtidos 6,9 segundos para T10 e 295 metros no T6.

Força muscular

A força muscular em indivíduos com DMD sofre redução progressiva, iniciando na cintura pélvica e posteriormente atingindo a cintura escapular. A fraqueza dos músculos axiais (tronco) e distais (membros) ocorre mais tardiamente. A progressão é lenta, porém contínua[9].

A força muscular pode ser mensurada de maneira objetiva por meio de um dinamômetro *hand-held*. A análise da força de preensão palmar pode ser realizada mediante a utilização do dinamômetro de bulbo, um dispositivo simples e de fácil aplicação clínica[10].

Função respiratória

A escala *Egen Klassifikation* (EK), ao medir o grau das limitações funcionais nas atividades de vida diária, inclui habilidade para tossir e falar e o bem-estar geral, também podendo ser usada para mensurar a função respiratória[3,11]. Em caso de DMD, a progressão da doença caracteriza um quadro de distúrbio ventilatório do tipo restritivo em que as complicações pulmonares são decorrentes da fraqueza dos músculos diafragmático, intercostais e acessórios da respiração. O quadro é acentuado pelo desenvolvimento de escoliose e com a adoção da cadeira de rodas.

Basicamente, com a fraqueza desses músculos, a tosse torna-se ineficaz, havendo acúmulo de secreções e maior predisposição para infecções do sistema respiratório. Portanto, a respiração torna-se superficial, e a análise gasométrica (sanguínea) poderá indicar hipercapnia (acúmulo de gás carbônico) e hipoxemia (redução do O_2). É importante destacar que tanto a presença de secreção como a respiração superficial podem predispor um quadro de atelectasia, que consiste no colabamento de alvéolos, impedindo a troca gasosa em determinada área do pulmão. Esse conjunto de anomalias predispõe um quadro de insuficiência respiratória.

Quando o paciente está restrito ao leito, o suporte ventilatório com ventilação não invasiva ou até mesmo traqueostomia é uma indicação frequente[12]. O teste de função pulmonar também pode ser utilizado como medida objetiva, que inclui capacidade vital forçada (CVF), volume expirado forçado (VEF), pressão inspiratória e expiratória máximas (PImáx e PEmáx)[13]. A criança relata dificuldade para tossir e cansar-se facilmente quando corre e quando realiza atividades de alta intensidade durante as brincadeiras. A avaliação atual demonstrou, em valores percentuais, 105% para CVF e 115% para VEF_1.

Índice de fraturas

Por entrevista, é importante questionar a mãe e a criança se já houve fratura de algum segmento corporal, a gravidade e possíveis sequelas. Nas fases mais tardias da doença é frequente a ocorrência de fratura em crianças/adolescentes com DMD em razão da redução da densidade mineral óssea[6]. Neste caso específico, a resposta da família foi negativa.

Atividade

Função de membros superiores

Pode ser realizado o teste de alcance manual (*Action Research Arm Test*[ARAT])[6], que contém três estágios. A criança foi graduada no estágio II, indicando dificuldade para elevar o membro superior acima de 90 graus, necessitando a ajuda do outro membro para apoiar o cotovelo[9]. Esse achado foi obtido nos segmentos direito e esquerdo.

Destreza manual

A literatura cita como possíveis testes para avaliação da função manual de indivíduos com DMD: o *Nine-hole Peg Test*, o *Jebsen Taylor Hand Function Test* e o *Habil-hands kids*[6].

Habilidade funcional

São escalas adequadas para indivíduos com DMD: *Function Mobility Scale* (FMS) e *Escala de Vignos modificada por Brooke*[6]. A FMS, ainda não validada para a língua portuguesa, torna possível caracterizar a qualidade da mobilidade desenvolvida pelo paciente (desde independente até completamente dependente de cadeira de rodas). A escala de Vignos e Brooke também avalia a mobilidade do paciente, assim como as atividades desenvolvidas por membros superiores. Cabe destacar que a simples mensuração do tempo ao longo do desenvolvimento de dada atividade também pode ser considerada bom parâmetro de avaliação.

Outra escala utilizada para avaliação das habilidades funcionais é a *North Star*, que se encontra em processo de tradução e validação para a língua portuguesa, e consiste em 17 itens, com escore variando de 0 (não executa) a 2 (executa tarefa normalmente), incluindo ficar de pé, caminhar, ficar sobre uma perna, subir e descer degraus e ficar de pé sobre os calcanhares, entre outros quesitos funcionais[14].

Marcha

A avaliação da marcha pode ser realizada por meio de filmagem com câmera de vídeo convencional nos planos anterior, posterior e laterais direito e esquerdo. Nessa etapa, é importante observar o tipo de marcha. Alguns parâmetros obtidos dessa análise, como velocidade da marcha, cadência, largura da base de apoio e comprimento da passada e dos passos direito e esquerdo, podem ser de interesse clínico. Caso o paciente faça uso diurno de órtese, a análise da marcha deverá considerar essas duas situações.

Como citado anteriormente, o T10 é muito utilizado na clínica dos pacientes com DMD e pode ser utilizado como indicativo de predição para perda da marcha. Avaliações consecutivas do T10 em períodos de 4 a 6 meses indicam a progressão funcional da doença[12]. Segundo estudo conduzido[12], foi possível indicar que a razão > 1,25 entre o tempo obtido na última avaliação do T10 e o tempo da penúltima avaliação do T10, em segundos, sugere a necessidade de cuidados terapêuticos adicionais para manutenção da marcha. Com os dados aqui apresentados é possível observar que após 24 meses a razão entre o T10 atual (6,9 segundos) e o T10 obtido na avaliação inicial (6 segundos) é de 1,15. Esse valor indica que a criança está progredindo para perda da marcha, pois houve aumento do tempo para deslocamento. Para uma análise mais detalhada, é importante que a avaliação do T10 seja realizada a cada semestre.

O T6 indicou na última avaliação deslocamento de 295 metros. Esse teste é importante para investigar deslocamentos da criança em ambientes sociais, como na escola, no shopping ou na rua. Nesse caso, a mãe relata que a criança se locomove em casa e em ambientes externos, porém com insegurança ao transitar por terrenos irregulares. Também relata cansaço da criança ao percorrer longas distâncias (como a promovida no referido teste). Esses resultados indicam que a criança pode deambular independentemente em ambientes externos, mas que deveria ser estimulada a realizar exercícios aeróbicos e treinamento de equilíbrio para assegurar sua autoconfiança.

Existem estudos que correlacionam o teste de caminhada de 6 minutos e o teste dos 10 metros em crianças com DMD. Os autores observaram que, quando a criança gasta 5 segundos ou menos para percorrer a distância de 10 metros, maior será a distância percorrida no teste de caminhada de 6 minutos. Quando a criança gasta mais de 10 segundos para percorrer os 10 metros, é possível a perda da deambulação nos próximos 12 meses[15].

Comer

Para graduar a independência de maneira geral, incluindo para alimentação, pode ser utilizado o *Pediatric Evaluation of Disability Inventory* (PEDI)[6]. A mãe informou que o paciente é capaz de se alimentar independentemente sem supervisão. Outras atividades, como vestir-se e banhar-se, são realizadas vagarosamente, mas também de maneira independente.

Participação

A qualidade de vida dessas crianças começa a ser afetada com o início da manifestação clínica da doença. A confirmação do diagnóstico e os episódios de queda e dificuldade em subir e descer escadas causam temor nos familiares quanto às possíveis intercorrências clínicas associadas, assim como desconforto quanto à inserção da criança no contexto social e escolar. No ambiente escolar, as atividades recreacionais e a prática de educação física devem ser bem avaliadas pelos ministrantes. Atividades vigorosas podem agravar o quadro motor, causando dor e fadiga. Por outro lado, impedir a criança com DMD de participar das atividades com seu grupo de estudo pode ocasionar desconforto psicológico e reduzir seu estado motivacional. O questionário *Health-Related Quality of Life* (HRQoL) pode ser aplicado nesses casos, utilizando-se o índice KIDSCREEN[6].

Fatores ambientais

Produtos e tecnologia para mobilidade

A criança faz uso diurno de órtese suropodálica (AFO) articulada bilateralmente. Após um período de adaptação, o tempo indicado para utilização durante o dia é de 6 horas, sendo recomendado que as crianças a utilizem em atividades que envolvam bipedestação. O tempo de utilização ao longo do dia não necessita ser ininterrupto, ou seja, a criança poderá usar a órtese duas ou três vezes ao dia (dependendo da rotina). Convém indicar também o uso de órteses noturnas – a mesma AFO, construída com tiras de tração laterais removíveis[12], deverá ser utilizada à noite na tentativa de postergar ao máximo a redução da ADM da articulação talocrural.

Produtos e tecnologia usados em projeto, arquitetura e construção de edifícios para uso público (acessibilidade e mobilidade)

Como a criança apresenta dificuldade para subir escadas, a rampa e as barras de apoio facilitam seu deslocamento na hora do intervalo escolar. Cabe lembrar que, quando a criança usa cadeira de rodas, serão necessárias adaptações especiais nos banheiros e salas de aula para possibilitar acessibilidade à criança.

Serviços, sistemas e políticas de saúde

O paciente faz duas sessões de fisioterapia por semana e uma sessão de terapia ocupacional em um núcleo de tratamento e intervenção precoce vinculado à universidade, onde também é acompanhada pelos setores de neuropediatria e doenças neuromusculares.

RECURSOS DIAGNÓSTICOS PROPOSTOS

Recurso	O que avalia?	Como avalia?
Teste muscular manual[16]	Força muscular	Idealmente, graduam-se de 0 a 5 os grupos musculares com a mesma função motora de acordo com a MFM: flexores e extensores proximais de membros superiores (ombro e cotovelo) e inferiores (quadril e joelho) e flexores e extensores distais de membros superiores (punho) e inferiores (tornozelo)
Dinamômetro bulbar[17]	Força muscular	Para aplicação do teste de preensão é recomendado pela Sociedade Americana dos Terapeutas da Mão (SATM) que a criança se mantenha sentada sem apoio nas costas, pés apoiados no chão com flexão de joelhos e quadril a 90 graus, ombro em adução junto ao tronco, cotovelo a 90 graus com antebraço em posição neutra. É solicitado o movimento de preensão mais forte que possa conseguir. Para os dois testes, três repetições são solicitadas, alternando-se os membros na atividade
Hand held[18]	Força muscular	Avaliam-se pelo dinamômetro *hand held* os grupos musculares em isometria: flexores e extensores de joelhos, cotovelos e abdutores de ombro. O posicionamento adequado está mais bem descrito em Hébert e cols. (2015)
Goniometria[19]	Amplitude de movimento	Prioriza-se a goniometria das articulações responsáveis pela descarga de peso, que são inicialmente acometidas pela perda de força nos membros inferiores de distal para proximal. Com a criança em decúbito dorsal, mensuram-se ADM de dorsiflexores (com joelhos fletidos e estendidos), ângulo poplíteo (com flexão de quadril e joelhos estendidos) e reto femoral (durante o teste de Thomas)
Escala *Egen Klassification*[11]	Limitações funcionais nas AVD	A EK é dividida em dez categorias, cada uma com quatro alternativas, que fornecem escores parciais entre 0 e 3. Um escore total é obtido pela soma dos escores parciais e varia entre 0 e 30. Quanto maior o grau de comprometimento funcional, maior o escore obtido. Avalia habilidade para tossir, para falar e bem-estar geral, podendo ser usada também para mensurar função respiratória
Recurso	**O que avalia?**	**Como avalia?**
Pediatric Evaluation Disability Inventory (PEDI)[20]	Capacidade funcional e performance	Em entrevista estruturada, avalia habilidades funcionais em crianças. Os itens do PEDI são agrupados em três domínios: autocuidado, mobilidade e função social. Para cada domínio são calculados três escores independentes: (1) nível de habilidade funcional, (2) ajuda de um cuidador e (3) modificações. Quanto mais alta a pontuação para o nível de habilidades funcionais e ajuda do cuidador, melhores o desempenho e a independência. Escores maiores de modificações denotam que mais adaptações são necessárias para realização de atividades
Action Research Arm Test (ARAT)[21]	Alcance manual	Avalia preensão e movimentos de função motora grossa em 15 itens. Abrange as atividades em quatro tipos básicos de função: compressão, preensão, pinçamento e atividades de alcance
Nine-hole Peg Test[21]	Pinça digital	Consiste na colocação de nove pinos em nove buracos, seguida da retirada imediata de cada um dos pinos o mais rápido possível. Mensura-se o tempo total da atividade
Jebsen Taylor Hand Function Test[21]	Função manual e de membros superiores	Consiste em sete subtestes, simulações de tarefas manipulativas comuns no cotidiano: (1) escrita, (2) simulação de uma tarefa de virar cartas, (3) levantamento de objetos pequenos,(4) simulação do uso de colher para a alimentação, (5) empilhar blocos (peças de dama, (6) levantamento de objetos grandes e leves e (7) levantamento de objetos grandes e pesados
Function Mobility Scale[22]	Habilidades funcionais	Composta por 32 itens estáticos e dinâmicos, graduados de 0 a 3 pontos cada, a avaliação é feita em três posições – deitada, sentada ou em pé – divididas em três dimensões: D1 – posição em pé e transferências; D2 – motricidade axial e próxima; D3 – motricidade distal
Vignos[3]	Habilidade e mobilidade do paciente, atividades desenvolvidas por membros superiores	Composta por 11 itens, de 0 a 10 pontos cada, a escala classifica o desempenho de funções motoras, com 0 se referindo à fase pré-clínica e 10 ao confinamento à cama, necessitando auxílio para todas as atividades
Teste de caminhada de 10 metros[23]	Avaliação da marcha e predição de perda da marcha	Cronometra-se o tempo de marcha pela distância de 10 metros. A razão acima de 1,25 entre o tempo obtido na última avaliação do T10 e o tempo da penúltima avaliação do T10 em segundos sugere cuidados terapêuticos adicionais para manutenção da marcha
Teste de 6 minutos[6]	Avaliação da marcha em ambientes sociais	Em ambiente livre, sem obstáculos, a criança é solicitada a andar o mais rápido possível, sem correr, por 6 minutos. Ao final do tempo, mensura-se a distância percorrida durante 6 minutos de caminhada

Recurso	O que avalia?	Como avalia?
Teste de 6 minutos na bicicleta[24]	Performance aeróbica e desempenho muscular	Numa bicicleta ergométrica, solicita-se à criança "pedalar" o mais rápido que ela puder, sem carga, pelo tempo total do teste. Registra-se a quantidade de ciclos que foram feitos
Prova de função pulmonar e manuvacuometria[13]	Função respiratória	Com a utilização de um manuvacuômetro, solicita-se à criança para "puxar" o ar pelo bocal do equipamento a partir da expiração completa (pressão inspiratória máxima [PImáx]) e para "soprar" o máximo de ar no bocal a partir da inspiração plena (pressão expiratória máxima [PEmáx]). Somam-se PImáx e PEmáx, a capacidade vital forçada (CVF%) e o volume expiratório final (VEF%)
Pediatric Quality of Life Inventory Duchenne (PedsQL)[22]	Qualidade de vida	Consiste em 18 itens divididos nos domínios atividades de vida diária, tratamento, preocupação e comunicação
North Star[14]	Habilidades funcionais	Consiste em 17 itens, cujo escore varia de 0 (não executa) a 2 (executa tarefa normalmente), incluindo ficar de pé, caminhar, ficar sobre uma perna, subir e descer degraus, ficar de pé sobre calcanhares, dentre outros quesitos funcionais
KIDSCREEN[25]	Qualidade de vida	Consiste em 52 questões direcionadas à percepção de 10 dimensões. Validada para a língua portuguesa, abrange qualidade de vida relacionada com a saúde de crianças e fornece informações quanto às percepções de pais e tutores

Quadro 15.1 Resumo da avaliação do caso clínico segundo a Classificação Internacional de Funcionalidade, Incapacidade e Saúde (CIF)

	Funções e estruturas do corpo	Limitações de atividades	Restrição na participação
Perspectiva da mãe do paciente	Falta de equilíbrio	Cansaço e dificuldade para percorrer longas distâncias	Dificuldade de correr com as outras crianças
	Quedas		
	Fraqueza		
Perspectiva do fisioterapeuta	Grau de força muscular		
	Déficit de estabilidade postural semiestática e dinâmica	Dificuldade para subir escadas	
	Descondicionamento físico		
Fatores contextuais			
Pessoais			
• Sexo masculino			
• 10 anos			
• Estudante			
• Bem-humorado			
• Comunicativo			
• Sobrepeso			
Ambientais			
• Profissionais da saúde (equipe multidisciplinar)			
• Serviços, sistemas e políticas de saúde			
• Família imediata colabora com o tratamento e ajuda financeiramente			
• Usuária de transporte público			

Fonte: baseado em tradução livre de esquema publicado em Rundell SD, Davenport TE, Wagner T. Physical Therapist Management of Acute and Chronic Low Back Pain Using the World Health Organization's International Classification of Functioning, Disability and Health. Phys Ther [Internet]. 2009 Jan 1;89(1):82-90. Available from: http://ptjournal.apta.org/cgi/doi/10.2522/ptj.20080113.

METAS E INTERVENÇÕES

Por se tratar de uma doença progressivamente degenerativa, até o momento sem cura, o tratamento da DMD é paliativo e tem como objetivo postergar o desenvolvimento de deformidades que afetem a evolução biomecânica da doença e a perda da marcha. O uso de medicamentos e o tratamento fisioterapêutico buscam prolongar a independência funcional e melhorar a qualidade de vida. Mais especificamente, a fisioterapia deverá atuar diferentemente em cada fase da doença, de acordo com as necessidades de cada criança, sempre de maneira lúdica e funcional. Estresse e fadiga muscular devem ser evitados, pois podem aumentar os estados degenerativos do tecido muscular esquelético[3].

No relato atual, o objetivo da fisioterapia é postergar a perda da marcha e manter a execução de movimento funcional nas demais articulações, seja de modo ativo, seja de modo assistido. Para isso, é importante melhorar o alinhamento postural, treinar equilíbrio e coordenação, desenvolver/manter a força contrátil das musculaturas proximal e respiratória, o limiar de fadiga e prevenir deformidades e encurtamentos precoces.

Metas
1. Evitar encurtamentos e deformidades fixas
2. Evitar progressão do desalinhamento postural

O treino de flexibilidade muscular passivo de membros inferiores e o uso de órteses suropodálicas (AFO) devem acontecer rotineiramente. Os pais e a criança devem ser cuidadosamente orientados a realizarem exercícios domiciliares e fazerem uso das órteses durante o dia e à noite. Os alongamentos intermitentes ou mantidos, como técnica terapêutica para aumentar a ADM, devem ser evitados porque, como é sabido, têm como princípio de aumento do comprimento da fibra muscular com base na lesão miofibrilar e inserção de sarcômeros em série nas fibras musculares[26]. No contexto desta morbidade, é pressuposto que este recurso terapêutico agravaria o quadro degenerativo tecidual. Assim, o treino de flexibilidade, em que o terapeuta trabalha até o limite da amplitude articular por 30 segundos (podendo repetir três ou cinco vezes), visa impedir a progressão e a instalação de deformidades articulares.

Sabe-se que os indivíduos com DMD apresentam uma série de compensações biomecânicas na tentativa de preservar as funções motoras, como no ortostatismo e na marcha, diante da perda de força da musculatura extensora de quadril e joelhos. Essas compensações podem transformar-se em encurtamentos musculares e deformidades articulares e posteriormente ocasionar a perda da deambulação[27].

O uso diurno de órteses articuladas suropodálicas durante as atividades que exigem bipedestação tende a minimizar as compensações estruturais, melhorando o alinhamento biomecânico e o desempenho durante a marcha[28]. Como descrito anteriormente, essa mesma órtese pode ser confeccionada com tiras de tração removíveis nas laterais para uso no período noturno. Nessa ocasião, os cuidadores devem ser orientados a fazer a acomodação correta dos pés nos dispositivos e provocar uma leve tração no sentido de dorsiflexão, respeitando o limiar de desconforto (ou doloroso) da criança. Assim, ao longo do período de repouso noturno, os músculos tríceps sural estarão em tensão longitudinal, favorecendo a manutenção da ADM de tornozelo e possivelmente prolongando o tempo da habilidade de marcha[29].

Com a progressão da doença, órteses longas com apoio isquiático (Knee Ankle Foot Orthosis[KAFO] ou tutores longos) podem ser prescritas, quando não há mais força muscular suficiente para flexão/extensão de quadris e joelhos para efetivar a marcha. Também são relatados casos em que o paciente passa a utilizar a cadeira de rodas para deslocamentos de média e longa distâncias, realizando apenas a marcha domiciliar. Posteriormente, os pacientes tornam-se incapazes de realizar a marcha domiciliar, mesmo para deslocamentos curto, como 2 ou 3 metros, e evoluem definitivamente para o uso de cadeira de rodas.

Metas
3. Manter força muscular
4. Evitar atrofia por desuso

O paciente deve ser estimulado a manter bom nível de atividade durante sua rotina, sempre respeitando os limites de fadiga. A prática de esportes e as brincadeiras com outras crianças, além de estimular o convívio social, ajudam a manter a força muscular e a evitar a atrofia por desuso.

Os exercícios de fisioterapia devem ser iniciados conjuntamente com o diagnóstico da doença. A fisioterapia deve priorizar exercícios de baixa intensidade mais amplos, funcionais, lúdicos, que utilizem grupos musculares maiores, bem como atividades que envolvam deslocamentos, transferências e trocas posturais, em vez de treinos intensivos[5].

A força muscular, especificamente, deve ser trabalhada com ausência de carga extra, apenas com a resistência do peso do próprio membro, com número de repetições que respeite o cansaço da criança. Todos os grupos musculares devem ser estimulados em suas maiores amplitudes, usando a sequência ativo-livre contra gravidade, ativo-livre, ativo-assistido e passivo (essa modalidade não desenvolve força, somente mantém a ADM da articulação). Os músculos abdominais também devem fazer parte do treinamento resistido. Um bom indicativo da intensidade do treino de fisioterapia consiste em perguntar ao paciente quão cansado ele ficou após o dia "anterior" de tratamento. Caso a criança relate cansaço até 24 horas pós-treino fisioterapêutico, o terapeuta deverá readequar a intensidade das atividades de reabilitação.

Alguns estudos sobre o treino resistido desenvolvido em crianças com DMD verificaram que exercícios concêntricos são mais seguros para preservação da integridade da fibra muscular que os excêntricos[28].

A hidroterapia, ao promover exercícios com a resistência e o calor da água, pode ser uma opção segura e eficaz de atividade física moderada para a criança em qualquer fase da DMD. A água aquecida facilita movimentos pelo empuxo e alivia dores e tensão (ou resistência muscular) pelo calor, além de fornecer um ambiente motivador para atividades lúdicas[30].

Metas
5. Melhora do condicionamento cardiovascular
6. Aumento da resistência muscular periférica
7. Redução do peso corporal

Exercícios dinâmicos de baixa intensidade, como bicicleta e cicloergômetro, são confiáveis e seguros para crianças com DMD ao longo da fase de deambulação, retardando significativamente a deterioração funcional testada pela MFM[24]. Foi demonstrado que exercícios submáximos podem ser executados desde que o paciente não relate cansaço em um período de 15 minutos de exercícios sem carga[31].

Outra meta importante é a redução de peso corporal. No caso em questão, a família e o paciente deverão procurar um nutricionista. O sobrepeso do paciente, explicável pela tendência ao sedentarismo e o uso crônico de corticoide, poderá agravar-se quando ele passar a fazer uso de cadeira de rodas. O descondicionamento cardiovascular e a inatividade física poderão acelerar o processo degenerativo da doença, principalmente com o desenvolvimento de escoliose e redução da função pulmonar.

O treino de membros inferiores ou superiores em cicloergômetros é preferível ao realizado em esteira ergométrica. Considerando a fisiopatologia da doença e os fatores que podem incrementar as lesões miofibrilares com ciclos recorrentes de degeneração e fibrose, o treino em esteira causa maior impacto sobre as estruturas mioarticulares que os cicloergômetros. Ademais, os grupos musculares envolvidos no trabalho em esteira diferem dos utilizados em cicloergômetro. Desse modo, para treinamento aeróbico cardiopulmonar desenvolvido em cicloergômetro estarão sendo poupados os grupos musculares envolvidos na rotina diária de deambulação.

Metas
8. Melhora do alcance manual
9. Manutenção da coordenação motora fina
10. Aumento da independência nas AVD

O alcance manual da criança deverá ser treinado com atividades lúdicas, como jogos de argolas, encaixe de peças à frente e desenho em quadros na parede. Em um primeiro momento, deverão ser estimulados movimentos que envolvam a cintura escapular. Posteriormente, acrescentam-se movimentos de pinça e coordenação motora fina para postergar a perda da destreza manual, como desenhos de giz de cera, massa de modelar e recorte de papel com tesoura.

A criança pode ser estimulada a ajudar a mãe em algumas atividades domésticas, como arrumar a cama, secar as panelas e organizar os brinquedos, o que, além de treinar a destreza manual e a coordenação motora, promove na criança um "senso de responsabilidade". Atividades da rotina da criança, como alimentar-se e tomar banho, ensaboando-se e enxugando-se, devem ser estimuladas de modo a aumentar a independência da criança para as AVD.

Metas
11. Melhora do equilíbrio e da coordenação motora ampla
12. Estimular e prolongar a função da marcha

Um treino em circuito de atividades pode contemplar obstáculos, desvios, colchonetes e degraus para exigir da criança reações de equilíbrio, proteção e retificação, trabalhando também a coordenação motora ampla.

Durante o treino de marcha sob supervisão, o terapeuta deverá progredir tanto na complexidade física como cognitiva, estimulando a atenção, a orientação temporoespacial, o reconhecimento do ambiente, o esquema corporal e as noções e organização espacial. Os sistemas visual e auditivo podem ser utilizados como estratégias complementares aos treinos de marcha e equilíbrio semiestático e dinâmico.

Meta
13. Melhora da função respiratória

A fisioterapia aquática demonstrou ser eficaz em melhorar a função respiratória de crianças com DMD, medida por manuvacuometria (PImáx e PEmáx) e *peakflow*[31]. Benefícios adicionais da ventilação não invasiva (VNI) também são relatados nos parâmetros da função pulmonar. A VNI foi realizada durante 30 minutos por meio de um aparelho do tipo BIPAP através de uma máscara nasal, após o tratamento da hidroterapia[32]. Com a progressão da doença, o adolescente passa a relatar episódios de desconforto noturno. Nessa fase, a musculatura respiratória torna-se cada vez mais acometida, ocasionando perda da força muscular respiratória, bem como suscetibilidade à fadiga. Assim, em muitos casos, a criança ou adolescente necessita de suporte frequente de VNI, evoluindo para a necessidade contínua de uma via aérea artificial e posteriormente de ventilação mecânica invasiva.

Meta
14. Encaminhamento do paciente para avaliação de especialistas

As necessidades específicas de cada paciente nortearão o encaminhamento aos especialistas –profissionais como assistentes sociais, psicólogos e nutricionistas são de fundamental importância. A presença precoce de encurtamentos musculares rígidos, uma vez que a restrição na ADM compromete a funcionalidade da criança em suas atividades, pode indicar a necessidade de cirurgias tendineomusculares. Um ortopedista pediátrico deverá realizar a avaliação e definir com o fisioterapeuta quais intervenções poderão ser realizadas, considerando o pré e o pós-cirúrgico. No caso clínico em questão, o paciente tem bilateralmente encurtamento de tríceps sural, porém as estratégias adotadas são suficientes para manter a ADM e a deambulação por longo período.

O setor de terapia ocupacional pode ser acionado para auxiliar a reabilitação funcional dos membros superiores, a realização das ADV (como alimentação, higiene, vestuário e locomoção) e a vida prática (estudo, lazer). Com a progressão da doença, a intervenção poderá envolvera prescrição de cadeiras de rodas e de sistemas de adequação postural, a confecção de recursos de tecnologia assistiva, como órteses de membros superiores, e de dispositivos adaptados (incluindo cadeira de rodas motorizada), visando melhorar o desempenho e a independência na realização das atividades[32].

Meta
15. Recomendações futuras

Por se tratar de uma doença com prognóstico restrito e incapacitante, a DMD exige um trabalho contínuo de educação em saúde e orientações de manejo do paciente junto à família. Postergar a marcha é um objetivo claro do tratamento, porém, quando acontece a perda completa da deambulação, a fisioterapia continua a ter um papel essencial para a qualidade de vida do paciente. Cada fase da doença, com as particularidades de cada paciente, exigirá planejamento e replanejamento de novos objetivos e estratégias.

É importante contar com a parceria da família nas decisões terapêuticas, como na decisão de usar cadeira de rodas quando o uso de órteses longas não for suficiente para uma marcha funcional. Nas fases mais tardias, o paciente fica limitado ao leito com dispositivos auxiliares para ventilação.

Referências

1. Bohannon RW. Manual muscle testing: does it meet the standards of an adequate screening test? Clin Rehabil. 2005;19(6):662-7.
2. Berard C, Payan C, Hodgkinson I, Fermanian J. A motor function measure for neuromuscular diseases. Construction and validation study. Neuromuscul Disord. 2005 Jul;15(7):463-70.
3. Barra TMF, Baraldi KF. O uso das escalas funcionais para avaliação clínica da distrofia muscular de Duchenne. Rev Neurociencias. 2013;21(3):420-6.
4. Iwabe C, Miranda-Pfeilsticker BH, Nucci A. Medida da função motora: versão da escala para o português e estudo de confiabilidade. Rev Bras Fisioter. 2008;12(5):417-24.
5. Grange RW, Call JA. Recommendations to define exercise prescription for Duchenne muscular dystrophy. Exerc Sport Sci Rev. 2007 Jan;35(1):12-7.
6. Jansen M, de Groot IJ, van Alfen N, Geurts AC. Physical training in boys with Duchenne Muscular Dystrophy: the protocol of the No Use is Disuse study. BMC Pediatr. 2010;10:55.
7. McDonald CM, Henricson EK, Abresch RT, Han JJ, Escolar DM, Florence JM et al. The Cooperative International Neuromuscular Research Group Duchenne natural history study – a longitudinal investigation in the era of glucocorticoid therapy: design of protocol and the methods used. Muscle Nerve. 2013 Jul;48(1):32-54.
8. Vandervelde L, Van den Bergh PYK, Renders A, Goemans N, Thonnard J-L. Relationships between motor impairments and activity limitations in patients with neuromuscular disorders. J Neurol Neurosurg & Psychiatry [Internet]. 2009 Feb 19;80(3):326-332. Available from: http://jnnp.bmj.com/content/80/3/326.abstract.
9. Darcy Ann Umphread. Reabilitação Neurológica. 4. ed. Cilento MBR (ed.). Barueri: Editora Manole. 2004:421-39.
10. Pizzato TM, Baptista CRJA, Souza MA, Benedicto MMB, Martinez EZ, Mattiello-Sverzut AC. Longitudinal assessment of grip strength using bulb dynamometer in Duchenne muscular dystrophy. Brazilian J Phys Ther. 2014;18(3):245-51.
11. Martinez JAB, Brunherotti MA, Assis MR, Sobreira CFR. Validação da escala motora funcional EK para a língua portuguesa. Rev Assoc Med Bras [Internet]. 2006;52(5):347-51. Available from: http://www.scielo.br/pdf/ramb/v52n5/a21v52n5.pdf.
12. Fonseca JG, Machado MJF, Ferraz CLMS. Distrofia muscular de Duchenne: complicações respiratórias e seu tratamento. Rev Ciências Médicas [Internet]. 2012;16(2):109-20. Available from: http://periodicos.puc-campinas.edu.br/seer/index.php/cienciasmedicas/article/view/1067/1043.
13. Bang TS, Choi WH, Kim SH, Lee J-S, Kim S-Y, Shin MJ et al. Analysis of pulmonary function test in Korean patients with Duchenne muscular dystrophy: comparison of foreign and Korean reference data. Ann Rehabil Med. 2016 Oct;40(5):851-61.
14. Alemdaroğlu I, Karaduman A, Yilmaz ÖT, Topaloğlu H. Different types of upper extremity exercise training in Duchenne muscular dystrophy: Effects on functional performance, strength, endurance, and ambulation. Muscle Nerve [Internet]. 2015;51(5):697-705. Available from: http://doi.wiley.com/10.1002/mus.24451.
15. Florence JM, Clemens PR, Eric P, Mcdonald CM. The Cooperative International Neuromuscular Research Group Duchenne Natural History Study: Glucocorticoid Treatment Preserves Clinically. 2014;48(1):55-67.
16. Parreira SLS, Resende MBD, Peduto MDC, Marie SKN, Carvalho MS, Reed UC. Quantification of muscle strength and motor ability in patients with Duchenne muscular dystrophy on steroid therapy. Arquivos de Neuro-Psiquiatria. Scielo. 2007;65:245-50.
17. Shin H, Moon SW, Kim G-S, Park JD, Kim JH, Jung MJ et al. Reliability of the pinch strength with digitalized pinch dynamometer. Ann Rehabil Med [Internet]. 2012 Jun;36(3):394-9. Available from: http://synapse.koreamed.org/DOIx.php?id=10.5535%2Farm.2012.36.3.394.
18. Hébert LJ, Maltais DB, Lepage C, Saulnier J, Crête M. Hand-held dynamometry isometric torque reference values for children and adolescents. Pediatr Phys Ther [Internet]. 2015;27(4):414-23. Available from: http://content.wkhealth.com/linkback/openurl?sid=WKPTLP:landingpage&an=00001577-201527040-00020.
19. Bakker JPJ, De Groot IJM, Beelen A, Lankhorst GJ. Predictive factors of cessation of ambulation in patients with Duchenne muscular dystrophy. Am J Phys Med Rehabil. 2002 Dec;81(12):906-12.

20. Sposito MMDM, Riberto M. Avaliação da funcionalidade da criança com paralisia cerebral espástica. Acta Fisiatr. 2010;17:50-61.
21. Lima KCA, Francisco MM, Freitas PB. Relação entre os desempenhos em diferentes testes frequentemente utilizados na avaliação da função manual. Fisioter Mov. 2012;277-83.
22. Simon VA. Qualidade de vida em crianças e adolescentes com doenças neuromusculares e validação de dois questionários para o português: Life Satisfaction Index for Adolescents – LSI-A e Pediatric Quality of Life Inventory Duchenne Muscular Dystrophy Module – PedsQL. USP. [United States]; 2016.
23. Pizzato TM, Baptista CRJA, Martinez EZ, Sobreira CFR, Mattiello-Sverzut AC. Prediction of loss of gait in Duchenne muscular dystrophy using the ten-meter walking test rates. J Genet Syndr Gene Ther [Internet]. 2016;7(4). Available from: http://www.omicsonline.org/open-access/prediction-of-loss-of-gait-in-duchenne-muscular-dystrophy-using-the-tenmeter-walking-test-rates-2157-7412-1000306.php?aid=78632
24. Jansen M, van Alfen N, Geurts ACH, de Groot IJM. Assisted bicycle training delays functional deterioration in boys with Duchenne muscular dystrophy. Neurorehabil Neural Repair [Internet]. 2013;27(9):816-27. Available from: http://journals.sagepub.com/doi/10.1177/1545968313496326.
25. Guedes DP, Guedes JERP. Tradução, adaptação transcultural e propriedades psicométricas do KIDSCREEN-52 para a população brasileira. Rev Paul Pediatr. 2011;29(3):364-71.
26. Gomes ARS, Cornachione A, Salvini TF, Mattiello-Sverzut AC. Morphological effects of two protocols of passive stretch over the immobilized rat soleus muscle. J Anat. 2007 Mar;210(3):328-35.
27. Moura EW. Fisioterapia: aspectos clínicos e práticos da reabilitação. 2. ed. Médicas A (ed.). São Paulo. 2010:209-26.
28. Tarini VA, Vilas L, Cunha MC, Oliveira AS. The exercise in neuromuscular diseases. Rev Neurociências. 2005;13(2):67-73.
29. Souza MA, Figueiredo MML, Baptista CRJA, Aldaves RD, Mattiello-Sverzut AC. Beneficial effects of ankle-foot orthosis daytime use on the gait of Duchenne muscular dystrophy patients. Clin Biomech (Bristol, Avon). 2016 Jun;35:102-10.
30. Caromano FA, Kuga LS, Passarella J, Sá CSC. Efeitos fisiológicos de sessão de hidroterapia em crianças portadoras de distrofia muscular de Duchenne. Rev Fisioter Univ São Paulo, [Internet]. 1998;5(1):49-55. Available from: http://www.revistas.usp.br/fpusp/article/view/76912.
31. Ramos FAB, Ordonho MC, Pinto TCVR, Lima CA, Vasconcelos CR, Silva DAL. Avaliação da força muscular respiratória e do *peak flow* em pacientes com distrofia muscular do tipo Duchenne submetidos à ventilação não invasiva e à hidroterapia. Rev Pulmão RJ. 2008;17(81):81-6.
32. Ferreira AVS, Goya PSA, Ferrari R, Durán M, Franzini RV, Caromano FA et al. Comparison of motor function in patients with Duchenne muscular dystrophy in physical therapy in and out of water: 2-year follow-up. Acta Fisiátrica [Internet]. 2015;22(2):51-4. Available from: http://www.gnresearch.org/doi/10.5935/0104-7795.20150011.

Doença de Parkinson

CAPÍTULO 16

Lidiane Andréa Oliveira Lima
Verena Kise Capellini

Observação: palavras e expressões listadas no Glossário do capítulo estão destacadas no texto com um asterisco.

APRESENTAÇÃO DO CASO CLÍNICO

Paciente do sexo masculino, 68 anos, casado, pai de duas filhas, com ensino superior completo, militar aposentado, foi encaminhado com história de quedas para tratamento da marcha devido à doença de Parkinson (DP). Há aproximadamente 10 anos, o paciente recebeu o diagnóstico de DP, cuja progressão resultou em quedas recorrentes há 5 anos. A queixa principal do paciente refere-se a uma piora importante da independência para deambular. O paciente disse ficar muito incomodado ao receber auxílio durante essa atividade e relatou episódios de congelamento, principalmente quando se encontra ansioso. O paciente relatou ainda que tem tido cãibras dolorosas pela manhã (Quadro 16.1).

Durante a avaliação, os dados vitais foram: frequência cardíaca de 100bpm e pressão arterial de 150/90mmHg. Mesmo tendo indicação clara para fisioterapia, os alertas vermelhos e laranja da *Sociedade de Desordem do Movimento – escala unificada de avaliação da doença de Parkinson (Movement Disorder Society – Unified Parkinson's Disease Rating Scale [MDS-UPDRS])* indicaram a necessidade de consulta médica antes de começar o tratamento.

Ao retornar das consultas do neurologista e do cardiologista, o paciente reportou melhora das cãibras e disse estar apto a iniciar a prática de atividade física com a hipertensão arterial controlada com medicação anti-hipertensiva. Para avaliação da gravidade da DP foram utilizados os domínios atividade de vida diária e exploração motora da escala unificada de avaliação da doença de Parkinson (*Unified Parkinson's Disease Rating Scale*[UPDRS])* e os *estágios de incapacidade de Hoehn e Yahr (HY)*, em sua forma original. De acordo com esta última escala, o paciente encontra-se no estágio III.

O teste muscular manual indicou força grau 3 em dorsiflexores e flexores de quadril do membro mais comprometido e grau 4 nos demais grupos musculares desse membro e do membro contralateral. Foi aplicado o *Questionário de Histórico de Quedas (History of Falling Questionnaire)**, em que o paciente reportou ter caído no mínimo quatro vezes no último ano, principalmente ao sair do quarto. Afirmou ainda que mais quedas poderiam ter ocorrido se não fosse tão cuidadoso. Ao ser aplicado o *Índice Específico do Paciente para Doença de Parkinson (Patient Specific Index for Parkinson's Disease*[PSI-PD])*, o paciente marcou as atividades de andar dentro e fora de casa e entrar ou sair do carro como as mais importantes, nessa ordem de prioridade.

Quanto ao *Novo Questionário de Congelamento da Marcha (New Freezing of Gait Questionnaire*[NFOG-Q])*, o paciente respondeu positivamente sobre a presença de congelamentos no último mês. Afirmou, ainda, que os congelamentos acontecem de maneira esporádica e são de curta duração.

A velocidade da marcha, aferida pelo *teste de caminhada de 10 metros**, foi de 0,75m/s. Essa velocidade foi utilizada no *modelo de predição de quedas em três passos** para amparar a decisão sobre prevenção de quedas. Considerando a soma dos subescores dos instrumentos pertencentes ao modelo, o paciente tem probabilidade alta de queda nos próximos 6 meses. A pontuação de 50 na *Escala de Eficácia de Quedas Internacional(Falls Efficacy Scale - International*[FES-I])* sugere que o paciente tem uma preocupação importante ao realizar atividades internas, externas e sociais.

O paciente informou que se encontra inativo há muitos anos, o que foi confirmado pelo *Questionário de Prática Geral de Atividade Física do NHS**. O paciente relatou que desde o diagnóstico da DP reduziu significativamente as caminhadas no bairro onde mora. O paciente gostaria de ser fisicamente ativo e retomar as visitas que fazia aos amigos, às quintas-feiras, sem precisar de outras pessoas para auxiliá-lo. Segundo o paciente, o medo de quedas, associado ao relacionamento difícil com a esposa, é a grande barreira para realização dessas atividades. O paciente reside em prédio com elevador em uma rua bastante íngreme. Faz consultas regulares (a cada 4 meses) com o neurologista e tem condições financeiras para pagar o tratamento em clínica particular. A Figura 16.1 apresenta a história clínica do paciente de maneira esquemática.

GLOSSÁRIO

Escala de eficácia de quedas internacional (*Falls Efficacy Scale - International* [FES-I]): quantifica a preocupação em realizar diferentes atividades[8].

Escala de incapacidade de Hoehn e Yahr (HY): em sua forma original, contém cinco estágios de classificação, os quais avaliam a gravidade da doença. Os pacientes classificados nos estágios I, II e III apresentam incapacidade leve a moderada, enquanto os que estão nos estágios IV e V apresentam incapacidade mais grave[2].

Índice específico do paciente para doença de Parkinson (*Patient Specific Index for Parkinson's Disease* [PSI-PD]): torna possível identificar as principais limitações de atividades da pessoa com DP[4].

Modelo de predição de quedas em três passos: classifica o risco de quedas na DP[7].

Novo questionário de congelamento da marcha (*New Freezing of Gait Questionnaire* [NFOG-Q]): identifica a presença e as condições em que ocorrem o congelamento[5].

Questionário de histórico de quedas: informa quantas quedas ocorreram nos últimos 12 meses e a frequência de quase quedas[3].

Questionário de prática geral de atividade física do NHS: questionário simples que informa o nível de atividade física[9].

Sociedade de Desordem do Movimento – escala unificada de avaliação da doença de Parkinson (*Movement Disorder Society – Unified Parkinson's Disease Rating Scale* [MDS-UPDRS]): é a nova versão da UPDRS, revisada por especialistas da International Parkinson and Movement Disorder Society (MDS)[1].

Teste de caminhada de 10 metros: por meio desse teste é obtida a velocidade da marcha[6].

Questões para discussão

1. Com base na condição de saúde do paciente, há alguma contraindicação para iniciar o tratamento fisioterapêutico?
2. Quais são as hipóteses que embasam a tomada de decisão clínica para esse paciente?
3. Como os fatores pessoais e ambientais podem influenciar os resultados esperados?
4. Considerando os fatores que interferem na funcionalidade do paciente, quais são as intervenções mais adequadas?
5. Qual o prognóstico do paciente, considerando que ele participará da reabilitação fisioterapêutica?

OBJETIVOS

- Identificar as possíveis contraindicações para início do tratamento fisioterapêutico na DP.

- Reconhecer os fatores que contribuem para alteração da funcionalidade nos indivíduos com DP.

- Descrever ferramentas de avaliação da funcionalidade confiáveis para mensurar os efeitos da intervenção proposta.

- Descrever um plano de tratamento fisioterapêutico adequado para pacientes em estágio moderado da DP e com histórico de quedas.

- Estabelecer critérios para avaliar a resposta à intervenção durante as sessões de fisioterapia que considere a perspectiva do paciente.

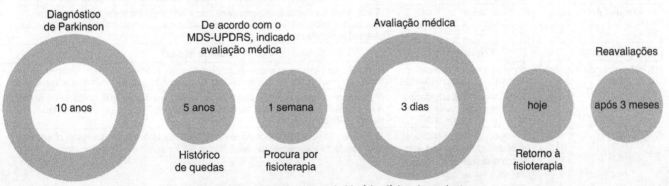

Figura 16.1 Linha do tempo da história clínica do paciente.

AVALIAÇÃO E DIAGNÓSTICO DA FUNCIONALIDADE

O momento da avaliação é fundamental para se obter informações sobre a gravidade da doença, as condições clínicas e motoras, bem como as queixas principais que interferem na funcionalidade do paciente. O exame físico deverá ser guiado por uma hipótese clínica a fim de facilitar a investigação dos fatores que contribuem para a incapacidade do indivíduo. Para esse paciente, a seguinte hipótese clínica norteará a avaliação e as metas de tratamento: a progressão dos sinais motores da DP (bradicinesia, déficit de equilíbrio, rigidez axial, congelamento), a perda do desempenho muscular (força e potência) de origem central e periférica (inatividade) e a diminuição da capacidade física são fatores que contribuem para as limitações da marcha, preocupação com a possibilidade de cair e o risco de queda do paciente.

Exame físico e funcional

De acordo com a hipótese clínica estabelecida, o exame físico deveria investigar o desempenho muscular, o equilíbrio, a capacidade física, bem como a marcha e o risco de quedas. Indivíduos com DP reportam comumente uma sensação de fraqueza muscular nos membros inferiores.

A força muscular na DP é avaliada por meio de equipamentos isocinéticos e pneumáticos, os quais podem ser inviáveis na clínica. Desse modo, o teste muscular manual é a opção mais comumente utilizada.

A perda de equilíbrio na DP resulta de respostas posturais inefetivas diante de perturbações internas e externas, sendo que com a inefetividade das respostas de equilíbrio piora com a progressão da doença[10]. Para avaliação do equilíbrio, a Escala de equilíbrio de Berg (*Berg Balance Scale*[BBS]) e o Miniteste de Avaliação dos Sistemas de Equilíbrio(*Mini-Balance Evaluation Systems Test* [Mini-BESTest]) são comumente utilizados em caso de DP[11,12]. Contudo, é necessário considerar que a BBS apresenta efeito teto em indivíduos com DP e leve déficit de equilíbrio[12]. O Mini-BESTest figura então como instrumento mais interessante para esse propósito avaliativo, considerando-se ainda o fato de já se encontrar disponível a versão validada em português do Brasil para indivíduos com DP[13].

Alterações da marcha, como *freezing* e instabilidade postural, são responsáveis por cerca de 80% das quedas na DP[14]. Aproximadamente 68% dos indivíduos com DP sofrerão quedas e 46% apresentarão recorrência anual com consequências desastrosas[15]. Portanto, avaliar o risco potencial de queda do paciente com DP é fundamental na busca de estratégias que possam minimizá-lo. Para tanto, o modelo de predição de quedas em três passos é ideal, mas exige a aplicação do questionário de histórico de quedas, do NFOG-Q e do teste de caminhada de 10 metros.

A capacidade física também deve ser investigada em indivíduos com DP. A Diretriz Europeia de Fisioterapia para Doença de Parkinson[6] recomenda que a pessoa com DP se esforce para ter um estilo de vida ativo por meio da prática física regular. Desse modo, identificar o nível de atividade física e a capacidade física é importante para prescrição de exercícios e monitoramento dos efeitos da intervenção. Para mensurar adequadamente a capacidade física é recomendada a aplicação do teste de caminhada de 6 minutos associado à aferição do grau de esforço pela escala de Borg6-20[16].

Por fim, considerando que a DP compromete significativamente a qualidade de vida das pessoas[17], a avaliação desse aspecto não deve ser negligenciada. Para isso, o questionário de qualidade de vida na doença de Parkinson de 39 itens (*39-item Parkinson's Disease Questionnaire for Quality of Life* [PDQ-39]) figura como a melhor alternativa.

RECURSOS DIAGNÓSTICOS PROPOSTOS

Recurso	O que avalia?	Como avalia?
MDS-UPDRS[1]	Gravidade e progressão da DP e identifica alertas laranjas e vermelhos, que significam cuidado e contraindicação, respectivamente, ao início do tratamento fisioterapêutico	Os alertas de cuidado ou contraindicação ao início do tratamento fisioterapêutico são indicados pela pontuação obtida nos domínios funções mental e motora, atividades de vida diária e complicações
Escala de HY[2]	Gravidade da DP	Por meio de sinais e sintomas motores gerais da doença obtidos pela UPDRS
Teste muscular manual	Força muscular	O indivíduo é solicitado a gerar uma força ao longo de toda a amplitude de movimento disponível contra ou sem a ação da gravidade e contra resistência manual aplicada pelo examinador

Recurso	O que avalia?	Como avalia?
Questionário de histórico de quedas[3]	Circunstância de quedas e frequência de quase quedas	Por meio de perguntas sobre as circunstâncias (como os detalhes sobre os locais e o movimento executado) das quedas e frequência das quase quedas
PSI-PD[4]	Identificação das atividades mais frequentemente comprometidas pela DP	O paciente seleciona três a cinco importantes limitações que gostaria de priorizar no tratamento, dentre as limitações de atividades listadas no PSI-DP e/ou percebidas pelo próprio
NFOG-Q[5]	A frequência e duração dos episódios de congelamento da marcha relacionados com virar-se e iniciar o primeiro passo	Questionário composto por nove questões que abordam frequência, duração e incapacidade e sentimentos associadas ao episódio de congelamento

Recurso	O que avalia?	Como avalia?
Teste de caminhada de 10 metros[6]	Permite mensurar parâmetros espaço-temporais da marcha, como velocidade da marcha e comprimento da passada	Utiliza um percurso de 10 metros, deixando 2 metros adicionais nas extremidades para aceleração e desaceleração. Realiza-se a medida três vezes e depois se estabelece a média do tempo obtido
Modelo de predição de quedas em três passos[7]	Estratificar o risco de quedas na DP	Utiliza pontos de corte do questionário de histórico de quedas, do NFOG-Q e do teste de caminhada de 10 metros (velocidade confortável) para classificar a pessoa com DP quanto à probabilidade baixa, moderada ou alta de cair nos próximos 6 meses
FES-I[8]	A preocupação das pessoas com a possibilidade de queda durante o desempenho de atividades internas, externas e sociais	Questionário composto de 16 itens com atividades classificadas em uma escala ordinal de quatro pontos, que varia de 1 (nada preocupado) a 4 (muito preocupado) – quanto maior a pontuação, maior a preocupação em cair ao realizar essas atividades. A FES-I foi validada na DP com confiabilidade excelente
Questionário de prática geral de atividade física do NHS[9]	Níveis de atividade física da pessoa com DP	Os níveis são deduzidos de acordo com o tipo de trabalho e o tempo (em horas) de exercício físico por semana
Mini-BESTest[12]	Medida da capacidade de mudar e manter uma posição do corpo	É pontuado o equilíbrio durante a realização de 14 atividades. Cada item do Mini-BESTest é pontuado de 0 a 2, com 0 indicando o menor nível de funcionalidade
Teste de caminhada de 6 minutos[17]	Distância da caminhada e capacidade de exercício	Ao longo de um corredor com 30 metros de comprimento, plano, reto, é medida a distância percorrida em 6 minutos
Escala de Borg 6-20	Esforço percebido	Instrumento de avaliação válido para determinar a intensidade do esforço, mostrando boas correlações com os critérios fisiológicos, como frequência cardíaca
PDQ-39[17]	Qualidade de vida	Escala específica de avaliação da qualidade de vida na DP que compreende 39 itens inseridos em oito domínios. A pontuação total no PDQ-39 varia de 0 (nenhum problema) a 100 (máximo nível de problema)

Quadro 16.1 Avaliação do caso clínico segundo a Classificação Internacional de Funcionalidade, Incapacidade e Saúde (CIF)

	Funções e estruturas do corpo	Limitações nas atividades	Restrição na participação
Perspectiva do paciente	Perda de "confiança" nas pernas	Medo de quedas	Não consegue sair sozinho para visitar os amigos
	Episódios de congelamento	Entrar ou sair do carro	
	Piora da independência para deambular	Andar na parte externa da residência	
	Cãibras recorrentes	Inatividade física	
Perspectiva do fisioterapeuta	Grau de força muscular	Lentidão da marcha	
	Déficit de equilíbrio e quedas	Domínio de atividade de vida diária (UPDRS)	
	Congelamento e descondicionamento físico		
	Exploração motora (UPDRS)		
Fatores contextuais			
Pessoais			
• Sexo masculino			
• Casado			
• 2 filhas			
• 68 anos de idade			
• Ensino superior completo			
• Militar aposentado			
• Personalidade forte e ansiedade			
Ambientais			
• Mora em prédio com elevador			
• A rua onde mora é bastante íngreme			
• Consultas regulares (a cada 4 meses) ao neurologista			
• Em uso de medicação antiparkinsoniana e anti-hipertensiva			

Fonte: Baseado em tradução livre de esquema publicado em Rundell SD, Davenport TE, Wagner T. Physical Therapist Management of Acute and Chronic Low Back Pain Using the World Health Organization's International Classification of Functioning, Disability and Health. Phys Ther [Internet]. 2009 Jan 1;89(1):82-90. Available from: http://ptjournal.apta.org/cgi/doi/10.2522/ptj.20080113

METAS E INTERVENÇÕES

Fisioterapia na pessoa com DP com comprometimento moderado e histórico de quedas

Em linhas gerais, as metas serão traçadas e acordadas entre a pessoa com DP e o fisioterapeuta. Vale ressaltar que as metas devem ser SMART (*Specific, Measurable, Attainable, Relevant, Time-based*, ou seja, específicas, mensuráveis, atingíveis, relevantes e com parâmetros de tempo para atingi-las)[18].

Metas
1. Restauração do desempenho muscular (força e potência) dos membros inferiores
2. Aumento da mobilidade axial

Para a meta 1, será proposto um programa de exercícios de resistência progressiva, de longa duração, para todos os grupos musculares, alternando entre força muscular e velocidade, com sobrecarga de 50% a 80% de uma repetição máxima (1RM). Esse tipo de exercício melhora a força muscular, reduz a pontuação na UPDRS e aumenta a velocidade de movimento de indivíduos com DP[19,20]. É possível que esse treinamento restaure os parâmetros eletromiográficos espaço-temporais do primeiro *burst* agonista, responsável por acelerar o corpo, minimizando, assim, a bradicinesia. Além disso, observou-se melhora dos sinais motores da DP, especificamente do domínio exploração motora da UPDRS, o que reforça o entendimento de que o treinamento de resistência progressiva pode ser considerado promissor em caso de DP[21].

Quanto à mobilidade axial, o paciente será estimulado a realizar alongamentos na posição deitada, com ou sem uso de bastão, para dissociação de cinturas. Além disso, deve ser enfatizado o treino funcional de atividades que exijam essa movimentação de tronco, como as tarefas de mobilidade no leito. Espera-se que a melhora da mobilidade do tronco favoreça a realização de atividades específicas, como entrar e sair do carro, propiciando assim maior participação social. Espera-se também que com o trabalho de restauração do desempenho muscular diminua a frequência das cãibras decorrentes da medicação.

Metas
3. Melhora do equilíbrio
4. Redução de quedas
5. Redução dos episódios de congelamento da marcha

Para atingir as metas 3 e 4, o paciente será estimulado a realizar exercícios altamente desafiadores do equilíbrio, como os que envolvem mudanças do centro de massa (alcance, transferência de peso corporal de uma perna para a outra, passo para uma superfície mais alta) e/ou redução da base de suporte (não utilização dos membros superiores para suporte ou, se isso não for possível, reduzir gradativamente o apoio para uma das mãos até apenas um dedo, ortostatismo com os pés próximos ou enfileirados, apoio unipodal)[21,22], os quais podem ser associados a superfícies instáveis (colchonetes, disco proprioceptivos, cama elástica, areia, grama), movimentação dos olhos e da cabeça e/ou uma segunda tarefa (motora ou cognitiva). Além da melhora do equilíbrio, uma revisão sistemática com metanálise mostrou forte evidência de que esses exercícios, realizados por mais de 3 horas por semana, têm efeitos na prevenção de quedas de idosos, sendo possível que essa modalidade de exercícios também possa reduzir as quedas de pessoas com DP[22]. Entretanto, essa conclusão é baseada em poucas evidências científicas e exige investigações futuras.

Ainda sobre as quedas, é fundamental o tratamento dos fatores de risco, dentre os quais o congelamento da marcha figura como fator importante para ocorrência de quedas em caso de DP[23]. Considerando que o congelamento pode estar associado a conflitos emocionais e/ou ambientais, faz-se necessário entender como e onde ele ocorre. Dessa maneira, informações sobre a frequência e a duração, bem como o contexto em que o congelamento aparece, podem melhor guiar as estratégias de intervenção.

De acordo com o paciente em questão, a maioria dos episódios de congelamento estava associado a alguma desavença com a esposa. É sabido que fatores emocionais podem exacerbar sinais e sintomas motores na DP[24]. Assim, a consciência de que o nervosismo interfere negativamente na marcha é necessária para maximização do autocuidado. Isso porque o autocuidado envolve o conhecimento, as habilidades e a confiança do paciente para manejo dos sintomas, consequências e tratamento da doença crônica[6]. Desse modo, espera-se que, ao reconhecer o fator desencadeante de congelamento, o paciente passe a evitá-lo. De qualquer maneira, é indicado o encaminhamento para outros profissionais, que possam melhor gerenciar os relacionamentos familiares[25,26]. Vale ressaltar que a Diretriz Europeia de Fisioterapia para Doença de Parkinson preconiza o manejo da doença de modo multi e interdisciplinar para um cuidado integral do indivíduo com DP.

Metas
6. Aumento da velocidade e independência da marcha
7. Melhora da capacidade física e do nível de atividade física

Para alcançar as metas 6 e 7, será proposto o treino de marcha em esteira. Independentemente do mecanismo que explica os benefícios do uso da esteira na DP, seja por meio do gerador central de padrão, seja como uma pista visual, é forte a recomendação de seu uso[6,27]. A Diretriz Europeia de Fisioterapia para Doença de Parkinson recomenda fortemente o treino de marcha em esteira por no mínimo 4 semanas, à frequência de três vezes na semana e com duração de 30 minutos cada sessão, para melhora dos parâmetros espaço-temporais da marcha. Durante o treino, a intensidade deverá ser gradativamente aumentada, podendo ser usadas para isso, podem ser utilizadas a percepção de esforço, a frequência cardíaca ou a velocidade. Ainda que a esteira seja considerada uma modalidade terapêutica segura, alguns cuidados não podem ser negligenciados, como o uso de cintos de proteção ou interruptor de segurança.

No caso em questão, em que o paciente reporta episódios de congelamento da marcha, o cuidado ao acelerar e desacelerar a esteira deve ser redobrado. Adicionalmente, o treino na esteira poderá aumentar a capacidade física do paciente. Recentemente, uma revisão sistemática com metanálise demonstrou aumento na distância percorrida por indivíduos com DP após treino em esteira. Como a capacidade física depende diretamente do funcionamento dos sistemas musculoesquelético e cardiorrespiratório[28,29], a melhora do desempenho desses sistemas com esse tipo de treino pode ser responsável pelo aumento da capacidade física.

Para a meta 7, também é fundamental a inserção do autocuidado na vida da pessoa com DP. A atividade física é um dos aspectos do autocuidado que visam ao enfrentamento da doença por meio de um papel ativo[16]. Nesse sentido, cabe ao profissional eleger estratégias que possam viabilizar a conscientização e a implementação de programas de atividade física na rotina diária do paciente. Para aumentar a adesão do paciente a esses programas de atividade física, é importante conhecer os facilitadores e as barreiras para que esses fatores possam ser adequadamente manejados. Uma maneira de incentivar o papel ativo do paciente com DP consiste em orientá-lo a seguir um diário em que constem atividades a serem realizadas em datas e horários específicos, contribuindo assim para a prática de atividade física nos dias em que não realizará tratamento fisioterapêutico.

Além disso, o paciente pode ser orientado a usar escadas em vez de elevador e a caminhar em vez de pegar um táxi para percorrer curtas distâncias. Por fim, espera-se que a melhora dos fatores contribuintes (bradicinesia, equilíbrio, rigidez axial, congelamento, desempenho muscular [força e potência] e capacidade física) devolva ao paciente a autoconfiança e melhore o desempenho em atividades da vida diária, bem como a realização das atividades externas e sociais, como a visita aos amigos às quintas-feiras.

Referências

1. Movement Disorders Society MD. MDS – Unified Parkinson's Disease Rating Scale. 2014.
2. Hoehn MM, Yahr MD. Parkinsonism: onset, progression, and mortality. Neurology. 1967;17:427-42.
3. Stack E, Ashburn A. Fall events described by people with Parkinson's disease: implications for clinical interviewing and the research agenda. Physiother Res Int. 1999;4(3):190-200.
4. Nijkrake MJ, Keus SHJ, Quist-Anholts GWL, Bloem BR, De Roode MH, Lindeboom R, et al. MEvaluation of a patient specific index for Parkinson's disease (PSI-PD). Eur J Phys Rehabil Med. 2009;45(4):507-12.
5. Nieuwboer A, Rochester L, Herman T, Vandenberghe W, Emil GE, Thomaes T, Giladi N. Reliability of the new freezing of gait questionnaire: agreement between patients with Parkinson's disease and their cares. Gait Posture. 2009;30(4):459-63.
6. Capato TTC, Domingos JMM, Almeida LRS. Versão em português da Diretriz Europeia de Fisioterapia para a Doença de Parkinson. São Paulo: Omnifarma; 2015.
7. Paul SS, Canning CG, Sherrington C, Lord SR, Close JCT, Fung VSC. Three simple clinical tests to accurately predict falls in people with Parkinson's disease. Mov Disord. 2013;28(5):655-62.
8. Jonasson SB, Nilsson MH LJ. Psychometric properties of four fear of falling rating scales in people with Parkinson's disease. BMC Geriatr. 2014;21(14).
9. UK Department of Health. The General Practice Physical Activity Questionnaire (GPPAQ). Disponível em: https://www.gov.uk/government/publications/general-practice-physical-activity-questionnaire-gppaq
10. Nutt JG, Horak FB, Bloem BR. Milestones in gait, balance, and falling. Mov Disord. 2011;26(6):1166-74.
11. Duncan RP, Leddy AL, Cavanaugh JT, Dibble LE, Ellis TD, Ford MP et al. Comparative utility of the BESTest, mini-BESTest, and brief-BESTest for predicting falls in individuals with Parkinson disease: a cohort study. Phys Ther [Internet]. 2013;93(4):542-50. Available from: http://ptjournal.apta.org/cgi/doi/10.2522/ptj.20120302%5Cnhttp://www.pubmedcentral.nih.gov/articlerender.fcgi?artid=3613340&tool=pmcentrez&rendertype=abstract
12. King LA, Priest KC, Salarian A, Pierce D, Horak FB. Comparing the Mini-BESTest with the Berg Balance Scale to evaluate balance disorders in Parkinson's disease. Parkinsons Dis. 2012;2012:375419.
13. Maia AC, Paula FR, Magalhães LC, Teixeira RLL. Cross-cultural adaptation and analysis of the psychometric properties of the balance evaluation systems test and MiniBESTest in the elderly and individuals with Parkinson's disease: application of the Rasch model. Brazilian J Phys Ther. 2013;17(3):195-217.
14. Michalowska M, Fiszer U, Krygowska-Wajs A, Owczarek K. Falls in Parkinson's disease. Causes and impact on patients' quality of life. Funct Neurol. 2005;20(4):163-8.
15. Wood BH, Bilclough JA, Bowron A, Walker RW. Incidence and prediction of falls in Parkinson's disease: a prospective multidisciplinary study. J Neurol Neurosurg Psychiatry. 2002;72(6):721-5.
16. American Thoracic Society. ATS statement: guidelines for the six-minute walk test. Am J Respir Crit Care Med. 2002;166(1):111-7.
17. Schrag A, Jahanshahi M, Quinn N. How does Parkinson's disease affect quality of life? A comparison with quality of life in the general population. Mov Disord [Internet]. 2000;15(6):1112-8. Available from: http://www.ncbi.nlm.nih.gov/pubmed/11104193.
18. Bovend'Eerdt TJ, Botell RE, Wade DT. Writing SMART rehabilitation goals and achieving goal attainment scaling: a practical guide. Clin Rehabil. 2009;23(4):352-61.
19. Corcos DM, Robichaud JA, David FJ, Leurgans SE, Vaillancourt DE, Poon C et al. A two-year randomized controlled trial of progressive resistance exercise for Parkinson's disease. Mov Disord. 2013;28(9):1230-40.

20. David FJ, Robichaud JA, Vaillancourt DE, Poon C, Kohrt WM, Comella CL et al. Progressive resistance exercise restores some properties of the triphasic EMG pattern and improves bradykinesia: the PRET-PD randomized clinical trial. J Neurophysiol [Internet]. 2016; 116(5):2298-2311 . Available from: http://www.ncbi.nlm.nih.gov/pubmed/27582297.
21. Allen NE, Sherrington C, Suriyarachchi GD, Paul SS, Song J, Canning CG. Exercise and motor training in people with Parkinson's disease: a systematic review of participant characteristics, intervention delivery, retention rates, adherence, and adverse events in clinical trials. Parkinsons Dis. 2012;2012 :854328.
22. Sherrington C, Michaleff ZA, Fairhall N, Paul SS, Tiedemann A, Whitney J et al. Exercise to prevent falls in older adults: an updated systematic review and meta-analysis. Br J Sports Med [Internet]. 2017 Dec;51(24):1750-1758. . Available from: http://www.ncbi.nlm.nih.gov/pubmed/27707740.
23. Paul SS, Allen NE, Sherrington C, Heller G, Fung VSC, Close JCT et al. Risk factors for frequent falls in people with Parkinson's disease. J Parkinsons Dis. 2014;4(4):699-703.
24. Routh LC, Black JL, Ahlskog JE. Parkinson's disease complicated by anxiety. Mayo Clinic Proceedings. 1987;62(8):733-735.
25. Barlow J, Wright C, Sheasby J, Turner A, Hainsworth J. Self-management approaches for people with chronic conditions: a review. Patient Educ Couns. 2002;48(2):177-87.
26. Bodenheimer T, Lorig K, Holman H, Grumbach K. Patient self-management of chronic disease in primary care. JAMA. 2002;288(19):2469-75.
27. Bello O, Fernandez-Del-Olmo M. How does the treadmill affect gait in Parkinson's disease? Curr Aging Sci [Internet]. 2012;5(1):28-34. Available from: http://www.eurekaselect.com/openurl/content.php?genre=article&issn=1874-6098&volume=5&issue=1&spage=28.
28. Scandalis TA, Bosak A, Berliner JC, Helman LL, Wells MR. Resistance training and gait function in patients with Parkinson's disease. Am J Phys Med Rehabil [Internet]. 2001;80(1):38-43. Available from: http://ovidsp.tx.ovid.com/sp-3.10.0b/ovidweb.cgi?T=JS&PAGE=fulltext&D=ovft&AN=00002060-200101000-00011&NEWS=N&CSC=Y&CHANNEL=PubMed.
29. Sage MD, Almeida QJ. Symptom and gait changes after sensory attention focused exercise vs aerobic training in Parkinson's disease. Mov Disord. 2009;24(8):1132-8.

Lesão Medular – Paraparesia

CAPÍTULO
17

Verena Kise Capellini
Lidiane Oliveira Lima
Natalia Padula

Observação: palavras e expressões listadas no Glossário do capítulo estão destacadas no texto com um asterisco.

APRESENTAÇÃO DO CASO CLÍNICO

Paciente do sexo masculino, 27 anos, solteiro, graduando do terceiro ano de Educação Física e jogador de basquete, há 7 meses foi vítima de bala perdida no bairro em que reside. Relatou que caminhava com alguns amigos pela comunidade quando foi alvejado, sentindo uma forte queimação no trajeto do projétil de arma de fogo e uma fraqueza nos membros inferiores, o que o fez cair no chão. Os amigos rapidamente o carregaram para o carro e o levaram para o hospital público mais próximo.

Após exames físico e de imagem, a equipe médica diagnosticou paraplegia por lesão transfixante sem perfuração de vísceras toracoabdominais e optou pelo tratamento conservador. No segundo dia de internação, o neurologista avaliou o paciente, seguindo o padrão internacional para classificação neurológica da lesão medular – *escala de deficiência da Associação Americana de Lesão Medular (International Standards for Neurological Classification of Spinal Cord Injury–American Spinal Injury Association[ASIA]* impairment scale)* e identificou *nível neurológico* T10 e *lesão D (incompleta)**.

Durante a internação, o paciente fez uso de sonda de demora para esvaziamento vesical e ele e sua família receberam treinamento para realização do cateterismo intermitente, além de orientações para prevenção de infecção urinária, úlcera de decúbito, trombose venosa profunda (TVP), contraturas e deformidades. Como o paciente não apresentou nenhuma complicação, recebeu alta hospitalar após 6 dias de internação e foi encaminhado para o serviço de reabilitação.

Hoje, data em que conseguiu uma vaga no centro de reabilitação, o paciente apresenta-se consciente, orientado, em ventilação espontânea, com frequência cardíaca de 67bpm, frequência respiratória de 20ipm, pressão arterial de 132/86mmHg, temperatura de 36,5°C e saturação de oxigênio por oximetria de pulso de 98%. Suas queixas principais são: "fraqueza", "não sinto minha perna esquerda", "não consigo ficar em pé e andar nem subir uma rampa ou um meio-fio com a cadeira de rodas". Relata também ter vontade de retomar sua vida acadêmica e a prática esportiva.

Ainda durante a avaliação fisioterapêutica, foram confirmados o *nível neurológico** (T10) e o grau de deficiência ASIA (D) e identificadas paraparesia (envolvendo também os músculos do tronco) de predomínio esquerdo, espasticidade extensora e adutora mais acentuada no membro inferior esquerdo (graus 3 e 1+ para flexores plantares esquerdo e direito, respectivamente, pela *escala de Ashworth modificada)**, sensibilidade tátil preservada, hipoestesia discriminatória (entre pontiagudo e arredondado) nos dermátomos T11 a S5 do lado esquerdo, hipoestesia proprioceptiva no membro inferior esquerdo, discreta dismetria no membro inferior esquerdo que se acentua com os olhos fechados, independência para alimentar-se, vestir-se no leito, rolar e efetuar as transferências sentado (cadeira de rodas, cadeira de banho, cama, sofá), necessidade de apoio dos membros superiores para passar de deitado para sentado (e de sentado para deitado) e ao ser desequilibrado em sedestação, semi-independência para tomar banho na cadeira de banho e locomover-se na cadeira de rodas, moderada assistência para transferir-se de sentado para em pé (e de pé para sentado), dependência para manter o ortostatismo, incapacidade para deambular, pontuação 0 na *escala numérica de avaliação da dor** (*Numeric Pain Rating Scale*) e no *índice de marcha para a lesão medular II* (*Walking Index For Spinal Cord Injury II* [*WISCI II*]), pontuação 7 na *escala de equilíbrio de Berg**, escores de 41% para desempenho e 34% para segurança no *teste de habilidades com a cadeira de rodas* – versão 4.1* (*Wheelchair Skills Test 4.1* [*WST 4.1*])* e pontuação de 56 na *medida de independência da medula espinhal III* (*Spinal Cord Independence Measure III: SCIM III*)*. Constatou-se, também, que o paciente deixou de frequentar a universidade e os treinos de basquete, apresentando-se triste e desmotivado. O prognóstico é de marcha com uso de órtese tornozelo-pé (*Ankle Foot Orthosis*[AFO]) esquerda e andador. A Figura 17.1 apresenta, de maneira esquemática, marcos temporais relacionados com o tratamento do paciente.

GLOSSÁRIO

Escala de Ashworth modificada: instrumento qualitativo para avaliação da espasticidade[3-6].

Escala de equilíbrio de Berg: instrumento para avaliar os equilíbrios estático e dinâmico em tarefas comuns à vida diária[3,8,14-16].

Escala numérica de avaliação da dor: escala para quantificar a intensidade de dor[3,7,8].

Índice de marcha para lesão medular II (WISCI II): instrumento destinado a avaliar o tipo de assistência necessária à marcha[3,8-13].

Lesão incompleta: definida como aquela em que há função motora ou sensitiva preservada nos segmentos sacrais S4-S5[1,2].

Medida de independência da medula espinhal III (SCIM III): instrumento destinado a avaliar a funcionalidade de pessoas com lesão medular[3,8,21-25].

Nível neurológico: segmento mais caudal da medula com preservação das funções sensitiva e motora bilateralmente, o qual é definido após finalizar os testes do padrão internacional para classificação neurológica da lesão medular[1,2].

Padrão internacional para classificação neurológica da lesão medular – escala de deficiência da ASIA(American Spinal Injury Association): instrumento desenvolvido pela Associação Americana de Lesão Medular, internacionalmente aceito e utilizado para avaliação de pacientes com lesão medular, que tem como objetivo final diferenciar a lesão completa (A) das incompletas (B, C ou D), classificando-as[1,2]. O treinamento para utilização deste instrumento encontra-se disponível *online*[2].

Teste de habilidades com a cadeira de rodas – versão 4.1 (WST 4.1): instrumento para mensurar o desempenho e a segurança para realizar tarefas na cadeira de rodas[3,8,17-20].

Questões para discussão

1. Como o paciente pode ser avaliado usando o modelo biopsicossocial da Classificação Internacional de Funcionalidade, Incapacidade e Saúde (CIF)?
2. Como os fatores contextuais (pessoais e ambientais) poderiam interferir no processo de cuidado do paciente?
3. Ainda a partir do caso clínico apresentado, quais testes ou instrumentos de avaliação poderiam ser aplicados para construir o diagnóstico da funcionalidade?
4. Quais complicações poderiam interferir na evolução clínica do paciente?
5. Pensando na prática baseada em evidências, quais seriam as intervenções fisioterapêuticas mais adequadas para prevenir complicações e reabilitar o paciente?
6. Pensando no cuidado integral ao paciente, para quais membros da equipe interprofissional ele seria referenciado? Com quais objetivos?

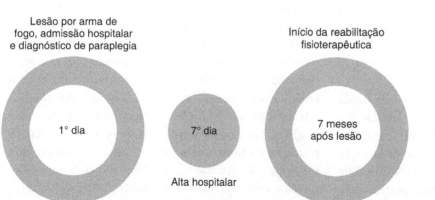

Figura 17.1 Marcos temporais relacionados com o tratamento do paciente.

Capítulo 17 • Lesão Medular – Paraparesia

OBJETIVOS

- Identificar, dentro do contexto biopsicossocial (que leva em consideração os facilitadores e as barreiras), a funcionalidade e a incapacidade de indivíduos com paraplegia resultante de lesão medular de nível neurológico T10.

- Selecionar instrumentos de avaliação que abordem todos os domínios da CIF e que sejam apropriados tanto para avaliação inicial como para acompanhamento dos indivíduos com paraplegia.

- Elaborar o diagnóstico da funcionalidade e a partir deste traçar os objetivos do programa de intervençãomfisioterapêutica em curto, médio e longo prazo.

- Descrever um plano de tratamento fisioterapêutico que seja baseado em evidência científica e que aborde tanto a prevenção de complicações como a reabilitação de indivíduos com paraplegia resultante de lesão medular de nível neurológico T10 na fase crônica.

- Apresentar estratégias de atuação interprofissional e recomendações para atividades esportivas.

AVALIAÇÃO E DIAGNÓSTICO DA FUNCIONALIDADE

Antes de qualquer intervenção fisioterapêutica, o profissional deverá obter a maior quantidade de informação possível. Nos casos em que o prontuário e os exames complementares (laboratoriais e de imagem) estejam disponíveis, deverão ser criteriosamente analisados antes daoabordagem ao paciente. Contudo, o acesso ao prontuário e/ou exames não dispensa umaaavaliação cuidadosa, a qual é imprescindível em todos os casos e deve identificar as deficiências nas estruturas e funções corporais (sinais vitais, condições da pele, sinais e/ou sintomas de TVP, amplitude de movimento [ADM], força, trofismo e tônus muscular, reflexos, sensibilidade, coordenação, postura, equilíbrio, índice de massa corporal, pregas cutâneas, circunferência abdominal, condicionamento cardiovascular e funções respiratória, urinária, fecal e sexual), as limitações nas atividades (mobilidade no leito, transferências, alcance e manipulação, atividades de vida diária [AVD] e locomoção), as restrições na participação (qualidade de vida, reintegração social, lazer e trabalho), os fatores contextuais pessoais (idade, sexo, escolaridade, profissão, doenças pregressas, hábitos de vida e nível de atividade física) e os fatores ambientais (medicações, órteses, dispositivos auxiliares de marcha, cadeira de rodas, tratamentos e condições ambientais).

Não é o objetivo deste capítulo descrever como é realizado cada um dos itens de avaliação, mas apresentar alguns instrumentos que contribuiriam para construção do diagnóstico cinesiológico funcional e mensuração dos efeitos do tratamento dentro da perspectiva biopsicossocial.

Nesse contexto, vale destacar que a Academia de Fisioterapia Neurológica organizou uma força-tarefa para propor recomendações de uso, clínico e científico, de diversos instrumentos/testes de avaliação de acordo com o principal domínio da CIF que mensuram e conforme o tipo (completa ou incompleta) e o tempo (aguda, subaguda e crônica) de lesão[8]. Assim, indivíduos com lesão medular classificada como D pela escala de deficiência da ASIA na fase crônica receberam recomendação 4 (altamente recomendado devido às excelentes propriedades psicométricas e à utilidade clínica para a população em questão) e/ou 3 (recomendado devido às boas propriedades psicométricas e à utilidade clínica para a população em questão) para os seguintes instrumentos/testes:

- **Para mensurar estruturas e funções corporais:** escala numérica de avaliação da dor[3,7,8], teste de força muscular usando dinamômetro portátil, teste de força muscular manual[3,8] e padrão internacional para classificação neurológica da lesão medular – escala de deficiência da ASIA[1-3,8].

- **Para quantificar atividades:** escala de equilíbrio de Berg[3,8,14-16], teste de caminhada de 10 metros[3,8,10,12,26-29], teste de caminhada de 6 minutos[3,8,12,26,28,29], teste de levantar e ir cronometrado (*Timed up and Go Test*[TUG])[3,8,12,27,29], índice de marcha para lesão medular II(WISCI II)[3,8-13], instrumento das capacidades da extremidade superior (*Capabilities of Upper Extremity Instrument*[CUE])[3,8], avaliação redefinida de graduação de força, sensibilidade e preensão (*Graded Redefined Assessment of Strength, Sensibility and Prehension*[GRASSP])[3,8], teste de habilidades com a cadeira de rodas – versão 4.1 (WST 4.1)[3,8,17-20], medida de independência funcional (MIF)[3,8,21-24,30] e medida de independência da medula espinhal III (SCIM III)[3,8,21-25].

- **Para avaliação da participação social:** versão abreviada do instrumento de avaliação de qualidade de vida da Organização Mundial da Saúde (*World Health Organization Quality of Life-bref* [WHOQOL-bref])[3,8,31-33].

Os instrumentos CUE e GRASSP não serão discutidos neste capítulo, pois são destinados àsmensuração das limitações funcionais dos membros superiores de tetraplégicos. Para os outros instrumentos, o quadro a seguir apresenta uma breve descrição do(s) construto(s) que cada um deles avalia e o modo de aplicação. Contudo, sugere-se ao leitor que visite um banco de dados *online* com mais informações e referências sobre todos esses instrumentos/testes de avaliação[3].

Outros instrumentos, bastante interessantes para avaliação de indivíduos com lesão medular dentro da perspectiva biopsicossocial, são o World Health Organization Disability Assessment Schedule 2.0 (WHODAS 2.0)[34,35] e os core sets da CIF[36]. O quadro a seguir apresenta o WHODAS 2.0 e o core set resumido para paciente com lesão medular crônica (spinal cord injury long-term brief). Entretanto, novamente, sugere-se ao leitor que visite websites[35,36] para conhecer melhor esses dois instrumentos e outros core sets para indivíduos com lesão medular.

RECURSOS DIAGNÓSTICOS PROPOSTOS

Recurso	O que avalia?	Como avalia?
Core set resumido para indivíduos com lesão medular crônica[36]	Funcionalidade	Esse core set contém 33 itens, os quais contemplam funções corporais (nove itens – dor, amplitude articular, tônus muscular, força e funções vesicais, intestinais, sexuais, da pele e emocionais), estruturas corporais (quatro itens – pele, medula e estruturas a ela relacionadas, sistema respiratório e sistema urinário), atividades e participação (11 itens – lidar com a rotina diária, manejar o estresse e outras demandas psicológicas, realizar trocas posturais e transferências, manipular objetos, mover-se, usar um meio de transporte, cuidar da higiene e da aparência, usar o vaso sanitário, alimentar-se) e fatores ambientais (nove itens – produtos e substâncias como alimentos e medicamentos, produtos e tecnologias para uso pessoal na vida diária e na mobilidade dentro e fora de casa, produtos e tecnologia relacionados com construção arquitetônica, família, cuidadores e profissionais, serviços, sistemas e políticas de saúde). O indivíduo é pontuado quanto ao grau de deficiência nas estruturas e funções corporais e quanto à dificuldade para realizar os itens do domínio de atividade e participação, adotando-se uma escala de 0 a 4 (nenhuma = 0, leve = 1, moderada = 2, grave = 3 e completa = 4). Para o domínio de fatores ambientais, utiliza-se a mesma escala, sem acrescentar qualquer sinal quando o item atuar como barreira à funcionalidade e acrescentando um sinal positivo quando o fator ambiental for um facilitador
Escala de Ashworth modificada[3-6]	Tônus muscular	Instrumento qualitativo para avaliação específica da espasticidade, em que o terapeuta gradua o tônus muscular de 0 a 4: 0 = tônus muscular normal; 1 = leve aumento do tônus muscular, manifestado por contrair e relaxar ou por mínima resistência no final da ADM, quando a parte afetada é movida em flexão ou extensão; 1+ = leve aumento do tônus muscular, em menos da metade da ADM, manifestado por uma tensão abrupta, seguida de resistência mínima até o final da ADM; 2 = aumento do tônus muscular na maior parte da ADM, mas as partes afetadas são facilmente movíveis; 3 = aumento considerável do tônus muscular com movimento passivo difícil; 4 = membros rígidos em flexão ou extensão
Escala de equilíbrio de Berg[3,8,14-16]	Equilíbrio	O indivíduo realiza 14 tarefas comuns à vida diária, as quais exigem equilíbrio estático e/ou dinâmico e apresentam diferentes graus de dificuldade. O desempenho em cada atividade é pontuado de 0 a 4 de acordo com a qualidade do movimento ou com o tempo necessário para completar a tarefa. A pontuação máxima é 56 e, quanto maior o escore, maior o equilíbrio
Escala numérica de avaliação da dor[3,7,8]	Intensidade da dor	O paciente indica, em uma escala numérica de 11 pontos (na qual 0 corresponde a nenhuma dor e 10 a pior dor imaginável), as intensidades da atual, da menor e da maior dor experimentadas nas últimas 24 horas. Utiliza-se a média das três intensidades para representar o nível de dor nas 24 horas prévias ao teste
Índice de marcha para lesão medular II (WISCI II)[3,8-13]	Marcha	O indivíduo caminha usando a assistência necessária e o terapeuta ranqueia, nesse índice que vai da deficiência mais grave (pontuada como 0) para a mais leve (graduada como 20), a habilidade do indivíduo para andar 10 metros, considerando o tipo de assistência necessária: assistência física (de duas pessoas, de uma pessoa ou sem assistência física), dispositivos de assistência (barras paralelas, andador, muletas axilares ou canadenses, bengala ou nenhum dispositivo) e/ou órteses (para os dois membros inferiores, para um membro inferior, longa[s], curta[s] ou nenhuma órtese)
Medida de independência da medula espinhal III (SCIM III)[3,8,21-25]	Funcionalidade	O indivíduo é pontuado quanto aos níveis de independência para realizar 19 AVD, de suporte de vida e de mobilidade. As atividades estão organizadas em três subescalas pontuadas de acordo com a relevância clínica: autocuidados (seis tarefas – pontuadas de 0 a 20), respiração e controle esfincteriano (quatro tarefas – pontuadas de 0 a 40), e mobilidade (nove tarefas – pontuadas de 0 a 40). O resultado varia de 0 (maior dependência) a 100 (maior independência)
Medida de independência funcional (MIF)[3,8,21-24,30]	Funcionalidade	O indivíduo é pontuado quanto ao tipo e à quantidade de assistência necessária para realizar 18 tarefas motoras e cognitivas da vida diária, as quais compreendem seis domínios: autocuidado, controle de esfíncteres, transferências, locomoção, comunicação e cognição social. Adota-se uma escala ordinal de sete pontos, que varia da assistência total (escore 1) à independência completa (escore 7). Assim, a pontuação total da MIF varia de 18 a 126

Capítulo 17 • Lesão Medular – Paraparesia

Recurso	O que avalia?	Como avalia?
Padrão internacional para classificação neurológica da lesão medular – escala de deficiência da ASIA[1-3,8]	Níveis neurológico, sensitivo e motor, índices sensitivo e motor, grau de lesão no plano transverso, zonas de preservação parcial sensitiva e motora e grau de deficiência ASIA	O terapeuta realiza testes de força muscular manual em músculos-chave de 10 miótomos e testes de sensibilidade tátil e discriminatória em pontos-chave de 28 dermátomos, bilateralmente. Para graduar a força muscular usa-se: 0 = paralisia total; 1 = contração palpável ou visível; 2 = movimento ativo, ADM completa sem a ação da gravidade; 3 = movimento ativo, ADM completa contra a gravidade; 4 = movimento ativo, ADM completa contra a gravidade mais uma resistência moderada; 5 = movimento ativo, ADM completa contra a gravidade mais uma resistência total; 5* = movimento ativo, ADM completa contra a gravidade mais uma resistência suficiente para ser considerada normal se fatores inibitórios, como dor e desuso, não estivessem presentes; NT = não testável devido a imobilização, dor intensa, amputação de membro ou contratura > 50% da ADM normal. Para mensurar a função sensorial usa-se: 0 = ausente; 1 = alteração, tanto diminuição da sensibilidade como hipersensibilidade; 2 = normal; NT. Ao término dos testes de força muscular e sensibilidade, o terapeuta classifica a lesão pela escala de deficiência da ASIA, que varia de A a E: A (lesão completa) = não há função motora ou sensitiva preservada nos segmentos sacrais S4-S5; B (lesão incompleta) = há função sensitiva preservada abaixo do nível neurológico e estendendo-se até os segmentos sacrais S4-S5, porém não há função motora preservada em mais de três níveis abaixo do nível motor direito ou esquerdo; C (lesão incompleta) = há função motora preservada nos segmentos sacrais S4-S5, mas menos da metade dos músculos-chave abaixo do nível neurológico apresenta grau de força ≥3, ou há preservação da função sensitiva até os segmentos sacrais S4-S5 e da função motora em mais de três níveis abaixo do nível motor em qualquer lado do corpo; D (lesão incompleta) = há função motora preservada nos segmentos sacrais S4-S5, mas pelo menos metade dos músculos-chave abaixo do nível neurológico tem grau de força ≥3; E (normal) = há funções sensitiva e motora normais em todos os segmentos
Teste de caminhada de 6 minutos[3,8,12,26,28,29]	Capacidade aeróbica submáxima por meio da distância percorrida	O indivíduo caminha o mais rápido possível, com segurança, sem correr ou trotar, sem assistência física, usando os dispositivos de auxílio de marcha habituais, durante 6 minutos, e mede-se a distância percorrida. O indivíduo é instruído, durante o teste, a informar o aparecimento de qualquer sintoma e diminuir a velocidade da caminhada, parar e descansar se julgar necessário
Teste de caminhada de 10 metros[3,8,10,12,26-29]	Velocidade de marcha	O indivíduo caminha 10 metros sem assistência física, e mede-se o tempo decorrido para percorrer os 6 metros intermediários, de modo a desprezar os efeitos de aceleração e desaceleração para o cálculo da velocidade de marcha. Outra opção é o paciente caminhar 14 metros, sendo cronometrados os 10 metros centrais. Dispositivos de auxílio de marcha podem ser usados, e seu uso deve ser registrado. O teste é realizado para velocidades autosselecionada e máxima segura, e para cada velocidade adotada o teste deve ser repetido três vezes para que se calcule a média dos tempos
Teste de habilidades com a cadeira de rodas – versão 4.1 (WST 4.1)[3,8,17-20]	Mobilidade/ habilidades com a cadeira de rodas e função dos membros superiores	O indivíduo é pontuado quanto ao desempenho e à segurança para realizar 32 tarefas na cadeira de rodas, as quais apresentam diferentes níveis de dificuldade, sendo 26 tarefas de mobilidade, duas de alcance, duas de transferência, uma de alívio de pressão e uma de manejo da cadeira de rodas. Os escores de desempenho e segurança são calculados, respectivamente, como porcentagens de tarefas realizadas de maneira independente e segura
Teste de levantar e ir cronometrado (TUG)[3,8,12,27,29]	Mobilidade e equilíbrio dinâmico	O indivíduo levanta-se de uma cadeira (altura do assento de 46cm e dos apoios para os braços de 67cm), deambula uma distância de 3 metros, vira-se, retorna no mesmo percurso e senta-se na cadeira novamente. O indivíduo é instruído a executar o teste de maneira segura e o mais rápido possível, porém sem correr. Dispositivos de auxílio podem ser usados, mas não é permitida assistência de outra pessoa. Calcula-se o tempo necessário para completar o teste. Realiza-se o teste três vezes para obter uma média
Versão abreviada do instrumento de avaliação de qualidade de vida da Organização Mundial da Saúde (WHOQOL-bref)[3,8,31-33]	Qualidade de vida	O WHOQOL-bref é um questionário (autoaplicável ou aplicado por um entrevistador) composto por 26 itens. O primeiro e o segundo itens abordam a percepção geral de qualidade de vida e saúde, respectivamente, e os demais representam quatro domínios: físico (sete itens), psicológico (seis itens), relações sociais (três itens) e meio ambiente (oito itens). As questões são pontuadas em uma escala de Likert de 1 a 5. Dois métodos podem ser aplicados para calcular o escore do WHOQOL-bref, que pode variar de 4 a 20 ou de 0 a 100 –quanto maior a pontuação, melhor a qualidade de vida
World Health Organization Disability Assessment Schedule 2.0 (WHODAS 2.0)[34,35]	Funcionalidade	A versão completa desse questionário (autoaplicável ou aplicado por um entrevistador) contém 36 perguntas, sendo quatro sobre informações gerais e demográficas e as demais relativas à funcionalidade. Os itens sobre funcionalidade abrangem seis domínios: cognição (seis questões), mobilidade (cinco questões), autocuidado (quatro questões), relações interpessoais (cinco questões), atividades de vida (quatro questões) e participação (oito questões). O indivíduo é pontuado quanto ao grau de dificuldade (nenhuma = 1, leve = 2, moderada = 3, grave = 4 e extrema ou não consegue fazer = 5) para realizar cada item desses seis domínios. Existem duas opções para calcular a pontuação do WHODAS 2.0: simples e complexa. Na pontuação simples, os pontos atribuídos a cada um dos itens são somados. Na pontuação complexa, as respostas (nenhuma, leve, moderada, grave e extrema ou não consegue fazer) são recodificadas para cada item, considerando os múltiplos níveis de dificuldade dos itens, e a pontuação final varia de 0 (nenhuma incapacidade) a 100 (incapacidade completa)

Quadro 17.1 Avaliação do caso clínico segundo a Classificação Internacional de Funcionalidade, Incapacidade e Saúde (CIF)

	Funções e estruturas do corpo	Limitações nas atividades	Restrições na participação
Perspectiva do paciente	"Fraqueza"	"Não consigo ficar em pé e andar"	"Queria terminar a faculdade"
	"Não sinto minha perna esquerda"	"Não consigo subir uma rampa e um meio-fio com a cadeira de rodas"	"Queria voltar a jogar basquete"
Perspectiva do fisioterapeuta	Paraparesia de predomínio esquerdo	Necessidade de apoio dos membros superiores para as transferências deitado-sentado e para manter equilíbrio sentado	
	Espasticidade extensora e adutora mais acentuada no membro inferior esquerdo	Semi-independência para tomar banho na cadeira de banho e locomover-se na cadeira de rodas	
	Hipoestesia discriminatória abaixo do nível da lesão do lado esquerdo e hipoestesia proprioceptiva no membro inferior esquerdo	Necessidade de assistência moderada para as transferências sentado-de pé	
	Discreta dismetria no membro inferior esquerdo (ataxia sensitiva)	Dependência para manter o ortostatismo	
		Incapacidade para deambular	

Fatores contextuais

Pessoais

- Sexo masculino
- Solteiro
- 27 anos de idade
- Ensino superior incompleto
- Estudante e jogador de basquete
- Triste e desmotivado

Ambientais

- Cateterismo intermitente por sonda vesical
- Fralda
- Cadeira de rodas
- Barreiras físicas em sua residência e bairro

Fonte: Baseado em tradução livre de esquema publicado em Rundell SD, Davenport TE, Wagner T. Physical Therapist Management of Acute and Chronic Low Back Pain Using the World Health Organization's International Classification of Functioning, Disability and Health. Phys Ther [Internet]. 2009 Jan 1;89(1):82-90. Available from: http://ptjournal.apta.org/cgi/doi/10.2522/ptj.20080113.

Vale destacar que, embora o paciente em questão não tenha reportado dor, a dor neuropática acomete aproximadamente 70% dos indivíduos com lesão medular[37] e, portanto, deve ser avaliada.

Cabe reportar também que, embora o WST 4.1 tenha recebido recomendação 3 para a fase crônica, esse teste recebeu recomendação 2 (razoável para usar devido à quantidade limitada de estudos na população em questão e às boas ou excelentes propriedades psicométricas e utilidade clínica em outras populações) para a lesão medular classificada como D[3,8]. Ainda assim, esse instrumento foi apresentado no quadro porque seria útil nas primeiras avaliações do paciente, que inicialmente se locomove em cadeira de rodas. Além disso, o TUG e os testes de caminhada de 10 metros e de 6 minutos só devem ser aplicados em pacientes que deambulam sem assistência física, mesmo que usando dispositivos auxiliares ou órteses[3,8,12,29]. Desse modo, os três últimos testes só seriam indicados na avaliação do paciente em questão em fases mais avançadas da reabilitação, quando ele estivesse deambulando sem ajuda de outra pessoa, mesmo que necessitando de AFO e andador. Ademais, sabe-se também que a repetibilidade do TUG e do teste de caminhada de 10 metros piora quando sua duração supera os 40 segundos[29].

Ao término da avaliação, o profissional poderá registrar os achados seguindo o esquema conceitual da CIF, conforme demonstrado no Quadro 17.1, a fim de facilitar a construção do diagnóstico da funcionalidade e o estabelecimento dos objetivos terapêuticos.

METAS E INTERVENÇÕES

Em linhas gerais, serão traçadas as principais metas da fisioterapia oferecida ao indivíduo com paraplegia resultante de lesão medular de nível neurológico T10, em ambiente ambulatorial, bem como as intervenções mais adequadas para alcançar os objetivos desejados.

O resultado da avaliação e o processo de definição dos objetivos terapêuticos, que deve considerar as preferências do paciente e os fatores prognósticos, deverão guiar o tratamento. Para estabelecer o prognóstico funcional do paciente descrito neste capítulo foram considerados os fatores preditivos de marcha após 1 ano de lesão: idade, força muscular do quadríceps e do gastrocnêmio e sensibilidade ao toque leve nos dermatómos L3 e S1[38].

O tratamento deve basear-se em evidências científicas, sem desconsiderar os valores do paciente e a expertise do terapeuta. No entanto, existem poucos ensaios clínicos randomizados controlados de alta qualidade envolvendo indivíduos com lesão medular, o que impõe um grande desafio ao fisioterapeuta que trabalha com essa população[39].

Meta
1. Aumentar a força muscular

A fraqueza é a deficiência mais óbvia que impede os indivíduos com lesão medular de executar suas tarefas motoras. Além disso, a força e a resistência muscular são importantes para manutenção e melhora da massa, força e potência muscular, qualidade dos tendões, densidade mineral óssea, metabolismo da glicose e taxa metabólica de repouso[40]. Pesos livres, faixas elásticas, sistemas de polias, aparelhos com carga, estimulação elétrica[40,41], circuitos, resistência do próprio peso corporal e tecnologia robótica têm sido usados para fortalecer a musculatura de indivíduos com lesão medular[41].

Alguns autores recomendam os seguintes parâmetros de treinamento para obtenção dos efeitos do fortalecimento muscular: 50% a 80% de uma repetição máxima (RM) com progressão[42], três séries de oito a 10 repetições com intervalo de 1 a 2 minutos entre as séries, duração total da sessão variando de 30 a 60 minutos e frequência mínima de duas vezes por semana[40-42]. O equilíbrio entre a intensidade e a duração dos exercícios tem de ser ajustado ao longo do tempo, de acordo com o nível de funcionamento dos sistemas corporais[40].

Apesar de os parâmetros de treinamento supracitados claramente resultarem em aumento de força para os músculos não paralisados (acima do nível da lesão), ainda não é conhecido o paradigma ideal de treinamento para os músculos paréticos, abaixo do nível da lesão[39]. Não está claro se a melhor maneira de fortalecer esses músculos paréticos é o treino resistido progressivo ou a alta quantidade de repetições com carga limitada[39]. Também não se tem certeza de que a estimulação elétrica acrescente valor aos programas de fortalecimento[39].

Um estudo mostrou que a estimulação elétrica superposta ao treino de resistência progressiva aumentou a força de contração voluntária do quadríceps de indivíduos com nível neurológico variando de C5 a L2 e lesões com mais de 2 anos classificadas como C e D de acordo com a escala de deficiência da ASIA[43]. O protocolo de treinamento consistiu em seis séries de 10 repetições de estimulação elétrica do quadríceps (frequência de 50Hz, largura de pulso de 300µs, amplitude máxima de 100mA, ciclo total de 12s, com tempo *on:off* de 1:1) superposta à extensão voluntária máxima do joelho com carga, seguidas de seis séries de 10 repetições de extensão resistida evocada somente por estimulação elétrica, com intervalo de 2 a 3 minutos entre as séries, frequência de três vezes por semana, durante 8 semanas[43].

Apesar do aumento de força e da percepção dos voluntários quanto à eficácia do tratamento, não ficou claro se o aumento de força teve importância clínica e se a estimulação elétrica foi o componente crítico do treinamento ou se os mesmos resultados seriam obtidos apenas com o treino de resistência progressiva[43]. Assim, na ausência de recomendações claras para o fortalecimento de músculos paréticos, a abordagem mais sensível envolve a combinação de treino resistido progressivo (usando os parâmetros supramencionados em associação ou não à estimulação elétrica) com prática repetida de tarefas funcionais (usando carga baixa e muita repetição)[39]. Essa abordagem combinada, que se observa, por exemplo, no treino de fortalecimento muscular associado ao treino locomotor, vem ganhando cada vez mais espaço, uma vez que o aumento de força só será significativo se realmente melhorar a condição de saúde ou a capacidade funcional do indivíduo[41].

Os indivíduos com lesão medular dependem muito da musculatura do ombro e do braço para realizar as transferências, AVD e locomoção[40] e, evidentemente, quanto mais alta a lesão, maior a demanda desses músculos. Desse modo, o programa de fortalecimento e resistência muscular tem de ser bastante abrangente e englobar os músculos estabilizadores da escápula e do ombro[40] a fim de aumentar a funcionalidade do paciente e prevenir lesões por *overuse*. Essas afirmações se aplicam ao paciente em questão, considerando que ele usa os membros superiores nas reações de proteção em sedestação, faz muitas transferências sentado, necessita de auxílio dos membros superiores para as transferências de deitado para sentado e de sentado para de pé, locomove-se com cadeira de rodas, mantém-se em pé com apoio dos membros superiores, tem prognóstico de marcha com uso de andador e é jogador de basquete. Obviamente, o objetivo do tratamento é fortalecer cada vez mais a musculatura de tronco e membros inferiores para que o sujeito dependa cada vez menos dos membros superiores. No entanto, essa não deve ser uma justificativa para não fortalecer a musculatura dos membros superiores.

Cabe lembrar que durante o treino resistido dos pacientes que não têm boa estabilidade de tronco, como é o caso aqui descrito, em que o indivíduo perde o equilíbrio sentado mediante perturbações externas, o uso de faixas para estabilizar o tronco pode melhorar a postura e evitar lesões[40].

Metas
2. Manter e/ou aumentar a ADM passiva
3. Manter e/ou aumentar a flexibilidade

ADM e flexibilidade adequadas são essenciais para mobilidade e redução do risco de lesões[40]. No entanto, 1 ano após a lesão medular, 66% dos pacientes apresentam pelo menos uma contratura, sendo as articulações de ombro, punho e tornozelo as mais acometidas[44].

A movimentação passiva e o alongamento são usados para prevenir e/ou tratar as contraturas, e uma metanálise mostrou que em grandes doses essas condutas promovem pequeno ganho de amplitude articular[39]. Uma das pesquisas avaliada nessa metanálise demonstrou que 10 minutos de movimentação passiva, 10 vezes por semana, durante 6 meses, resultaram em uma diferença de ADM de 4 graus entre o tornozelo que recebeu a movimentação passiva e o tornozelo controle[45].

Outro estudo incluído nessa metanálise concluiu que 30 minutos de descarga de peso associada a alongamento de flexores plantares, realizados em apoio unipodal sobre plataforma com 15 graus de inclinação, três vezes por semana, durante 12 semanas, também resultaram em 4 graus de diferença de mobilidade entre o tornozelo tratado e o que não recebeu qualquer intervenção[46].

Exemplificado o que significam grandes doses, fica fácil compreender que essas condutas devem fazer parte do regime diário de tratamento domiciliar[39]. Assim, o paciente, o cuidador e os familiares devem ser educados quanto às técnicas de movimentação passiva e de alongamento, que pode ser feito isoladamente ou em associação ao programa de posicionamento[39]. Mesmo o paciente assumindo a responsabilidade sobre a prevenção e/ou tratamento de contraturas e deformidades, cuidar de todas as articulações demandaria muito tempo[39]. Desse modo, é importante que o terapeuta, em seu atendimento e em suas orientações, priorize as articulações que apresentam maior incidência de contraturas[39].

Considerando o caso aqui descrito, em que o paciente tem paraparesia e espasticidade extensora e adutora mais acentuada no membro inferior esquerdo, não assume a posição em pé e passa a maior parte do tempo na cadeira de rodas, a atenção seria direcionada aos flexores plantares e inversores de tornozelo, adutores e flexores de quadril e flexores de joelho, nessa ordem. Além disso, o paciente em questão fará uso de AFO, a qual contribui para prevenir deformidade no tornozelo, além de melhorar a marcha. Cabe lembrar também que cuidado deve ser tomado para não alongar excessivamente os músculos dos segmentos com perda sensorial, evitando, assim, estresse sobre as estruturas articulares e periarticulares[40].

Meta
4. Diminuir a espasticidade

Embora a espasticidade possa causar dor, contratura e prejuízo funcional, esse aumento de tônus pode também auxiliar o indivíduo em suas transferências, ortostatismo e marcha. Assim, a espasticidade só deve ser tratada se sua redução resultar em melhores funcionalidade e qualidade de vida[47].

Um estudo que avaliou os efeitos imediatos da estimulação elétrica nervosa transcutânea (*Transcutaneous Electrical Nerve Stimulation*[TENS]) sobre a espasticidade mostrou que 60 minutos de TENS (largura de pulso de 0,25ms, frequência de 100Hz e intensidade de 15mA) sobre o nervo fibular comum reduziram a espasticidade dos flexores plantares do tornozelo de pessoas com lesão medular[47].

Parece que a vibração corporal total, usando plataformas vibratórias, diminui a espasticidade e aumenta a atividade eletromiográfica, o fluxo sanguíneo e o consumo de oxigênio de músculos dos membros inferiores, além de melhorar alguns parâmetros de atividades funcionais, como a transferência de sentado para de pé, e a marcha[48].

Considerando o paciente deste estudo de caso, que exceto pelo grau 3 de espasticidade em flexores plantares esquerdo apresenta discreto aumento do tônus em outros grupos musculares (grau 1+ em adutores de quadril e extensores de joelho, bilateralmente, e flexores plantares direito), as condutas de fortalecimento, alongamento (isolado ou associado à descarga de peso) e movimentação passiva descritas anteriormente, somadas ao posicionamento adequado na cadeira de rodas (evitando a adução dos quadris e a flexão plantar dos tornozelos) e no leito, contribuiriam para redução da espasticidade e seriam suficientes para tratar esse desfecho, visto que esse baixo grau de espasticidade não limita a funcionalidade do indivíduo. Contudo, para os flexores plantares esquerdos, além das condutas supracitadas, seriam indicados o uso de AFO, o ortostatismo e a aplicação de TENS sobre o nervo fibular comum.

Meta
5. Melhorar o equilíbrio estático e dinâmico sentado e em pé

Compreender que os sistemas osteoarticular, neuromuscular, sensorial e cognitivo são importantes e trabalham em conjunto para manutenção do equilíbrio é o primeiro passo para o fisioterapeuta, ou seja, a plena funcionalidade desses sistemas resultará em bom equilíbrio, enquanto a deficiência em qualquer um deles poderá desencadear instabilidade postural. Por exemplo, um pé equinovaro, seja por deformidade óssea, espasticidade ou encurtamento muscular, não permite que diante de uma pequena perturbação externa a estratégia de tornozelo reorganize o centro de massa dentro da base de suporte. Outro exemplo: a fraqueza e/ou a perda proprioceptiva nos abdominais e extensores de tronco limitam o alcance na posição sentada.

Assim, as condutas descritas anteriormente, visando aumentar a força muscular, manter a integridade osteomioarticular e reduzir a espasticidade, contribuem para melhora do equilíbrio. Além disso, o treino de equilíbrio, que é baseado na progressão de posturas com centro de massa cada vez mais elevado e base de suporte cada vez menor (sentado, ajoelhado, semiajoelhado, apoio bipodal, apoio unipodal), deve desafiar constantemente o paciente por meio de alcances cada vez maiores (fazendo com que o indivíduo atinja os limites da estabilidade de cada postura), perturbações externas imprevisíveis (como os toques dados pelo fisioterapeuta), superfícies instáveis (bola suíça, disco proprioceptivo, *balance dome* ou meia bola fixada em uma plataforma, almofada de equilíbrio, colchonete, areia, balancim, cama elástica, prancha de equilíbrio), redução e/ou perturbação do *feedback* sensorial (olhos fechados, movimentação ocular e cefálica) e/ou associação de tarefas (cognitivas e/ou motoras).

Para o paciente aqui estudado, o treino de equilíbrio sentado é fundamental para que em curto prazo ele aumente sua estabilidade e mobilidade durante a sedestação, potencialize sua segurança nas transferências e adquira independência na locomoção em cadeira de rodas. Para esse treino, dentre uma infinidade de exercícios que podem ser indicados, podem ser citados: fortalecimento isométrico, no qual o paciente terá de permanecer parado na posição sentada em diferentes graus de rotação de tronco e flexão de quadril contra uma resistência aplicada pelo terapeuta; exercícios resistidos, concêntrico e excêntrico, de abdominais e extensores de tronco; inclinações inesperadas da prancha ortostática, na qual o paciente se encontra sentado com diferentes graus de flexão e abdução de ombros; movimentos diagonais de tronco resistidos por faixas elásticas seguras pelas mãos.

A troca postural também exemplifica um exercício de equilíbrio dinâmico e o treino de sentado para de pé, fundamental para a independência do paciente em foco, poderia ser mais desafiador se os pés fossem colocados sobre uma almofada de equilíbrio e/ou se a tarefa tivesse de ser executada segurando uma bandeja com um copo d'água, por exemplo. Para médio e longo prazos, deverá ser priorizado o equilíbrio em pé, visto que o prognóstico funcional do paciente é de marcha com AFO esquerda e andador.

Assim, os princípios do treino de equilíbrio resumidos acima deveriam ser seguidos sempre com a tentativa, respeitada a segurança do paciente, de reduzir o apoio dos membros superiores. Desse modo, para aumentar a segurança emocional e física do paciente, o treino de equilíbrio estático e dinâmico em pé poderia ser feito dentro das barras paralelas ou com equipamentos de suporte parcial de peso com mínimo apoio dos membros superiores ou suporte externo, respectivamente.

Vale lembrar também que o treino de equilíbrio e praticamente todas as condutas citadas (como fortalecimento muscular, descarga de peso e uso de estimulação elétrica funcional [FES] e de plataforma vibratória) promovem um *input* proprioceptivo, o que seria importante para o paciente em questão, o qual apresenta hipoestesia proprioceptiva, resultando em ataxia sensitiva.

Metas
6. Aumentar o condicionamento cardiovascular
7. Melhorar a composição corporal
8. Prevenir doenças cardiovasculares e metabólicas

A perda do controle somático e autonômico resulta em redução nos níveis de atividade física e respostas cardiovasculares anormais ao exercício, o que, consequentemente, acarreta descondicionamento, alteração da composição corporal (perda de massa magra e aumento de gordura) e risco maior de desenvolvimento da síndrome metabólica e de doenças cardiovasculares[37,40,41,49].

As estratégias para melhorar o condicionamento cardiovascular consistem em exercícios aeróbicos associados ou não à FES, treino em circuito e treino de atividades funcionais assistido ou não por robótica[41]. O objetivo dessas intervenções é gerar sobrecarga suficiente nos sistemas cardiovascular, pulmonar e metabólico para desencadear os efeitos do treinamento[41]. Cicloergometria de membros superiores, cicloergometria de membros inferiores, remada e treino híbrido, associados ou não à FES, têm sido as condutas mais utilizadas para melhorar o condicionamento cardiovascular de indivíduos com lesão medular[40,41], podendo ser realizados ainda natação, propulsão de cadeira de rodas, treino em circuito, exercícios em elípticos, entre outros[40,41]. Apesar das diferentes recomendações, parece haver consenso de que intensidade moderada a alta, duração de 20 a 30 minutos por sessão e frequência mínima de duas vezes na semana são os parâmetros necessários para obtenção dos benefícios do treinamento aeróbico[40-42].

As estratégias para otimizar a composição corporal envolvem exercícios aeróbicos, treinos de fortalecimento, dieta e aconselhamento comportamental[41]. Dessa maneira, é recomendada a atuação interprofissional, envolvendo nutricionistas e psicólogos[41]. O fortalecimento muscular associado à FES melhora a composição corporal em virtude do aumento da massa magra. Contudo, ainda há controvérsia quanto ao potencial efeito do fortalecimento muscular por estimulação elétrica na redução da adiposidade nessa população[41].

Meta
9. Aumentar a funcionalidade e a independência nas transferências, AVD e locomoção

Obviamente, atingir as metas 1 a 7 é extremamente importante para aumento da funcionalidade e independência do indivíduo, pois, se não houver força muscular ou condicionamento aeróbico, por exemplo, o sujeito não será um deambulador. Contudo, o alcance das metas 1 a 7 não é suficiente para se obter sucesso na meta 9. Para aumentar a capacidade do indivíduo de produzir uma tarefa de maneira hábil, ou seja, para melhorar a funcionalidade do indivíduo nas transferências, AVD e marcha, deve-se realizar o treino orientado à tarefa, que é uma abordagem embasada nos conceitos de aprendizagem motora. O treino orientado à tarefa consiste na prática repetitiva de determinada atividade associada ao emprego adequado de instrução, *feedback*, direcionamento manual, reforço positivo e variação ambiental.

Para o caso clínico aqui apresentado, a primeira tarefa a ser repetidamente treinada seria a passagem de deitado para sentado e vice-versa. Outra tarefa que deverá fazer parte das condutas terapêuticas é a troca postural de sentado para de pé e de pé para sentado. Nas sessões iniciais, realizar esse treino utilizando um banco mais alto dentro das barras paralelas, onde o paciente tem a segurança de poder utilizar os corrimões, caso necessário, pode facilitar a execução da tarefa. À medida que o desempenho motor for melhorando, passa-se a utilizar bancos cada vez mais baixos.

Ainda no início do tratamento, mesmo o paciente sendo independente nas transferências sentado, o treino repetitivo dessas tarefas, diversificando a mobília e incluindo a transferência do chão para a cadeira, poderá acrescentar agilidade e segurança à execução. Também deverá ser treinada, desde o começo do tratamento, a propulsão da cadeira de rodas em diferentes terrenos (pavimentado, gramado, plano, inclinado). Com a evolução do paciente, os treinos com a cadeira de rodas deverão ser gradativamente substituídos pelo treino de marcha.

Enquanto o paciente for dependente para manter o ortostatismo, o uso de tutores longos poderá auxiliar a manutenção da postura em pé, mas, à medida que adquirir grau maior de força nos membros inferiores e maior segurança, essas órteses não deverão ser mais utilizadas. Os primeiros passos podem ser dados dentro das barras paralelas ou em uma esteira com direcionamento manual do terapeuta, FES, AFO e/ou suporte parcial de peso. De acordo com a progressão do paciente, a marcha com AFO esquerda e andador deverá ser treinada em diferentes ambientes para garantir que o prognóstico funcional seja alcançado.

Uma das formas de *feedback* de modo a melhorar a aprendizagem sensorimotora e a recuperação funcional consiste em aumentar o *input* proprioceptivo durante o treino orientado à tarefa. Por exemplo, a adição de resistência ao membro inferior durante a fase de balanço da marcha no treino em esteira, por aumentar o *feedback* proprioceptivo, aumentou o tamanho do passo em indivíduos com lesão medular classificada como D pela escala de deficiência da ASIA[50]. Essa conduta seria indicada para o paciente do caso clínico em questão por apresentar déficit proprioceptivo.

O treino de marcha em esteira com suporte parcial de peso parece aumentar a área de secção transversa de músculos da coxa e panturrilha, o pico de torque e a ativação muscular voluntária, apesar de não prevenir a perda de massa óssea[51]. Contudo, uma revisão sistemática com metanálise de cinco ensaios clínicos randomizados controlados concluiu que o treino de marcha em esteira com suporte parcial de peso não se mostra superior ao treino de marcha no solo para melhorar a velocidade da marcha[39]. Em outras palavras, desde que o indivíduo tenha a oportunidade de praticar repetidamente a atividade, sua capacidade de executá-la provavelmente aumentará. Na prática clínica, no entanto, o treino repetitivo de tarefas motoras complexas, como a marcha, pelos pacientes com lesões mais altas ou completas é menos exequível e pode ser oportunizado ou facilitado com a utilização da tecnologia assistiva, lembrando que para muitos desses pacientes o prognóstico funcional não inclui a deambulação e, portanto, o treino de marcha com tecnologia assistiva tem outros objetivos, como melhora das funções vesical e intestinal e prevenção de doenças cardiovasculares e osteopenia, entre outros.

Meta
10. Prevenir complicações

Em decorrência do déficit sensorial, o paciente, o cuidador e os familiares deverão ser orientados a respeito da inspeção rotineira da pele, do uso de dispositivos de alívio de pressão e das frequentes mudanças posturais, as quais podem ser realizadas na própria cadeira de rodas de modo a prevenir as úlceras de pressão[40]. Eles também deverão ser orientados quanto à prevenção de TVP, a qual está relacionada com o imobilismo. Cabe lembrar também que a contração muscular ativa, ao gerar o efeito de bomba muscular, previne a ocorrência de TVP e, ao possibilitar aumento de mobilidade, previne o surgimento de úlceras de pressão. Desse modo, o treinamento resistido e o consequente aumento de força muscular indiretamente atuam na prevenção dessas complicações. A movimentação passiva, discutida anteriormente com outro objetivo, também é uma conduta profilática de TVP, embora menos eficaz que a contração ativa.

Outro cuidado refere-se ao risco aumentado de fraturas devido à osteopenia/osteoporose, especialmente naqueles indivíduos que não foram submetidos a posturas que exigem descarga de peso por 1 ano ou mais[40]. O treino de marcha na esteira, associado a FES e suporte de 30% a 50% do peso corporal, aumentou a formação óssea e reduziu os marcadores de reabsorção desse tecido[37].

Considerando que a disreflexia autonômica (aumento agudo de pelo menos 20mmHg na pressão arterial sistólica, acompanhado ou não de bradicardia) e a hipotensão ortostática (redução de pelo menos 20mmHg na pressão arterial sistólica ou 10mmHg na pressão arterial diastólica ao assumir a posição vertical a partir da posição supina, independentemente da presença de sintomas) são mais prevalentes em indivíduos com lesão alta (principalmente acima de T6) e completa[49], essas disfunções autonômicas muito provavelmente não interfeririam na evolução do paciente aqui descrito. Ainda assim, é oportuno discorrer brevemente sobre a conduta fisioterapêutica nessas situações.

A prevenção dos episódios de disreflexia é a melhor conduta e envolve a educação do paciente, cuidador e familiares quanto ao manejo adequado da bexiga e do intestino e aos cuidados com a pele[49]. Já nos episódios de disreflexia autonômica, a conduta consiste em identificar e remover o fator desencadeante com o paciente na posição vertical sentada ou pelo menos com a cabeça elevada, a fim de iniciar uma queda de pressão arterial mediada pelo ortostatismo[49]. Caso a remoção dos fatores desencadeantes não cesse a crise de disreflexia autonômica, ela passa a ser considerada uma emergência médica[40,49].

Em relação à hipotensão ortostática, as estratégias de prevenção incluem adequado balanço hídrico, uso de meias e cintas compressivas e evitar refeições fartas (devido à hipotensão pós-prandial) e calor[49]. A intervenção farmacológica pode ser necessária quando as medidas de prevenção não são suficientes e pode ser associadas a essas.[49] A intervenção fisioterapêutica consiste em posicionar o paciente na vertical, de maneira gradual e progressiva (elevação da cabeceira do leito, posicionamento sentado, posicionamento em pé com ou sem uso de prancha ortostática, cintas e meias compressivas), atentando para seus sinais e sintomas. Nos episódios de hipotensão ortostática, a conduta consiste em horizontalizar o indivíduo e, se necessário, elevar os membros inferiores e superiores.

Ainda em relação às disfunções autonômicas, a adoção de uma escala de percepção de esforço durante as condutas fisioterapêuticas é recomendada para monitorizar a intensidade dos exercícios dos indivíduos com respostas cardiovasculares anormais ao esforço. Além disso, maior resfriamento/relaxamento após as atividades principais otimiza a circulação e reduz o risco de hipotensão pós-exercício[40].

Metas
11. Reinserir o paciente na universidade e nos treinos de basquete
12. Promover o bem-estar físico e emocional

O ganho de mobilidade e independência favorecerá a reinserção social do paciente, o qual deverá ser incentivado desde o início do tratamento a participar da vida acadêmica e da prática esportiva adaptada a cadeirantes. Assim, um educador físico que trabalhe com para-atletas contribuiria para o cuidado integral do paciente. Considerando sua tristeza e desmotivação, um acompanhamento psicológico também seria indicado. Essas medidas favorecerão o retorno ao convívio social, promovendo bem-estar físico e emocional.

Para complementar a leitura deste capítulo, recomenda-se a visitação a *websites* onde se encontram disponíveis muitas fotos e vídeos com explicações de diversas condutas fisioterapêuticas para os mais variados níveis de lesão medular[52,53].

Referências

1. Waring WP 3rd, Biering-Sorensen F, Burns S, Donovan W, Graves D, Jha A et al. 2009 Review and revisions of the international standards for the neurological classification of spinal cord injury. J Spinal Cord Med. 2010;33(4):346-52.
2. Chen X-L, Qiu Z-W, Gu M-F,Su Y, Liu L-Z, Liu Y et al. Translation and validation of the Chinese version of the quality of life radiation therapy instrument and the head & neck module (QOL-RTI/H&N). Health and Quality of Life Outcomes, 2014.
3. Üstün TB, Kostanjsek N, Chatterji S, Rehm J. Measuring health and disability: Manual for WHO Disability Assessment Schedule (WHODAS 2.0), 2010.
4. Akpinar P, Atici A, Ozkan FU, Aktas I, Kulcu DG, Sari A et al. Reliability of the Modified Ashworth Scale and Modified Tardieu Scale in patients with spinal cord injuries.Spinal Cord. 2017 May 09.

5. Craven BC, Morris AR. Modified Ashworth scale reliability for measurement of lower extremity spasticity among patients with SCI. Spinal Cord. 2010 Mar;48(3):207-13.
6. Hsieh JT, Wolfe DL, Miller WC, Curt A. Spasticity outcome measures in spinal cord injury: psychometric properties and clinical utility. Spinal Cord. 2008 Feb;46(2):86-95.
7. Bryce TN, Budh CN, Cardenas DD, Dijkers M, Felix ER, Finnerup NB et al. Pain after spinal cord injury: an evidence-based review for clinical practice and research. Report of the National Institute on Disability and Rehabilitation Research Spinal Cord Injury Measures meeting. J Spinal Cord Med. 2007;30(5):421-40.
8. Kahn J, Newman C, Palma P, Romney W, Tappan R, Tefertiller C et al. Spinal cord injury evidence database to guide effectiveness task force outcome measures recommendations. Academy of Neurologic Physical Therapy Outcome Measures Recommendations; 2012 [09/03/2017]; Availablefrom: http://www.neuropt.org/professional-resources/neurology-section-outcome-measures-recommendations/spinal-cord-injury.
9. Dittuno PL, DitunnoJrJF.Walking index for spinal cord injury (WISCI II): scale revision. Spinal Cord. 2001 Dec;39(12):654-6.
10. Jackson AB, Carnel CT, Ditunno JF, Read MS, Boninger ML, Schmeler MR et al. Outcome measures for gait and ambulation in the spinal cord injury population. J Spinal Cord Med. 2008;31(5):487-99.
11. Burns AS, Delparte JJ, Patrick M, Marino RJ, Ditunno JF. The reproducibility and convergent validity of the walking index for spinal cord injury (WISCI) in chronic spinal cord injury. Neurorehabil Neural Repair. 2011 Feb;25(2):149-57.
12. Lam T, Noonan VK, Eng JJ. A systematic review of functional ambulation outcome measures in spinal cord injury. Spinal Cord. 2008 Apr;46(4):246-54.
13. Marino RJ, Scivoletto G, Patrick M, Tamburella F, Read MS, Burns AS et al. Walking index for spinal cord injury version 2 (WISCI-II) with repeatability of the 10-m walk time: Inter- and intrarater reliabilities. Am J Phys Med Rehabil. 2010 Jan;89(1):7-15.
14. Lemay JF, Nadeau S. Standing balance assessment in ASIA D paraplegic and tetraplegic participants: concurrent validity of the Berg Balance Scale. Spinal Cord. 2010 Mar;48(3):245-50.
15. Miyamoto ST, Junior IL, Berg KO, Ramos LR, Natour J. Brazilian version of the Berg balance scale. Braz J Med Biol Res. 2004;37(9):1411-21.
16. Wirz M, Muller R, Bastiaenen C. Falls in persons with spinal cord injury: validity and reliability of the Berg Balance Scale. Neurorehabil Neural Repair. 2010 Jan;24(1):70-7.
17. Hosseini SM, Oyster ML, Kirby RL, Harrington AL, Boninger ML. Manual wheelchair skills capacity predicts quality of life and community integration in persons with spinal cord injury. Arch Phys Med Rehabil. 2012 Dec;93(12):2237-43.
18. Lemay V, Routhier F, Noreau L, Phang SH, Ginis KA. Relationships between wheelchair skills, wheelchair mobility and level of injury in individuals with spinal cord injury.Spinal Cord. 2012 Jan;50(1):37-41.
19. Lindquist NJ, Loudon PE, Magis TF, Rispin JE, Kirby RL, Manns PJ. Reliability of the performance and safety scores of the wheelchair skills test version 4.1 for manual wheelchair users. Arch Phys Med Rehabil. 2010 Nov;91(11):1752-7.
20. Phang SH, Martin Ginis KA, Routhier F, Lemay V. The role of self-efficacy in the wheelchair skills-physical activity relationship among manual wheelchair users with spinal cord injury. Disabil Rehabil. 2012;34(8):625-32.
21. Alexander MS, Anderson KD, Biering-Sorensen F, Blight AR, Brannon R, Bryce TN et al. Outcome measures in spinal cord injury: recent assessments and recommendations for future directions. Spinal Cord. 2009 Aug;47(8):582-91.
22. Anderson K, Aito S, Atkins M, Biering-Sorensen F, Charlifue S, Curt A et al. Functional recovery measures for spinal cord injury: an evidence-based review for clinical practice and research. J Spinal Cord Med. 2008;31(2):133-44.
23. Dawson J, Shamley D, Jamous MA. A structured review of outcome measures used for the assessment of rehabilitation interventions for spinal cord injury. Spinal Cord. 2008 Dec;46(12):768-80.
24. Furlan JC, Noonan V, Singh A, Fehlings MG. Assessment of disability in patients with acute traumatic spinal cord injury: a systematic review of the literature. J Neurotrauma. 2011 Aug;28(8):1413-30.
25. Riberto M, Tavares DA, Rimoli JRJ, Castineira CP, Dias RV, Franzoi AC et al. Validation of the Brazilian version of the Spinal Cord Independence Measure III. Arquivos de Neuro-Psiquiatria. 2014;72(6):439-44.
26. Olmos LE, Freixes O, Gatti MA, Cozzo DA, Fernandez SA, Vila CJ et al. Comparison of gait performance on different environmental settings for patients with chronic spinal cord injury. Spinal Cord. 2008 May;46(5):331-4.
27. van Hedel HJ, Wirz M, Dietz V. Standardized assessment of walking capacity after spinal cord injury: the European network approach. Neurol Res. 2008 Feb;30(1):61-73.
28. van Hedel HJ, Wirz M, Curt A. Improving walking assessment in subjects with an incomplete spinal cord injury: responsiveness. Spinal Cord. 2006 Jun;44(6):352-6.
29. van Hedel HJ, Wirz M, Dietz V. Assessing walking ability in subjects with spinal cord injury: validity and reliability of 3 walking tests. Arch Phys Med Rehabil. 2005 Feb;86(2):190-6.
30. Riberto M, Miyazaki MH, Jucá SSH, Sakamoto H, Pinto PPN, Battistella LR. Validation of the Brazilian version of Functional Independence Measure. Acta Fisiátrica. 2004;11(2).
31. The WHOQOL Group. Development of the World Health Organization WHOQOL-BREF quality of life assessment. Psychol Med. 1998 May;28(3):551-8.
32. Jang Y, Hsieh CL, Wang YH, Wu YH. A validity study of the WHOQOL-BREF assessment in persons with traumatic spinal cord injury. Arch Phys Med Rehabil. 2004 Nov;85(11):1890-5.
33. Lin MR, Hwang HF, Chen CY, Chiu WT. Comparisons of the brief form of the World Health Organization Quality of Life and Short Form-36 for persons with spinal cord injuries. Am J Phys Med Rehabil. 2007 Feb;86(2):104-13.
34. Wolf A, Tate R, Lannin N, Middleton J, Lane-Brown A, Cameron I. The World Health Organization Disability Assessment Scale, WHODAS II: Reliability and validity in the measurement of activity and participation in a spinal cord injury population. J Rehab Med. 2012;44(9):747-55.
35. Castro SS, Leite CF. Avaliação de saúde e deficiência: manual do WHO Disability Assessment Schedule (WHODAS 2.0). Organização Mundial da Saúde; 2015 [27/06/2017]; Availablefrom: http://apps.who.int/iris/bitstream/10665/43974/19/9788562599514_por.pdf.
36. International Classification of Functioning, Disability and Health (ICF) Research Branch. Creation of an ICF-based Documentation Form. In cooperation with the World Health Organization (WHO), Collaborating Centre for the Family of International Classifications in Germany.[11/05/2017].Availablefrom: http://www.icf-core-sets.org/en/page0.php.
37. Varoto R, Cliquet A. Experiencing functional electrical stimulation roots on education, and clinical developments in paraplegia and tetraplegia with technological innovation. Artificial Organs. 2015;39(10):E187-E201.
38. van Middendorp JJ, Hosman AJ, Donders AR, Pouw MH, Ditunno Jr. JF, Curt A et al. A clinical prediction rule for ambulation outcomes after traumatic spinal cord injury: a longitudinal cohort study. Lancet. 2011 Mar 19;377(9770):1004-10.
39. Harvey LA. Physiotherapy rehabilitation for people with spinal cord injuries. J Physioth. 2016;62(1):4-11.
40. Evans N, Wingo B, Sasso E, Hicks A, Gorgey AS, Harness E. Exercise recommendations and considerations for persons with spinal cord injury. Arch Phys Med Rehab. 2015;96(9):1749-50.

41. Sisto SA, Evans N. Activity and fitness in spinal cord injury: review and update. Current Physical Medicine and Rehabilitation Reports. 2014;2(3):147-57.
42. Bochkezanian V, Raymond J, de Oliveira CQ, Davis GM. Can combined aerobic and muscle strength training improve aerobic fitness, muscle strength, function, and quality of life in people with spinal cord injury? A systematic review. Spinal Cord. 2015;53(6):418-31.
43. Harvey LA, Fornusek C, Bowden JL, Pontifex N, Glinsky J, Middleton JW et al. Electrical stimulation plus progressive resistance training for leg strength in spinal cord injury: A randomized controlled trial. Spinal Cord. 2010;48(7):570-5.
44. Diong J, Harvey LA, Kwah LK, Eyles J, Ling MJ, Ben M et al. Incidence and predictors of contracture after spinal cord injury–a prospective cohort study. Spinal Cord. 2012;50(8):579-84.
45. Harvey LA, Herbert RD, Glinsky J, Moseley AM, Bowden J. Effects of 6 months of regular passive movements on ankle joint mobility in people with spinal cord injury: a randomized controlled trial. Spinal Cord. 2008;47(1):62-6.
46. Ben M, Harvey L, Denis S, Glinsky J, Goehl G, Chee S et al. Does 12 weeks of regular standing prevent loss of ankle mobility and bone mineral density in people with recent spinal cord injuries? Austr J Physioth. 2005;51(4):251-6.
47. Ping Ho Chung B, Kam Kwan Cheng B. Immediate effect of transcutaneous electrical nerve stimulation on spasticity in patients with spinal cord injury. Clinical Rehababilitation. 2010;24(3):202-10.
48. Ji Q, He H, Zhang C, Lu C, Zheng Y, LuoXt et al. Effects of wholebody vibration on neuromuscular performance in individuals with spinal cord injury: A systematic review. Clinical Rehabilitation. 2016:026921551667101.
49. Phillips AA, Krassioukov AV. Contemporary cardiovascular concerns after spinal cord injury: mechanisms, maladaptations, and management. J Neurotr. 2015;32(24):1927-42.
50. Yen SC, Landry JM, Wu M. Augmented multisensory feedback enhances locomotor adaptation in humans with incomplete spinal cord injury. Hum MovSci. 2014 Jun; 35:80-93.
51. Espírito Santo CC, Swarowsky A, Recchia TL, Lopes APF, Ilha J. Is body weight-support treadmill training effective in increasing muscle trophism after traumatic spinal cord injury? A systematic review. Spinal Cord. 2014;53(3):176-81.
52. elearnSCI.org. International Spinal Cord Society. [21/03/2017]. Availablefrom: http://www.elearnsci.org/.
53. Brucki SMD, Nitrini R, Caramelli P, Bertolucci PHF, Okamoto IH. Sugestões para o uso do miniexame do estado mental no Brasil. Arq Neuro-Psiq. 2003;61(3-B):777-81.

Lesão Medular – Tetraplegia

CAPÍTULO 18

Natalia Padula
Verena Kise Capellini

Observação: palavras e expressões listadas no Glossário do capítulo estão destacadas no texto com um asterisco.

APRESENTAÇÃO DO CASO CLÍNICO

No dia 7 novembro de 2016, um homem de 20 anos, solteiro, com ensino médio completo, cursando o último ano de medicina veterinária, praticante de atividade física regular, estava retornando para casa, cansado após uma semana extenuante de provas, quando cochilou ao volante e perdeu o controle do veículo, que capotou no canteiro central da rodovia. Ele estava na estrada, sozinho. O socorro foi realizado pela equipe do Serviço de Atendimento Móvel de Urgência (SAMU), aproximadamente 30 minutos depois da ocorrência. O homem encontrava-se acordado, com cinto de segurança, preso nas ferragens. Relatou aos socorristas que não conseguia mover seu corpo e sentia fortes dores no pescoço. Foi retirado do carro, imobilizado e conduzido ao hospital público da cidade. No atendimento hospitalar, relatou ao médico neurologista que permaneceu acordado todo o tempo, sentia fortes dores na região cervical e formigamento em todo o corpo e não conseguia mover seus braços e pernas. Ao exame físico, o paciente encontrava-se consciente e orientado, em ar ambiente, com leve desconforto respiratório e os seguintes sinais vitais: Frequência Cardíaca (FC) = 78 batimentos por minuto, frequência respiratória = 25 incursões por minuto, Pressão Arterial (PA) = 90/60 mmHg, temperatura = 36,5°C e saturação de oxigênio por oximetria de pulso = 95%. Duas horas após dar entrada no hospital, foram realizados exames de radiografia e ressonância magnética, que evidenciaram fratura na sétima vértebra cervical com compressão da medula espinal. No dia seguinte, a cirurgia de artrodese da coluna vertebral, com haste fixada da sexta vértebra cervical à primeira vértebra torácica, foi realizada para estabilização da coluna e descompressão da medula espinal.

Após três dias de internação na unidade de terapia intensiva, com quadro estabilizado e sem sinais de outras complicações, além de pequenas escoriações na face e em membros superiores, o paciente foi transferido para enfermaria, onde o neurocirurgião, responsável pelo caso, realizou o exame internacional para classificação neurológica da lesão medular (*internacional standards for the neurological classification of spinal cord injury*)*, de acordo com a Associação Americana de Lesão Medular (*American Spinal Injury Association* [ASIA]), e diagnosticou tetraplegia com nível neurológico C7 e grau de deficiência A (lesão completa – não há função motora ou sensitiva preservada nos segmentos sacrais S4-S5). O paciente permaneceu internado por dez dias. Nesse período, recebeu orientações da equipe de reabilitação sobre seu quadro clínico, comprometimentos motores, sensoriais e sistêmicos. Ao longo do período de internação, permaneceu com sonda de demora para esvaziamento da bexiga e, ao final do mesmo período, o paciente e seus familiares receberam orientações sobre a importância do cateterismo intermitente*, bem como treinamento para realização desse procedimento, a fim de evitar Infecção do Trato Urinário (ITU). Além disso, foram orientados sobre a importância do posicionamento adequado e sobre a necessidade de realização de mudanças de decúbito, ao longo do dia, para evitar a ocorrência de úlceras de pressão*. Recebeu atendimento fisioterapêutico com objetivo de prevenção de complicações e preparação para alta hospitalar. Após a alta hospitalar, o paciente foi encaminhado para acompanhamento clínico com o neurologista da equipe e para triagem em centro de reabilitação. Enquanto aguardava vaga no serviço de reabilitação, realizou fisioterapia domiciliar diariamente. Foi enquadrado no serviço ambulatorial, do centro de reabilitação estadual, em março de 2017. Na avaliação fisioterapêutica ambulatorial, o nível neurológico C7 e grau de deficiência A foram confirmados. Ao exame físico, o paciente apresentou quadro de tetraplegia, com força muscular grau 5 nos músculos bíceps braquial, extensor radial do carpo e tríceps braquial, grau 2 nos flexores de punho, flexores e extensores dos dedos (identificados como Zona de Preservação Parcial [ZPP]) e ausência de movimentos voluntários nos demais grupos musculares (grau 0), com sinal de atrofia muscular, visível à inspeção e condizente com o relato do paciente quanto à sua estrutura corporal pré-lesão. Na avaliação dos reflexos, foram observados hiper-reflexia patelar e aquileu e sinal de Babinski, bilateralmente. Relatou sensação de "espasmos e rigidez" nos membros inferiores, o que se confirmou na avaliação do tônus muscular, na qual apresentou, de acordo com a escala de Ashworth modificada*, espasticidade 1+ para adutores de quadril, extensores de joelho e tríceps sural e 1 para flexores de joelho, bilateralmente. Também foi observado encurtamento do tríceps sural direito. Relatou dor, de intensidade 5, de acordo com a escala numérica de avaliação da dor (numeric pain rating scale)*, na região do músculo trapézio, bilateralmente, sendo esta dor descrita como uma "tensão muscular" que aumenta ao longo do dia e durante a manutenção da postura sentada com apoio. Relatou ainda "formigamento" nos dermátomos C7 e C8 e "queimação" em membros inferiores. Relatou ser dependente de terceiros para realizar mudanças de decúbito no leito, sentar-se, transferir-se e para executar Atividades de Vida Diária (AVDs) que requerem movimentos de membros superiores associados à manutenção da postura sentada, como higiene pessoal, vestir-se, tomar banho e propulsionar a cadeira de rodas em ambientes externos. Como grande parte das AVDs depende do controle de tronco na postura sentada, o teste de alcance funcional modificado foi realizado e o paciente atingiu um deslocamento anterior de apenas 7,5 cm (considerando o valor médio de 3 repetições). O paciente contou também que conseguia alimentar-se sozinho, com adaptação do talher, necessitando de auxílio apenas para servir-se e cortar os alimentos. Na medida de independência da medula espinal III (Spinal Cord Independence Measure III: SCIM III)*, pontuou 35/100, mostrando diferentes graus de dependência para tarefas de autocuidados (alimentar-se, tomar banho, vestir-se e cuidar da aparência exterior), manejo de esfíncteres (controle da bexiga e do intestino e uso do vaso sanitário) e mobilidade (mobilidade na cama, transferências e mobilidade na cadeira de rodas). De forma geral, o paciente compreende seu quadro clínico e apresenta expectativas adequadas ao prognóstico atual. Mostrou-se ansioso e animado para iniciar o programa de reabilitação, mas insatisfeito com sua condição física geral, em especial com a mudança do seu corpo após a lesão. Relatou que a perda de massa muscular nas pernas é o que mais lhe incomoda em relação à sua aparência. Além desta queixa, o paciente relatou dificuldades para participar de encontros com familiares e amigos, em especial quando as atividades são realizadas fora de casa. Na versão abreviada do instrumento de avaliação de qualidade de vida da Organização Mundial da Saúde (World Health Organization quality of life-bref: WHOQOL-bref) *, o paciente apresentou pontuação 38/100, devido aos déficits nos domínios físico, psicológico, relações sociais e meio ambiente. Ele relatou ainda que pretende terminar a faculdade, tornar-se mais independente e que vêm seguindo as orientações e cuidados para prevenção de complicações como úlceras de pressão, edemas de membros inferiores, ITU e constipação. Utiliza cadeira de rodas, adequada às suas medidas antropométricas e ao seu quadro motor. Consegue propulsionar a cadeira de rodas apenas dentro de casa e em curtas distâncias, devido às deficiências de força de membros superiores e de controle de tronco, somadas ao descondicionamento cardiovascular. Relatou apresentar muito cansaço ao tocar a cadeira ou realizar qualquer atividade fora do leito. Além disso, mencionou episódios de hipotensão postural quando permanece muito tempo na postura sentada. A Figura 18.1 apresenta, de forma esquemática, marcos temporais relacionados ao tratamento do paciente.

GLOSSÁRIO

Cateterismo intermitente: técnica desenvolvida para tratar pessoas, de qualquer idade, que apresentam problemas de esvaziamento da bexiga urinária.

Escala de Ashworth modificada: instrumento para avaliação da espasticidade[3].

Escala numérica de avaliação da dor: escala para quantificar a intensidade de dor[4,5].

Exame internacional para classificação neurológica da lesão medular: sistema padronizado de testes, elaborado pela ASIA, utilizado para definir a extensão e gravidade da lesão medular e ajudar a determinar o prognóstico funcional e as necessidades futuras de reabilitação[1,2].

Medida de independência da medula espinal III (SCIM III): instrumento, específico para a população com lesão medular, destinado a avaliar a funcionalidade[7].

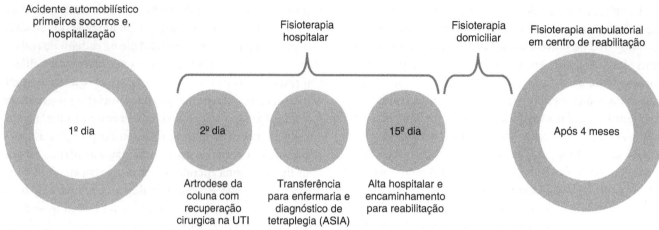

Figura 18.1 Marcos temporais relacionados ao tratamento do paciente.

Teste de alcance funcional modificado: teste para quantificar os deslocamentos máximos anterior e lateral na postura sentada[6].

Úlcera de pressão: lesão localizada na pele e/ou no tecido/estrutura subjacente, em geral sobre uma proeminência óssea, resultante de pressão isolada ou de pressão combinada com fricção e/ou cisalhamento.

Versão abreviada do instrumento de avaliação de qualidade de vida da Organização Mundial da Saúde (WHOQOL-bref): escala de medida de qualidade de vida[8,9].

Questões para discussão
1. Tendo em vista o grau de lesão do paciente, quais estruturas e funções podem estar deficientes? Na mesma linha, quais possíveis atividades estariam limitadas e qual o impacto do quadro neurológico no nível de participação desse indivíduo?
2. Quais fatores pessoais e ambientais podem influenciar a sua funcionalidade?
3. Quais complicações podem interferir no programa de intervenção fisioterapêutica?
4. E ainda, quais seriam as intervenções fisioterapêuticas mais adequadas a esse indivíduo? Como aumentar a independência e a funcionalidade desse paciente?
5. Que precauções devem ser tomadas durante as intervenções propostas?
6. Qual o prognóstico da reabilitação fisioterapêutica, considerando o nível de lesão medular desse indivíduo?

OBJETIVOS

- Reconhecer os padrões de alteração funcional nos indivíduos que apresentam tetraplegia resultante de lesão medular completa nível C7.

- Entender quais complicações de saúde podem ser decorrentes do quadro neurológico apresentado, bem como as devidas precauções a serem adotadas.

- Elaborar objetivos, a curto, médio e longo prazo, para um programa de intervenção fisioterapêutica.

- Escolher testes e/ou escalas de avaliação, específicos à população em questão, tanto para a avaliação inicial quanto para as reavaliações durante e após o programa de reabilitação fisioterapêutica.

- Descrever um plano de tratamento fisioterapêutico adequado para indivíduos com quadro de tetraplegia completa, em ambiente ambulatorial.

AVALIAÇÃO E DIAGNÓSTICO DA FUNCIONALIDADE

Conhecer o histórico da lesão, o quadro clínico e as condições de saúde nos momentos pré e pós lesão, antes de iniciar a avaliação física, é de extrema importância para o fisioterapeuta. Tais informações irão contribuir para a escolha adequada dos testes e/ou escalas de avaliação, bem como para a elaboração do programa de intervenção.

Histórico da lesão

Informações sobre a etiologia da lesão, a qualidade do socorro e o período de internação são relevantes para compreender o quadro durante a fase aguda e as possíveis complicações. No Brasil, os acidentes automobilísticos são a principal causa de lesão medular[10-12] e, nesses casos, além do trauma na coluna vertebral, outras lesões, como fraturas de costelas, associadas ou não a lesões pulmonares, outras fraturas e/ou disfunções ortopédicas ou até mesmo traumatismos cranianos podem ocorrer[13].

Comorbidades

A lesão medular pode desencadear alterações sensoriomotoras (anestesia, dor neuropática, hipotonia ou hipertonia, arreflexia ou hiper-reflexia, fraqueza muscular), alterações autonômicas (hipotensão arterial, disreflexia) e disfunções urinária, intestinal e/ou sexual, as quais estão diretamente relacionadas ao nível e à extensão da lesão em questão. Tais alterações podem resultar em complicações, diretas ou indiretas, relevantes para o estado de saúde do paciente e para a elaboração do programa de intervenção fisioterapêutica. São exemplos de complicações: atrofia muscular, encurtamentos musculares, deformidades, ossificação heterotópica, osteoporose, úlceras de pressão, edema, trombose venosa profunda, embolia pulmonar, pneumonia, redução das capacidades pulmonares com necessidade de assistência ventilatória, ITU, sobrepeso, obesidade e diabetes tipo 2[14,15].

Nível de atividade pré e pós lesão medular

Uma vez que o programa de intervenção fisioterapêutica é composto por condutas que envolvem atividade física, é importante que o profissional entenda sobre o nível de atividade prévio à lesão, sobre qual a relação do paciente com a prática de atividade física e sobre quais foram as intervenções realizadas até o momento. A participação prévia em programa de atividade física e/ou reabilitação pode facilitar a compreensão da importância da intervenção fisioterapêutica e a adesão ao programa.

Condição física-funcional e qualidade de vida

Na avaliação física inicial, o fisioterapeuta deve mensurar o nível funcional ou a gravidade da lesão medular por meio do exame internacional para classificação neurológica da lesão medular. Neste exame, são graduadas a força muscular – que varia de 0 a 5, em 10 miótomos (músculos chaves) cervicais e lombares – e a sensibilidade ao toque e à dor, que varia de 0 a 2 (0 = ausente, 1 = presente, mas alterada e 2 = normal), nos dermátomos C2 a S5. Ao identificar os segmentos totalmente preservados, o nível neurológico será definido. Além disso, a avaliação da força e da sensibilidade permite classificar a lesão em completa ou incompleta. Toda vez que a lesão medular for classificada como completa (ASIA A) é importante considerar possíveis Zonas de Preservação Parcial (ZPPs), tanto motoras como sensoriais. A ZPP refere-se à área da medula espinal, localizada abaixo do nível neurológico e acima do nível S5, que mantém alguma função motora ou sensorial[1,2]. Em muitos casos, o fisioterapeuta recebe o paciente com a informação do nível neurológico e do grau de deficiência, pois, geralmente, o médico, durante ou após a internação, realiza a avaliação da ASIA descrita acima. Ainda assim, é importante que o profissional da reabilitação reavalie os miótomos e dermátomos, pois mudanças importantes podem ocorrer na transição da fase aguda para a crônica e durante a fase crônica da lesão medular[16].

Além do nível funcional, a avaliação do tônus muscular e da Amplitude de Movimento (ADM) se enquadra no domínio das estruturas e funções. As lesões acima do cone medular e da cauda equina, na fase crônica, geralmente desencadeiam hipertonia elástica ou espasticidade nos grupos musculares abaixo do nível da lesão. A espasticidade pode resultar em aspectos negativos (encurtamentos, deformidades, dificuldades para realizar as AVDs), bem como positivos (redução de edemas e de osteoporose e facilitação do ortostatismo e da execução de AVDs), a depender do grupo muscular afetado e do grau de aumento do tônus. A escala de Ashworth modificada, que gradua o tônus muscular de 0 a 4, é validada para essa população[3]. Em alguns casos, deficiências de ADM são observadas como consequência da manutenção de determinadas posturas, posicionamento incorreto dos segmentos afetados, diminuição de movimentação ativa e espasticidade. Para avaliar tais deficiências, o profissional pode utilizar o goniômetro e comparar os valores mensurados com os padrões de ADM esperados para a população sem lesão medular ou alterações musculoesqueléticas.

Ainda no que tange às estruturas e funções corporais, é importante que o profissional avalie a dor e consiga diferenciar, a partir do relato do paciente, bem como considerando o nível neurológico, um quadro de dor nociceptiva de um quadro de dor neuropática. A dor nociceptiva, exemplificada pela dor, por *overuse*, na região do músculo trapézio do paciente em questão, resulta da estimulação de receptores específicos para a dor por processos inflamatórios, traumáticos e/ou deformidades mecânicas. Já a dor neuropática, relatada pelo paciente desse estudo clínico como parestesia (formigamento e queimação) em membros superiores e inferiores, decorre de lesões no tecido nervoso (nervos periféricos, raízes nervosas, medula espinal), surgindo no nível da lesão ou abaixo dele, com diferentes descrições, variação de frequência e intensidade. A escala numérica de avaliação da dor[4,5] e o inventário de McGill são importantes ferramentas para a compreensão e acompanhamento do quadro álgico[17].

Considerando o domínio de atividade, a Medida de Independência Funcional (MIF) é validada, porém não específica para a população em questão, podendo não ser sensível a todos os aspectos da lesão medular[18]. A SCIM III é validada e específica para essa população, apresenta boa correlação com a MIF e, atualmente, é a mais recomendada.[7] Existem, ainda, algumas escalas, específicas para pessoas com tetraplegia, como o *Quadriplegia Index of Function* (QIF)[19]. Contudo, essa escala ainda não foi validada para a língua portuguesa.

Mesmo reconhecendo que a função de tronco encontra-se deficitária nos indivíduos com tetraplegia completa, ao considerarmos as ZPPs e a importância do tronco para a independência na postura sentada e na execução das inúmeras AVDs realizadas nessa posição, é imprescindível avaliar o controle de tronco nesses pacientes. E para esta avaliação, o fisioterapeuta pode utilizar o teste de alcance funcional modificado e a escala de controle toracolombar (*thoracic-lumbar control scale*), que são instrumentos validados para a língua portuguesa[6,20].

Quanto à participação, ambas escalas, *short form 36* (SF-36) e WHOQOL-bref, são validadas, em português, para a população com lesão medular[8,9,21] e contemplam a percepção pessoal de aspectos que envolvem saúde e qualidade de vida. O WHOQOL-bref também considera fatores pessoais e ambientais.

Outros instrumentos úteis para a avaliação de sujeitos com lesão medular, dentro da perspectiva biopsicossocial, são o *World Health Organization disability assessment schedule* 2.0 (WHODAS 2.0)[22] e os *core sets* da classificação internacional de funcionalidade, incapacidade e saúde (CIF) [23,24].

A seguir, serão brevemente apresentados todos os instrumentos de medida, citados neste capítulo, os quais seriam indicados para a avaliação de indivíduos tetraplégicos, em ambiente ambulatorial.

Ao finalizar a avaliação, o profissional poderá registrar os achados seguindo o esquema conceitual da CIF, conforme demonstrado no Quadro 18.1, a fim de facilitar a construção do diagnóstico cinesiológico funcional e o estabelecimento dos objetivos terapêuticos.

RECURSOS DIAGNÓSTICOS PROPOSTOS

Recurso	O que avalia?	Como avalia?
Escala de deficiência da ASIA[1,2]	Nível funcional ou gravidade da lesão medular	Após completar o exame internacional para classificação neurológica da lesão medular, o grau de deficiência será classificado em: A (lesão medular completa) = não há função motora ou sensitiva preservada nos segmentos sacrais S4-S5; B (lesão medular incompleta) = há função sensitiva preservada abaixo do nível neurológico e estendendo-se até os segmentos sacrais S4-S5, porém não há função motora preservada em mais do que três níveis abaixo do nível motor direito ou esquerdo; C (lesão medular incompleta) = há função motora preservada nos segmentos sacrais S4-S5, sendo que menos da metade dos músculos chaves abaixo do nível neurológico apresenta grau de força maior ou igual a 3, ou há preservação da função sensitiva até os segmentos sacrais S4-S5 e da função motora em mais do que três níveis abaixo do nível motor em qualquer lado do corpo; D (lesão medular incompleta) = há função motora preservada nos segmentos sacrais S4-S5, sendo que pelo menos metade dos músculos chaves abaixo do nível neurológico tem grau de força maior ou igual a 3; ou E (normal) = há funções sensitiva e motora normais em todos os segmentos.
Escala de Ashworth modificada[3]	Tônus muscular	Instrumento qualitativo para avaliação específica da espasticidade, em que o terapeuta gradua o tônus muscular de 0 a 4, sendo considerado: 0 = sem aumento do tônus muscular; 1 = leve aumento do tônus muscular, manifestado por um contrair e relaxar ou por mínima resistência no final da ADM, quando a parte afetada é movida em flexão ou extensão; 1+ = leve aumento do tônus muscular, em menos da metade da ADM, manifestado por uma tensão abrupta, seguida de resistência mínima até o final da ADM; 2 = aumento do tônus muscular na maior parte da ADM, mas é possível realizar a movimentação passiva ao longo da ADM, 3 = aumento considerável do tônus muscular com movimento passivo difícil e 4 = membros rígidos em flexão ou extensão.
Escala numérica de avaliação da dor[4,5]	Intensidade de dor	O paciente indica, em uma escala numérica de 11 pontos (na qual 0 corresponde a nenhuma dor e 10 a pior dor imaginável), as intensidades da atual, menor e maior dor experimentadas nas últimas 24 horas. Utiliza-se a média das três intensidades para representar o nível de dor nas 24 horas prévias ao teste.
Questionário de dor de McGill[17]	Qualidade e intensidade da dor	É uma medida de autorrelato, que avalia tanto a qualidade quanto a intensidade da dor subjetiva. O questionário é composto por 78 palavras, das quais o entrevistado escolhe aquelas que melhor descrevem sua experiência de dor. As 78 palavras estão organizadas em quatro domínios: descritores da dor, componentes afetivos da dor, avaliação subjetiva da dor e misto. Os escores associados a cada palavra escolhida são somados e a pontuação varia de 0 (sem dor) a 78 (dor grave).
Medida de Independência Funcional (MIF)[18]	Funcionalidade	O indivíduo é pontuado quanto ao tipo e à quantidade de assistência que necessita para realizar 18 tarefas motoras e cognitivas da vida diária. Utiliza-se uma escala ordinal de sete pontos, que oscila de dependência completa (escore 1) à independência completa (escore 7). A pontuação final varia de 18 a 126.
Medida de independência da medula espinal III (SCIM III)[7]	Funcionalidade	O indivíduo é pontuado quanto aos níveis de independência para realizar 19 atividades, distribuídas em três domínios: autocuidados (alimentação, tomar banho – partes superior e inferior do corpo, vestir-se – partes superior e inferior do corpo, e cuidados com a aparência exterior), cuja pontuação varia de 0 a 20; respiração e manejo de esfíncteres (respiração, controle da bexiga, controle do intestino e uso do vaso sanitário), com escores variando de 0 a 40; e mobilidade (mobilidade na cama, mobilidade dentro de casa, mobilidade para distâncias moderadas, mobilidade fora de casa, controle em escadas e transferências: cama - cadeira de rodas; cadeira de rodas - vaso sanitário - banheira; cadeira de rodas - carro, chão - cadeira de rodas), cuja graduação varia de 0 a 40. A pontuação total da SCIM III varia de 0 a 100, sendo que quanto maior o escore, maior o nível de independência.

Recurso	O que avalia?	Como avalia?
Quadriplegia Index of Function (QIF)[19]	Funcionalidade	O sujeito é pontuado quanto ao grau de independência para executar AVDs que englobam 10 diferentes domínios (transferências, cuidados pessoais, banho, vestimentas, alimentação, mobilidade na cadeira de rodas, atividades na cama, programa da bexiga, programa intestinal e compreensão do cuidado pessoal). Cada tarefa motora é pontuada de 0 (dependente) a 4 (independente). Os programas de bexiga e intestino possuem um critério de pontuação diferente. A pontuação final varia de 0 a 100, sendo que os domínios, por apresentarem diferentes pesos, contribuem com uma porcentagem diferente para o escore total.
Teste de alcance funcional modificado[6]	Controle de tronco na postura sentada	O indivíduo, na posição sentada, inclina-se, o máximo possível, sem rodar o tronco ou apoiar-se ou encostar-se à parede. São realizados alcances anterior, lateral direito e lateral esquerdo. Mede-se a distância alcançada em cada deslocamento. Calcula-se a média do deslocamento de três tentativas para cada condição (alcances anterior e laterais).
Escala de controle toracolombar[20]	Controle de tronco	Este instrumento, específico para medir o nível de disfunção de tronco após a lesão medular, mensura a habilidade do sujeito para realizar 10 tarefas com o mínimo de esforço. A pontuação para cada tarefa varia de 0 a 5, sendo que os escores diminuem com o aumento do uso de estratégias compensatórias. As tarefas são: extensão de tronco em prono, elevação da pelve, flexão de tronco em supino, rotação de tronco, sentado para supino, supino para sentado, postura sentada, extensão de tronco em sedestação, equilíbrio sentado e equilíbrio em pé.
Short Form 36 (SF-36)[21]	Qualidade de vida relacionada à saúde	É um questionário multidimensional, formado por 36 itens, distribuídos em oito domínios: capacidade funcional (10 itens), aspectos físicos (4 itens), dor (2 itens), estado geral de saúde (5 itens), vitalidade (4 itens), aspectos sociais (2 itens), aspectos emocionais (3 itens), saúde mental (5 itens) e mais uma questão de avaliação comparativa entre as condições de saúde atual e a de um ano atrás. Utiliza-se um sistema Likert ponderado para cada item. Para cada domínio, os escores são somados e transformados em uma escala que varia de 0 (pior) a 100 (melhor).
Versão abreviada do instrumento de avaliação de qualidade de vida da Organização Mundial da Saúde (WHOQOL-bref)[8,9]	Qualidade de vida	É um questionário de autorrelato, que contém 26 itens e aborda quatro domínios: saúde física (7 itens), saúde psicológica (6 itens), relações sociais (3 itens) e ambiente (8 itens). Dois outros itens medem a qualidade de vida e a saúde em geral. Os itens são classificados em uma escala Likert de 5 pontos. Dois métodos podem ser aplicados para calcular o escore do WHOQOL-bref, que pode variar de 4 a 20 ou de 0 a 100, sendo que quanto maior a pontuação, melhor a qualidade de vida.
World Health Organization Disability Assessment Schedule 2.0 (WHODAS 2.0)[22]	Funcionalidade	Este questionário abrange seis domínios de funcionalidade, incluindo: cognição (6 itens), mobilidade (5 itens), autocuidado (4 itens), relações interpessoais (5 itens), atividades de vida (4 itens) e participação (8 itens). O indivíduo é pontuado quanto ao grau de dificuldade (nenhuma = 1, leve = 2, moderada = 3, grave = 4 e extrema ou não consegue fazer = 5) para realizar cada item desses seis domínios. Existem duas opções para calcular a pontuação do WHODAS 2.0: simples e complexa. Na pontuação simples, os pontos atribuídos a cada um dos itens são somados. Na pontuação complexa, as respostas (nenhuma, leve, moderada, grave e extrema ou não consegue fazer) são recodificadas para cada item, considerando os múltiplos níveis de dificuldade dos itens, e a pontuação final varia de 0 (nenhuma incapacidade) a 100 (incapacidade completa).
Core set resumido para sujeitos com lesão medular na fase pós-aguda[23,24]	Funcionalidade	Este core set compreende: 8 categorias de funções do corpo (força muscular, tônus muscular, dor, funções vesicais, intestinais, respiratórias, emocionais e da pele), 3 categorias de estruturas corporais (medula espinal e estruturas relacionadas, sistema respiratório e sistema urinário), 9 itens de atividades e participação (transferências, trocas posturais, atividades de mão e braço, usar vaso sanitário, alimentar-se, caminhar, tomar banho, vestir-se e beber) e 5 itens de fatores ambientais (família, profissionais de saúde, cuidadores e assistentes pessoais, produtos e tecnologias para uso pessoal na vida diária, produtos e tecnologia para mobilidade pessoal em ambientes interno e externo e para transporte). O indivíduo é pontuado quanto ao grau de deficiência nas estruturas e funções corporais e quanto à dificuldade para realizar os itens do domínio de atividade e participação, adotando-se uma escala de 0 a 4 (nenhuma = 0, leve = 1, moderada = 2, grave = 3 e completa = 4). Para o domínio de fatores ambientais, utiliza-se a mesma escala, sem acrescentar nenhum sinal quando o item atuar como barreira à funcionalidade, e acrescentando um sinal positivo quando o fator ambiental for um facilitador.

Quadro 18.1 Avaliação do caso clínico segundo a Classificação Internacional de Funcionalidade, Incapacidade e Saúde (CIF)

	Funções e estruturas do corpo	Limitações nas atividades	Restrições na participação
Perspectiva do paciente	Atrofia dos músculos da perna	Dependente para realizar mudanças de decúbito no leito, sentar-se, transferir-se, fazer a higiene pessoal, vestir-se, tomar banho e propulsionar a cadeira de rodas em ambientes externos	Dificuldades para participar de encontros com familiares e amigos
	"Espasmos e rigidez" nos membros inferiores		
	"Tensão muscular" nos ombros, "formigamento" nos dermátomos C7 e C8 e "queimação" em membros inferiores		
	Cansaço		
	Hipotensão postural		
Perspectiva do fisioterapeuta	Tetraplegia	Dependente, em diferentes graus, para tarefas de autocuidados (alimentar-se, tomar banho, vestir-se e cuidar da aparência exterior), manejo de esfíncteres (controle da bexiga e do intestino e uso do vaso sanitário) e mobilidade (mobilidade na cama, transferências e mobilidade na cadeira de rodas)	Comprometimento do domínio de relações sociais
	Atrofia muscular de membros inferiores		
	Hiper-reflexia patelar e aquileu e sinal de Babinski		
	Espasticidade de membros inferiores		
	Encurtamento do tríceps sural direito		
	Dor nociceptiva na região do músculo trapézio		
	Déficit no controle de tronco		

Fatores contextuais

Pessoais

- Sexo masculino
- Solteiro
- 20 anos de idade
- Cursando ensino superior
- Ex-praticante de atividade física
- Ansioso e animado para iniciar o programa de reabilitação
- Insatisfeito com sua condição física geral
- Pretensão de terminar a faculdade e tornar-se mais independente

Ambientais

- Cirurgia de artrodese
- Fisioterapia
- Cateterismo intermitente
- Cadeira de rodas

Baseado em tradução livre de esquema publicado em Rundell SD, Davenport TE, Wagner T. Physical Therapist Management of Acute and Chronic Low Back Pain Using the World Health Organization's International Classification of Functioning, Disability and Health. Phys Ther [Internet]. 2009 Jan 1; 89(1):82–90. Available from: http://ptjournal.apta.org/cgi/doi/10.2522/ptj.20080113

METAS E INTERVENÇÕES

Em linhas gerais, serão traçadas as principais metas da fisioterapia oferecida ao indivíduo com tetraplegia completa (ASIA A), nível neurológico C7, em ambiente ambulatorial. E para tanto, serão considerados todos os aspectos clínicos, relacionados à avaliação e ao diagnóstico cinesiológico funcional, descritos anteriormente. Também serão apresentadas intervenções, embasadas em evidências científicas específicas à lesão medular, para alcançar as metas propostas.

Metas
1. Prevenir encurtamentos e contraturas nos segmentos afetados
2. Manter a ADM dos segmentos afetados
3. Adequar o tônus dos músculos afetados

A espasticidade, definida como um aumento no tônus muscular, dependente da velocidade e relacionado à hiperexcitabilidade do reflexo de estiramento, pode resultar na ativação reflexa de músculos paralisados, de maneira intermitente (espasmo) ou sustentada. Considerando que aproximadamente 80% das pessoas com lesão medular desenvolvem espasticidade, a qual pode associar-se a dor e contraturas[25], serão propostos alongamentos gerais, além de exercícios passivos e mobilizações articulares, para manutenção do comprimento muscular e da ADM. De acordo com a *Exercise & Sports Science Australia*, indivíduos com lesão medular deveriam realizar alongamentos, mantendo a posição de alongamento durante 10 a 30 segundos e totalizando 60 segundos por músculo (por exemplo, 2 vezes 30 segundos ou 4 vezes 15 segundos), por no mínimo 2 vezes por semana[26]. Já os exercícios passivos e as mobilizações articulares devem ser realizados diariamente, não apenas pelo fisioterapeuta, mas também pelo próprio paciente e/ou familiares, seguindo as orientações profissionais. Além dos alongamentos e mobilizações, recomenda-se o posicionamento adequado dos segmentos, o que pode ser conseguido com o uso de órteses de posicionamento para os membros superiores e inferiores.[27,28] No entanto, cuidado deve ser tomado para que essas técnicas não tragam nenhum prejuízo à funcionalidade, como aquela obtida por meio da tenodese de punho, em que a extensão ativa de punho promove uma flexão passiva de dedos, gerando uma estratégia compensatória para a função de preensão.

Meta
4. Aumentar a força dos músculos preservados

Para o fortalecimento dos músculos preservados, o paciente irá realizar exercícios resistidos[26,28] e, considerando o nível neurológico C7, serão trabalhados os músculos estabilizadores de ombro e escápula, flexores e extensores de cotovelo e extensores de punho, bilateralmente. Os músculos tríceps braquial e extensor radial do carpo são fundamentais para a independência nas transferências e nas atividades de preensão de objetos por meio de tenodese, respectivamente. Por esse motivo, precisam de uma atenção especial. Além de exercícios resistidos, o fisioterapeuta pode propor atividades funcionais, como o *"push-up"* (elevação da pelve, na postura sentada, com apoio de membros superiores e extensão de cotovelos) para ganho de força e resistência muscular.

Embora os parâmetros para prescrição de exercícios resistidos possam variar de acordo com a literatura consultada, uma publicação recente recomendou: intensidade moderada (60% a 70% de uma repetição máxima ou 12 a 13 na escala de Borg), 3 séries de 8 a 12 repetições cada, com 2 a 3 minutos de recuperação entre duas séries consecutivas, por no mínimo duas vezes na semana[27]. Pesos livres, tubos ou faixas elásticas e equipamentos específicos são alternativas para dar carga.

Outra questão importante, à qual o fisioterapeuta precisa estar atento durante os exercícios de fortalecimento, é a prevenção de lesões. Para isso, o profissional precisa: (a) entender quais músculos estabilizadores da cintura escapular e ombro estão preservados (de acordo com nível neurológico), para saber que condutas adotar para manter o correto alinhamento do paciente, evitando, assim, sobrecarga de grupos musculares ou articulações; (b) garantir que os exercícios sejam executados sem dor e, quando a dor for preexistente, monitorá-la para que o exercício seja descontinuado caso a dor se agrave; (c) reconhecer a importância de fortalecer os estabilizadores da escápula e os músculos posteriores de ombro; (d) assegurar que, durante os movimentos de abdução e/ou flexão de ombro, seja evitada a rotação interna do úmero, a fim de reduzir o impacto do tubérculo maior deste osso com o acrômio e/ou estruturas adjacentes[26].

Meta
5. Aumentar o condicionamento cardiorrespiratório

Para aumentar o condicionamento cardiorrespiratório, Tweedy e colaboradores (2017) recomendaram no mínimo 30 minutos de exercícios aeróbicos, de intensidade moderada (40% a 59% da FC de reserva ou 12 a 13 na escala de Borg), cinco ou mais vezes por semana, ou no mínimo 20 minutos de exercícios aeróbicos vigorosos (60% a 89% da FC de reserva ou 14 a 15 na escala de Borg), três ou mais vezes por semana, ou uma combinação de exercícios moderados com vigorosos, três a cinco ou mais vezes por semana.

A variedade de exercícios aeróbicos para tetraplégicos não é muito grande, podendo-se citar a propulsão da cadeira de rodas, os cicloergômetros de membros superiores e as *handbikes*.

O condicionamento cardiorrespiratório deve ser realizado atentando-se às disfunções autonômicas decorrentes da tetraplegia, como a restrição do aumento da FC e da PA média durante o exercício e a hipotensão pós-exercício.[29] É de extrema importância que o profissional domine esses aspectos e utilize diretrizes para elaborar a prescrição do exercício[30,31].

Uma vez que a FC e a PA podem estar alteradas devido à disfunção autonômica (mais especificamente do sistema nervoso simpático), o fisioterapeuta pode utilizar a percepção subjetiva de esforço do paciente (aferida pela escala de Borg) para o acompanhamento dos exercícios aeróbicos[32].

Meta
6. Reduzir episódios de hipotensão postural

A hipotensão ortostática é definida como uma diminuição maior ou igual a 20 mmHg na PA sistólica ou uma redução maior ou igual a 10 mmHg na PA diastólica, ao mudar o corpo da posição supina para uma postura vertical, independentemente da presença de sintomas[33].

De acordo com Sidorov e colaboradores (2007), mais da metade dos pacientes com lesão medular desenvolverão hipotensão postural dentro do primeiro mês após a lesão, sendo mais comum em tetraplégicos do que em paraplégicos, com taxas de prevalência de 82% e 50%, respectivamente.[34] Os sintomas da hipotensão ortostática (tontura, visão turva, náusea, síncope, fadiga e dispneia) podem, no início da reabilitação, aparecer em 73,6% dos atendimentos fisioterapêuticos. Como esta disfunção cardiovascular pode causar desconforto e interferir na capacidade de realizar AVDs e no processo de reabilitação,[35] é importante que o fisioterapeuta proponha intervenções adequadas para abordar essa complicação.

Considerando as opções não medicamentosas, revisões, analisando os efeitos da compressão e pressão na região abdominal e/ou membros inferiores, mobilizações passivas de membros inferiores, exercícios ativos de membros superiores, estimulação elétrica funcional (FES) aplicada em membros inferiores, *biofeedback* e treino locomotor com suspensão de peso corporal para o tratamento da hipotensão postural, apontaram apenas a FES como uma opção promissora, com alguma evidência (nível 2) para suportar sua aplicação.[36,37]. Outra revisão integrativa da literatura confirmou esses achados[38].

O ortostatismo progressivo também é uma opção terapêutica para reduzir os episódios de hipotensão postural e aumentar o tempo tolerado em ortostatismo[39,40]. Pode ser realizado em pranchas ortostáticas manuais ou elétricas, associando eletroestimulação ou exercícios de membros superiores. Harkema e colaboradores (2008) mostraram melhora na PA de repouso e nas respostas ao estresse ortostático, em indivíduos com lesão cervical completa, após treinamento locomotor intensivo, com suporte parcial de peso corporal, atribuindo os resultados à ativação neuromuscular repetitiva das pernas e/ou ao condicionamento das respostas cardiovasculares ao adotar repetidamente a postura vertical[41].

Metas
7. Aumentar a mobilidade e independência no leito
8. Aumentar a independência na postura sentada e nas AVDs realizadas nesta posição
9. Aumentar a independência nas transferências
10. Aumentar a mobilidade e independência na cadeira de rodas

É importante que o paciente adquira o máximo de independência no leito, para aumentar sua autonomia nas mudanças de decúbito e facilitar as AVDs. Atividades como rolar de prono para supino e de supino para prono e adotar os decúbitos laterais devem ser treinadas. A força dos músculos da cintura escapular e dos extensores de cotovelo vai auxiliar nessa transição de posturas. Além da prevenção de úlceras de pressão nas regiões sacrais, isquiáticas, trocanterianas e calcâneas, o decúbito ventral previne o encurtamento e/ou proporciona o alongamento passivo dos músculos flexores de quadril e abdominais (especialmente se associado com apoio sobre os cotovelos), previne o encurtamento dos flexores plantares (se os pés forem posicionados adequadamente fora da cama) e favorece o fortalecimento dos músculos estabilizadores das escápulas e dos ombros, através da isometria exigida na posição apoiada sobre os cotovelos. O treino orientado às tarefas, que passarão a ser realizadas no leito e com outras possíveis adaptações (por exemplo, o treino de vestir-se), também deve ser incluído no programa terapêutico, a fim de aumentar a independência na execução daquelas AVDs que forem treinadas.

Mesmo diante da deficiência ou ausência de ativação dos músculos do tronco, é importante que o paciente treine estratégias para adoção da postura sentada com mínima assistência, bem como treine estratégias para manutenção da sedestação com alinhamento adequado e mínimo apoio. Novamente, a força muscular do tríceps braquial e dos estabilizadores de ombros e escápulas é essencial na adoção da sedestação. Treinar controle de tronco, considerando os planos sagital, transversal e coronal, também é muito importante, uma vez que o paciente precisa conhecer seus limites para adquirir maior independência na realização de tarefas de alcance.[42,43] A execução dessas condutas favorecerá, de forma indireta, a realização de atividades com os membros superiores na posição sentada. Já o treino da própria tarefa, como higiene oral e uso de computador, favorecerá diretamente a independência do paciente nas respectivas AVDs.

Outra atividade, que deve fazer parte das condutas terapêuticas, é a transferência do leito para a cadeira de rodas, da cadeira de rodas para outras superfícies, como sofá, carro, chão, e vice-versa. Estas transferências podem ser treinadas de diferentes formas; o mais importante é considerar a segurança do paciente. Ainda que não seja necessária para o indivíduo com lesão medular nível neurológico C7, a prancha ou tábua de transferência pode facilitar a tarefa, aumentar a segurança e reduzir a sobrecarga nos ombros. Normalmente, a tábua é recomendada quando o paciente não apresenta um "*push-up*" suficiente para retirar o apoio da pelve e deslocar-se lateralmente.

Considerando que o paciente é dependente da cadeira de rodas para locomoção e que, portanto, passará a maior parte do tempo na postura sentada, é importante que o profissional avalie a postura do paciente sentado na cadeira de rodas, avalie todas as atividades que serão realizadas na cadeira e avalie a própria cadeira de rodas. A postura deve estar adequada e a cadeira de rodas deve ser prescrita com base nas medidas anatômicas do paciente. A adequação da postura na cadeira de rodas pode resultar em aumento no nível de independência e prevenção de lesões musculoesqueléticas, especialmente nos ombros e na coluna[44]. Além disso, é importante que o paciente aprenda qual a melhor forma de propulsionar a cadeira de rodas. Para o paciente em questão, com nível neurológico C7, que possui preservados os músculos de membros superiores necessários para a propulsão, exceto dos flexores de dedos para melhor preensão no aro, adaptações, como revestimento emborrachado, podem facilitar a propulsão, mediante tenodese de punho e/ou apoio das regiões tenar e hipotenar da mão, e promover maior segurança. Adotar a forma correta de propulsão, além de reduzir a ocorrência de lesões, diminui o gasto energético envolvido na tarefa. É importante também que o treino de propulsão seja realizado em diferentes terrenos.

Metas
11. Prevenir lesões de membros superiores
12. Reduzir a dor nociceptiva no complexo cintura escapular – ombros

A incidência de dor e lesões ortopédicas em membros superiores é muito alta, já no primeiro ano de lesão, sendo maior na tetraplegia que na paraplegia.[45,46] Entender as principais causas de lesão (excesso de uso, alterações da biomecânica do ombro decorrentes de fraqueza dos músculos estabilizadores, alterações posturais e restrições de ADM) facilita a elaboração de orientações e exercícios. O programa de orientação envolve: explicar ao paciente as possíveis causas de lesão, para que ele participe da prevenção, ensinar as estratégias corretas de transferências e de propulsão da cadeira de rodas[47] e indicar exercícios domiciliares. O programa de exercícios engloba alongamento e fortalecimento. Em geral, os músculos trapézio (porção superior), peitoral (menor) e bíceps braquial são sobrecarregados e devem ser alongados regularmente. E para que se atinja a frequência necessária, o autoalongamento é incentivado. Além disso, os músculos estabilizadores do ombro (manguito rotador: supraespinal, infraespinal, redondo menor e subescapular) e da escápula (serrátil, romboides e trapézio inferior), o tríceps braquial e o grande dorsal (ainda que parcialmente ativo devido sua inervação de C6 a C8) precisam ser fortalecidos para melhorar a biomecânica dos ombros, especialmente durante o *"push-up"*, necessário para as transferências.

Meta
13. Reduzir a dor neuropática

A dor neuropática afeta 65%-85% das pessoas com lesão medular. Usualmente é descrita como queimação, choque elétrico ou tiro. Esta dor envolve mecanismos periféricos, espinais e/ou cerebrais e pode estar associada com alodinia ou hiperalgesia, ser unilateral ou bilateral e localizar-se no nível da lesão ou abaixo dela[28]. Geralmente, a dor no nível da lesão medular é referida no dermátomo correspondente ao nível neurológico ou nos dermátomos correspondentes a até três níveis abaixo do nível neurológico. Já a dor neuropática abaixo da lesão medular ocorre difusamente, mais de três dermátomos abaixo do nível neurológico.[48,49] Celik e colaboradores (2013) demonstraram que 30 minutos diários de estimulação elétrica transcutânea (TENS, frequência de 4 Hz, largura de pulso de 200 ms e amplitude de 50 mA), aplicada por 10 dias, complementaram o tratamento farmacológico da dor neuropática de sujeitos com lesão medular.[50] Corroborando esses achados, uma revisão sistemática, objetivando investigar os efeitos de intervenções não farmacológicas (dentre elas: estimulação elétrica transcraniana, estimulação magnética transcraniana, TENS, acupuntura e programa de exercícios) para o tratamento da dor neuropática e nociceptiva de pessoas com lesão medular, concluiu que não há evidências suficientes para afirmar que os tratamentos não farmacológicos são efetivos na redução da dor[51]. Ademais, existem poucos estudos de alta qualidade metodológica sobre tratamentos não farmacológicos para dor neuropática, o que dificulta a escolha da intervenção pelo fisioterapeuta.

Metas
14. Otimizar potenciais de recuperação
15. Prevenir complicações secundárias

Alguns estudos vêm mostrando a importância de estimular os segmentos, afetados pela lesão, como estratégia para melhorar aspectos de saúde e qualidade de vida, potencializar a funcionalidade das ZPPs[1,16] e otimizar, quando possível, processos de recuperação oriundos da plasticidade da medula espinal[52].

Nesse sentido, a aplicação de FES, nos músculos abaixo do nível da lesão, resultou em prevenção de atrofia muscular, melhora da saúde óssea e muscular e melhora das respostas cardiovasculares durante o repouso e o exercício. Dessa forma, o profissional deve considerar quais grupos musculares terão de ser trabalhados e as diretrizes para escolha dos parâmetros adequados a cada caso[53,54].

O ortostatismo e o treino locomotor também podem ser opções adequadas de intervenção, ainda que a postura ortostática e a marcha não sejam consideradas habilidades importantes ou, até mesmo, possíveis para indivíduos com tetraplegia completa. Quando o ortostatismo e o treino locomotor são realizados respeitando a segurança do paciente, benefícios, como alongamento muscular, adequação do tônus, estímulo sensorial, diminuição da perda de massa óssea e muscular, redução na ocorrência de hipotensão postural, melhora do funcionamento da bexiga e do intestino e melhora da capacidade respiratória, podem ser alcançados. E para que estas condutas sejam exequíveis, do ponto de vista prático, faz-se necessário o uso de tecnologia assistiva, como órteses, *standing table* e prancha ortostática, para o treino de ortostatismo, e esteira com suspensão parcial de peso e equipamentos robóticos, para o treino locomotor[55].

Cabe discorrer ainda sobre a terapia restauradora baseada em atividade (*Activity-Based Restorative Therapy* [ABRT]) ou terapia baseada em atividade (*Activity-Based Therapy* [ABT]), abordagens descritas no final da década de 90, que objetivam ativar os segmentos localizados abaixo do nível da lesão[56]. Estas terapias, em oposição às baseadas em compensações ou adaptações, que direcionavam a atenção somente aos segmentos localizados acima da lesão, compreendem um conjunto de intervenções multimodais que visam à recuperação de uma tarefa específica por meio da ativação do sistema neuromuscular acima e, sobretudo, abaixo do nível de lesão[57]. Assim, a maioria das ABTs está focada na recuperação motora e sensorial dos membros inferiores e o treino locomotor tem sido o foco principal das pesquisas. Jones e colaboradores (2014) sugeriram que a ABT tem potencial de promover a recuperação neurológica e melhorar a capacidade de caminhar em indivíduos com lesão medular crônica incompleta (C e D)[58]. Contudo, uma metanálise mostrou que as ABTs podem melhorar a independência e a habilidade funcional quando aplicadas aos membros superiores de pessoas com lesão medular, mas não são superiores às intervenções físicas convencionais quando aplicadas aos membros inferiores[59]. Dessa forma, ainda é necessário determinar para quais indivíduos a ABT trará benefícios clínicos significativos[58].

Além dos benefícios já citados, as metas e intervenções propostas aqui terão efeito conjunto e positivo na retomada das atividades sociais do paciente.

Referências

1. Kirshblum SC, Waring W, Biering-Sorensen F, Burns SP, Johansen M et al. Reference for the 2011 revision of the International Standards for Neurological Classification of Spinal Cord Injury. J Spinal Cord Med. 2011 Nov; 34(6):547-54.
2. Maynard FM, Bracken MB, Creasey G, Ditunno JF, Donovan WH et al. International Standards for Neurological and Functional Classification of Spinal Cord Injury. American Spinal Injury Association, Spinal Cord. 1997;35(5):266-74.
3. Craven BC, Morris AR. Modified Ashworth scale reliability for measurement of lower extremity spasticity among patients with SCI. Spinal Cord. 2010; doi:10.1038/sc.2009.107.
4. Rehabilitation Measures Database. Rehabilitation Institute of Chicago, Center for Rehabilitation Outcomes Research, Northwestern University - Feinberg School of Medicine - Department of Medical Social Sciences - Informatics group; Available from: http://www.rehabmeasures.org/default.aspx.
5. Boldt I, Eriks-Hoogland I, Brinkhof MW, de Bie R, Joggi D, von Elm E. Non-pharmacological interventions for chronic pain in people with spinal cord injury. Cochrane Database Syst Rev. 2014 Nov 28;(11):CD009177. doi: 10.1002/14651858.CD009177.pub2.
6. Lynch SM, Leahy P, Barker SP. Reliability of measurements obtained with a modified functional reach test in subjects with spinal cord injury. Physical Therapy. 1998 Feb;78(2):128-33.
7. Riberto M, Tavares DA Rimoli JR, Castineira CP, Dias RV, Franzoi AC et al. Validation of the Brazilian version of the Spinal Cord Independence Measure III. Arquivos de Neuro-Psiquiatria, 2014; 72: 439-44.
8. Andresen EM, Fouts BS, Romeis JC, Brownson CA. Performance of health-related quality-of-life instruments in a spinal cord injured population. Arch Phys Med Rehabil, 1999; 80: 877-84.
9. Jang Y, Hsieh C-L, Wang Y-H, Wu Y-H. A validity study of the WHOQOL-BREF assessment in persons with traumatic spinal cord injury. Arch Phys Med Rehabil 2004;85:1890.
10. Singh A, Tetreault L, Kalsi-Ryan S, Nouri A, Fehlings, MG. Global prevalence and incidence of traumatic spinal cord injury. Clin Epidemiol. 2014; 6: 309–331. Published online 2014 Sep 23.
11. Campos MF et al. Epidemiologia do traumatismo da coluna vertebral. Revista do Colégio Brasileiro de Cirurgiões. Rio de Janeiro, 2008; 35(2): 88-93.
12. D'andrea Greve, J. Traumatismos raquimedulares nos acidentes de trânsito e uso de equipamentos de segurança. Diag. & Tratam. São Paulo, 1997;2 (3):10-13.
13. Macciocchi SN, Seel RT, Thompson N, Byams R, Bowman B. Spinal cord injury and co-occurring traumatic brain injury: Assessment and incidence. Arch Phys Med Rehabil. 2008; 89:1350-57.
14. Ditunno JF, Cardenas DD, Formal C, Dalal K. Advances in the rehabilitation management of acute spinal cord injury. Handb Clin Neurol. 2012; 109:181-95. doi: 10.1016/B978-0-444-52137-8.00011-5. Review. PMID: 23098713.
15. Bergman SB, Yarkony GM, Stiens SA. Spinal cord injury rehabilitation. 2. Medical complications. Arch Phys Med Rehabil. 1997 Mar;78(3 Suppl):S53-8.
16. Unalan H, Uludag M, Akyuz M, Erhan B et al. ASIA-A Patients With Partial Preservation Versus Partial Recovery Dynamic Grading. Neurosurg Q Volume 18, Number 4, December 2008.
17. Celik EC, Erhan B, Lakse E. The clinical characteristics of neuropathic pain in patients with spinal cord injury. Spinal Cord. 2012 Aug;50(8):585-9. doi: 10.1038/sc.2012.26. Epub 2012 Mar 20.
18. Padula N, Costa M, Batista A, Gaspar R, Motta C, Palma G, Torriani-Pasin C. Long-term effects of an intensive interventional training program based on activities for individuals with spinal cord injury: a pilot study. Physiother Theory Pract. 2015;31(8):568-74.
19. Anderson K, Aito S, Atkins M, Biering-Sørensen F, Charlifue S, Curt Aet al. Functional Recovery Outcome Measures Work Group. Functional recovery measures for spinal cord injury: an evidence-based review for clinical practice and research. J Spinal Cord Med. 2008;31(2):133-44.
20. Pastre CB, Lobo AM, Oberg TD, Pithon KR, Yoneyama SM, Lima NM. Validation of the Brazilian version in Portuguese of the Thoracic-Lumbar Control Scale for spinal cord injury.Spinal Cord. 2011 Dec;49(12):1198-202. doi: 10.1038/sc.2011.86. Epub. 2011 Oct 18.
21. Lin M-R, Hwang H-F, Chen C-Y, Chiu W-T. Comparisons of the Brief Form of the World Health Organization Quality of Life and Short Form-36 for Persons with Spinal Cord Injuries. Am J Phys Med Rehabil. 2007; 86:104-13.
22. Wolf AC, Tate RL, Lannin NA, Middleton J, Lane-Brown A, Cameron ID. The World Health Organization Disability Assessment Scale, WHODAS II: reliability and validity in the measurement of activity and participation in a spinal cord injury population. J Rehabil Med. 2012 Sep;44(9):747-55. doi: 10.2340/16501977-1016.
23. Biering-Sørensen F, Scheuringer M, Baumberger M, Charlifue SW, Post MW, Montero F et al. Developing core sets for persons with spinal cord injuries based on the International Classification

of Functioning, Disability and Health as a way to specify functioning. Spinal Cord. 2006 Sep;44(9):541-6.
24. Kirchberger I, Cieza A, Biering-Sørensen F, Baumberger M, Charlifue S, Post MWet al. ICF Core Sets for individuals with spinal cord injury in the early post-acute context. Spinal Cord. 2010 Apr;48(4):297-304. doi: 10.1038/sc.2009.128. Epub 2009 Sep 29.
25. Strommen JA. Management of spasticity from spinal cord dysfunction. Neurol Clin 2013; 31(1):269-86.
26. Tweedy SM, Beckman EM, Geraghty TJ, Theisen D, Perret C, Harvey LA, Vanlandewijck YC. Exercise and sports science Australia (ESSA) position statement on exercise and spinal cord injury. J Sci Med Sport. 2017 Feb;20(2):108-115. doi: 10.1016/j.jsams.2016.02.001. Epub 2016 Mar 9. Review.
27. Harvey LA. Physiotherapy rehabilitation for people with spinal cord injuries. J Physiother. 2016 Jan;62(1):4-11. doi: 10.1016/j.jphys.2015.11.004. Epub 2015 Dec 12.
28. Harvey LA, Glinsky JV and Bowden JL. The effectiveness of 22 commonly administered physiotherapy interventions for people with spinal cord injury: a systematic review. Spinal Cord. 2016 Nov;54(11):914-23. doi: 10.1038/sc.2016.95. Epub 2016 Jun 28.
29. Weaver LC, Fleming JC, Mathias CJ, Krassioukov AV. Disordered cardiovascular control after spinal cord injury. Handb Clin Neurol. 2012;109: 213-33. doi: 10.1016/B978-0-444-52137-8.00013-9. Review.
30. Sisto SA, Evans N. Activity and Fitness in Spinal Cord Injury: Review and Update. Curr Phys Med Rehabil Rep (2014) 2:147-57. DOI 10.1007/s40141-014-0057-y.
31. Evans N, Wingo B, Sasso E, Hicks A, Gorgey AS, Harness E. Exercise Recommendations and Considerations for Persons With Spinal Cord Injury. Arch Phys Med Rehabil. 2015 Sep;96(9):1749-50. doi: 10.1016/j.apmr.2015.02.005. Epub 2015 Jul 18.
32. Paulson TA, Bishop NC, Leicht CA, Goosey-Tolfrey VL. Perceived exertion as a tool to self-regulate exercise in individuals with tetraplegia. Eur J Appl Physiol. 2013 Jan;113(1):201-9. doi: 10.1007/s00421-012-2426-5. Epub 2012 May 29.
33. The Consensus Committee of the American Autonomic Society and the American Academy of Neurology. Consensus statement on the definition of orthostatic hypotension, pure autonomic failure, and multiple system atrophy. Neurology. 1996; 46:1470. [PubMed: 8628505]
34. Sidorov EV, Townson AF, Dvorak MF, Kwon BK, Steves J, Krassioukov A. Orthostatic hypotension in the first month following spinal cord injury. Spinal Cord 2007; 46: 65-9.
35. Illman A, Stiller K, Williams M. The prevalence of orthostatic hypotension during physiotherapy treatment in patients with an acute spinal cord injury. Spinal Cord. 2000; 38:741–7. [PubMed: 11175374].
36. Krassioukov A, Eng JJ, Warburton DE, Teasell R, Spinal Cord Injury Rehabilitation Evidence Research Team. A Systematic Review of the Management of Orthostatic Hypotension Following Spinal Cord Injury. Arch Phys Med Rehabil. 2009 May;90(5):876-85.
37. Gillis DJ, Wouda M, Hjeltnes N. Non-pharmacological management of orthostatic hypotension after spinal cord injury: a critical review of the literature. Spinal Cord. 2008 Oct;46(10):652-9.
38. Wecht JM, Bauman WA. Implication of altered autonomic control for orthostatic tolerance in SCI. Auton Neurosci. 2017 May 3. pii: S1566-0702(17)30107-8.
39. Shen, D, Huang H, Yuan, H, Zhang Xu, Li M. Clinical treatment of Orthostatic Hypotension after Spinal Cord Injury with Standing Training Coupled with a Remote Monitoring System. Med Sci Monit. 2014; 20: 2767-75. Published online 2014 Dec 22.
40. Ditunno JF, Cardenas DD, Formal C, Dalal K. Advances in the rehabilitation management of acute spinal cord injury. Handb Clin Neurol. 2012; 109:181-95.
41. Harkema SJ, Ferreira CK, van den Brand RJ, Krassioukov AV. Improvements in orthostatic instability with stand locomotor training in individuals with spinal cord injury. J Neurotrauma. 2008 Dec;25(12):1467-75.
42. Kirshblum SC, Priebe MM, Ho CH, Scelza WM, Chiodo AE, Wuermser LA. Rehabilitation Phase After Acute Spinal Cord Injury. Arch Phys Med Rehabil Vol 88, Suppl 1, March 2007 (35).

43. Harvey L. Management of spinal cord injuries: a guide for physiotherapists, New York, NY, Butterworth-Heinemann, 2008.
44. Gagnon DH, Roy A, Gabison S, Duclos C, Verrier MC, Nadeau S. Effects of Seated Postural Stability and Trunk and Upper Extremity Strength on Performance during Manual Wheelchair Propulsion Tests in Individuals with Spinal Cord Injury: An Exploratory Study. Rehabil Res Pract. 2016. DOI: 2016/ 6842324.
45. Salisbury SK1, Choy NL, Nitz J. Shoulder pain, range of motion, and functional motor skills after acute tetraplegia. Arch Phys Med Rehabil. 2003 Oct;84(10):1480-5.
46. Mateo S, Roby-Brami A, Reilly KT, Rossetti Y, Collet C, Rode G. Upper limb kinematics after cervical spinal cord injury: a review. J Neuroeng Rehabil. 2015 Jan 30;12:9. DOI: 10.1186/1743-0003-12-9.
47. Moon Y, Jayaraman C, Hsu IM, Rice IM, Hsiao-Wecksler ET, Sosnoff JJ. Variability of peak shoulder force during wheelchair propulsion in manual wheelchair users with and without shoulder pain. Clin Biomech (Bristol, Avon). 2013 Nov-Dec;28(9-10):967-72. doi: 10.1016/j.clinbiomech.2013.10.004. Epub 2013 Oct 12.
48. Widerström-Noga E, Biering-Sørensen F, Bryce T, Cardenas DD, Finnerup NB, Jensen MP et al. The international spinal cord injury pain basic data set. Spinal Cord 2008; 46:818-23.
49. Widerström-Noga EG, Finnerup NB, Siddall PJ. Biopsychosocial perspective on a mechanisms-based approach to assessment and treatment of pain following spinal cord injury. Journal of Rehabilitation Research and Development 2009; 46:1.
50. Celik EC, Erhan B, Gunduz B, Lakse E. The effect of low-frequency TENS in the treatment of neuropathic pain in patients with spinal cord injury. Spinal Cord. 2013 Apr;51(4):334-7. DOI: 10.1038/sc.2012.159. Epub 2013 Jan 8.
51. Boldt I, Eriks-Hoogland I, Brinkhof MW, de Bie R, Joggi D, von Elm E. Non-pharmacological interventions for chronic pain in people with spinal cord injury. Cochrane Database Syst Rev. 2014 Nov 28;(11):CD009177. DOI: 10.1002/14651858.CD009177.pub2.
52. Stephen M. Onifer, George M. Smith, Karim Fouad. Plasticity After Spinal Cord Injury: Relevance to Recovery and Approaches to Facilitate It. Neurotherapeutics. 2011 Apr; 8(2): 283–293. Published online 2011 Mar 8. DOI: 10.1007/s13311-011-0034-4
53. Sadowsky CL, Hammond ER, Strohl AB, Commean PK, Eby SA, Damiano DLet al. Lower extremity functional electrical stimulation cycling promotes physical and functional recovery in chronic spinal cord injury J Spinal Cord Med. 2013 Nov;36(6):623-31. doi: 10.1179/2045772313Y.0000000101. Epub 2013 Mar 20.
54. Hamid S, Hayek H. Role of electrical stimulation for rehabilitation and regeneration after spinal cord injury: an overview. Eur Spine J (2008) 17:1256-69.
55. Dietz, V. Body weight supported gait training: from laboratory to clinical setting. Brain Res Bull. 2009 Jan 15;78(1):I-VI. DOI: 10.1016/S0361-9230(08)00410-3. Review.
56. Sadowsky CL, McDonald JW. Activity-based restorative therapies: concepts and applications in spinal cord injury-related neurorehabilitation. Dev Disabil Res Rev. 2009;15(2):112-6. DOI: 10.1002/ddrr.61.
57. Lorenz D, Datta S, Harkema S. Longitudinal patterns of functional recovery in patients with incomplete spinal cord injury receiving activity-based rehabilitation. Archives of Physical Medicine and Rehabilitation. 2012; 93, 1541-52.
58. Jones ML, Evans N, Tefertiller C, Backus D, Sweatman M, Tansey K, Morrison S. Activity-based therapy for recovery of walking in individuals with chronic spinal cord injury: results from a randomized clinical trial. Arch Phys Med Rehabil. 2014 Dec;95(12):2239-46.e2. DOI: 10.1016/j.apmr.2014.07.400. Epub 2014 Aug 4.
59. Quel de Oliveira C, Refshauge K, Middleton J, de Jong L, Davis GM. Effects of Activity-Based Therapy Interventions on Mobility, Independence, and Quality of Life for People with Spinal Cord Injuries: A Systematic Review and Meta-Analysis. J Neurotrauma. 2017 May 1;34(9):1726-1743. DOI: 10.1089/neu.2016.4558. Epub 2016 Dec 20.

Mielomeningocele

CAPÍTULO 19

Renata Viana Brígido de Moura Jucá
Cyntia Rogeande Jesus Alves de Baptista
Carlos Eduardo Barros Jucá

Observação: palavras e expressões listadas no Glossário do capítulo estão destacadas no texto com um asterisco.

APRESENTAÇÃO DO CASO CLÍNICO

Mulher de 26 anos procedente de bairro de classe média, primigesta na 20ª semana de gestação, compareceu ao consultório de neurocirurgião pediátrico devido à alteração na ultrassonografia morfológica de rotina, que demonstrou defeito de fechamento do tubo neural compatível com mielomeningocele (MMC)* lombossacra. A gestante habita em casa com condições hidrossanitárias adequadas. Não há antecedentes familiares conhecidos de malformações fetais. A gestação não foi planejada e a primeira consulta de acompanhamento pré-natal foi realizada já na sétima semana de idade gestacional.

O neurocirurgião avaliou o exame e confirmou a detecção da anomalia. Tranquilizou a mãe quanto à não existência de aumento da probabilidade de perda da gestação e esclareceu que os maiores riscos para a criança se referiam ao prejuízo da movimentação dos membros inferiores, ao controle da bexiga urinária e à possibilidade de desenvolvimento de hidrocefalia*, entidade que acompanha a maioria dos casos de mielomeningocele.

A gestação seguiu normalmente e o parto aconteceu via cesariana na 38ª semana de gestação, sem intercorrências. Ao nascimento, a criança, de sexo feminino, apresentava boa vitalidade, Apgar 9/10, padrão respiratório e frequência cardíaca adequados. A movimentação proximal dos membros inferiores estava preservada, mas não se percebia função motora distal nos membros inferiores, e os pés aduzidos apresentavam deformidade em supino bilateralmente. Na região dorsal lombar havia lesão avermelhada compatível com placódio aberto de mielomeningocele, com fina camada de tecido friável cobrindo a lesão. Notava-se ainda extravasamento de líquido límpido pela lesão, que foi imediatamente recoberta por curativo.

No dia seguinte ao nascimento, a criança foi operada para tratamento cirúrgico da Mielomeningocele (MMC). A cirurgia consistiu na dissecção do placódio e no seu fechamento com pontos de sutura. Em seguida, houve o fechamento dos planos de dura-máter, muscular, subcutâneo e cutâneo, sob microscopia e com tentativa de preservação das raízes nervosas. O ato operatório não teve intercorrências e a criança teve alta da UTI neonatal com três dias de vida. Na enfermaria, mantinha o padrão inicialmente verificado de ausência de movimentação dos membros inferiores. Como a evolução clínica geral se mostrou adequada, com boa interação do binômio mãe-bebê e amamentação efetiva, houve alta para domicílio no sexto dia de vida.

Ao completar um mês de vida, mãe e bebê compareceram novamente ao consultório do neurocirurgião pediátrico para reavaliação. A criança apresentava então aparente aumento do tamanho da cabeça (macrocrania), e a medida do Perímetro Craniano (PC) confirmou esta impressão, situando-se acima do percentil 98. A fontanela anterior estava abaulada e tensa, as suturas coronal e sagital estavam disjuntas. O olhar da criança tendia a estar desviado para baixo (sinal "olhar do sol poente").

Em seguida a esta avaliação, a paciente foi encaminhada para nova internação. No hospital, uma Tomografia Computadorizada (TC) de crânio demonstrou ventrículos dilatados com sinais de hipertensão intracraniana. Foi tomada decisão por realizar tratamento cirúrgico da hidrocefalia com Derivação Ventriculoperitoneal (DVP)*. Esta cirurgia também transcorreu sem complicações e a criança foi novamente liberada para casa três dias após a DVP, com fontanela normotensa, ativa, reativa e sem desvio do olhar.

Desde a alta hospitalar, o médico encaminhou a bebê para a Fisioterapia, no serviço de intervenção precoce da cidade. A mãe trouxe a bebê para avaliação com 3 meses, que foi avaliada e inserida para tratamento. Durante a avaliação, a criança mostrou-se calma, interativa, com bom controle cervical, boa movimentação ativa e espontânea de membros superiores, apresentando alcance de objetos. Na posição prona, não apresentou movimentação de membros inferiores. A hipotonia de membros inferiores foi confirmada pela manobra de rechaço* e ângulo poplíteo*. O reflexo tônico cervical assimétrico, esperado para a idade, ocorreu sem a participação dos membros inferiores. Ao longo dos atendimentos, percebeu-se movimentação ativa e antigravitacional de flexão de quadril, extensão e flexão de joelhos, coerente com o nível medular L3/L4. A criança apresentou sustento cefálico aos 7 meses, sentou sem apoio aos 11 meses, e não rolou.

Após um ano e nove meses em tratamento no ambulatório de Fisioterapia, em duas sessões semanais, a criança evoluiu bem. Com a aproximação do segundo aniversário da filha, a mãe questionou o prognóstico de marcha da criança, relatando que, devido à grande dependência da criança, preocupa-se com a entrada dela na escola pela provável dificuldade de adaptação. A mãe reporta que a criança é tímida, e resiste à interação com as outras crianças durante as brincadeiras. Além disso, a mãe relata que a criança é dependente para alimentação, vestir-se e locomover-se. A mãe ainda não voltou a trabalhar, dependendo financeiramente do pai da criança e de familiares, além dos benefícios do governo.

Atualmente a criança apresenta bom controle de tronco sentada, boa força em membros superiores, puxando-se para em pé e permanecendo nesta postura com o uso de órteses longas e apoio. Mantém déficit de sensibilidade e arreflexia profunda em MMII. Devido à fraqueza dos músculos extensores de joelho, a criança tem dificuldade de realizar a fase de apoio da marcha e oscilar o membro inferior contralateral de forma dissociada, mesmo com apoio.

A Figura 19.1 apresenta a evolução clínica temporal da criança de forma esquemática.

GLOSSÁRIO

Ângulo poplíteo: a partir do mesmo posicionamento da manobra de rechaço, flexiona-se uma perna por vez, estendendo a outra perna com a mão, observando-se o ângulo obtido[3].

Derivação Ventriculoperitoneal (DVP): tratamento cirúrgico mais comumente indicado para hidrocefalia com hipertensão intracraniana. O procedimento consiste em implantar um cateter para drenar o excesso de líquido cefalorraquidiano do IV ventrículo para a cavidade abdominal[1].

Hidrocefalia: acúmulo de líquido cefalorraquidiano dentro dos ventrículos ou espaço subaracnóideo, devido à estenose do aqueduto ou obstrução das vias de saída de liquor do IV ventrículo. Comumente associada à MMC, pode gerar hipertensão intracraniana, sendo necessário tratamento cirúrgico[1].

Manobra de rechaço: com o bebê em decúbito dorsal e a pelve apoiada, segura-se os MMII fletidos sobre o abdome; ao soltá-los deve haver movimento simétrico em extensão[3].

Mielomeningocele (MMC): é a forma mais comum de disrafismos espinal aberto, por defeito no fechamento do tubo neural, que resulta numa malformação cística posterior, expondo medula, meninges e raízes nervosas[1].

Placódio: porção aberta do tubo neural, envolta pela membrana aracnoide e fixada a tecido epitelial displásico, que não se fechou por defeito na neurulação primária durante a embriogênese [2].

> **Questões para discussão**
> 1. Com base na condição de saúde da paciente, quais fatores contribuem para a limitação das atividades dessa criança?

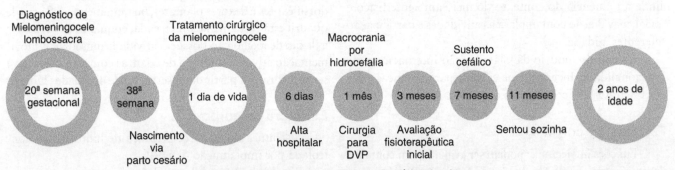

Figura 19.1. Linha do tempo da evolução clínica da criança.

2. Quais as intervenções mais adequadas para este nível de comprometimento motor de mielomeningocele (nível medular L3-L4)?
3. Quais possíveis complicações podem interferir na fisioterapia?
4. Quais possíveis procedimentos médicos e cirurgias podem ser indicados para a criança?
5. Qual o prognóstico da reabilitação fisioterapêutica?
6. Como os fatores contextuais podem influenciar os resultados esperados?

OBJETIVOS

- Reconhecer os padrões de alteração de funcionalidade nas crianças com nível medular L3-L4 de MMC.
- Descrever um plano de tratamento fisioterapêutico adequado para pacientes com MMC lombossacra.
- Estabelecer critérios para avaliar a resposta à intervenção durante as sessões de fisioterapia.
- Descrever ferramentas de avaliação da funcionalidade confiáveis para reconhecer a efetividade da intervenção proposta em curto prazo.
- Apresentar estratégias de atuação interprofissional para os cuidados da criança com MMC.

AVALIAÇÃO E DIAGNÓSTICO DA FUNCIONALIDADE

Antes de qualquer estratégia de avaliação ou intervenção fisioterapêutica, o profissional deverá obter informações no prontuário da paciente, incluindo medicações, exames complementares e anotações da equipe multiprofissional. Deve ser dada atenção a qualquer indicação de restrição de atividade e de mobilidade.

A avaliação de crianças com MMC deve ser voltada não apenas para as alterações de estrutura e função resultantes da lesão medular congênita (como tônus anormal, alterações de movimento, contraturas articulares), mas também para minimizar a incapacidade da criança para potencializar sua funcionalidade. Levando em consideração as condições da doença e os fatores pessoais da criança, e ainda a influência do contexto do meio ambiente físico e social, a avaliação contemplará as atividades e participação referentes à idade.

Dentro do modelo da Classificação Internacional de Funcionalidade, Incapacidade e Saúde para Crianças e Jovens (CIF-CJ), os constructos contemplados são:

Funções do corpo

Funções intelectuais: podem ser avaliadas em contexto da função social pelo Inventário de Avaliação Pediátrica de Disfunções (*Pediatric Evaluation of Disability Inventory* [PEDI]), distribuídos em: compreensão funcional, verbalização, resolução de problemas, brincar, autoinformação, participação na rotina doméstica ou comunidade e noção de autoproteção [4,5]. Nas crianças com hidrocefalia, quando tratadas adequadamente, a hipertensão intracraniana não prejudica as funções neurológicas. A criança apresenta adequada cognição.

Funções mentais da linguagem: comunicação oral. Também pode ser avaliada pela PEDI[5]. Com a idade atual (2 anos), a criança vocaliza algumas palavras, conseguindo comunicar seus desejos.

Sensibilidades superficiais e profundas: a criança não possui sensibilidade tátil, térmica, dolorosa e proprioceptiva nos membros inferiores, a partir do nível das coxas. Testes sensoriais e perceptivos em crianças são difíceis de realizar, principalmente no que concerne à sensibilidade proprioceptiva [6]. A interpretação dos resultados deve ser feita com cautela, por exemplo, considerando que um estímulo nociceptivo em um dermátomo acometido pode evocar resposta de retirada, por se tratar de um circuito medular que esteja íntegro, sem, no entanto, garantir que a sensação dolorosa ascendeu aos níveis supramedulares e foi percebida conscientemente. O examinador deve procurar indícios de que a criança percebeu o estímulo e por vezes, tentou usar partes intactas do corpo para afastar o estímulo sensorial desagradável.

Mobilidade das articulações: avaliada por goniometria, a criança não apresentou alterações na Amplitude de Movimento (ADM) passiva de membros inferiores ou superiores, exceto a restrição para extensão de quadril (leve flexão de 10 graus) [7]. Este último achado é compatível com o nível de preservação muscular típico de MMC com função dos segmentos L3 e L4, no qual a atividade preservada dos grupos musculares flexores não é contrabalançada pelos seus antagonistas (extensores de quadril). Esta condição resulta na propensão a encurtamentos e deformidades em flexão de quadril, com impacto negativo sobre as aquisições de ortostatismo e marcha[8].

Tônus muscular: há hipotonia de membros inferiores, avaliada por movimentação passiva.

Controle de movimentos voluntários: há ausência de movimentação ativa para os segmentos corporais relacionados aos grupos musculares extensores de quadril, dorsiflexores e flexores plantares, bilateralmente. A flexão de quadril está plenamente preservada, enquanto a extensão e a flexão de joelho não possuem atividade muscular. A movimentação ativa e voluntária de crianças com essa idade deve ser mensurada a partir da observação de atividades lúdicas.

Estrutura do corpo

Estrutura do cérebro: presença de hidrocefalia, controlada por implantação de DVP.

Estrutura da medula: mielomeningocele.

Atividades e participação

Manter a posição do corpo: a criança apresenta bom controle de tronco sentada.

Andar: a marcha dessa criança será viabilizada com indicação adequada de órteses. Por enquanto esta função ainda não foi adquirida.

Deslocar-se por diferentes locais: a mãe relata que a criança se locomove em casa arrastando-se com os membros superiores. Em distâncias maiores e ambientes externos, a mãe a carrega nos braços.

Cuidados relacionados com os processos de excreção: pode-se avaliar por meio aplicação da Medida de Independência Funcional para crianças (versão brasileira da Wee-FIM) [9]. A criança ainda não apresenta controle esfincteriano, necessitando de auxílio para se limpar e se vestir, o que é esperado para a idade.

Comer: para graduar a independência para alimentação também é utilizada a Wee-FIM [9]. A mãe informou que a paciente é capaz de levar acolher à boca, sem adaptações, com alimentos já cortados, necessitando de supervisão para a alimentação completa.

Interações interpessoais básicas: a criança tem comportamento social adequado com outras crianças de sua idade. Apresenta estranhamento com outros membros da família que não os pais e vizinhos. Gosta de brincar, mas pela restrição de mobilidade prefere brincadeiras manuais, que pode realizar sentada, como bater dois objetos.

Relações familiares: a criança mantém bom relacionamento com os pais.

Fatores ambientais

Produtos e tecnologias para uso pessoal na vida diária: a mãe relata que a criança não tem dispositivos para adaptação, negando a necessidade de brinquedos adaptados no lazer.

Produtos e tecnologia para mobilidade e o transporte pessoal em ambientes internos e externos: a criança deverá iniciar uso de órteses de posicionamento para as deformidades em varo dos pés [8]. (calha de posicionamento) e na fase pré-deambulação deve ser prescrito tutor longo (Knee Ankle Foot Orthosis [KAFO]) com travas na altura do joelho bilateralmente e andador posterior, a fim de ambientar o paciente ao ortostatismo, suporte de peso e marcha, embora a marcha propriamente dita seja alcançada tardiamente nessa população [10]. É importante que haja a avaliação detalhada da necessidade de indicação de uma cadeira de rodas para ambientes externos, uma vez que a mãe precisa carregar a criança nos braços por longas distâncias.

Família imediata: a mãe relata que há um bom convívio com o pai e os demais familiares.

Atitudes sociais: a mãe afirma que a criança compreende quando é repreendida por atitudes erradas, como não fazer determinada atividade, mas é temperamental e chora quando é contrariada.

Serviços, sistemas e políticas de saúde. ela realiza fisioterapia duas vezes na semana em um núcleo de tratamento e intervenção precoce vinculado a uma universidade pública, onde também é acompanhada por neuropediatra a cada seis meses e, no hospital, retorna ao neurocirurgião a cada 3 meses.

Fatores pessoais

A criança de 2 anos, é atenta e curiosa, mas mostra-se tímida com desconhecidos, o que atrapalha o convívio com outras crianças.

RECURSOS DIAGNÓSTICOS PROPOSTOS

Recurso	O que avalia?	Como avalia?
Escala de Denver II	Desenvolvimento neuropsicomotor	É um teste de triagem do desenvolvimento infantil de 0 a 6 anos, para detectar possíveis retardos desenvolvimentais ao comparar as faixas etárias nas áreas pessoal social, linguagem, motricidade fina e grosseira. O teste tem mapeadas em um gráfico todas as atividades a serem testadas durante a sessão ou relato dos pais, distribuídas de acordo com a faixa etária. Traça-se uma linha perpendicular à idade cronológica da criança, e marca-se em cada um dos itens à esquerda: P- passou, F- falhou/ NO - sem oportunidade/ R- recusa. Por fim, classifica-se a criança em "normal" ou "de risco" [11].
Goniometria	Mensura as amplitudes de movimento	A amplitude de movimento passivo é avaliada em posições padronizadas para cada segmento corporal (para maior detalhamento, consultar literatura especializada – Marques et al. 2000 [7]).
Wee-FIM (Medida de independência funcional para crianças)	Independência funcional	Trata-se da versão pediátrica da Medida de Independência Funcional (MIF). Por meio de questionário estruturado para pais ou cuidadores, avalia o desempenho funcional da criança de 6 meses a 7 anos nos domínios: autocuidado, mobilidade e cognição [9,12].

Recurso	O que avalia?	Como avalia?
PEDi (*Pediatric Evaluation of Disability inventory*)	Desempenho funcional	Detalha mudanças longitudinais em três áreas funcionais: autocuidado, mobilidade e função social. Parte I – ambiente doméstico, durante atividades e tarefas cotidianas. Parte II – ajuda fornecida pelo cuidador, avaliada pela realização de tarefas funcionais nas mesmas áreas. Parte III – modificação no ambiente que facilite a execução/desempenho da criança em quatro categorias: nenhuma, centrada na criança, de reabilitação ou extensiva. A pontuação é obtida em duas formas: *Escore bruto* - somatória dos pontos obtidos nas partes I e II. *Escore normativo* - resultado da conversão do escore bruto de acordo com a idade da criança, onde 50 é a pontuação média, e entre 30 e 70 é considerado dentro da normalidade[5].

Quadro 19.1 Resumo da avaliação do caso clínico segundo a Classificação Internacional de Funcionalidade, Incapacidade e Saúde (CIF) e Saúde para Crianças e Jovens com Paralisia Cerebral (CIF JF-PC).

	Funções e estruturas do corpo	Limitações de atividades	Restrição na participação
Perspectiva da mãe da paciente		Dependência para alimentar-se, vestir-se	Dificuldades para brincar com outras crianças
		Dependência para locomover-se	Mãe receia dificuldades na adaptação da criança à escola
Perspectiva do fisioterapeuta	Redução de força muscular em MMII e tronco inferior	Dificuldade para ortostatismo independente	
	Hipotonia muscular	Ausência de marcha independente	

Fatores contextuais

Pessoais

- Sexo feminino
- 2 anos
- Tímida
- Atenta

Ambientais

- Profissionais de saúde (equipe multidisciplinar)
- Serviços, sistemas e políticas de saúde
- Família imediata colabora com o tratamento e ajuda financeiramente.
- Recebimento de benefícios governamentais
- Mãe usuária de transporte público

Baseado em tradução livre de esquema publicado em Rundell SD, Davenport TE, Wagner T. Physical Therapist Management of Acute and Chronic Low Back Pain Using the World Health Organization's International Classification of Functioning, Disability and Health. Phys Ther [Internet]. 2009 Jan 1; 89(1):82–90. Available from: http://ptjournal.apta.org/cgi/doi/10.2522/ptj.20080113

METAS E INTERVENÇÕES

Os objetivos do tratamento fisioterapêutico devem buscar minimizar a incapacidade, ou seja, ter abordagens funcionais, como treino de habilidades que sejam úteis, ajudem a alcançar a independência da criança, permitam-na aprender habilidades mais complexas, viver em um ambiente menos restritivo e ser cuidada mais facilmente pela família[13].

As sessões de fisioterapia iniciadas aos 3 meses de idade tiveram como metas gerais prevenir atrasos no desenvolvimento neuromotor e orientar cuidadora e familiares a respeito da estimulação neuropsicomotora e prevenção do avanço de deformidades. Neste sentido, exemplos de metas e condutas adequadas são listados a seguir.

Metas
1. Controlar a cervical e a cintura escapular
2. Aumentar movimentação espontânea de membros inferiores

Na fase inicial, a ênfase dos atendimentos foi o treino de controle cervical da criança, encorajando a sequência do desenvolvimento motor (cefalocaudal e próximo-distal), e evocando as coordenações sensoriomotoras visuocefálica, audiocefálica, bucomanual, reações de endireitamento cervical e corporal, a fim de promover movimentos ativos de flexão, extensão e rotação[1].

O treino era iniciado em decúbito dorsal, plano inclinado estável (uso de cunha) e posteriormente em plano horizontal instável (tábua/ prancha de equilíbrio). Para finalizar a postura, o bebê era tracionado para sentar com apoio proximal várias vezes, a fim de exercitar a musculatura flexora cervical e de tronco.

O decúbito ventral, além de ser útil para alongar a musculatura retraída, de flexores de quadril, é uma excelente postura para estimular ativação dos extensores cervicais durante o "brincar", promovendo recrutamento da musculatura de membros superiores para atividades de sustentar o peso da cabeça e cintura escapular sobre os membros superiores, arrastar, engatinhar, transpor obstáculos, tracionar-se para quatro apoios e para a posição ajoelhada[1].

A movimentação ativa de membros inferiores foi encorajada, considerando que haviam movimentos proximais (flexores de quadril e extensores de joelho) [14], ao estimular chutes e alcance de objetos com os membros inferiores. Além disso, foi demonstrado em bebês saudáveis que a movimentação espontânea de membros inferiores é afetada pelo formato das fraldas [15]. Por exemplo, formatos mais estreitos ou até mesmo a ausência delas permite maior movimentação espontânea de membros inferiores quando comparados a fraldas de formato alargado [15]. Neste sentido, os pais podem ser orientados, pois é possível que bebês com mielomeningocele se beneficiem de períodos sem fraldas ou mesmo com fraldas estreitas, a fim de preservar e estimular a movimentação de membros inferiores remanescente.

Inicialmente, tal exercício era realizado em plano inclinado, de modo que a cintura pélvica permanecesse elevada e permitisse ao paciente visualizar seus membros inferiores. Nesta posição, objetos de diferentes texturas eram colocados em contato com o abdômen, a cintura pélvica e os membros inferiores, para estimulação.

Metas
3. Adquirir o sentar independente
4. Mudar de decúbito

Do 5º mês ao 1º ano, aproximadamente, as condutas implementadas nos atendimentos de fisioterapia focalizaram a aquisição da postura sentada, considerando que o alinhamento do tronco e o apoio isquiático necessitavam de forças externas ao corpo para se manter.

Após aquisição do controle cervical, deu-se início ao treinamento das reações de equilíbrio na postura sentada associado à ativação de abdominais e extensores de tronco, facilitando o controle de tronco e a postura sentada independente, que foi possível aos 11 meses da criança [1].

Manuseios em decúbito dorsal buscam o máximo de recrutamento da musculatura abdominal, com exercícios ativos de rotação, por meio dos rolamentos e do sentar ativo a partir do plano inclinado (cunha).

O treino para sentar a partir da posição dorsal, lateral ou ventral, mantê-la e desenvolver as reações de proteção anterior, lateral, posterior, associado a atividades de motricidade fina, cumpre a dupla função de fortalecer os grupos musculares com inervação intacta e facilitar a exploração do ambiente por parte da criança.

Manuseios em decúbito lateral permitiram a realização de atividades lúdicas de alcance e preensão, enfatizando a coordenação sensoriomotora bucomanual e os rolamentos.

Na postura de decúbito ventral, o treino de controle cervical enfatiza a extensão (até alinhar-se com o tronco) e rotação em superfície estável enquanto o treino de movimentação ativa encoraja o rolar e a retirada de um dos membros superiores sob o tronco, por meio de contrapeso em hemicorpo contralateral.

Metas
5. Adotar e manter postura ortostática
6. Melhorar alinhamento postural

O treino para adotar e manter a posição ortostática incluiu estimulação dos comportamentos de tracionar-se com auxílio dos membros superiores, a fim de alcançar o ortostatismo com apoio e posição plantígrada. Os pés equino-varos, como é o caso do paciente em questão, exigem medidas desde os primeiros dias de vida. Técnicas de posicionamento, exercícios de amplitude de movimento, as talas de posicionamento, órteses suropodálicas podem garantir o melhor alinhamento dos pés [16]. Além disso, para manter a posição de pé, um par de lonas extensoras foi usado nas atividades. A mãe foi encorajada a realizar em domicílio o mesmo procedimento, porém com uma calha de polipropileno, a fim de garantir adequada abdução de membros inferiores (30 graus).

A partir dos 9 meses de idade, o ortostatismo foi realizado em domicílio, utilizando um *parapodium* ajustável e os objetivos da sessão de fisioterapia tiveram seu foco nas atividades de locomoção e transferência adaptadas (arrastar-se, tracionar e propulsionar o corpo em decúbito ventral e sentado) [1]. Em pé, enfatizou-se o adotar, manter e realizar movimentos multidirecionais de membros superiores.

A postura ortostática foi utilizada para o alinhamento postural global da criança, por algumas horas diárias na prancha ortostática ou com o uso de órteses longas, que além de estimular a tomada de peso em MMII para estimular a mineralização óssea, evita a osteopenia [17]. Estudos indicam que a criança cm MMC já apresenta menor desenvolvimento osteomuscular comparado a crianças típicas ao final do primeiro ano de vida, e a prática do ortostatismo com suporte associada a marcha em esteira melhora a mineralização óssea, prevenindo a osteopenia [17,18]. Pode-se também, nesse período, propor atividades bimanuais de alcance, jogos que requerem arremesso de objetos. As atividades propostas, por exigirem que a criança controle seu tronco diante dos deslocamentos dos membros superiores, acabam por gerar balanços e lateralização de tronco. Tais procedimentos promovem tanto a distribuição simétrica de carga em membros inferiores quanto descargas alternadas, que são importantes para a aquisição da marcha independente.

Metas
7. Melhora da força muscular proximal dos membros inferiores
8. Melhorar resistência muscular

Exercícios com a criança em postura ajoelhada, ou semiajoelhada (ou postura de "cavalheiro") com uma mesa à frente para atividades bimanuais, treinam o controle muscular do quadril, seja por mecanismos passivos (trava mecânica de quadril) ou por mecanismos ativos (músculos abdominais inferiores e resquícios de contração dos músculos extensores de quadril).

O treino de "engatinhar", assistido pelo terapeuta, poderá ser feito não com o intuito de contemplar essa etapa do desenvolvimento neuropsicomotor, mas para fortalecer a musculatura de flexores e extensores de quadril, treinar a reciprocidade e dissociação de cinturas escapular e pélvica, tão importantes para aquisição da marcha.

Treinos de transferência, como levantar e sentar, com apoio distal para fixação dos pés, também podem fazer parte do plano de fortalecimento muscular proximal dos membros inferiores.

O treinamento dessas atividades, quando realizados com repetições, variando aos contextos lúdicos, para que a criança sinta-se motivada, melhora a resistência muscular e acaba por influenciar a melhora do tônus.

Meta
9. Andar curtas distâncias e adaptar-se às órteses e dispositivos auxiliares

Com a indicação de órteses longas, após ajuste altura adequado e quando a criança demonstrar segurança na postura ortostática pode-se iniciar o treino de marcha com o apoio do terapeuta à frente. Deve-se indicar para a criança o comprimento ideal do passo, velocidade e direção de marcha. A experiência precoce de troca de passos, mesmo que passiva, tem base científica em estudos que demonstraram diferentes padrões de ativação muscular distal em crianças com espina bífida submetidas ao treino em esteira [17]. O enriquecimento sensorial na tarefa de dar passos na esteira, via aplicação de Velcro, também parece promover efeitos benéficos neste tipo de treino [19]. Embora esteja um pouco distante da realidade de pacientes que vivem em países em desenvolvimento, a implementação de um sistema de suporte parcial de peso para estimular a deambulação tem se mostrado promissora e capaz de aumentar a mobilidade funcional[20].

Para longas distâncias, é indicado o uso de cadeira de rodas, para que a mãe não precise carregá-la. Convém registrar a capacidade de deambulação ao longo do tratamento, por exemplo usando a FMS (Functional Mobility Scale) que já possui versão adaptada para o português [21]. Indica-se uma cadeira de rodas adaptada para controle futuro tanto da própria criança como para direcionamento por um adulto. Posteriormente, orientações de como manipular e se deslocar com a cadeira de rodas em ambientes externos devem ser também objetivos do tratamento.

Meta
10. Aumentar mobilidade e independência para locomoção

Como continuidade da meta 9, o treino de marcha deverá ser incrementado com o passar do tempo, indicando-se andadores, propondo o treino funcional de transpor obstáculos, rampas, degraus e subir/descer escadas durante o atendimento.

Durante a realização do treino de marcha sob-supervisão, o fisioterapeuta deverá progredir tanto na complexidade física como cognitiva, estimulando a atenção, orientação temporoespacial, reconhecimento do ambiente, esquema corporal, noções e organização espacial.

Esses aspectos também devem permear futuramente o treino de auto-propulsão da cadeira de rodas, a fim de melhorar o desempenho da mobilidade em ambientes externos por longos períodos, promovendo a independência da paciente.

Meta
11. Encaminhamento para avaliação de equipe interdisciplinar

Na idade de 2 anos, define-se o controle esfincteriano. É importante que a criança seja encaminhada, caso ainda não tenha sido avaliada, a um urologista pediátrico e um fisioterapeuta uroginecológico, para verificar controles miccional e fecal.

Na infância, a bexiga neurogênica acontece por lesões medulares congênitas, sendo a MMC a mais comum, que interfere na comunicação das vias neurais entre os centros de micção sacro e pontino. Ela pode ser hipoativa, isto é, o órgão não consegue se contrair sendo incapaz de esvaziar adequadamente, ou pode ser hiperativa (espástica), esvaziando por reflexos incontroláveis. Crianças com bexiga neurogênica costumam apresentar perdas constantes de urina e muitas vezes não conseguem esvaziar todo o conteúdo da bexiga. Este acúmulo de urina facilita o aparecimento e a multiplicação de bactérias [1].

O tratamento fisioterapêutico tem por principal objetivo restabelecer as funções naturais do assoalho pélvico através de técnicas e orientações dadas aos pacientes e seus cuidadores. A terapia comportamental visa ensinar ao paciente um comportamento que foi perdido, ou seja, consiste na micção em tempos determinados ou treinados da bexiga e na rotina de alimentação para controle fecal.

Verificada a presença de deformidade nos pés, um ortopedista pediátrico deve avaliar a criança, para indicar uma possível correção cirúrgica.

Meta
12. Rede de apoio para inclusão escolar

Com a aproximação da inclusão escolar, é importante uma adequada orientação da equipe multiprofissional, para junto com os pais escolher o local mais adequado para o desenvolvimento cognitivo e inclusão social da criança. Idealmente a equipe deverá visitar a escola para orientar pais e professores. Neste momento, algumas deficiências cognitivas e de linguagem podem tornar-se mais evidentes, no entanto, é fundamental que a criança seja estimulada a realizar as mesmas atividades que as demais crianças da classe[1]. No caso descrito, a criança faz uso de órtese para deambulação associada a andador, sendo importante estimular a entrada e saída da escola com os dispositivos, ao invés da cadeira de rodas.

Referências

1. Spers VRE, Garbellini D, Penachim EDAS. Mielomeningocele O dia a dia, a visão dos especialistas e o que devemos esperar do futuro. 2010. 25-229 p.
2. Salomão JFM, Pousa M, Bellas AR. Disrafismos cranianos e espinhais. Rev Bras Neurol e Psiquiatr. 2014;18(2):97-109.
3. Funayama CAR. Exame Neurológico na criança. 1st ed. Funpec, editor. Ribeirão Preto (SP); 2004. 93 p.
4. Collange LA, Franco RC, Esteves RN, Zancon-Collange N. Functional performance of children with myelomeningocele. Fisioter e Pesqui [Internet]. 2008;15(1):58–63 6p. Available from: http://search.ebscohost.com/login.aspx?direct=true&db=c-cm&AN=105766973&site=ehost-live
5. Mancini MC, Haley SM. Inventário de avaliação pediátrica de incapacidade (PEDI): manual da versão brasileira adaptada. UFMG; 2005.
6. Skalsky AJ. Pediatric Rehabilitation. Phys Med Rehabil Clin N Am [Internet]. 2015;26(1):i. Available from: http://linkinghub.elsevier.com/retrieve/pii/S1047965114001235
7. Marques AP. Manual de goniometria. Editora Manole; 1997.
8. E. T-E. Mielomeningocele. In: Artmed, editor. Fisioterapia pediátrica. Porto Alegre; 2002. p. 141–187.
9. Sarmento PV. Tradução, adaptação cultural e confiabilidade da Medida de Independência Funcional para Criança (Wee FIM). Universidade Federal de Alagoas; 2014.
10. Bartonek A, Saraste H, Knutson LM. Comparison of different systems to classify the neurological level of lesion in patients with myelomeningocele. Dev Med Child Neurol. 1999 Dec;41(12):796-805.
11. Rocha SR, Dornelas L de F, Magalhães L de C. Instrumentos utilizados para avaliação do desenvolvimento de recém-nascidos pré-termo no Brasil: revisão da literatura TT - Assessment tools utilized for the evaluation of preterm neonates in Brazil: literature review. Cad Ter Ocup UFSCar [Internet]. 2013;21(1):109–17. Available from: http://dx.doi.org/10.4322/cto.2013.015
12. Dornelas L de F, Lambertucci MS, Mello M de L, Deloroso FT. Aplicabilidade da Classificação Internacional de Funcionalidade, Incapacidade e Saúde (CIF) para a avaliação de crianças com paralisia cerebral: uma revisão sistemática. Cad Ter Ocup da UFS Car [Internet]. 2014;22(3):579–90. Available from: http://doi.editoracubo.com.br/10.4322/cto.2014.080
13. Monteiro CB de M. Paralisia Cerebral : Teoria e Prática. 1ª. Ricardo Baptista Madeira, editor. São Paulo: Editora Plêiade; 2015. 484 p.
14. DeRosier S, Martin J, Payne A, Swenson K, Wech E. The Effect of Conjugate Reinforcement on the Leg Movements of Infants with Spina Bifida. 2015.
15. Gima H, Teshima M, Tagami E et al. The shape of disposable diaper affects spontaneous movements of lower limbs in young infants. Sci Rep 9, 16176 (2019). https://doi.org/10.1038/s41598-019-52471-4
16. Hinderer KA, Hinderer SR SD. Myelodysplasia. In: Campbell, Suzann K.; Palisano, Robert J.; Orlin MO, editor. Physical Therapy for Children [Internet]. 4th ed. Missouri: Saunders; 2012. Available from: http://encore.fama.us.es/iii/encore/record/C__Rb2590579__Sphysical therapy for children__Orightresult__U__X7?lang=spi&suite=cobalt
17. Teulier C, Smith BA, Kubo M, Chang C-L, Moerchen V, Murazko K et al. Stepping Responses of Infants With Myelomeningocele When Supported on a Motorized Treadmill. Phys Ther [Internet]. 2009 Jan 1;89(1):60–72. Available from: http://dx.doi.org/10.2522/ptj.20080120
18. Lee DK, Muraszko K, Ulrich BD. Bone Mineral Content in Infants With Myelomeningocele, With and Without Treadmill Stepping Practice. Pediatr Phys Ther [Internet]. 2016;28(1):24–32. Available from: http://content.wkhealth.com/linkback/openurl?sid=WKPTLP:landingpage&an=00001577-201628010-00007
19. Pantall A, Teulier C, Ulrich BD. Changes in muscle activation patterns in response to enhanced sensory input during treadmill stepping in infants born with myelomeningocele. Hum Mov Sci. 2012;31(6):1670–87.
20. Kokkoni E, Logan SW, Stoner T, Peffley T, Galloway JC. Use of an In-Home Body Weight Support System by a Child With Spina Bifida. Pediatr Phys Ther. 2018 Jul;30(3):E1-E6. doi: 10.1097/PEP.0000000000000516. PMID: 29924078.
21. Davoli G B Q, Chaves TC, Lopes M, Martinez, EZ, Sobreira CFR, Graham HK, Mattiello-Sverzut AC . The cross-cultural adaptation, construct validity, and intra-rater reliability of the functional mobility scale in Brazilian Portuguese for children and adolescents with spina bifida, Disability and Rehabilitation, DOI: 10.1080/09638288.2021.1913650

Paralisia Cerebral

CAPÍTULO 20

Renata Viana Brígido de Moura Jucá
Fabiane Elpídio de Sá

Observação: palavras e expressões listadas no Glossário do capítulo estão destacadas no texto com um asterisco.

APRESENTAÇÃO DO CASO CLÍNICO

Criança do sexo feminino, 3 anos, única filha de mãe solteira, é acompanhada pelo Programa de Intervenção Precoce do Hospital, e atendida no serviço de Fisioterapia desde 1 ano de idade (idade corrigida). Mora com a mãe, avó e mais 4 pessoas da família em um bairro da periferia de uma grande cidade. A mãe relata que a filha nasceu prematura, de 31 semanas, após pré-eclâmpsia no parto, "não chorou" e ficou "amarela", sendo necessária internação por três semanas até estabilização do quadro clínico. Aos 8 meses, ao perceber que a filha "não fazia as mesmas coisas que o primo, da mesma idade", a mãe levou-a ao médico, que a encaminhou para avaliação fisioterapêutica.

Ao exame clínico, a criança apresentou diplegia espástica*, sistema de classificação GMFCS (*Gross Motor Function Classification System*)* nível III (dificuldade de marcha comunitária), espasticidade grau 3 da musculatura extensora e adutora de MMII, de acordo com escala de Ashworth*, não sentava, não rolava e não engatinhava, sendo encaminhada ao ambulatório de Fisioterapia. Na avaliação inicial foi utilizada a escala de *Alberta Infant Motor Scale* (AIMS)*, que mostrou percentil de 50%. Na época, a criança não rolava, não sentava sem apoio nem sustentava o próprio peso quando posta de pé.

Atualmente a criança frequenta a Fisioterapia duas vezes na semana, trazida pela mãe nos braços. Faz uso de órteses suropodálicas rígidas bilateralmente, mas não anda sem apoio. A mãe queixa-se de dores nas costas e cansaço, porque precisa levar a criança nos braços durante os deslocamentos. Preocupa-se quanto ao futuro da criança, que ainda não frequenta a escola porque não anda e é muito dependente. A mãe relata que a criança tem "as pernas muito fracas e duras", cansa-se facilmente ao tentar andar, não se equilibra sem apoio, precisa de ajuda para banhar-se, comer e vestir-se.

A satisfação da mãe e ao desempenho da criança, segundo a Medida Canadense de Desempenho Ocupacional (COPM)* receberam nota 2 para deambulação, concomitantemente.

Ao teste de força muscular manual possui grau III em flexores de quadril e joelhos, grau II em extensores de quadril e joelhos, e grau I em dorsiflexores, bilateralmente. Havia aumento do tônus muscular (hipertonia) no quadríceps e tríceps sural, associado à redução de ADM passiva em tornozelos, joelhos e quadris, por encurtamento de iliopsoas, tríceps sural e isquitibiais, além da exacerbação dos reflexos profundos (hiper-reflexia) patelar e aquileu.

A fisioterapeuta verificou, em sua última avaliação, bom controle de tronco na postura sentada, sendo necessário pouco auxílio para as transferências. Apresenta postura instável ao ortostatismo, mantendo-se independente por pouco tempo. A marcha tem padrão "em agachamento", é realizada com apoio de outra pessoa e demanda muito esforço, pelo reduzido condicionamento físico.

Obteve pontuação da escala Medida de Função Motora Grossa – GMFM (*Gross Motor Function Measurement*)*

– mais comprometida nas dimensões C:engatinhando e ajoelhado; D: em pé; e E: andando.

Na avaliação do Desempenho Funcional da criança pelo Inventário Pediátrico de Incapacidade (PEDI)* observou-se discrepância entre as capacidades da criança (Escore Bruto=39; Escore Contínuo=48,85: boa habilidade funcional, com leve alteração no controle motor fino manual);e seu desempenho funcional (Escore Bruto=30; Escore Contínuo=86,31: necessidade de grande assistência do cuidador). Isto traduz a complexa relação entre as condições particulares da criança e os fatores contextuais (ambiente físico, social e cultural), confirmando a dependência da criança para as AVDs.

A Figura 20.1 apresenta a evolução clínica temporal da criança de forma esquemática.

GLOSSÁRIO

Alberta Infant Motor Scale (AIMS): escala de avaliação do desenvolvimento neuromotor através da observação da motricidade ampla e o controle da musculatura antigravitacional de crianças a termo e pré-termo, do nascimento até 18 meses [5].

Diplegia espástica: a classificação de Paralisia Cerebral (PC) mais utilizada baseia-se no tipo e localização da alteração motora. [1] A PC pode ser espástica (quadriplégica, diplégica ou hemiplégica), discinética, atáxica, hipotônica ou mista.

Escala de Ashworth: escala utilizada para mensuração de tônus, através da observação de resistência de grupos musculares à movimentação passiva, velocidade-dependente [4].

GMFCS (Gross Motor Function Classification System): a GMFCS é um sistema de classificação de função motora grossa para PC que se baseia no movimento iniciado voluntariamente, enfatizando particularmente o sentar (controle de tronco) e o andar [2].

GMFM (Gross Motor Function Measurement): a GMFM é uma escala de medida para função motora grossa de crianças com PC, ou seja, verifica a habilidade em manter e mover o corpo no espaço para mobilidade funcional [3].

Inventário Pediátrico de Incapacidade (PEDI): instrumento de avaliação infantil realizada por meio de entrevista com pais ou responsáveis, que informa sobre o desempenho funcional de crianças entre 6 meses e 7 anos e 6 meses de idade, podendo ser utilizado com crianças de idade superior ao limite indicado, porém com desempenho funcional dentro dessa faixa etária. Abrange os seguintes critérios: habilidades funcionais, autocuidado/assistência ao cuidador e modificação do ambiente [7].

Medida Canadense de Desempenho Ocupacional (COPM): instrumento que mensura o impacto de uma intervenção para um indivíduo. O cliente seleciona as atividades de que precisa e deseja realizar, ou seleciona aquelas que se espera que ele realize, mas que não tem conseguido ou não está satisfeito com seu desempenho. Essas atividades podem enquadrar-se em qualquer uma das áreas de desempenho: autocuidado, trabalho e lazer.

Questões para discussão

1. Com base na condição de saúde da paciente, quais fatores contribuem para a limitação das atividades dessa criança?
2. Quais as intervenções mais adequadas para o nível GMFCS III de comprometimento motor de Paralisia Cerebral?
3. Quais possíveis complicações podem interferir na fisioterapia?
4. Quais possíveis procedimentos médicos e cirurgias podem ser indicados para a criança?
5. Qual o prognóstico da reabilitação fisioterapêutica?
6. De que forma os fatores contextuais podem influenciar os resultados esperados?

OBJETIVOS

- Reconhecer os padrões de alteração funcional nas crianças com nível GMFCS III de PC.
- Descrever um plano de tratamento fisioterapêutico adequado para pacientes com PC do tipo diplégica espástica.
- Estabelecer critérios para avaliar a resposta à intervenção durante as sessões de fisioterapia.
- Descrever ferramentas de avaliação da funcionalidade confiáveis para reconhecer a efetividade da intervenção proposta em curto prazo.

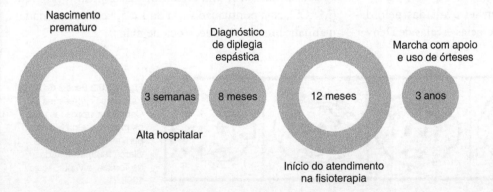

Figura 20.1 Linha do tempo da evolução clínica da criança.

- Apresentar estratégias de atuação interprofissional e centradas na família para os cuidados com o desenvolvimento da criança com PC a partir da utilização do COPM.

AVALIAÇÃO E DIAGNÓSTICO DA FUNCIONALIDADE

Antes de qualquer estratégia de avaliação ou intervenção fisioterapêutica, o profissional deverá obter informações no prontuário da paciente, incluindo medicações, exames complementares e anotações da equipe multiprofissional. Deve ser dada atenção a qualquer indicação de restrição de atividade e de mobilidade.

Tradicionalmente, as avaliações de crianças com Paralisia Cerebral eram voltadas apenas para as alterações de estrutura e função resultantes de lesão no Sistema Nervoso Central, como tônus anormal, padrões atípicos de movimento, contraturas articulares. Tal abordagem é conhecida como "de baixo para cima" (*bottom-up*), quando há simplesmente a avaliação dos componentes que trazem impactos no potencial funcional da criança.[7]

Hoje é sabido que os objetivos terapêuticos devem ir além da "normalização" do tônus muscular e melhora da "qualidade" do movimento para modificar as deficiências do corpo, devendo contemplar a minimização da incapacidade da criança para potencializar sua funcionalidade. Assim, a avaliação deve pensar nas deficiências não apenas como consequência das condições de saúde/doença, mas também como limitações resultantes da influência do meio ambiente físico e social, pelas diferentes percepções culturais e pela disponibilidade de serviços e de legislação.[7] Tal abordagem se aproxima da intervenção *top-down*, quando a avaliação se inicia pela exploração das atividades e interesses ocupacionais da criança, sendo identificadas as dificuldades e/ou limitações para o desempenho dessas atividades.

Em 2014 foram publicados Core Sets da Classificação Internacional de Funcionalidade, Incapacidade e Saúde para Crianças e Jovens com paralisia cerebral (CIF-CJ-PC).[8,9] Utilizaremos neste capítulo a versão resumida específica para menores de 6 anos, que contempla:

Funções do corpo

Funções intelectuais: podem ser avaliadas pelo desempenho cognitivo, contemplado pelas escalas de Denver II ou PEDI.[10,11] É esperado para a idade de 3 anos que a criança: vista-se e alimente-se independentemente, defina objetos, compreenda adjetivos e combine palavras, diga o nome de uma cor, discrimine quente/frio, tenha noção de frente/trás, dentro/fora, em cima/embaixo, identifique pesado/leve, dramatize estórias simples e curtas, diga seu nome completo, indique o uso de objetos, agrupe objetos – cor, tamanho e forma, associe 3 cores principais, identifique menino/menina, nomeie 3 formas, conte até 3 e saiba esperar sua vez adequadamente.[10]

Funções mentais da linguagem: comunicação oral: a criança tem dificuldade moderada na dicção de alguns fonemas, mas consegue se comunicar.

Sensação de dor: a criança refere dor na região lombar e pernas, quando anda grandes distâncias, e principalmente nos pés. Para crianças de 3 anos, a escala de faces pode ser usada para graduar a dor, baseada em desenhos infantis (Figura 20.2).

Mobilidade das articulações: avaliado por goniometria, a criança apresentou redução da amplitude de movimento (ADM) dos membros inferiores: abdução do quadril (menor que 15° bilateralmente), ângulo poplíteo (joelho com contratura em 150° de extensão), flexão de quadril (não ultrapassa 0° de extensão no decúbito lateral) e dorsiflexão de tornozelo (máxima de 90°). Não há alteração da ADM de membros superiores.

Tônus muscular: conforme citado anteriormente, foi avaliada hipertonia pela escala modificada de Ashworth[4].

Estrutura do corpo

Estrutura do cérebro: no prontuário consta diagnóstico de Paralisia Cerebral por leucomalácia periventricular. Poderia ser averiguado através de tomografia de crânio para avaliação de anormalidades anatômicas encefálicas, porém a mãe não possui exames de imagem da criança.

Atividades e participação

Manter a posição do corpo: a criança apresenta bom controle de tronco sentada.

Uso fino da mão: pode ser utilizado o sistema de classificação manual Manual Abilities Classification System (MACS), cuja pontuação varia de 1 a 5; verifica atividades manuais, bimanualidade, troca de mãos.

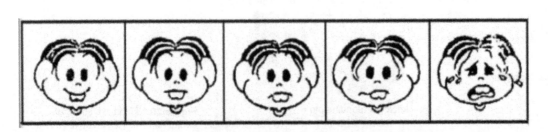

Figura 20.2 Escala de faces (diferentes expressões de Cebolinha, aplicadas para os meninos, e da Mônica para as meninas). Fonte: Claro (1993). Adaptada de Torritesi e Vendrúsculo, 1998.[12]

Andar: a marcha pode ser avaliada visualmente, ou sistematizada através da escala PRS (*Physician Rating Scale*), que gradua a marcha de 0 a 14 (quanto maior a nota obtida melhor o padrão de marcha) [9]. A criança apresenta marcha em agachamento ou "*crouch*" (típica compensação em adução, flexão e rotação interna de quadril, com joelhos flexionados e tornozelos em flexão plantar), sempre com necessidade de apoio por distâncias maiores de 10 passos. Quando a criança não faz uso das órteses rígidas tipo AFO (*Ankle-Foot Orthosis*) bilateralmente, apresenta na fase de contato da marcha retropés em equino e na fase de balanço, pés varos.

Deslocar-se por diferentes locais: a mãe relata que a criança se locomove em casa apoiando-se nas paredes dos cômodos, mantendo apoio em membros superiores. Em ambientes externos a mãe a carrega nos braços.

Cuidados relacionados com os processos de excreção: pode-se avaliar através da versão brasileira da Wee-FIM (Medida de Independência Funcional para crianças)[13]. A paciente apresenta bom controle esfincteriano, necessitando de auxílio para se limpar e vestir.

Comer: para graduar a independência para alimentação também é utilizada a Wee-FIM [13]. Mesmo que lentamente, a mãe informou que a paciente é capaz de levar a colher à boca, sem adaptações, com alimentos já cortados, necessitando de supervisão.

Interações interpessoais básicas: a criança tem comportamento social adequado com outras crianças de sua idade. Apresenta bom relacionamento com a avó, outros membros da família e vizinhos. Gosta de brincar, mas pela restrição de mobilidade prefere brincadeiras manuais, que possam ser realizadas sentada, como jogos de encaixe, arremessar bola ao cesto.

A PEDI contempla todos os subitens anteriores de atividade e participação nas três áreas funcionais: autocuidado, mobilidade e função social [11].

Relações familiares: a menor mora com a mãe, avó, os tios e dois primos.

Fatores ambientais

Produtos e tecnologias para uso pessoal na vida diária: a mãe relata que a criança não tem dispositivos para adaptação, negando a necessidade de brinquedos adaptados no lazer.

Produtos e tecnologia para mobilidade e o transporte pessoal em ambientes internos e externos: a criança faz uso de AFO bilateralmente. É importante que haja a avaliação detalhada da necessidade de indicação de cadeira de rodas para ambientes externos, uma vez que a mãe precisa carregar a criança nos braços por longas distâncias. A terceira parte da escala PEDI investiga a modificação no ambiente que possa facilitar a execução/desempenho da criança [11].

Produtos e tecnologia usados em projeto, arquitetura e construção de edifícios para uso público: a escola não é adaptada para cadeirantes. Todavia, os hospitais e centro de reabilitação que frequenta são adaptados.

Família imediata: a mãe relata que não tem contato com o pai da criança, e que o relacionamento com os familiares que habitam a mesma casa é tranquilo.

Amigos: nomeia os primos e alguns amigos da vizinhança, que não têm dificuldades físicas, mas a ajudam quando necessário.

Atitudes sociais: a mãe afirma que a criança compreende quando é repreendida por atitude erradas, como não fazer determinada atividade, mas é temperamental e chora bastante.

Serviços, sistemas e políticas de saúde: ela realiza fisioterapia duas vezes na semana em um núcleo de tratamento e intervenção precoce vinculado a uma universidade pública, onde também é acompanhada por neuropediatra a cada seis meses.

Fatores pessoais

A criança de 3 anos é bem-humorada, atenta e curiosa, interage com todos, o que a ajuda tanto no convívio com crianças sem comprometimento funcional, quanto no aprendizado de novas habilidades.

RECURSOS DIAGNÓSTICOS PROPOSTOS

Recurso	O que avalia?	Como avalia?
GMFCS (*Gross Motor Function Classification System*)	Classificação de Função Motora Grossa	Esta escala classifica funcionalmente a criança com PC nessa faixa etária (2-4 anos) em: I – Senta-se sem apoio, levanta-se e anda sem necessidade de assistência ou dispositivo auxiliar (menor comprometimento motor); II – Senta-se sem apoio, pode ter dificuldade de equilíbrio ao manipular objetos. Puxa-se para a postura de pé, engatinha com padrão alternado e locomove-se com apoio ou dispositivo auxiliar; III- Senta-se em "w" ou com apoio, rasteja em prono ou engatinha com movimentos "em bloco". Anda curtas distâncias com dispositivo auxiliar, necessitando de assistência de um adulto; IV- Incapaz de sentar sem apoio, locomove-se rastejando, rolando ou engatinhando "em bloco"; V- Maior prejuízo motor. Incapaz de se sentar ou locomover independentemente, devendo ser transportada [2].

Recurso	O que avalia?	Como avalia?
GMFM (*Gross Motor Function Measurement*)	Medida de Função Motora Grossa	A GMFM quantifica a extensão das limitações das atividades físicas nessas crianças com PC, e se propõe a avaliar suas mudanças ao longo tempo. Divide-se em 5 dimensões, sendo "A": deitar e rolar"; "B": sentar"; "C": engatinhar e ajoelhar; "D": em pé, e dimensão "E": andar, correr e pular[3]. Cada item é pontuado de 0 a 4, de acordo com o nível de função alcançada. As dimensões podem ser calculadas separadamente, somando-se os pontos obtidos e calculando-se uma porcentagem. Através do somatório das porcentagens obtidas de cada dimensão, o resultado final do teste é um percentual obtido dividida pelo número de dimensões [3,7].
Escala de Ashworth	Tônus muscular	Realizando-se movimentação passiva no membro a ser avaliado, a graduação é dada de acordo com o aparecimento de resistência: 0 = ausência de aumento do tônus; -1=Leve aumento do tônus: resistência mínima ao movimento passivo; 1= Leve aumento do tônus: resistência discreta persistente em metade do arco de movimento; 2= Notável aumento do tônus, mas o membro é movimentado facilmente; 3= Considerável aumento do tônus, com dificuldades do membro em todo o arco de movimento; 4= Membro rígido, sem possibilidade de movimentação [4].
Alberta Infant Motor Scale (AIMS)	Desenvolvimento motor	Triagem para desenvolvimento motor infantil de 0 a 18 meses. Avalia bebês em 4 posturas (prono, supino, sentado, e de pé), pontuando 1 se o bebê faz a postura ou ação descrita na ficha, ou zero se não consegue. Pela somatória total obtém-se o escore bruto, e compara-o com outros de sua faixa etária, através de percentis, classificando-o como de desenvolvimento "normal', "suspeito", ou "com atraso" [14].
Escala de Denver II	Desenvolvimento neuropsicomotor	É um teste de triagem do desenvolvimento infantil de 0 a 6 anos, para detectar possíveis retardos desenvolvimentais ao comparar as faixas etárias nas áreas social, linguagem, motricidade fina e grosseira. O teste tem mapeadas em um gráfico todas as atividades a serem testadas, distribuídas de acordo com a faixa etária. Traça-se uma linha perpendicular à idade cronológica da criança, e marca-se em cada um dos itens à esquerda: P- passou, F- falhou/ NO – sem oportunidade/ R-recusa[10].
Escala de faces	Intensidade de dor e desconforto	Constituída por expressões faciais em diversas intensidades de desconforto e dor, a escala é adaptada para crianças maiores, com maior capacidade de cognição e abstração. Para mais detalhes, consultar Torritesi e Vendrúsculo, 2004 [12].
Manual Ability Classification Scale (MACS)	Habilidade manual	A MACS gradua a habilidade manual de crianças com PC em suas AVDs, avaliando: necessidade de adaptações para atividades manuais, pega de objetos com ambas as mãos, troca de mãos. São os níveis da MACS: I – Manipula objetos facilmente e com sucesso. II – Manipula a maioria dos objetos, mas com a qualidade e / ou velocidade da realização um pouco reduzida. III-Manipula a maioria dos objetos, mas com a qualidade e / ou velocidade da realização um pouco reduzida IV- Manipula uma variedade limitada de objetos facilmente manipuláveis em situações adaptadas V- Não manipula objetos e tem habilidade severamente limitada para desempenhar até mesmo ações simples [15]. A MACS foi traduzida para o português do Brasil, e está disponível em: http://www.macs.nu/files/MACS_Portuguese-Brazil_2010.pdf.
Physician Rating Scale (PRS)	Marcha	A escala PRS avalia sistematicamente a marcha, através da observação de seis elementos funcionais: 1- padrão de marcha (0-2) 2- posição do tornozelo durante a marcha (0-2) 3- elevação e curvatura do pé durante a macha (0-3) 4- posição do joelho durante a marcha (0-3) 5- grau de flexão e encurtamento dos membros inferiores (0-3) 6- velocidade da marcha (0-1). A pontuação total varia de 0-14 sendo que quanto maior a nota obtida melhor o padrão de marcha [9,16].
Medida de independência	Independência funcional	A adaptação da escala de MIF para a população pediátrica (Wee-FIM II) não possui validação para o Brasil. A versão é voltada para crianças e adolescentes com disfunções congênitas ou adquiridas. [13] Utiliza-se a MIF original, que é uma escala ordinal de atividades que engloba múltiplas áreas: autocuidado, controle de esfíncteres, mobilidade/transferências, locomoção, comunicação e cognição social. Engloba 18 itens, cada um pontuado de 7 (independência completa para a atividade) até 1 (dependência total). A soma total pode variar de 18 a 126, em que quanto maior a pontuação, mais independente a criança será [16].
Goniometria	Mensura as amplitudes de movimento e/ ou comprimentos musculares	A amplitude de movimento passivo é avaliada em posições padronizadas para cada segmento corporal (para maior detalhamento, consultar literatura especializada – Marques, *et al.* 1997 [17].

Recurso	O que avalia?	Como avalia?
Core Sets da Classificação Internacional de Funcionalidade, Incapacidade e Saúde para Crianças e Jovens com paralisia cerebral (CIF-CJ PC)	Classifica funcionalidade de crianças com PC	Esta classificação é subdividida em cinco *core sets*, englobando de forma geral vários aspectos da influência das funções do corpo, das atividades e seu envolvimento em situações do cotidiano, dos fatores ambientais, fatores pessoais, e também de alterações estruturais na funcionalidade do indivíduo. [9] Para maior detalhamento desse *core set*, verificar em: https://www.icf-research-branch.org/icf-core-sets-projects2/neurological-conditions/icf-core-set-for-cp-for-cy 18.
PEDI – Inventário Pediátrico de Incapacidade	Desempenho funcional	Instrumento de avaliação infantil, que detalha mudanças longitudinais em três áreas funcionais: autocuidado, mobilidade e função social. Parte I – funcionalidade da criança em ambiente doméstico, durante atividades e tarefas cotidianas, em três áreas: autocuidado (73 itens), mobilidade (59 itens) e função social (65 itens) Parte II – ajuda fornecida pelo cuidador, avaliada pela realização de 20 tarefas funcionais nas mesmas áreas: autocuidado (8 itens), mobilidade (7 itens) e função social (5 itens) Parte III – modificação no ambiente que facilite a execução/desempenho da criança em quatro categorias: nenhuma, centrada na criança, de reabilitação ou extensiva. A pontuação é obtida em duas formas: *Escore bruto* – somatória dos pontos obtidos nas partes I e II *Escore normativo* – resultado da conversão do escore bruto de acordo com a idade da criança, em que 50 é a pontuação média, e entre 30 e 70 é considerado dentro da normalidade [11].
Medida Canadense de Desempenho Ocupacional (COPM)	Medida de desempenho	Medida de resultados, instrumento capaz de mensurar o impacto de uma intervenção para um indivíduo. O cliente seleciona as atividades de que precisa e deseja realizar, ou seleciona aquelas que se espera que ele realize, mas que não tem conseguido ou não está satisfeito com seu desempenho. Essas atividades podem enquadrar-se em qualquer uma das áreas de desempenho: autocuidado, trabalho e lazer. O cliente então atribui a cada atividade uma importância, variando essa de 1 (não é importante de nenhuma forma) a 10 (extremamente importante). A partir disso, o cliente seleciona, no máximo, 5 atividades para as quais atribui maior importância, e dá a cada uma delas uma pontuação, também numa escala de 1 a 10, em relação ao desempenho nessas atividades (1- não é capaz de desempenhar e 10 – capaz de desempenhar muito bem), e à satisfação com o desempenho (1- não satisfeito de forma nenhuma e 10 – extremamente satisfeito) [6].

Quadro 20.1 Resumo da avaliação do caso clínico segundo a Classificação Internacional de Funcionalidade, Incapacidade e Saúde para Crianças e Jovens com paralisia cerebral (CIF CJ-PC)

	Funções e estruturas do corpo	Limitações de atividades	Restrição na participação
Perspectiva da mãe da paciente	Falta de equilíbrio	Cansaço para andar grandes distâncias	Dificuldade de frequentar a escola
	Fraqueza nas pernas	Dependência para tomar banho e vestir-se	
	"Rigidez" dos membros	Dificuldade para alimentar-se	
Perspectiva do fisioterapeuta	Grau de força muscular	Dependência da criança nas AVDs	
	Hipertonia muscular	Dificuldade de marcha comunitária (GMFCS III)	
	Descondicionamento físico		
	Hiper-reflexia profunda nos membros inferiores		
	Instabilidade postural		
Fatores contextuais			
Pessoais			

- Sexo feminino
- 3 anos
- Estudante
- Bem-humorada
- Curiosa

Ambientais
• Profissionais de saúde (equipe multidisciplinar)
• Serviços, sistemas e políticas de saúde.
• Família imediata colabora com o tratamento e ajuda financeiramente.
• Usuária de transporte público
• Mora em casa com escadas para acesso.
• Acesso à casa em bairro sem calçamento, área acidentada

Baseado em tradução livre de esquema publicado em Rundell SD, Davenport TE, Wagner T. Physical Therapist Management of Acute and Chronic Low Back Pain Using the World Health Organization's International Classification of Functioning, Disability and Health. Phys Ther [Internet]. 2009 Jan 1;89(1):82-90. Available from: http://ptjournal.apta.org/cgi/doi/10.2522/ptj.20080113

METAS E INTERVENÇÕES

Os objetivos do tratamento devem ser buscados para minimizar a incapacidade, com objetivos mais funcionais para o tratamento fisioterapêutico, como habilidades que sejam úteis, ajudem a alcançar maior independência da criança, permitam-na aprender habilidades mais complexas, possibilitem-na a viver em um ambiente menos restritivo, a ser cuidada mais facilmente pela família [7].

Metas
1. Postura ortostática
2. Melhora do alinhamento postural
3. Melhora do equilíbrio

A postura ortostática deve ser utilizada tanto para o alinhamento postural global da criança, que pode ser obtido por algumas horas diárias na prancha ortostática, como para treino de equilíbrio estático, como atividades bimanuais, de alcance, jogos de lançamento de objetos. O apoio na prancha deverá ser o mais baixo possível, idealmente na altura das cristas ilíacas, para que o controle de tronco seja mais requisitado.

Na postura bípede, que pode ter auxílio de lonas extensoras nos MMII, as atividades propostas acabam por gerar balanços e lateralização de tronco, ao exigir que a criança controle seu tronco diante dos deslocamentos dos membros superiores, estimulando tanto a distribuição simétrica de carga nos dois membros inferiores como a percepção de descargas alternadas de peso nos pés, tão importante para a aquisição da marcha independente.

Metas
4. Aumento da força muscular dos membros inferiores
5. Melhora da resistência muscular

Alguns estudos têm demonstrado que programas específicos de fortalecimento muscular, com exercícios resistidos de membros inferiores, promovem melhora da força sem o aumento da espasticidade [19], além de benefícios para a marcha e função motora grossa de crianças com PC espástica com perfil semelhante ao da criança (GMFCS III) [20].

Para serem eficazes, os exercícios de fortalecimento devem ser feitos sempre com resistência, como caneleiras ou uso de faixas elásticas, realizados com repetições e aumento progressivo de carga. [21] É fundamental que todos os exercícios, principalmente os que demandam muita repetição, sejam feitos em forma de jogos e brincadeiras, dentro de um contexto lúdico, para que a criança se sinta motivada.

Metas
6. Melhora da destreza manual e coordenação motora fina
7. Aumento da independência nas AVDs

A criança, nessa idade, pode começar a ser treinada para colocar e tirar toda roupa e calçados, devendo ser estimulada ao uso de zíperes e botões. Tais atividades contemplam ambas as metas acima descritas.

A meta 6 também poderá ser trabalhada através de jogos que exijam movimentos de pinça, como pinos, encaixe com blocos menores, desenho com giz de cera, massa de modelar, recorte de papéis com tesoura, entre outros.

Com a criança sentada, ou em pé com apoio, pode-se estimulá-la a ajudar a mãe em algumas atividades domésticas, como arrumar a cama, enxugar panelas e organizar os brinquedos. Isso, além de treinar destreza manual e coordenação motora, promove na criança um "senso de responsabilidade" ao ajudar a mãe. Atividades da rotina da criança, como alimentar-se, tomar banho ensaboando-se e enxugando-se na sequência devem ser estimuladas, a fim de aumentar a independência da criança para as AVDs.

Metas
8. Melhora da coordenação motora ampla
9. Treino de marcha

A coordenação motora ampla será trabalhada dentro do treino de marcha. Ao avaliar a deambulação da criança, percebe-se que seria indicado o uso de um dispositivo auxiliar de marcha, como o andador posterior, o que poderá favorecer a correção da sua postura, tornando-a menos anteriorizada.

Após ajuste da altura adequada do andador ao tamanho da criança, iniciam-se as orientações direcionadas ao uso do andador posterior. Comprimento do passo, velocidade, direção e intensidade de marcha podem ser variados para treinar o desempenho da marcha.

Esse treino pode ser realizado no chão, incialmente com superfície plana e regular, e posteriormente, com a melhora da performance da criança, em superfícies inclinadas ou irregulares, como de areia e grama. Havendo a possibilidade de treino de marcha em esteira, é bem estabelecido na literatura os benefícios desta modalidade, pois promove a cadência, melhora a coordenação motora ampla e imprime ritmo à marcha, podendo haver incremento desses benefícios ao se utilizar inclinação e outras direções de marcha na esteira [22].

Para longas distâncias, como a ida para a escola, é indicado o uso de cadeira de rodas, para que a mãe não precise carregá-la. Indica-se uma cadeira de rodas adaptada para controle tanto da própria criança como para direcionamento por um adulto. Orientações de como manipular e se deslocar com a cadeira de rodas em ambientes externos devem ser também objetivos do tratamento.

Metas
10. Aumento da mobilidade e da independência da criança
11. Melhora do condicionamento físico

Como continuidade da meta 9, o treino de marcha deverá ser incrementado dentro dos atendimentos, com obstáculos, rampas, degraus e escadas. Deve-se estimular a marcha com o andador tanto na casa da paciente como em ambientes externos (rua, escola).

Durante a realização do treino de marcha sob supervisão, o terapeuta deverá progredir tanto na complexidade física como cognitiva, estimulando a atenção, orientação temporoespacial, reconhecimento do ambiente e do seu esquema corporal, exercitando sua capacidade de reorganizar sua movimentação em ambientes diferentes do habitual.

Esses aspectos também devem permear o treino do "tocar" a cadeira de rodas, para melhorar o desempenho da mobilidade também em ambientes externos por longos períodos, promovendo a independência do paciente. Durante a sessão de fisioterapia, o treino por longos períodos viabiliza também um treino de condicionamento cardiovascular para a criança, segundo a meta 11.

Com a melhora do desempenho da marcha da criança, com o aumento da tolerância, redução de necessidade de assistência e relato de cansaço, a marcha pode vir a ser trabalhada em maior intensidade, como forma de exercício aeróbico. Estes exercícios têm a intenção de reverter o descondicionamento cardiorrespiratório, frequente na PC, melhorando a *performance* física da criança. Comprovada sua importância para a melhora funcional em crianças com PC, é recomendada a prática de atividade física com foco no treinamento cardiovascular[23]. O benefício pode ser obtido com a prática rotineira de esportes, como natação ou ciclismo, por exemplo.

Meta
12. Encaminhamento da criança para avaliação do especialista

As necessidades específicas de cada paciente nortearão o terapeuta para o encaminhamento a especialistas. A presença de encurtamentos musculares rígidos, uma vez que essa restrição na ADM comprometa a funcionalidade da criança nas suas atividades, podem ser indicativos de cirurgias tendineomusculares. Um ortopedista pediátrico deverá realizar a avaliação e, junto ao fisioterapeuta, definir que intervenções podem ser feitas. No caso clínico em questão, a paciente tem bilateralmente encurtamento de tríceps sural, podendo haver indicação de tenotomia, para liberação cirúrgica do tendão aquileu.

A criança também deverá ser encaminhada para avaliação com neuropediatra. Para controle da espasticidade e melhor possibilitar o alongamento e fortalecimento muscular de flexores plantares e adutores de MMII, a aplicação de toxina botulínica poderá ser realizada associada à fisioterapia, havendo ganho significativo no padrão de marcha e ortostatismo [24].

Meta
13. Intervenção parental

Algumas estratégias podem ser implementadas para o envolvimento parental no desenvolvimento de habilidades da criança. A fisioterapia fornecerá informações sobre os objetivos motores voltados para as necessidades da família e criança. O andar sozinho foi uma habilidade elencada pela mãe na avaliação do COPM, portanto o fisioterapeuta poderá realizar juntamente com a equipe um diagnóstico situacional do ambiente físico do domicílio adaptando-o para que a criança possa se deslocar mais facilmente em casa com o uso dos dispositivos auxiliares. Caso a criança apresente comportamentos inadequados, como por exemplo, a preferência em permanecer em posições mais confortáveis e não funcionais utilizar recursos como brincadeiras que possam estimular posturas mais verticalizadas possíveis e que favoreçam motivação para a criança deambular.

O fisioterapeuta poderá orientar os pais para reforçar positivamente a criança no momento certo e da forma correta, utilizando recursos eficientes para auxiliar na comunicação (brinquedos, estórias que permitam um aprendizado das funções motoras, sensoriais e cognitivas de forma significativa) e protagonizar a família no atendimento da criança no momento da terapia na instituição.

Meta
14. Recomendações para melhor inclusão escolar e comunitária

O desenvolvimento neuropsicomotor pleno perpassa por aspectos ambientais e sociais, sendo de fundamental importância que a criança seja inserida em contextos semelhantes a qualquer outra criança típica de mesma idade. O ambiente escolar constitui primordialmente um ambiente educacional e de socialização das crianças em desenvolvimento, e as atividades escolares trazem resultados positivos para a saúde e bem-estar da criança.

O convívio com crianças não consideradas "típicas" traz benefícios para professores, funcionários e colegas à medida que, adaptando-se a uma nova realidade, ajudam a transformar a escola em espaços de integração social e aprendizado de tolerância às diferenças.[25]

De maneira contínua, a paciente e sua mãe deverão ser estimuladas e orientadas pelo fisioterapeuta e equipe quanto à importância da inclusão escolar e comunitária.

Referências

1. Bax M, Goldstein M, Rosenbaum P, Leviton A, Paneth N, Dan B et al. Proposed definition and classification of cerebral palsy, April 2005. Dev Med Child Neurol. 2005 Aug;47(8):571-6.
2. Palisano R, Rosenbaum P, Walter S, Russell D, Wood E, Classificação OS De et al. Sistema De Classificação Da Função Motora Grossa Para Paralisia Cerebral (Gmfcs). Dev Med Child Neurol. 1997;1-7.
3. Brunton LK, Bartlett DJ. Validity and Reliability of Two Abbreviated Versions of the Gross Motor Function Measure. Phys Ther [Internet]. 2011 Apr 1;91(4):577-88. Available from: http://dx.doi.org/10.2522/ptj.20100279
4. Morris S. Ashworth And Tardieu Scales: Their Clinical Relevance For Measuring Spasticity In Adult And Paediatric Neurological Populations. Phys Ther Rev [Internet]. 2002 Mar 1;7(1):53–62. Available from: http://dx.doi.org/10.1179/108331902125001770
5. Herrero D, Gonçalves H, Siqueira AAF, Abreu LC. Escalas De Desenvolvimento Motor Em Lactentes : Test of Infant Motor Performance E a Alberta Infant Motor Scale. Rev Bras Crescimento Desenvolv Hum. 2011;21(1):122-32.
6. de Almeida Bastos SC, Mancini MC, Pyló RM. O uso da Medida Canadense de Desempenho Ocupacional (COPM) em saúde mental. Rev Ter Ocup da Univ São Paulo. 2010;21(2):104-10.
7. Monteiro CB de M. Paralisia Cerebral : Teoria e Prática. 1ª. Ricardo Baptista Madeira, editor. São Paulo: Editora Pléiade; 2015. 484 p.
8. Schiariti V, Selb M, Cieza A, O'Donnell M. International Classification of Functioning, Disability and Health Core Sets for children and youth with cerebral palsy: A consensus meeting. Dev Med Child Neurol. 2015;57(2):149-58.
9. Oliveira RP de, Caldas CACT, Riberto M. Application of the ICF-CY Brief Core Set for cerebral palsy on a school age child. Acta Fisiátrica [Internet]. 2016;23(1):46-50. Available from: http://www.gnresearch.org/doi/10.5935/0104-7795.20160010
10. Brito CML, Vieira GO, Costa MDCO, Oliveira NF De. Desenvolvimento neuropsicomotor: o teste de Denver na triagem dos atrasos cognitivos e neuromotores de pré-escolares. Cad Saude Publica. 2011;27(7):1403-14.
11. Mancini MC, Haley SM. Inventário de avaliação pediátrica de incapacidade (PEDI): manual da versão brasileira adaptada. UFMG; 2005.
12. Torritesi P, Vendrúsculo DMS. A dor na criança com câncer: modelos de avaliação. Rev Lat Am Enfermagem. 1998;6(4):49-55.
13. Sarmento PV. Tradução, adaptação cultural e confiabilidade da Medida de Independência Funcional para Criança (Wee FIM). Universidade Federal de Alagoas; 2014.
14. Rocha SR, Dornelas L de F, Magalhães L de C. Instrumentos utilizados para avaliação do desenvolvimento de recém-nascidos pré-termo no Brasil: revisão da literatura TT - Assessment tools utilized for the evaluation of preterm neonates in Brazil: literature review. Cad Ter Ocup UFSCar [Internet]. 2013;21(1):109-17. Available from: http://dx.doi.org/10.4322/cto.2013.015
15. Eliasson A-C, Krumlinde-Sundholm L, Rosblad B, Beckung E, Arner M, Ohrvall A-M et al. The Manual Ability Classification System (MACS) for children with cerebral palsy: scale development and evidence of validity and reliability. Dev Med Child Neurol. 2006 Jul;48(7):549-54.
16. Sposito MMDM, Riberto M. Avaliação da funcionalidade da criança com paralisia cerebral espástica Functionality evaluation of children with spastic cerebral palsy. Acta Fisiatr. 2010;17:50-61.
17. Marques AP. Manual de goniometria. Editora Manole; 1997.
18. ICF Core Sets for Cerebral Palsy in CY [Internet]. 2013. Available from: https://www.icf-research-branch.org/icf-core-sets-projects2/neurological-conditions/icf-core-set-for-cp-for-cy
19. Scholtes VA, Becher JG, Comuth A, Dekkers H, Van Dijk L, Dallmeijer AJ. Effectiveness of functional progressive resistance exercise strength training on muscle strength and mobility in children with cerebral palsy: A randomized controlled trial. Dev Med Child Neurol. 2010;52(6):107-13.
20. Aye T, Thein S, Hlaing T. Effects of strength training program on hip extensors and knee extensors strength of lower limb in children with spastic diplegic cerebral palsy. J Phys Ther Sci [Internet]. 2016;28(2):671–6. Available from: http://www.pubmedcentral.nih.gov/articlerender.fcgi?artid=4793031&tool=pmcentrez&rendertype=abstract
21. Verschuren O, Ada L, Maltais DB, Gorter JW, Scianni A, Ketelaar M. Muscle strengthening in children and adolescents with spastic cerebral palsy: considerations for future resistance training protocols. Phys Ther. 2011 Jul;91(7):1130-9.
22. Kim W-H, Kim W-B, Yun C-K. The effects of forward and backward walking according to treadmill inclination in children with cerebral palsy. J Phys Ther Sci. 2016 May;28(5):1569-73.
23. Verschuren O, Peterson MD. ACJ. BEA., Hurvitz M. Exercise and Physical Activity Recommendations for People with Cerebral Palsy. 2016;150(2):137-43.
24. Habu NS. Uso da toxina botulínica tipo A no manejo dos membros inferiores espásticos em crianças com paralisia cerebral . Relato de 4 casos.
25. dos Santos LHC, Grisotto KP, Rodrigues DCB, Bruck I. Inclusão escolar de crianças e adolescentes com paralisia cerebral: Esta é uma realidade possível para todas elas em nossos dias? Rev Paul Pediatr. 2011;29(3):314-9.

Síndrome Genética

CAPÍTULO 21

Fabiane Elpídio de Sá

Observação: palavras e expressões listadas no Glossário do capítulo estão destacadas no texto com um asterisco.

APRESENTAÇÃO DO CASO CLÍNICO

Criança, 17 meses e 12 dias de idade cronológica (IC), sexo masculino, nascida de parto normal, mãe primigesta de 36 anos, sem intercorrências na gravidez, parto e puerpério. Nasceu a termo com 39 semanas e 2 dias, parto vaginal, choro débil ao nascer. Foi diagnosticada pela médica geneticista da maternidade com Síndrome de Down*. Apresentou sopro à ausculta cardíaca sendo realizado ecocardiograma à beira do leito, no qual foi detectada Comunicação Interatrial (CIA)*. Apresentou moderado grau de desconforto respiratório, pelo Boletim de Silvermann-Andersen, necessitando de berço aquecido e oxigenoterapia por Hood*, 40% durante 48 horas, retirada após melhora clínica. Sem sinais de asfixia e mecônio nas vias aéreas e estômago. Após resolução do quadro respiratório recebeu alta do berçário de médio risco e foi para o alojamento conjunto. Foi solicitado atendimento da fonoaudiologia, pois o recém-nascido apresentou dificuldade para o estabelecimento da sucção nutritiva ao seio materno. Recebeu alta com 3 dias pós-nascimento, mamando efetivamente sem dispneia, mesmo com CIA. Foi encaminhado para o ambulatório de puericultura da maternidade e ambulatório de cardiologia, onde faz acompanhamento com previsão de cirurgia para o fechamento da CIA, quando completados os 24 meses de idade. Não apresentou cansaço durante os atendimentos. Atualmente, ainda faz intervenção precoce multiprofissional, iniciada desde os 2 meses de idade.

Apresentou habilidade para sentar sozinha com 9 meses, não engatinhou, elevou postura bípede com ajuda aos 11 meses, ainda não anda sozinha e sente insegurança quando estimulada para essa atividade. A mãe é dedicada integralmente aos cuidados com a criança e não tem outros filhos. A criança mora com os avós maternos, uma tia e a mãe. Não existem outras crianças em casa. À tarde vai para a pracinha, onde fica todo o tempo no colo da mãe ou sentada na grama sem interação com as outras crianças. A mãe relata que leva a criança para o parquinho, mas sente receio de colocá-la com outras crianças para brincar, com medo de acidente devido ao déficit motor.

Consegue comer sozinha com as mãos, porém necessita de ajuda para utilizar utensílios, tais como colher e garfo. Ingere líquido no copinho com as duas mãos, mas ainda toma mingau na mamadeira.

Na reavaliação terapêutica atual, com 17 meses de IC, realizada pelo fisioterapeuta e terapeuta ocupacional, apresentou escore 7 mensurado pela Escala Motora de Alberta (AIMS)*. No teste de avaliação de Bayley-III (*Bayley Scalesof Infant and Toddler Development*-BSITD-III)*, utilizando a subescala motora fina da BSITD-III, composta de 66 tarefas tais como: empilhamento de blocos, imitar, traços, colocar cereal no pote, preensão do giz ou lápis, colocar moedas no cofre, encaixar e desencaixar blocos, passar o cadarço pelo orifício dos blocos, imitar movimentos das mãos, picotar papel com tesoura, discriminar formas pelo tato, abotoar, imitar desenhos (sinal de mais e quadrado) e recortar respeitando os limites da linha, apresentou ao final escore 6 (comprometimento leve) na atividade preensão de precisão, que requer o controle da musculatura intrínseca da mão e movimentos independentes dos dedos, necessários para manipular objetos pequenos e delicados, indicando que a criança apresenta atraso leve. Como instrumento para avaliação de habilidades funcionais foi utilizado o *Pediatric Evaluation of Disability Inventory* (PEDI)*, questionário de autocuidado parte I, que documenta o desempenho da criança nas áreas de alimentação, higiene pessoal, banho, vestir, uso do toalete e controle esfincteriano, com pontuação final de 33. No PEDI, a pontuação da criança é obtida através de um escore normativo, que vai de 0 a 100, com média 50 (DP=20), informando o desempenho da criança em relação ao desempenho esperado de crianças típicas da mesma faixa etária [9].

GLOSSÁRIO

Comunicação interatrial (CIA): é uma cardiopatia congênita acianótica comum que raramente é diagnosticada. Caracteriza-se por esquerdo-direito, levando a um hiperfluxo sanguíneo pulmonar. Com frequência é assintomática, mas pode, no decorrer do tempo, levar a dispneia, palpitações, infecções respiratórias, déficit ponderal e raramente à insuficiência cardíaca.

Escala Motora Infantil de Alberta (AIMS): um instrumento observacional da motricidade ampla, que avalia a sequência do desenvolvimento motor e o controle da musculatura antigravitacional nas posturas prona, supina, sentada e de pé, de crianças a termo e prematuro.

Inventário Pediátrico de Avaliação de Incapacidade (PEDI-CAT): é um instrumento de avaliação infantil, que possui o objetivo de fornecer uma descrição detalhada do desempenho funcional da criança, documentando suas mudanças longitudinais em três áreas funcionais: autocuidado, mobilidade e função social. Fornece, também, dados acerca do quão independente o paciente é ou se precisa da intervenção de cuidadores, bem como se utiliza alguma modificação no ambiente para facilitar seu desempenho.

Oxigenoterapia por Hood: equipamento de acrílico ou de plástico, projetado com o objetivo de aumentar a concentração de oxigênio em torno da cabeça da criança e, consequentemente, oferecer maior concentração de oxigênio inspirado, devendo sempre permitir a saída de CO_2 expirado, através da difusão pelas aberturas ou com uso de altos fluxos de gases.

Síndrome de Down (SD): condição genética, reconhecida há mais de um século por John Langdon Down. Caracteriza-se por ser uma desordem genética no cromossomo 21, que causa algumas características marcantes e comuns a todos os portadores da síndrome como, por exemplo, retardo mental, boca pequena, olhos puxados, cabeça arredondada.

Teste de Bayley-III: é uma atualização dos dados normativos da BSID-II com amostra contemporânea e representativa, indicado para avaliar crianças de 1 a 42 meses de idade, apresentando melhora do conteúdo dos testes, melhora da qualidade psicométrica e, consequentemente, maior utilidade clínica. A atual versão da Escala de Bayley está subdividida em cinco domínios: cognição, linguagem (comunicação expressiva e receptiva), motor (grosso e fino), social-emocional e componente adaptativo. Os três primeiros domínios são observados com a criança em situação de teste e os dois últimos são observados por meio de questionários preenchidos pelos pais ou cuidadores.

> **Questões para discussão**
> 1. Quais as principais alterações clínicas, funcionais e de atividades da criança com Síndrome de Down?
> 2. Quais os principais instrumentos de triagem, avaliação para o tratamento de crianças com Síndrome de Down?
> 3. Como desenvolver um projeto terapêutico singular para a criança do caso clínico supracitado com base nos protocolos de triagem e avaliação?
> 4. Qual a importância dos cuidados multiprofissionais para a criança com Síndrome de Down?
> 5. Quais os principais cuidados durante a intervenção precoce de crianças com Síndrome de Down (subluxação cervical, cardiopatias...)?

OBJETIVOS

- Reconhecer as alterações clínicas e funcionais ocasionadas pelas alterações genéticas na Síndrome de Down.

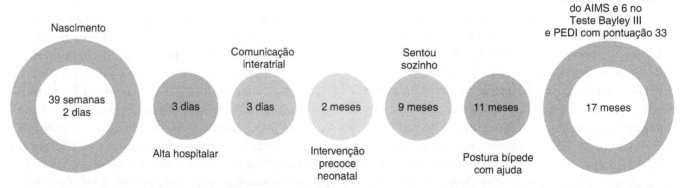

Figura 21.1 Linha do tempo da evolução clínica da criança.

- Identificar os principais instrumentos adequados para a avaliação do desenvolvimento da criança com diagnóstico de Síndrome de Down.
- Conhecer modelos de intervenção precoce com enfoque centrado no projeto terapêutico singular de crianças com Síndrome de Down.
- Apresentar possibilidades de intervenção precoce multiprofissional com enfoque à funcionalidade de crianças com Síndrome de Down.
- Descrever os principais cuidados durante a intervenção precoce de crianças com Síndrome de Down (subluxação cervical, cardiopatias...).

AVALIAÇÃO E DIAGNÓSTICO DA FUNCIONALIDADE

Os instrumentos que deverão ser utilizados na criança do caso clínico deverão abranger padrões de comportamento motor fino e grosso, cognição, linguagem, social-emocional e componente adaptativo, descrito no quadro abaixo:

RECURSOS DIAGNÓSTICOS PROPOSTOS

Recurso	O que avalia?	Como avalia?
Boletim de Silvermann-Andersen[1]	O grau de desconforto e disfunção respiratória no prematuro de alto risco e como fator de determinação e comprovação da efetividade da terapêutica empregada. O BSA avalia cinco aspectos do desconforto respiratório para quantificá-lo, tais como: gemido expiratório, batimento de asa de nariz, retração intercostal, retração esternal e respiração paradoxal.	Através da inspeção e dependendo do grau de desconforto respiratório pela ausculta pulmonar. A pontuação varia de 0 (sem desconforto respiratório) a 10 (máximo desconforto respiratório), com cada alteração podendo ser graduada de 0 a 2, dependendo da sua intensidade.
Escala Motora de Alberta[2]	Instrumento observacional da motricidade ampla, que avalia a sequência do desenvolvimento motor e o controle da musculatura antigravitacional nas posturas prona, supina, sentada e de pé, de crianças a termo e pré-termo.	É composta por 58 itens agrupados em subescalas (prono, supino, sentado e em pé) que descrevem a movimentação espontânea e as habilidades motoras. O examinador observa a criança, levando em consideração aspectos da superfície do corpo que sustenta o peso, a postura e os movimentos antigravitacionais. A escala apresenta escores brutos, percentis e categorização do desempenho motor em: normal (>25%); suspeito (entre 25% e 5%); anormal (<5%).
Teste de avaliação de Bayley III[3]	Avalia o desenvolvimento infantil contemplando cinco domínios: Cognição, Linguagem (comunicação expressiva e receptiva), Motor (grosso e fino), Social-emocional e Componente adaptativo.	Áreas avaliadas através de atividades e perguntas aos cuidadores: Cognição, Linguagem (comunicação expressiva e receptiva), Motor (grosso e fino), Social-emocional e Componente adaptativo. Os três primeiros domínios são observados com a criança em situação de teste e os dois últimos são observados por meio de questionários preenchidos pelos pais ou cuidadores. As escalas são consideradas complementares, tendo cada uma a sua importância na avaliação da criança. Assim, a Escala Cognitiva determina como a criança pensa, reage e aprende sobre o mundo ao seu redor e está composta de 91 itens; a Escala de Linguagem está subdividida em dois subtipos: Comunicação Receptiva (parte que determina como a criança reorganiza sons e como a criança entende, fala e direciona palavras, composta de 49 itens) e a Comunicação Expressiva (parte que determina como a criança se comunica usando sons, gestos e palavras, composta de 48 itens).
Pediatric Evaluation of Disability Inventory (PEDI-CAT)[4]	*Pediatric Evaluation of Disability Inventory - Computer Adaptive Test* (PEDI-CAT) ou Inventário de Avaliação Pediátrica de Incapacidade - Testagem Computadorizada Adaptativa, usado para analisar as habilidades funcionais das crianças.	Incorpora metodologias de medição inovadoras, amplia substancialmente a faixa etária, e oferece novos itens e um novo formato para o funcional avaliação de crianças e jovens, de 0 a 21 anos de idade, com diversas condições de saúde. O PEDI-CAT é uma avaliação funcional teoricamente fundamentada na Classificação Internacional de Funcionalidade (CIF), Incapacidade e Saúde e a CIF-Criança e Juventude (CIF-CJ)[16]. Baseado em modelos biopsicossociais e de desenvolvimento, incorpora a perspectiva sociocultural. No modelo biopsicossocial, o funcionamento reflete a interação entre indivíduos com uma condição de saúde e as oportunidades ou barreiras presentes no cenário em que vivem, incluindo internos (pessoais) e fatores externos (ambientais). Essa interação tem uma influência bidirecional nas estruturas e funções do corpo, atividades e participação, que juntos representamos componentes da função.

Quadro 21.1 Avaliação do caso clínico segundo a Classificação Internacional de Funcionalidade, Incapacidade e Saúde (CIF)

	Funções e estruturas do corpo	Limitações de atividades	Restrição na participação
Perspectiva da mãe da criança	Andar independente	Empilhamento de blocos, imitar, traços, colocar cereal no pote, preensão do giz ou lápis, colocar moedas no cofre, encaixar e desencaixar blocos, passar o cadarço pelo orifício dos blocos, imitar movimentos das mãos, picotar papel com tesoura, discriminar formas pelo tato, abotoar, imitar desenhos (sinal de mais e quadrado) e recortar respeitando os limites da linha, apresentando ao final escore 6 (comprometimento leve) na atividade preensão de precisão, que requer o controle da musculatura intrínseca da mão e movimentos independentes dos dedos.	Brincar com outras crianças.
	Motricidade fina das mãos	Comer com utensílios.	
Perspectiva do fisioterapeuta	Incoordenação e desequilíbrio postural	Manuseio de objetos com as mãos.	Brincar/Integração social.
	Déficit proprioceptivo		
	Déficit de motricidade fina		
	Deambular independente		
Fatores contextuais			
Pessoais			
• Criança sexo masculino			
• 17 meses e 12 dias de idade cronológica (IC)			
• Filho único			
• Mora com a mãe, os avós e tia			
• Apresenta insegurança para andar sozinho			
Ambientais			
• Acompanhamento com Pediatra, Cardiologista, Fisioterapeuta, Fonoaudiólogo e Terapeuta ocupacional			

Baseado em tradução livre de esquema publicado em Rundell SD, Davenport TE, Wagner T. Physical Therapist Management of Acute and Chronic Low Back Pain Using the World Health Organization's International Classification of Functioning, Disability and Health. Phys Ther [Internet]. 2009 Jan 1;89(1):82–90. Available from: http://ptjournal.apta.org/cgi/doi/10.2522/ptj.20080113.

METAS E INTERVENÇÕES

A síndrome de Down tem a hipotonia como característica física primordial que ocasiona déficit motor e sensorial[5]. Para a intervenção nas alterações musculoesqueléticas é necessário um programa terapêutico que proporcione a prevenção desses transtornos e o treinamento de habilidades sensório-motoras no primeiro ano de vida.

Metas
1. Enfoque nas habilidades posturais, coordenação e equilíbrio
2. Andar independente
3. Habilitação da motricidade fina – movimentos refinados (uso das mãos e principalmente pinça fina com os dedos)
4. Terapia neuroevolutiva e psicomotora
5. Treino de atividades de vida diária na casa adaptada com terapeuta ocupacional
6. Psicomotricidade

O equilíbrio corporal permite que o corpo se mantenha parado de modo estável ou em movimento de maneira harmônica e precisa, proporcionando segurança e conforto em relação ao corpo no espaço e uma integração física e emocional no ambiente que o circunda. Para que não ocorra uma perturbação desse estado de equilíbrio corporal, é necessário um conjunto de estruturas funcionalmente integradas: sistema vestibular, sistema óptico e sistema proprioceptivo, para que as crianças adquiram certo grau de consciência corporal e estimulação no sistema musculoesquelético antes que possam desenvolver a dominância pessoal. Como já apresentado, esses indivíduos possuem uma hipotonia muscular, hiperflexibilidade articular, falta de dominância na lateralidade e um déficit no equilíbrio corporal, todos agravantes durante o processo de desenvolvimento, causando limitações no desempenho de quaisquer atividades corporais e contribuindo para a deficiência[6].

Atividades que promovam postura elevada estimulando a propriocepção, controle postural, coordenação e equilíbrio devem ser estimuladas na criança através de terapias psicomotoras e neuroevolutivas.

A falta de experiências físicas pode dificultar a exploração do ambiente que, associada a um déficit de integração sensorial e perceptiva de si mesmo, dos objetos e do espaço, interferem, em geral, no processo do desenvolvimento cognitivo e motor dessa criança. Crianças com Síndrome de Down costumam exibir um atraso nas habilidades sensoriais, motoras e intelectuais. As dificuldades motoras apresentadas pela criança do caso clínico, durante a execução das suas tarefas sensório-motoras são: déficit de força, incoordenação, desequilíbrio, dificuldade em segurar objetos grandes ou até mesmo dois objetos numa mesma mão pelo tamanho reduzido da superfície de contato e a pouca variedade nos padrões de exploração manual dos objetos, que possivelmente resultou em uma pobre percepção da relação espacial entre eles[7].

A experiência da preensão é importante também para o desenvolvimento intelectual da criança, pois facilita a exploração do corpo e de objetos que irão permitir experiências com o meio ambiente.

Dentre as atividades que permitirão o desenvolvimento das funções cognitivas, motoras e sensoriais da criança do caso clínico estão: piscina com bolinhas e brinquedos, marcha lateral, andar com e sem obstáculos com o auxílio do terapeuta, rampa, escada, barras paralelas; são recursos fixos que irão proporcionar marcha funcional e controle motor. Tais atividades devem ser encorajadas pois a criança apresenta insegurança motora possivelmente causada pelo déficit proprioceptivo.

O Conceito Bobath é uma abordagem utilizada em recém-nascidos, lactentes e crianças com déficits nas habilidades funcionais, através do incremento de atividades que possibilitarão o controle do movimento, coordenação e equilíbrio. Envolve posicionamentos e transferências de posturas dinâmicas que irão influenciar o tônus e o progresso das habilidades da criança, considerando a plasticidade cerebral de cada indivíduo; portanto, a individualidade de cada criança deve ser observada na escolha das práticas[8]. Atividades que promovam transferência de peso são consideradas importantes para ocasionar pressão e recrutamento das unidades motoras, liberando outros segmentos para serem movimentados pela criança. São exemplos dessas atividades: marcha na escada, rampa e barra paralela, iniciando da lateral para direção anterior.

Deverão fazer parte do repertório da criança atividades psicomotoras em grupo que possam estimular também áreas sociais, motoras e cognitivas. O uso de bolas com diferentes tamanhos, cubos gigantes, tecidos, cones, cordas, bastões, centopeias e espaguetes podem ser utilizados para montagem de circuitos psicomotores no treinamento das habilidades motoras grossas, assim como os aparelhos sensoriais, especialmente o proprioceptivo e vestibular com atividades e recursos proporcionados pela integração sensorial.

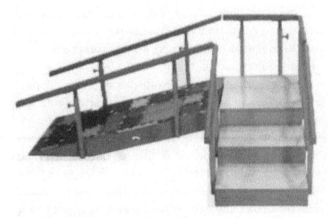

Figura 21.3 Rampa de fisioterapia infantil.
Fonte: Google imagens.

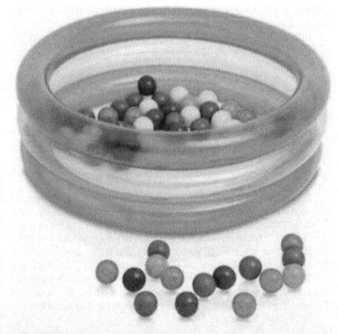

Figura 21.2 Piscina de bolinhas.
Fonte: Google imagens.

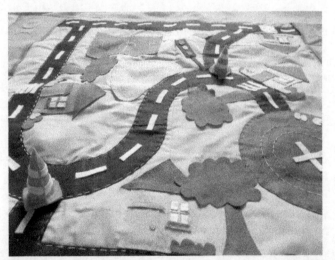

Figura 21.4 Tapete sensorial.
Fonte: Google imagens

Brinquedos de encaixe proporcionarão estímulo à motricidade fina otimizando o desenvolvimento intelectual através de atividades elaboradas no meio ambiente da criança. Uso de jogos e brincadeiras deverão ser introduzidos nos cuidados com o desenvolvimento da criança pela família repercutindo na sua autonomia, empoderamento e formação de vínculos parentais seguros.

Além disso, um programa adequado de treinamento dos pais insere-se como estratégia bastante utilizada para trabalhar questões de relacionamento e habilitar pais para alcançar resultados esperados. Esse modelo poderá causar impacto na intervenção de crianças com transtornos, uma vez que o ambiente familiar e social produz grande impacto no desenvolvimento infantil[9].

A terapia centrada na família prevê que a ênfase da intervenção seja dada ao sucesso na tarefa. Em cada objetivo deverão ser identificadas as dificuldades dadas pela tarefa, pela criança ou pelo ambiente, e deverão ser vistas igualmente, sendo que a criança não precisa "necessariamente" ser o primeiro alvo da intervenção. Indubitavelmente, essa perspectiva implica em ações diferenciadas junto a esse indivíduo, que pode demonstrar ganhos sutis no nível da estrutura do corpo, mas que está inserido em uma família, numa comunidade, num tempo que, de forma alguma, se mantêm imutáveis[10].

O treino de atividades de vida diária na casa adaptada com terapeuta ocupacional objetiva o desenvolvimento e manutenção da função e as habilidades necessárias para o desempenho de atividades, prevenir distúrbios do desenvolvimento, principalmente no que se refere às atividades funcionais, reabilitando as disfunções que impeçam o desenvolvimento favorável nas atividades, facilitar a capacidade adaptativa da criança, colaborar e cooperar com a criança para alcançar seus objetivos. As atividades podem ser trabalhadas nos seguintes aspectos funcionais:

- Mobilidade (na cama, na cadeira, transferências e deambulação).
- Cuidados pessoais (alimentação, higiene básica, higiene elementar, vestir-se e arrumar-se).
- Comunicação (escrever, telefonar, digitar e utilizar o computador).
- Ferramentas de controle do meio ambiente (manusear chaves, portas, janelas e torneiras)[11].

Na psicomotricidade podemos incluir atividades em grupo para interação com outras crianças e noções de esquema e imagem corporal, coordenação global, equilíbrio, dominância lateral, orientação espacial, orientação temporal, percepção, limite, comunicação e expressão, corporeidade, afetividade, agressividade, postura, tônus, respiração e relaxação,[12-13] que levam a maiores possibilidades de adaptação ao mundo exterior. Atividades que utilizam diferentes materiais (caixa de papelão, espaguetes, tecidos, bolas e cones), possibilitam a transformação desses recursos em variados objetos. Por exemplo: uma caixa de papelão pode transformar-se em um trenzinho, carro de corrida ou casinha.

Referências

1. Brasil. Ministério da Saúde. Secretaria de Atenção à Saúde. Departamento de Ações Programáticas Estratégicas. Atenção à saúde do recém-nascido: guia para os profissionais de saúde / Ministério da Saúde, Secretaria de Atenção à Saúde, Departamento de Ações Programáticas Estratégicas. – 2. ed. – Brasília: Ministério da Saúde, 2012.
2. Piper MC, Darrah J. Avaliação Motora da Criança em Desenvolvimento / Avaliação Motora Infantil de Alberta (Tradução: Dafne Herrero e Thais Massetti). Edição 1. Editora Memnon, 2020.
3. de Almeida Bastos SC, Mancini MC, Pyló RM. O uso da Medida Canadense de Desempenho Ocupacional (COPM) em saúde mental. Rev Ter Ocup da Univ São Paulo. 2010;21(2):104-10.
4. Mancini MC et al. New version of the Pediatric Evaluation of Disability Inventory (PEDI-CAT): translation, cultural adaptation to Brazil and analyses of psychometric properties. Brazilian Journal of Physical Therapy, v. 20, n. 6, p. 561-70, 2016. (https:// https://www.scielo.br/pdf/rbfis/v20n6/1413-3555-rbfis-bjpt-rbf20140166.pdf)
5. Moreira LMA, El-Hanib CN, Gusmão FAF. A Síndrome de Down e sua patogênese: considerações sobre o determinismo genético. Rev Bras Psiquiatr. 2000;22(2):96-9.
6. Flores MI, Dalla Pria A. Influência da dança expressiva sobre o equilíbrio corporal em portadores com Síndrome de Down. Rev da Faculdade de Educação Física da UNICAMP, 2010 set./dez; 8(3): 35-46.
7. Bonomo LMM, Rossetti CB. Aspectos percepto-motores e cognitivos do desenvolvimento de crianças com Síndrome de Down. Rev. Bras. Cresc. e Desenv. Hum. 2010; 20(3): 723-734.
8. Moreira CM, Gardenghi G. Conceito Neuroevolutivo Bobath em crianças com diplegia: revisão bibliográfica. Disponível em: http://Downloads/Morgan_et_al-2016-Developmental_Medicine_&_Child_Neurology%20%20(1).pdf. Acesso em 24 de fevereiro de 2017
9. Bochi A, Friedrich D, Pacheco JTB. Revisão Sistemática de Estudos sobre Programas de Treinamento Parental Trends in Psychology / Temas em Psicologia. 2016; 24(2): 549-563.
10. Bissoto ML. Desenvolvimento cognitivo e o processo de aprendizagem do portador de síndrome de Down: revendo concepções e perspectivas educacionais. Ciênc. Cogn. 2005, Rio de Janeiro, 4:80-88. Disponível em <http://pepsic.bvsalud.org/scielo.php?script=sci_arttext&pid=S1806-58212005000100009&lng=pt&nrm=iso>. Acesso em 08 fev. 2017.
11. Silva NLP, Dessen MA. Síndrome de Down: etiologia, caracterização e impacto na família. Interação em Psicologia, 2002, 6(2), p. 167-76.
12. Malini SS, Ramachandra NB. Influence of advanced age of maternal grandmothers on Down syndrome. Med Genet. 2006;14(7):1-4.
13. Mizobuchi RR, Galbiatti JA, Quirici Neto F, Milani C, Fujiki EN, Oliveira HC et al. Ultrasonographic study of the femoro-patellar joint and its attachments in infants from birth to 24 months of age; part II: children with down syndrome. J Pediatr Orthop B. 2007;16(4):266-8.
14. Carvalho RL, Almeida GL. Postural control in individuals with Down syndrome: a review. Fisioterapia e Pesquisa, São Paulo. 2008, jul./set; 15(3):304-8.

15. Torquato JÁ, Lança AF, Pereira D, Carvalho FG, Silva RD da. A aquisição da motricidade em crianças portadoras de Síndrome de Down que realizam fisioterapia ou praticam equoterapia. Fisioter. mov. [Internet]. 2013 Sep [cited 2017 Feb 08] ; 26 (3): 515-25. Available from: http://www.scielo.br/scielo.php?script=sci_arttext&pid=S0103-51502013000300005&lng=en. http://dx.doi.org/10.1590/S0103-51502013000300005.
16. Hardee JP, Fetters L. The effect of exercise intervention on daily life activities and social participation in individuals with Down syndrome: A systematic review. Res Dev Disabil. 2017, 62: 81-103.
17. Coppede AC et al. Desempenho motor fino e funcionalidade em crianças com Síndrome de Down. Fisioter Pesq. 2012;19(4):363-68.
18. Darrah J, Law M, Pollock N. Family centered functional therapy – A choice for children with motor disfunction – inf young children. Aspen Publihers, INC, 2001; 13(4): 79-87.
19. Buffone FRC, Eickman SH, Lima M de C. Processamento sensorial e desenvolvimento cognitivo de lactentes nascidos pré-termo e a termo. Cad Ter Ocup. UFSCar, São Carlos. 2016; 24(4): 695-703.
20. Goldestein A. Terapia Ocupacional: atividades de vida diária. http://topediatrica. com. br/2013/06/atividades-da-vida-diaria.html. Acesso em 10 de julho de 2017.Barros, SMSB; Scaracusi, VGS. A psicomotricidade como fator de influência na prontidão para a aprendizagem na escola. http://famesp.com.br/novosite/wp-content/uploads/2014/tcc/famesp_silvana_maria_santana_barros.pdf. Acesso em 10 de julho de 2017.

Transtorno do Espectro do Autismo (TEA)

CAPÍTULO 22

Fabiane Elpídio de Sá

Observação: palavras e expressões listadas no Glossário do capítulo estão destacadas no texto com um asterisco.

APRESENTAÇÃO DO CASO CLÍNICO

Criança com 5 anos, sexo masculino. Está cursando o Infantil IV em uma creche filantrópica. Mora com os genitores e o irmão mais velho.

De acordo com a anamnese realizada, a mãe relatou dificuldades durante a gestação e parto. Na época tinha pressão alta e precisou fazer uma cesárea com 37 semanas e 3 dias de idade gestacional, pois estava perdendo líquido. O recém-nascido chorou logo ao nascer, porém apresentou desconforto respiratório, necessitando de suporte ventilatório não invasivo do tipo pressão positiva expiratória final (CPAP) por pronga nasal. Permaneceu na Unidade de Cuidados Neonatais Intensivos por 3 dias. Mamou exclusivamente até 7 meses. Quando foram introduzidos outros alimentos aceitou apenas papinha de frutas e sucos. Tem dificuldade com alimentos sólidos. Ainda toma leite artificial na mamadeira.

Faz acompanhamento de puericultura com o pediatra. A mãe relata que desde 6 meses de vida, a criança tem dificuldade no estabelecimento de contato visual. Este fato que só lhe chamou a atenção quando a criança chegou aos 9 meses e não estranhava pessoas que não eram familiares, como se não notasse a diferença. Segundo informação materna, aos 12 meses, ao ser chamada pelo nome, não respondia claramente.

Teve atraso para o sentar – aos 8 meses – , porém com o encaminhamento para a Fisioterapia houve evolução desta atividade, chegando a andar aos 13 meses. Aos 18 meses a principal queixa materna apresentada era a dificuldade da criança para se comunicar e interagir socialmente. Aos 2 anos apenas repetia palavras, principalmente comerciais de televisão, falava frases curtas, geralmente repetindo pequenos diálogos de filmes infantis que costumava assistir. Foi diagnosticada pela neuropediatra, aos 2 anos, com Transtorno do Espectro do Autismo (TEA)*, sendo encaminhada ao acompanhamento psicológico, fonoaudiológico, terapêutico ocupacional e fisioterapêutico. Foi avaliada pelos seguintes instrumentos: ABC* e M-CHAT*. Apresenta distúrbio de processamento sensorial* tátil e auditivo, após avaliação do perfil sensorial, o que a leva a apresentar incoordenação aos movimentos finos (uso das mãos), como, por exemplo, utilizar a tesoura, canetas e massa de modelar. Não anda sob areia, assim como também não suporta ficar descalço. Apesar disso, seu desenvolvimento motor* grosso é adequado para a idade cronológica.

Outro aspecto observado é que a criança costuma comunicar-se com a equipe que a assiste por intermédio de um telefone de brinquedo, porém quando modificado o brinquedo ela se irrita bastante (ataques de birra). Em alguns momentos ocorre interação do terapeuta com a criança através desse objeto, permitindo a expressão das demandas vivenciadas em seu cotidiano. A criança não apresenta agressividade, porém tem bastante dificuldade em ser inserida nas atividades de pequenos grupos. É válido ressaltar a importância da assiduidade e do comprometimento dos pais, além da orientação ao início das atividades escolares, que poderão otimizar o desenvolvimento da criança. Para o desenvolvimento do Projeto Terapêutico Singular* foi proposto pela equipe acima a utilização do COPM* para detecção das prioridades da criança e sua família.

Capítulo 22 • Transtorno do Espectro do Autismo (TEA)

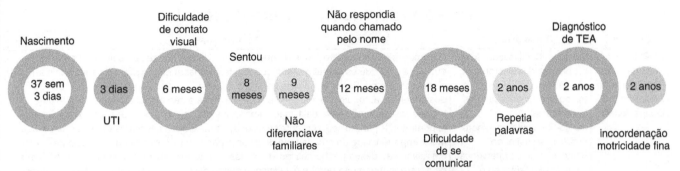

Figure 22.1 Linha do tempo da evolução clínica da criança.

GLOSSÁRIO

Desenvolvimento motor: processo de mudança no comportamento, relacionado com a idade, tanto na postura quanto no movimento da criança. É um processo de alterações complexas e interligadas das quais participam todos os aspectos de crescimento e maturação dos aparelhos e sistemas do organismo. O desenvolvimento motor não depende apenas da maturação do sistema nervoso, mas também da biologia, do comportamento e do ambiente.

Lista de checagem de comportamento autístico (ABC): o ABC é um questionário constituído por 57 itens, elaborados para avaliação de comportamentos autistas em população com retardo mental, que tem ajudado na elaboração de diagnóstico diferencial de autismo.

M-CHAT: é um instrumento de rastreamento precoce de autismo, que visa identificar indícios desse transtorno em crianças entre 18 e 24 meses. Deve ser aplicado nos pais ou cuidadores da criança.

Medida Canadense de Desempenho Ocupacional (COPM): instrumento capaz de mensurar o impacto de uma intervenção para um indivíduo, tendo como finalidade detectar mudanças na percepção do cliente sobre seu desempenho ocupacional ao longo do tempo, bem como mudanças em sua satisfação em relação a esse desempenho.

Processamento sensorial: aspecto relacionado à função neurológica de organizar e processar as informações sensoriais do corpo e do ambiente, produzindo respostas adaptativas adequadas. Dificuldades do processamento sensorial podem desencadear comprometimentos tanto no desempenho motor e comportamental, como também na aprendizagem.

Projeto terapêutico singular: conjunto de propostas de condutas terapêuticas articuladas, para um sujeito individual ou coletivo, resultado da discussão coletiva de uma equipe interdisciplinar, com apoio matricial, se necessário. Geralmente, é dedicado a situações mais complexas.

Transtorno do espectro do autismo: condição presente dentro dos Transtornos Globais do Desenvolvimento (TGD), sendo caracterizada por anormalidades qualitativas e abrangentes em três domínios do desenvolvimento: interação social recíproca, comunicação e presença de um repertório comportamental de interesses restritos, repetitivo e estereotipado.

Questões para discussão

1. Como o TEA é classificado pelo Diagnóstico de Saúde Mental - V?
2. Há modificação do conceito acerca dos três domínios, envolvendo comunicação e interação social e outro domínio de comportamento?
3. Quais as manifestações clínicas e funcionais da criança com TEA?
4. Quais as associações do TEA com outras condições clínicas e/ou genéticas?
5. Quais os principais instrumentos de triagem e avaliação de crianças com TEA?
6. Quais os protocolos de intervenção para otimizar o desenvolvimento de crianças com diagnóstico de TEA?
7. Existe perspectiva de trabalho interprofissional no cuidado à criança com TEA?

OBJETIVOS

- Reconhecer as principais alterações de função, atividade e participação apresentadas pela criança com TEA.
- Descrever instrumentos apropriados para a triagem e acompanhamento do desenvolvimento de criança com TEA.
- Apresentar possibilidades de atuação multiprofissional e interprofissional para os TEA em crianças.
- Discutir a importância do treinamento de pais de crianças com TEA.

AVALIAÇÃO E DIAGNÓSTICO DA FUNCIONALIDADE

Vários instrumentos têm sido utilizados para identificação de autismo. Destaca-se o ABC para o diagnóstico de comportamentos disruptivos. O perfil sensorial para detecção de transtornos de processamento sensorial, comum nas crianças que apresentam TEA e para o desenvolvimento de intervenções individualizadas, a utilização da Medida Canadense de Desempenho Ocupacional, destaca-se pela singularidade das informações fornecidas pelo seu uso no que diz respeito ao desempenho ocupacional da criança, bem como o reconhecimento que o uso dessa medida propicia sobre a atuação da equipe multiprofissional. Tais instrumentos estão dispostos com mais detalhes no quadro abaixo.

RECURSOS DIAGNÓSTICOS PROPOSTOS

Recurso	O que avalia?	Como avalia?
COPM[1] (Medida Canadense de Desempenho Ocupacional)	Passo 1: identificação dos problemas de desempenho ocupacional; Passo 2: quantificação da importância; Passo 3: cálculo do escore. O processo usual do planejamento da intervenção e sua implementação é iniciado depois do passo três. Passo 4: reavaliação.	O cliente seleciona as atividades de que precisa e deseja realizar, ou seleciona aquelas que se espera que esse realize, mas que não tem conseguido ou não está satisfeito com seu desempenho. Essas atividades podem enquadrar-se em qualquer uma das áreas de desempenho: autocuidado, trabalho e lazer. O cliente então atribui a cada atividade uma importância, variando essa de 1 (não é importante de nenhuma forma) a 10 (extremamente importante). A partir disso, o cliente seleciona, no máximo, 5 atividades para as quais atribui maior importância, e dá a cada uma delas uma pontuação, também numa escala de 1 a 10, em relação ao desempenho nessas atividades (1- não é capaz de desempenhar e 10 - capaz de desempenhar muito bem) e à satisfação com o desempenho (1- não satisfeito de forma nenhuma e 10 - extremamente satisfeito). Reunindo-se todos os escores de desempenho e de satisfação, são obtidas pontuações totais que poderão ser comparadas com os resultados de reavaliações para mensuração do progresso.
ABC (Autism Behavior Checklist)[2]	Inventário de comportamentos não adaptativos.	Compõe-se de 57 itens: pontuação de 1 a 4, normal até máxima gravidade. Observação direta e entrevista com os pais e cuidadores. Tempo de aplicação 1 hora.
M-CHAT *(Modified Checklist for Autism in Toddlers)*[3]	Rastreamento precoce de autismo, que visa identificar indícios desse transtorno em crianças entre 18 e 24 meses. Deve ser aplicada nos pais ou cuidadores da criança.	A resposta aos itens da escala leva em conta as observações dos pais com relação ao comportamento da criança, dura apenas alguns minutos para ser preenchida, não depende de agendamento prévio. Consiste em 23 questões do tipo sim/não, que deve ser autopreenchida por pais de crianças de 18 a 24 meses de idade, que sejam ao menos alfabetizados.
Avaliação do perfil sensorial[4]	Questionário dirigido para pais e cuidadores, que busca identificar problemas de Modulação, Processamento Sensorial e respostas Emocionais e Sociais.	Consiste em questionários baseados no julgamento do cuidador e cada item descreve as respostas do indivíduo em várias experiências sensoriais. Avalia somente os problemas de modulação. Utiliza os seguintes qualificadores: Sempre: quando se apresenta a oportunidade, a criança sempre responde dessa maneira (100% do tempo); Frequentemente: quando se apresenta a oportunidade, frequentemente responde dessa maneira (75% do tempo); Ocasionalmente: quando se apresenta a oportunidade ocasionalmente responde dessa maneira (50% do tempo); Raramente: quando se apresenta a oportunidade, a criança raramente responde dessa maneira (25% do tempo); Nunca: quando se apresenta a oportunidade a criança nunca responde dessa maneira (0% do tempo).

Quadro 22.1 Avaliação do caso clínico segundo a Classificação Internacional de Funcionalidade, Incapacidade e Saúde (CIF)

		Funções e estruturas do corpo	Limitações de atividades	Restrição na participação
Perspectiva da mãe do paciente		Processamento sensorial tátil e auditivo	Comunicação	Interação social: brincar com outras crianças. Ver texto!
		Motricidade fina das mãos	Linguagem	
			Uso das mãos – pintar, escrever, cortar com tesoura e usar a massa de modelar.	
Perspectiva do fisioterapeuta		Sistema tátil	Discriminação de texturas.	
		Motricidade fina – processamento sensorial; Sensibilidade tátil; Sensibilidade a gosto/olfato; Sensibilidade a movimento; Baixa responsividade / procura sensação; Filtro auditivo; Baixa energia / fraco; Sensibilidade visual/ auditiva		

Fatores contextuais
Pessoais
• Sexo masculino
• 5 anos
• Cursando o infantil IV
• Criança com TEA tranquila, porém se irrita quando retirado o telefone de brinquedo
• Pais presentes e vinculados ao tratamento do filho
Ambientais
• Acompanhamento do neurologista e pediatra no Centro de Intervenção Precoce (CIP)
• Equipe multiprofissional de intervenção precoce - CIP (fonoaudiologia, fisioterapia, psicologia e terapia ocupacional)
• Acompanhado semanalmente pela psicopedagoga da creche

METAS E INTERVENÇÕES

De acordo com os objetivos da avaliação funcional e diagnóstico será apresentado o Projeto Terapêutico Singular (PTS) da criança com TEA do caso clínico apresentado.

Metas
Desenvolvimento do Projeto Terapêutico Singular
1. Organização do processamento sensorial
2. Estímulo à motricidade fina
3. Promoção de atividades de comunicação e linguagem
4. Ampliação do uso dos objetos e/ou brinquedos preferidos
5. Identificação dos comportamentos que a criança tem dificuldades ou até inabilidades e que prejudicam sua vida e suas aprendizagens
6. Promoção do desenvolvimento de habilidades sociais, comunicativas, adaptativas, cognitivas, acadêmicas
7. Terapia centrada na família

O PTS deve ser composto por ações dentro e fora do serviço e deve ser conduzido, acompanhado e avaliado por profissionais ou equipes de referência junto às famílias e às pessoas com TEA. Ele deve ser revisto sistematicamente, levando-se em conta os projetos de vida, o processo de reabilitação psicossocial (com vistas à produção de autonomia) e a garantia dos direitos[5]. A história, o contexto e as vivências apresentadas pela pessoa com TEA e sua família são fundamentais para o processo diagnóstico e para a construção do seu PTS. Esse processo precisa ser construído juntamente com uma equipe e discutido passo a passo com a família. A implicação dos familiares durante todo processo diagnóstico e nas diversas intervenções será fundamental para minimizar o choque que acomete uma família com a comunicação de um diagnóstico e sobretudo o processo terapêutico. O PTS deve ser pautado nas necessidades da criança e da família, podendo ser utilizado como ferramenta de diagnóstico a Medida Canadense de Desempenho Ocupacional (COPM)[6], baseada no Modelo Canadense de Desempenho Ocupacional, que incorpora os princípios da Prática Centrada no Cliente. Nesse modelo de prática, o teste pode ser envolvido em todas as fases do tratamento: na definição das prioridades, na decisão de estratégias adequadas para a intervenção e na documentação de mudanças resultantes do tratamento. Posteriormente serão traçadas as metas e intervenções terapêuticas na promoção de práticas parentais positivas. Importante ressaltar que a equipe deverá se apropriar do ambiente domiciliar e da escola caso a criança frequente para adaptação das atividades desenvolvidas pelos pais. Na criança do caso clínico após realização da COPM os pais selecionaram as seguintes atividades que gostariam que ela realizasse: melhorar o controle dos movimentos, linguagem/comunicação e brincar com outras crianças. Sendo assim as atividades desenvolvidas serão baseadas nas necessidades dos pais em relação ao seu desenvolvimento:

- Processamento sensorial: construção do quadro sensorial – texturas e oficinas de alimentos – consistência, sabor, temperatura e cores.

- Motricidade Fina: uso do quadro sensorial – teclados, encaixe, linha e sementes (Figura 22.1).

- Comunicação e linguagem: musicoterapia e robótica.

- Oficina de treinamento de pais com a equipe multidisciplinar: roda de conversa – equipe multiprofissional/Dinâmicas de grupo/Discussão de temas escolhidos pelos pais.

- Preenchimento do diário individual da criança: atividades desenvolvidas no dia a dia em casa, escola e lazer.

- Ampliação do uso dos objetos fixos: brincar – inserindo as categorias exploratória, a funcional e a simbólica e contação de estória.

- Sala de Integração Sensorial (Figura 22.2) – atividades com a equipe multiprofissional.

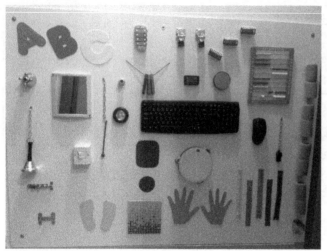

Figura 22.2 Exemplo de quadro sensorial construído com os pais.
Fonte: Google Imagens

- Promoção do desenvolvimento de habilidades sociais, comunicativas, adaptativas, cognitivas, acadêmicas – brincar.
- Sala de Integração Sensorial: atividades com a equipe multiprofissional até 3 crianças por turma.

O TEA requer uma abordagem multidisciplinar, devido a algumas características: alguns padrões repetitivos e estereotipados de comportamento característicos do autismo incluem resistência a mudanças, insistência em determinadas rotinas, apego excessivo a objetos e fascínio com o movimento de peças (tais como rodas ou hélices).

Embora algumas crianças pareçam brincar, elas se preocupam mais em alinhar ou manusear os brinquedos do que em usá-los para sua finalidade simbólica. Estereotipias motoras e verbais, tais como se balançar, bater palmas repetitivamente, andar em círculos ou repetir determinadas palavras, frases ou canções são também manifestações frequentes em autistas. No adulto autista, há uma melhora na adaptação a mudanças, mas os interesses restritos persistem, e aqueles com habilidades cognitivas adequadas tendem a concentrar seus interesses em tópicos limitados, tais como horários de trens/aviões, mapas ou fatos históricos etc., os quais dominam suas vidas[7].

Durante as práticas centradas na família o *feedback* é essencial para o aprimoramento de atitudes inadequadas por parte dos pais participantes dos grupos em relação à educação de seus filhos, assim como no reforçamento de postura adequada; também o *role play*, onde os pais são incentivados a assumir e reproduzir o papel de seus próprios filhos diante do grupo de participantes, a fim de reviver situações nas quais o comportamento inadequado dos filhos se manifestou, e assim, possibilitar maior compreensão a respeito desses comportamentos e aprimorar o vínculo afetivo e a relação entre pais e filhos[9].

Pais de crianças com autismo têm o potencial de influenciar intensamente o desenvolvimento de seus filhos, visto que estão mais em contato com eles do que os educadores ou clínicos, mesmo quando as crianças estão matriculadas em programas de intervenção comportamental intensiva precoce [10].

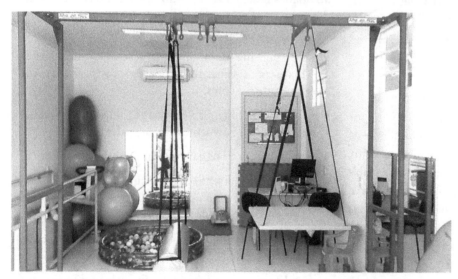

Figura 22.3 Sala de Integração Sensorial.
Fonte: Google Imagens

Referências

1. Mazak MSR, Fernandes ADSA, Lourenço GF, Cid MFB (2021). Instrumentos de avaliação da terapia ocupacional para crianças e adolescentes no Brasil: uma revisão da literatura. Cadernos Brasileiros de Terapia Ocupacional, 29, e2833. https://doi.org/10.1590/2526-8910.ctoAR2143a
2. Marteleto MRF, Pedromônico MRMV. Validity of Autism Behavior Checklist (ABC): preliminary study. Brazilian Journal of Psychiatry [online]. 2005; 27(4):295-01. [Accessed 12 January 2022], pp. 295-301. Available from: <https://doi.org/10.1590/S1516-44462005000400008>. Epub 12 Dec 2005. ISSN 1809-452X. https://doi.org/10.1590/S1516-44462005000400008.
3. Losapio MF, Pondé MP. Tradução para o português da escala M-CHAT para rastreamento precoce de autismo. Revista de Psiquiatria do Rio Grande do Sul [online]. 2008; 30(3): [Acessado 12 Janeiro 2022], pp. 221-229. Disponível em: <https://doi.org/10.1590/S0101-81082008000400011>. Epub 17 Mar 2009. ISSN 0101-8108. https://doi.org/10.1590/S0101-81082008000400001
4. Mattos JC, D'antino MEF, Cysneiros RM. Tradução para o português do Brasil e adaptação cultural do Sensory Profile. Psicol. teor. prat. 2015; 17(3): 104-120. Disponível em <http://pepsic.bvsalud.org/scielo.php?script=sci_arttext&pid=S1516-36872015000300009&lng=pt&nrm=iso>. acessos em 12 jan. 2022.
5. Brasil. Ministério da Saúde. Secretaria de Atenção à Saúde. Departamento de Atenção Especializada e Temática. Linha de cuidado para a atenção às pessoas com transtornos do espectro do autismo e suas famílias na Rede de Atenção Psicossocial do Sistema Único de Saúde / Ministério da Saúde, Secretaria de Atenção à Saúde, Departamento de Atenção Especializada e Temática. – Brasília: Ministério da Saúde, 2015.
6. Bastos SC de, Mancini MC, Pyló RM. O uso da medida canadense de desempenho ocupacional (COPM) em saúde mental. Rev Ter Ocup Univ. 2010; 21(2): 104-110.
7. Gadia CA, Tuchman R, Rott NT. Autismo e doenças invasivas de desenvolvimento. J. Pediatr. (Rio J.) [Internet]. 2004 Apr [cited 2017 May 13];80(2Suppl):83-94. Available from: http://www.scielo.br/scielo.php?script=sci_arttext&pid=S0021-75572004000300011&lng=en. http://dx.doi.org/10.1590/S0021-75572004000300011
8. Bochi A, Friedrich D, Pacheco JTBP. Revisão Sistemática de Estudos sobre Programas de Treinamento Parental. Tema sem Psicologia. 2016;24(2): 549-63.
9. Laugeson E. Disruptive behaviour may hinder the acquisition of daily living skills for youth with autism spectrum disorder. Evid Based Mental Health 2017, (20):2 doi:10.1136/feb-2016-102534.
10. Abreu e Andrade A, Ohno PM, Magalhães PM, Barreto IS. Treinamento de Pais e Autismo: Uma Revisão de Literatura. Ciências & Cognição 2016; Vol 21(1) 007-022.

Microcefalia

CAPÍTULO 23

Fabiane Elpídio de Sá

Observação: palavras e expressões listadas no Glossário do capítulo estão destacadas no texto com um asterisco.

APRESENTAÇÃO DO CASO CLÍNICO

Lactente, 6 meses e 26 dias de idade cronológica, sexo masculino, nascido de parto cesáreo, 39 semanas e 3 dias de gestação; mãe fez 8 consultas de pré-natal. A mãe relata que, com 12 semanas sentiu uma espécie de coceira no olho com vermelhidão, dor de cabeça e nas articulações e percebeu manchas no corpo, que tiveram um curso de três dias; procurou o médico do posto de saúde no segundo dia sendo diagnosticada com infecção pelo Zika Vírus (ZV). Posteriormente, seguiu o acompanhamento da gravidez rotineiramente sem outras intercorrências.

O diagnóstico de microcefalia do feto foi descoberto com 23 semanas de idade gestacional através do ultrassom. O perímetro cefálico ao nascer mediu 29 cm, peso ao nascimento 2.230 gramas e estatura 46 cm. Recebeu alta da maternidade com 48 horas, sendo amamentado e com ganho de peso; foi encaminhado para o ambulatório de neurologia infantil de um hospital terciário. Teste do pezinho normal. Emissões Otoacústicas Evocadas (EOAE)* normal. Potencial Evocado Auditivo de Tronco Encefálico (PEATE)* realizado com 2 meses pós-nascimento mostrou perda auditiva bilateral, sendo encaminhado ao Centro de Intervenção Precoce (CIP), iniciando a intervenção precoce aos 3 meses de idade completos. Exames de imagem: ultrassonografia realizada na 32ª semana de gestação confirmou o retardo do crescimento intrauterino, com numerosas calcificações, circunferência cefálica abaixo do segundo percentil para gestação (microcefalia), ventriculomegalia* moderada e diâmetro transcerebelar abaixo do segundo percentil. Numerosas calcificações em várias partes do cérebro foram evidenciadas pelo exame.

A consulta genética, que incluiu uma história familiar materna detalhada, não revelou suspeita de síndromes ou doenças genéticas na família. O exame oftalmológico constatou lesão ocular com déficit para visão central. O diagnóstico pela oftalmoscopia foi distúrbio pigmental da retina e atrofias da retina, coroide e do nervo óptico*. Aos 5 meses começou a apresentar crises convulsivas de difícil controle, iniciando a medicação anticonvulsivante, com melhora lenta. Apresenta também refluxo gastroesofágico e disfagia com episódios de engasgos frequentes e regurgitação. Durante a avaliação terapêutica no CIP aos 3 meses foram realizados o Teste de Bayley III*, Escala Motora de Alberta (AIMS)* e a Medida Canadense de Desempenho Ocupacional (COPM)*. Os resultados dos testes mostraram déficits motor, sensorial e cognitivo graves. Na Escala de Bayley III, o lactente apresentou significativas alterações nas áreas de cognição, linguagem (comunicação expressiva e receptiva), motor (grosso e fino) e social-emocional. O percentil avaliado pelo AIMS foi 5 e na COPM, a mãe atribuiu nota 1 para os desempenhos de segurar a cabeça, rolar e sentar (não é capaz de fazer sozinho); nota 10 como prioridade para a mãe que, o lactente seja capaz de se alimentar sem engasgar, para a irritabilidade, bem como o choro excessivo e manter contato visual.

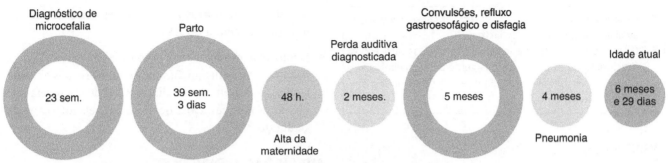

Figura 23.1 Linha do tempo da evolução clínica do paciente.

Como sinais clínicos o lactente apresenta espasticidade apendicular e hipotonia axial. Devido à disfagia já apresentou um episódio de aspiração que evoluiu para pneumonia em lobo pulmonar superior direito, necessitando de internação por 45 dias aos 4 meses de idade. Necessita algumas vezes de intervenção fisioterapêutica respiratória e aspiração de vias aéreas superiores. Atualmente faz acompanhamento com pediatra, neurologista, oftalmologista, gastroenterologista e otorrinolaringologista e equipe do CIP (fisioterapeuta, terapeuta ocupacional, psicólogo e fonoaudiólogo). Mora com os pais e dois irmãos pequenos, a avó materna auxilia nos cuidados com as crianças. O pai é metalúrgico ganha em torno de 2.400 reais e a mãe é dona de casa. Os irmãos frequentam creche pública em período integral. A casa é alugada com boas condições de saneamento e higiene.

GLOSSÁRIO

Distúrbio pigmental da retina: é um termo genérico e se refere a distúrbios panretinianos, no epitélio pigmentar da retina e na retina propriamente dita, onde depósitos de pigmentos são muito comuns na maioria dos casos, embora algumas doenças apresentem despigmentação generalizada com atrofia e depósitos pequenos ou ausentes.

Emissões otoacústicas evocadas: as emissões otoacústicas evocadas são energias sonoras de fraca intensidade que são amplificadas pela contração das células ciliadas externas da cóclea, podendo ser captadas no meato acústico externo. Sua presença indica a integridade do mecanismo coclear, podendo estabelecer se a atividade acústica de determinada orelha está dentro dos limites da normalidade. Estabelece se a atividade otoacústica de determinada orelha está dentro dos limites da normalidade e que a ausência ocasional das emissões otoacústicas em orelhas normais pode ocorrer em situações clínicas especiais, devido às alterações anatômicas do conduto auditivo externo ou da orelha média, a problemas relacionados ao equipamento ou ao excesso de ruído ambiental.

Escala Motora Infantil de Alberta (AIMS): um instrumento observacional da motricidade ampla, que avalia a sequência do desenvolvimento motor e o controle da musculatura antigravitacional nas posturas prono, supino, sentado e de pé, de crianças a termo e prematuro.

Medida Canadense de Desempenho Ocupacional (COPM): instrumento capaz de mensurar o impacto de uma intervenção para um indivíduo, tendo como finalidade detectar mudanças na percepção do cliente sobre seu desempenho ocupacional ao longo do tempo, bem como mudanças em sua satisfação em relação a esse desempenho.

Potencial evocado auditivo de tronco encefálico: avalia a integridade funcional das vias auditivas nervosas (nervo auditivo) desde a orelha interna até o córtex cerebral. O exame é indolor e não invasivo. Sua finalidade é determinar se existe ou não perda auditiva e precisar seu tipo e grau; estimar se a perda auditiva detectada na audiometria tonal é decorrente de uma lesão na cóclea, no nervo auditivo ou no tronco encefálico, e pesquisar a integridade funcional nas vias auditivas do tronco encefálico.

Teste de Bayley III: indicado para avaliar crianças de 1 a 42 meses de idade. Está subdividida em cinco domínios: cognição, linguagem (comunicação expressiva e receptiva), motor (grosso e fino), social-emocional e componente adaptativo. Os três primeiros domínios são observados com a criança em situação de teste e os dois últimos são observados por meio de questionários preenchidos pelos pais ou cuidadores. As escalas são consideradas complementares, tendo cada uma a sua importância na avaliação da criança.

Questões para discussão

1. Como a infecção intrauterina ocasionada pelo ZV pode causar anormalidades neurológicas, principalmente a microcefalia?
2. Quais as principais alterações clínicas e funcionais da microcefalia e outras manifestações no recém-nascido pela infecção materna do ZV?
3. Quais os fluxos de acompanhamento e seguimento do recém-nascido e lactente com microcefalia e/ou outras alterações ocasionadas pela infecção congênita do ZV?
4. Que instrumentos de avaliação do desenvolvimento global podem ser aplicados no seguimento do lactente com microcefalia e/ou outras alterações ocasionadas pela infecção congênita do ZV?

5. Quais os principais focos do fisioterapeuta no processo de avaliação e tratamento do lactente?
6. Quais os protocolos de intervenção para as alterações funcionais apresentadas pelo lactente do caso clínico?
7. Como a intervenção parental pode contribuir para o desenvolvimento do lactente?

OBJETIVOS

- Reconhecer as alterações clínicas e funcionais ocasionadas pela infecção congênita materna pelo ZV e suas repercussões no desenvolvimento da criança.

- Identificar os principais instrumentos adequados para a avaliação do desenvolvimento do recém-nascido, lactente e criança com diagnóstico de microcefalia e/ou outras manifestações ocasionadas pela infecção congênita do ZV.

- Apresentar possibilidades de intervenção precoce multiprofissional para lactentes com diagnóstico de microcefalia e/ou outras manifestações ocasionadas pela infecção congênita do ZV.

- Conhecer modelos de intervenção precoce com enfoque centrado na família de lactentes com diagnóstico de microcefalia e/ou outras manifestações ocasionadas pela infecção congênita do ZV.

- Demostrar modelos de Tecnologia Assistiva (TA) no tratamento das disfunções motoras, sensoriais e ocupacionais de lactentes com diagnóstico de microcefalia e/ou outras manifestações ocasionadas pela infecção congênita do ZV.

AVALIAÇÃO E DIAGNÓSTICO DA FUNCIONALIDADE

Sendo a microcefalia uma condição clínica que leva à transtornos neuromotores da criança comprometendo a qualidade do seu desenvolvimento é necessário a introdução de instrumentos de avaliação da funcionalidade que possam assegurar estratégias de intervenção seguras.[1] Não existem modelos de avaliação funcional específicos para a microcefalia ocasionada pelo Zika Vírus, atualmente os modelos utilizados são os mesmos das outras alterações do desenvolvimento. Tais modelos devem responder adequadamente as necessidades e prioridades das crianças. O quadro a seguir demonstra os recursos diagnósticos propostos pelas instituições que assistem lactentes e crianças com diagnóstico de microcefalia.

RECURSOS DIAGNÓSTICOS PROPOSTOS

Recurso	O que avalia?	Como avalia?
Teste de Bayley III[2]	Avalia o desenvolvimento infantil contemplando cinco domínios; Cognição, Linguagem (comunicação expressiva e receptiva), Motor (grosso e fino), Social-emocional e Componente adaptativo.	Áreas avaliadas através de atividades e perguntas aos cuidadores: Cognição, Linguagem (comunicação expressiva e receptiva), Motor (grosso e fino), Social-emocional e Componente adaptativo. Os três primeiros domínios são observados com a criança em situação de teste e os dois últimos são observados por meio de questionários preenchidos pelos pais ou cuidadores. As escalas são consideradas complementares, tendo cada uma a sua importância na avaliação da criança. Assim, a Escala Cognitiva determina como a criança pensa, reage e aprende sobre o mundo ao seu redor e está composta de 91 itens; a Escala de Linguagem está subdividida em dois subtipos: Comunicação Receptiva (parte que determina como a criança reorganiza sons e como a criança entende, fala e direciona palavras, composta de 49 itens) e a Comunicação Expressiva (parte que determina como a criança se comunica usando sons, gestos e palavras, composta de 48 itens).
Escala motora de Alberta (AIMS)[3]	Instrumento observacional da motricidade ampla, que avalia a sequência do desenvolvimento motor e o controle da musculatura antigravitacional nas posturas prona, supina, sentada e de pé, de crianças a termo e pré-termo.	É composta por 58 itens agrupados em subescalas (prona, supina, sentada e em pé) que descrevem a movimentação espontânea e as habilidades motoras. O examinador observa a criança, levando em consideração aspectos da superfície do corpo que sustenta o peso, a postura e os movimentos antigravitacionais. A escala apresenta escores brutos, percentis e categorização do desempenho motor em: normal (>25%); suspeito (entre 25% e 5%); anormal (<5%).
Medida Canadense de Desempenho Ocupacional (COPM)[4]	Passo 1: identificação dos problemas de desempenho ocupacional. Passo 2: quantificação da importância. Passo 3: cálculo do escore. O processo usual do planejamento da intervenção e sua implementação inicia depois do passo 3. Passo 4: reavaliação.	Os sujeitos ou cuidadores podem identificar as atividades incluídas nas três áreas de desempenho ocupacional (autocuidado, produtividade e lazer), que eles gostariam de realizar, que precisam ou que é esperado que realizem. Depois disso é questionado ao sujeito ou cuidador se é capaz de realizar essas atividades e se estavam satisfeitos com a maneira como as realizavam (o protocolo da COPM traz exemplos de atividades que podem constar em cada área de desempenho. Cada sujeito ou cuidador pode apontar até 5 problemas de desempenho ocupacional que considerava mais importante.

Quadro 23.1 Avaliação do caso clínico segundo a Classificação Internacional de Funcionalidade, Incapacidade e Saúde (CIF)

	Funções e estruturas do corpo	Limitações de atividades	Restrição na participação
Perspectiva da mãe do paciente	Crises convulsivas e atraso no desenvolvimento neuromotor	Controle cervical, dificuldade para rolar e sentar.	
	Dificuldade para deglutição	Dificuldade para comer.	
	Pneumonias frequentes		
Perspectiva do fisioterapeuta	Hipotonia e espasticidade	Elevar as posturas. Escala de Bayley III – alterações nas áreas de cognição, linguagem: comunicação expressiva e receptiva, motor: grosso e fino e social-emocional.	
		Segurar o pescoço; rolar; sentar; manutenção de contato visual, olhar ou acompanhar objetos ou rostos; responder a estímulos auditivos como voz materna ou barulho forte; explorar objetos com a boca; tocar e explorar objetos com as mãos; imitar gestos e expressões; focar atenção em rosto ou sons maternos.	
	Problemas respiratórios		
Fatores contextuais			
Pessoais			
• Sexo masculino			
• 6 meses e 26 dias			
• Irritabilidade e choro excessivos			
Ambientais			
• Uso de anticonvulsivantes e antieméticos			
• Pais recebem o apoio frente aos cuidados com os filhos			
• Moram em casa alugada, boas condições de higiene e saneamento			
• Acompanhamento do neurologista, pediatra, otorrinolaringologista, oftalmologista e gastroenterologista			
• Equipe multiprofissional de intervenção precoce (fonoaudiologia, fisioterapia, psicologia e terapia ocupacional)			

METAS E INTERVENÇÕES

Em linhas gerais, serão traçadas as principais metas da fisioterapia oferecida ao lactente com diagnóstico de microcefalia pelo Zika Vírus, bem como as intervenções mais adequadas para alcançar os resultados desejados.

Metas
1. Prevenção das alterações musculoesqueléticas ocasionadas pela espasticidade em segmento apendicular e hipotonia axial
2. Uso de dispositivos de Tecnologia Assistiva

Para as metas 1 e 2 e de acordo com as limitações das atividades apresentadas pelo lactente – segurar o pescoço; rolar; sentar; manutenção de contato visual, olhar ou acompanhar objetos ou rostos; responder a estímulos auditivos como voz materna ou barulho forte; explorar objetos com a boca; tocar e explorar objetos com as mãos; imitar gestos e expressões; focar atenção em rosto ou sons maternos – serão propostas intervenções que possam elevar as posturas e manejo das mãos, tais como uso de pranchas, cadeiras, banquinhos e mesas para estimular posturas elevadas (sentado e em bipedestação), favorecendo, assim, o controle de cabeça, tronco, e membros inferiores pelos estímulos sensoriais proprioceptivos.

Observar as respostas comportamentais da criança durante os manuseios e manutenção das posturas. Oferecer ao lactente brinquedos adequados para a idade. No caso da criança referida no caso clínico, o ideal seriam brinquedos de textura mais rígida e com sons. Contrastes também são importantes para a estimulação visual.

Metas
3. Habilitação da funcionalidade e estímulo às atividades que elevem as posturas do lactente
4. Estimulação sensorial e motora com recursos fixos e móveis
5. Intervenção centrada na família: orientações para o cuidado no desenvolvimento do lactente

Para atingir as metas 3, 4 e 5 podem ser utilizados no lactente recursos fixos e móveis, tais como rolos, bolas suíças, tatames, piscina com bolinhas, discos proprioceptivos e estímulos sensoriais (espaguetes, lanternas, copos de diferentes tamanhos e cores, chocalhos, brinquedos musicais, esponjas, luvas, contrastes visuais e tecidos para estimulação vestibular). Potencializar a contribuição dos pais ou responsáveis, de modo que eles interajam com a criança de forma a estabelecer mutualidade precoce na comunicação e afeto, prevenindo o advento de distúrbios emocionais e doenças cinestésicas, além de promover um ambiente favorável para o desempenho de atividades que são necessárias para o desenvolvimento da criança.[5-8] Oferecer orientações aos pais e à comunidade quanto às possibilidades de acompanhamento desde o período neonatal até a fase escolar da criança [9]. A especificidade do significado desta abordagem reside no reconhecimento de que as famílias são o contexto principal para a promoção e para o desenvolvimento da criança; no respeito pelas escolhas da família e pelos seus processos de decisão; na ênfase nas competências da criança e da família, e nas parcerias família/profissional [10].

O terapeuta deverá ser o suporte para o desenvolvimento das competências parentais nos cuidados com o desenvolvimento da criança, propondo rodas de discussão sobre as suas possibilidades (ganhos de função e atividade), oficinas que possam auxiliar os pais a desenvolver suas potencialidades no cuidar da criança e desenvolvimento pela equipe a partir das solicitações da família dos planos terapêuticos singulares.

Metas
6. Prevenção de pneumonias e promoção da adequada relação ventilação/perfusão pulmonar
7. Manutenção da permeabilidade das vias aéreas e posicionamento antirrefluxo

Portanto, as disfunções respiratórias ocasionadas pelo déficit muscular e consequente obstrução das vias aéreas podem ser prevenidas e tratadas com as técnicas de remoção de secreção[10,11](aumento do fluxo expiratório lento e brusco, expiração lenta e prolongada, drenagem rinofaríngea retrógrada) e aparelhos que permitem aplicação de pressão positiva, tais como máscara de Pressão positiva expiratória final (EPAP). Não há relato de contraindicações absolutas do uso do EPAP, entretanto condições como: sinusite aguda, infecção de ouvido, epistaxe, instabilidade hemodinâmica, cirurgia recente ou injúria de face, boca e crânio devem ser cuidadosamente avaliadas antes de utilizá-lo. Pacientes que apresentam hemoptise ativa ou aqueles com pneumotórax não tratado devem evitar o uso dessa terapia [12,13]. Em situações que haja impossibilidade do lactente ou criança expelir a secreção através da tosse, a aspiração de vias aéreas deve ser tomada como medida válida, evitando, assim, sinais de obstrução de vias aéreas e manifestações respiratórias.

Referências

1. Sá FES, Viana-Cardoso KV, Jucá, RB de M. Microcephalyand Zikavirus: the epidemiological pattern of early intervention. Rev Fisioter S Fun. Fortaleza, 2016 Jan-Jul; 5(1): 2-5.
2. Weiss LG, Oakland T, Ayland, GP. Bayley III - Uso clínico e interpretação. Edição 1. Editora Pearson Clinical Brasil, 2017.
3. Piper MC, Darrah J. Avaliação Motora da Criança em Desenvolvimento / Avaliação Motora Infantil de Alberta (Tradução: Dafne Herrero e Thais Massetti). Edição 1. Editora Memnon, 2020.
4. Law M. Medida canadense de desempenho ocupacional (COPM). Org. Trad. de Magalhães I, Magalhães I, Cardoso A. Belo Horizonte: Editora UFMG, 2009.
5. Pessanha HCM, Duarte E, Garcia LP. Desafios para o enfrentamento da epidemia de microcefalia. Epidemiol. Serv. Saúde [Internet]. 2016 Mar [cited 2017 Feb 04]; 25(1): 7-10. Available from: http://www.scielo.br/scielo.php?script=sci_arttext&pid=S2237-96222016000100007&lng=en. http://dx.doi.org/10.5123/s1679-49742016000100001.
6. Brasil. Ministério da Saúde. Secretaria de Atenção à Saúde. Protocolo de atenção à saúde e resposta à ocorrência de microcefalia relacionada à infecção pelo vírus Zika Ministério da Saúde, Secretaria de Atenção à Saúde – Brasília: Ministério da Saúde, 2015.
7. Pereira AP da S. Práticas Centradas na Família em Intervenção Precoce: Um Estudo Nacional sobre Práticas Profissionais. (Tese). Universidade do Minho, Instituto de Estudos da Criança, Braga - Portugal, 2009.
8. Krigger KW. Cerebral palsy: an overview. Am Famil Physic. 2006; 73(1):91-100.
9. Ruiz de León A, Clave P. Videofluoroscopia y disfagia neurogenica. Rev Esp Enferm Dig. 2007; 99(1):3-6.
10. Furkim AM, Duarte ST, Sacco A de FB, Sória FS. The use of cervical auscultation in tracheal aspiration in children with cerebral palsy. Rev. CEFAC. 2009 Out-Dez; 11(4):624-629.
11. Castro AAM de, Rocha SRC, Leite JR de O, Porto EF. Comparação entre as técnicas de vibrocompressão e de aumento do fluxo expiratório em pacientes traqueostomizados. Fisioter. Pesqui. [Internet]. 2010 Mar[cited 2017 Feb 05]; 17(1): 18-23. Available from: http://www.scielo.br/scielo.php?script=sci_arttext&pid=S1809-29502010000100004&lng=en. http://dx.doi.org/10.1590/S1809-29502010000100004.
12. American Association for Respiratory Care. Practice: guideline use of positive airway pressure adjuncts tobronchial hygiene therapy. Respir Care. 1993;38(5):516-21. 9.
13. Mortensen J, Falk M, Groth S, Jensen C. The effects of postural drainage and positive expiratory pressure physiotherapy on trachea bronchial clearance in cystic fibrosis. Chest. 1991;100(5):1350-7.

Amiotrofia Muscular Espinhal

CAPÍTULO 24

Cristiane Mattos de Oliveira
Renata Viana Brígido de Moura Jucá

Observação: palavras e expressões listadas no Glossário do capítulo estão destacadas no texto com um asterisco.

APRESENTAÇÃO DO CASO CLÍNICO

Criança do sexo masculino, 5 anos, é acompanhada pelo Programa de Intervenção Precoce de um hospital universitário, e atendida no serviço de Fisioterapia desde 12 meses de idade cronológica. Mora com os pais e dois irmãos hígidos, mais velhos, no subúrbio de uma cidade metropolitana do Estado do Ceará. A mãe de 35 anos, relata que a gestação foi planejada e que realizou acompanhamento pré-natal com 10 consultas, sem intercorrências. Trabalhou durante toda a gestação como secretária em um escritório e entrou em trabalho de parto após chegar em casa no final de um dia de trabalho. O filho nasceu a termo, parto normal, com 40 semanas de idade gestacional, APGAR 8/8, peso 3.250 g e 48 cm de estatura e perímetro cefálico: 34 cm. Teve alta junto com a mãe após 24 horas do parto. Aos 12 meses, mãe percebeu que o bebê era mais "molinho" que os irmãos quando pequenos e ainda não ficava sentado sozinho sem apoio. Marcou uma consulta com a pediatria do posto que identificou atraso no desenvolvimento motor. Foi então encaminhado para o neuropediatra para investigação diagnóstica e ao setor de fisioterapia para avaliação neuropsicomotora e estímulo motor. Ao exame físico, a fisioterapeuta observou que o bebê apresentava hipotonia global e fraqueza muscular mais evidente em membros inferiores, diminuição dos reflexos profundos, fasciculação em língua e atraso nos marcos motores. Não assumia a postura de gatas e nem permanecia nela, quando colocado. Não se arrastava para alcançar os objetos e nem engatinhava. Quando colocado em ortostase, as pernas não sustentavam a postura, realizando flexão delas e voltando à postura sentado.

No exame médico, foi solicitado teste genético com o seguinte resultado: "deleção dos éxons 7 e 8 no gene SMN1". Foram identificadas 3 cópias do gene SMN2, fechando o diagnóstico de Atrofia Muscular Espinhal tipo II aos 18 meses de idade. Ficou 2 anos afastado da fisioterapia devido a pandemia, o que gerou perdas motoras.

Atualmente a criança tem alimentação adequada para idade, sem relatos de engasgos, dorme bem durante a noite toda, tem fala verbal fluente e compatível com a idade. Frequenta escola regular com bom rendimento escolar. Gosta de brincar de massinha, de carrinho e de assistir desenho. Brinca só ou com os irmãos. Durante a avaliação permaneceu alerta e participativa. Boa movimentação espontânea de membros superiores. Encurtamentos musculares em flexores de quadril (-15°), isquiostibiais (-10°) e tornozelos (-5°) bilateralmente. Escoliose a esquerda (25°) identificado em exame de Raio X e quadril direito instável diagnosticado através de manobra de Ortolani*. Apresenta força muscular reduzida em membros inferiores: grau 2 em flexores de quadril, extensores e flexores de joelhos e grau 3 em dorsiflexores, bilateral e simetricamente. Possui órtese suropodálica não articulada, colete, extensor de joelhos e prancha ortostática, porém faz pouco uso das órteses. Utiliza cadeira de rodas motorizada para sua locomoção.

Na fisioterapia faz avaliação motora com frequência semestral através de escalas motoras funcionais. Em sua

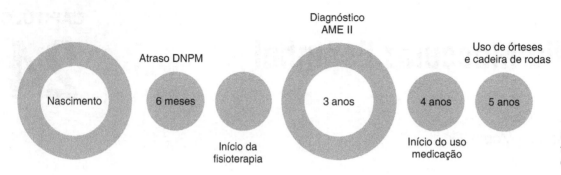

Figura 24.1 Linha do tempo da evolução clínica da criança.

avaliação mais recente pela Escala Motora Funcional de Hammersmith* Expandida atingiu 25 pontos e na Revised Upper Limb Module for SMA (RULM)*conquistou 29 pontos.

Iniciou uso de medicação para AME* aos 4 anos, e vem apresentando sinais de melhora. Mãe relata que notou postura sentada com tronco mais ereto, mais movimento em membros inferiores, mais disposição para brincar e fazer trocas posturais.

Atualmente a criança realiza fisioterapia motora duas vezes por semana no ambulatório do hospital. Faz uso das órteses suropodálicas durante a fisioterapia, fica em ortostase com o recurso da prancha ortostática e não anda.

A Figura 24.1 apresenta a evolução clínica temporal da criança de forma esquemática.

GLOSSÁRIO

Atrofia Muscular Espinhal (AME): doença neurodegenerativa caracterizada pela perda de neurônios motores localizados no corno anterior da medula espinhal, resultando em fraqueza e paralisia muscular proximal e simétrica. A doença é causada pela deleção ou mutação homozigótica do gene de sobrevivência do motoneurônio SMN1, localizado no cromossomo 5q11.2 -q 13.3.

Hammersmith Functional Motor Scale Expandided (HFM-SE): é uma excelente ferramenta para a avaliação de função motora de pacientes com AME II e III. Inclui 33 itens, sendo 20 da Escala Motora Funcional de Hammersmith e 13 da Gross Motor Function Measure (GMFM). Foi desenhada com o sistema de 3 pontuações: 2, performance sem modificação ou compensação; 1, performance com modificação ou compensação, e 0, incapaz de realizar a tarefa. O escore máximo é de 66 pontos[3].

Manobra de Ortolani: manobra de Ortolani é um teste realizado no exame físico para investigação de displasia de quadril em recém-nascidos. A manobra consiste em, com o bebê em decúbito dorsal, realizar a flexão dos membros inferiores seguida da abdução da coxa. Durante o movimento, se o quadril estiver luxado, nota-se um estalo, sinal de Ortolani positivo[4].

Revised Upper Limb Module For Spinal Muscular Atrophy (RULM): uma ferramenta usada para avaliar função dos membros superiores de pacientes com AME. Composta por 20 itens, onde o item de entrada identifica a funcionalidade do indivíduo, mas não o pontua no somatório do escore final. Os demais 19 itens, são pontuados em: 0, não é capaz; 1, capaz com modificação, e 2, totalmente capaz, exceto o Item I, que recebe pontuação 0 ou 1. A escala é testada unilateralmente e o paciente escolhe o lado de preferência. A RULM identifica mudanças na função motora, quando um indivíduo deambulador torna-se não deambulante. O escore máximo é de 37 pontos [2].

Diferentes fenótipos são classificados em grupos com base na idade de início dos sintomas e no marco motor máximo adquirido: Tipo 0, início dos sintomas intraútero e geralmente não sobrevivem; Tipo I, início dos sintomas antes de 6 meses de idade e não sentam sem apoio; Tipo II, início dos sintomas entre 7 e 18 meses e sentam sem apoio; Tipo III, início dos sintomas após os 18 meses e deambulam, e Tipo IV, início dos sintomas na idade adulta, deambulam [1].

Questões para discussão

1. Com base na condição de saúde da paciente, quais fatores contribuem para a limitação das atividades dessa criança?
2. Quais as intervenções mais adequadas para pacientes com esse tipo de AME?
3. Quais possíveis complicações decorridas da doença podem interferir no plano fisioterapêutico?
4. Quais possíveis procedimentos médicos podem ser indicados para a criança?
5. Quais possíveis equipamentos de tecnologia assistiva podem ser indicados para a criança?
6. Qual o prognóstico da reabilitação fisioterapêutica?
7. De que forma os fatores contextuais podem influenciar os resultados esperados?

OBJETIVOS

- Reconhecer os padrões de alteração da funcionalidade nas crianças com AME tipo II.

- Descrever um plano de tratamento fisioterapêutico adequado para pacientes com esse tipo de AME em cada faixa etária.

- Estabelecer critérios para avaliar a resposta à intervenção durante as sessões de fisioterapia.

- Descrever ferramentas de avaliação da funcionalidade confiáveis para reconhecer a efetividade da intervenção proposta.
- Apresentar estratégias de atuação multiprofissional e centradas na família para os cuidados com o desenvolvimento da criança com AME.

AVALIAÇÃO E DIAGNÓSTICO DA FUNCIONALIDADE

Antes de qualquer estratégia de avaliação ou intervenção fisioterapêutica, o profissional deverá obter informações no prontuário da paciente, incluindo história pregressa da doença, medicações, exames complementares e anotações da equipe multiprofissional. O diagnóstico do tipo da AME permite compreender a condição clínica da criança, para auxiliar na predição da gravidade da doença e abordagem terapêutica de acordo com a classificação.

As avaliações de crianças com Amiotrofia Muscular Espinhal precisam contemplar todos os aspectos da funcionalidade: alterações de estrutura e função, como tônus, fraqueza muscular, redução de amplitude ou contraturas articulares, além de restrições de atividade e participação, fatores pessoais e ambientais[5].

Funções do corpo

Funções intelectuais: a criança, com idade de 5 anos, frequenta escola regular, e segundo a mãe tem bom rendimento, consegue acompanhar a turma.

Funções mentais da linguagem, comunicação oral: a criança se comunica bem.

Tônus muscular: a hipotonia generalizada pode ser verificada por mobilização passiva.

Reflexo à percussão tendínea dos principais grupos musculares, a criança apresenta arreflexia.

Força muscular: a fraqueza muscular pode ser graduada pelo Teste Manual de Força. A criança apresenta força muscular reduzida em membros inferiores e preservada em membros superiores.

Estrutura do corpo

Deformidades: a criança apresenta escoliose e redução da Amplitude de Movimento (ADM) dos membros inferiores: flexores de quadril, isquiotibiais e tornozelos bilateralmente; avaliado por goniometria.

Trofismo muscular: pela fraqueza e desuso, a criança apresenta atrofia muscular global.

Atividades e participação

Uso fino da mão: pode ser utilizado o sistema de classificação manual, *Manual Abilities Classification System* (MACS), que verifica atividades manuais, bimanualidade, troca de mãos [2].

Deslocar-se por diferentes locais: a mãe relata que em casa carrega a criança nos braços, e em ambientes externos utiliza a cadeira de rodas.

Cuidados relacionados com os processos de excreção: pode-se avaliar através da versão brasileira da Wee-FIM (Medida de Independência Funcional para crianças) [6]. A criança apresenta bom controle esfincteriano, necessitando de auxílio para se limpar e vestir.

Constipação: a mãe relata que a criança apresenta constipação, e precisa ficar atenta à sua alimentação e digestão.

Comer: a criança é dependente para alimentação.

Interações interpessoais básicas: a criança tem comportamento social adequado com outras crianças de sua idade. Apresenta bom relacionamento com a mãe, outros membros da família e vizinhos. Gosta de brincar e interagir, mas pela restrição de mobilidade prefere brincadeiras manuais, que possam ser realizadas sentada com apoio dos braços, como jogos de encaixe e desenho.

Relações familiares: a menor mora com os pais e uma irmã mais nova.

O Inventário de Avaliação Pediátrica de Incapacidade: Testagem Adaptativa (PEDI-CAT) é um instrumento criado à luz do modelo Biopsicossocial da CIF, que avalia primordialmente atividade e participação. O PEDI-CAT é composto dos domínios: Atividades diárias, Mobilidade, Social/ cognitivo e Responsabilidade [7].

Fatores ambientais

Produtos e tecnologias para uso pessoal na vida diária: não há necessidade de talheres ou brinquedos adaptados no lazer.

Produtos e tecnologia para mobilidade e o transporte pessoal em ambientes internos e externos: a mãe relata que a criança possui órteses e talas, mas raramente faz uso.

Produtos e tecnologia usados em projeto, arquitetura e construção de edifícios para uso público: a escola e a clínica de fisioterapia que frequenta são adaptadas para cadeirantes.

Família imediata: a mãe relata que o relacionamento com os familiares é tranquilo.

Amigos: tem primos e alguns amigos da vizinhança, que não têm dificuldades físicas, mas brincam com ele o ajudam quando necessário.

Atitudes sociais: a mãe afirma que a criança compreende quando é repreendida por atitude errada, como não fazer determinada atividade.

Serviços, sistemas e políticas de saúde: ela realiza fisioterapia duas vezes na semana em um núcleo de tratamento e intervenção precoce vinculado a uma universidade pública, onde também é acompanhada por neuropediatra no ambulatório de um hospital pediátrico de referência a cada seis meses.

RECURSOS DIAGNÓSTICOS PROPOSTOS

Recurso	O que avalia?	Como avalia?
Revised upper limb module for spinal muscular atrophy (RULM)	Avalia a performance motora dos membros superiores de pacientes com AME tipo II e III.	Esta escala avalia as mudanças que ocorrem na performance motora dos membros superiores de pacientes com AME tipos II e III ao longo do tempo. De preferência o mesmo avaliador deve realizar as avaliações subsequentes. Os itens devem ser testados na ordem do Manual. Possui 20 itens no total com um item de entrada que serve como uma identificação de classificação funcional, mas não contribui para a pontuação total de escore. Os demais 19 itens refletem diferentes domínios funcionais e são graduados num sistema de 3 pontuações: Escore 0, quando não realiza o movimento; Escore 1, quando realiza o movimento com modificações e escore máximo, e Escore 2, quando realiza plenamente o movimento. Tem apenas 1 item que é pontuado como "consegue" ou "não consegue", com 1 ponto como escore máximo. O somatório total de escore é de 37 pontos. O membro de preferência é escolhido pelo paciente[2].
Hammersmith Functional Motor Scale Expandided (HFMSE)	Mensura a função motora de pacientes com AME II e III.	A HFMSE quantifica a função motora de pacientes com AME II e III e se propõe a avaliar suas mudanças ao longo do tempo. Composta por 33 itens, permite uma pontuação de 0 a 66 [8].
Inventário Pediátrico de Incapacidade – Testagem computadorizada adaptativa (PEDI-CAT)	Desempenho funcional de crianças e jovens até 20 anos.	Instrumento de avaliação infantil que pode ser respondido pela criança, pais ou terapeutas, e detalha mudanças longitudinais em quatro áreas funcionais: atividades diárias (68 itens), mobilidade (75 itens, com 22 itens adicionais para crianças que fazem uso de dispositivo auxiliar de marcha), social/cognitivo (60 itens) e responsabilidade (51 itens). As respostas dos itens dos domínios atividades diárias, mobilidade e social/cognitivo são graduados em: "não é capaz de realizar, muito difícil, difícil, fácil, não sabe responder". A graduação do domínio responsabilidade é de 5 pontos, e varia de "adulto assume totalmente a atividade" a "criança assume completamente a atividade, sem suporte, orientação ou instrução do adulto". O escore de cada área é obtido através da somatória de pontos, e pode ser utilizado separadamente. A versão online está disponível para tablets e computador [7].
Goniometria	Mensura as amplitudes de movimento e/ou comprimentos musculares	A amplitude de movimento passivo é avaliada em posições padronizadas para cada segmento corporal (para mais detalhamento, consultar literatura especializada – Marques et al. 1997 [9].

Quadro 24.1 Resumo da avaliação do caso clínico segundo a Classificação Internacional de Funcionalidade, Incapacidade e Saúde (CIF) e Saúde para Crianças e Jovens com Paralisia Cerebral (CIF CJ-PC)

	Funções e estruturas do corpo	Limitações de atividades	Restrição na participação
Perspectiva da mãe da paciente	Falta de equilíbrio sentada.	Criança não pode ficar sem supervisão na postura sentada para brincar.	Dificuldade de deslocar-se com autonomia.
	Fraqueza nas pernas.	Dependência para tomar banho e vestir-se.	Falta de autonomia.
Perspectiva do fisioterapeuta	Redução de força muscular em membros inferiores.	Dependência para locomover-se.	Restrição de inclusão em algumas atividades da escola.
	Hipotonia muscular generalizada.	Dependência para AVDs.	
	Instabilidade postural em sedestação.		
	Comprometimento do domínio bem-estar físico.	Comprometimento do domínio bem-estar funcional.	Comprometimento do domínio bem-estar social/familiar.
Fatores contextuais			
Pessoais			
• Sexo masculino			
• 5 anos			
• Estudante			
• Bem-humorado			
Ambientais			
• Profissionais de saúde (equipe multidisciplinar)			
• Serviços, sistemas e políticas de saúde			
• Família imediata colabora com o tratamento e ajuda financeiramente			
• Transporte privado			
• Mora em apartamento com elevador			
• Escola com boa acessibilidade			

Baseado em tradução livre de esquema publicado em Rundell SD, Davenport TE, Wagner T. Physical Therapist Management of Acute and Chronic Low Back Pain Using the World Health Organization's International Classification of Functioning, Disability and Health. Phys Ther [Internet]. 2009 Jan 1;89(1):82-90. Available from: http://ptjournal.apta.org/cgi/doi/10.2522/ptj.20080113

METAS E INTERVENÇÕES

Os objetivos do tratamento devem ser buscados para melhorar a funcionalidade da criança, promovendo mobilidade e autonomia o máximo possível, para ser cuidada mais facilmente pela família.

Metas
1. Postura ortostática
2. Melhora do alinhamento postural
3. Melhora do equilíbrio sentado

A postura ortostática deve ser utilizada tanto para o alinhamento postural global da criança quanto para facilitar o alongamento dos membros inferiores. Promove também saúde óssea dos membros inferiores com a carga recebida, permitindo uso dos membros superiores e alinhamento de tronco. É importante sempre avaliar a necessidade de uso de colete nessas posturas mais altas. O uso de órtese suropodálica e de lonas extensoras de joelhos é necessário para o adequado alinhamento em ortostase. Alongamentos devem ser realizados passivamente ou ativo-assistidos e o posicionamento mantido através do uso de órteses[10].

A postura ortostática é também importante para o posicionamento da cabeça do fêmur acoplada à fossa acetabular, o que mantém a integridade articular.

O trabalho de trocas posturais e posturas que exijam a contração dos músculos extensores de coluna irão favorecer o melhor alinhamento dela.

Metas
4. Manutenção ou incremento da força muscular dos membros superiores
5. Manutenção ou incremento da força muscular dos membros inferiores
6. Melhora da resistência muscular

Exercícios que proporcionem ativação muscular devem ser encorajados desde que traga efeito de manutenção ou ganho de força, alongamento, mobilidade, resistência e equilíbrio. A criança deve ser estimulada a participar de atividades de vida diária, na escola e sociais com sua família[10].

Estimular que a criança realize as trocas posturais com autonomia favorece a contração ativa da musculatura esquelética e alongamentos na experimentação de diferentes posturas.

Estudos abordam os benefícios que um programa de treinamento traz aos músculos esqueléticos. Foi relatado que um protocolo de corrida limitou a progressão da atrofia muscular nos músculos sóleo e plantar de camundongos com AME tipo II, sugerindo que houve manutenção do fenótipo muscular induzido pelo exercício nos camundongos treinados[11].

Outro estudo demonstrou viabilidade e tolerância para resistências progressivas de exercícios sem prejuízo evidente na força muscular ou função motora, em um pequeno grupo de crianças e adolescentes com AME[12].

É fundamental que o momento da fisioterapia seja feito de forma lúdica, através de brincadeiras para que a criança tenha motivação e prazer em realizar.

Metas
7. Melhora da destreza manual e coordenação motora fina
8. Aumento da independência nas AVDs

Jogos e brincadeiras que utilizem motricidade fina como preensão e pinça, jogos de encaixe, massa de modelar, desenhos com giz de cera, pintura com tinta e pincel deve ser incentivados. Uso de tablet e mouse também são recursos de tecnologia assistiva interessantes para autonomia nas tarefas do dia.

A adaptação de mobiliário domiciliar pode ser feita por:

– Indicação de mesa regulável: que favorece a autonomia da criança e sua participação nas refeições junto a sua família e nas tarefas escolares

– Pia do banheiro suspensa: permite independência na higiene pessoal.

– Ausência de desnível no chão: permite o ir e vir da criança com sua cadeira de rodas.

Metas
9. Aumento da autonomia na mobilidade e da independência da criança
10. Melhora do condicionamento físico

O treino das trocas posturais aumenta a autonomia na mobilidade da criança para trocar de decúbito, sair de uma postura deitada para sentada e de sentada para deitada. A criança que consegue trocar de decúbito durante a noite não precisa interromper o sono do seu cuidador para tal.

A cadeira de rodas motorizada com adaptação postural permite que a criança possa se deslocar com muita liberdade entre os ambientes, desde que exista acessibilidade adequada no espaço físico. Isso é de fundamental importância para que ela tenha seu crescimento emocional e social contínuo, pois estará mais apta a participar das suas atividades escolares e sociais.

Para a meta de condicionamento, a hidroterapia pode trazer benefícios cardiorrespiratórios e treinamento de resistência[13]. Facilita também na realização dos movimentos que fora da água a criança não consegue mais realizar, por falta de força muscular. A possibilidade de fazer um movimento já perdido é de muita valia para a motivação do paciente.

Meta
11. Encaminhamento a especialistas

O curso da doença dependerá de fatores modificáveis e não modificáveis. Um importante fator ambiental modificável é a oferta de serviços de saúde, com acesso a diversos profissionais, como neurologistas, clínicos, gastroenterologistas, nutricionistas, ortopedistas, pneumologistas, fonoaudiólogos, psicólogos, fisioterapeutas, terapeutas ocupacionais, assistentes sociais, entre outros [5].

As necessidades específicas de cada paciente nortearão o terapeuta para o encaminhamento a especialistas. A presença de encurtamentos musculares rígidos, uma vez que essa restrição na ADM comprometa a funcionalidade das crianças nas suas atividades, pode ser indicativo de cirurgias tendineomusculares. Um ortopedista pediátrico deverá realizar a avaliação e, junto ao fisioterapeuta, definir que intervenções podem ser feitas. No caso clínico em questão, o paciente tem encurtamentos de flexores de quadril e flexores de joelhos, podendo ser sanados com protocolos de alongamentos seguidos de uso de órteses de forma rotineira.

A criança também deverá ser encaminhada para avaliação com neuropediatra para acompanhamento da evolução da doença e prescrição da medicação em uso.

Metas
12. Recomendações para melhor inclusão escolar e comunitária
13. Intervenção parental
14. Progredir o plano terapêutico de acordo com as demandas da criança

O pleno desenvolvimento neuropsicomotor abrange aspectos ambientais e sociais, sendo de fundamental importância que a criança seja inserida em contextos semelhantes a qualquer outra criança típica de mesma idade. O ambiente escolar é um local de diferentes saberes, dentre eles, o saber da aprendizagem curricular, o saber cognitivo, o saber emocional, o saber social. O primeiro local extrafamiliar de vida em sociedade, de convivência com os pares, com o outro e com a diferença. O convívio com a diferença é de fundamental importância para todos que circulam no ambiente, seja ele criança, familiar, professor ou funcionário. Ajuda a praticar a tolerância, o respeito e a cidadania.

Estratégias devem ser elaboradas para o envolvimento da família no protagonismo terapêutico da criança. Cada vez mais, sabe-se que a Fisioterapia Centrada na Família é a forma mais assertiva de engajamento familiar e progresso terapêutico em prol da criança. A família deve ser sempre orientada e estimulada a participar das terapias e da inclusão escolar e social. Para que haja engajamento familiar é importante que ela esteja participativa desde o processo avaliativo, relatando suas expectativas e desejos junto também às expectativas e desejos da criança a ser tratada. Assim, família e equipe poderão pensar juntos em estratégias e recursos para buscar alcançar as expectativas possíveis.

Meta
15. Adesão a novas terapias medicamentosas

Nos últimos anos, com o advento de novas terapias farmacológicas modificadoras do curso da doença, foi possível estabilizar ou mesmo regredir alguns sintomas nos pacientes com AME. Assim, a classificação inicial dos subtipos de AME pelo diagnóstico genético não deve estar mais atrelada ao seu prognóstico.

Autorizadas e em uso no Brasil, esses medicamentos apresentam resultados promissores a depender da idade de início do uso, quando existe mais ou menos neurônio motor atuante. Vários estudos demonstraram que quanto mais precoce o uso, ou seja, antes do início dos sintomas, melhor o resultado obtido. Essas terapias vêm gerando novos fenótipos e dessa forma novas necessidades terapêuticas de reabilitação devem ser pensadas.

Uma política pública de inserir a detecção de AME no teste do pezinho vem sendo buscada, para que o diagnóstico seja feito o quanto antes. Estar em boas condições físicas e clínicas é fundamental para o bom proveito da medicação, dessa forma, uma rotina de fisioterapia prévia ao remédio é cada vez mais vista como necessária. Além disso, a rotina de terapia de reabilitação é de suma importância para o melhor proveito da droga recebida.

Em paralelo à busca do tratamento ideal, além das alterações de estruturas e funções do corpo causadas pela AME, é importante que os aspectos contextuais sejam considerados, como já foi mencionado. Todo o processo de reabilitação deve ser elaborado de forma individual e toda criança deve ser preferencialmente reavaliada com frequência semestral para que a sua evolução motora seja acompanhada e novas condutas sejam prescritas. A equipe deve pensar a reabilitação, além de medicamentos, exercícios e intervenções, mas também investir em adaptações para melhora das atividades de vida diária, locomoção e inclusão social, para promover qualidade de vida dessas crianças e suas famílias [5].

Referências

1. Russman BS. Spinal muscular atrophy: clinical classifications and disease heterogeneity. J Child Neurol. 2007;22:946-51.
2. Mazzone ES et al. Revised upper limb module for spinal muscular atrophy: Development of a new module. Muscle Nerve. 2017 Jun;55(6):869-874. DOI: 10.1002/mus.25430. Epub 2017 Feb 6.
3. O'Hagen JM et al. An expanded version of the Hammersmith Functional Motor Scale for SMA II and III patients. Neuromuscul Disord. 2007 Oct;17(9-10):693-7. DOI: 10.1016/j.nmd.2007.05.009. Epub 2007 Jul 19.
4. BRASIL. Ministério da Saúde. Secretaria de Atenção à Saúde. Departamento de Ações Programáticas e Estratégicas. Atenção à saúde do recém-nascido: guia para os profissionais de saúde. Brasília: Ministério da Saúde, 2011. v.3. (Série A – Normas e Manuais Técnicos). Disponível em: < http://www.fiocruz.br/redeblh/media/arn_v3.pdf>
5. Jucá RVBM et al. Amiotrofia Muscular Espinhal. In Fisioterapia Neuropediátrica: abordagem biopsicossocial. Org: Tudella E, Formiga CKMR. 1ª edição – Santana Parnaíba (SP): Manole, 2021. 464 p.: il; 24.
7. Sarmento PV. Tradução, adaptação cultural e confiabilidade da Medida de Independência Funcional para Criança (Wee FIM). Universidade Federal de Alagoas; 2014.
8. Pediatric Evaluation of Disability Inventory Computer Adaptive Test – PEDI-CAT. Information about the PEDI-CAT (English version) [Internet]. 2015 [cited 2021 Dez 13]. Available from: http://pedicat.com/category/home/
9. Glanzman AM, O'Hagen JM, McDermott MP et al. Validation of the Expanded Hammersmith Functional Motor Scale in SMA type II and III. Presented at the 12th Annual International Spinal Muscular Atrophy Research Group Meeting; June 19-22, 2008; Boston.
10. Marques AP. Manual de goniometria. Editora Manole; 1997.
11. Mercuri E et al. Diagnosis and management of spinal muscular atrophy: Part 1: Recommendations for diagnosis, rehabilitation, orthopedic and nutritional care. Neuromuscular Disorders, Volume 28, Issue 2, 2018, Pages 103-115, ISSN 0960-8966, https://doi.org/10.1016/j.nmd.2017.11.005.
12. Grondard C et al. Regular exercise prolongs survival in a type 2 spinal muscular atrophy model mouse. J Neurosci. 2005 Aug 17;25(33):7615-22.
13. Lewelt A et al. Resistance strength training exercise in children with spinal muscular atrophy Muscle Nerve. 2015 Oct;52(4):559-67.
14. Foead AI et al. Rehabilitation in Spinal Muscular Atrophy. The Journal of the International Society of Physical and Rehabilitation Medicine ¦ Volume 2 ¦ Issue 1 ¦ January-March 2019.

Transtornos do Neurodesenvolvimento: Vigilância e Seguimento de Puericultura

CAPÍTULO 25

Ana Caroline Belo Alencar
Fabiane Elpídio de Sá Pinheiro
Kátia Virginia Viana-Cardoso

Observação: palavras e expressões listadas no Glossário do capítulo estão destacadas no texto com um asterisco.

APRESENTAÇÃO DO CASO CLÍNICO

Criança nascida em 15/10/2020, a termo, parto vaginal, com Apgar no primeiro minuto igual a 8 e no quinto minuto igual a 9; peso 3,9 kg e 55 cm de comprimento. Atualmente encontra-se com 10 meses de idade cronológica. Chegou à Unidade de Atenção Primária à Saúde (UAPS)*, acompanhada da avó e da tia materna, esta relata que o pai da criança trabalha o dia todo e a mãe não aparece em casa há dois dias. Segundo os familiares é comum a mãe se ausentar vários dias para consumo de drogas, porém quando está em casa consegue responder às necessidades de cuidado com a criança. A criança realizou sua primeira consulta de puericultura* após a segunda onda da Covid-19.

A equipe da UAPS utilizou o Ecomapa*, como instrumento de abordagem familiar cujo objetivo é avaliar a anatomia da família. Foram identificadas três redes de apoio: informal (avós paternos), intermediário (trabalho na lanchonete) e apoio formal pela equipe da UAPS. No diagrama estão expostas as relações entre a família da criança e a comunidade, assim como seus recursos e necessidades, conforme apresentado na Figura 25.1.

Os dados da caderneta de saúde da criança estavam incompletos sendo necessário na primeira consulta com a enfermagem coletar os dados do pré-natal, parto e pós-parto através do relato dos familiares. Mãe primigesta, iniciou o pré-natal com 16 semanas de gravidez totalizando cinco consultas durante todo o período gestacional. Sorologias realizadas no segundo trimestre: Z21* e B58* normais; A53* e B18* não realizadas (códigos do CID-10*). Imunização com esquema completo para dT + dTpa* e hepatite B*, exceto para *Influenza*. Realizada suplementação com ferro. Intercorrências clínicas da gravidez, parto e puerpério: mãe consumiu droga durante a gestação. O parto foi realizado no hospital. Foram realizadas durante a internação as sorologias maternas para os agravos Z21 e A53 (código do CID-10) com resultados normais. A amamentação exclusiva foi realizada somente até os 3 meses da criança, hoje faz uso de fórmula e já introduziu frutas e comida caseira. Durante a consulta, a enfermeira verificou que a vacinação estava em dia e o crescimento corporal adequado para a idade: peso 9 kg, estatura 71 cm, perímetro cefálico* 43 cm e Índice de Massa Corpórea (IMC) 17,8 kg/m². Os marcos do desenvolvimento presentes foram: "imita gestos", "faz pinça" e "anda com apoio", no entanto, o marco "produz jargão"* encontra-se ausente. A criança apresentou sinal de alerta para o desenvolvimento.

A criança foi encaminhada para avaliação fisioterapêutica acompanhada da mãe e da avó. Realizou-se avaliação motora utilizando a *Alberta Infant Motor Scale* (AIMS)* com pontuação de 49 e percentil 50, apresentando desempenho motor normal para a idade. A aplicação do Teste Bayley III* para triagem alertou para risco de atraso cognitivo, pois durante a aplicação do teste a criança tentou alcançar persistentemente um objeto, mesmo não conseguindo obtê-lo, mas não puxou propositadamente o barbante para pegar o aro e segurá-lo, também não segurou os blocos simultanea-

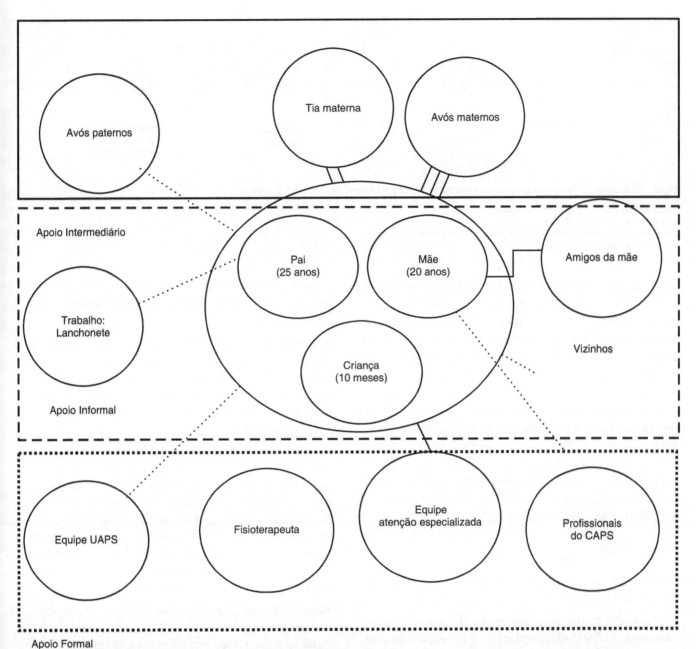

Figura 25.1 Ecomapa das relações entre a família e a comunidade, os apoios disponíveis e a sua utilização pela família da criança.
Fonte: Autor. M_Apoio material; E_Emocional; I_Informativo

mente por pelo menos 3 segundos, não segurou o sino pelo cabo para tocá-lo e também não reconheceu figuras com interesse. A discussão do Ecomapa com a família identificou como ponto forte nas relações familiares e necessidade de ampliação do apoio disponível na comunidade. A aplicação do instrumento *Affordances in the Home Environment for Motor Development* (AHEMD-IS)* mostrou que as dimensões das características descritivas do ambiente domiciliar estavam moderadamente adequadas, oferecendo algumas oportunidades para o desenvolvimento motor.

Um mês após o primeiro atendimento, em reunião para matriciamento* das crianças com necessidades especiais, a fisioterapeuta discutiu com a equipe de Estratégia de Saúde da Família (ESF) os resultados da avaliação que demonstraram risco para atraso cognitivo, poucas oportunidades para o desenvolvimento motor e necessidade de ampliação do apoio disponível na comunidade para a família da criança, necessitando de elaboração de um Plano Terapêutico Singular (PTS) e encaminhamento para a atenção especializada. Ocorreu um entrave, relacionado ao fluxo identificado pela equipe, de que somente o profissional médico poderia encaminhar para o serviço especializado; como a criança não tinha classificação de risco preenchida no prontuário permaneceu na fila de espera

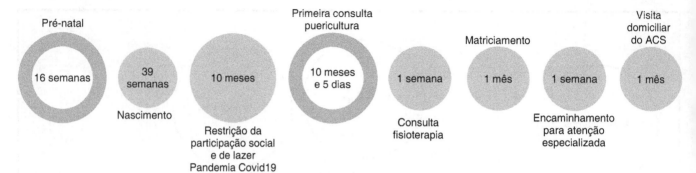

Figura 25.2 Linha do tempo da promoção e acompanhamento do desenvolvimento da criança.

Primeira consulta na puericultura: 10 meses e 5 dias
Matriciamento: 11 meses 12 dias
Encaminhamento para a atenção especializada: 11 meses e 19 dias
Visita do ACS: 12 meses e 19 dias

para o Centro Especializado em Reabilitação sem prioridade. Após a reunião de equipe foi solicitado à enfermeira que preenchesse no prontuário a estratificação de riscos psicossociais da criança como consulta complementar, como também a necessidade de visita domiciliar mensal pelo agente comunitário. Após a solução dessas demandas, a fisioterapeuta entraria em contato com a gestora da unidade para solicitar ao técnico regulador da regional urgência no encaminhamento da criança. A consulta foi agendada para o Núcleo de Tratamento e Estimulação Precoce e a enfermeira solicitou ao agente comunitário de saúde que comunicasse à família. Uma nova consulta foi agendada com a equipe de saúde e a família para a construção de um plano terapêutico singular.

GLOSSÁRIO

A53: código da CID-10 para outras formas e as não especificadas da sífilis.

***Affordances in the home environment for motor development* (AHEMD-IS):** questionário autorrelatado para os pais ou cuidadores elaborado para avaliar a quantidade e a qualidade dos recursos no ambiente doméstico que conduzem ao desenvolvimento motor de bebês.

***Alberta Infant Motor Scale* (AIMS):** escala de avaliação observacional utilizada para mensurar a maturação motora grossa em bebês desde o nascimento até os 18 meses de vida. É composta por 58 itens divididos para observação em quatro posições: prona, supina, sentada e em pé.

B18: código da CID-10 para a hepatite viral crônica.

B58: código da CID-10 para a toxoplasmose.

CID-10: a Classificação Internacional de Doenças e Problemas Relacionados à Saúde (também conhecida como Classificação Internacional de Doenças [CID 10]) é publicada pela Organização Mundial de Saúde (OMS) e visa padronizar a codificação de doenças e outros problemas relacionados à saúde. A CID 10 fornece códigos relativos à classificação de doenças e de uma grande variedade de sinais, sintomas, aspectos anormais, queixas, circunstâncias sociais e causas externas para ferimentos ou doenças.

dT + dTpa: vacina administrada para proteção contra difteria, tétano e coqueluche. A dT ajuda a proteger contra difteria e tétano, e a dTpa contra difteria, tétano e coqueluche. As duas vacinas são administradas como doses de reforço para ajudar a prolongar a proteção contra essas doenças.

Ecomapa: é o retrato da família, um processo voluntário que identifica as pessoas, as redes sociais, as relações e descreve o tipo e o fluxo de apoio. Está subdividido em cinco domínios: cognição, linguagem (comunicação expressiva e receptiva), motor (grosso e fino), social-emocional e componente adaptativo. Os três primeiros domínios são observados com a criança em situação de teste e os dois últimos são observados por meio de questionários preenchidos pelos pais ou cuidadores. As escalas são consideradas complementares, tendo cada uma a sua importância na avaliação da criança.

Hepatite B: doença infecciosa que agride o fígado, sendo causada pelo vírus B da hepatite (HBV), pertencente à família *Hepadnaviridae*. O HBV está presente no sangue e secreções, e a hepatite B é também classificada como uma infecção sexualmente transmissível.

Influenza: doença viral, aguda do aparelho respiratório, que provoca febre, tosse, dor de garganta, dores no corpo e mal-estar, causada pelo vírus Influenza, que é classificado em 3 tipos: A, B e C.

Jargão: linguagem viciada, disparatada, que revela conhecimento imperfeito de uma língua.

Matriciamento: é uma estratégia e arranjo de gestão do trabalho que visa ampliar a oferta de ações em saúde a partir da articulação e do compartilhamento de saberes e práticas entre duas ou mais equipes, promovendo a interdisciplinaridade, o trabalho em rede e a ampliação da clínica.

Perímetro cefálico: medição da circunferência da cabeça do recém-nascido com fita métrica. Para menino, a medida será igual ou inferior a 31,9 cm e, para menina, igual ou inferior a 31,5 cm.

Puericultura: área da saúde que se dedica ao estudo dos cuidados com o ser humano em desenvolvimento, mais especificamente com o acompanhamento do desenvolvimento infantil.

Teste Bayley III: indicado para avaliar crianças de 1 a 42 meses de idade.

Unidade de Atenção Primária à Saúde (UAPS): principal porta de entrada e centro de comunicação com toda a Rede de Atenção à Saúde do Sistema Único de Saúde (SUS).

Z21: código da CID-10 para o estado de infecção assintomática pelo vírus da imunodeficiência humana (HIV).

Questões para discussão

1. Qual (is) o (s) papel (is) dos profissionais de saúde na atenção primária à saúde para o acompanhamento do desenvolvimento infantil? Você conhece as diretrizes da sua cidade? E do Ministério da Saúde?
2. Qual (is) a(as) intervenção(ões) mais adequada(as) para a criança com atraso no desenvolvimento infantil? E para crianças com transtornos do desenvolvimento?
3. Que evidências científicas são encontradas com propostas de intervenção para este caso?
4. Baseado na Teoria Bioecológica, como os fatores contextuais e ambientais da criança podem influenciar em seu desenvolvimento?

OBJETIVOS

- Reconhecer os padrões de desenvolvimento das crianças na primeira infância.
- Estabelecer critérios para acompanhar e promover o desenvolvimento infantil na atenção primária à saúde.
- Descrever ferramentas de avaliação para acompanhar o desenvolvimento infantil.
- Elaborar um plano terapêutico singular adequado para crianças com transtorno do desenvolvimento.
- Apresentar estratégias de atuação interprofissional para o acompanhamento da saúde da criança com práticas baseadas na família.
- Ter clareza das possíveis influências ambientais que possam interferir no desenvolvimento de crianças na primeira infância.
- Propor avaliação e intervenção em aspectos ambientais que possam interferir no desenvolvimento de crianças na primeira infância.

AVALIAÇÃO E DIAGNÓSTICO DA FUNCIONALIDADE

O desenvolvimento infantil tem início ainda durante a gestação e está relacionado com aspectos como maturação neurológica, crescimento físico e obtenção de habilidades motoras, afetivas, cognitivas e sociais do bebê, o que constitui os primeiros anos de vida. Ocorre por etapas sequenciais dependentes, de modo que, a cada estágio ultrapassado, habilidades são aprimoradas e novas aquisições alcançadas. Dessa forma, o desenvolvimento é um processo relacionado com a idade cronológica e com a evolução motora, mas muito influenciado pelo contexto e pelos estímulos proporcionados pelo ambiente em que o bebê está inserido. A exposição, no período pré-natal e na primeira infância, a fatores de risco biológicos e psicossociais afeta a estrutura e a função, comprometendo a trajetória de desenvolvimento do bebê[1].

Entende-se por fatores biológicos aspectos relacionados aos eventos pré-natais, perinatais e pós-natais, como a idade gestacional e/ou o peso ao nascimento, possíveis deficiências físicas, a saúde da criança e o seu estado nutricional, tanto do ponto de vista de suporte energético, como de micronutrientes. Inclui-se também fatores externos, relacionados ao ambiente em que a criança convive e à situação socioeconômica da família, assim como os níveis de instrução dos pais. Esses fatores exercem influências na qualidade do ambiente doméstico, nas possibilidades de interação entre pais e filhos, nas rotinas estabelecidas pela família, e na oferta de recursos que auxiliam o desenvolvimento infantil no próprio ambiente domiciliar [2].

As crianças que apresentam sinais de alerta relacionados a esses aspectos são consideradas de alto risco e são vulneráveis a apresentar atraso no desenvolvimento ou mesmo desenvolvimento atípico.

Dentro desse contexto, instala-se a puericultura (Figura 25.3) como um dos instrumentos utilizados para o acompanhamento da saúde das crianças dentro da estratégia de saúde da família, que engloba um conjunto de medidas e cuidados preventivos capazes de orientar a promoção da saúde e do bem-estar, bem como possibilitar a resolução de problemas que as afetam, além de auxiliar na construção do vínculo entre família, criança e equipe de saúde, através da assistência integral e continuada. Na puericultura é possível serem feitos serviços desde as consultas pré-natais, estendendo-se ao longo da infância, até o final da adolescência, ou seja, uma assistência à criança saudável capaz de prevenir agravos, melhorar a percepção da família sobre a importância dos cuidados preventivos e que permite intervenções precoces na correção de desvios de crescimento e desenvolvimento [3].

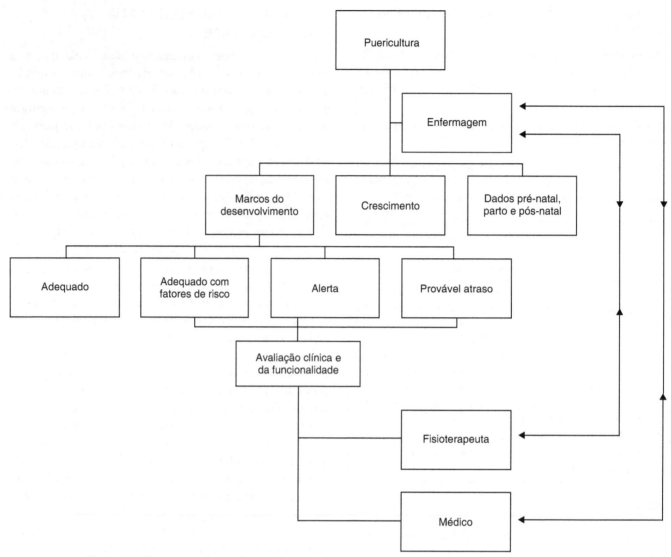

Figura 25.3 Fluxograma de atendimento para acompanhamento do desenvolvimento infantil na puericultura.

RECURSOS DIAGNÓSTICOS PROPOSTOS

Quadro 25.1 Descrição detalhada da aplicação das escalas no ambiente da puericultura

Recurso	O que avalia?	Como avalia?
Escala Motora de Alberta (AIMS)[4]	Desenvolvimento motor grosso de crianças de zero a 18 meses, incluindo informações sobre a postura, as transferências e a mobilidade nas posições em prono, supino, sentado e de pé	Através de observação direta da criança em um lugar e momento adequados, sem interferência de fatores como sono e fome, e com a presença do cuidador. São observados os movimentos espontâneos da criança nas posturas, utilizando um brinquedo ou a participação da mãe para evidenciar a presença de determinadas habilidades no repertório motor da criança.
Teste Bayley III[5]	Avalia o desenvolvimento de crianças entre um e 42 meses através de escalas em cinco domínios: cognitivo, de comunicação receptiva e expressiva, motor fino e grosso. Ainda constam no teste o Questionário socioemocional e comportamento adaptativo	Através da observação direta e interação com a criança, utilizando o *kit* de material específico e os questionários padronizados para os cuidadores. As escalas cognitiva, de linguagem e motora são direcionadas às crianças, enquanto o Questionário socioemocional e comportamento adaptativo é destinado aos cuidadores.
Ecomapa[6]	Avalia a anatomia da família, identificando as relações entre ela e a comunidade, que desenha o sistema ecológico no qual a família ou indivíduo está incluído. Observa os padrões de organização e a natureza das relações com o meio onde habita, expondo o balanço entre os recursos e necessidades das pessoas envolvidas	Desenho em papel A4 ou A3 com círculo ao redor da família e círculos menores ao redor dos membros da família para representar os apoios informais (*em cima na figura*), formais (*em baixo na figura*) e intermediários (*no meio na figura*). Apoios positivos são representados pela linha contínua, apoio pontilhado apoio duvidoso, fraco ou frágil, linha irregular estresse ou conflito e o número de linhas representa o grau de força das relações (Figura 25.1).

Recurso	O que avalia?	Como avalia?
Affordance Home Environment for Motor Development Infant Scale (AHEMD-IS)[7]	Avalia as dimensões das características descritivas do ambiente e as oportunidades para o desenvolvimento motor da criança no domicílio	Entrega à família um questionário estruturado onde serão identificados, através de imagens, as questões sobre o espaço físico, a variedade de estimulação e os brinquedos para o desenvolvimento motor fino e para o motor grosso presentes em seu domicílio.

Quadro 25.2 Avaliação do caso clínico segundo a Classificação Internacional de Funcionalidade, Incapacidade e Saúde (CIF)

	Funções e estruturas do corpo	Atividades	Participação
Perspectiva da família da criança		Não fala.	
		Anda com ajuda e cai quando tenta deambular sozinha.	Brincar no parquinho.
		Não explora brinquedos, só leva à boca.	
Perspectiva da enfermagem		Imitar ou copiar, como um componente básico da aprendizagem, tais como, copiar um gesto, um som ou as letras de um alfabeto (imita gestos).	
	Estatura	Manipular (faz pinça).	
	Perímetro cefálico	Adquirir linguagem (mas não produz jargão).	
		Deslocar-se por diferentes locais, outro especificado (anda com apoio).	
Perspectiva da fisioterapeuta		Sentar-se.	Brincar funcional com outras crianças.
		Permanecer sentado (senta-se sem apoio).	
		Engatinhar mover todo o corpo de bruços de um lugar para o outro, sobre as mãos, ou mãos e braços, e joelhos (engatinha).	
		Pôr-se em pé (ficar de pé).	
		Rolar.	
		Explorar objetos com a boca.	
		Puxar, usar os dedos, mãos e braços para aproximar um objeto, ou movê-lo de um lugar para outro, como fechar uma porta.	
		Alcançar, estender as mãos e os braços para alcançar ou agarrar algo, como por exemplo, esticar os braços por cima de uma mesa ou secretária para pegar num livro (a criança tenta alcançar persistentemente um objeto, mesmo não conseguindo obtê-lo).	
		Aprender através de ações simples com um único objeto, ações simples com um objeto ou brinquedo manipulando-o, abanando-o, movendo-o, deixando-o etc. (não segura o sino pelo cabo para tocá-lo, não segura os blocos simultaneamente por pelo menos 3 segundos, levá-los à boca).	
		Não puxa propositadamente o barbante para pegar o aro e segurá-lo. Não reconhece figuras com interesse, leva o livro à boca.	
Fatores contextuais			
Pessoais			
• Sexo masculino;			
• Peso			
• IMC			
Ambientais			
• Mãe adicta e consumiu droga durante a gestação			
• Ambiente domiciliar com características descritivas moderadamente adequadas			
• Pouco apoio disponível na comunidade			
• Só o profissional médico pode encaminhar para o serviço especializado			
• Criança com prontuário incompleto, não tinha classificação de risco e ficou na fila de espera sem prioridade			
• Apoio dos avós e tia maternos			
• ESF, Fisioterapeuta e Gestão da UAPS empenhados para fazer o acompanhamento e encaminhar para a atenção especializada			

Fonte: Autores, baseando-se na Escala Motora de Alberta, Teste Bayley III para triagem e Classificação Internacional de Funcionalidade e Incapacidade(CIF).

Os instrumentos e escalas aqui descritos são para triagem, ou seja, consistem na avaliação rápida e geral de um grande número de crianças para identificar aquelas que podem estar em risco para atraso no desenvolvimento e por isso devem ser encaminhadas para avaliação especializada.

O ambiente adequado para a avaliação do desenvolvimento infantil, seria uma sala com poucos estímulos visuais nas paredes, ambiente silencioso, com poucos profissionais, a presença de toda a família e os seguintes recursos: tatames, brinquedos adequados para a idade, mesa com duas cadeiras, kit de triagem do teste Bayley III, fichas ou *app* de avaliação com as escalas AIMS, *Affordance*, papéis e canetas para o Ecomapa.

A criança, ao chegar, deve ser posicionada pelo familiar sobre o tatame, o fisioterapeuta observa, segundo a Escala Motora de Alberta (AIMS), a movimentação espontânea da criança, iniciando por qualquer posição: supina, prona, sentada e em pé. O terapeuta pode utilizar um brinquedo para chamar a atenção da criança para que ela possa fazer as transferências de uma postura para a outra. Deve marcar na escala a primeira postura observada, levando em consideração aspectos da superfície do corpo que sustentam o peso, a postura e os movimentos antigravitacionais. O desempenho motor é classificado normal para a idade, quando o percentil for igual ou superior a 25; suspeita de atraso do desempenho motor com percentil entre 5 e 25, e atraso do desempenho motor quando for abaixo de 5.

A aplicação do Teste Bayley III para triagem pode ser feita com a criança sentada no colo da mãe ou sentada no tatame de frente para o terapeuta, para que este possa mostrar e oferecer os materiais presentes no *kit* de triagem, um por vez, possibilitando, através de subtestes, identificar os riscos de atrasos cognitivo, de comunicação receptiva e expressiva, motor fino e grosso. Inicia-se o teste com uma ficha que determina o item, representado por letras, com atividades segundo a idade da criança. As atividades não realizadas, pontuam 0, as realizadas pontuam 1; caso a criança zere no primeiro item da letra indicada para a sua idade, volta para aplicar as atividades do nível anterior. O subteste termina quando a criança zerar quatro itens seguidos. A pontuação total para cada subteste identifica se a criança apresenta risco.

A discussão do Ecomapa com a família identifica os pontos fortes das relações familiares e a necessidade de ampliação do apoio disponível na comunidade. A família, sob a orientação do terapeuta constrói em um papel, um gráfico (Figura 25.1) contendo círculos que representam a família nuclear, cada membro em um pequeno círculo com a respectiva idade, todos os membros da família ficam dentro de um círculo maior. Ao redor deste grande círculo representamos o apoio informal (*acima na figura*) onde podemos representar a família estendida (avós, tios, primos), amigos, vizinhos, amigos da igreja e do trabalho, o apoio intermediário (*no meio na figura*) como organizações e atividades sociais (igreja, clubes sociais, atividades recreativas e apoio formal, com profissionais de saúde, educadores, escolas, diretores de instituições, legisladores, conselhos diretivos. Apoios positivos são representados pela linha contínua, apoio pontilhado representa apoio duvidoso, fraco ou frágil, e a linha irregular representa estresse. O número de linhas representa o grau de força das relações. Esse gráfico deve ser discutido e modificado posteriormente, quando houver necessidade de ampliação da rede de apoio.

A aplicação do instrumento AHEMD-IS mostra as dimensões das características descritivas do ambiente e as oportunidades para o desenvolvimento motor da criança no domicílio.[7] Este instrumento é um questionário estruturado, autorrelatado, que consiste em 35 itens divididos em 4 dimensões (Espaço Físico, Variedade de Estimulação, Brinquedos para o desenvolvimento motor fino e para o motor grosso). Inicialmente preenche-se as características da criança com dados de identificação e a presença em creche/escola, em seguida as características da família como: tipo e número de pessoas no domicílio e escolaridade dos pais; o espaço físico interno e externo da residência; a variedade de estimulação como a brincadeira com outras crianças e os pais; a quantidade de tempo acordado que o bebê fica em diversas situações e identifica, através de ilustrações, e os brinquedos que a criança possui em seu domicílio. A pontuação total pode ser categorizada em 4 descrições: Menos do que adequado, Moderadamente adequado, Adequado e Excelente que representam a qualidade e a quantidade de recursos domésticos para o desenvolvimento motor e suas respectivas dimensões. É um instrumento válido e confiável para a avaliação de crianças de 3 a 18 meses de idade.

METAS E INTERVENÇÕES

Em linhas gerais, serão traçadas as principais metas da equipe que acompanha a criança durante a puericultura na Unidade de Atenção Primária à Saúde (UAPS), incluindo a fisioterapia.

Metas
1. Acompanhamento do desenvolvimento da criança com frequência mensal
2. Orientações aos familiares sobre a estimulação da criança no ambiente domiciliar

Para a primeira meta acima especificada, serão marcadas consultas de puericultura mensais para acompanhamento do fisioterapeuta com a escala AIMS até os 18 meses de idade ou aquisição da marcha independente; após esta idade acompanhar com o teste para triagem Bayley III. A consulta de enfermagem e do médico seguirá o calendário preconizado pelo Ministério da Saúde: sete consultas de rotina no primeiro ano de vida (na 1ª semana, no 1º mês, no 2º mês, no 4º mês, no 6º mês, no 9º mês e no 12º mês), além de duas consultas no 2º ano de vida (no 18º e no 24º mês); a partir do 2º ano de vida, consultas anuais, próximas ao mês do aniversário.[8]

Para a segunda meta, serão propostas visitas domiciliares para avaliação do contexto e em seguida, orientações para os pais ou cuidadores com o objetivo de aumentarem as oportunidades de estimulação da criança no domicílio, estas serão pautadas nos desfechos avaliados pelos instrumentos AIMS, *Affordance* e Bayley III, mensalmente. Exemplos comuns de orientação são: levar a criança ao parque, próximo de casa, para que ela possa interagir com outras crianças e brincar em escorregadores, pula-pula, sempre observando a preferência da criança e aumentando as oportunidades no brinquedo preferido; comprar ou produzir o brinquedo ideal para a idade e oferecê-lo em momentos de interação com a família; sempre que possível, nomear objetos, mostrar as cores, as partes do corpo para o desenvolvimento da linguagem; aumentar a experiência sensorial da criança, andando na areia do parquinho, pisando a grama da pracinha ou simplesmente andando descalça em terrenos irregulares. O agente comunitário de saúde, em visita domiciliar, pode reforçar as orientações e adequar ao contexto familiar, incluindo mais orientações e esclarecimentos de dúvidas que possam surgir ao aplicar as atividades propostas.

Metas
3. Autocuidado materno
4. Participação de grupo de pais
5. Fortalecimento da rede de apoio

Para o autocuidado materno, meta 3, sempre que possível a mãe deve ser estimulada pela família e pelos profissionais de saúde a continuar o acompanhamento pelo Centro de Apoio Psicossocial (CAPS) e, se necessário, encaminhar para atendimento psicológico regular. Orientar a prática corporal em atividades físicas que relaciona corpo e mente e de sua preferência, prática de esporte seria uma outra opção; momentos de lazer do casal também são importantes para a saúde mental da família assistida.

Convite aos pais e avós para participar de grupo de pais com crianças com atraso no desenvolvimento infantil, de preferência na unidade atendida. Este grupo deve fazer uso de metodologias ativas para atingir os seguintes objetivos: fortalecimento de vínculos, familiares e criança, familiares e profissionais de saúde e entre os familiares; empoderamento da família para promover o desenvolvimento da criança, vencer as dificuldades e barreiras que interferem neste cuidado, promover o autocuidado dos familiares.

Grupo operativo poderia ser uma das metodologias a ser utilizada; a aprendizagem centrada nos processos grupais coloca em evidência a possibilidade de uma nova elaboração de conhecimento, de integração e de questionamentos acerca de si e dos outros. A técnica de grupo operativo pressupõe a tarefa explícita (aprendizagem, diagnóstico ou tratamento), a tarefa implícita (o modo como cada integrante vivencia o grupo) e o enquadre, que são os elementos fixos (o tempo, a duração, a frequência, a função do coordenador e do observador). Os encontros não têm, necessariamente, um direcionamento para temas específicos. As pessoas falam livremente, estabelecem interações umas com as outras e partilham experiências comuns. A técnica propõe a presença e intervenção de um coordenador, que indaga e problematiza, estabelecendo algumas articulações entre as falas e os integrantes, sempre direcionando o grupo para a tarefa comum; e um observador que registra o que ocorre na reunião, resgata a história do grupo e depois analisa com o coordenador os pontos emergentes, o movimento do grupo em torno da tarefa e os papéis desempenhados pelos integrantes. Em relação aos papéis no grupo, podemos dizer que alguns são fixos, como o papel do coordenador e o do observador, enquanto outros emergem no decorrer do processo, articulando-se com as necessidades e com as expectativas tanto individuais quanto grupais, podendo alternar-se. O porta-voz é o integrante que explicita o que está implícito, colaborando com a tarefa. O bode expiatório aparece quando explicita algo que não tem a aceitação do grupo. Já o líder de mudança surge no momento em que o que foi explicitado pelo porta voz é aceito pelo grupo, contribuindo para o movimento dialético grupal.[9]

O fortalecimento da rede de apoio, meta 5, deve ser guiado pelo Ecomapa. Junto ao fisioterapeuta, a família discute quais os vínculos formais necessários. Pergunta-se se todos os vínculos formais são conhecidos pela ESF, se têm ou tiveram necessidades atendidas pelos profissionais da UAPS, se já conhecem a coordenadora da unidade e o ACS do seu território. O profissional de saúde que atende a família deve facilitar o fluxo dentro da rede de atenção à saúde do município, levando as informações sobre possíveis barreiras para serem discutidas nas reuniões de matriciamento do caso clínico daquela criança. Ele também deve conhecer os equipamentos presentes na comunidade para que estes possam ser indicados à família. A participação no grupo sugerido na meta anterior pode aproximar vizinhos e estes fortalecem vínculos de apoio informal.

Referências

1. Da Conceição FS, Gerzson LR, De Almeida CS. Interação familiar e social no desenvolvimento motor infantil: uma revisão integrativa. Cad. Edu Saúde e Fis. 2019;6(12): 83-94.
2. Zago JT de C, Pinto PAF, Leite HR, Santos JN et al. Associação entre o desenvolvimento neuropsicomotor e fatores de risco biológico e ambientais em crianças na primeira infância. Revista CEFAC [online], 2017; 19(3), pp. 320-329. Disponível em: <https://doi.org/10.1590/1982-0216201719314416>. Epub May-Jun 2017. ISSN 1982-0216.
3. Sousa CJA, Schmaltz VDR, Menezes DA de, Folini NT. A puericultura como estratégia para promoção da saúde da criança na atenção primária. Brazilian Journal of Development, 2021; 7(6), p.60604-60625.
4. Piper MC, Darrah J. Avaliação Motora da Criança em Desenvolvimento / Avaliação Motora Infantil de Alberta (Tradução: Dafne Herrero e Thais Massetti). Edição 1. Editora Memnon, 2020.
5. Bayley-III. Uso clínico e interpretação / editado por Lawrence G. Weiss, Thomas Oakland e Glen P. Ayland. São Paulo: Pearson Clinical Brasil, 2017. 208p.
6. Nascimento LC, Dantas IR de O, Andrade RD, Mello DF de. Genograma e Ecomapa: contribuições da enfermagem brasileira. Texto Contexto Enferm, Florianópolis, 2014 Jan-Mar; 23(1): 211-20.
7. Gabbard C, Caçola P, Rodrigues LP. A New Inventory for Assessing Affordances in the Home Environment for Motor Development (AHEMD-SR). Early Childhood Educ J, 2008 36, 5-9.
8. Ministério da Saúde (BR). Secretaria de Atenção à Saúde Departamento de Ações Programáticas Estratégicas Área Técnica de Saúde da Criança e Aleitamento Materno. Caderneta da Criança: Passaporte da Cidadania [Internet]. Brasília: Ministério da Saúde; 2016 [citado 23 de Agosto de 2021]. Available from: chrome-extension://efaidnbmnnnibpcajpcglclefindmkaj/viewer.html?pdfurl=http%3A%2F%2Fportalarquivos2.saude.gov.br%2Fimages%2Fpdf%2F2015%2Fdezembro%2F10%2FConsultaPublica.%252025.Caderneta.pdf&clen=14028676&chunk=true.
9. Bastos Alice Beatriz B. Izique. A técnica de grupos-operativos à luz de Pichon-Rivière e Henri Wallon. Psicol inf. [online]. 2010, vol.14, n.14 [citado 2021-08-25], pp. 160-169. Disponível em: <http://pepsic.bvsalud.org/scielo.php?script=sci_arttext&pid=S1415-88092010000100010&lng=pt&nrm=iso>. ISSN 1415-8809

Ataxia Espinocerebelar

CAPÍTULO 26

Rodrigo Brito
João Victor Fabrício
Rodrigo Fragoso de Andrade
Kátia Monte-Silva

Observação: palavras e expressões listadas no Glossário do capítulo estão destacadas no texto com um asterisco.

APRESENTAÇÃO DO CASO CLÍNICO

Homem brasileiro, 41 anos, divorciado, sem filhos, eletricista e aposentado por invalidez no INSS, procurou o serviço ambulatorial de fisioterapia com diagnóstico de Ataxia* Espinocerebelar* do tipo 3 (SCA3, do inglês: *Spinocerebellar Ataxia 3*), popularmente conhecida como Doença de Machado Joseph (DMJ). Relata que os sintomas começaram aos 27 anos, 14 anos atrás, quando começou a perceber esbarros ocasionais em móveis e paredes e sensação de como se estivesse andando "alcoolizado", além de quedas esporádicas, principalmente em terrenos irregulares. Apresenta histórico familiar para SCA3.

Ao exame de imagem por meio da Ressonância Magnética, foi identificada uma redução volumétrica cerebelar difusa por proeminência dos sulcos entre as folias dos hemisférios cerebelares e redução do vérmis com alargamento compensatório do IV ventrículo, o que confirma sintomas de déficit de equilíbrio e marcha. Há cerca de dois anos após os primeiros sintomas, foi realizada a confirmação do diagnóstico através do exame genético, identificando 72 repetições do trinucleotídeo CAG no gene *ATXN3*. Há dois anos vem apresentando maior dificuldade em permanecer em pé na posição natural por muito tempo, sendo impossível com pés juntos, em semitandem ou tandem; marcha cambaleante (marcha atáxica*), possível apenas com apoio forte de uma pessoa, e quedas frequentes (ao menos uma vez na semana). Neste período, iniciou o uso de suplementação de Coenzima Q10, mas sem melhora dos sintomas. Por isso, abortou o uso por conta própria. Seguindo sem uso de medicamento. Há um ano vem apresentando espasmos musculares em membros inferiores, mais acentuado à direita, diplopia* e disfagia*. Nega labirintite, hipertensão arterial sistêmica, doenças coronarianas, cirurgias prévias, outras doenças neurológicas, ortopédicas e reumatológicas.

Iniciou a fisioterapia há seis anos, permanecendo no tratamento por cinco anos, duas vezes por semana, no entanto, com baixa assiduidade, devido à dificuldade em deslocamento até o serviço de reabilitação. Retornou ao serviço de fisioterapia pelo aumento na dificuldade de caminhar poucas distâncias dentro de casa, sendo necessário apoiar-se nas paredes, o que tem dificultado realizar atividades domésticas e de autocuidado. Em pequenas distâncias faz uso de andador com rodas. Em grandes distâncias, faz uso de cadeira de rodas, por isso evita deslocamentos fora de seu domicílio, não tendo mais praticado natação e nem frequentado a igreja aos finais de semana, deixando de exercer a função de catequista. Atualmente, mora com o irmão mais novo (37 anos), também portador de ataxia espinocerebelar do tipo 3, mas em grau de comprometimento mais leve, sem limitação de atividade e participação. A casa apresenta adaptações para auxiliar o deslocamento (barras em quartos e banheiros). É este irmão que auxilia nos cuidados do paciente e realiza o seu transporte para médicos e terapias.

À avaliação fisioterapêutica foi possível observar dismetria* de membros superior e inferior, disdiadococinesia*

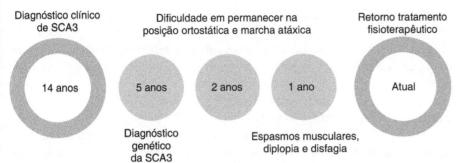

Figura 26.1 Linha do tempo da promoção e acompanhamento do desenvolvimento do paciente.

de membros superior e inferior, tonturas ocasionais, tremor ao movimento, déficit de equilíbrio e instabilidade postural, fraqueza de musculatura glútea (mm. glúteo máximo e médio) e hiper-reflexia. A instabilidade postural foi observada através do *pulltest*, sendo constatada nenhuma resposta de ajuste postural antecipatório. O paciente foi considerado como insuficiente ativo pelo questionário internacional de atividade física (IPAQ)*, e ansioso e depressivo pela escala *Hospital Anxiety and Depression Scale* (HADS)* interpretado pelo Manual Diagnóstico e Estatístico de Transtornos Mentais (DSM)*. Ao questionário de Qualidade de Vida da Organização Mundial da Saúde (WHOQOL, do inglês: *World Health Organization Quality of Life*)*, foi interpretado uma redução na sua qualidade de vida, principalmente no que diz respeito aos domínios de saúde mental e relacionamento social. Por fim, foi observado que o paciente apresenta preservação cognitiva (25/30 pontos) no miniexame do estado mental.

GLOSSÁRIO

Ataxia: sintoma neurológico caracterizado por falta de coordenação nos movimentos[1].

Ataxia espinocerebelar: grande grupo de doença genética que causa lesão degenerativa no cerebelo, e o principal sintoma é a ataxia [1].

Diplopia: também conhecida como visão dupla, é a percepção visual de duas imagens em um único objeto.

Disfagia: dificuldade em engolir alimentos e líquidos.

Dismetria: perda do controle da amplitude do movimento.

Disdiadococinesia: incapacidade em realizar movimentos alternados e rápidos. Presença deste sintoma é indicativo de lesões cerebelares ou de suas vias [1].

DSM: refere-se a um manual de Diagnóstico e Estatístico de Transtornos Mentais.

HADS: escala hospitalar de ansiedade e depressão. É uma das escalas mais utilizadas para avaliar a presença e severidade dos sintomas de ansiedade e depressão em pacientes neurológicos.

IPAQ: escala capaz de mensurar o nível de atividade física.

Marcha atáxica: marcha cambaleante com incoordenação nos membros inferiores.

WHOQOL: escala para mensuração da qualidade de vida do paciente.

Questões para discussão

1. Como identificar um quadro de ataxia espinocerebelar do tipo 3 (SCA3)?
2. Quais as principais estruturas e funções estão acometidas?
3. Como deve ser realizada uma avaliação da funcionalidade?
4. Quais principais características da marcha atáxica?
5. A partir dos dados obtidos pelo exame físico, quais as principais limitações nas atividades e participação?
6. Quais as principais intervenções apresentam evidências para o tratamento de função, atividade e participação?
7. Qual a importância da presença da equipe interdisciplinar no tratamento de pacientes com SCA3?

OBJETIVOS

- Reconhecer as características clínicas e aspectos da funcionalidade de um paciente com SCA3.

- Diferenciar a SCA3 dos diferentes tipos de ataxia cerebelar.

- Identificar as principais alterações da funcionalidade em indivíduos que apresentem SCA3.

- Descrever as principais ferramentas de avaliação da funcionalidade que servirão de suporte para análise da viabilidade e eficácia das estratégias de tratamento propostas.

- Apresentar as mais recentes evidências de tratamento fisioterapêutico para a SCA3.

- Discutir a importância da equipe interdisciplinar no tratamento dos pacientes com SCA3.

AVALIAÇÃO E DIAGNÓSTICO DA FUNCIONALIDADE

O fisioterapeuta deve entender o que é a ataxia espinocerebelar antes de definir as estratégias de avaliação e intervenção, guiando, assim, a uma avaliação mais assertiva. As ataxias cerebelares são vários grupos de doenças que podem causar lesão no cerebelo, e neste momento é importante levar em consideração suas origens:

1. Ataxias primárias: (i) hereditárias (autossômica recessiva, como ataxia de Friedreich; ou autossômica dominante, como as ataxias espinocerebelares (SCA) e dentre elas, a SCA do tipo 3, popularmente chamada de Doença de Machado Joseph), e (ii) idiopática.

2. Ataxias secundárias: (iii) adquirida (a partir de tumores, acidente vascular encefálico (AVE), ou trauma).

Diante da origem hereditária, a lesão é degenerativa e progressiva, tendo assim, uma recuperação irremediável e uma reabilitação mais lentificada, enquanto as formas adquirida e idiopática apresentam recuperação e reabilitação mais facilitada [2,3]. Além disso, mesmo dentro das SCAs, pode haver sinais e sintomas específicos por lesões de vias cerebelares específicas.

A SCA3 é a forma mais comum, e pode ser encontrada em estudos de genética molecular em vários países do mundo [4-6]. A SCA3 foi primeiramente descrita entre descendentes de portugueses açorianos. Em estudos de neuroimagem, é demonstrada uma atrofia cerebelar e de suas vias, podendo ser acompanhada de atrofia pontina, cerebral, e perda neuronal em globo pálido, núcleos talâmicos e substância nigra[7,8]. Estudos genéticos apontam uma taxa de 13 a 44 repetições dos trinucleotídeos CAG no gene *ATXN3*. Os primeiros sintomas geralmente aparecem na terceira e quarta década de vida, e os sintomas mais relacionados são a ataxia, disfagia, dificuldade em fala, oftalmoplegia, neuropatia sensorial ou motora e disfunções vestibulares. Além disso, nos casos de início precoce, podem ser encontrados sinais de espasticidade e hiper-reflexia[9].

Durante o raciocínio de avaliação clínica, é importante o delineamento dos aspectos que envolvem os domínios da Classificação Internacional da Funcionalidade, Incapacidade e Saúde (CIF): função e estrutura do corpo, atividade, participação, fatores pessoais e ambientais. Em seguida, a determinação do diagnóstico. No caso clínico apresentado, o diagnóstico da funcionalidade é de: ataxia apendicular, com presença de dismetria e disdiadococinesia, além de disfagia, déficit de equilíbrio e marcha atáxica, tremor ao movimento e hiper-reflexia que limitam as atividades domésticas, de autocuidado e laborais, além da realização de atividades físicas e participação social. Logo ao início da avaliação fisioterapêutica foi possível perceber uma alteração na fala com palavras ocasionalmente difíceis de compreender.

É importante que a avaliação sempre inicie com uma boa anamnese, para compreender o paciente em questão (Figura 26.2). Neste momento é necessário que sejam perguntadas questões relacionadas a fatores pessoais: naturalidade, idade, peso, altura; fatores pregressos à ataxia: grau de escolaridade, profissão, prática de atividade física, outras patologias, e comorbidades (hipertensão arterial sistêmica, labirintite, doenças coronarianas, diabetes etc.); fatores relacionados à ataxia: tempo desde o início dos sintomas, exame genético ou de imagem regular, se já realizou fisioterapia anteriormente e uso de dispositivo auxiliar de marcha.

O tempo de início dos sintomas é importantíssimo para os casos hereditários, uma vez que este fator pode auxiliar a compreender como a ataxia cerebelar está progredindo. Quando os sintomas têm aparecimento precoce à idade mais prevalente, a progressão dos sintomas é mais rápida, aumentando a incapacidade e reduzindo a expectativa de vida desses pacientes [10].

Função e estrutura do corpo

O cerebelo é um órgão do sistema nervoso central com extrema importância e complexidade que apresenta cerca de 10% do volume cerebral, mas contém 80% do número total de neurônios do cérebro [11]. Além disso, o cerebelo apresenta conexões sensoriomotoras diretas com medula espinal, córtex cerebral e núcleos vestibulares, realizando o processamento, correção e coordenação dos movimentos.

Na ataxia cerebelar é esperada uma atrofia cerebelar sendo observada em exames de imagem por redução volumétrica do cerebelo, proeminências dos sulcos entre as folhas, e redução do vérmis cerebelar [12]. A redução de células de Purkinje acarreta supressão do efeito inibitório

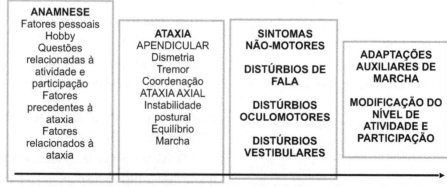

Figura 26.2 Fluxograma de avaliação do paciente com ataxia espinocerebelar.

nos núcleos cerebelares profundos e, consequentemente, redução da excitabilidade cortical. Este fenômeno inibitório do cerebelo sob o córtex cerebral é chamado de *Cerebelar Brainin Hibition* (CBI), que ocorre através da via cerebelo-tálamo-cortical, e pode ser avaliado através de pulsos pareados da Estimulação Magnética Transcraniana (TMS, do inglês: *Transcranial Magnetic Stimulation*) no cerebelo e córtex motor em intervalos de 5-7 milissegundos[13]. Dessa forma, é esperado que na ataxia cerebelar, várias funções e estruturas do corpo estejam prejudicadas, desde funções motoras até não motoras [14].

Existem algumas escalas clínicas capazes de avaliar as desordens cerebelares. Dentre elas, as mais completas e utilizadas são: *International Cooperative Ataxia Rating Scale* (ICARS) [15] e a *Scale for the Assessment and Rating of Ataxia* (SARA) [16], ambas validadas transculturalmente para o português brasileiro.

Na ICARS, os 19 itens da avaliação baseiam-se na organização funcional do cerebelo: (i) vérmis e lóbulo anterior: postura e marcha; (ii) hemisférios: ataxia apendicular; (iii) vérmis e flóculo: disartria e função oculomotora [15]. Já a SARA apresenta oito domínios ((i) marcha, (ii) avaliação da postura em pé, (iii) postura sentada, (iv) fala, (v) dismetria, (vi) tremor, (vii) disdiadococinesia, e (viii) coordenação de membro inferior. Por conter menos itens, a SARA se torna mais rápida de ser aplicada e, por isso, mais utilizada na prática clínica [16]. É esperado que um paciente com ataxia espinocerebelar degenerativa tenha um aumento nos escores da SARA de 3,65 pontos em dois anos e 5,29 em quatro anos [17].

Para uma melhor distribuição das sessões de avaliação da função e estrutura do corpo, sugere-se que seja dividida nos domínios de: (i) ataxia cerebelar apendicular; (ii) ataxia cerebelar axial e marcha; (iv) sinais não motores (Quadro 26.1).

Na ataxia cerebelar apendicular é importante que sejam avaliados dismetria, tremor e coordenação de membros superiores e inferiores. Lesões espinocerebelares podem acarretar dificuldade em controlar os movimentos, uma vez que há perda da via que normalmente age como um *feedback* sensorial para a correção do movimento, causando dismetria, tremor e incoordenação, principalmente de movimentos alternados e rápidos (diadococinesia) [18].

A dismetria pode ser avaliada através do teste de perseguição do dedo, presente na SARA. Neste teste, o paciente deve seguir um movimento que deve ser realizado cinco vezes de forma consecutiva, inesperada e rápida, numa amplitude de pelo menos 30 centímetros e uma frequência de um movimento a cada dois segundos. Avalia-se a distância aproximada que o paciente não atinge ou ultrapassa o alvo. Já para avaliação de membros inferiores, o teste de calcanhar-joelho, também presente na SARA, pode ser utilizado. Neste teste é solicitado que o paciente posicione seu calcanhar no joelho contralateral e deslize pela tíbia até o tornozelo. Este movimento deve ser realizado em aproximadamente um segundo, e é avaliado quantas vezes o calcanhar perde contato com a tíbia [18].

O tremor pode ser avaliado através do teste índex-nariz, no qual é solicitado que o paciente aponte repetidamente seu dedo indicador no próprio nariz e em seguida no dedo do avaliador que deve estar a cerca de 90% do alcance do paciente. Os movimentos devem ser realizados a uma velocidade moderada. Deve ser graduada a amplitude do tremor durante o movimento (tremor de ação ou tremor essencial). Este tremor é o resultado de uma série de correções erradas do movimento. Ou seja, uma vez que ocorre a primeira falha na correção, ativa um sistema de retroalimentação negativa (falha em cima da falha), fazendo com que a mão oscile de forma irregular durante o movimento [19].

A dificuldade em realizar movimentos alternados e rápidos pode ser avaliada solicitando que o paciente realize 10 ciclos de alternância entre pronação e supinação do antebraço (teste de diadococinesia), tocando em suas coxas o mais rápido e preciso possível. Os 10 ciclos devem ser realizados em pelo menos sete segundos. Deve ser registrado o tempo total para execução dos 10 ciclos e o quão fácil é distinguir os movimentos de pronossupinação. Para membros inferiores, pode ser solicitado que o paciente realize flexões plantares alternadas (*Rhythmic tapping foot test*) entre os membros inferiores direito e esquerdo na mesma quantidade de ciclos em sete segundos. Esta dificuldade em realizar movimentos alternados e rápidos resulta pela dificuldade em manter ritmos regulares ou regular a mesma força e ativação de diversas articulações durante os movimentos, sendo este sinal referido como disdiadococinesia[10]. Lesões na via relacionada ao núcleo vestibular podem causar redução do tônus muscular, por isso é importante a avaliação do tônus muscular do paciente com ataxia espinocerebelar. O tônus muscular pode ser avaliado através da escala modificada de Ashworth (EMA), enquanto a força muscular pode ser avaliada através da escala de força da MRC (*Medical Research Council*) [20].

Na ataxia cerebelar axial são esperadas lesões nas regiões cerebelares mediais do espinocerebelo, vérmis e floculonodular. Lesões nessas regiões podem causar prejuízos no equilíbrio, caracterizado por um aumento no balanço postural de alta velocidade e baixa amplitude, e tremor postural [21]. Adicionalmente, a região do vestibulocerebelo recebe aferências vestibulares e visuais, que se conectam com os núcleos vestibulares no tronco encefálico. Assim, desempenha um importante papel no equilíbrio estático e dinâmico e nos movimentos oculares. [21] Para avaliação do equilíbrio pode-se utilizar a escala do Balance Evaluation Systems Test (BESt) e sua versão reduzida (miniBESt) [22].

O miniBESt é mais curto e apresenta maiores respostas psicométricas do que a versão original BESt[23]. Além disso, o miniBESt também apresenta menor efeito chão e teto, quando comparado com a escala de equilíbrio de Berg (BBS, do inglês: *"Berg Balance Scale"*) [24]. Por isso, o miniBESt é mais aconselhado e atualmente tem sido mais utilizado na prática clínica.

O prejuízo motor e a característica degenerativa da SCA3 trazem detrimentos na saúde mental, por isso se faz importante a investigação da presença e gravidade de sintomas depressivos e ansiosos nos pacientes. Além disso, o cerebelo tem sido apontado como um importante centro de processamento cognitivo e afetivo [25,26]. Dessa forma, é importante avaliar a função cognitiva através da escala do Exame do Estado Mental (minimental) [27] e sintomas de ansiedade e depressão através da Escala Hospitalar de Ansiedade e Depressão (HADS, do inglês: *Hospital Anxiety and Depression Scale*) [28].

Atividade

A queixa principal dos pacientes com ataxia cerebelar é o prejuízo na marcha. A marcha desses pacientes tem uma descrição clássica de cambaleante, irregular e de base alargada [1,29]. Esse padrão de caminhada é denominado marcha atáxica. Essas características são advindas dos distúrbios de déficit de coordenação e decomposição de movimentos de múltiplas articulações durante a caminhada. É esperado que os prejuízos na marcha apareçam após quatro anos do início dos primeiros sintomas [17]. Essa marcha atáxica irá interferir fortemente no nível de atividade e participação dos pacientes.

As escalas da SARA e ICARS, que avaliam o comprometimento da ataxia, apresentam domínios específicos para marcha, por isso podem também ser utilizadas para avaliar o nível de atividade do paciente. Além dessas escalas, o *Timed Up and Go Test* (TUG), e sua versão de dupla tarefa, são capazes de avaliar a mobilidade funcional dos pacientes com ataxia cerebelar. Avaliando a capacidade do paciente de levantar de uma cadeira, andar três metros, fazer a volta e retornar à cadeira [30]. Outro teste de marcha importante a ser destacado é o teste de caminhada de 10 metros.

O uso de acelerômetros também pode auxiliar a quantificar o equilíbrio dinâmico (marcha) e estático [31]. Atualmente, aplicativos para celular podem auxiliar nessa quantificação, possibilitando de forma barata e confiável essa avaliação, além de também mensurar questões de coordenação de membros superiores [32].

É importante também avaliar a capacidade cardiorrespiratória do paciente através do teste de caminhada de 6 minutos (TC6), uma vez que esses pacientes podem sofrer imobilidade por conta do déficit de equilíbrio e marcha atáxica.

Participação

Uma vez que o paciente com ataxia espinocerebelar tem prejuízos consideráveis na mobilidade funcional e equilíbrio, a maioria vai se isolar e diminuir sua participação social. Cerca de 45% dos adultos com ataxia recessiva autossômica encontram-se permanentemente em cadeiras de rodas [33]. O nível de qualidade de vida dos indivíduos com ataxia espinocerebelar pode ser avaliado através da *World Health Organization Quality of Life* (WHOQOL), que consta de seis domínios: (i) físico; (ii) psicológico; (iii) nível de independência; (iv) relacionamento social; (v) ambiente; (vi) espiritualidade/religião/crenças pessoais [34].

RECURSOS DIGNÓSTICOS PROPOSTOS

Quadro 26.1 Recursos para avaliação de pacientes com ataxia cerebelar

ATAXIA APENDICULAR		
Membro superior		
Recurso	**Medida de desfecho O que avalia?**	**Descrição Como avalia?**
Diadococinesia (avaliado na SARA)	Disfunção cerebelar/ coordenação em realizar movimentos alternados e rápidos.	É realizado com uma mão apoiada na outra, onde o membro a ser testado irá realizar pronação e supinação sequencialmente o mais rápido e preciso possível. O teste é avaliado em 10 repetições do movimento.
Teste de índex-nariz (avaliado na SARA)	Dissinergia, tremor e dismetria	Consiste no toque do índex do paciente alternando entre seu nariz e o índex do terapeuta em diferentes posições, são realizadas 10 repetições deste movimento. Espera-se que um paciente com desordens cerebelares apresente dissinergia e dismetria, principalmente perto do alvo.
Teste de perseguição do dedo (avaliado na SARA)	Precisão de movimento e tremor essencial	Realizado com o terapeuta movendo seu índex rapidamente, em uma amplitude aproximada de 30 cm entre um ponto e outro. O paciente deverá acompanhar o índex do terapeuta com seu próprio índex o mais rápido e preciso possível. É esperado que um paciente com desordem cerebelar inicie o movimento com atraso e ultrapasse ou não alcance o alvo.

	Membro inferior	
Teste de calcanhar-joelho (Avaliado na SARA)	Estabilidade calcanhar-joelho	Este teste é realizado com o paciente em decúbito dorsal com os membros inferiores em extensão. É requisitado que o paciente realize o movimento de tocar o calcanhar lentamente e cuidadosamente no joelho contralateral. Em seguida deve deslizar o calcanhar do joelho para o tornozelo sem perder o contato do calcanhar na perna contralateral. Em pacientes com desordem cerebelar é comum ocorrer a perda do contato e variações na trajetória do movimento, ou seja, o movimento assume direções e amplitudes anormais.
ATAXIA AXIAL		
Equilíbrio		
Mini-Balance Evaluation Systems Test (MiniBESTest)	Equilíbrio	É uma forma reduzida do BESTest, e o seu principal desfecho é o controle postural. O MiniBESTest consiste em 14 itens que avaliam o desempenho durante a dupla tarefa, estabilidade dinâmica, transferências, marcha.
Escala de equilíbrio de Berg	Equilíbrio	Consiste em 14 itens que pontuam de 0 a 4, totalizando um score total que pode ir de 0 a 56, onde um score mais alto significa uma melhor condição de equilíbrio. Os itens variam em termos de dificuldade, o que indica que pode ser aplicado para uma gama maior de pacientes. A escala de Berg leva de 10 a 15 minutos para ser aplicada.
Instabilidade postural		
Pull Test	Instabilidade postural	Este teste consiste no ato do terapeuta se posicionar posteriormente ao paciente e puxá-lo pelos ombros, o terapeuta, a partir disso, irá avaliar a resposta corporal do paciente. O *pull test* é pontuado de 0 a 4, onde 0 é quando o paciente se recupera normalmente e 4 quando é preciso uma assistência para ele permanecer na posição ortostática.
Dispositivo acelerômetro triaxial	Instabilidade postural estática e dinâmica	Utilização de equipamento triaxial capaz de mensurar o deslocamento do tronco nas três dimensões, seja com o paciente parado ou durante uma caminhada.
Mobilidade funcional		
Timed up and go test (TUG)	Mobilidade funcional.	O TUG mede em segundos o tempo que um indivíduo leva para se levantar de uma cadeira, andar uma distância de 3 metros, dar a volta e retornar para a posição sentado na cadeira. Este teste avalia o equilíbrio, velocidade da marcha e a habilidade funcional necessária para as atividades de vida diária.
TUG dupla-tarefa	Mobilidade funcional em dupla tarefa.	O paciente deve realizar uma atividade cognitiva enquanto realiza o TUG (descrito na linha acima). A tarefa cognitiva pode ser de subtração ou de soletrar palavras ao contrário. É observado um maior risco de queda, no caso de o paciente parar de realizar a atividade do TUG e/ou a tarefa cognitiva, ou o tempo de execução for superior a 20% do tempo do TUG simples.
Marcha		
Teste de caminhada de 10 metros	Marcha	Tem como objetivo principal a análise cinemática da marcha. É realizado na velocidade máxima de marcha do indivíduo, porém sem correr. Para a sua aplicação é necessário um espaço de 20 metros para que os 5 metros iniciais e finais sejam de aceleração e desaceleração, respectivamente.
Risco de quedas		
Falls Efficacy Scale	Risco de quedas	
OUTROS SINAIS E SINTOMAS		
Avaliação global da ataxia		
Scale for the assessment and rating of ataxia (SARA)	Grau e severidade da ataxia	
International Cooperative Ataxia Rating Scale (ICARS)	Grau e severidade da ataxia	A ICARS apresenta 19 itens e quatro domínios: postura e marcha, função cinemática dos membros, desordens de fala, desordens oculomotoras. Além disso, é de rápida aplicação, entre 12 e 21 minutos.
Tônus muscular		
Escala Modificada de Ashworth	Tônus muscular	A verificação do tônus muscular de um indivíduo é realizada de forma manual através do movimento rápido e passivo de uma articulação até sua amplitude máxima.
Escala de força muscular		
MRC (*Medical Research Council*)	Força muscular	A MRC se dá pela avaliação manual por parte do terapeuta em relação ao paciente, para averiguar o nível de força dos grupos musculares. O seu escore varia de 0 a 5, onde 0 significa a ausência de contração muscular à palpação; 1 contração muscular palpável; 2 existe movimento a favor da gravidade; 3 presença de movimento na ADM completa contra a gravidade; 4 movimento articular completo contra a gravidade e com resistência leve/moderada; e 5 força normal do músculo contra a gravidade e resistência máxima.

Capacidade cardiorrespiratória	
Teste de caminhada de 6 minutos	Capacidade funcional

Função cognitiva	
Mini-Mental State Examination	Função cognitiva

Saúde mental		
Hospital Anxiety and Depression Scale (HADS)	Ansiedade e depressão	É uma escala de duas dimensões, capaz de identificar níveis de depressão e ansiedade. Consiste em 14 itens, 7 itens para cada dimensão, onde quanto maior a pontuação, maior é o nível de depressão e ansiedade.

Nível de atividade física		
Questionário internacional de atividade física (IPAQ)	Nível de atividade física	É um questionário capaz de avaliar o nível de atividade física do indivíduo, dessa forma é capaz de mensurar o nível de atividade da CIF.

Qualidade de vida		
World Health Organization Quality of Life (WHOQOL)	Qualidade de vida	É um meio de avaliar o nível de qualidade de vida de um indivíduo. Consta de 6 domínios, são eles: domínio físico, domínio psicológico, nível de independência, relacionamento social, ambiente e espiritualidade/religião/crenças pessoais.

Atividade eletrofisiológica	
Estimulação magnética transcraniana: Cerebellar brain inhibition (CBI)	Efeito inibitório do cerebelo sob o córtex motor primário

Quadro 26.2. Avaliação do caso clínico segundo a CIF

	Funções e estruturas do corpo	Limitações de atividades	Restrição na participação
Perspectiva do paciente	Coordenação	Atividades domésticas e de autocuidado	Prática de alguma atividade de hobby e/ou laboral
	Tremor		
	Equilíbrio estático e ao movimento		Prática de atividade física
	Dificuldade na marcha		Dificuldades para o lazer
	Fraqueza muscular		
	Realizar movimentos alternados de membros superiores e inferiores		
	Alcançar objetos com precisão de distância	Atividades laborais	
Perspectiva do fisioterapeuta	Ataxia apendicular (dismetria e disdiadococinesia)	Atividades domésticas e de autocuidado	Vida comunitária, recreação e lazer
	Marcha		
	Força muscular		
	Tônus muscular		
	Coordenação e equilíbrio		
	Tremor ao movimento		
	Hiper-reflexia		
	Diplopia		
	Disfagia		

Fatores contextuais

Pessoais
- Homem
- Divorciado
- Sem filhos
- 41 anos
- Aposentado

Ambientais
- Mora com irmão que também tem SCA do tipo 3
- Necessita de outra pessoa para transporte
- Casa adaptada para auxiliar nas transferências
- Uso de dispositivos auxiliares de marcha (andador com rodas e cadeira de rodas)
- Não faz uso de medicação recomendada

METAS E INTERVENÇÕES

Para a maioria dos casos de ataxia, não há tratamento farmacológico. Por conta disso, os principais recursos de reabilitação são as intervenções de cuidados de saúde: fisioterapia, terapia ocupacional, fonoaudiologia etc.[35]. A reabilitação deve iniciar imediatamente quando os primeiros sintomas aparecerem. Nos casos hereditários, é importante a prática de exercícios físicos mesmo antes de sintomas, ou quando ocorrer o diagnóstico através de exames genéticos. Neste caso, é necessário iniciar atividades funcionais, identificar grupos musculares com déficit muscular, e reajustes posturais para facilitar a reabilitação futura, se necessária.

Com base nas estratégias de reabilitação, existem poucos estudos quando comparado com outros grandes grupos de patologias, como no Acidente Vascular Encefálico, Doença de Parkinson, e Lesão Medular. Assim, este aspecto dificulta a prática baseada em evidência na ataxia espinocerebelar.

Metas
1. Reconhecer origem e tipo de ataxia espinocerebelar
2. Orientar o paciente de acordo com sua condição

Apesar de sintomatologias iguais, pode haver uma diferença na capacidade de aprendizado motor no que diz respeito à natureza da ataxia cerebelar. Enquanto nas causas degenerativas há uma lesão difusa, apresentando pouca área de preservação cerebelar, nas lesões adquiridas a lesão é mais focal e há uma maior área de preservação [36,37]. Dessa forma, indivíduos com lesão cerebelar por causa degenerativa e não degenerativa podem apresentar recuperação diferentes [38]. Assim, uma correta avaliação irá auxiliar e guiar para uma escolha adequada dos programas terapêuticos. Além disso, faz parte da conduta terapêutica orientar de acordo com a progressão e as possíveis dificuldades que o paciente pode ter.

Da mesma forma que nos casos de acidente vascular encefálico, onde *"time is brain"* ("tempo é cérebro") [39], lesões adquiridas no cerebelo também devem ter uma intervenção imediata visando aproveitar a reserva cerebelar [40]. Além disso, para todas as etiologias de lesões cerebelares, há um limiar de lesões neuronais ou de disfunções dos circuitos cerebelares. Abaixo deste limiar, ou seja, quanto mais severa a ataxia cerebelar, as funções cerebelares podem não ser recuperadas devido a grave perda da capacidade cerebelar em modular suas funções normalmente [40]. No caso clínico apresentado, podemos considerar o paciente com um grau moderado de severidade da ataxia, e assim, apresenta um limiar de recuperação cerebelar. Dessa forma, é importante que o paciente seja orientado quanto à natureza e a progressão da sua patologia, a fim de motivá-lo para a atingir a reserva cerebelar máxima.

Metas
3. Recomendações para manutenção do estado ativo
4. Aumento da força muscular

Como um dos primeiros sintomas da SCA3 é o déficit de equilíbrio, muitos pacientes no início da doença optam erroneamente por manter um hábito de redução do nível de atividade física e uso de dispositivos auxiliares de marcha sem indicação correta. O uso de dispositivos auxiliares pode levar a uma compensação e desbalanceamento na força de grupos musculares. Por conta disso, é importante que a meta 3 seja atingida, e que ocorra as corretas orientações quanto à importância do estado ativo e da prática regular de atividade física e terapêutica.

Da mesma forma, uma vez que o paciente pode cursar com a perda da força muscular secundária ao imobilismo, é importante que seja dada uma correta atenção ao aumento da força muscular. Os principais músculos que podem estar prejudicados na SCA3 são os músculos proximais, como músculos glúteos médio e máximo, músculos do manguito rotador, e músculos estabilizadores do tronco (mm. transverso do abdome, oblíquos interno e externo, *multifidus* e eretor da espinha) [41]. Neste contexto, é importante que o paciente possa ter acompanhamento com o profissional de educação física, para o ganho de força desses músculos específicos e na musculatura corporal global. Não existe nenhum estudo científico que destaque algum método ou técnica específica para melhora da força muscular em pacientes com SCA3, dessa forma, sugere-se seguir as recomendações da American College of Sports Medicine (ACSM) para teste e prescrição de exercícios [42].

Metas
5. Melhorar o equilíbrio estático e dinâmico
6. Melhora do controle postural
7. Melhorar a marcha e mobilidade funcional

A maior parte dos estudos científicos com SCA3 traz como objetivos a melhora do equilíbrio, da marcha e da mobilidade funcional (metas 5 e 6). Alguns estudos têm usado os *exergames*, ou seja, exercícios terapêuticos utilizando a realidade virtual. Os resultados desses estudos apontam que a prática de *exergames* pode ser utilizada como uma atividade complementar à fisioterapia para melhora do controle postural de pacientes com ataxia cerebelar [43-45]; em um estudo, a melhora foi na SARA, principalmente no domínio relacionado a marcha e equilíbrio estático [45]. Os exercícios terapêuticos baseados em videogames são estratégias importantes que podem reduzir a percepção de tédio do processo de reabilitação, aumenta a motivação, fornece um *feedback* direto sobre o desempenho na atividade, e permite um treinamento de dupla tarefa, aumentando o aprendizado motor. Por permitir diferentes níveis de dificuldade, pode ser utilizado em diferentes graus de severidade da ataxia [44,46].

Relacionado ao treino de caminhada, existem estudos e séries de casos mostrando boas recuperações dos pacientes na questão da mobilidade funcional, controle postural e equilíbrio, capacidade cardiorrespiratória e severidade da ataxia [47-50]. Enquanto que ensaios clínicos apresentam protocolos utilizando treino de caminhada com auxílio robótico [51] e com obstáculos e pistas visuais [52]. Estes estudos demonstraram que a prática de treino de caminhada foi capaz de melhorar o equilíbrio, a estabilidade dinâmica e a independência nas atividades de vida diária dos pacientes com SCA3. Além dessas possibilidades, é importante que seja realizado o treinamento de equilíbrio em solo e com diferentes superfícies e obstáculos, uma vez que é um ambiente não controlado que o paciente está inserido no seu dia a dia.

Para melhora do equilíbrio e da marcha, é importante o treinamento em diversas posturas (de quatro apoios ou gatas, sentada, *side-sitting*, *long-sitting*, e em pé) e texturas (esponjas, areia, plano irregular e inclinado) para um melhor aproveitamento do aprendizado motor [53]. Porém, deve ser dada maior ênfase às posturas mais altas que o paciente pode adotar sempre dentro de uma tarefa específica, assim dando ao exercício uma função. Nesse caso, se o paciente consegue andar, essa função deve ser proposta na maior parte do programa terapêutico proposto.

Um estudo recente investigou o uso da vibração de corpo todo na melhora de desfechos relacionados à ataxia cerebelar. Foi observado que este recurso terapêutico pode melhorar todos os aspectos relacionados ao controle postural (limites de estabilidade, teste de adaptação, teste de organização sensorial) e mobilidade funcional [54].

Outra estratégia que pode ser utilizada para a melhora do controle postural é a Facilitação Neuromuscular Proprioceptiva (FNP). A FNP é uma filosofia baseada na utilização de percepção do movimento para facilitar a recuperação neuromuscular no máximo potencial do paciente. Dessa forma, através dos seus princípios (*feedback* visual e verbal, resistência, aproximação, contato manual, irradiação e sincronismo), e técnicas (iniciação rítmica, combinação de isotônicas, reversão dinâmica, estabilização rítmica, reversão de estabilização) os pacientes com SCA3 podem se beneficiar [55].

O controle postural é importantíssimo não só para melhora da mobilidade funcional, mas também de fatores relacionados à motricidade orofacial. Dessa forma, melhorando o controle postural, pode-se auxiliar o trabalho da fonoaudiologia para redução da disfagia e melhora da fala dos pacientes com ataxia espinocerebelar, que podem estar alterados e impactar na atividade e participação desses pacientes.

Metas
8. Auxiliar na adaptação do paciente para atividade e participação
9. Melhorar destreza manual

Nos casos em que o paciente apresenta dificuldade em caminhar, é importante que ocorra a prescrição de um dispositivo auxiliar de marcha. Para a introdução desses dispositivos é importante avaliar aspectos relacionados a rotina do paciente, nível de fadiga muscular e gasto energético, segurança, nível de independência e aspectos psicológicos [56,57]. Em casos de níveis de caminhada levemente cambaleantes, com poucas incidências de quedas, pode ser indicado uma bengala para aumentar a segurança do paciente. Já nos casos em que há maior incidência de quedas, o andador deve ser o dispositivo escolhido. Por conta disso, os andadores são os dispositivos mais indicados na ataxia espinocerebelar. Em alguns casos, pode-se adicionar pesos extras nos andadores para gerar mais estabilidade e, assim, mais segurança para o paciente. Atualmente, no mercado, existem opções de andadores com assentos que podem ser sugeridos aos pacientes com maior nível de cansaço, permitindo que ele faça pausas para descansar. Quando o paciente não tem mais condições de caminhar, mesmo com o auxílio do andador, a cadeira de rodas deve ser indicada para segurança do paciente [56].

O mesmo deve ser pensado nos casos em que o tremor e a dismetria do paciente estão em estado muito avançado. Nesse sentido, a integração multiprofissional com o terapeuta ocupacional é de extrema importância, para uma adaptação dos objetos de atividade de vida diária do paciente. É importante a adaptação de objetos para alimentação, autocuidado, higiene e trabalho. Atualmente, o único recurso fisioterapêutico que parece ter efeito positivo para redução do tremor essencial na ataxia cerebelar é a aplicação das estimulações cerebrais não invasivas (NIBS, do inglês: *non-invasive brain stimulation*) [58].

O tremor e a dismetria (meta 9) vão impactar diretamente no prejuízo da destreza manual do paciente e, assim, afetar as suas atividades e participações. É importante que sejam realizadas atividades terapêuticas pensando nas atividades que estão prejudicadas por conta do aumento do tremor e dismetria, para o retorno da função do paciente. Devem ser utilizadas atividades de jogos de "resta um", escrita, desenho, pintura, tábuas de atividade de vida diária simulando abrir e fechar trinco de porta, chave e cadeado, torneiras etc.

Meta
10. Restaurar funções cerebelares e de suas vias

Adicionalmente, a NIBS tem sido uma ferramenta capaz de modificar as atividades cerebelares, inclusive do fenômeno do CBI [59]. Das NIBS, destacam-se as estimulações transcranianas por corrente contínua (tDCS, do inglês: *transcranial Direct Current Stimulation*) e estimulação magnética transcraniana (TMS, do inglês: *Transcranial Magnetic Stimulation*) e suas versões focadas no cerebelo (ctDCS e cTMS, respectivamente).

Em 2008 foi realizada a aplicação da corrente contínua de baixa intensidade no cerebelo (ctDCS), em que foi demonstrado que a aplicação desta é capaz de aumentar a memória de trabalho de pessoas saudáveis [60]. Em pessoas com ataxia cerebelar, a ctDCS é capaz de ajustar os efeitos inibitórios do cerebelo sob o córtex motor (CBI) e, assim, reduzir os sintomas da ataxia cerebelar. Este efeito foi demonstrado em uma única sessão de ctDCS[59], e em 10 sessões [61], com maior tamanho de efeito, quando aplicado à corrente direta no cerebelo e medula (cerebelo-medular DCS) [62].

A aplicação do campo magnético no cerebelo (cTMS) através de bobinas profundas (bobina em formato de duplo-cone), visa atingir estruturas profundas como o núcleo denteado [58]. Dessa forma, modificando os circuitos cerebelares e reduzindo sintomas cerebelares, quando comparado com a aplicação fictícia [63].

Além da aplicação da neuromodulação não invasiva, existe a aplicação da modalidade invasiva da estimulação cerebral profunda (DBS, do inglês: *Deep Brain Stimulation*). Foi realizado um estudo cruzado com cinco pacientes portadores de Machado Joseph (SCA3); este estudo evidenciou uma melhora no tremor e na autopercepção de melhora, mas não houve melhora na SARA [64].

Vale a pena frisar que a aplicação das NIBS tem melhores tamanhos de efeitos quando ela é aplicada como um *prime* para potencializar os efeitos de outras terapias [65-67]. Dessa forma, a melhor estratégia seria associar as aplicações de NIBS a treinos de caminhada ou equilíbrio, porém faltam evidências para comprovar tal hipótese.

Referências

1. Holmes, G. (1939). The cerebellum of man. Brain 62, 1-30.
2. Marsden J, Harris C. (2011). Cerebellar ataxia: pathophysiology and rehabilitation. Clin Rehabil. 25, 195-216.
3. Teive HAG, Ashizawa T. Primary and secondary ataxias. Curr OpinNeurol. 2015; 28, 413-22.
4. Subramony SH, Filla A. Autosomal dominant spinocerebellar ataxias ad infinitum? Neurology 2001; 56, 287-9.
5. Sullivan R, Yau WY, O'Connor E, Houlden H. Spinocerebellar ataxia: an update. J Neurol. 2019; 266, 533-44.
6. Durr A. Autosomal dominant cerebellar ataxias: polyglutamine expansions and beyond. Lancet Neurol. 2010; 9, 885-94.
7. Manto M, Gandini J, Feil K, Strupp M. Cerebellar ataxias: an update. Curr Opin Neurol. 2020; 33, 150-60.
8. Soong B-W, Paulson HL. Spinocerebellar ataxias: an update. Curr Opin Neurol. 2007; 20, 438-46.
9. Paulson H. Machado-Joseph disease/spinocerebellar ataxia type 3. Handb Clin Neurol. 2012; 103, 437-49.
10. Soong B-W, Morrison PJ. Spinocerebellar ataxias. Handb Clin Neurol. 2018; 155, 143-74.
11. Azevedo FAC, Carvalho LRB, Grinberg LT, Farfel JM, Ferretti, REL, Leite REPet al. Equal numbers of neuronal and nonneuronal cells make the human brain an isometrically scaled-up primate brain. The Journal of Comparative Neurology. 2009; 513, 532-41.
12. Ilg W, Branscheidt M, Butala A, Celnik P, de Paola L, Horak FB et al. (2018). Consensus Paper: Neurophysiological Assessments of Ataxias in Daily Practice. Cerebellum. 2018; 17, 628-53.
13. Ugawa Y, Hanajima R, Kanazawa I. Motor cortex inhibition in patients with ataxia. Evok. Pot. 1994; 93, 225-29.
14. Maas RPPWM, Helmich RCG, van de Warrenburg BPC. The role of the cerebellum in degenerative ataxias and essential tremor: Insights from noninvasive modulation of cerebellar activity. Mov. Disord. 2020; 35, 215-27.
15. Trouillas P, Takayanagi T, Hallett M, Currier RD, Subramony SH, WesselK et al. International Cooperative Ataxia Rating Scale for pharmacological assessment of the cerebellar syndrome. Journal of the Neurological Sciences. 1997; 145, 205-11.
16. Schmitz-Hübsch T, du Montcel ST, Baliko L, Berciano J, Boesch S, Depondt C et al. Scale for the assessment and rating of ataxia: development of a new clinical scale. Neurology. 2016; 66, 1717-20.
17. Serrao M, Chini G, Casali C, Conte C, Rinaldi M, Ranavolo A et al. Progression of Gait Ataxia in Patients with Degenerative Cerebellar Disorders: a 4-Year Follow-Up Study. Cerebellum. 2017; 16, 629-37.
18. Purves D, Augustine G, Fitzpatrick D, Hall WC, LaMantia A, Mooney R, White LE Neuroscience (Sinauer). 2018.
19. Louis ED, Kerridge CA, Chatterjee D, Martuscello RT, Diaz DT. Koeppen AH et al. Contextualizing the pathology in the essential tremor cerebellar cortex: a patholog-omics approach. Acta Neuropathol. 2019; 138, 859-76.
20. Kandel ER, Schwartz JH, Jessel TM. Principios da neurociência. 2003.
21. Morton SM, Bastian AJ. Mechanisms of cerebellar gait ataxia. Cerebellum. 2007; 6, 79-86.
22. Horak FB, Wrisley DM, Frank J. The Balance Evaluation Systems Test (BESTest) to differentiate balance deficits. Phys Ther. 2009; 89, 484-98.
23. Franchignoni F, Horak F, Godi M, Nardone A, Giordano A. Using psychometric techniques to improve the Balance Evaluation Systems Test: the mini-BESTest. J Rehabil Med. 2010; 42, 323-31.
24. Winser SJ, Smith C, Hale LA, Claydon LS, Whitney SL. Balance outcome measures in cerebellar ataxia: a Delphi survey. Disabil Rehabil. 2015;37, 16570.
25. Schmahmann JD. The cerebellum and cognition. Neurosc Lett. 2019; 688, 62-75.
26. Schmahmann JD, Guell X, Stoodley CJ, Halko MA. The Theory and Neuroscience of Cerebellar Cognition. Annu Rev Neurosci. 2019; 42, 337-64.
27. Dick JP, Guiloff RJ, Stewart A, Blackstock J, Bielawska C, Paul EA, Marsden CD. (1984). Mini-mental state examination in neurological patients. J Neurol Neurosurg Psychiatry. 1984; 47, 496-9.

28. Zigmond AS, Snaith RP. The hospital anxiety and depression scale. Acta Psychiatr Scand. 1983; 67, 361-70.
29. Buckley E, Mazzà C, McNeill A. A systematic review of the gait characteristics associated with Cerebellar Ataxia. Gait Posture. 2018, 60, 154-63.
30. Podsiadlo D, Richardson S. The timed "Up & Go": a test of basic functional mobility for frail elderly persons. J Am Geriatr Soc. 1991; 39, 142-8.
31. Fiori L, Ranavolo A, Varrecchia T, Tatarelli A, Conte C, Draicchio F et al. Impairment of Global Lower Limb Muscle Coactivation During Walking in Cerebellar Ataxias. Cerebellum. 2020; 19, 583-96.
32. Arcuria G, Marcotulli C, Amuso R, Dattilo G, Galasso C, Pierelli F, Casali C. Developing a smartphone application, triaxial accelerometer-based, to quantify static and dynamic balance deficits in patients with cerebellar ataxias. J Neurol. 2020: 267, 625-39.
33. Gagnon C, Brais B, Lessard I, Lavoie C, Côté I, Mathieu J. From motor performance to participation: a quantitative descriptive study in adults with autosomal recessive spastic ataxia of Charlevoix-Saguenay. Orphanet J Rare Dis. 2018; 13, 165.
34. Bonomi AE, Patrick DL, Bushnell DM, Martin M. Validation of the United States' version of the World Health Organization Quality of Life (WHOQOL) instrument. J Clin Epidemiol 2000; 53, 1-12.
35. Fonteyn EMR, Keus SHJ, Verstappen CCP, Schöls L, de Groot IJM, van de Warrenburg BPC. The effectiveness of allied health care in patients with ataxia: a systematic review. J Neurol. 2014; 261, 251-8.
36. Ioffe ME, Ustinova KI, Chernikova LA, Kulikov MA. Supervised learning of postural tasks in patients with poststroke hemiparesis, Parkinson's disease or cerebellar ataxia. Exp Brain Res. 2006; 168, 384-94.
37. Richter S, Dimitrova A, Maschke M, Gizewski E, Beck A, Aurich V Timmann D. Degree of cerebellar ataxia correlates with three-dimensional mri-based cerebellar volume in pure cerebellar degeneration. Eur Neurol. 2005; 54, 23-7.
38. Nardone A, Turcato AM, Schieppati M. Effects of balance and gait rehabilitation in cerebellar disease of vascular or degenerative origin. Restor Neurol Neurosci. 2014; 32, 233-45.
39. Saver JL. Time is brain--quantified. Stroke, 2006; 37, 263-6.
40. Mitoma H, Manto M, Hampe CS. Time is cerebellum. Cerebellum 2018; 17, 387-91.
41. Cruz MMS, Leite C. de MBA, Schieferdecker MEM, Teive HAG, Vieira BD, Moro A. Estimation of skeletal muscle mass in patients with spinocerebellar ataxia type 3 and 10. Int J Neurosci. 2019; 129, 698-702.
42. American Collegeof Sports Medicine. ACSM's Guidelines for Exercise Testing and Prescription (Lippincott Williams & Wilkins). 2014.
43. Ayvat E, Onursal Kılınç Ö, Ayvat F, Savcun Demirci C, Aksu Yıldırım S, Kurşun O, Kılınç M. The Effects of Exergame on Postural Control in Individuals with Ataxia: a Rater-Blinded, Randomized Controlled, Cross-over Study. Cerebellum. 2021.
44. Synofzik M, Ilg W. Motor training in degenerative spinocerebellar disease: ataxia-specific improvements by intensive physiotherapy and exergames. Biomed Res Int. 2014, 583507.
45. Wang R-Y, Huang F-Y, Soong B-W, Huang S-F, Yang Y-R. A randomized controlled pilot trial of game-based training in individuals with spinocerebellar ataxia type 3. Sci Rep. 2018; 8, 7816.
46. Bonnechère B, Jansen B, Omelina L, Van Sint Jan S. The use of commercial video games in rehabilitation: a systematic review. Int J Rehabil Res. 2016; 39, 277-90.
47. Cernak K, Stevens V, Price R, Shumway-Cook A. Locomotor training using body-weight support on a treadmill in conjunction with ongoing physical therapy in a child with severe cerebellar ataxia. Phys Ther. 2008; 88, 88-97.
48. Vaz DV, Schettino R de C, Rolla de Castro TR, Teixeira VR, Cavalcanti Furtado SR, de Mello Figueiredo E. Treadmill training for ataxic patients: a single-subject experimental design. Clin Rehabil, 2008; 22, 234-41.
49. Kim S-H, Han J-Y, Song M-K, Choi I-S, Park H-K. Effectiveness of Robotic Exoskeleton-Assisted Gait Training in Spinocerebellar Ataxia: A Case Report. Sensors. 2021; 21.
50. de Oliveira LAS, Martins CP, Horsczaruk CHR, da Silva DCL, Vasconcellos LF, Lopes AJ et al. Partial Body Weight-Supported Treadmill Training in Spinocerebellar Ataxia. Rehabil Res Pract. 2018, 7172686.
51. Belas Dos Santos M, Barros de Oliveira C, Dos Santos A, Garabello Pires C, Dylewski V, Arida RM. A Comparative Study of Conventional Physiotherapy versus Robot-Assisted Gait Training Associated to Physiotherapy in Individuals with Ataxia after Stroke. Behav Neurol. 2018, 2892065.
52. Fonteyn EMR, Heeren A, Engels J-JC, Boer JJD, van de Warrenburg BPC, Weerdesteyn V. Gait adaptability training improves obstacle avoidance and dynamic stability in patients with cerebellar degeneration. Gait Posture. 2014; 40, 247-51.
53. Kelly G, Shanley J. Rehabilitation of ataxic gait following cerebellar lesions: Applying theory to practice. Physiother Theory Pract. 2016; 32, 430-7.
54. Ayvat E, Kılınç M, Ayvat F, OnursalKılınç Ö, Aksu Yıldırım S. The Effect of Whole Body Vibration on Postural Control of Ataxic Patients: a Randomized Controlled Cross-Over Study. Cerebellum. 2021; 20, 533-41.
55. Voss DE. Proprioceptive neuromuscular facilitation. Am J Phys Med. 1967: 46, 838-99.
56. Ojoga F, Marinescu S. Physical Therapy and Rehabilitation for Ataxic Patients. Balneo Research Journal, 2013; 4, 81-4.
57. Raju P. Physical Therapy in Cerebellar ataxia. Handbook of Neurological Physical Therapy: Evidence-Based Practice, 2012; 115.
58. Cury RG, Teixeira MJ, Galhardoni R, Barboza VR, Alho E, Seixas CM et al. Neuronavigation-guided transcranial magnetic stimulation of the dentate nucleus improves cerebellar ataxia: A sham-controlled, double-blind n = 1 study. Parkinsonism Relat Disord, 2015; 21, 999-1001.
59. Benussi A, Koch G, Cotelli M, Padovani A, Borroni B. Cerebellar transcranial direct current stimulation in patients with ataxia: A double-blind, randomized, sham-controlled study. Mov Disord. 2015; 30, 1701-5.
60. Ferrucci R, Marceglia S, Vergari M, Cogiamanian F, Mrakic-Sposta S, Mameli F et al. Cerebellar transcranial direct current stimulation impairs the practice-dependent proficiency increase in working memory. J Cogn Neurosci. 2008; 20, 1687-97.
61. Benussi A, Dell'Era V, Cotelli MS, Turla M, Casali C, Padovani A, Borroni B. Long term clinical and neurophysiological effects of cerebellar transcranial direct current stimulation in patients with neurodegenerative ataxia. Brain Stimul. 2017; 10, 242-50.
62. Benussi A, Cantoni V, Manes M, Libri I, Dell'Era V, Datta A et al. Motor and cognitive outcomes of cerebello-spinal stimulation in neurodegenerative ataxia. Brain. 2021;144, 2310-21.
63. França C, de Andrade DC, Silva V, Galhardoni R, Barbosa ER, Teixeira MJ, Cury RG. Effects of cerebellar transcranial magnetic stimulation on ataxias: A randomized trial. Parkinsonism Relat Disord. 2020; 80, 1-6.
64. Cury RG, França C, Duarte KP, Paraguay I, Diniz JM, Cunha P et al. Safety and Outcomes of Dentate Nucleus Deep Brain Stimulation for Cerebellar Ataxia. Cerebellum. 2021.
65. Galea JM, Vazquez A, Pasricha N, de Xivry J-JO, Celnik P. Dissociating the roles of the cerebellum and motor cortex during adaptive learning: the motor cortex retains what the cerebellum learns. Cereb. Cortex, 2011; 21, 1761-70.
66. Grimaldi G, Manto M. Anodal transcranial direct current stimulation (tDCS) decreases the amplitudes of long-latency stretch reflexes in cerebellar ataxia. Ann Biomed. Eng. 2012; 41, 2437-47.
67. Pozzi NG, Minafra B, Zangaglia R, De Marzi R, Sandrini G, Priori A, Pacchetti C. Transcranial direct current stimulation (tDCS) of the cortical motor areas in three cases of cerebellar ataxia. Cerebellum. 2014; 13, 109-12.

FISIOTERAPIA EM ONCOLOGIA

SEÇÃO V

CAPÍTULO 27

Atuação da Fisioterapia em Homens com Câncer de Próstata

Simony Lira do Nascimento
Adriana Bombonato de Oliveira Rocha

Observação: palavras e expressões listadas no Glossário do capítulo estão destacadas no texto com um asterisco.

APRESENTAÇÃO DO CASO CLÍNICO

Um senhor de 65 anos, casado, administrador de empresas, chegou ao consultório de Fisioterapia no sexto mês de pós-operatório de prostatectomia radical retropúbica* relatando dificuldade para segurar a urina, idas frequentes ao banheiro durante o dia e durante a noite, e algumas vezes teve perda urinária durante o sono sem sentir*, impossibilitando a ele uma noite inteira de sono. Descreve que os sintomas iniciaram há cerca de 3 anos com diminuição e intermitência do fluxo urinário, dificuldade para começar a urinar*, e tinha de fazer um certo esforço para a urina sair. Além disso, por mais que esperasse todo o esvaziamento vesical, percebia um gotejamento após urinar. Na época procurou por um médico urologista; nesta consulta foi aplicado o questionário para obtenção do escore de sintomas prostáticos (IPSS)*, obtendo 18 pontos, o que indica a presença de sintomas do trato urinário inferior (STUI) em intensidade moderada; e em seguida o exame físico com toque retal apresentou próstata fibroelástica, ou seja, dentro da normalidade. A avaliação laboratorial (PSA sérico*, sumário de urina, urocultura e função renal), os métodos de imagem e a urodinâmica* também estavam todos dentro da normalidade. Sendo, então, diagnosticado com hiperplasia prostática benigna* (HPB) leve, e o tratamento medicamentoso instituído com o uso de alfabloqueadores* e inibidores da 5-alfarredutase*.

Os medicamentos utilizados em combinação apresentaram boa resposta durante um ano, levando à redução dos sintomas da HPB e à melhora do fluxo urinário. Depois disso os sintomas voltaram de forma mais agressiva, com muita urgência*, aumento da frequência urinária, incontinência e enurese*. Procurou novamente o urologista, e no exame físico com toque retal apresentou uma próstata firme e endurecida. O resultado dos exames mostrou um PSA de 12 ng/mL, indício de câncer de próstata (CP) e no exame de imagem foi detectado zonas com alterações ecogênicas, que sugeriam a presença de um CP, seguido da biópsia da próstata para confirmar a presença, extensão e características do tumor, a fim de se estabelecer o estágio da doença e o seu tratamento. Adicionalmente foram feitas pesquisas para metástases no pulmão, ossos e sistema linfático, observando-se metástase para pelve e alguns gânglios linfáticos inguinais. Após o diagnóstico confirmado, o paciente passou por prostatectomia radical e ficou 15 dias utilizando sonda vesical de demora; após a retirada da sonda, ele relatou que não conseguia mais segurar a urina, apresentava vontade constante de urinar e a sensação de que não havia esvaziado completamente a bexiga. Necessitou de radioterapia e hormonioterapia como terapias adjuvantes, por ter apresentado metástases. Após o tratamento complementar, o paciente relatou agravamento da incontinência urinária e do aumento da frequência urinária de dia e de noite, com a necessidade de uso de fralda geriátrica, trocada 4 vezes ao dia. Somente após essas queixas ele foi encaminhado para fisioterapia. Ele realizou todo seu tratamento pelo plano de saúde suplementar, no entanto, não estava encontrando clínica de fisioterapia especializada para sua condição na sua cidade, o que o levou a procurar o atendimento privado na cidade vizinha.

O paciente expõe que está enfrentando uma fase de grande tristeza, sensação de incompetência e impotência, por não estar conseguindo trabalhar (relata ter duas empresas e trabalhar em média 12 horas diárias), pois não acha viável ir trabalhar usando fralda, levando suas empresas a um momento de crise financeira. Ademais, a frustração do paciente é ainda maior, pois segundo ele, não houve comunicação da equipe que o assistia, no período pré-operatório, acerca desses possíveis inconvenientes no período pós-cirúrgico. Além disso, não consegue manter a ereção durante toda relação sexual, o que tem acarretado desentendimentos em seu relacionamento conjugal, pois mesmo com apoio e compreensão da sua parceira, ele se sente irritado e frustrado. Não pratica nenhum tipo de exercício físico, afirmando ter deixado de realizar a caminhada, pois começou a apresentar sintomas de urgência*, algumas vezes com urge-incontinência*. O seu índice de massa corporal é 29kg/m² e a circunferência de cintura 92cm. Tabagista há 25 anos, refere consumo frequente de álcool, tem hipertensão controlada por medicamento e diabetes mellitus. Relata antecedentes familiares patológicos: câncer de próstata (pai e irmão) e câncer de mama (mãe). Ao exame físico fisioterapêutico, o paciente encontrava-se com os seguintes sinais vitais: frequência respiratória (FR) = 20 irpm, pressão arterial (PA) = 130/90mmHg, frequência cardíaca (FC) = 85 bpm. Foram realizados exames do abdome, dorso e pelve, testes neurológicos e avaliação da função dos músculos assoalho pélvico (MAPs) através do esquema PERFECT* com toque retal* – P2 E3 R0 F5. Tônus do esfíncter anal diminuído. Não apresentou retocele ou enterocele*. Testou-se os reflexos bulbocavernoso, cremastérico e cutâneo anal que estavam presentes. Aplicou-se o questionário de qualidade de vida (ICIQ-SF) *, chegando a 20 pontos, além da avaliação postural, que apresentou alterações como aumento da cifose torácica, protrusão de ombros retificação lombar e anteversão pélvica. Ao final da avaliação, solicitou-se o diário miccional de três dias e o teste do absorvente (*pad test*) * de 2 horas. A Figura 27.1 apresenta a evolução clínica temporal do paciente de forma esquemática.

GLOSSÁRIO

Alfabloqueadores: os medicamentos alfabloqueadores são fármacos antagonistas dos receptores adrenérgicos tipo alfa, utilizados no tratamento da hiperplasia prostática benigna, disfunção erétil e da bexiga neurogênica. Os medicamentos alfabloqueadores agem através do antagonismo dos receptores adrenérgicos responsáveis pelo tônus muscular liso dentro da próstata e no colo vesical. Os alfabloqueadores podem ser administrados por via oral e a dosagem depende da meia-vida da droga[4].

Dificuldade para começar a urinar: hesitação[1].

Enurese: é um sintoma e uma condição de incontinência intermitente que ocorre durante o período de sono[1].

Enurese noturna[1]: perda urinária durante o sono sem sentir.

Esquema PERFECT: o esquema PERFECT avalia a função do músculo do assoalho pélvico (MAP), quantifica a intensidade, a duração e a sustentação da contração do assoalho pélvico. Em homens é realizado através do toque anal[5].

Hesitação: dificuldade para começar a urinar.

Hiperplasia prostática benigna: é uma condição comum caracterizada pela formação de tecido adenomatoso, por proliferação de células do epitélio e estroma prostático, levando ao aumento da próstata ao redor da uretra, provocando dificuldade de micção[3].

Inibidores da 5-alfarredutase: esta classe de medicamentos atua na enzima 5-alfarredutase, inibindo a produção de di-hidrotestosterona (DHT). A Finasterida pode reduzir o tamanho da próstata em 20% a 30%; pode melhorar o escore de sintomas em aproximadamente 15% e pode, também, melhorar a taxa de fluxo urinário de 1,3 a 1,6 mL/s[4].

***International Consultation on Incontinence Questionnaire – Short Form* (ICIQ-SF)**: é um questionário de qualidade de vida relacionado à incontinência urinária. Consiste em três perguntas, as quais abrangem a frequência de perda urinária, o volume da perda e o quanto ela interfere na vida do paciente, segundo suas próprias impressões[7].

I-PSS (*International Prostate Symptom Score* – Escore Internacional de Sintomas Prostáticos): é um questionário,

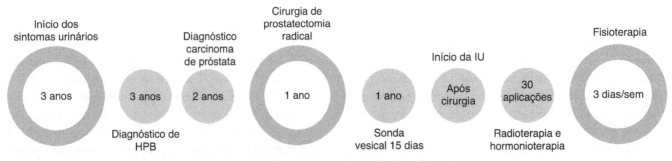

Figura 27.1 Representação esquemática da história clínica do paciente.

validado para o português, composto de sete perguntas que avaliam a frequência dos sintomas associados ao crescimento prostático, refletindo a intensidade dos sintomas do trato urinário inferior (STUI) e uma questão sobre a qualidade de vida do homem em relação ao seu ato de urinar[2].

Perda urinária durante o sono sem sentir: enurese noturna[1].

Prostatectomia radical retropúbica: é retirada de toda a próstata e vesículas seminais através de uma incisão suprapúbica, sendo a via mais frequente.

PSA (Antígeno Prostático Específico): substância produzida pelas células da glândula prostática, encontrada principalmente no sêmen, mas também pode ser encontrada no sangue em pequenas quantidades A maioria dos homens saudáveis tem níveis menores de 4 ng/mL de sangue. A chance de um homem desenvolver câncer de próstata aumenta proporcionalmente com o aumento do nível do PSA.

PSA sérico: exame laboratorial que objetiva avaliar o nível de PSA.

Reflexos bulbocavernoso, cremastérico e cutâneo anal: o reflexo cremastérico consiste em estimular a parte interna da coxa, obtendo como resposta positiva a elevação do testículo, por causa da contração do músculo cremáster. O reflexo bulbocavernoso é testado promovendo-se um estímulo na glande; a resposta positiva é obtida quando ocorre contração do esfíncter anal. E no reflexo cutâneo anal, circunda-se suavemente ao redor do ânus com a extremidade de um cotonete ou espátula, há uma contração do esfíncter anal externo quando temos o reflexo preservado, raiz espinhal de S4-S5 (nervo pudendo preservado)[6].

Retocele ou enterocele: prolapso da parede retal ou do intestino para o reto.

Urge-incontinência: perda de urina após desejo súbito e irresistível de urinar, que é difícil de adiar[1].

Urgência: desejo súbito e irresistível de urinar que é difícil de adiar[1].

Urodinâmica: estudo funcional das fases de enchimento e esvaziamento vesical[1].

Teste do absorvente (*pad test*): este é um método utilizado para detectar e quantificar a perda de urina, baseado no peso ganho pelo absorvente durante o período de teste, sob condições padronizadas; existem testes de curta duração (20 min a 2 horas) e de longa duração (12 a 72 horas)[8,9].

Questões para discussão

1. Quais as implicações do câncer de próstata e seu tratamento para a funcionalidade do homem?
2. Qual o papel do fisioterapeuta na prevenção e tratamento das complicações relacionadas ao tratamento cirúrgico para o câncer de próstata?
3. Quais fatores pessoais e ambientais (contextuais) podem influenciar na adesão e resultados do tratamento desse paciente?
4. Quais as condutas mais adequadas baseadas em evidência científica para o caso clínico exposto?
5. Quais cuidados devem ser tomados durante as intervenções propostas para esse caso?
6. O que esse paciente poderia fazer para prevenir futuros agravos à saúde?
7. Como torná-lo corresponsável pelos cuidados à sua saúde?

OBJETIVOS

- Ser capaz de reconhecer os principais fatores que estão influenciando a qualidade de vida do paciente.

- Ter consciência quanto à importância de se identificar os fatores externos que podem influenciar o tratamento fisioterapêutico.

- Reconhecer as alterações psicossociais e físicas presentes no caso clínico exposto, bem como as alterações e sintomas comuns em homens após prostatectomia radical.

- Descrever um plano de tratamento fisioterapêutico adequado para pacientes no pós-operatório de prostatectomia radical, observando as características específicas presentes.

- Estabelecer os instrumentos para avaliar os resultados da intervenção durante as sessões e após a finalização do tratamento.

- Ter consciência dos cuidados que devem ser tomados durante o tratamento desses pacientes, principalmente quando apresentarem doenças associadas (por exemplo, osteoporose, hipertensão arterial).

- Conhecer e saber aplicar instrumentos de avaliação da funcionalidade, bem como de avaliação quanto aos sintomas pós-prostatectomia, que sejam confiáveis para o reconhecimento da efetividade da intervenção.

- Reconhecer a importância e a necessidade de uma abordagem / tratamento multidisciplinar para homens nessa fase do pós-operatório de prostatectomia, uma vez que as queixas não são específicas de uma única especialidade da área da saúde.

- Ser capaz de propor ao paciente, durante o tratamento e após a sua finalização, recomendações para a manutenção de hábitos saudáveis e para a prática de exercícios do assoalho pélvico de forma regular, tornando-o corresponsável pelo cuidado à sua saúde.

AVALIAÇÃO E DIAGNÓSTICO DA FUNCIONALIDADE

A avaliação da funcionalidade e o diagnóstico fisioterapêutico são essenciais para que se possa estabelecer objetivos adequados e direcionar condutas correspondentes, visando à obtenção dos melhores resultados do tratamento. Nesse caso, deve-se reconhecer que o paciente apresenta alterações posturais de coluna torácica, coluna lombar e pelve; alterações na função de contração das fibras musculares tipo 1 e tipo 2 do assoalho pélvico, apresentando diminuição do tônus, força, e da resistência muscular, além da dificuldade no controle e coordenação desses músculos diante dos episódios de urgência. Tais fatores se associam a condições de saúde como a incontinência urinária e a impotência sexual; essas condições, por sua vez, influenciam suas atividades e participação social, tanto no ambiente de trabalho como em suas atividades da vida diária, na realização de exercícios físicos e nas relações dentro do ambiente domiciliar. Por isso, o fisioterapeuta deve dar atenção às principais queixas do paciente, buscando a sua funcionalidade, levando em conta os fatores contextuais apresentados pelo paciente.

Condição física

Segundo o Instituto Nacional de Câncer (INCA), o câncer (CA) de próstata é o segundo mais comum entre os homens brasileiros, com maior incidência na região Sul do país (95,63/100 mil), possuindo também apresentação expressiva no Nordeste (51,84/100 mil). Este CA é mais comum em países desenvolvidos e possui entre fatores de risco o componente genético; uma dieta desequilibrada, rica em gorduras; ter idade superior a 50 anos, e ser de etnia negra[3]. O CA de próstata é inicialmente silencioso ou com sintomas semelhantes aos de hiperplasia prostática benigna, podendo ter os sintomas divididos em obstrutivos (com dificuldade para iniciar a micção, jato fraco e/ou fino, aumento do tempo miccional e gotas retardatárias) e irritativos (polaciúria, noctúria e urgência miccional). O diagnóstico ocorre pela combinação de achados do exame clínico por toque retal e dosagem do antígeno prostático específico (PSA) no sangue sugerindo a existência da patologia, mas o diagnóstico de certeza é dado mediante estudo histopatológico do tecido obtido por biópsia prostática transretal. O tratamento pode ser realizado por meio de radioterapia, quimioterapia, hormonioterapia e cirurgias de ressecção transuretral da próstata, sendo a prostatectomia radical (PR) o tratamento mais utilizado, quando há grande aumento prostático[3]. Na PR ocorre a remoção de toda a glândula e das vesículas seminais, tendo como principais complicações esperadas: disfunção sexual, por lesão do feixe vasculonervoso, e incontinência urinária (IU) por alteração da dinâmica vesical ou lesão iatrogênica dos esfíncteres urinários e músculos do assoalho pélvico (MAPs).

No exame físico, durante a avaliação inicial do paciente, o fisioterapeuta deve analisar a função dos MAPs, o tônus muscular deles e do esfíncter anal, os reflexos bulbocavernoso, cremastérico e cutâneo anal, e a sensibilidade da pele da região pélvica, pois o paciente passou por intervenção complementar com radioterapia, que pode levar a queimaduras e fibrose local. Avalia-se também a compreensão do paciente sobre o movimento de contração e relaxamento dos MAPs, bem como o seu conhecimento sobre eles. Além disso, instrumentos validados e testes adicionais podem ser empregados na avaliação dos sintomas urinários e qualidade de vida, conforme descritos a seguir.

RECURSOS DIAGNÓSTICOS PROPOSTOS

Recurso	O que avalia?	Como avalia?
I-PSS (Escore Internacional de Sintomas Prostáticos)[2]	Frequência dos sintomas associados ao crescimento prostático, refletindo a intensidade dos sintomas do trato urinário (STUIs) e qualidade de vida	É composto por 7 questões com escores que, quando somados, refletem acuradamente a intensidade dos STUIs no último mês, além de uma oitava questão, que avalia qualidade de vida (0 = ótimo a 6 = péssimo). Quando somadas as primeiras 7 questões, escores de 0 a 7 indicam sintomas leves, 8 a 19 moderados, e 20 a 35 graves
Esquema PERFECT[5]	Função dos músculos do assoalho pélvico	Realizado em decúbito dorsal com as pernas semiflexionadas e pelo toque anal, é visualizada e quantificada a intensidade, duração e sustentação da contração dos MAPs. P – *power*/força é mensurada de acordo com a escala Oxford modificada (0 a 5): grau 0 – ausência de contração muscular perceptível; grau 1 – esboço de contração não sustentada; grau 2 – contração de pequena intensidade, sem sustentação; grau 3 – contração moderada; grau 4 – contração satisfatória; grau 5 – contração forte contra resistência. O "E" *endurance*/resistência, corresponde contração mantida e sustentada até 10 segundos (fibras lentas). O "R" *repetition*/repetição refere-se ao número de contrações realizadas com a máxima força e sustentação, avaliadas no *power* e *endurance*, com 4 segundos de intervalo entre as contrações, e em seguida avalia-se o número de contrações rápidas (1 segundo) "F"– *fast* – sendo o máximo de 10 repetições para estas duas últimas medidas. ECT (*Every Contraction Timed*) – completa o acrônimo e reforça a necessidade de cronometrar e registrar a sequência de contrações descrita

Recurso	O que avalia?	Como avalia?
Teste do absorvente (*Pad test*)[8,9]	Quantidade de urina perdida no período, através da medida do aumento de peso dos absorventes	Avalia-se peso ganho pelo absorvente durante o período de teste, sob condições padronizadas. O teste de 2 horas consiste em medir o peso inicial do absorvente; o paciente urina e em seguida coloca o absorvente. Depois disso, deve ingerir 500mL de água, e permanecer sentado por uma hora. Em seguida realiza as seguintes ações: caminhada de 30 minutos; subir e descer uma escada de 20 degraus; sentar e levantar 10 vezes; 10 simulações de tosse repetida; correr por 1 minuto; levantar objetos do chão ao peito e colocá-los de volta no chão 5 vezes; e lavar as mãos em água corrente por 1 minuto. Finalmente, o absorvente é pesado novamente, e a incontinência urinária será classificada como: leve (2 g a 10 g); moderada (11g a 50 g); grave (51 g a 100 g) ou muito grave (mais de 100 g)
International Consultation on Incontinence Questionnaire - Short Form - ICIQ-SF[7]	Perda urinária de pacientes de ambos os sexos e a percepção do impacto da incontinência urinária na qualidade de vida	Por meio de quatro perguntas sobre: frequência da IU, quantidade de perda urinária, impacto global da IU (0-10), e um item de autodiagnóstico com as situações de perda. A cada resposta é dada uma pontuação, resultando em um escore final, que é a soma de todas as pontuações. A pontuação varia de 0 a 21 pontos, sendo que, quanto maior a pontuação do paciente no questionário, pior sua qualidade de vida
Diário miccional de três dias[1]	Sintomas urinários e hábitos de ingesta hídrica	O paciente preenche o diário por três dias (existem outros modelos de diário com registro em 24h, 2 até 7 dias), registrando todos os dados relacionados com a ingestão de líquidos, horário e necessidade de urinar, frequência (diurna e noturna) e quantidade de perdas de urina, além de outros sintomas urinários (urgência, noctúria, enurese). O uso e troca de absorventes ou forros também pode ser registrado

Quadro 27.1 Avaliação do caso clínico segundo a Classificação Internacional de Funcionalidade, Incapacidade e Saúde (CIF)

	Funções e estruturas do corpo	Limitações de atividades	Restrição na participação
Perspectiva do paciente	Perda de urina		Atividade laboral
	Dificuldade na ereção	Atividade sexual	
	Acorda a noite para urinar	Relacionamento conjugal	
	Sono de qualidade		
Perspectiva do fisioterapeuta	Déficit da função do assoalho pélvico		
	Função urinária afetada (ICIQ-SF/ *Pad test*)	Atividade física (caminhada)	
Fatores contextuais			
Pessoais			
• Sexo masculino			
• Casado			
• Comorbidades (HAS e DM)			
• Tabagismo e alcoolismo			
• Sedentário			
• Depressão			
Ambientais			
• Ausência de fisioterapia especializada na saúde suplementar			
• Deslocamento para cidade vizinha para o tratamento fisioterapêutico			
• Crise financeira decorrente de afastamento do trabalho			
• Apoio da parceira			

Baseado em tradução livre de esquema publicado em Rundell SD, Davenport TE, Wagner T. Physical Therapist Management of Acute and Chronic Low Back Pain Using the World Health Organization's International Classification of Functioning, Disability and Health. Phys Ther [Internet]. 2009 Jan 1;89(1):82–90. Available from: http://ptjournal.apta.org/cgi/doi/10.2522/ptj.20080113

METAS E INTERVENÇÕES

Fisioterapia no paciente submetido à prostatectomia

Nesta seção serão discutidas as principais metas e intervenções fisioterapêuticas adequadas para alcançar os resultados desejados, priorizando as técnicas fisioterapêuticas já consagradas cientificamente.

Metas
1. Redução dos sintomas de incontinência urinária pós-operatória
2. Restabelecimento da função do assoalho pélvico
3. Restabelecimento da conscientização postural e correção de padrões posturais inadequados

A incontinência urinária (IU) pós-prostatectomia é relativa para cada homem, uns podem se recuperar em dias e outros podem seguir com sequelas definitivas, por esse motivo a intervenção fisioterapêutica é necessária para a recuperação funcional esfincteriana desses pacientes. O tratamento conservador da IU inclui o treinamento dos músculos do assoalho pélvico (TMAPs) com ou sem biofeedback, eletroestimulação, estimulação magnética extracorpórea, mudanças no estilo de vida, ou a combinação desses métodos[10]. O tratamento conservador mais utilizado e estudado na IU após prostatectomia é o TMAP[10]. O tratamento conservador é um tratamento inicial apropriado porque é não invasivo e evita os riscos de efeitos colaterais como os existentes nos tratamentos medicamentosos e cirúrgicos, além de estar baseado na hipótese de que as respostas da bexiga e o controle do esfíncter são fisiologicamente adquiridos e podem ser reaprendidos.

Vários estudos observaram que o TMAP é eficaz quanto à redução dos sintomas urinários, como: diminuição da perda urinária devido ao aumento da força de contração da musculatura pélvica, aumento do intervalo entre as micções e consequentemente diminuição da frequência urinária, diminuição do grau de incontinência e também maior satisfação dos pacientes[11-13].

O ganho de função e de força muscular também pode ser alcançado através da estimulação elétrica com o uso de dispositivos cutâneos ou endo-anais. Os eletrodos colocados no períneo por via percutânea ou intracavitária promovem um aumento na resistência esfincteriana e redução na contração detrusora (estimulação dos nervos pudendo e pélvico). A estimulação crônica fortalece a musculatura estriada e a hipertrofia, das fibras de contração rápida e lenta. Acredita-se que a eletroestimulação é uma terapia neuromoduladora a qual afeta os sinais neurais que controlam a incontinência[14], sendo recomendada tanto de pacientes com IU de esforço quanto com incontinência de urgência. Alguns autores sugerem que a continência urinária é recuperada mais rapidamente quando o treinamento funcional do assoalho pélvico é associado à eletroestimulação, no entanto essa intervenção pode ser mais desconfortável para o paciente[15,16]. Assim, ressaltamos a necessidade de se avaliar os fatores contextuais do paciente, como seus valores e crenças, expectativas, e tempo disponível para o tratamento, no sentido de se escolher a melhor conduta.

Para realizar a contração correta e isolada desses músculos, o paciente pode aprender a técnica através de alguns métodos: métodos comportamentais, incluindo exercícios sob instruções verbais ou usando biofeedback. O biofeedback tem um efeito modulatório sobre o Sistema Nervoso Central (SNC). O treinamento do controle voluntário eficiente da função do assoalho pélvico é capaz de restabelecer os circuitos neuronais e otimizar a função dos alvos periféricos. A plasticidade do SNC permite a ação desses mecanismos. As técnicas de biofeedback podem acelerar o retorno da continência e/ou melhorar o controle urinário após a prostatectomia, além de ter um impacto na recuperação da função erétil, e na qualidade de vida[17-19] do paciente.

Perissinotto et al., em 2008 propuseram um protocolo com uma sequência de exercícios para melhora da IU após PR. O primeiro exercício proposto foi a respiração diafragmática, visando ao relaxamento e à conscientização das musculaturas acessórias (adutores e abdômen), que devem permanecer inativas durante todos os exercícios. Após o relaxamento, o treino foi dividido em duas partes e, num primeiro momento, enfatizaram-se as fibras musculares do tipo I, por meio da contração do MAP, com sustentação de seis segundos, 10 repetições, com repouso entre cada exercício de cinco segundos. A cada semana, o paciente foi orientado a aumentar uma contração e um segundo de sustentação até atingir 20 contrações, com 20 segundos de sustentação. O último exercício visando ao treinamento das fibras tipo II realizou-se com o movimento rápido de contração e relaxamento. Dez séries, com 10 repetições, com repouso de vinte segundos entre as séries. A cada semana, aumentou-se uma contração até atingir 20. Para manutenção do ganho após o treino, os pacientes foram orientados a contrair os MAPs nos momentos de maior pressão intra-abdominal como tosse, espirro, mudança de posição, prevenindo perda urinária[20].

Os exercícios do assoalho pélvico podem diminuir os episódios de incontinência urinária em 52%–72%. Alguns autores sugerem que essa terapêutica pode melhorar a sintomatologia associada à incontinência e diminuir o tempo e grau da incontinência[10]. Visto que na maioria dos casos, a recuperação da IU pós-prostatectomia pode ocorrer espontaneamente[12].

O tempo para acompanhamento dos homens tratados com a reabilitação do assoalho pélvico para IU pós-prostatectomia varia de quatro semanas a um ano[10]. O período de três meses é o mais frequente[12], mas esse período deve se estender até o paciente obter a continência, ou até um ano após a cirurgia[11].

O momento de iniciar o tratamento com a fisioterapia ainda é um tema controverso na literatura. Alguns autores preconizam o início da fisioterapia após a retirada da sonda para os pacientes que se encontrarem incontinentes[21]. Após a cirurgia de retirada da próstata, como mecanismo de proteção a dor e medo, o paciente evita fazer contrações voluntárias do períneo. Esse é o principal motivo para que se inicie seu treinamento no pré-operatório, preparando o esfíncter externo para o pós-operatório[12-19]. No caso apresentado, o paciente não tinha conhecimento das repercussões do tratamento do CA de próstata em relação aos sintomas urinários e sexuais, bem como não teve oportunidade de realizar a fisioterapia pré-operatória, o que pode impactar em um tempo mais longo para sua recuperação e tratamento fisioterapêutico.

Meta
4. Orientações e intervenções com foco na melhora da manutenção da ereção

A disfunção erétil (DE) é definida como a incapacidade de atingir ou manter a ereção peniana suficiente para realizar relação sexual satisfatória (para ambos os parceiros). A ereção é um evento neurovascular modulado por fatores fisiológicos e *status* hormonal. Após a PR, a disfunção erétil vem sendo descrita como neurogênica, arteriogênica, venogênica ou suas combinações; está relacionada à lesão no plexo pélvico e nos nervos cavernosos durante a dissecção lateral e apical da próstata. No entanto, além da lesão direta nos nervos, a DE pode ocorrer devido à neuropraxia, causada por percussão, tração, compressão e coagulação ou cauterização e até a transecção. Tem-se observado aumento no corpo de evidência sobre a importância da localização anatômica dos nervos cavernosos e seu papel essencial na ereção, e o impacto que a lesão nervosa tem na estrutura e função do músculo liso cavernoso; assim como a importância das artérias pudendas acessórias[22]. Nesse contexto, o tratamento e reabilitação peniana através de quaisquer intervenções ou combinações (incluindo, farmacoterapia, dispositivos ou ações) objetiva restaurar a função erétil satisfatória baseada em três conceitos inter-relacionados: melhorar a oxigenação cavernosa, promover proteção endotelial e prevenir mudanças estruturais no pênis induzidas pela lesão dos nervos cavernosos[22].

O *Fourth International Consultation for Sexual Medicine* (ICSM 2015), baseado em ampla busca e análise da literatura, publicou nove recomendações sobre reabilitação após o tratamento do CA de próstata, dentre as quais se destacam: a necessidade da equipe de saúde discutir a ocorrência de DE após a cirurgia, sendo esta temporária ou permanente; a utilização de instrumentos validados para monitorar a DE; informar os pacientes sobre elementos chaves para prevenção da DE como preservação nervosa e cavernosa, além de fatores como idade mais jovem e boa função erétil antes da cirurgia; e que a recuperação total da função erétil pode levar muitos anos. Além disso, os autores afirmam que até o momento não se pode afirmar a superioridade da cirurgia laparoscópica ou robótica em relação a prostatetctomia radical no que diz respeito a função erétil, bem como ainda não há consenso sobre um regime adequado de reabilitação peniana. Por fim, além da DE é importante avaliar outras disfunções sexuais após PR, como libido, mudanças no orgasmo, ejaculação, doença de Peronye e mudanças no tamanho do pênis[22,23].

Os tratamentos disponíveis para disfunção erétil no geral incluem psicoterapia, terapia sexual, agentes farmacológicos orais, terapia de reposição androgênica, terapia intrauretral, injeções intracarvernosas, dispositivos a vácuo e cirurgia com próteses[24].

Embora os MAPs desempenhem algum papel na atividade sexual, o seu mecanismo e relevância ainda não estão completamente elucidados. Os MAPs suportam o mecanismo de fechamento uretral e anal. A contração dos músculos isquiocavernoso e bulbocavernoso produzem um aumento na pressão intracavernosa e influenciam a rigidez peniana. Já o músculo bulbocavernoso comprime a veia dorsal profunda do pênis para evitar a saída de sangue do pênis durante a ereção[25]. Diante desse raciocínio e da evidência dos benefícios do TMAP na IU pós-prostatectomia, muitos estudos afirmam que o TMAP também deve ser considerado como primeira linha para DE[24-27]. Visto que o estado de continência urinária é um bom indicador da recuperação da função erétil, com os pacientes continentes tendo uma chance 3,3 maior de ser potente do que os pacientes com incontinência[26].

Um estudo que avaliou a eficácia do TMAP na DE após PR, comparando pacientes que iniciaram o protocolo de treinamento logo após a retirada da sonda (15 dias após a PR) com um grupo controle que só iniciou o TMAP três meses após a cirurgia. Os autores avaliaram os pacientes 3, 6 e 12 meses após a PR e observaram que o grupo que iniciou o TMAP precocemente apresentou melhores escores de função sexual no sexto e 12º mês (*5-item version of the International Index of Erectile Function* [IIEF-5]), sendo o resultado ainda melhor nos pacientes que tiveram maior adesão aos exercícios[28]. No entanto, vale ressaltar que mesmo após 12 meses tanto os pacientes do grupo de estudo do controle ainda apresentavam algum comprometimento da função erétil.

Dorey et al. (2005) desenvolveram um protocolo que consiste em: realizar três contrações máximas sustentadas dos MAPs em três posições (deitada, sentada e em pé) duas vezes ao dia; tentar contrair os MAPs em 50% do máximo enquanto caminhar; tentar contrair o MAP após urinar, para evitar o gotejamento após a micção; tentar contrair os MAPs de forma rítmica e lenta durante a atividade sexual, para manter a rigidez peniana, e para os homens com ejaculação precoce, tentar contrair os MAPs para atrasar a ejaculação.

Diante dessas evidências é importante estimular o paciente a incorporar o TMAP na sua rotina diária por longo prazo, como no protocolo sugerido acima, mesmo após a recuperação da continência. Além disso, o tratamento interdisciplinar deve ser sempre considerado nos casos de DE após PR. Considerando-se que os distúrbios de ereção são elementos provocadores de alterações na dinâmica do relacionamento conjugal do paciente, espera-se que as intervenções propostas na meta 4 também apresentem reflexos positivos na vida conjugal do paciente ao diminuir a frequência desses distúrbios.

Metas
5. Orientações quanto aos hábitos saudáveis (alimentação e tabagismo) para prevenção da recidiva do câncer
6. Melhora da qualidade de vida após cirurgia de retirada da próstata e prevenção de futuros agravos à saúde
7. Orientações para manutenção do estado ativo em ambiente domiciliar e participação social

A ocorrência e a gravidade da IU podem sofrer influência de vários fatores. A idade do paciente parece ser um fator consensual, por aumentar o risco de complicações cirúrgicas e pelo envelhecimento natural dos tecidos, e pela presença de comorbidades como diabetes, hipertensão e obesidade, como no caso do paciente em questão. O índice de massa corporal (IMC) também é bastante investigado, uma vez que a obesidade está relacionada a outras comorbidades, como o aumento de pressão sobre a bexiga e à maior dificuldade em se realizar a cirurgia, por isso manter-se dentro de um IMC ideal pode melhorar ou prevenir os sintomas da IU pós-prostatectomia[29]. Hábitos de vida como sedentarismo, fumo e ingestão de cafeína em excesso também parecem estar relacionados com a gravidade da IU nessa população, por isso a orientação ao paciente quanto a prática de exercícios favorece a melhora da IU. Homens que praticam atividade física podem ter sua qualidade de vida melhorada por reduzir os efeitos negativos da IU pós-prostatectomia[30]. A redução da ingestão de cafeína e do fumo pode diminuir a gravidade da IU, alterando a frequência urinária e a sensação de urgência miccional. Para uma melhor orientação nutricional, diante do sobrepeso e comorbidades (HAS e DM) apresentados pelo paciente em questão, seria necessário o encaminhamento a um nutricionista para prescrição e acompanhamento nutricional, visando tanto aos sintomas urinários quanto à prevenção da recidiva do câncer e à melhor qualidade de vida.

De acordo com dados do INCA, não são conhecidas formas específicas de prevenção do câncer. No entanto, sabe-se que a adoção de hábitos saudáveis de vida é capaz de evitar o desenvolvimento de certas doenças, entre elas o câncer. Atividade física, alimentação saudável, manutenção do peso corporal adequado e o não uso de drogas, são algumas das medidas importantes para se prevenir doenças em geral. A identificação dos estágios iniciais das doenças crônicas pode reduzir taxas de morbidade e mortalidade[31]. A prevenção secundária do CA de próstata através do rastreamento com PSA e toque retal (aplicação de exames em indivíduos saudáveis, sem sinais ou sintomas da doença, com o objetivo de detectar a doença em fase pré-clínica), entretanto, não é recomendada pelo INCA e Ministério da Saúde e homens que demandam espontaneamente a realização de exames de rastreamento devem ser informados sobre os riscos e possíveis benefícios associados a essa prática. No entanto, é preciso garantir acesso aos homens com sinais e sintomas urinários na atenção primária de forma que o processo de investigação diagnóstica seja iniciado o mais breve possível. Além disso, é essencial assegurar a referência para unidades secundárias para confirmação diagnóstica dos casos suspeitos identificados na atenção primária[32].

Diante do que foi discutido neste caso, percebe-se o quanto fisioterapeuta precisa ter uma visão biopsicossocial do indivíduo acometido pelo CA de próstata em todos os níveis de atenção à saúde. Assim, sugere-se que, diante da queixa principal do paciente, independente da modalidade aplicada, o objetivo final dos atendimentos fisioterapêuticos deve ser permitir o alcance da continência social, definida por, como a habilidade do paciente de participar de suas atividades laborais e sociais normais sem limitações.

Referências

1. Haylen BT et al. An International Urogynecological Association (IUGA)/International Continence Society (ICS) joint report on the terminology for female pelvic floor dysfunction. International urogynecology journal 21.1 (2010):5-26.
2. Berger M, Luz Junior PN da; Silva Neto B, Koff WJ. Validação estatística do escore internacional de sintomas prostáticos (I-PSS) na língua portuguesa. J Bras Urol.1999;25(2):225-34.
3. INCA - CÂNCER - Tipo - Próstata. (n.d.). Retrieved may 18, 2017. Disponível em: <http://www2.inca.gov.br/wps/wcm/connect/tiposdecancer/site/home/prostata/>. Acesso em 18 maio 2017.
4. Andersen JT, Ekman P, Wolf H et al. Can finasteride reverse the progress of benign prostatic hyperplasia? A two-year place-

bo-controlled study. The Scandinavian BPH Study Group Urology. 1995; 46: 631.
5. Laycock J, Jerwood D. Pelvic floor muscle assessment: The PERFECT scheme. Physiotherapy. 2001; 87:631-41.
6. Gatti M, John MD, Murphy Patrick JMD. Current management of the acute scrotum. Sem Pediatr Surg. 2007; 16:58-63.
7. Tamanini JTN et al. Validation of the" international consultation on incontinence questionnaire-short form (ICIQ-SF) for Portuguese. Revista de saúde pública. 2004; 38.3: 438-44.
8. Donnellan SM, Duncan HJ, MacGregor RJ, Russell JM. Prospective assessment of incontinence after radical retropubic prostatectomy: objective and subjective analysis. Urology. 1997; 49:225-30.
9. Green RJ, Laycock J. Objective methods for evaluation of interferential therapy in the treatment of incontinence. IEEE Trans Biomed Eng. 1990;37(6):615-23.
10. Anderson CA, Omar MI, Campbell SE, Hunter KF, Cody JD, Glazener CMA. Conservative management for postprostatectomy urinary incontinence.Cochrane Database of Systematic Reviews 2015, Issue 1. Art. No.: CD001843. DOI: 10.1002/14651858. CD001843.pub5. Disponível em: <http://www.cochrane.org/CD001843/INCONT_conservative-management-for-men-with-urinary-incontinence-after-prostate-surgery>. Acesso em 20 maio. 2017.
11. Van Kampen M, De Weerdt W, Van Popple H et al. Effect of pelvic floor re-education on duration and degree of incontinence after radical prostatectomy: a randomised controlled trial. Lancet. 2000; 335: 98-102.
12. Parekh AR, Feng MI, Kirages D et al. The role of pelvic floor exercises on post-prostatectomy incontinence. J Urol. 2003; 170: 130-3.
13. Kakihara CT, Sens YAS, Ferreira U. Effect of functional training for the pelvic floor muscles with or without electrical stimulation in cases of urinary incontinence following radical prostatectomy. Rev Bras Fisioter. São Carlos. 2007 nov/dec; 11(6): 481-86.
14. Wille S, Sobottka A, Heidenreich A, Hofmann R. Pelvic floor exercises, electrical stimulation and biofeedback after radical prostatectomy: results of a prospective randomized trial. J Urol. 2003;170 (2 Pt 1):490-3.
15. Mariotti G, Salciccia S, Innocenzi M, Gentilucci A, Fasulo A, Gentile V, Sciarra A. Recovery of Urinary Continence After Radical Prostatectomy Using Early vs Late Pelvic Floor Electrical Stimulation and Biofeedback-associated Treatment. Urology. 2015 jul;86(1):115-20.
16. Berghmans B, Hendriks E, Bernards A, de Bie R, Omar MI. Electrical stimulation with non-implanted electrodes for urinary incontinence in men. Cochrane Database Syst Rev. 2013 Jun 6;(6):CD001202. doi: 10.1002/14651858.CD001202.pub5.
17. Hsu LF, Liao YM, Lai FC, Tsai OS. Beneficial effects of biofeedback-assisted pelvic floor muscle training in patients with urinary incontinence after radical prostatectomy: A systematic review and meta analysis. Int J Nurs Stud. 2016 Aug;60:99-111.
18. Floratos DL, Sonke GS, Rapidou CA et al. Biofeedback vs verbal feedback as learning tools for pelvic muscle exercises in the early management of urinary incontinence after radical prostatectomy. BJU Int 2002; 89: 714-19.
19. Bales GT, Gerber GL, Minor TX et al. Effect of preoperative biofeedback/pelvic floor training on continence in men undergoing radical prostatectomy. Urology 2000; 56: 627-30.
20. Perissinotto MCR. Treinamento do Assoalho Pélvico na Incontinência Urinaria Pós-Prostatectomia Radical. Dissertação de mestrado. Universidade Estadual de Campinas (UNICAMP). Faculdade de Ciências Médicas. 2008.
21. Cornel EB, Wit R, Witjes JA. Evaluation of early pelvic floor physiotherapy on the duration and degree of urinary incontinence after radical retropubic prostatectomy in a non-teaching hospital. Word J Urol. 2005; 23: 353-55.
22. Salonia A, Adaikan G, Buvat J et al. Sexual Rehabilitation After Treatment for Prostate Cancer—Part 1: Recommendations From the Fourth International Consultation for Sexual Medicine (ICSM 2015). J Sex Med. 2017; 14:285-96.
23. Salonia A, Adaikan G, Buvat J et al. Sexual Rehabilitation After Treatment for Prostate Cancer - Part 2: Recommendations From the Fourth International Consultation for Sexual Medicine (ICSM 2015). J Sex Med. 2017; 14:297-315.
24. Van Kampen M, De Weerdt W, Claes H, Feys H, De Maeyer M, Van Poppel H. Treatment of erectile dysfunction by perineal exercise, electromyographic biofeedback, and electrical stimulation. Phys Ther. 2003;83: 536Y543.
25. Dorey G, Speakman M, Feneley R, Swinkels A, Dunn C. Pelvic floor exercises for erectile dysfunction. BJU Int. 2005;96(4):595Y597.
26. Prota C, Ribeiro LS, Gomes CM, Bessa Jr J, Boldarine MP, Nakano E et al. Early pelvic-floor biofeedback training promotes improvement of erectile function after radical prostatectomy. The journal of urology; supplement. 2009; 181(4).
27. Dorey G, Glazener C, Buckley B, Cochran C, Moore K. Developing apelvic floor muscle training regimen for use in a trial intervention. Physiotherapy.2009;95(3):199Y209.
28. Lin YH, Yu TJ, Lin VC, Wang HP, Lu K. Effects of early pelvic-floor muscle exercise for sexual dysfunction in radical prostatectomy recipients. Cancer Nurs. 2012 mar-apr;35(2):106-14.
29. Wolin KY, Carson K, Colditz GA. Obesity and cancer. Oncologist. 2010;15(6):556-65.
30. Börgermann C et al. The Treatment of Stress Incontinence in Men — Part 2 of a Series of Articles on Incontinence. Deutsches Aerzteblatt Online, [s.l.].2010, 9 jul; 27(107):484-91. Deutscher Aerzte-Verlag. http://dx.doi.org/10.3238/arztebl.2010.0484. Disponível em: <https://www.ncbi.nlm.nih.gov/pmc/articles/PMC2908931/>. Acesso em: 05 jan. 2017.
31. INCA. Instituto Nacional do Câncer. Ministério da Saúde. Como prevenir o câncer. Acesso em 27 de maio de 2017. Disponível em: http://www2.inca.gov.br/wps/wcm/connect/cancer/site/prevencao-fatores-de-risco/como-prevenir-cancer.
32. Instituto Nacional de Câncer. José Alencar Gomes da Silva/ Ministério da Saúde. Informativo Detecção Precoce: Monitoramento das Ações de Controle do Câncer de Próstata. Boletim ano 5, n. 2 maio/ agosto 2014. Disponível em: file:///C:/Users/simony/Dropbox/Livro%20casos%20cl%C3%ADnicos/Livro%20-%20Onco/Cap%C3%ADtulo%20-%20Prostatectmia%20-%20Simony%20e%20Adriana/Artigos/Informativo_Deteccao_Precoce_2_agosto_2014.pdf.

Transplante Medular

CAPÍTULO 28

Camila Ferreira Leite

Observação: palavras e expressões listadas no Glossário do capítulo estão destacadas no texto com um asterisco.

APRESENTAÇÃO DO CASO CLÍNICO

Há duas semanas, um homem de 45 anos, casado, pai de três filhos, com ensino médio completo, foi hospitalizado para realização de transplante alogênico* de medula óssea para tratamento de leucemia mieloide crônica*. Nos quatro primeiros dias da internação, o paciente foi submetido à fase de condicionamento pré-transplante, recebendo quimioterapia para erradicar a doença residual a partir da ablação de todas as células cancerosas. Nesta fase, foi implantado um cateter torácico para garantir acesso venoso central, causando dor e imobilidade na extremidade próxima ao local da inserção do cateter. No quinto dia da internação, após a supressão imunológica, ocorreu o transplante propriamente dito e hoje, após 10 dias do transplante, os leucócitos do paciente começaram a aparecer no sangue periférico, demonstrando a recuperação medular, ou fase da "pega medular". Ao exame físico, o paciente encontra-se descorado, consciente e orientado, em ar ambiente, com os seguintes sinais vitais: frequência cardíaca (FC) = 104 bpm; frequência respiratória (FR) = 20 ipm; pressão arterial (PA) = 130/80 mmHg; temperatura = 36,5°C; saturação de oxigênio por oximetria de pulso (SatO2) = 96%. A radiografia de tórax apresenta pulmões hipoexpandidos, sem padrões anormais. A ausculta pulmonar revela murmúrio vesicular reduzido e ausência de ruídos adventícios. O paciente nega tosse ou presença de secreção traqueobrônquica. Todas as articulações movem-se livremente, em amplitude completa de movimento, sem nenhuma contratura articular. O grau de força muscular pela MRC (Medical Research Council)* é igual a 52. Os testes para trombose venosa profunda (sinal de Homans e sinal da Bandeira) tiveram resposta negativa. A evolução do paciente é considerada bastante satisfatória pela equipe médica, que descarta qualquer possibilidade de doença enxerto-contra-hospedeiro (DECH)*. Como queixa principal, o paciente relata perda de energia e fadiga, com prejuízo do desempenho físico, além de cansaço ao tomar banho de chuveiro. O FACT-BMT (Functional Assessment of Cancer Therapy – Bone Marrow Transplantation)* foi aplicado e foram encontrados comprometimentos nos domínios de bem-estar físico, bem-estar social/familiar e bem-estar funcional. Como única barreira à livre mobilidade, o paciente recebe hidratação endovenosa por acesso venoso periférico. O acompanhamento psicológico iniciado antes do transplante está sendo continuado. Desde a admissão no hospital, o aporte nutricional vem sendo rigorosamente controlado pelos profissionais da nutrição (nutricionistas e nutrólogos). Após a alta hospitalar, o paciente deseja retornar às atividades laborais habituais. Ele é marceneiro e trabalha seis dias na semana, em regime de 8 horas/dia. Ele é o único responsável pelo orçamento familiar. No bairro onde reside o paciente existe oferta de serviço de fisioterapia em um centro de reabilitação público, mantido pela prefeitura. O paciente é capaz de se deslocar com facilidade até este centro. A Figura 28.1 apresenta a evolução clínica temporal do paciente de forma esquemática.

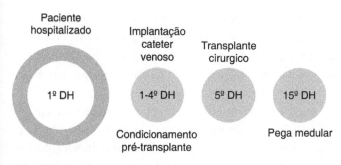

Figura 28.1 Linha do tempo da evolução clínica do paciente hospitalizado.

GLOSSÁRIO

Alogênico: as células transplantadas ao paciente provêm de um doador aparentado ou não, preferivelmente com compatibilidade ALH (antígeno leucocitário humano).

DECH (doença enxerto-contra-hospedeiro): representa um risco a todos pacientes que recebem transplante de medula óssea alogênico após a pega do enxerto. Trata-se de uma reação imunológica, mediada por células do sistema imune, particularmente linfócitos T maduros do doador contra os antígenos expressos nas células do receptor.

FACT-BMT(*Functional Assessment of Cancer Therapy – Bone Marrow Transplantation*): questionário autorrespondido com 41 questões, agrupadas em seis domínios (bem-estar físico; bem-estar social/familiar; relacionamento com o médico; bem-estar emocional; bem-estar funcional; preocupações adicionais) com pontuação variando de 0 a 164, com validação para uso no Brasil[2].

Leucemia mieloide crônica: é uma doença mieloproliferativa caracterizada pela produção excessiva de células mieloides imaturas e maduras no sangue periférico, medula óssea e baço.

MRC: trata-se de uma escala de avaliação de força muscular periférica desenvolvida pelo Conselho de Pesquisas Médicas (*Medical Research Council* [MRC]), na qual a força muscular do indivíduo é graduada em valores compreendidos entre 0 (paralisia total) e 5 (força muscular normal) a partir da realização voluntária de seis movimentos específicos bilaterais (abdução do ombro, flexão do cotovelo, extensão do punho, flexão do quadril, extensão do joelho, dorsiflexão do tornozelo). A pontuação total pode variar de 0 (tetraparesia completa) ao escore máximo de 60 (força muscular normal)[1].

Questões para discussão

1. Com base na condição de saúde do paciente, quais fatores contribuem para a limitação das suas atividades?
2. Quais as intervenções mais adequadas?
3. Quais possíveis complicações podem interferir na fisioterapia?
4. Que precauções devem ser tomadas durante as intervenções propostas?
5. Qual o prognóstico da reabilitação fisioterapêutica?
6. Como os fatores contextuais podem influenciar os resultados esperados?

OBJETIVOS

- Reconhecer os padrões de alteração da funcionalidade nos indivíduos submetidos a transplante de medula óssea.

- Descrever um plano de tratamento fisioterapêutico adequado para pacientes transplantados em fase de recuperação aguda em ambiente hospitalar, tendo em mente o quadro de imunossupressão ao qual esses pacientes são submetidos e a vulnerabilidade clínica que é característica marcante dessa fase de recuperação pós-transplante.

- Estabelecer critérios para avaliar a resposta à intervenção durante as sessões de fisioterapia.

- Ter clareza das possíveis reações adversas de medicamentos ou procedimentos a que são submetidos esses pacientes e identificar os reais impactos na fisioterapia.

- Descrever ferramentas de avaliação da funcionalidade confiáveis para reconhecer a efetividade da intervenção proposta em curto prazo.

- Apresentar estratégias de atuação interprofissional para os cuidados hospitalares do paciente transplantado.

- Propor, após a alta hospitalar, seguimento da fisioterapia ambulatorialmente e/ou apresentar ao paciente recomendações para atividades domiciliares com propósitos reabilitadores.

AVALIAÇÃO E DIAGNÓSTICO DA FUNCIONALIDADE

Previamente a qualquer estratégia de avaliação ou intervenção fisioterapêutica, o profissional deverá obter informações no prontuário do paciente, incluindo medicações, indicadores laboratoriais, exames complementares e anotações da equipe multiprofissional. Atenção deve ser dada a qualquer indicação de restrição de atividade e de mobilidade.

Critérios hematológicos

Os parâmetros hematológicos do paciente são norteadores da conduta fisioterapêutica. Seguem algumas recomendações descritas na literatura, com a ressalva de que, muitas vezes, as referências de valores de segurança para a realização de determinadas manobras ou exercícios durante a fisioterapia não atinge consenso entre diferentes autores:

Plaquetas

A redução do número de plaquetas (trombocitopenia), que ocorre como consequência da quimioterapia e radioterapia bem como do processo patológico por si, pode ocasionar sangramentos espontâneos, mais comumente na mucosa oral e nasal, na esclera óptica e na epiderme, resultando em petéquias. Sangramentos menos óbvios podem ocorrer em músculos e articulações com traumas menores. A Tabela 28.1, apresenta valores de contagem de plaquetas e algumas recomendações de intervenções segundo James MC [3].

Hemoglobina (Hb) e hematócrito (Ht)

Idealmente, os valores de Hb acima de 8 g/dL e o Ht acima de 25%, ampliam a possibilidade de condutas fisioterapêuticas. Entretanto, existem autores que defendem o não estabelecimento de critérios fixos em relação a parâmetros de hemoglobina seguros para a reabilitação. Em vez disso, as recomendações são feitas para ajuste das atividades terapêuticas com base nos sintomas do paciente (dispneia, tontura e dor no peito), FC, PA e SpO_2, antes e durante a realização de da atividade[4]. Isso porque a anemia não representa uma contraindicação para inclusão dos pacientes em programas de exercícios, pelo fato da própria prática de atividade física melhorar a concentração de hemoglobina.

Neutófilos

A neutropenia não deve impedir a participação ativa na terapia. A neutropenia é usualmente definida como contagem absoluta de neutrófilos < 500 células/mm³ ou < 1000 células/mm³, com estimativa de queda a patamar < 500 células/mm³ nos dois dias subsequentes. Tem-se neutropenia severa quando a contagem absoluta de neutrófilos é < 100 células/mm³ com duração estimada maior que sete dias[5]. Sendo assim, os valores de neutrófilos devem ser considerados para determinar se um indivíduo deve receber terapia individualizada ou em um espaço comum (por exemplo, possiblidade de terapia no quarto do paciente *versus* ginásio comum)[6], visto que condições neutropênicas predispõem os indivíduos a quadros infecciosos. Pacientes em isolamento devem ser tratados por terapeutas individualmente, com o uso de avental, luva e/ou uso de máscaras quando necessário[4] (isolamento reverso ou protetor).

Do mesmo modo, a presença de infecção também não é fator de exclusão para a prática de exercícios. Apenas os pacientes com descompensação e instabilidade cardiovascular aguda devem ser impedidos de realizar fisioterapia. Aqueles com febre e mal-estar podem ficar restritos a atividades de mobilidade funcional (por exemplo, deambulação, atividades básicas de vida diária, mudanças de decúbito e exercício do membro contra a gravidade)[6].

Condição física

No exame físico, a avaliação inicial do paciente deve investigar força muscular, resistência bem como risco de quedas. O imobilismo comum ao paciente transplantado hospitalizado conduz à perda de força e de volume muscular e diminui a formação e reparo da fibra muscular. A perda de força é consistentemente pior em extremidades inferiores, nos músculos sustentadores de peso (como quadríceps e complexo gastrocnêmio-sóleo) assim como músculos posturais (extensores de quadril e músculos lombares). Entende-se também que o repouso no leito aumenta o risco de formação de contratura articular e agrava a osteoporose[4]. Ademais, pacientes transplantados que utilizaram corticosteroides em altas doses e por tempo prolongado apresentam risco aumentado de osteopenia, reforçando-se a necessidade de adoção de atividade física baseada em exercícios com carga de trabalho visando amenizar também esta condição.

Propõe-se para avaliação da força muscular pela escala MRC[7] ou, como alternativa, a dinamometria (de preensão palmar)[8], que pode ser uma alternativa à realização sistemática da avaliação do MRC. Para avaliação da resistência principalmente de membros inferiores e nível de fadiga dos pacientes, o teste de caminhada de 6 minutos (como teste de avaliação cardiovascular submáximo) pode ser empregado. A depender do desempenho do paciente, um teste mais intenso pode ser também instituído, com os mesmos propósitos de avaliação, mas agora considerando um nível de avaliação máxima: o teste do degrau [9].

Tabela 28.1 Valores de contagem de plaquetas e algumas recomendações de intervenções segundo James MC[3]

Contagem de plaquetas	20 mil/mm³ a 30 mil/mm³	> 30 mil/mm³	> 50 mil/mm³
Recomendação	Exercícios ativos leves, sem resistência	Exercícios ativos moderados, sem resistência, com cuidado em relação às atividades vigorosas que podem traumatizar as articulações	Exercícios ativos, com resistência

Para medidas de mobilidade funcional, os testes *Sit-to-stand* [10] bem como *Timedupand go test* (TUG) figuram entre as melhores alternativas [11].

Do ponto de vista respiratório, a ventilometria e a manovacuometria [12] oferecem dados importantes para direcionar as condutas fisioterapêuticas necessárias ao restabelecimento da capacidade ventilatória do paciente hospitalizado. Caso os valores preditivos de força muscular respiratória não sejam alcançados, um programa de fortalecimento direcionado a esta musculatura pode ser instituído.

Idealmente, a funcionalidade do paciente pode também ser avaliada a partir de escalas desenvolvidas para pacientes críticos. A Medida de Independência Funcional (MIF) representa uma boa alternativa para avaliação dos pacientes [13] em acompanhamento pela fisioterapia. Outras escalas igualmente interessantes, desenvolvidas especificamente para pacientes críticos seriam Perme Intensive Care Unit Mobility Score (Perme Escore) [14], o Physical Function Intensive Care Unit Test (PFIT) [15] o instrumento *Chelsea Critical Care Physical Assessment* (CPAx) [16], o escore do status funcional (*Functional Status Score for the Intensive Care Unit [FSS-ICU]*) [17] contudo, até o presente momento, apenas a Perme Score está traduzida e validada para o português do Brasil [18]. Para avaliação de qualidade de vida, o questionário FACT-BMT representa a melhor alternativa para indivíduos submetidos a transplante de medula óssea[2].

RECURSOS DIAGNÓSTICOS PROPOSTOS

Recurso	O que avalia?	Como avalia?
Escala MRC	Força muscular periférica	0 = Nenhuma contração visível 1 = Contração visível sem movimento do segmento 2 = Movimento ativo com eliminação da gravidade 3 = Movimento ativo contra a gravidade 4 = Movimento ativo contra a gravidade e resistência 5 = Força normal([7].
Test Sit-to-stand	Indicador do status funcional	É realizado com uma cadeira de altura padrão (46 cm) sem apoio para os braços. Os sujeitos mantêm os braços estacionários colocando as mãos nos quadris. O teste pode ser primeiramente demonstrado pelo examinador e, em seguida, realizado por um sujeito. Os indivíduos são solicitados a completar as posições totalmente em pé sem usar os braços para o apoio ao se levantar e depois se sentar. Quando os sujeitos são instruídos pelo comando "Vai!", o teste é iniciado e os sujeitos repetem o movimento tantas vezes quanto possível em um período de 1 minuto a uma velocidade livre, que seja confortável. Registra-se o número de repetições completas sendo que os sujeitos podem estabelecer pausa entre as repetições, dentro do intervalo de 1 minuto do teste, conforme a necessidade [10].
Timed up and go test (TUG)	Mobilidade e equilíbrio, podendo ser preditor de risco de quedas	Registra-se o tempo (em segundos) em que um participante precisa para levantar-se de uma cadeira sem braços (altura do assento da cadeira, 45 cm), caminhar uma distância de 3 m, virar-se, caminhar de volta para a cadeira e sentar-se [19].
Ventilometria	Volume corrente e volume minuto	Com a utilização de um ventilômetro, coloca-se o indivíduo preferencialmente em posição sentada. O indivíduo avaliado recebe um *clip* nasal e é orientado a fixar os lábios ao redor da peça bucal do ventilômetro, por onde deverá inspirar e expirar ao longo de um minuto. Conta-se a FR ao longo deste intervalo de tempo e, de posse do valor do volume minuto obtido, divide-se este valor pela FR para obtenção do volume corrente médio [12].
Manovacuometria	Medida de força muscular respiratória (PImáx e PEmáx)	Com o indivíduo preferencialmente sentado de forma confortável e com os pés apoiados, utilizando um *clip* nasal, solicita-se ao avaliado que expire até o volume residual e, então, que execute um esforço inspiratório forte e rápido na peça bucal do manovacuômetro, para registro da PImáx. Para a medida da PEmáx, o avaliado deverá inspirar até a capacidade pulmonar total e, então, expirar o mais rápido e forte que conseguir. Para ambas as medidas, repetir o procedimento por três vezes e considerar o maior valor obtido[12]. Contudo, se na última aferição observar aumento de 5% em relação a aferição anterior, repetir a manobra, pois é um indicativo do efeito aprendizado do paciente com o teste, demonstrando que ele ainda tem potencial para atingir um valor ainda mais elevado.
Medida de Independência Funcional (MIF)	Avalia a independência funcional do indivíduo, na intenção de ser um instrumento que irá indicar a efetiva realização de ações de forma independente por parte do entrevistado	Trata-se de uma escala com pontuação total mínima de 18 e máxima de 126 pontos. Ao responder esta escala, o entrevistado informa ao avaliador o grau de dependência que necessita para determinada tarefa que lhe é questionada. As variáveis investigadas na escala são: autocuidado, controle de esfíncteres, mobilidade, locomoção, comunicação e cognição social[20].
Perme Escore	Mede de forma objetiva a condição de mobilidade do paciente internado na UTI, iniciando com a habilidade de responder a comandos e culminando com a distância caminhada em dois minutos	Esta escala de mobilidade apresenta um escore que varia de 0 a 32 pontos, divididos em 15 itens, agrupados em 7 categorias: estado mental; potenciais barreiras à mobilidade; força funcional; mobilidade no leito; transferências; dispositivos de auxílio para deambulação, e medidas de resistência. Uma pontuação elevada indica alta mobilidade e menor necessidade de assistência [14]. Encontra-se traduzida e adaptada para o português do Brasil[21].

Quadro 28.1 Avaliação do caso clínico segundo a Classificação Internacional de Funcionalidade, Incapacidade e Saúde (CIF)

	Funções e estruturas do corpo	Limitações de atividades	Restrição na participação
Perspectiva do paciente	Perda de energia	Cansaço para tomar banho	
	Fadiga		
Perspectiva do fisioterapeuta	Grau de força muscular (MRC)	Comprometimento do domínio bem-estar funcional (FACT-BMT)	Comprometimento do domínio bem-estar social/familiar (FACT-BMT)
	Comprometimento do domínio bem-estar físico (FACT-BMT)		
Fatores contextuais			
Pessoais			
• Sexo masculino			
• Casado			
• 3 filhos			
• 45 anos de idade			
• Ensino médio completo			
• Marceneiro			
Ambientais			
• Hidratação endovenosa por acesso venoso periférico			
• Uso de altas dosagens de glicocorticoides			
• Quimioterapia			
• Em tratamento por equipe interdisciplinar			

Baseado em tradução livre de esquema publicado em Rundell SD, Davenport TE, Wagner T. Physical Therapist Management of Acute and Chronic Low Back Pain Using the World Health Organization's International Classification of Functioning, Disability and Health. Phys Ther [Internet]. 2009 Jan 1;89(1):82-90. Available from: http://ptjournal.apta.org/cgi/doi/10.2522/ptj.20080113

METAS E INTERVENÇÕES

Fisioterapia na pessoa submetida a transplante de medula óssea, em fase aguda de tratamento

Em linhas gerais, serão traçadas as principais metas da fisioterapia oferecida ao paciente transplantado em fase aguda de recuperação, em ambiente hospitalar, bem como as intervenções mais adequadas para alcançar os resultados desejados.

Metas
1. Prevenção da atrofia muscular por desuso e restauração da força muscular global
2. Manutenção da amplitude de movimento articular

Para as duas primeiras metas acima especificadas, serão propostos alongamentos gerais, além da realização de exercícios ativos e ativos resistidos globais, com implementação de carga para os diferentes grupos musculares com base nos testes de uma repetição máxima (1-RM)[22].

Considerando a queixa álgica do paciente na extremidade de inserção do cateter torácico, exercícios para esta articulação serão adaptados ou realizados com auxílio do terapeuta. Se a dor for resultante da imobilidade, espera-se melhora do quadro álgico com a intervenção.

Metas
3. Prevenção de pneumonias e promoção da adequada relação ventilação/perfusão pulmonar
4. Restabelecimento da adequada força musculatura respiratória

Para atingir essas metas, o paciente será estimulado a realizar exercícios respiratórios a fim de garantir expansibilidade e mobilidade torácicas. Um inspirômetro de incentivo a volume será utilizado e, ainda, o paciente será orientado a realizar exercícios com padrões ventilatórios com objetivo de aumentar a capacidade ventilatória. Também será utilizado um resistor de pressão de carga linear, com resistência ajustada pelo fisioterapeuta a partir da resposta da manovacuometria, visando ao aumento da força da musculatura inspiratória. O paciente receberá um guia ilustrado de exercícios, além de ser orientado a preencher algumas lacunas com as informações acerca da realização dos exercícios propostos. Ademais, o paciente será orientado a reconhecer a sintomatologia indicativa de interrupção do exercício proposto.

Caso o paciente desenvolva quadro de hipersecreção traqueobrônquica, técnicas de higiene brônquica poderão ser adicionadas à proposta de intervenções.

Metas
5. Redução da fadiga e restauração de níveis satisfatórios de condicionamento cardiorrespiratório
6. Aumento da mobilidade e da independência do paciente, impedindo que a restrição ao leito imponha consequências negativas às condições de saúde
7. Manutenção do equilíbrio e coordenação
8. Promoção do bem-estar físico e emocional

Em conjunto, as metas 5, 6, 7 e 8 acima descritas serão alcançadas a partir de um programa de exercício aeróbico, cuja intenção é interromper o ciclo vicioso da falta de exercício, prejuízo da *performance* e fatigabilidade fácil. Com a sua prática, muito provavelmente será observado impacto positivo em uma das queixas do paciente relacionada ao cansaço para tomar banho.

Para atingir tal propósito, no início o paciente será estimulado a realizar exercícios ritmados utilizando amplos grupos musculares. Após este aquecimento inicial, um cicloergômetro portátil de membros inferiores será disponibilizado para o treinamento do paciente no próprio quarto. Inicialmente, não haverá imposição de carga resistiva, e a FC de treinamento será a variável fisiológica de escolha para guiar a intensidade do treino. O alvo de treinamento será a FC submáxima alcançada pelo teste de caminhada de seis minutos. O paciente também será constantemente monitorado com relação a PA, SpO_2 e pela escala de percepção de esforço de Borg. Na continuidade do tratamento e, diante de resposta hemodinâmica favorável do paciente, a FC alvo poderá progredir até a FC máxima atingida no teste do degrau. Para isso, o paciente terá incremento na velocidade da pedalada ou então terá resistência imposta ao cicloergômetro.

Assim, as respostas ao tratamento deverão ser monitoradas cuidadosamente durante todo o curso da reabilitação, e modificações no tratamento serão adotadas sempre que necessário. Dessa forma, o fisioterapeuta deve reavaliar continuamente o transplantado e programar terapias intervencionistas guiadas pela condição detectada. O tratamento torna-se, portanto, um processo dinâmico e interativo entre o paciente e o terapeuta.

Uma revisão sistemática que investigou as consequências de intervenções com exercícios na qualidade de vida relacionada à saúde de pessoas com diferentes tipos de cânceres durante o tratamento ativo encontrou que o exercício pode ter efeitos benéficos em alguns domínios investigados, incluindo funções físicas, sociais e fadiga [23]. Ademais, parece que os efeitos positivos das intervenções de exercício são mais pronunciados em programas que utilizam intensidade moderada ou vigorosa, quando comparados a programas de leve intensidade [23]. Uma outra revisão, esta limitada a pacientes diagnosticados com malignidades hematológicas que receberam transplante de células-tronco e foram incluídos em programas de exercícios com treino de *endurance*, resistência e/ou treinamento de atividades de vida, além de relaxamento progressivo e alongamentos, verificou, através de metanálise, que os exercícios realizados durante a hospitalização do paciente levaram a melhora da qualidade de vida e redução da fadiga no momento da alta hospitalar [24].

Além do benefício alvo de recondicionamento físico do paciente, o treinamento aeróbico tem outros efeitos potenciais. Um estudo com pacientes transplantados aponta menor necessidade de medicação analgésica no grupo treinado, justificada pela elevação do limiar da dor promovida pela prática de atividade física. Talvez a ativação do sistema inibitório central da dor, assim como a alta produção de endorfinas obtidas com o exercício sejam os mecanismos responsáveis pela resposta favorável exibida por esses pacientes [25].

Contudo, para que os benefícios almejados sejam alcançados, é importante destacar que durante o transplante e imediatamente após, o paciente necessita ser bastante encorajado a manter sua mobilidade, devido aos desagradáveis sintomas clínicos que ocorrem nessa fase. Uma boa medida é oferecer ao paciente, assim como seu cuidador, instruções prévias acerca das expectativas com a fisioterapia durante essa fase crítica do tratamento. Uma estratégia para a adesão do paciente é a distribuição de materiais impressos com informações simples, como, por exemplo, a importância de uma caminhada pelos corredores do ambiente hospitalar, estando ainda explicadas com clareza as suas contraindicações e ainda a sintomatologia que indica que a atividade deva ser interrompida. Além disso, o apoio da equipe interdisciplinar reforçando a importância dessas medidas otimiza ainda mais esta estratégia [4]. A reabilitação preferivelmente preventiva pode minimizar a piora da funcionalidade e facilitar a recuperação, mas a equipe do transplante deve ser sensível à percepção do declínio funcional precoce nesses pacientes [4]. Isso porque o declínio funcional observado em pacientes durante a hospitalização se associa a desfechos indesejáveis e duradouros e complicações graves incluindo infecções nosocomiais, quedas e úlceras de pressão [11].

Metas
9. Encaminhamento do paciente para tratamento fisioterapêutico ambulatorial
10. Recomendações para manutenção do estado ativo em ambiente domiciliar

Previamente a alta hospitalar, o paciente e seus familiares ou cuidadores deverão ser adequadamente orientados pelo fisioterapeuta. A instrução de planos de exercícios domiciliares bem como a necessidade de modificação do ambiente doméstico para auxiliar o paciente em seu retorno para casa podem ser medidas bastante benéficas. Adaptações devem ser instituídas a fim de tornar as atividades mais seguras e menos cansativas aos pacientes a depender do estado funcional do paciente no momento da alta hospitalar.

Além disso, planos para tratamento de acompanhamento fisioterapêutico apropriado ou encaminhamento a outra instituição ou profissional podem ser realizados. A participação em programas de exercícios após tratamento oncológico está associada à redução no número e severidade de problemas endossados pela doença, os quais levam a melhoras globais na qualidade de vida física e psicossocial [26]. Tratamentos alternativos e complementares como meditação e yoga estão se tornando populares por tratar todos os aspectos da doença, incluindo sintomas físicos e psicológicos de indivíduos com malignidades hematológicas [27], podendo ainda promover o bem-estar social quando a proposta terapêutica abordar um grupo de pessoas. O que parece é que a meditação deve ser benéfica para a qualidade de vida desses pacientes, mas a literatura disponível ainda não permite concluir esta evidência devido à carência de ensaios clínicos randomizados de alta qualidade [27]. Na mesma linha, a yoga parece melhorar a qualidade do sono desta população, mas, outra vez, esta conclusão é baseada em poucas evidências científicas [28].

Referências

1. Hermans G, Clerckx B, Vanhullebusch T, Segers J, Vanpee G, Robbeets C et al. Interobserver agreement of medical research council sum-score and handgrip strength in the intensive care unit. Muscle Nerve. 2012;45(January):18-25.
2. Mastropietro AP, Oliveira ÉA de, Santos MA dos, Voltarelli JC. Functional Assessment of Cancer Therapy Bone Marrow Transplantation: tradução e validação. 2007;41(2):260–8. Available from: http://dx.doi.org/10.1590/S0034-89102007000200013
3. James MC. Physical therapy for patients after bone marrow transplantation. Phys Ther [Internet]. 1987 Jun;67(6):946–52. Available from: http://www.ncbi.nlm.nih.gov/pubmed/3295900
4. Gillis TA, Donovan ES. Rehabilitation following bone marrow transplantation. Cancer [Internet]. 2001 Aug 15 [cited 2012 Oct 23];92(4 Suppl):998–1007. Available from: http://www.ncbi.nlm.nih.gov/pubmed/11519026
5. Torres LG, Tabak D. Neutropenia febril e câncer – parte 1. 2011;36-9.
6. Paul KL. Rehabilitation and exercise considerations in hematologic malignancies. Am J Phys Med Rehabil [Internet]. 2011 May [cited 2012 Aug 1];90(5 Suppl 1):S88-94. Available from: http://www.ncbi.nlm.nih.gov/pubmed/21765268
7. Lima CA, Siqueira B, Gomes CM, Lemos A. Influência da força da musculatura periférica no sucesso da decanulação. Rev Bras Ter Intensiva. 2011;23(1):56-61.
8. Ali NA, Brien JMO, Hoffmann SP, Phillips G, Garland A, Finley JCW et al. Acquired Weakness, Handgrip Strength, and Mortality in Critically Ill Patients. 2008;178:261-8.
9. Oliveira MF, Zanussi G, Sprovieri B, Lobo DML, Mastrocolla LE, Umeda IIK et al. Alternativas para Prescrição de Exercício Aeróbio a Pacientes com Insuficiência Cardíaca. Arq Bras Cardiol. 2016;ahead print, PP.0-0.
10. Ozalevli S, Ozden A, Itil O, Akkoclu A. Comparison of the Sit-to-Stand Test with 6 min walk test in patients with chronic obstructive pulmonary disease. 2007;i:286-93.
11. Holst M, Søndergaard LN, Andreasen J. Functional training and timed nutrition intervention in infectious medical patients. 2016;(February):1-7.
12. Bom EA, Almeida R. Evaluation of respiratory conditions in early phase of hematopoietic stem cell transplantation. 2012;34(3):188-92.
13. Curzel J, Forgiarini Junior L, Rieder M. Avaliação da independência funcional após alta da unidade de terapia intensiva. 2013;25(2):93-8.
14. Perme C, S CS, Nawa RK, Sc M, Winkelman C, Ph D, et al. A Tool to Assess Mobility Status in Critically Ill Patients : The Perme Intensive Care Unit Mobility Score. 2014;(1):41-9.
15. Denehy L, Morton NA De, Skinner EH, Edbrooke L, Haines K, Warrillow S et al. A Physical Function Test for Use in the Intensive Care Unit : Validity, Responsiveness, and Predictive Utility of the Physical Function ICU Test (Scored). 2013;93(12):1636-45.
16. Corner EJ, Soni N, Handy JM, Brett SJ. Construct validity of the Chelsea critical care physical assessment tool : an observational study of recovery from critical illness. 2014;1-10.
17. Thrush A, Rozek M, Dekerlegand JL. The Clinical Utility of the Functional Status Score for the Intensive Care Acute Care Hospital : A Prospective Cohort Study. 2012;92(12).
18. Maria Y, Kawaguchi F, Nawa RK, Figueiredo TB, Martins L, Pires-neto RC. Perme Intensive Care Unit Mobility Score e ICU Mobility Scale : tradução e adaptação cultural para a língua portuguesa falada no Brasil. 2016;42(6):429-34.
19. Aoyama T, Fujita Y, Madoba K, Nankaku M, Yamada M, Tomita M et al. Rehabilitation Program After Mesenchymal Stromal Cell Transplantation Augmented by Vascularized Bone Grafts for Idiopathic Osteonecrosis of the Femoral Head : A Preliminary Study. Arch Phys Med Rehabil [Internet]. Elsevier Ltd; 2015;96(3):532–9. Available from: http://dx.doi.org/10.1016/j.apmr.2014.09.040
20. Riberto M, Miyazaki MH, Jucá SSH, Sakamoto H, Potiguara P. Validação da Versão Brasileira da Medida de Independência Funcional Validation of the Brazilian version of Functional Independence Measure. 2004;3-7.
21. Kawaguchi YMF, Nawa RK, Figueiredo TB, Martins L, Pires-Neto RC. Perme Intensive Care Unit Mobility Score e ICU Mobility Scale : tradução e adaptação cultural para a língua portuguesa falada no Brasil. 2016;42(6):429-34.
22. Mendes R, Dias R, Avelar A, Menêses AL, Salvador EP, Rodrigues D et al. Segurança, reprodutibilidade, fatores intervenientes e aplicabilidade de testes de 1-RM. Motriz Rev Educ Física UNESP. 2013;19(1):231-42.
23. Si M, Rw S, Snyder C, Pm G, Topaloglu O. Exercise interventions on health-related quality of life for people with cancer during active treatment (Review). 2012;(8).
24. Haren IEPM Van, Timmerman H, Potting CM, Blijlevens NMA, Staal JB, Sanden MWGN Der. Physical Exercise for Patients Undergoing Hematopoietic Stem Cell Transplantation: Systematic Review and Meta-Analyses of Randomized Controlled Trials. 2013;93(4).
25. Dimeo F, Fetscher S, Lange W, Mertelsmann R, Keul J. Effects of aerobic exercise on the physical performance and incidence of treatment-related complications after high-dose chemotherapy. Blood [Internet]. 1997 Nov 1;90(9):3390–4. Available from: http://www.ncbi.nlm.nih.gov/pubmed/9345021
26. Hayes S, Davies PSW, Parker T, Bashford J, Newman B. Quality of life changes following peripheral blood stem cell transplantation and participation in a mixed-type, moderate-intensity, exercise program. Bone Marrow Transplant [Internet]. 2004 Mar [cited 2012 Aug 1];33(5):553–8. Available from: http://www.ncbi.nlm.nih.gov/pubmed/14716346
27. Salhofer I, Will A, Monsef I, Skoetz N. Meditation for adults with haematological malignancies (Review) Summary of Findings for the Main Comparison. 2016;(2).
28. Felbel S, Jj M, Monsef I, Engert A, Skoetz N. Yoga in addition to standard care for patients with haematological malignancies (Review) Summary of Findings for the MAIN Comparison. 2014;(6).

Tumor Cerebral Infantil

CAPÍTULO 29

Renata Viana Brígido de Moura Jucá
Carlos Eduardo Barros Jucá

Observação: palavras e expressões listadas no Glossário do capítulo estão destacadas no texto com um asterisco.

APRESENTAÇÃO DO CASO CLÍNICO

Criança de 10 anos de idade, sexo masculino, procedente de localidade rural do interior do Estado apresenta, há 4 meses, cefaleia de intensidade progressiva associada a quadro de ansiedade, diplopia* e queda do rendimento escolar. A cefaleia era holocraniana em aperto, de predomínio matinal. Foi inicialmente tratada com ansiolítico e analgésicos comuns em sua cidade, sem resultado satisfatório. Não tem antecedentes de cefaleia crônica na família. Habita em casa de alvenaria com estrutura hidrossanitária adequada com seus pais e três irmãos, e cursa escola regular em série adequada para sua faixa etária. Como o quadro de cefaleia permaneceu progressivo apesar das medicações, a criança foi encaminhada para a capital para realização de tomografia computadorizada (TC) do crânio, que revelou lesão expansiva sugestiva de tumor situada no interior do ventrículo lateral esquerdo, associada à dilatação moderada deste mesmo ventrículo. O paciente foi então internado para programação de tratamento cirúrgico da lesão.

A abordagem proposta foi uma craniotomia* seguida de acesso inter-hemisférico transcaloso com afastamento do hemisfério cerebral direito e calosotomia* para acesso ao sistema ventricular e exérese da lesão. O neurocirurgião explicou à equipe de fisioterapia, previamente à cirurgia, que os principais riscos na evolução pós-operatória do paciente eram déficit motor à esquerda devido à necessidade de afastamento do hemisfério cerebral direito na altura da área motora primária* e dificuldades relacionadas à calosotomia, conhecidas globalmente como síndrome de desconexão*, como apatia, déficits no controle motor, orientação espacial e linguagem.

A cirurgia foi realizada sem maiores intercorrências. Entretanto devido à extensão da lesão e ao abundante sangramento ocorrido no intra-operatório, a retirada total não foi possível, restando pequeno resíduo tumoral. O exame histopatológico do tumor revelou astrocitoma pilocítico*, um tumor benigno.

Logo após a cirurgia, o paciente foi transferido ainda sedado e em ventilação mecânica para a Unidade de Tratamento Intensivo (UTI), assim permanecendo até o dia seguinte, quando uma tomografia de controle revelou, além do resíduo tumoral, uma pequena hemorragia no sítio cirúrgico, sem outros problemas. Não havia neste exame sinais de hipertensão intracraniana*. A sedação começou a ser retirada lentamente e o paciente começou a despertar. Na tarde do primeiro dia pós-operatório, os parâmetros ventilatórios começaram a diminuir.

Na manhã do segundo dia pós-operatório, como a criança já apresentava esforços respiratórios espontâneos, abria os olhos e obedecia a comandos simples, o fisioterapeuta avaliou e foi procedida a extubação. Nesta ocasião foi possível fazer uma primeira avaliação pós-operatória mais completa, dado o nível de vigília do paciente, o qual conseguia manter abertura ocular espontânea, falava palavras simples e obedecia a comando apenas com o lado direito. Percebeu-se hemiplegia e hipotonia à esquerda, sem restrição articular de membros superior e inferior. Havia assimetria dos reflexos osteotendíneos, mais vivos à esquerda.

O garoto queixou-se de dor de cabeça no local da cirurgia e referiu ver "duas fisioterapeutas", não sendo possível realizar provas de coordenação motora e testes funcionais, provavelmente devido à diplopia* e à dificuldade do paciente em compreender as instruções do fisioterapeuta.

Dois dias após a extubação, o paciente foi transferido para a enfermaria. Foi solicitada avaliação do fonoaudiólogo, que confirmou o déficit de compreensão e linguagem. Na primeira avaliação fisioterapêutica fora da UTI, encontrava-se bastante vigil e colaborativo, conseguia sentar-se com bom tônus axial e realizar os exercícios funcionais propostos com o membro direito, como pegar copo à frente, alcançar o pente acima da cabeça para pentear-se e tocar na mão do fisioterapeuta em diferentes alturas, apesar de manter a dificuldade em compreender os comandos. À avaliação sensorial tátil não conseguiu distinguir dois pontos próximos, apresentou analgesia e déficit proprioceptivo nos membros superior e inferior esquerdos.

A mãe relatou que o garoto não conseguia preparar ou cortar seu próprio alimento, mas comia sozinho com a mão direita. Por ser destra, a criança tinha facilidade para realizar atividades com essa mão.

Ao ser solicitado o ortostatismo, apresentou desequilíbrio e não conseguiu firmar-se de pé independentemente, necessitando de auxílio de outra pessoa para levantar-se do leito e ir ao banheiro. Durante a internação, o fisioterapeuta realizou treinos de mudança de decúbito, transferências do leito para a cadeira, de sentado para de pé e de marcha com apoio.

Foi orientado à mãe sobre a importância de se estimular o uso do membro superior esquerdo; a postura de pé com descarga de peso bilateral simetricamente, sempre com estímulo verbal, e contato visual, ao conversar com o seu filho.

Após uma semana da cirurgia, a criança teve alta hospitalar, e foi encaminhada ao centro de reabilitação da sua cidade. Após duas semanas, o fisioterapeuta realizou a avaliação inicial e inseriu a criança para o tratamento.

A mãe do paciente relata que o filho melhorou desde a cirurgia, recuperou "alguns" movimentos, mas continua com fraqueza e flacidez do braço e perna esquerdos, e por isso é muito dependente dela para andar, tomar banho e vestir-se. A criança apresenta desequilíbrio e muito cansaço ao andar grandes distâncias, e sente dificuldade para brincar com seus amigos.

À avaliação, verificou-se presença de contração muscular no dimídio esquerdo. Ao ser solicitada, a criança conseguiu levantar-se da cadeira e assumir postura de pé com apoio. Além da redução de força muscular nos membros superior e inferior esquerdos, verificou-se hipotonia e hiper-reflexia profunda de bíceps braquial e quadríceps esquerdos. Ao ser solicitada a andar, necessitou de apoio do terapeuta, apresentando desequilíbrio e grande esforço (descondicionamento físico).

A criança está afastada das atividades escolares desde a cirurgia, e a mãe mostra-se preocupada com sua volta, uma vez que a família depende de transporte público, a escola da criança é longe de sua casa, a sala de aula fica no segundo andar, não há rampa de acesso na escola e a criança não consegue subir escadas sozinha.

A linha do tempo da evolução clínica do paciente pode ser observada na Figura 29.1.

GLOSSÁRIO

Área motora primária: área do córtex cerebral relacionada à motricidade voluntária. De acordo com o caso clínico, foi afetado pela lesão tumoral a região parietal do hemisfério direito, responsável também por informações somatossensoriais e perceptivas complexas, sensação somestésica, relações espaciais, esquema do corpo, práxis. Há risco do indivíduo ter perda sensorial contralateral, hemiparesia, déficit visual homônimo ou negação, gnosias, déficits de compreensão e linguagem[1].

Astrocitoma pilocítico: tipo de glioma, tumor primário formado a partir de células glias, frequentemente localizado nos hemisférios cerebrais. Varia em morfologia e comportamento biológico, mas normalmente são de baixo grau (Graus 1 e 2: baixo, anaplásico); de crescimento lento, e podem ser extirpados cirurgicamente de forma parcial ou total, a depender da localização. As crianças com esse tipo de tumor apresentam

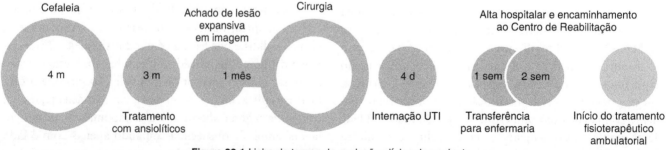

Figura 29.1 Linha do tempo da evolução clínica do paciente.

desfechos funcionais, como déficits neurológicos, desordens cognitivas e emocionais, impactos no desempenho acadêmico e independência funcional, geralmente favoráveis, quando não há complicações cirúrgicas e envolvimento de tecido cerebral [3]. Para crianças em que houve retirada parcial do tumor, são indicadas terapias adjuvantes, como quimioterapia ou radioterapia, havendo uma taxa de sobrevida em cinco anos de cerca de 45%[4].

Calosotomia: técnica cirúrgica que consiste em seccionar o corpo caloso, separando os hemisférios cerebrais, para acesso aos ventrículos.

Craniotomia: técnica cirúrgica que consiste em retirar uma janela óssea da caixa craniana, para acesso ao sítio da incisão.

Diplopia: perturbação da visão caracterizada pela percepção de duas imagens de um só objeto. Pode ser devida à paralisia de um ou mais músculos oculomotores.

Hipertensão intracraniana: aumento da pressão hidrostática intracraniana, normalmente por compressão das vias de drenagem do líquido cefalorraquidiano. São sinais de hipertensão intracraniana: cefaleia, vômitos, papiledema, redução de consciência, além de déficit cognitivo, caracterizado pela apatia, distúrbios da memória e alterações de comportamento[1].

Síndrome de desconexão: Está relacionada à calosotomia, desconexão inter-hemisférica pela principal comissura cerebral: o corpo caloso. Consiste em sinais clínicos transitórios oupermanentes decorrentes da falha na comunicação entre vias sensitivas e motoras, como apatia, déficits no controle motor, orientação espacial e linguagem[2].

Questões para discussão

1. Com base na condição de saúde do paciente, quais fatores contribuem para a limitação das suas atividades?
2. Quais as intervenções mais adequadas para esta fase da doença?
3. Quais possíveis complicações podem interferir na fisioterapia?
4. Quais possíveis intercorrências clínicas podem ocorrer durante o atendimento fisioterapêutico? Qual deve ser a conduta?
5. Qual o prognóstico da reabilitação fisioterapêutica?
6. Como os fatores contextuais podem influenciar os resultados esperados?

OBJETIVOS

- Reconhecer os padrões de alteração funcional na criança com tumor cerebral, após ressecção cirúrgica.
- Descrever um plano de tratamento fisioterapêutico adequado para pacientes com tumor cerebral.
- Estabelecer critérios para avaliar a resposta à intervenção durante as sessões de fisioterapia.
- Descrever ferramentas de avaliação da funcionalidade confiáveis para reconhecer a efetividade da intervenção proposta em curto prazo.
- Apresentar estratégias de atuação interprofissional para os cuidados da criança com tumor cerebral.
- Elaborar um plano terapêutico flexível, considerando o quadro neurológico instável, para adaptar-se à incapacidade possivelmente crescente e conciliar com a repercussão emocional que acompanha o diagnóstico de tumor cerebral primário, adaptando-se a efeitos colaterais e sequelas por edema, hidrocefalia, recidiva, infecção e necrose que possam surgir.

AVALIAÇÃO E DIAGNÓSTICO DA FUNCIONALIDADE

Para casos de crianças com tumor cerebral, como o descrito neste capítulo, é fundamental que haja avaliação dos diversos sistemas: neurológico, musculoesquelético e cognitivo, considerando o histórico médico, diagnóstico clínico e fatores biopsicossociais, levando em consideração os objetivos da criança e sua família.

A intervenção fisioterapêutica, para ser eficaz, depende de uma avaliação efetiva que contemple cada uma das dimensões da CIF. Quando bem estabelecidas as metas, a intervenção frequentemente melhora ou reverte as deficiências (estrutura e função corporal) encontradas nesses pacientes, melhorando sua habilidade nas AVDs (atividade) e situações de vida (participação) [5].

Funções do corpo

Funções intelectuais

O desempenho cognitivo foi mensurado por meio da avaliação psicológica, que indicou desenvolvimento compatível com a idade, dentro da faixa normativa. A criança e sua família foram acompanhadas por uma psicóloga durante a internação hospitalar. A criança está em acompanhamento pedagógico na escola, após precisar repetir o ano letivo por não conseguir acompanhar o desempenho dos colegas.

Funções do sono

A criança relata sonolência durante o dia, dormindo bem à noite.

Funções mentais da linguagem

Há dificuldade de compreensão de comandos ao exame, mas verbaliza palavras simples.

Funções da visão

Até dois dias depois da cirurgia a criança apresentou diplopia, referindo visão dupla. Depois disso, houve relato de melhoras, sem alterações da visão.

Sensação de dor

A criança refere dor em toda a região da cabeça, principalmente na região da incisão cirúrgica. Para crianças dessa faixa etária, podem ser usadas escalas analógicas de faces para graduar a dor (Figura 29.2).

Mobilidade das articulações

Avaliado por goniometria, a criança não apresentou redução de amplitude de movimento (ADM) passiva.

Tônus muscular

Conforme citado anteriormente, a criança apresentou hipotonia em hemicorpo esquerdo.

Controle de movimentos voluntários

Foi verificada hemiplegia à esquerda, ou seja, ausência de movimentação ativa de membros superior e inferior esquerdos.

Estrutura do corpo

Estrutura do cérebro

Anormalidades anatômicas pré-operatória e pós-operatória podem ser averiguadas por tomografia computadorizada de crânio. Após a cirurgia, a criança apresentou pequena lesão tumoral residual e pequeno sangramento no interior do ventrículo lateral esquerdo.

Atividades e participação

Manter a posição do corpo

A criança apresenta bom controle de tronco sentada, mas a postura ortostática ainda é instável pelo déficit de equilíbrio estático.

Uso fino da mão

A criança realiza atividades apenas com a mão direita.

Andar

A marcha pode ser avaliada visualmente, ou sistematizada através da escala PRS (*Physician Rating Scale*) que gradua a marcha de 0 a 14 (quanto maior a nota obtida melhor o padrão de marcha) [7]. A criança apresenta marcha hemiplégica, ou ceifante, compensando a fraqueza de flexores de quadril, joelho e tornozelo com elevação pélvica.

Deslocar-se por diferentes locais

A mãe relata que a criança se locomove em casa apoiando-se nos cômodos, mantendo apoio em membro superior direito. Em ambientes externos a mãe precisa apoiar o lado esquerdo da criança, o que dificulta sua marcha comunitária. Essa insegurança deve-se principalmente ao déficit de equilíbrio tanto estático quanto dinâmico, que pode ser mensurado pela Escala

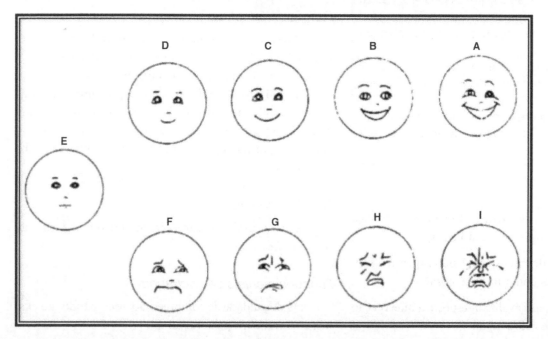

Figura 29.2 Escala analógica visual de faces. Fonte: McGRATH (1990) *apud* Torritesi e Vendrúsculo, 1998 [6].

de Equilíbrio Pediátrica (PBS), adaptada da escala de Berg balance[8].

Cuidados relacionados com os processos de excreção

Pode-se avaliar através da versão brasileira da Wee-FIM (Medida de Independência Funcional para crianças)[9]. A paciente apresenta bom controle esfincteriano, necessitando de auxílio para higiene e vestir-se.

Comer

AWee-FIM também pode ser utilizada para graduar a independência na alimentação [9]. A mãe informou que a criança é capaz de comer sozinha, levando acolher à boca com a mão direita, necessitando apenas que os alimentos sejam cortados.

Interações interpessoais básicas

O comportamento social da criança no momento apresenta-se moderadamente afetado, uma vez que tem dificuldades para interagir com desconhecidos e outras crianças de sua idade. Apresenta bom relacionamento com os outros membros da família. Gosta de brincar, mas pela restrição de mobilidade prefere assistir à televisão.

Relações familiares

O menor mora com os pais e três irmãos.

Fatores ambientais

Produtos e tecnologia para mobilidade e o transporte pessoal em ambientes internos e externos

É importante que haja a avaliação detalhada da necessidade de indicação de muleta para ambientes externos, uma vez que a mãe precisa apoiar a criança por longas distâncias.

Produtos e tecnologia usados em projeto, arquitetura e construção de edifícios para uso público

A escola não possui rampa e a sala de aula da criança é no segundo andar, o que dificultará o acesso à sala de aula quando a criança voltar a estudar, já que ela tem dificuldade de subir escalas.

Família imediata

A criança relata bom relacionamento com os pais e irmãos.

Amigos

Relaciona-se bem com os primos e alguns amigos da vizinhança, que o ajudam quando necessário, mas não consegue brincar por longos períodos com outras crianças.

Atitudes sociais

A mãe afirma que ultimamente a criança se irrita quando é repreendida por atitudes erradas, como não fazer determinada atividade.

Serviços, sistemas e políticas de saúde

Ela realiza fisioterapia duas vezes na semana em um centro de reabilitação do município. É acompanhada pelo neurocirurgião pediátrico e pelo oncologista pediátrico a cada seis meses.

Fatores pessoais

Apesar da apatia e da irritação nos momentos em que é repreendido, o garoto é bem-humorado e curioso, o que o ajuda no aprendizado de novas habilidades. Muitos desses fatores podem ser avaliados pelas escalas de Karnofsky e FACT, que contemplam aspectos e habilidades funcionais de indivíduos com diagnóstico e em tratamento de câncer [10, 11].

RECURSOS DIAGNÓSTICOS PROPOSTOS

Recurso	O que avalia?	Como avalia?
Escala de Desempenho de Karnofsky	Habilidades funcionais	Representa uma medida geral da independência do indivíduo em exercer o autocuidado e suas atividades diárias, avaliando mais subjetivamente o resultado do tratamento do câncer. Varia de 0 a 100, onde uma contagem mais elevada significa que o paciente pode realizar melhor as atividades diárias [10].
Escala Analógica Visual de Faces de McGRATH	Dor	Constituída por expressões faciais em diversas intensidades de desconforto e dor, a escala é adaptada para crianças maiores, com maior capacidade de cognição e abstração. Para maiores detalhes, consultar Torritesi e Vendrúsculo, 2004 [6].

Recurso	O que avalia?	Como avalia?
Physician Rating Scale	Marcha	A escala PRS avalia sistematicamente a marcha, através da observação de seis elementos funcionais: 1. Padrão de marcha (0-2) 2. Posição do tornozelo durante a marcha (0-2) 3. Elevação e curvatura do pé durante a macha (0-3) 4. Posição do joelho durante a marcha (0-3) 5. Grau de flexão e encurtamento dos membros inferiores (0-3) 6. Velocidade da marcha (0-1). A pontuação total varia de 0-14 sendo que quanto maior a nota obtida melhor o padrão de marcha[7,12].
Wee-FIM (Medida de independência funcional para crianças)	Independência funcional	Trata-se da versão pediátrica da Medida de Independência funcional (MIF). Por meio de questionário estruturado para pais ou cuidadores, avalia o desempenho funcional da criança de 6 meses a 7 anos nos domínios: autocuidado, mobilidade e cognição [9].
Escala de Equilíbrio Pediatrica (PBS)	Equilíbrio	A PBS é formada por 14 itens e, para cada item, utiliza-se a pontuação de 0 a 4. Foi adaptada da escala de Berg para a população infantil, e pode ser utilizada em pacientes com disfunção neurológica[8].
Functional Assessment Cancer Treatment (FACT)	Habilidades funcionais	A FACT é uma escala desenvolvida para mensurar diversos aspectos funcionais de pacientes com câncer, e possui uma subescala específica para crianças com tumor cerebral. Engloba aspectos físicos, sociais, emocionais e de bem-estar funcional, além de qualidade entre relação médico-paciente [11]. Mais informações podem ser acessadas em: http://www.facit.org/FACITOrg/Questionnaires

Quadro 29.1 Resumo da avaliação do caso clínico segundo a Classificação Internacional de Funcionalidade, Incapacidade e Saúde (CIF)

	Funções e estruturas do corpo	Limitações de atividades	Restrição na participação
Perspectiva do paciente e da sua mãe	Desequilíbrio ao caminhar	Cansaço para andar grandes distâncias	Dificuldade de frequentar a escola
	Flacidez dos membros superior e inferior esquerdos	Dependência para vestir-se	Dificuldade de brincar com outras crianças
	Fraqueza de hemicorpo esquerdo	Dependência para preparar e cortar alimentos	
		Dificuldade de subir escadas	
Perspectiva do fisioterapeuta	Grau de força muscular	Dependência para ortostatismo e marcha	
	Hipotonia muscular	Dificuldade de equilíbrio	
	Descondicionamento físico		
	Hiper-reflexia profunda nos membros inferiores		
Fatores contextuais			
Pessoais			
• Sexo masculino			
• 10 anos			
• Estudante			
• Humor instável			
• Curioso			
• Baixo desempenho escolar			
Ambientais			
• Profissionais de saúde (equipe multidisciplinar)			
• Serviços, sistemas e políticas de saúde			
• Família imediata colabora com o tratamento e ajuda financeiramente			
• Usuário de transporte público			
• Mora em casa de alvenaria			
• Acesso à casa em bairro sem calçamento, área acidentada			
• Escola sem acessibilidade			

Baseado em tradução livre de esquema publicado em Rundell SD, Davenport TE, Wagner T. Physical Therapist Management of Acute and Chronic Low Back Pain Using the World Health Organization's International Classification of Functioning, Disability and Health. Phys Ther [Internet]. 2009 Jan 1;89(1):82–90. Available from: http://ptjournal.apta.org/cgi/doi/10.2522/ptj.20080113

METAS E INTERVENÇÕES

A proposta para reabilitação de crianças com tumor cerebral é similar ao de outras doenças neurológicas. Porém, é fundamental que o fisioterapeuta tenha conhecimento do comportamento patológico do tumor, das possíveis complicações do câncer (edema cerebral, hidrocefalia, recidiva, infecção e necrose) e efeitos colaterais dos tratamentos que impactam negativamente a funcionalidade do paciente, para traçar os objetivos terapêuticos[13].

O estado funcional inicial do paciente é um dos mais importantes fatores preditores para o declínio funcional e mortalidade[13], por isso o treino da sua independência e funcionalidade deve permear as intervenções da reabilitação em todos os estágios da doença.

Considerando a repercussão emocional que acompanha o diagnóstico de tumor cerebral, a depender do estágio da doença e do estado neurológico do paciente, o fisioterapeuta deve flexibilizar os objetivos terapêuticos de acordo com as demandas do paciente. Inicialmente, o objetivo da fisioterapia poderá ser preventivo, ao orientar o paciente e seus familiares sobre possíveis sequelas que podem se instalar com a progressão da doença, informando-os sobre exercícios e alongamentos para evitar deformidades articulares ou atrofia, por exemplo. Quando a progressão do tumor causa declínio das habilidades funcionais, pode-se assumir objetivos específicos para limitações fisiológicas ou anatômicas, devendo-se enfatizar desde o início a restauração ou potencialização da independência nas suas AVDs, mobilidade, cognição e comunicação. Quando a função não puder ser restaurada, pode-se promover adaptação e estratégias compensatórias, para melhorar qualidade de vida dos pacientes com câncer, tanto em ambiente domiciliar como escolar.

Metas
1. Melhora do equilíbrio estático e dinâmico
2. Melhora do alinhamento postural

Para a primeira meta, exercícios de habituação e aprendizagem de técnicas compensatórias e adaptativas para controle de sintomas provocados por atividades, melhoram a independência do paciente[13].

Inicialmente, a criança pode ter auxílio de lona extensora no MIE para treino de ortostatismo e marcha, até que recupere mínima força muscular efetiva neste membro. Podem ser propostas atividades e brincadeiras que gerem balanços e lateralização de tronco, exigindo que a criança controle seu tronco diante dos deslocamentos dos membros superiores, como alcance de objetos e jogos de bolas, estimulando tanto a distribuição simétrica de carga nos dois membros inferiores como a percepção de descargas alternadas de peso nos pés, tão importante para a melhora do alinhamento postural e aquisição da marcha independente. Pode-se solicitar ao paciente descarga de peso simétrica bilateral, retorno à postura inicial após estímulo do terapeuta, transferência de sentado para de pé, *feedback* visual, melhora de força de tronco e ADM.

O garoto pode realizar circuitos de atividades para treino de equilíbrio dinâmico e propriocepção, podendo conter obstáculos, desvios, superfícies irregulares, rampas, degraus.

Metas
3. Aumento da força muscular do membro inferior direito
4. Melhora da resistência muscular

A recuperação da força muscular deverá acontecer aos poucos, e a fisioterapia deverá incentivar o fortalecimento muscular com programas específicos de treino resistido, respeitando o relato de cansaço do paciente, permitindo intervalos para sua recuperação.

Depois da fase mais aguda da recuperação, quando o paciente não referir mais dor, exercícios de baixa resistência e atividades funcionais devem ser encorajadas, sempre em forma de jogos e brincadeiras dentro de um contexto lúdico, para que a criança sinta-se motivada[13].

De acordo com o cansaço referido pelo paciente, exercícios de fortalecimento podem ser propostos com resistência de caneleiras ou uso de faixas elásticas do MIE, realizados com repetições e aumento progressivo de carga[14].

O incremento da intensidade, principalmente ao demandar da criança repetições dos exercícios, proporciona ganho efetivo da resistência muscular, além da melhora do tônus.

Metas
5. Aumento da força muscular do membro superior direito
6. Melhora da destreza manual e coordenação motora fina
7. Aumento da independência nas AVDs

Assim como no MIE, o MSE terá sua recuperação motora paulatina, e poderá ser estimulada com atividades bimanuais, inicialmente, treinando AVDs como colocar e tirar toda roupa e calçados, usando zíperes e botões, a fim de aumentar a independência da criança; além de jogos que exijam movimentos bimanuais, como pinos, encaixe, desenho com giz de cera, massa de modelar, recorte de papéis com tesoura.

A literatura traz eficácia da terapia de contensão de movimento também em crianças hemiparéticas com sequelas de tumor cerebral. São propostas à criança atividades que incentivem o uso do membro afetado para treinar destreza manual e coordenação motora[15].

Metas
8. Melhora da coordenação motora ampla
9. Treino de marcha

A coordenação motora ampla será trabalhada dentro do treino de marcha. Ao avaliar a deambulação da criança, percebe-se que seria indicado para ambientes externos o uso de um dispositivo auxiliar de marcha, como uma bengala canadense à direita, com ajuste da altura adequada da bengala.

Iniciando-se o treino de marcha, a qual pode ser realizada inicialmente com a bengala, as orientações são direcionadas para variados comprimentos de passo, velocidade, direção e intensidade de marcha. Este treino pode ser realizado no chão, incialmente com superfície plana e regular, e posteriormente, com a melhora da performance da criança, em superfícies inclinadas ou irregulares, como de areia e grama. Havendo a possibilidade de treino de marcha em esteira, é bem estabelecido na literatura os benefícios desta modalidade, pois promove a cadência, melhora a coordenação motora ampla e imprime ritmo à marcha, podendo haver incremento desses benefícios ao se utilizar inclinação e outras direções de marcha na esteira[16].

Como continuidade da meta 8, o treino de marcha deverá ser incrementado dentro dos atendimentos, tanto na casa da paciente como em ambientes externos (rua, escola).

Durante a realização do treino de marcha sob supervisão, o terapeuta deverá progredir tanto na complexidade física como cognitiva, estimulando a atenção, orientação temporoespacial, reconhecimento do ambiente, esquema corporal, noções e organização espacial.

Meta
10. Aumento da mobilidade e da independência da criança

Além do treino de marcha em diferentes terrenos, para maior independência da criança, é imprescindível que se exercite subir e descer escadas, rampas, desviar obstáculos, além de propor jogos e brincadeiras com bolas para motivá-la.

Com a melhora do desempenho da mobilidade da criança, com o aumento da tolerância, redução de necessidade de assistência e relato de cansaço, a marcha pode vir a ser trabalhada em maior intensidade, como forma de exercício aeróbico. Estes exercícios têm a intenção de reverter o descondicionamento cardiorrespiratório, frequente em crianças com sequelas de tumor cerebral, melhorando sua *performance* física. É recomendada a prática de atividade física com foco no treinamento cardiovascular, sendo benéfica a prática de esportes, como natação ou ciclismo, por exemplo [17].

Meta
11. Encaminhamento da criança para avaliação de equipe multidisciplinar

As necessidades específicas de cada paciente nortearão o terapeuta para o encaminhamento a especialistas. Faz-se necessário o acompanhamento multiprofissional da criança em todas as fases, desde o diagnóstico, durante e após o tratamento.

A criança deve continuar sendo acompanhada pelos médicos (neurocirurgião pediátrico, pediatra clínico, oncologista) periodicamente, para verificar a necessidade de tratamento adjuvante para o tumor residual.

Deve-se realizar o encaminhamento da criança para o terapeuta ocupacional, que deverá avaliar a criança e auxiliá-la a organizar sua rotina e incrementar sua independência nas AVDs, e para o fonoaudiólogo, que viabilizará estratégias para melhora da comunicação e atenção.

A redução das habilidades intelectuais, de velocidade de processamento e atenção, déficit de memória e funções executivas estão relacionadas à diminuição nas habilidades de aquisição de novas informações. São fatores que influenciam negativamente os aspectos neurocognitivos: diagnóstico em indivíduos mais jovens, baixo nível de instrução dos pais, baixo *status* socioeconômico, complicações perioperatória e pós-operatória, hidrocefalia, epilepsia e altas doses de radioterapia [17]. Tais aspectos devem ser avaliados por psicólogo e psicopedagogo, que poderão propor manejos mais adequados dessas dificuldades.

Meta
12. Recomendações para melhor inclusão escolar e comunitária

Mesmo na vigência do tratamento do câncer, é amplamente estimulado por especialistas que as crianças vivenciem o ambiente escolar o quanto antes. Mediante estabilização do quadro clínico e boas condições de saúde, a criança deve voltar a frequentar a escola, conviver com os colegas e professores, porque o absenteísmo representa muito mais que apenas prejuízos acadêmicos[18]. A rotina de organização, aprendizado, a relação com os pares e a sensação de "pertencimento social" estão diretamente ligados à participação, além de contribuírem positivamente nos fatores pessoais das crianças, constructos da CIF.

É importante que todos os profissionais, também o fisioterapeuta, que tratam da criança estejam envolvidos no seu retorno à vida escolar e social, motivando-a, estimulando seus pais e atuando para tentar amenizar as limitações físicas impostas pelo tratamento: as mudanças corporais, a angústia de espera pelos procedimentos médicos invasivos (quimioterapia, radioterapia etc.), e as restrições sociais, por exemplo barreiras impostas pela própria escola (inflexibilidade, burocracia).

Referências

1. Darcy Ann Umphread. Reabilitação Neurológica. 4ª. Monica de Barros Ribeiro Cilento, editor. Barueri: Editora Manole; 2004. 421-39 p.
2. Eduardo P, Carrilho M. Síndromes de desconexão: Um breve apanhado histórico e o importante legado de Norman Geschwind. Sci Rev Varia. 2009;7:45-56.
3. Ait Khelifa-Gallois N, Laroussinie F, Puget S, Sainte-Rose C, Dellatolas G. Long-term functional outcome of patients with cerebellar pilocytic astrocytoma surgically treated in childhood. Brain Inj [Internet]. 2015 Feb 23;29(3):366-73. Available from: http://dx.doi.org/10.3109/02699052.2014.975281
4. Margraf LR, Gargan L, Butt Y, Raghunathan N, Bowers DC. Proliferative and metabolic markers in incompletely excised pediatric pilocytic astrocytomas-an assessment of 3 new variables in predicting clinical outcome. Neuro Oncol. 2011;13(7):767-74.
5. Gilchrist LS, Galantino M Lou, Wampler M, Marchese VG, Morris GS, Ness KK. A Framework for Assessment in Oncology Rehabilitation. Phys Ther [Internet]. 2009 Mar 10;89(3):286-306. Available from: http://www.ncbi.nlm.nih.gov/pmc/articles/PMC2967778/
6. Torritesi P, Vendrúsculo DMS. A dor na criança com câncer: modelos de avaliação. Rev Lat Am Enfermagem. 1998;6(4):49-55.
7. Oliveira RP de, Caldas CACT, Riberto M. Application of the ICF-CY Brief Core Set for cerebral palsy on a school age child. Acta Fisiátrica [Internet]. 2016;23(1):46–50. Available from: http://www.gnresearch.org/doi/10.5935/0104-7795.20160010
8. Ries LGK, Michaelsen SM, Soares PSA, Monteiro VC, Allegretti KMG. Adaptação cultural e análise da confiabilidade da versão brasileira da Escala de Equilíbrio Pediátrica (EEP). Brazilian J Phys Ther. 2012;16(3):205-15.
9. Sarmento PV. Tradução, adaptação cultural e confiabilidade da Medida de Independência Funcional para Criança (Wee FIM). Universidade Federal de Alagoas; 2014.
10. Péus D, Newcomb N, Hofer S. Appraisal of the Karnofsky Performance Status and proposal of a simple algorithmic system for its evaluation. BMC Med Inform Decis Mak [Internet]. 2013;13(1):72. Available from: http://bmcmedinformdecismak.biomedcentral.com/articles/10.1186/1472-6947-13-72
11. Weitzner MA, Meyers CA, Gelke CK, Byrne KS, Cella DF, Levin VA. The Functional Assessment of Cancer Therapy (FACT) scale. Development of a brain subscale and revalidation of the general version (FACT-G) in patients with primary brain tumors. Cancer. 1995 Mar;75(5):1151-61.
12. Sposito MMDM, Riberto M. Avaliação da funcionalidade da criança com paralisia cerebral espástica Functionality evaluation of children with spastic cerebral palsy. Acta Fisiatr. 2010;17:50-61.
13. Gillis TA, Yadav R, Guo Y. Rehabilitation of Patients with Neurologic Tumors and Cancer-Related Central Nervous System Disabilities. Rehabilitation. 1990;470-92.
14. Verschuren O, Ada L, Maltais DB, Gorter JW, Scianni A, Ketelaar M. Muscle strengthening in children and adolescents with spastic cerebral palsy: considerations for future resistance training protocols. Phys Ther. 2011 Jul;91(7):1130-9.
15. Sparrow J, Zhu L, Gajjar A, Mandrell BN, Ness KK. Constraint-Induced Movement Therapy for Children With Brain Tumors. Pediatr Phys Ther. 2017 Jan;29(1):55-61.
16. Kim W-H, Kim W-B, Yun C-K. The effects of forward and backward walking according to treadmill inclination in children with cerebral palsy. J Phys Ther Sci. 2016 May;28(5):1569-73.
17. Chevignard M. Children with brain tumours need long-term multidisciplinary psychosocial, neurocognitive, academic and rehabilitation follow-up programmes. Acta Paediatr Int J Paediatr. 2016;105(6):574-5.
18. Cohen RHP, Melo AG da S. Entre o hospital e a escola: o cancer em crianças. Vol. 15, Estilos da Clinica. scielopepsic; 2010. p. 306-25.

FISIOTERAPIA RESPIRATÓRIA

SEÇÃO VI

Fisioterapia no Paciente com Derrame Pleural Drenado

CAPÍTULO 30

Camila Ferreira Leite
Márcia Souza Volpe
Ricardo Kalaf Mussi

Observação: palavras e expressões listadas no Glossário do capítulo estão destacadas no texto com um asterisco.

APRESENTAÇÃO DO CASO CLÍNICO

No setor de emergência de um hospital municipal foi admitido, há cerca de duas horas, um jovem de 25 anos, pedreiro, que sofreu acidente no local do trabalho ao cair de um andaime de sete metros aproximadamente. Estava usando capacete, luvas e botas no momento do acidente, que pode ter acontecido em função de falhas na montagem do andaime, já que o paciente relata que havia notado anteriormente que os encaixes das plataformas apresentavam folgas anormais. A queixa do paciente era de dispneia além de dor torácica intensa, com muita dificuldade de realizar esforço inspiratório profundo. O Membro Superior Direito (MSD) também apresentava edema importante, com escoriações que interrompiam consideravelmente a integridade da pele principalmente na região do terço médio do úmero. Contudo, o MSD movia-se em completa Amplitude de Movimento (ADM). Ao exame físico, o paciente encontrava-se corado, consciente e orientado, em ar ambiente, com os seguintes sinais vitais: Frequência Cardíaca (FC) = 122 bpm; Frequência Respiratória (FR) = 28 ipm; Pressão Arterial (PA) = 90/60 mmHg; Temperatura = 36,5°C; saturação de oxigênio por oximetria de pulso (SpO$_2$) = 91%. O paciente apresentou à equipe clínica da emergência a radiografia de tórax que havia realizado poucos minutos após o acidente na unidade de pronto atendimento que lhe prestou os primeiros cuidados antes do encaminhamento ao hospital. A radiografia de tórax, obtida estando o paciente em posição ortostática e em incidência posteroanterior, revelou velamento dos 2/3 inferiores do pulmão direito, com apagamento do seio costofrênico direito, sem broncograma aéreo e sem desvio do mediastino e traqueia. Via-se claramente o chamado sinal do menisco, caracterizado por uma opacidade com a borda superior côncava (Figura 30.1). Como normalmente são necessários mais de 150 mL de líquido a fim de produzir opacidade visível ao radiograma de torácica, pela imagem da opacidade ocupando grande região basal

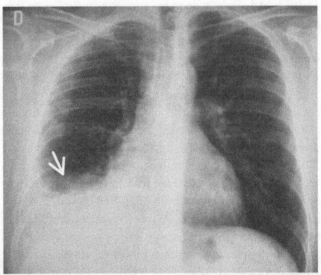

Figura 30.1 Radiografia de tórax evidenciando o sinal do menisco em pulmão direito (seta apontando opacidade com borda superior côncava), um sinal radiológico de derrame pleural.

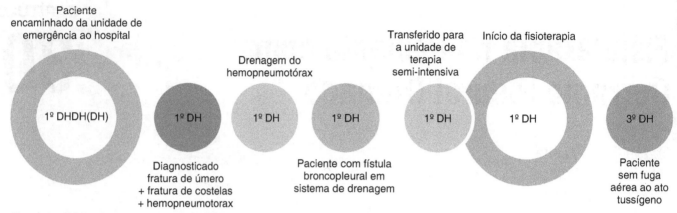

Figura 30.2 Linha do tempo da evolução clínica inicial do paciente. (DH: dia hospitalizado).

do pulmão direito, concluiu-se que o derrame pleural* era de moderado volume. Ao exame físico, a ausculta pulmonar revelava murmúrio vesicular reduzido em 2/3 inferior direito, frêmito toracovocal diminuído, som maciço a percussão e expansibilidade reduzida em hemitórax direito. O padrão ventilatório observado foi definido como apical. Destaca-se ainda que outros importantes achados foram evidenciados no radiograma de tórax, como a ruptura de três arcos costais direitos (quinto, sexto e sétimo) e a imagem de um pequeno pneumotórax*, sendo que a distância medida entre o ápice do pulmão e a extremidade apical da cavidade pleural pelo radiograma de tórax foi de 2 cm. Em conjunto, os achados levavam a crer que o paciente apresentava um hemotórax* importante em função da queda, com ruptura de três arcos costais e hipotensão arterial, associado a um pneumotórax* de pequenas proporções. Assim, o paciente foi diagnosticado com hemopneumotórax*, fratura de três arcos costais direitos e fratura de diáfise umeral direita, confirmada pela radiografia de MSD. Todas as articulações do indivíduo moviam-se livremente, em amplitude completa de movimento. A equipe médica considerou que a proporção do derrame pleural era extensa demais para uma toracocentese*, e o paciente foi levado ao centro cirúrgico para drenagem da cavidade pleural* através da inserção de um dreno de tórax para drenagem em sistema de selo d'água*. Como após a instalação do selo d'água notou-se que o paciente mantinha débito aéreo pelo dreno de tórax em função de uma Fístula Broncopleural* (FBP), a equipe médica optou por aplicar pressão negativa ao selo d'água. O paciente foi transferido para a unidade de terapia semi-intensiva e a equipe médica solicitou avaliação e acompanhamento da fisioterapia respiratória. No terceiro dia após a drenagem pleural, o paciente apresentou ausência de fuga aérea ao ato tussígeno, dreno oscilante aos movimentos ventilatórios e o radiograma de tórax evidenciou ausência de pneumotórax*, dessa forma o sistema de aspiração foi descontinuado e o paciente recebeu alta para a enfermaria. Foi aplicada a escala MIF (Medida de Independência Funcional)* e o único déficit identificado ocorreu no domínio cognição social. Acompanhe os marcos da evolução inicial do paciente pelo fluxograma abaixo (Figura 30.2). O paciente é solteiro e vive sozinho em uma pequena residência alugada. Trabalha em regime informal, por demanda, e não tem renda fixa. Logo, o período afastado significará queda substancial em seu orçamento. Deseja retomar às atividades laborais o mais precocemente possível.

GLOSSÁRIO

Derrame pleural: decorre do acúmulo de fluido no espaço pleural, superando a capacidade de remoção pelo processo fisiológico de drenagem [2].

Drenagem da cavidade pleural: procedimento cirúrgico que objetiva eliminar os fluidos ou gases excedentes do espaço pleural, visando restabelecer a oscilação dos níveis pressóricos positivos e negativos na cavidade pleural.

Espaço pleural: o espaço pleural é delimitado pelas pleuras parietal e visceral e contém em torno de 0,26mL/kg de líquido pleural, que tem a função de lubrificação, facilitando a expansibilidade pulmonar[2]. O fluxo de fluido diário pelo espaço pleural é de cerca de 100mL a 200 mL, sendo constantemente bombeado por células estomais.

Fístula broncopleural: definida como uma comunicação entre o espaço endobrônquico e a cavidade pleural, relacionada a escape aéreo do pulmão para a pleura durante o ciclo ventilatório.

Hemopneumotórax: combinação de sangue e ar extravasado para a cavidade pleural, adquirindo uma imagem hidroaérea na radiografia de tórax.

Hemotórax: decorrente do acúmulo de sangue estocado no espaço pleural. O aumento súbito e rápido do líquido pleural, sobretudo em pacientes vítimas de trauma torácico ou submetidos a procedimentos torácicos diagnósticos ou terapêuticos, sugere a existência de hemotórax.

Medida de Independência Funcional (MIF): avalia a independência funcional do indivíduo, na intenção de ser um instrumento que irá indicar a efetiva realização de ações de forma independente por parte do entrevistado.

Pneumotórax: condição em que o espaço pleural está aumentado pelo acúmulo de ar decorrente de uma FBP, que permite esta fuga aérea para a cavidade pleural.

Sistema de selo d'água: consiste em um interessante mecanismo de drenagem do espaço pleural, por permitir a drenagem do líquido ou gás e impedir a entrada de ar na cavidade pleural pela via de drenagem.

Toracocentese: trata-se de uma técnica de punção do derrame pleural por agulha. Pode ser utilizada com objetivos terapêuticos ou diagnósticos. No caso terapêutico, objetiva-se o esvaziamento de cavidade pleural, recomendado quando uma pequena quantidade de líquido está acumulada, ou seja, quando o derrame pleural é de pequena proporção. Para diagnóstico, a toracocentese permite a coleta de amostra do fluido pleural para análise clinicolaboratorial.

Questões para discussão

1. Com base na condição de saúde do paciente, quais fatores contribuem para a limitação das atividades desse paciente?
2. Quais as intervenções fisioterapêuticas mais adequadas?
3. Que precauções devem ser tomadas durante as intervenções propostas, principalmente no que se refere ao manejo do dreno pleural?
4. Qual o prognóstico da reabilitação fisioterapêutica?
5. Os fatores contextuais do paciente podem influenciar os resultados esperados?

OBJETIVOS

- Reconhecer os padrões de alteração da funcionalidade nos indivíduos submetidos à drenagem pleural.

- Descrever um plano de tratamento fisioterapêutico adequado para pacientes com hemopneumotórax drenado, em ambiente hospitalar, considerando as fases de cuidados após a colocação do dreno de tórax bem como as intervenções fisioterapêuticas após a retirada deste dreno.

- Reconhecer o correto funcionamento do dreno de tórax e os cuidados necessários com ele durante as intervenções fisioterapêuticas.

- Estabelecer critérios para avaliar a resposta à intervenção durante as sessões de fisioterapia.

- Apresentar ao paciente as recomendações para atividades domiciliares com propósitos reabilitadores após a alta hospitalar.

AVALIAÇÃO E DIAGNÓSTICO DA FUNCIONALIDADE

Previamente a qualquer estratégia de avaliação ou intervenção fisioterapêutica, o profissional deverá obter informações no prontuário do paciente, incluindo medicações, indicadores laboratoriais, exames complementares e anotações da equipe multiprofissional.

Condição física

Por tratar-se de um paciente jovem, trabalhador braçal e com excelente condição física, acometido por trauma, sem nenhuma morbidade prévia associada ao quadro traumático, a força muscular do paciente, testada após controle álgico, apresentou níveis máximos em vários grupos musculares testados (venceu a máxima resistência aplicada pelo avaliador). Como medida quantitativa rápida da força muscular do paciente recomenda-se a dinamometria de preensão palmar [3]. Idealmente, avaliar a funcionalidade do paciente a partir de escalas como a MIF (Medida de Independência Funcional) representa uma boa alternativa [4] em acompanhamento pela fisioterapia.

Exames complementares e dispositivos do paciente

Critérios hematológicos

Tendo em vista o diagnóstico de hemopneumotórax, recomenda-se checar os níveis de hemoglobina (Hb) e hematócrito (Ht). Idealmente, os valores de Hb acima de 8 g/dL e o Ht acima de 25%, ampliam a possibilidade de condutas fisioterapêuticas. Diante de valores inferiores, recomenda-se ajustar a conduta de acordo com a sintomatologia do paciente bem como dos dados vitais aferidos durante a intervenção (PA, FC, FR, SpO_2). Isso porque a anemia não representa uma contraindicação para inclusão dos pacientes em programas de exercícios, pelo fato da própria prática de atividade física melhorar a concentração de hemoglobina.

Gasometria arterial

Com a drenagem do tórax e consequente esvaziamento do excesso de fluidos e ar do espaço pleural*, espera-se normalidade dos parâmetros gasométricos e da FR do paciente. Acompanhar a necessidade de O_2 suplementar para reversão do quadro hipoxêmico, quando necessário.

Imaginologia do tórax

O radiograma de tórax permite acompanhar a eficiência do sistema de drenagem pleural bem como observar a expansão do parênquima pulmonar após o esvaziamento da cavidade pleural. Também permite o diagnóstico e acompanhamento do pneumotórax. Com precisão ainda mais apurada acerca da extensão e da localização do derrame pleural bem como do pneumotórax, a tomografia computadorizada representa uma excelente alternativa.

Dreno de tórax

Identificar o funcionamento correto do dreno de tórax é condição necessária para o estabelecimento de intervenções fisioterapêuticas. Considerando que o paciente apresenta confirmação de hemopneumotórax, a inserção do dreno de tórax e sistema de drenagem em selo d'água possibilita o esvaziamento simultâneo dos conteúdos hídrico e aéreo da cavidade pleural (Figura 30.3). Trata-se de um interessante sistema, que permite a saída dos fluidos ao mesmo tempo em que impede o retorno do ar ambiente ou do líquido drenado para o espaço pleural, em função da pressão exercida pela coluna d'água (observe na Figura 30.3 que o dreno fica submerso em 2 cm abaixo da água). O inconveniente deste método de drenagem é que, havendo drenagem de líquido, este irá se acumular no frasco, aumentando gradativamente a coluna d'água e, consequentemente, a pressão necessária para forçar o líquido para fora da cavidade torácica. Dependendo do volume de líquido drenado, isso pode comprometer a eficiência do sistema de drenagem. Na drenagem exclusiva de ar, como ocorre no pneumotórax, este aumento de resistência não é observado, pois o ar drenado não acumula no frasco (não alterando, portanto, a altura da coluna líquida), sendo lançado no meio ambiente através do respiro previsto no sistema (Figura 30.3).

Uma solução para essa situação ocorre quando se interpõe mais um frasco coletor ao sistema de drenagem e, ainda, acopla-se a um sistema de sucção, na intenção de se produzir pressão negativa no frasco e, assim, facilitar a drenagem. Ao se utilizar um conjunto de dois frascos, um deles funcionará como sistema coletor e o outro como regulador da quantidade de sucção aplicada ao espaço pleural, que será regulada por meio da profundidade da coluna de água do respiro, normalmente igual a 20 cm (Figura 30. 4). A pressão do vácuo deve ser ajustada para manter um borbulhamento constante e, independente do valor dessa pressão, é a profundidade da coluna de água do respiro que determina a pressão de sucção. Se a profundidade for igual a 20 cm, a pressão de sucção será igual a - 20 cmH$_2$O.

A utilização do sistema com aspiração é recomendada nas situações em que existe FBP e dificuldade para expansão pulmonar completa [5]. A parada do borbulhamento durante a tosse ou expiração forçada, significa que o débito aéreo da drenagem é maior que a capacidade de vazão de fluxo do sistema, o que exigirá regulagem pela equipe médica da pressão aplicada ao sistema. Quando a equipe médica julgar apropriada a retirada do sistema de drenagem por sucção, o paciente poderá permanecer com o dreno de tórax, com mecanismo simples de drenagem em frasco com selo d'água. Se nessa situação ainda forem observadas borbulhas no frasco durante os movimentos expiratórios do paciente ou durante o seu ato tussígeno, a suposição mais plausível é de que a FBP que deu origem ao pneumotórax do paciente ainda se encontra pérvia. Caso não exista fuga aérea e o nível de água na haste imersa do frasco estiver elevando ou diminuindo em sincronismo com os movimentos respiratórios, tem-se um bom parâmetro para assegurar que a permeabilidade do sistema está íntegra.

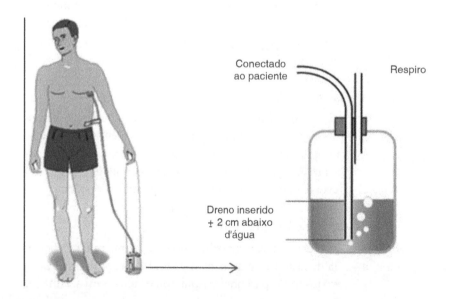

Figura 30.3 Dreno pleural com sistema de drenagem em selo d'água.

Capítulo 30 • Fisioterapia no Paciente com Derrame Pleural Drenado

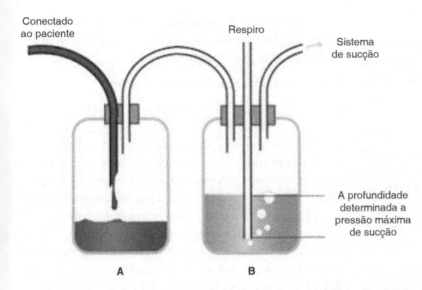

Figura 30.4 Sistema de drenagem pleural com um frasco coletor e um frasco para aplicação da sucção.

RECURSOS DIAGNÓSTICOS PROPOSTOS

Recurso	O que avalia?	Como avalia?
Dinamometria	Força de preensão palmar, que pode ser entendida como um indicador geral de força e potência musculares	O sujeito deve permanecer sentado em uma cadeira sem braços com a coluna ereta, mantendo o ângulo de flexão do joelho em 90°, o ombro posicionado em adução e rotação neutra, o cotovelo flexionado a 90º, com antebraço em meia pronação e punho neutro, podendo movimentá-lo até 30° graus de extensão. O braço deve ser mantido suspenso no ar com a mão posicionada no dinamômetro, que é sustentado pelo avaliador (recomendações da Sociedade Americana de Terapeutas da Mão (ASHT)). Há de se padronizar o número de execuções da manobra, podendo-se adotar o valor obtido em uma única tentativa, a média entre duas ou três tentativas ou ainda, o melhor valor registrado em três tentativas. Ademais, o incentivo ao sujeito avaliado deve ser padronizado, seja ele o incentivo visual (*feedback* do desempenho) ou incentivo verbal do avaliador. A mão dominante apresenta maior desempenho que a não dominante na geração de força máxima tanto no sexo masculino como no feminino [6].
Medida de Independência Funcional (MIF)	Avalia a independência funcional do indivíduo	Trata-se de uma escala com pontuação total mínima de 18 e máxima de 126 pontos. Ao responder esta escala, o entrevistado informa ao avaliador o grau de dependência que necessita para determinada tarefa que lhe é questionada. As variáveis investigadas na escala são: autocuidado, controle de esfíncteres, mobilidade, locomoção, comunicação e cognição social.

Quadro 30.1 Avaliação do caso clínico segundo a Classificação Internacional de Funcionalidade e Saúde (CIF)

	Funções e estruturas do corpo	Limitações de atividades	Restrição na participação
Perspectiva do paciente	Dor intensa em região torácica	Atividades do trabalho	
	Úmero direito fraturado, com braço imobilizado		
	Dificuldade para realizar inspiração máxima		
Perspectiva do fisioterapeuta	Expansibilidade pulmonar (Radiograma de tórax)		Déficit no domínio Cognição Social (escala MIF)
Fatores contextuais			
Pessoais			
• Sexo masculino			
• Solteiro			
• 25 anos de idade			
• Pedreiro			
Ambientais			
• Dreno de tórax			
• Medicação			
• Atendimento por equipe de saúde			

Baseado em tradução livre de esquema publicado em Rundell SD, Davenport TE, Wagner T. Physical Therapist Management of Acute and Chronic Low Back Pain Using the World Health Organization's International Classification of Functioning, Disability and Health. Phys Ther [Internet]. 2009 Jan 1;89(1):82–90. Available from: http://ptjournal.apta.org/cgi/doi/10.2522/ptj.20080113

METAS E INTERVENÇÕES

Em linhas gerais, serão traçadas as principais metas da fisioterapia destinada ao paciente com hemotórax drenado em fase aguda de recuperação, em ambiente hospitalar, bem como as intervenções mais adequadas para alcançar os resultados desejados.

É importante destacar que a presença de FBP não é contraindicação de fisioterapia respiratória, desde que o paciente esteja com controle álgico adequado. Além disso, a indicação por intervenção fisioterapêutica na presença de FBP ocorre, sobretudo, quando há expansão pulmonar diminuída, retenção de secreção pulmonar e restrição de mobilidade.

Metas
1. Aumentar a drenagem do excesso de fluidos da cavidade pleural
2. Incentivar a expansão pulmonar
3. Melhorar a mobilidade torácica

O paciente com dreno de tórax e arcos costais fraturados apresenta quadro álgico importante, que pode levar a um padrão respiratório monótono e superficial, com diminuição da mobilidade torácica, levando a uma situação de hipoventilação com redução da capacidade residual funcional e com prejuízo, inclusive, da depuração mucociliar. Somando-se a tosse dolorosa apresentada por esses pacientes, quadros de retenção de secreção pulmonar podem ocorrer[7]. Se intervenções não forem realizadas na tentativa de restaurar a ventilação pulmonar para níveis adequados e melhorar a capacidade de tosse desses pacientes, situações de atelectasia inevitavelmente ocorrerão, com perpetuação progressiva desse ciclo deletério de hipoventilação →retenção de secreção → atelectasia. Contudo, sendo o jovem paciente em questão, sem comorbidades associadas e com bom condicionamento físico em função das atividades laborais desempenhadas, o risco de essas complicações associadas ao derrame pleural ocorrerem é muito baixo.

Nesse sentido, para se atingir as metas 1, 2 e 3 acima descritas, todas dependentes da adequada expansão pulmonar, o princípio fisiológico norteador dessa intervenção objetiva aumentar a pressão transpulmonar. A pressão transpulmonar é resultante da diferença entre a pressão intra-alveolar e a pressão pleural, conforme demonstrado na equação abaixo:

$$P_{transpulmonar} = P_{alveolar} - P_{pleural}$$

Na intenção de conseguirmos esse aumento da pressão transpulmonar, nota-se que duas estratégias diferentes podem resultar nesse objetivo comum:

1. Promover o aumento da pressão alveolar.

2. Tornar a pressão pleural ainda mais negativa.

Para promover o aumento da pressão alveolar, exercícios respiratórios com a aplicação de pressão positiva mostram-se como uma estratégia interessante, a julgar o caso em questão. Pacientes com fratura de costelas e dreno de tórax apresentam quadro álgico importante, que limitam a realização de exercícios respiratórios. A aplicação de pressão positiva nas vias aéreas não requer esforços inspiratórios do paciente, sendo que a expansão pulmonar é conseguida de forma passiva. Esta pressão positiva pode ser ofertada de forma contínua, através da Ventilação Não Invasiva (VNI) em modos CPAP (que aplica pressão positiva contínua em vias aéreas) ou Binível (que aplica dois níveis pressóricos durante o ciclo ventilatório) ou ainda de forma descontínua, através da utilização de exercícios de respiração com Pressão Positiva Intermitente (RPPI). Tanto a VNI como os exercícios de RPPI são técnicas contraindicadas nas situações em que o paciente com dreno de tórax apresenta FBP, o que pode ser facilmente identificado através do borbulhamento da coluna imersa em selo d'água. Assim, se o paciente apresenta drenagem pleural com fuga aérea, a expansão pulmonar promovida por pressão positiva pode contribuir para a perpetuação da FBP, e nesses casos o uso dessa técnica deve estar restrito apenas às situações nas quais outras estratégias de expansão pulmonar não surtiram efeito e em pacientes com quadros de insuficiência respiratória instalada ou com sinais indicativos de desenvolvê-la. Nessa situação específica, a decisão pela aplicação da pressão positiva deve ser feita em conjunto com a equipe médica.

Nos casos em que inexiste a FBP, tanto a VNI como os exercícios com RPPI apresentam resultados favoráveis para promover o aumento da pressão transpulmonar e, consequentemente, a expansão pulmonar, em sujeitos com derrame pleural drenado. Os exercícios com RPPI, por exemplo, mostram resultados superiores em comparação ao uso de incentivadores respiratórios quanto à reversão de hipoxemia[8].

Como medida indicada para aumentar a negatividade da pressão pleural e promover a expansão pulmonar, temos à disposição os incentivadores respiratórios, sejam eles orientados a fluxo ou a volume, além dos exercícios respiratórios. É importante que se destaque que no espaço pleural onde existe excesso de líquido e um dreno de tórax inserido, a pressão negativa da cavidade tende a deixar de existir. Na medida em que incentivamos o esforço inspiratório, negativa-se ainda mais a pressão do espaço pleural, de acordo com a proporção do esforço realizado pelo paciente, e, assim promove-se a expansão pulmonar. Ao expandir o pulmão, existe a vantagem de redistribuir o líquido pela cavidade pleural, o que teoricamente aumenta a possibilidade de drenagem por orifícios do próprio dreno assim como pelos estomas dos linfáticos. É demonstrado que, fisiologicamente, a expansão pulmonar feita através de incentivadores respiratórios e demais exercícios orientados pelo fisioterapeuta são indispensáveis à reabilitação desses pacientes, sendo que contribuem sobremaneira para a celeridade no processo de retirada do dreno de tórax [9]. É importante que se destaque que a fisioterapia, com ou sem o uso de incentivadores respiratórios, reduz a incidência de complicações nesses pacientes e, ainda, melhora a função pulmonar, mas não existe evidência científica de que os incentivadores respiratórios por si só possam substituir ou melhorar significativamente o trabalho do fisioterapeuta [7].

Há de se destacar que tanto a utilização de incentivadores respiratórios (a fluxo ou a volume) como a execução dos exercícios respiratórios para a reexpansão pulmonar devem ser conduzidos com inspirações lentas e com pausas inspiratórias ao nível da capacidade pulmonar total, quando possível. Como os incentivadores respiratórios fornecem ao paciente um *feedback* visual, eles funcionam como uma espécie de instrumento que mensura o objetivo respiratório e encoraja a boa técnica de expansão[10]. Confrontando os incentivadores respiratório a fluxo ou a volume, parece que os equipamentos orientados a volume estão associados a melhor atividade diafragmática e trabalho respiratório reduzido quando comparados a dispositivos orientados a fluxo[10].

Considerando que o paciente desenvolva quadro de hipersecreção traqueobrônquica, técnicas de higiene brônquica poderão ser adicionadas à conduta fisioterapêutica, incentivando-se a tosse para a eliminação da secreção mobilizada. Técnicas de tosse assistida para minimizar o desconforto álgico do paciente deverão ser orientadas ao paciente. Contudo, como anteriormente mencionado, o paciente em questão apresenta mínimo risco para o desenvolvimento de complicações associadas ao derrame pleural em virtude de sua jovialidade, condição física e ausência de comorbidades associadas ao quadro.

No amplo cenário de atuação da fisioterapia em pacientes com derrame pleural drenado, alguns estudos mostram resultados bastante favoráveis e evidenciam o efeito inequívoco da fisioterapia respiratória impactando sobre desfechos clínicos importantes [9]. Quando um grupo de pacientes com derrame pleural submetido a tratamento médico e drenagem pleural foi comparado a outro grupo cujos pacientes foram submetidos a essas mesmas intervenções aliadas às sessões de fisioterapia, encontrou-se que o grupo submetido à fisioterapia obteve redução da permanência hospitalar (26,7 ± 8,8 dias), comparado ao grupo controle (38,6 ± 10,7 dias) bem como apresentou outros achados quantitativos indicativos de melhor recuperação. Dentre esses achados, o estudo destacou a melhora radiológica no grupo com intervenção da fisioterapia (apresentando melhores escores do hemitórax acometido); e melhor função pulmonar, especialmente em relação aos parâmetros Capacidade Vital (CV), Volume Expiratório Forçado no Primeiro Segundo (VEF_1) e fluxo expiratório forçado a 25%-75% ($FEF_{25\%-75\%}$), em comparação ao grupo que não recebeu cuidados fisioterapêuticos [11]. Como intervenções propostas pela fisioterapia nesse estudo específico, citam-se os exercícios de respiração profunda e de controle respiratório, exercícios posturais e mobilizações e uso de incentivadores respiratórios. Com base nesses achados, é possível afirmar que a fisioterapia é uma importante estratégia terapêutica, complementar a outros tratamentos cirúrgicos e não cirúrgicos, capaz de melhorar a função pulmonar e de prevenir e reduzir os efeitos negativos do repouso prolongado no leito e da hospitalização [11].

Assim, apesar da ausência de grandes estudos que permitam a definição de evidências científicas quanto às melhores técnicas de fisioterapia a serem utilizadas em pacientes com derrame pleural, não existem estudos que desabonem a fisioterapia e, pelo contrário, a literatura disponível ressalta os benefícios dessa intervenção para a mais rápida e satisfatória recuperação desses pacientes.

Metas
4. Evitar posturas antálgicas
5. Incentivar a deambulação e completa independência funcional
6. Estar atento ao correto funcionamento do dreno de tórax e seus cuidados

Serão propostos alongamentos gerais, além da realização de exercícios ativos e resistidos globais, com implementação de carga para os diferentes grupos musculares com base nos testes de uma repetição máxima (1-RM) [12]. Ademais, serão realizadas orientações posturais considerando o paciente em posição ortostática, em sedestação e deitado no leito nos diferentes decúbitos, tendo em vista o desconforto que o paciente refere no local de inserção do dreno torácico e em função dos três arcos costais fraturados, mas considerando ainda o membro superior direito imobilizado em decorrência da fratura umeral. Técnicas de relaxamento da musculatura cervical serão orientadas ao paciente.

O fisioterapeuta poderá conciliar o momento da fisioterapia de acordo com o esquema medicamentoso para analgesia aplicado ao paciente. É provável que o paciente aceite melhor os exercícios de fisioterapia nos momentos em que a dor encontrar-se reduzida pelo efeito dos fármacos.

O paciente deverá ser orientado a deambular pelos corredores do hospital e poderá, inclusive, participar de atividades em ginásio coletivo, caso o hospital disponha desse tipo de ambiente. As atividades iniciais deverão ser realizadas na companhia do fisioterapeuta, que irá monitorar as respostas hemodinâmicas do paciente durante todo o curso da reabilitação e modificações no tratamento serão adotadas sempre que necessário. Na medida em que houver segurança hemodinâmica, ausência de intercorrências e entendimento total do paciente acerca da atividade e das contraindicações e sintomatologias indesejáveis, esta ação poderá ser delegada ao paciente, sem supervisão. Para isso, o paciente deverá estar plenamente consciente do correto manuseio do dreno de tórax, cabendo ao fisioterapeuta fazer as seguintes orientações:

- Nunca elevar o frasco selo de água ao nível do tórax, pois o líquido drenado irá refluir para a cavidade pleural.

- Ter cuidado para não ocorrer dobras na extensão do dreno de tórax, pois causa o clampeamento do sistema e inviabiliza a drenagem do excesso de fluidos. Nos casos em que há presença de FBP isto é ainda mais importante, pois pode ocorrer retrocesso da expansão pulmonar em função do aumento da pressão intrapleural.

Metas
7. Reverter atelectasias após a retirada do dreno de tórax
8. Garantir força adequada da musculatura respiratória

Mesmo após a remoção do dreno de tórax, a fisioterapia deverá ser continuada, uma vez que atelectasias podem se desenvolver nas proximidades do derrame pleural em função da compressão do parênquima pulmonar pelo excesso de volume que se acumulava no espaço pleural. Assim, na tentativa de reexpansão da atelectasia residual, a pressão expiratória final positiva (PEEP) pode ser empregada visando à correção da atelectasia compressiva residual[13]. Da mesma forma, os exercícios respiratórios com inspiração lenta, profunda e prolongada são interessantes, na medida em que podem reinsuflar alvéolos colapsados, melhorar a complacência pulmonar e reduzir desigualdades na relação ventilação-perfusão[10]. Mais uma vez, reforça-se que pelo perfil do paciente em estudo, a atelectasia configura uma complicação de ocorrência pouco provável nesse caso.

Após a retirada do dreno, é interessante reavaliar as medidas de força e da função pulmonar do paciente. A força muscular respiratória tende a aumentar com a melhora clínica do paciente, provavelmente pela diminuição da dor em consequência da retirada dos drenos. O paciente também tem melhora em seu grau de mobilidade, sua postura, melhorando, inclusive, o mecanismo de ação da musculatura respiratória[8]. Caso se detecte nesse momento redução da força da musculatura respiratória do paciente, poderá ser implementado à terapêutica um programa de fortalecimento da musculatura respiratória com a utilização de um resistor de pressão de carga linear, com resistência ajustada pelo fisioterapeuta a partir da resposta obtida na medida de pressão inspiratória máxima (PImáx) através da manovacuometria.

Meta
9. Recomendações para manutenção do estado ativo em ambiente domiciliar

Previamente à alta hospitalar, o paciente deverá ser adequadamente orientado pelo fisioterapeuta. A instrução de planos de exercícios domiciliares bem como o reforço aos padrões posturais adequados serão importantes medidas a serem tomadas. Juntamente com as outras metas propostas, essa irá contribuir positivamente para o retorno às atividades laborais. Além disso, as metas propostas terão impacto positivo na cognição social.

Referências

1. Carolina Fu, Schujmann DS, Silveira LTY da. No Title. In: Intensiva AB de FC e F em T, editor. Profisio Fisioterapia em Terapia Intensiva Adulto. 3rd ed. Porto Alegre; 2012. p. 49-9.
2. Wing S. Pleural Effusion : Nursing Care Elderly (CE). Geriatr Nurs (Minneap). 2004;25(6):348-54.
3. Ali NA, Brien JMO, Hoffmann SP, Phillips G, Garland A, Finley JCW et al. Acquired Weakness, Handgrip Strength, and Mortality in Critically Ill Patients. 2008;178:261-8.
4. Original A. Avaliação da independência funcional após alta da unidade de terapia intensiva. 2013;25(2):93-8.
5. Cipriano FG, Dessote LU. Drenagem pleural. 2011;44(1):70-8. Available from: http://www.fmrp.usp.br/revista
6. Dias JA. Força de preensão palmar : métodos de avaliação e fatores que influenciam a medida Hand grip strength : evaluation methods and factors influencing. 2010;12(3):209-16.
7. Agostini P, Calvert R, Subramanian H, Naidu B. Best evidence topic - Thoracic general Is incentive spirometry effective following thoracic surgery ? 2008;7:297-300.
8. Romanini W, Muller AP, Athayde K, Carvalho T De, Olandoski M, Faria-neto R et al. Artigo Original Os Efeitos da Pressão Positiva Intermitente e do Incentivador Respiratório no Pós-Operatório de Revascularização Miocárdica. 2007;105-10.
9. Abreu EMS de, Machado CJ, Neto MP, Neto JB de R, Sanches MD. Impacto de um protocolo de cuidados a pacientes com trauma torácico drenado. Rev Col Bras Cir. 2015;42(4):231-7.
10. Agostini P, Singh S. Incentive spirometry following thoracic surgery : what should we be doing ? 2009;95:76-82.
11. G Valenza-Demet, MC Valenza, I Cabrera-Martos, I Torres-Sánchez FR-M. Clinical Rehabilitation. Clin Rehabil. 2014;28(11):1087-95.
12. Mendes R, Dias R, Avelar A, Menêses AL, Salvador EP, Rodrigues D et al. Segurança, reprodutibilidade, fatores intervenientes e aplicabilidade de testes de 1-RM. Motriz Rev Educ Física UNESP. 2013;19(1):231-42.
13. Lee K, Rincon F. Pulmonary Complications in Patients with Severe Brain Injury. 2012;2012.

Fibrose Cística em Adolescente

CAPÍTULO 31

Márcia Souza Volpe

Observação: palavras e expressões listadas no Glossário do capítulo estão destacadas no texto com um asterisco.

APRESENTAÇÃO DO CASO CLÍNICO

Um adolescente de 14 anos, com diagnóstico de fibrose cística, foi encaminhado pelo pneumologista para uma clínica de fisioterapia. A família mudou-se recentemente do interior para a capital, após o diagnóstico que aconteceu há um ano (teste do suor* positivo e confirmação genética: mutação delta-F508*). Durante a consulta, o paciente foi acompanhado pelos pais que referiram que paciente teve a infância marcada por infecções pulmonares de repetição e que há cerca de seis meses faz uso de insulina por conta de diabetes decorrente da fibrose cística. Faz uso ainda de suplemento alimentar e mantém uma dieta rica em calorias com supervisão de uma nutricionista. Porém, perdeu muito peso há dois meses, provavelmente por causa de uma pneumonia por *Staphylococcus aureus**, que necessitou de internação hospitalar por cinco dias. O adolescente queixou-se que desde então e principalmente a partir do último mês tem apresentado dispneia importante e fadiga durante as aulas de educação física na escola, o que o deixa deprimido e tem dificultado o seu convívio com os colegas (por exemplo, tem ido menos frequentemente ao shopping). Além disso, tem se cansado muito ao andar de bicicleta, não consegue mais brincar com o cachorro por mais de dez minutos e não consegue subir três lances de escadas rapidamente como antes da internação hospitalar. O paciente referiu ainda que apresenta tosse produtiva frequente com expectoração de secreção amarelo-clara, espessa e em grande quantidade; também informou que a tosse tem lhe causado mais cansaço do que antes, além de deixá-lo envergonhado quando na presença dos amigos. Desde o diagnóstico, a família informou-se sobre o tratamento fisioterapêutico, porém o único contato que teve com um fisioterapeuta foi na sua última internação. Durante o exame físico, verificou-se: altura = 149 cm (equivalente ao percentil 3 para a idade e sexo)[1]; peso = 37,8 kg; Índice de Massa Corporal (IMC) = 17,0 kg/m^2; Frequência Cardíaca (FC) = 86 bpm; Frequência Respiratória (FR) = 24 resp/min; Pressão Arterial (PA) = 110/70 mmHg; temperatura = 37,3°C; saturação periférica de oxigênio (SapO$_2$) = 97%; e tosse efetiva com expectoração de secreção conforme informado. A força global foi avaliada pelo teste de preensão palmar, utilizando-se um dinamômetro, e a Força de Preensão Palmar Máxima (FPPM) encontrada para as mãos direita e esquerda foi igual a 20 kg e 18 kg, respectivamente. O adolescente realizou dois testes de caminhada de 6 minutos (TC6min), com um intervalo de 30 minutos, conforme preconizado pela American Thoracic Society[2]. A distância percorrida no segundo teste foi 8 m maior em relação ao primeiro teste e igual a 467 m, o que corresponde a 71% do esperado, conforme a equação de Iwama e col. *[3]. As medidas iniciais e finais do segundo TC6min estão descritas no Quadro 31.1. A radiografia de tórax apresenta hiperinsuflação pulmonar moderada e sinais de bronquiectasia* em lobos superiores (Figura 3.1). O teste de espirometria identificou uma relação VEF$_1$/CVF = 80% e VEF$_1$ = 75%, ambos em relação ao predito. A ausculta

Quadro 31.1 Medidas iniciais e finais do segundo teste de caminhada de 6 minutos (TC6min)

Medidas	Início	Final
PA (mmHg)	110/70	120/70
FC (bpm)	85	140
FR (irpm)	24	32
SpO$_2$ (%)	96	91
Borg modificado - dispneia	1	7

pulmonar revelou murmúrio vesicular diminuído em bases com roncos esparsos. O *Cystic Fibrosis Clinical Score* (CFCS) que avalia a gravidade da doença apresentou 25 pontos. A Figura 31.2 apresenta a evolução clínica temporal do paciente de forma esquemática.

GLOSSÁRIO

Bronquiectasia: consiste na dilatação anormal e irreversível dos brônquios, decorrente da destruição dos componentes elástico e muscular de suas paredes [5]. Essa doença pode ocorrer em diversas condições: pós-infecção (como, na tuberculose); associada a doenças congênitas (por exemplo, a fibrose cística e a síndrome de Marfan); como sequela de inalação tóxica ou aspiração; em casos de imunodeficiência; de obstrução brônquica localizada; em condições reumáticas; de forma idiopática; entre outras [5,6].

Equação de Iwama e col. [3]: foi desenvolvida para a população brasileira, para a faixa etária entre 13 e 84 anos, para predizer a distância percorrida no TC6min em indivíduos saudáveis.

Mutação delta-F508: a fibrose cística é uma doença autossômica recessiva decorrente de mutações no gene *Cystic Fibrosis Transmembrane Conductance Regulator* (CFTR), que acarretam a perda ou alteram a função da proteína CFTR, que em condições normais atua como canal de cloro. Existem mais de 1.800 mutações identificadas no gene CFTR, porém a mais frequente é a ΔF508, presente em cerca de 86% dos casos de fibrose cística [4].

Staphylococcus aureus: é uma bactéria gram-positiva frequentemente encontrada no trato respiratório e pele. Desde 2003, é o micro-organismo mais prevalente em infecções respiratórias em pacientes *com* fibrose cística, seguido pelo Pseudomonas aeruginosa [4].

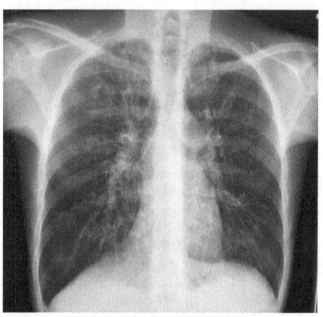

Figura 31.1 Radiografia de tórax mais recente do paciente.
Fonte: http://emedicine.medscape.com/article/354931-overview.

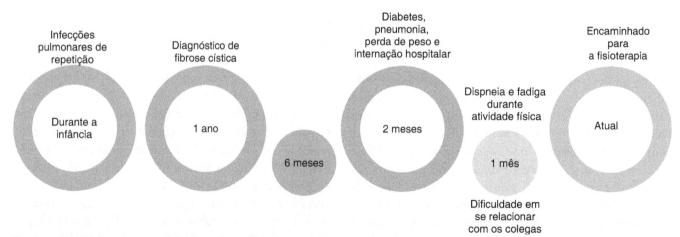

Figura 31.2 Linha do tempo da evolução clínica do paciente. Em amarelo está destacado o momento atual e em azul os principais eventos que se sucederam em ordem cronológica até o presente.

Teste do suor: teste indolor que mede a concentração de sódio e cloro no suor do indivíduo. Valores de cloro > 60 mEq/L, em dois testes, confirmam o diagnóstico de fibrose cística.

Questões para discussão

1. Qual a relação entre fibrose cística e diabetes?
2. É comum pacientes com fibrose cística desenvolverem bronquiectasia?
3. Com base na condição de saúde e idade do paciente, foi adequado utilizar o TC6min para avaliar a limitação das atividades e a funcionalidade desse paciente?
4. Como interpretar os resultados (medidas e distância percorrida) apresentados pelo paciente no segundo teste? Poderia ter sido utilizado outro teste para avaliar a capacidade funcional?
5. Qual o tratamento fisioterapêutico mais adequado para o paciente no momento atual?
6. Que precauções devem ser tomadas durante as intervenções propostas?
7. Como os fatores contextuais podem influenciar os resultados esperados?

OBJETIVOS

- Compreender o caráter de disfunção multiorgânico da fibrose cística.
- Reconhecer as alterações funcionais pulmonares e na funcionalidade dos pacientes com fibrose cística.
- Descrever um plano de tratamento fisioterapêutico adequado para adolescentes estáveis com fibrose cística.
- Estabelecer critérios para avaliar a resposta à intervenção durante as sessões de fisioterapia.
- Selecionar ferramentas de avaliação da funcionalidade confiáveis para reconhecer a efetividade da intervenção proposta em curto prazo.

AVALIAÇÃO E DIAGNÓSTICO DA FUNCIONALIDADE

Durante o agendamento da consulta, os pais devem ser orientados a levar os exames de imagem e de função pulmonar mais recentes, nome das medicações em uso e que o paciente use tênis e roupa apropriada para realizar a avaliação física.

Anamnese

Durante a anamnese, além de se investigar informações clássicas, como hábitos de vida e antecedentes pessoais, é necessário entender em maiores detalhes como se manifestam cinco sinais e sintomas específicos: dispneia, sibilância, tosse, dor torácica e hemoptise. Em relação à dispneia e à sibilância, deve-se investigar a forma de instalação (súbita ou gradual), início, duração, intensidade, fatores desencadeantes, sintomas associados e fatores que melhoram o sintoma/sinal. Durante a investigação da dispneia é importante distinguir a dispneia atual da usual. A dispneia usual é o sintoma que ocorre durante execuções de atividades da vida diária (por exemplo, ao tomar banho), enquanto a atual representa o sintoma que ocorre em uma condição momentânea, não usual, como após uma corrida ou durante uma crise de broncoespasmo. Para avaliar a intensidade da dispneia atual pode-se utilizar a escala de Borg modificada, a escala analógica visual ou uma escala numérica. Já para a dispneia usual não existe uma escala específica para crianças e adolescentes com doença pulmonar crônica, como o escore do Medical Research Council (MRC) desenvolvido para indivíduos com DPOC [7] e frequentemente utilizado em adultos com doença pulmonar crônica. No entanto, o escore de gravidade da doença – *Cystic Fibrosis Clinical Score* – avalia, entre outros dez critérios, a dispneia em uma escala de 1 a 5, sendo: (1) nenhuma; (2) que ocorre durante o exercício; (3) ao subir degraus; (4) durante atividades rotineiras; e (5) em repouso. Apesar de podermos utilizar essa escala para avaliar a dispneia usual em adolescentes, percebe-se que ela possibilita diferentes interpretações e, portanto, seria interessante fazer a identificação e registro, por exemplo, durante quais exercícios e atividades rotineiras ocorrem a dispneia.

Em relação à tosse, deve-se questionar a frequência, intensidade e se produtiva ou não; se produtiva questiona-se se eficaz ou não, sobre a facilidade em expectorar, e sobre o aspecto e volume da secreção. Em relação à dor torácica, é importante reconhecer se de origem pleurítica ou musculoesquelética; sobre a hemoptise, se presente, deve-se investigar a frequência e características como, volume expectorado e coloração.

Condição física

A avaliação da condição física é constituída por: inspeção global, exame físico detalhado do tórax, da força muscular respiratória e global, da capacidade funcional, de escores de gravidade da doença, da qualidade de vida, avaliação antropométrica e de exames complementares. Durante a inspeção global é importante estar atento à presença de cianose e de baqueteamento digital em mãos e pés. Em pacientes com fibrose cística, a presença de baqueteamento digital parece estar relacionada com a gravidade da hipoxemia, da limitação ao fluxo expiratório e da não uniformidade na distribuição da ventilação; e quanto mais acentuado o baqueteamento (Figura 31.3), possivelmente, mais severa a doença pulmonar [8]. Além disso, é importante estar atento para o fato de que a presença de baqueteamento digital pode subestimar a medida de SpO_2 quando utilizado um oxímetro com sensor digital [9]. Nestes casos,

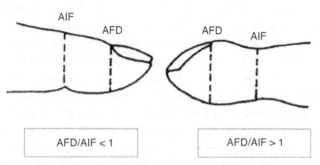

Figura 31.3 Forma de avaliação da presença e do grau do baqueteamento digital. Relações AFD/AIF ≥ 1 indicam a presença de baqueteamento, e há indícios de que quanto maior a relação AFD/AIF (acima de 1), maior a gravidade da doença pulmonar em pacientes com fibrose cística.

AIF: altura interfalanges; AFD: altura falange distal.

recomenda-se utilizar um sensor do tipo clipe aplicado no lóbulo da orelha.

O exame físico do tórax é constituído pela inspeção, palpação, percussão e ausculta pulmonar. A inspeção para fins didáticos pode ser subdividida em estática e dinâmica. Durante a estática, considera-se o tórax sem movimento, e são avaliados: o tipo de tórax, deformidades torácicas, presença de cicatrizes e de acessos/drenos/sondas. Durante a dinâmica, considera-se o tórax em movimento, e são avaliados: FR, padrão respiratório (denominado, mais corretamente, de configuração toracoabdominal por alguns autores[10]), ritmo respiratório, uso de musculatura acessória e presença de tiragens (intercostal, supraclavicular e/ou de fúrcula). Durante a palpação, examina-se de forma mais minuciosa a expansibilidade torácica e o frêmito toracovocal. No entanto, tanto o frêmito como a percussão são normalmente realizados apenas na suspeita de achados anormais, em função do seu baixo valor diagnóstico. Importante ressaltar que alguns itens da avaliação do tórax sofrem influência da postura e, portanto, recomenda-se que seja padronizada a postura durante cada etapa da avaliação e que durante a inspeção dinâmica o paciente esteja em supino. A avaliação da força muscular respiratória é feita por meio do registro da Pressão Inspiratória Máxima (PIMáx) e da Pressão Expiratória Máxima (PEMáx), utilizando-se o manovacuômetro. Já a força muscular periférica pode ser avaliada pelo teste de preensão palmar, que é um bom preditor de força muscular global, tanto em adultos como em crianças[11]. Avaliar a força de grupos musculares específicos não parece interessante porque durante o tratamento fisioterapêutico não serão realizados exercícios de força/resistência para grupos musculares isolados. Tanto para a força muscular respiratória quanto para a de preensão palmar ainda não existem estudos com valores de referência para adolescentes brasileiros. Neste contexto, podemos utilizar equações preditivas obtidas para outras populações. No entanto, é importante ressaltar que a avaliação da força ao longo do tempo/tratamento pode oferecer informações mais relevantes, tais como se a terapia está sendo efetiva ou não quando ocorre um aumento ou diminuição da força ao longo do tratamento, respectivamente (independentemente se classificada como dentro da faixa de normalidade ou não).

Para avaliação da força muscular respiratória, temos as equações de Wilson e col.[12] e a de Domènech-Clar e col.[13] descritas no Quadro 31.2. É importante ressaltar que no estudo de Domènech-Clar e col. utilizou-se um clipe nasal durante as medidas da PIMáx e PEMáx e contenção manual das bochechas durante a PEMáx. Reproduzir o teste conforme foi estudado é importante para comparação adequada das medidas. Para avaliação da força de preensão palmar, temos como referência a tabela descrita no manual do dinamômetro da marca JAMAR (disponível em https://www.chponline.com/store/pdfs/j-20.pdf), aparelho considerado o instrumento padrão-ouro para essa medida. Mais recentemente, Hogrel descreveu uma equação para predizer a força de preensão palmar em indivíduos saudáveis, franceses, com idade entre 5 e 80 anos[14]. Dentre todas as variáveis analisadas em um modelo de regressão linear múltipla (sexo, idade, altura, peso, IMC, porcentagem de gordura corporal, comprimento da mão, circunferência do antebraço e da mão), apenas a circunferência da mão apresentou boa correlação e foi significante. A equação para predizer a força de preensão palmar utilizando o aparelho JAMAR® está descrita no Quadro 31.2. No estudo de Hogrel, o valor médio da FPPM direita e esquerda para adolescentes do sexo masculino com idade entre 10 e 15 anos foi de 26 kg e 24 kg, respectivamente. Portanto, a FPPM do adolescente do caso clínico encontra-se próxima de 75% do esperado. Embora, para utilizar a equação descrita por Hogrel, o ideal seria mensurar a circunferência das mãos para avaliar a FPPM predita. A capacidade funcional é comumente avaliada por meio do TC6min ou por meio do *Shuttle walk test*. Para o TC6min temos a equação de Iwama e col.[3] desenvolvida para a população brasileira, para a faixa etária entre 13 e 84 anos (Quadro 31.2). Em 2011, Pereira e col. descreveram uma equação para predizer a distância percorrida no TC6min para indivíduos com fibrose cística, estáveis clinicamente[15]. Essa equação (Quadro 31.2) leva em consideração a altura, peso e o VEF_1. No adolescente do nosso caso clínico, considerando a equação de Iwama e col. a distância predita é igual a 658 m e de acordo com Pereira e col. a distância esperada diminui para 598 m. Como o adolescente percorreu 468 m, ou seja, 71% do esperado para adolescentes saudáveis e 78% do esperado para indivíduos com fibrose cística, o resultado indica que sua capacidade funcional está reduzida, mesmo considerando a presença da doença. Portanto,

Quadro 31.2 Equações preditivas utilizadas para calcular a distância a ser percorrida no TC6min, a força muscular respiratória e a de preensão palmar

Autor	Avaliação	Equações
Wilson e col. [12]	Muscular respiratória	PIMáx = 44,5 + (0,75 x peso) PEMáx = 35 + (5,5 x idade)
Domènech-Clar e col. [13]	Muscular respiratória	PIMáx = -27,020 − (4,132 x idade) − (0,003 x altura x peso) PEMáx = 7,619 + (7,806 x idade) + (0,004 x altura x peso)
Hogrel [14]	Muscular global	FPPM (kg) = 5,554 x circunferência da mão$_{cm}$ − 72,294
Iwama e col. [3]	Capacidade funcional	DTC6m = 622,461 − (1,846 x idade$_{anos}$) + (61,503 x gênero$_{homens\ =1;\ mulheres\ =0}$)
Pereira e col. [15]	Capacidade funcional	DTC6m = − 257 − (5,4 x peso$_{kg}$) + (628,03 x altura$_m$) + (164 x VEF$_{1\%\ do\ predito}$)

PIMáx: Pressão Inspiratória Máxima; PEMáx: Pressão Expiratória Máxima; FPPM: Força de preensão palmar máxima; DTC6m: Distância percorrida no teste de caminhada de 6 minutos.

a função dos sistemas cardiorrespiratório e neuromuscular – avaliados de forma integrada durante o TC6min – precisa ser otimizada. É importante enfatizar que, apesar da perda de função pulmonar ser inevitável, pacientes com fibrose cística (de leve a moderada) ainda são capazes de realizar atividade física, uma vez que, além do VEF1, outros fatores determinam a capacidade de realizar exercício, como o estado nutricional, a massa muscular, o condicionamento aeróbico e fatores emocionais[16].

Existem no mínimo 10 escores clínicos de avaliação da gravidade da doença específicos para a fibrose cística[17]. Entre eles alguns dos mais usados são o escore de Shwachman-Kulczycki (ESK) e o *Cystic Fibrosis Clinical Score* (CFCS). O ESK foi o primeiro a ser publicado, em 1958[18], e apesar de ser criticado por ser subjetivo, por não considerar o teste de função pulmonar e pela falta de sistematização na sua aplicação, é ainda hoje o escore mais frequentemente utilizado[19]. Tanto o CFSC e o ESK não foram ainda traduzidos e validados para o português. É importante ressaltar que, apesar da fibrose cística ser uma doença que afeta vários órgãos, 64,5% das mortes ocorrem em função da doença pulmonar ou cardiopulmonar[4]. Atualmente a expectativa de vida é de 30 anos, em média; em 2010 era menor: 26 anos. São reportados como preditores de mortalidade: VEF$_1$ ≤ 30% do predito e peso ≤ 85% do peso ideal [20]. Portanto, a função pulmonar e o estado nutricional são considerados fatores-chave para a saúde de indivíduos com fibrose cística. Além disso, a função pulmonar e o estado nutricional estão inter-relacionados e a melhora de um destes parâmetros influencia positivamente na melhora do outro.

Dessa forma, a *Cystic Fibrosis Foundation* tem como metas [4] que:

– Crianças até 19 anos apresentem VEF$_1$ ≥ 100% do predito e IMC ≥ percentil 50;

– Adultos: VEF$_1$ ≥ 75% do predito e IMC ≥ 22 para mulheres e IMC ≥ 23 para homens.

No entanto, estima-se que ocorra uma redução em torno de 2% do VEF$_1$ predito por ano, a partir dos 9-10 anos de idade [21]. Em relação aos questionários para avaliação da qualidade de vida, em 2006, foram validadas para o português as quatro versões do *Cystic Fibrosis Questionnaire* [22] sendo: (i) para pacientes com idade entre 6 e 11 anos; (ii) de 12 a 13; (iii) acima de 14 anos; e (iv) para pais/cuidadores de pacientes com idade entre 6 e 13 anos[23].

RECURSOS DIAGNÓSTICOS PROPOSTOS

Recurso	O que avalia?	Como avalia?
Manovacuometria[24]	Medida de força muscular respiratória (PImáx e PEmáx)	Com o indivíduo preferencialmente sentado de forma confortável e com os pés apoiados, utilizando um *clip* nasal, solicita-se ao avaliado que expire até o volume residual e, então, que execute um esforço inspiratório forte e rápido na peça bucal do manovacuômetro, para registro da PImáx. Para a medida da PEmáx, o avaliado deverá inspirar até a capacidade pulmonar total e, então, expirar o mais rápido e forte que conseguir. Para ambas as medidas, repetir o procedimento por três vezes e considerar o maior valor obtido. Contudo, se na última aferição observar aumento de 5% em relação a aferição anterior, repetir novamente a manobra, pois é um indicativo do efeito aprendizado do paciente com o teste, demonstrando que ele ainda tem potencial para atingir um valor ainda mais elevado.

Recurso	O que avalia?	Como avalia?
Teste de preensão palmar [25]	Força muscular global	O teste é feito com um dinamômetro. O paciente permanece sentado com os quadris e joelhos a 90° de flexão, ombro em adução, cotovelo fletido a 90°, antebraço e punho em posição neutra. São realizadas três medidas para cada mão e usualmente considera-se o valor de preensão palmar a média dos três valores.
TC6min [2]	Capacidade funcional	O teste é realizado em corredor com comprimento mínimo de 30 metros e livre de circulação de pessoas. Antes do seu início, os pacientes fazem um período de repouso de no mínimo 15 minutos e durante este intervalo são orientados sobre o teste. As orientações são: caminhar em ritmo próprio o mais longe possível durante os seis minutos, esclarecimentos sobre as possíveis alterações cardiorrespiratórias que possam surgir, sendo permitido andar devagar, parar quando necessário, e retornar à caminhada quando se sentir apto a recomeçar. Ao final dos 15 minutos de repouso que precedem o início do teste, são avaliados PA, FC, FR, SpO_2, sensação de dispneia e de fadiga pela escala de Borg. O fisioterapeuta deve realizar incentivo verbal a cada minuto, por meio de frases padronizadas. Ao término do teste, os sinais vitais coletados inicialmente e a percepção de sensação de dispneia e fadiga são novamente avaliados e calcula-se a distância percorrida pelo paciente. São realizados dois testes com intervalo mínimo de 30 minutos entre eles. A realização de duas repetições do teste visa eliminar o efeito aprendizado e assegurar a reprodutibilidade do procedimento.
Shuttle walk test [26]	Capacidade funcional	Consiste em um teste incremental, no qual os pacientes devem caminhar rapidamente e em velocidade crescente, que é determinada por um sinal de áudio. O trajeto percorrido tem 10 m e é delimitado por 2 cones (sendo um cone em cada extremidade do percurso), que devem ser contornados pelo paciente. A velocidade de caminhada é aumentada a cada minuto e o teste é finalizado quando o paciente não consegue contornar o cone no tempo necessário ou quando a duração máxima de 20 minutos é atingida. São realizados dois testes para eliminar o efeito de aprendizagem. As avaliações inicial e final são iguais as realizadas no TC6min.
Cystic Fibrosis Clinical Score (CFCS) [27]	Avaliação e reconhecimento da exacerbação da fibrose cística	O CFCS avalia 10 critérios, sendo cinco subjetivos: tosse, secreção, apetite, dispneia e disposição/energia; e cinco objetivos: temperatura, peso, FR, murmúrio vesicular e presença de estertores. Cada sintoma ou sinal recebe uma pontuação de 1 a 5, sendo a pontuação máxima do escore igual a 50 pontos e a mínima igual a 10 pontos. Quanto maior a pontuação, mais grave o quadro clínico, e um aumento de 10-15 pontos indica necessidade de intervenção terapêutica ou de hospitalização, enquanto uma queda de 15 pontos sugere melhora clínica.
Escore de Shwachman-Kulczycki [16]	Gravidade da fibrose cística	O ESK é dividido em quatro categorias: (1) atividade geral (que avalia principalmente a dispneia durante atividades, como brincar e frequência escolar); (2) exame físico (avalia FC, FR, tosse, baqueteamento digital, entre outros); (3) nutrição (considera o peso, altura, qualidade das fezes, massa muscular, distensão abdominal e outros); e (4) achados radiológicos. Cada categoria apresenta cinco pontuações possíveis (mínimo de 5 e máximo de 25), conforme o seu grau de comprometimento. As pontuações das quatro categorias são somadas e o escore total é avaliado em: Excelente = 86-100 Bom = 71-85 Médio = 56-70 Ruim = 41-55 Grave = menor ou igual a 40
Espirometria [4]	Gravidade da doença pulmonar que reflete a gravidade da fibrose cística	A gravidade da doença é frequentemente classificada de acordo com o valor do VEF_1 em relação ao predito em: Normal/ leve = $VEF_1 \geq$ 70% do predito Moderado = $VEF_1 >$ 40% e < 70% Severo = $VEF_1 \leq$ 40%
Cystic Fibrosis Questionnaire [23]	Questionário de qualidade de vida	O questionário abrange nove domínios: físico, social/escola, vitalidade, emocional, papel social, imagem corporal, alimentação, tratamentos, percepção de saúde, sintomas/sinais digestivos, sintomas/sinais respiratórios e peso. Apesar de ter sido validado para o português [23], informações sobre a análise e interpretação dos resultados não estão disponíveis na forma de anexos ou em suplementos do artigo. No entanto, tais informações podem ser acessadas em inglês em: http://www.psy.miami.edu/cfq_QLab/.

Quadro 31.1 Avaliação do caso clínico segundo a Classificação Internacional de Funcionalidade, Incapacidade e Saúde (CIF)

	Funções e estruturas do corpo	Limitações de atividades	Restrição na participação
Perspectiva do paciente	Dispneia durante exercício	Andar de bicicleta	Participação em aulas de educação física
	Perda de peso e fraqueza	Brincar com o cachorro	Convívio com amigos na escola
	Tosse produtiva constante	Subir escada rapidamente	Ir ao shopping com amigos
Perspectiva do fisioterapeuta	Capacidade aeróbica reduzida		
	Função pulmonar diminuída		
	Qualidade da tosse		
	Características da secreção		
	Força muscular global		
Fatores contextuais			
Pessoais			

- Sexo masculino
- Adolescente
- Frequenta o ensino médio
- 14 anos de idade
- Pais presentes
- Tem pouco conhecimento/vivência sobre o tratamento fisioterapêutico

Ambientais

- Uso de broncodilatadores, insulina, suplementos alimentares e dieta rica em calorias
- Em tratamento com pneumologista e nutricionista

Baseado em tradução livre de esquema publicado em Rundell SD, Davenport TE, Wagner T. Physical Therapist Management of Acute and Chronic Low Back Pain Using the World Health Organization's International Classification of Functioning, Disability and Health. Phys Ther [Internet]. 2009 Jan 1;89(1):82–90. Available from: http://ptjournal.apta.org/cgi/doi/10.2522/ptj.20080113

METAS E INTERVENÇÕES

Fisioterapia no adolescente com fibrose cística estável

A seguir são descritas as metas e intervenções mais adequadas para alcançar os resultados desejados.

Metas
1. Auxiliar na remoção de secreção pulmonar e manutenção da função pulmonar
2. Diminuir/otimizar o gasto energético durante a terapia de higiene brônquica

A fibrose cística é caracterizada por diminuição do volume de líquido na superfície das vias aéreas e pela presença de secreção espessa que dificultam o *clearance* de secreção pulmonar [28]. A retenção de secreção provoca obstrução de pequenas vias aéreas e representa um sítio favorável para o desenvolvimento de infecção crônica, associada a uma cascata de eventos inflamatórios e lesão pulmonar progressiva [29]. Portanto, a terapia de higiene brônquica é considerada um componente essencial no tratamento da fibrose cística [6]. A Cystic Fibrosis Foundation, fundação americana pioneira no tratamento da doença, recomenda a terapia de higiene brônquica para todos os pacientes, para auxiliar na remoção de secreção e manutenção da função pulmonar e para promover melhora da qualidade de vida [4]. Revisões sistemáticas mostraram que não parece haver nenhuma técnica de higiene brônquica que seja mais efetiva em relação às demais e que, portanto, a escolha da técnica deve considerar a preferência do paciente [28,30,32]. Além disso, levar em consideração a opinião do paciente parece aumentar a aderência ao tratamento fisioterapêutico. Dentre as técnicas mais utilizadas temos: ciclo ativo da respiração, drenagem autógena, Técnica de Expiração Forçada (TEF), Aumento do Fluxo Expiratório (AFE) e recursos, como a máscara de Pressão Expiratória Positiva (PEP) e que associam a oscilação oral a PEP (como, o Shaker®). O fisioterapeuta deve ensinar o paciente a reconhecer – por meio de sinais como, vibrações no tórax e ruídos na expiração – se a secreção está em vias aéreas distais ou mais centrais; e dependendo do local da secreção ensinar o paciente a controlar o volume inspirado e expirado de forma a mobilizar secreções com o menor gasto energético possível. Por exemplo, enquanto não houver vibrações palpáveis no tórax e ruídos durante a expiração o paciente deve realizar inspirações de baixo volume, com expirações lentas e próximas ao volume residual, com a glote aberta, e a tosse deve ser evitada. Suprimir a tosse em condições que não irão provocar o deslocamento/eliminação da secreção diminui o gasto energético durante a terapia. Além disso, é necessário destacar que o posicionamento é considerado uma intervenção de primeira linha e que, portanto, antes do início da técnica, deve-se sempre posicionar o paciente de forma a auxiliar no alcance dos objetivos terapêuticos. No entanto, é importante lembrar que pacientes com refluxo gastroesofágico não devem ser posicionados em Trendelenburg [30]. O exercício físico aeróbico é considerado um recurso adjunto a terapia de higiene brônquica, uma vez que o aumento do volume-minuto propicia mobilização de secreção pulmonar e facilita a sua eliminação. Os efeitos fisiológicos do exercício incluem aumento do fluxo expiratório, indução da tosse e redução da viscosidade da secreção [33]. Reix e col. mostraram que o exercício aeróbico intercalado com Técnicas de Higiene Brônquica (THB) em uma sessão de 20 minutos resultou em igual quantidade de secreção expectorada, porém maior satisfação dos pacientes e melhor função pulmonar em comparação a realização de técnicas de higiene brônquica de forma isolada [34]. O protocolo aplicado foi constituído por três séries de 5 minutos de atividade aeróbica intercaladas com três séries de técnicas de higiene brônquica de 1,5 minuto da seguinte forma:

- Cinco minutos de aeróbico = 2 minutos de corrida leve; 1 minuto subindo escadas (3 degraus); e 2 minutos de bicicleta (carga ajustada para manter a FR elevada);
- THB = 1,5 minuto de AFE com a glote aberta, TEF e tosse;
- Cinco minutos de alongamento;
- Repetição da THB;
- Cinco minutos de aeróbico = 3 minutos de *jump*; 2 minutos de *jump* jogando e pegando uma bola;
- Repetição da THB.

A aerossolterapia com medicações (broncodilatadores e mucolíticos) e/ou de solução salina hipertônica frequentemente faz parte da terapia de pacientes com fibrose cística. Sempre que possível, a aerossolterapia e a THB devem ser realizadas em associação com o intuito de otimizar os efeitos terapêuticos das duas terapias e o tempo despendido em tratamento [30]. A aerossolterapia deve ser administrada através de bucais (a não ser que contraindicado). Respirações lentas intercaladas com inspirações profundas são recomendadas para aumentar a deposição de partículas inaladas [30].

A pesagem da secreção expectorada (descontada a secreção expectorada ao chegar na clínica) e a mensuração da alteração percentual no VEF_1 (($VEF_{1final} - VEF_{1inicial}$) 100/ $VEF_{1inicial}$)) ao término da sessão são variáveis interessantes para avaliar a efetividade (mesmo que de curta duração) da terapia empregada.

Espera-se que com o alcance dessas duas metas o adolescente conseguirá lidar melhor com a tosse constante e sentirá menos dispneia/ cansaço para eliminar a secreção pulmonar. Um melhor controle/eliminação da secreção pode otimizar a função pulmonar, o que, por sua vez, aumenta a capacidade de exercício e minimiza as limitações de atividade e restrições de participação do paciente.

Metas
3. Recuperar a força muscular global
4. Melhorar a capacidade funcional

Para aumentar o condicionamento cardiovascular e a massa magra parece ser necessário manter no mínimo três sessões na semana em que o treinamento aeróbico seja de moderado a intenso. O ideal é realizar entre 20-30 minutos de esteira ou cicloergômetro com uma carga que mantenha a FC entre 60%-70% da FC máxima (obtida em um teste ergométrico máximo) [35], e manter a sensação de dispneia (verificada pela escala de Borg modificada) em 6-7. Se necessário, utilizar oxigênio suplementar para manter a SpO_2 em no mínimo 90%. O exercício aeróbico pode ser feito de forma intercalada desde que seja com intensidade de moderada a alta. Atingindo-se essas duas metas, em associação com as metas 1 e 2, o paciente irá melhorar o seu desempenho nas aulas de educação física, para andar de bicicleta, para brincar com o cachorro e ao subir escadas, melhorando assim o seu convívio com os colegas e passeios ao shopping.

Metas
5. Melhorar a qualidade de vida
6. Desacelerar a perda de função pulmonar e progressão da doença.
7. Evitar a ocorrência de infecções pulmonares, exacerbação da doença e internação hospitalar
8. Promover aderência continuada ao tratamento
9. Promover um tratamento com integração multidisciplinar

As metas de 5 a 9 serão consequência do tratamento realizado para obter as metas anteriores. Estabelecer estratégias para promover a aderência ao tratamento é sempre um desafio. Mas, o fisioterapeuta precisa investir para tornar o tratamento o mais agradável e dinâmico possível, sem deixar de ser efetivo. Se possível, recomenda-se realizar sessões educativas voltadas para jovens com doenças pulmonares crônicas, ministradas por profissionais de diferentes áreas, e sempre manter contato com os demais profissionais responsáveis pela saúde do seu paciente.

Referências

1. WHO WHO. http://www.who.int/childgrowth/standards/height_for_age/en/. 2017.
2. ATS statement: guidelines for the six-minute walk test. Am J Respir Crit Care Med. 2002 Jul 1;166(1):111-7.
3. Iwama AM, Andrade GN, Shima P, Tanni SE, Godoy I, Dourado VZ. The six-minute walk test and body weight-walk distance product in healthy Brazilian subjects. Braz J Med Biol Res. 2009 Nov;42(11):1080-5.
4. Foundation CF. https://www.cff.org/Our-Research/CF-Patient-Registry/2015-Patient-Registry-Annual-Data-Report.pdf. 2015.
5. Dalcin PTR, Perin C, Barreto SSM. Bronchiectasis: diagnostic and therapeutic features A study of 170 patients. Rev HCPA. 2007;27(1):51-60.
6. Barker AF. Bronchiectasis. N Engl J Med. 2002 May 02;346(18):1383-93.
7. Bestall JC, Paul EA, Garrod R, Garnham R, Jones PW, Wedzicha JA. Usefulness of the Medical Research Council (MRC) dyspnoea scale as a measure of disability in patients with chronic obstructive pulmonary disease. Thorax. 1999 Jul;54(7):581-6.
8. Nakamura CT, Ng GY, Paton JY, Keens TG, Witmer JC, Bautista-Bolduc D et al. Correlation between digital clubbing and pulmonary function in cystic fibrosis. Pediatric pulmonology. 2002 May;33(5):332-8.
9. Van Ginderdeuren F, Van Cauwelaert K, Malfroot A. Influence of digital clubbing on oxygen saturation measurements by pulse-oximetry in cystic fibrosis patients. J Cyst Fibros. [Comparative Study]. 2006 May;5(2):125-8.
10. Feltrim MIZ, Jardim JRB. Thoracoabdominal movement and breathing exercises: literature review. Rev Fisioter Univ São Paulo. 2004;11(2):105-13.
11. Wind AE, Takken T, Helders PJ, Engelbert RH. Is grip strength a predictor for total muscle strength in healthy children, adolescents, and young adults? European journal of pediatrics. 2010 Mar;169(3):281-7.
12. Wilson SH, Cooke NT, Edwards RH, Spiro SG. Predicted normal values for maximal respiratory pressures in caucasian adults and children. Thorax. 1984 Jul;39(7):535-8.
13. Domenech-Clar R, Lopez-Andreu JA, Compte-Torrero L, De Diego-Damia A, Macian-Gisbert V, Perpina-Tordera M et al. Maximal static respiratory pressures in children and adolescents. Pediatr Pulmonol. 2003 Feb;35(2):126-32.
14. Hogrel JY. Grip strength measured by high precision dynamometry in healthy subjects from 5 to 80 years. BMC Musculoskelet Disord. [Research Support, Non-U.S. Gov't Validation Studies]. 2015 Jun 10;16:139.
15. Pereira FM, Ribeiro MA, Ribeiro AF, Toro AA, Hessel G, Ribeiro JD. Functional performance on the six-minute walk test in patients with cystic fibrosis. J Bras Pneumol. 2011 Nov-Dec;37(6):735-44.
16. Freire ID, Abreu ESFA, Araujo MA. Comparison among pulmonary function test results, the Shwachman-Kulczycki score and the Brasfield score in patients with cystic fibrosis. J Bras Pneumol. 2008 May;34(5):280-7.
17. Hafen GM, Ranganathan SC, Robertson CF, Robinson PJ. Clinical scoring systems in cystic fibrosis. Pediatr Pulmonol. 2006 Jul;41(7):602-17.
18. Shwachman H, Kulczycki LL. Long-term study of one hundred five patients with cystic fibrosis; studies made over a five- to fourteen-year period. AMA J Dis Child. 1958 Jul;96(1):6-15.
19. Stollar F, Adde FV, Cunha MT, Leone C, Rodrigues JC. Shwachman-Kulczycki score still useful to monitor cystic fibrosis severity. Clinics (Sao Paulo). 2011;66(6):979-83.
20. Sharma R, Florea VG, Bolger AP, Doehner W, Florea ND, Coats AJ et al. Wasting as an independent predictor of mortality in patients with cystic fibrosis. Thorax. [Research Support, Non-U.S. Gov't]. 2001 Oct;56(10):746-50.
21. Pryor JA, Tannenbaum E, Scott SF, Burgess J, Cramer D, Gyi K et al. Beyond postural drainage and percussion: Airway clearance in people with cystic fibrosis. J Cyst Fibros. [Randomized Controlled TrialResearch Support, Non-U.S. Gov't]. 2010 May;9(3):187-92.
22. Henry B, Aussage P, Grosskopf C, Goehrs JM. Development of the Cystic Fibrosis Questionnaire (CFQ) for assessing quality of life in pediatric and adult patients. Qual Life Res. 2003 Feb;12(1):63-76.
23. Rozov T, Cunha MT, Nascimento O, Quittner AL, Jardim JR. Linguistic validation of cystic fibrosis quality of life questionnaires. J Pediatr (Rio J). 2006 Mar-Apr;82(2):151-6.
24. Souza RB. Pressões respiratórias estáticas máximas. J Pneumol. 2002;28(Suppl 3):S155-S65.
25. Ache Dias J, Ovando AC, Külkamp W, Borges Junior NG. Hand grip strength: evaluation methods and factors influencing this measure. Rev Bras Cineantropom Desempenho Hum. 2010;12(3):209-16.
26. Holland AE, Spruit MA, Troosters T, Puhan MA, Pepin V, Saey D et al. An official European Respiratory Society/American Thoracic Society technical standard: field walking tests in chronic respiratory disease. Eur Respir J. 2014 Dec;44(6):1428-46.
27. Kanga J, Kuhn R, Craigmyle L, Haverstock D, Church D. Cystic fibrosis clinical score: a new scoring system to evaluate acute pulmonary exacerbation. Clin Ther. 1999 Aug;21(8):1343-56.
28. Flume PA, Robinson KA, O'Sullivan BP, Finder JD, Vender RL, Willey-Courand DB, et al. Cystic fibrosis pulmonary guidelines: airway clearance therapies. Respir Care. 2009 Apr;54(4):522-37.
29. Robinson M, Bye PT. Mucociliary clearance in cystic fibrosis. Pediatric pulmonology. [Review]. 2002 Apr;33(4):293-306.
30. Button BM, Wilson C, Dentice R, Cox NS, Middleton A, Tannenbaum E et al. Physiotherapy for cystic fibrosis in Australia and New Zealand: A clinical practice guideline. Respirology. 2016 May;21(4):656-67.
31. McKoy NA, Saldanha IJ, Odelola OA, Robinson KA. Active cycle of breathing technique for cystic fibrosis. Cochrane Database Syst Rev. 2012 Dec 12;12:CD007862.
32. Morrison L, Agnew J. Oscillating devices for airway clearance in people with cystic fibrosis. Cochrane Database Syst Rev. 2009 Jan 21(1):CD006842.
33. Dwyer TJ, Alison JA, McKeough ZJ, Daviskas E, Bye PT. Effects of exercise on respiratory flow and sputum properties in patients with cystic fibrosis. Chest. 2011 Apr;139(4):870-7.
34. Reix P, Aubert F, Werck-Gallois MC, Toutain A, Mazzocchi C, Moreux N et al. Exercise with incorporated expiratory manoeuvres was as effective as breathing techniques for airway clearance in children with cystic fibrosis: a randomised crossover trial. J Physiother. 2012;58(4):241-7.
35. Selvadurai HC, Blimkie CJ, Meyers N, Mellis CM, Cooper PJ, Van Asperen PP. Randomized controlled study of in-hospital exercise training programs in children with cystic fibrosis. Pediatr Pulmonol. 2002 Mar;33(3):194-200.

Pré-operatório de Cirurgia de Câncer de Pulmão

CAPÍTULO 32

Márcia Souza Volpe

Observação: palavras e expressões listadas no Glossário do capítulo estão destacadas no texto com um asterisco.

APRESENTAÇÃO DO CASO CLÍNICO

Uma senhora de 60 anos, professora universitária, com diagnóstico de câncer de pulmão, adenocarcinoma, estágio IB, localizado no lobo pulmonar médio direito foi encaminhada para o setor de fisioterapia para o programa de reabilitação pulmonar de pré-operatório. O diagnóstico foi obtido há sete dias por meio do exame de tomografia de tórax e posterior biópsia pulmonar por fibrobroncoscopia. O exame de PET-CT*, realizado há dois dias, não identificou regiões com metástase. A cirurgia de ressecção pulmonar ocorrerá em duas semanas; planeja-se realizar lobectomia de lobo médio direito e linfadenectomia mediastinal. Em função dos valores do VEF_1 previsto para o pós-operatório* e do VO_2máx obtido no teste ergoespirométrico serem iguais a 73% e 75% do predito, respectivamente, a paciente foi classificada com baixo risco de morte no pós-operatório*. Por enquanto, a equipe médica descartou a necessidade de realizar quimioterapia e radioterapia no pós-operatório. A senhora é casada, tem dois filhos independentes, e interrompeu o tabagismo há um mês. Fumou cerca de cinco cigarros por dia desde os 20 anos de idade, o que corresponde a uma carga tabágica* de 10 anos/maço; o marido ainda é fumante. Ela refere tosse mais frequente que o habitual, com expectoração de pequena quantidade de secreção clara (apenas ao acordar), perda de peso involuntária, além de dispneia e fadiga ao caminhar no plano por mais de 100 m. Queixa-se ainda que não consegue ir ao supermercado a pé e nem cuidar do jardim, e que não apresenta mais o mesmo desempenho em sala de aula como docente. Informou que ocorreu piora gradual e progressiva dos sinais e sintomas nos últimos três meses. Faz uso de medicamentos para controle de dislipidemia e hipertensão arterial, e não pratica atividade física. Nega dor torácica, sibilância e hemoptise. Durante o exame físico, verificou-se: altura = 150 cm; peso = 49,5 kg; IMC = 22,0 kg/m²; FC = 95 bpm; FR = 20 resp/min; PA = 135/70 mmHg; temperatura = 37,0°C; e $SapO_2$ = 96%. A paciente realizou dois testes de caminhada de 6 minutos, com um intervalo de 30 minutos, conforme preconizado pela American Thoracic Society [1]. A distância percorrida no segundo teste foi 10 m maior em relação ao primeiro teste e igual a 358 m, o que corresponde a 70% do esperado, conforme a equação de Iwama e col.[2]. As medidas iniciais e finais do segundo TC6min estão descritas na Tabela 32.1. A radiografia de tórax apresenta hiperinsuflação pulmonar discreta e massa nodular em lobo médio direito. O teste de espirometria pós-broncodilatador identificou relação VEF_1/CVF = 70% e VEF_1 = 82%, ambos em relação ao predito. A avaliação da força da musculatura respiratória registrou PImáx e PEmáx iguais a 58 cmH_2O e 64 cmH_2O, respectivamente. A ausculta pulmonar revelou murmúrio vesicular presente sem ruídos adventícios. A paciente respondeu ainda o questionário *30-item European Organization for Research and Treatment of Cancer Core Quality of Life Questionnaire* (EORTC QLQ-C30) e o seu módulo específico para pulmão o *Quality of Life Questionnaire Lung Cancer 13*; QLQ-LC13. As pontuações obtidas para os itens capacidade

Tabela 32.1 Medidas iniciais e finais do segundo TC6min

Medidas	Início	Final
PA (mmHg)	125/80	150/80
FC (bpm)	94	136
FR (resp/min)	22	32
SapO$_2$ (%)	96	94
Borg modificado - dispneia	1	9

física, capacidade funcional, capacidade emocional e capacidade social do EORTC QLQ-C30 foram: 46,7 pontos para o primeiro item e 33 pontos para os demais. Em relação ao QLQ-LC13, os itens com pontuação alterada foram: dispneia (55,6), tosse (33,3) e disfagia (66,7). A paciente está ansiosa para realizar a cirurgia e com grandes expectativas para retomar os hábitos de vida diários, porém compreende a gravidade da sua doença. A Figura 32.1 apresenta a linha do tempo da evolução clínica da paciente.

GLOSSÁRIO

Adenocarcinoma: inicialmente o câncer de pulmão é subdividido em dois grandes grupos: câncer de pulmão de pequenas células (CPPC) e câncer de pulmão de células não pequenas (CPCNP). CPCNP representa o tipo mais comum de câncer de pulmão primário, ocorrendo em mais de 85% dos casos [3,4]. CPCNP é subclassificado, de acordo com o local da lesão e tipo de células envolvidas, em: (1) carcinoma de células escamosas (origina-se do epitélio brônquico e, tipicamente, mostra localização mais central), (2) adenocarcinoma (origina-se das glândulas mucosas e, normalmente, localiza-se perifericamente), e (3) carcinoma de grandes células (grupo heterogêneo de tumores mal diferenciados que não apresenta aspectos dos demais tipos de câncer) [3]. O adenocarcinoma corresponde ao tipo de câncer mais frequente em mulheres[5].

Carga tabágica: avalia o consumo de tabaco pelo paciente ao longo da vida. O cálculo é feito da seguinte forma:

Carga tabágica = anos de fumante x (o número de cigarros consumidos em um dia)/20. Carga tabágica > 20 anos/maço parece aumentar a incidência de complicações pulmonares no pós-operatório [7,8].

Equação de Iwama e col. [2]: foi desenvolvida para a população brasileira, na faixa etária entre 13 e 84 anos, a fim de predizer a distância percorrida no teste de caminhada de 6 minutos, conforme descrito na fórmula abaixo.

Distância no TC6m = 622,461 − (1,846 x idade$_{anos}$) + (61,503 x gênero$_{homens=1;\ mulheres=0}$)

No caso da paciente apresentada no caso clínico, a distância esperada é igual 511,7 m.

Estágio IB: o CPCNP é classificado em estágios de IA a IV dependendo do tamanho e localização do tumor, do grau de invasão do tumor primário e se há ou não metástase a distância. O estágio IB apresenta: tumor de qualquer tamanho com invasão da pleura visceral, pneumonite obstrutiva ou atelectasia; ou tumor em brônquio lobar ou a pelo menos 2 cm do brônquio lobar; ou distal da carina; e não há metástases para linfonodos regionais e a distância[3].

PET-CT: a sigla em português significa tomografia por emissão de pósitrons-tomografia computadorizada. Simplificadamente, o PET-CT é um exame funcional que rastreia o metabolismo molecular por meio da injeção de radiofármacos via endovenosa. O radiofármaco mais utilizado é um análogo da glicose que, portanto, é consumido por células ativas. As células com metabolismo aumentado, como exemplo, as células tumorais, irão absorver mais radiofármacos em relação às demais, tornando-se mais ativas e identificáveis.

Risco de morte no pós-operatório: as diretrizes em diagnóstico e conduta no câncer de pulmão do American College of Chest Physicians propõem critérios para classificar o risco de morte no pós-operatório de ressecção pulmonar e, dessa forma, auxiliar na decisão quanto à opção ou não pelo tratamento cirúrgico[6]. A classificação leva em consideração os

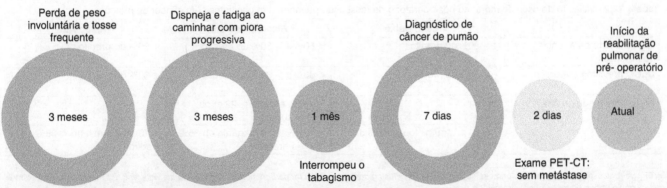

Figura 32.1 Linha do tempo da evolução clínica da paciente. Em amarelo está destacado o momento atual e em azul os eventos que se sucederam em ordem cronológica até o presente.

resultados obtidos nos testes de: espirometria; capacidade de difusão de monóxido de carbono (conhecido pela sigla em inglês DLCO: *Diffusing Capacity of Lung for Carbon Monoxide*); ergoespirometria; e os resultados no teste da escada ou no *shuttle walk test* (SWT) (Tabela 32.2). Pacientes classificados como baixo risco apresentam mortalidade esperada menor que 1% e pacientes classificados como alto risco, superior a 10%. As diretrizes descrevem ainda que a classificação do risco pode ser afetada por outros fatores, como a presença de comorbidades e a idade do paciente, experiência da equipe médica/hospital, e o tipo de incisão cirúrgica realizada (toracotomia ou técnica minimante invasiva)[6]. Embora, as diretrizes recomendem a realização do teste de DLCO para todos os pacientes no pré-operatório de ressecção pulmonar, este teste não é frequentemente realizado no Brasil.

VEF_1 previsto para o pós-operatório: como ocorre redução do parênquima pulmonar após a cirurgia, o cálculo do VEF_1 esperado para o pós-operatório pode ser realizado da seguinte forma[6]:

VEF_1 no pós-operatório = $VEF_{1\,(obtido\,no\,pré-operatório)}$ × (1- y/z)

Sendo, Y= número de segmentos broncopulmonares removidos e Z= 19 segmentos broncopulmonares (10 do pulmão direito: 3 no lobo superior, 2 no médio e 5 no inferior; e 9 do esquerdo: 5 no lobo superior e 4 no inferior).

O VEF_1 esperado para o pós-operatório da senhora do caso clínico corresponde a 73% do predito, uma vez que, será realizada ressecção de lobo médio direito e que o VEF_1 de pré-operatório corresponde a 82% do predito.

Questões para discussão
1. A paciente apresentava fatores de risco para desenvolver câncer de pulmão? Se sim, quais?
2. A paciente pode apresentar DPOC?
3. Existe relação entre DPOC e câncer de pulmão?
4. Com base na condição de saúde da paciente, foi adequado utilizar o teste de caminhada de 6 minutos para avaliar a limitação das atividades/capacidade funcional dela? Como interpretar os resultados (medidas e distância percorrida) apresentados pela paciente no segundo TC6min?
5. Quais são os objetivos da reabilitação pulmonar pré-operatória?
6. A reabilitação pulmonar pré-operatória é indicada para todos os pacientes com câncer de pulmão que aguardam a cirurgia?
7. Qual o risco de a paciente apresentar complicações pulmonares no pós-operatório?
8. Que precauções devem ser tomadas durante as intervenções propostas?
9. Como os fatores contextuais podem influenciar os resultados esperados?

OBJETIVOS

- Reconhecer as alterações funcionais, pulmonares e de funcionalidade nos pacientes com câncer de pulmão.

- Identificar o paciente com alto risco de desenvolver complicações pulmonares no pós-operatório.

- Descrever um plano de reabilitação pulmonar pré-operatória para pacientes com câncer de pulmão.

- Estabelecer critérios para avaliar a resposta à intervenção durante e ao final da reabilitação.

- Selecionar ferramentas de avaliação da funcionalidade confiáveis para reconhecer a efetividade da intervenção realizada.

AVALIAÇÃO E DIAGNÓSTICO DA FUNCIONALIDADE

A avaliação tem como objetivos identificar e quantificar o risco de a paciente desenvolver complicações pulmonares no pós-operatório e direcionar o tratamento para minimizá-las.

A avaliação deve ser objetiva e possibilitar que o paciente inicie o tratamento no dia seguinte. Usualmente a data da cirurgia já está programada e o tempo disponível para tratamento é curto, entre duas a quatro semanas, o que requer que o tratamento seja intensificado para ser efetivo.

Tabela 32.2 Avaliação do risco de morte no pós-operatório de ressecção pulmonar em pacientes com câncer de pulmão

	Risco Baixo	Risco Moderado	Risco Alto
VEF_1 previsto para o pós-operatório	> 60% do predito	< 60% e > 30% do predito	< 30% do predito
DLCO previsto para o pós-operatório	> 60% do predito	< 60% e > 30% do predito	< 30% do predito
Teste da escada ou SWT*		Teste da escada > 22 m ou SWT > 400 m	
VO_2 máx	> 20 mL/kg/min ou > 75% do predito	> 10 e < 20 mL/kg/min ou 35% e 75% do predito	< 10 mL/kg/min ou < 35% predito

VEF_1: volume expiratório forçado no primeiro segundo; DLCO: *diffusing capacity of lung for carbon monoxide*; SWT: *shuttle walk test*; VO_2max: consumo máximo de oxigênio obtido no teste ergoespirométrico.

*O teste da escada ou SWT são realizados apenas se o VEF_1 e o DLCO se apresentarem entre 30% e 60% do predito.

ANAMNESE

Durante a anamnese, além de se investigar informações clássicas, como hábitos de vida e antecedentes pessoais, é necessário entender como se manifestam cinco sinais e sintomas específicos: dispneia, sibilância, tosse, dor torácica e hemoptise. Em relação à dispneia e a sibilância, deve-se investigar a forma de instalação (súbita ou gradual), início, duração, intensidade, fatores desencadeantes, sintomas associados e fatores que melhoram o sintoma/sinal. Durante a investigação da dispneia é importante distinguir a dispneia atual da usual. A dispneia usual é o sintoma que ocorre durante execuções de atividades da vida diária (por exemplo, ao tomar banho), enquanto a atual representa o sintoma que ocorre em uma condição momentânea, não usual, como após uma corrida ou durante uma crise de broncoespasmo. Para avaliar a intensidade da dispneia atual normalmente utiliza-se a escala de Borg modificada. Já para a dispneia usual utiliza-se o escore do Medical Research Council (MRC) desenvolvido para indivíduos com DPOC e frequentemente utilizado em adultos com doença pulmonar crônica[9]. Em relação à tosse, deve-se questionar a frequência, intensidade e se produtiva ou não. Se a tosse for produtiva, questiona-se se eficaz ou não, sobre a facilidade em expectorar e sobre o aspecto e volume da secreção. Em relação à dor torácica, é importante reconhecer se tem origem pleurítica ou musculoesquelética; sobre a hemoptise, se presente, deve-se investigar a frequência e características como volume expectorado e coloração.

Condição física

A avaliação da condição física é constituída por: inspeção global, exame físico detalhado do tórax, da força muscular respiratória e global, da capacidade funcional, da qualidade de vida, além da avaliação antropométrica e de exames complementares. O exame físico do tórax é constituído pela inspeção, palpação, percussão e ausculta pulmonar. A inspeção para fins didáticos pode ser subdividida em estática e dinâmica. Durante a estática, considera-se o tórax sem movimento, e são avaliados: tipo de tórax, deformidades torácicas, presença de cicatrizes e de acessos/ sondas. Durante a dinâmica, considera-se o tórax em movimento, e são avaliados: FR, padrão respiratório (denominado, mais corretamente, de configuração toracoabdominal por alguns autores[10]), ritmo respiratório, uso de musculatura acessória e presença de tiragens (intercostal, supraclavicular e/ou de fúrcula). Durante a palpação, examina-se de forma mais minuciosa a expansibilidade torácica e o frêmito toracovocal. No entanto, tanto o frêmito como a percussão são normalmente realizados apenas na suspeita de achados anormais, em função do seu baixo valor diagnóstico. Importante ressaltar que alguns itens da avaliação do tórax sofrem influência da postura e, portanto, recomenda-se que seja padronizada a postura durante cada etapa da avaliação e que, durante a inspeção dinâmica, o paciente esteja em supino. A avaliação da força muscular respiratória é feita por meio do registro da Pressão Inspiratória Máxima (PImáx) e da Pressão Expiratória Máxima (PEmáx) utilizando-se o manovacuômetro. Já a força muscular periférica pode ser avaliada pelo teste de preensão palmar, que é um bom preditor de força muscular global em adultos. No entanto, será necessário realizar o teste de uma repetição máxima (1-RM) para os grupos musculares específicos que serão exercitados durante o tratamento.

Existem no mínimo três estudos nacionais que estabeleceram equações de referência para calcular as pressões respiratórias máximas[11-14]. Na Tabela 32.3 são apresentadas as equações propostas por Pessoa e col. que seguiram as recomendações de diretrizes nacionais e internacionais durante a avaliação/obtenção das pressões respiratórias máximas[13].

Para avaliação da força de preensão palmar, temos os valores de referência propostos por Vianna e col.[15] e as equações de referências propostas por Novaes e col.[16] descritas na Tabela 32.3. No entanto, é importante ressaltar que a avaliação da força ao longo do tempo/tratamento pode oferecer informações mais relevantes (por exemplo, se a terapia está sendo efetiva ou não) do que a análise da força em um único momento para classificá-la como dentro da faixa de normalidade ou não.

A capacidade funcional é comumente avaliada por meio do teste de caminhada de seis minutos (TC6min) ou por meio do *Shuttle Walk Test* (SWT). Para o TC6min temos a equação de Iwama e col.[2] desenvolvida para a população brasileira, para a faixa etária entre 13 e 84 anos (Tabela 32.3). Existem outros estudos nacionais que propuseram equações preditivas para o TC6min[17-19]; as equações propostas não diferem muito, porém não está claro qual equação apresenta maior confiabilidade.

Quanto à avaliação da capacidade de exercício, as diretrizes em diagnóstico e conduta no câncer de pulmão não recomendam a realização do TC6min em vez do SWT ou do teste da escada para auxiliar na quantificação do risco de morte, porque em paciente com câncer de pulmão os estudos que confirmaram a correlação entre TC6min e VO_2máx são limitados (diferente do SWT e do teste da escada que apresentaram boa correlação)[6]. Uma limitação do TC6min é que este teste é submáximo e não incremental, o que permite variações no seu desempenho, dependendo do esforço empregado pelo paciente. No entanto, isso não significa que o TC6min não possa ser utilizado para avaliar os efeitos do tratamento fisioterapêutico no pré-operatório[20].

Não encontramos um escore específico para pacientes com câncer de pulmão que avalie o risco de desenvolver

Tabela 32.3 Equações preditivas utilizadas para calcular a distância a ser percorrida no TC6min, a força muscular respiratória e a força de preensão palmar

Autor	Avaliação	Equações
Pessoa e col. [19]	Muscular respiratória	PImáx= 63,27 - (0,55 x idade) + (17,96 x sexo$_{homens = 1; mulheres = 0}$) + (0,58 x peso) PEmáx= - 61,41 + (2,29 x idade) - (0,03 x idade^2) + (33,72 x sexo$_{homens = 1; mulheres = 0}$) + (1,40 x CA$_{cm}$)
Novaes e col.[21]	Muscular global	FPM-D$_{kgf}$ = 39,996 - (0,382 x idade) + (0,174 x peso) + (13,628 x sexo$_{homens = 1; mulheres = 0}$) FPM-ND$_{kgf}$ = 44,968 - (0,420 x idade) + (0,110 x peso) + (9,274 x sexo$_{homens =1; mulheres=0}$)
Iwama e col. [2]	Capacidade funcional	DTC6m= 622,461 – (1,846 x idade) + (61,503 x sexo$_{homens =1; mulheres = 0}$)

PImáx: pressão inspiratória máxima; PEmáx: pressão expiratória máxima; FPM-D: força de preensão manual dominante; FPM-ND: força de preensão manual não dominante; CA: circunferência abdominal; DTC6m: distância percorrida no teste de caminhada de 6 minutos.

complicações pulmonares no pós-operatório de ressecção pulmonar. No entanto, os critérios e a classificação utilizada para determinar o risco de morte desses pacientes (descritos na Tabela 32.2) invariavelmente refletem o risco de ocorrência de complicações pulmonares no pós-operatório. No entanto, é importante ressaltar que critérios muito mais brandos do que a classificação descrita na Tabela 32.2 são utilizados para avaliar o risco de complicações pulmonares no pós-operatório de outras populações. Por exemplo, no estudo de Hulzebos e col.[22], que realizou o Treinamento Muscular Inspiratório (TMI) no pré-operatório de cirurgia cardíaca, foram considerados de alto risco pacientes com VEF$_1$ < 80% do predito e relação VEF$_1$/CVF < 70% do predito ou pacientes com idade > 70 anos e fumantes. Portanto, limitar a indicação da reabilitação pulmonar no pré-operatório para pacientes com alto risco de morte (e mesmo moderado risco) não parece adequado por excluir uma grande parcela de pacientes que potencialmente poderia se beneficiar desse tratamento. Os critérios abaixo são normalmente considerados em avaliações para classificar o risco para o desenvolvimento de complicações pulmonares no pós-operatório de cirurgia torácica:

- DPOC
- Diabetes
- Idade > 70 anos
- Fumante

- Tosse com expectoração
- VEF$_1$ < 70% do predito
- Capacidade de exercício reduzida (VO$_2$ < 20 mL/kg/min, distância percorrida no teste de escada < 22 m ou no SWT < 400 m)
- SpO$_2$ < 90%

Usualmente, a presença de dois ou mais critérios classifica o paciente como de alto risco ou, dependendo da gravidade da alteração, apenas um critério é suficiente para classificá-lo como de alto risco, por exemplo, VO$_{2máx}$ < 10-15 mL/kg/min.

Em relação ao exame de gasometria, pacientes com SpO$_2$ < 90% apresentam maior risco de complicações no pós-operatório, porém a relação entre PaCO$_2$ > 45 mmHg e maior incidência de complicações não está comprovada [6].

Quanto à avaliação da qualidade de vida, o questionário *30-item European Organization for Research and Treatment of Cancer Core Quality of Life Questionnaire* (EORTC QLQ-C30), em conjunto com seu módulo específico para câncer de pulmão com 13 itens (*Quality of Life Questionnaire Lung Cancer 13*; QLQ-LC13) foram traduzidos para o português e demonstraram boa reprodutibilidade e fácil utilização [23,24]. A diferença mínima clinicamente significante para o EORTC QLQ-C30 varia entre 5 a 10 pontos[24].

RECURSOS DIAGNÓSTICOS PROPOSTOS

Recurso	O que avalia?	Como avalia?
Espirometria [25]	Função pulmonar	O teste é realizado com um espirômetro. O paciente permanece sentado e deve respirar tranquilamente através de um bucal do espirômetro. Ao comando do avaliador deve inspirar profundamente até a capacidade pulmonar total e em seguida expirar rapidamente e forçadamente até o volume residual. Essa manobra é denominada de CVF. A partir da CVF é obtido o valor de VEF$_1$, da relação VEF$_1$/CVF, entre outras variáveis. Valores abaixo de 80% do esperado indicam algum tipo de alteração na função pulmonar.

Recurso	O que avalia?	Como avalia?
Manovacuometria [26]	Medida de força muscular respiratória (PImáx e PEmáx)	Com o indivíduo preferencialmente sentado de forma confortável e com os pés apoiados, utilizando um *clip* nasal, solicita-se ao avaliado que expire até o volume residual e, então, que execute um esforço inspiratório forte e rápido na peça bucal do manovacuômetro, para registro da PImáx. Para a medida da PEmáx, o avaliado deverá inspirar até a capacidade pulmonar total e, então, expirar o mais rápido e forte que conseguir. Para ambas as medidas, repetir o procedimento por três vezes e considerar o maior valor obtido. Contudo, se na última aferição observar aumento de 5% em relação a aferição anterior, repetir a manobra, pois é um indicativo do efeito aprendizado do paciente com o teste, demonstrando que ele ainda tem potencial para atingir um valor ainda mais elevado.
Teste de preensão palmar [27]	Força muscular global	O teste é feito com um dinamômetro. O paciente permanece sentado com os quadris e joelhos a 90° de flexão, ombro em adução, cotovelo fletido a 90°, antebraço e punho em posição neutra. São realizadas três medidas para cada mão e usualmente considera-se o valor de preensão palmar a média dos três valores.
1-RM [28]	Avaliação de força de muscular específica	Após um aquecimento genérico, o paciente é submetido a um processo de familiarização com o exercício, realizando 8 a 10 repetições do exercício, com carga moderada (≈50% de 1-RM prevista). Depois de 1 minuto de descanso, o paciente deve executar o exercício com a máxima carga em toda a sua amplitude de movimento (normalmente inicia-se com 70% de 1-RM prevista). Ao realizar uma repetição correta, cargas extras são acrescentadas até o comprometimento da execução do movimento. Em seguida à repetição que apresentou falha, uma nova tentativa é realizada com carga intermediária ao exercício realizado adequadamente e a repetição com falha. Pode-se realizar até 5 tentativas para encontrar o valor de 1-RM. O intervalo entre cada repetição é de 1 a 5 minutos.
Shuttle walk test [29]	Capacidade functional	Consiste em um teste incremental, no qual os pacientes devem caminhar em velocidade crescente, determinada por um sinal de áudio. O trajeto percorrido tem 10 m e é delimitado por 2 cones (sendo um cone em cada extremidade do percurso), que devem ser contornados pelo paciente. A velocidade de caminhada é aumentada a cada minuto e o teste é finalizado quando o paciente não consegue contornar o cone no tempo necessário ou quando a duração máxima de 20 minutos é atingida. São realizados dois testes para eliminar o efeito de aprendizagem. As avaliações inicial e final quanto ao controle dos sinais vitais e percepção de esforço são iguais as realizadas no TC6min.
TC6min[1]	Capacidade funcional	O teste é realizado em corredor com comprimento mínimo de 30 metros e livre de circulação de pessoas. Antes do seu início, os pacientes fazem um período de repouso de no mínimo 15 minutos e durante este intervalo são orientados sobre o teste. As orientações são: caminhar em ritmo próprio o mais longe possível durante os seis minutos, esclarecimentos sobre as possíveis alterações cardiorrespiratórias que possam surgir, sendo permitido andar devagar, parar quando necessário, e retornar à caminhada quando se sentir apto a recomeçar. Ao final dos 15 minutos que antecedem o teste, são avaliados os valores basais de PA, FC, FR, $SapO_2$, sensação de dispneia e de fadiga pela escala de Borg. O fisioterapeuta deve realizar incentivo verbal a cada minuto, por meio de frases padronizadas. Ao término do teste, os sinais vitais coletados inicialmente e a percepção de sensação de dispneia e fadiga são novamente avaliados e calcula-se a distância percorrida pelo paciente. São realizados dois testes com intervalo mínimo de 30 minutos entre eles. A realização de duas repetições do teste visa eliminar o efeito aprendizado e assegurar a reprodutibilidade do procedimento.
Teste de escada [30]	Capacidade funcional	O teste é realizado em escada composta por 6 lances com 12 degraus por lance (total de 72 degraus), cada degrau medindo 16,9 cm, totalizando 12,16 m de altura. No entanto, as características da escada variam na literatura. O paciente é orientado a subir todos os degraus no menor tempo possível, com incentivo verbal padronizado a cada lance. O teste é interrompido na presença de fadiga, dispneia limitante, dor torácica ou exaustão.
EORTC QLQ-C30 [24]	Qualidade de vida para pacientes com câncer	O questionário é constituído por 30 perguntas referentes a três domínios: (1) escala funcional (que avalia capacidades física, funcional, emocional, cognitiva e social); (2) estado de saúde global; e (3) escala de sintomas (que ava;lia fadiga, náusea/vômito, dor, dispneia, insônia, perda de apetite, obstipação, diarreia e dificuldades financeiras). Os escores variam de 0 a 100; e nas escalas funcionais e de estado de saúde global, quanto maior a pontuação melhor a qualidade de vida; porém, para as escalas de sintomas, maiores pontuações correspondem à presença mais importante do referido sintoma e, consequentemente, a pior qualidade de vida.
QLQ-LC13 [24]	Qualidade de vida – módulo específico para câncer de pulmão	São 13 perguntas sobre os sintomas relacionados ao câncer de pulmão e as reações mais comuns ao tratamento do câncer de pulmão (dispneia, tosse, hemoptise, mucosite, disfagia, neuropatia periférica, alopecia, dor no tórax, braço/ombro e em outras partes). Os escores variam de 0 a 100 e quanto maior a pontuação, pior a qualidade de vida.

Quadro 32.1 Avaliação do caso clínico segundo a Classificação Internacional de Funcionalidade, Incapacidade e Saúde (CIF)

	Funções e estruturas do corpo	Limitações de atividades	Restrição na participação
Perspectiva do paciente	Dispneia aos médios esforços	Andar no plano por mais de 100 m	Dar aulas na universidade
	Fraqueza geral	Cuidar do jardim	Ir ao supermercado
	Tosse constante		
Perspectiva do fisioterapeuta	Capacidade aeróbica/ funcional reduzida	Capacidade física e capacidade funcional (EORTC QLQ-C30)	Capacidade emocional e capacidade social (EORTC QLQ-C30)
	Função pulmonar alterada		
	Força muscular respiratória diminuída		
	Dispneia, tosse e disfagia (QLQ-LC13)		
Fatores contextuais			
Pessoais			

- Sexo feminino
- 60 anos de idade
- Professora universitária
- Dois filhos adultos e independentes

Ambientais

- Aguarda cirurgia
- Marido fumante

Baseado em tradução livre de esquema publicado em Rundell SD, Davenport TE, Wagner T. Physical Therapist Management of Acute and Chronic Low Back Pain Using the World Health Organization's International Classification of Functioning, Disability and Health. Phys Ther [Internet]. 2009 Jan 1;89(1):82–90. Available from: http://ptjournal.apta.org/cgi/doi/10.2522/ptj.20080113

METAS E INTERVENÇÕES

Fisioterapia no pré-operatório de ressecção pulmonar por câncer de pulmão

A seguir são descritas as metas e intervenções mais adequadas para alcançar os resultados desejados.

Metas
1. Aumentar a capacidade de exercício e funcional
2. Aumentar a força muscular periférica e respiratória
3. Diminuir a dispneia aos esforços

O câncer de pulmão é a principal causa de morte por câncer no mundo todo[31]. Como a doença é assintomática no início, o seu diagnóstico é frequentemente feito em estágios mais avançados, o que contribui para um pior prognóstico. Pacientes diagnosticados com CPCNP apresentam maior sobrevida em relação aos pacientes com CPPC, especialmente quando o tumor pode ser ressecado cirurgicamente [32]. No entanto, embora o tratamento cirúrgico seja a melhor opção de cura para pacientes com tumores operáveis, muitos apresentam capacidade funcional limitada, em função de demais comorbidades e/ou devido ao estágio avançado da doença, o que prejudica a sua evolução no pós-operatório [21,33]. Além disso, sabe-se que uma limitação importante da capacidade de exercício constitui um dos principais determinantes de morbidade e mortalidade no pós-operatório de ressecção pulmonar [34]. Neste contexto, justifica-se um programa de reabilitação pulmonar no pré-operatório com o objetivo de "preparar" o paciente para a cirurgia e, dessa forma, reduzir a incidência de complicações pulmonares no pós-operatório, diminuir o tempo de internação hospitalar e melhorar a sua evolução clínica [32]. Revisões sistemáticas apontam que os programas de reabilitação pulmonar, no pré-operatório de ressecção pulmonar por câncer, parecem resultar em menor incidência de complicações no pós-operatório, menor tempo de internação, melhor qualidade de vida e maior capacidade de exercício [32,35]. Porém, em função da heterogeneidade dos programas, conclusões precisas sobre os seus efeitos ainda não puderam ser feitas, o que pode justificar o fato de as diretrizes em diagnóstico e conduta no câncer de pulmão recomendarem a reabilitação pulmonar no pré-operatório apenas para pacientes classificados como alto risco de morte no pós-operatório [6].

Como a cirurgia deve ser realizada o mais precoce possível, a duração do programa de reabilitação de pré-operatório é curta, entre uma e quatro semanas[32]. Portanto, o treinamento empregado é de alta intensidade, normalmente com 5 sessões por semana. Recomenda-se realizar entre 20 e 30 minutos de esteira ou cicloergômetro, de forma contínua ou intercalada, com carga que mantenha a FC entre 60% e 70% da FC máxima (obtida em um teste ergométrico máximo, se possível)[32]. É importante manter a sensação de dispneia (verificada pela escala de Borg modificada) em 6-7 e, se necessário, utilizar oxigênio suplementar para manter a SpO_2 em no mínimo 90%. São propostos ainda alongamentos gerais e a realização de exercícios ativos de 3 a 5 grupos musculares específicos ou trabalhar com diagonais funcionais de facilitação neuropropriceptiva [33] com carga determinada pelo teste de 1-RM. Propõe-se que o TMI seja realizado 7 dias por semana, com aparelho de carga linear, carga inicial igual a 20%-30% da PImáx e que mantenha a sensação de esforço (verificada pela escala de Borg modificada) em 5-6, com 20 minutos de duração a sessão[33]. O ajuste da carga durante os treinamentos aeróbico, de resistência periférica e respiratório deve ser feito diariamente para otimizar os efeitos do tratamento e evitar a indução de fadiga. Vale ressaltar que o treinamento de alta intensidade pode ser um complicador para pacientes muito debilitados e é preciso estar atento para o risco de o programa piorar/induzir fadiga muscular [36]. Porém, é importante enfatizar que para que ocorra melhora do condicionamento cardiovascular e aumento da massa magra parece ser necessário manter no mínimo três sessões na semana em que o treinamento aeróbico seja de alta intensidade. A meta 3 será uma consequência do tratamento realizado para atingir as metas 1 e 2.

Metas
4. Manter vias aéreas pérvias e troca gasosa adequada
5. Preparar o paciente para o atendimento fisioterapêutico no pós-operatório
6. Incentivar a cessação do tabagismo

No caso da nossa paciente, ela apresenta pequena secreção pulmonar que expectora ao acordar sem dificuldade, portanto, não há indicação para terapia de higiene brônquica e de expansão pulmonar neste momento. No entanto, recomenda-se apresentar e ensinar a paciente as técnicas de higiene e de expansão pulmonar que serão realizadas no pós-operatório, como ciclo ativo da respiração, Técnica de Expiração Forçada (TEF) e tosse assistida. É importante que a paciente se familiarize com a terapia e que compreenda a sua importância. Outros dois tópicos que devem ser mencionados são a importância da deambulação precoce e da manutenção da postura ereta no pós-operatório.

O fisioterapeuta junto com a equipe interdisciplinar deve incentivar e orientar a paciente sobre a importância de cessar o tabagismo e inclusive alertá-la sobre os riscos do fumante passivo, uma vez que o marido ainda é fumante. Em relação aos efeitos da cessação do tabagismo sobre a incidência de complicações pulmonares no pós-operatório, a literatura não é clara. Um estudo retrospectivo mostrou que a cessação do fumo quatro semanas antes da cirurgia pareceu contribuir para reduzir a incidência de complicações respiratórias[37], enquanto outros mostraram mínimo impacto[38,39]. No entanto, como a literatura sugere que pacientes que cessam o tabagismo apresentam melhor evolução e sobrevida em longo prazo, recomenda-se que pacientes fumantes ativos no pré-operatório de câncer de pulmão iniciem o tratamento para a dependência do tabaco e interrompam o tabagismo [6]; até porque ele não prejudica somente a função pulmonar, mas também aumenta a incidência de outras comorbidades, principalmente, a doença coronária aterosclerótica, que aumenta ainda mais o risco de complicações no pós-operatório.

É importante salientar que em pacientes com câncer de pulmão, o VEF_1 pode estar reduzido por diferentes causas, como fraqueza muscular, presença de lesões endobrônquicas obstrutivas e ainda pela presença de DPOC, em associação ao câncer. Dependendo da causa da redução do VEF_1 e da evolução no perioperatório, pode ocorrer melhora da função pulmonar após a cirurgia [6]. Por exemplo, em pacientes com DPOC classificada como moderada a severa, a remoção cirúrgica de uma área do parênquima que esteja muito comprometida pode melhorar a mecânica respiratória e o recolhimento elástico [6] melhorando a sua função pulmonar no pós-operatório.

Metas
7. Evitar/minimizar a ocorrência de complicações pulmonares no pós-operatório
8. Diminuir o tempo de internação na UTI e hospitalar
9. Contribuir para recuperação das atividades de vida diária e participação social

As metas de 6 a 8 serão consequência do tratamento realizado para obter as metas anteriores. Dessa forma, iremos auxiliar na recuperação da paciente no pós-operatório e ajudá-la a voltar a realizar as atividades, como cuidar do jardim, caminhar com menor cansaço e dar aula o mais precoce e próximo do ideal possível.

Referências

1. ATS statement: guidelines for the six-minute walk test. Am J Respir Crit Care Med. 2002 Jul 1;166(1):111-7.
2. Iwama AM, Andrade GN, Shima P, Tanni SE, Godoy I, Dourado VZ. The six-minute walk test and body weight-walk distance product in healthy Brazilian subjects. Braz J Med Biol Res. 2009 Nov;42(11):1080-5.
3. Barreto SSM, editor. Pneumologia. No consultório.Capítulo 19: Câncer de pulmão. São Paulo: Artmed; 2009.
4. Molina JR, Yang P, Cassivi SD, Schild SE, Adjei AA. Non-small cell lung cancer: epidemiology, risk factors, treatment, and survivorship. Mayo Clin Proc. 2008 May;83(5):584-94.
5. Cheng TY, Cramb SM, Baade PD, Youlden DR, Nwogu C, Reid ME. The International Epidemiology of Lung Cancer: Latest

Trends, Disparities, and Tumor Characteristics. J Thorac Oncol. 2016 Oct;11(10):1653-71.
6. Brunelli A, Kim AW, Berger KI, Addrizzo-Harris DJ. Physiologic evaluation of the patient with lung cancer being considered for resectional surgery: Diagnosis and management of lung cancer, 3rd ed: American College of Chest Physicians evidence-based clinical practice guidelines. Chest. 2013 May;143(5 Suppl):e166S-90S.
7. Hawn MT, Houston TK, Campagna EJ, Graham LA, Singh J, Bishop M et al. The attributable risk of smoking on surgical complications. Ann Surg. 2011 Dec;254(6):914-20.
8. Musallam KM, Rosendaal FR, Zaatari G, Soweid A, Hoballah JJ, Sfeir PM et al. Smoking and the risk of mortality and vascular and respiratory events in patients undergoing major surgery. JAMA Surg. 2013 Aug;148(8):755-62.
9. Bestall JC, Paul EA, Garrod R, Garnham R, Jones PW, Wedzicha JA. Usefulness of the Medical Research Council (MRC) dyspnoea scale as a measure of disability in patients with chronic obstructive pulmonary disease. Thorax. 1999 Jul;54(7):581-6.
10. Feltrim MIZ, Jardim JRB. Thoracoabdominal movement and breathing exercises: literature review. Rev Fisioter Univ São Paulo. 2004;11(2):105-13.
11. Neder JA, Andreoni S, Lerario MC, Nery LE. Reference values for lung function tests. II. Maximal respiratory pressures and voluntary ventilation. Braz J Med Biol Res. 1999 Jun;32(6):719-27.
12. Costa D, Goncalves HA, Lima LP, Ike D, Cancelliero KM, Montebelo MI. New reference values for maximal respiratory pressures in the Brazilian population. J Bras Pneumol. 2010 May-Jun;36(3):306-12.
13. Pessoa IM, Houri Neto M, Montemezzo D, Silva LA, Andrade AD, Parreira VF. Predictive equations for respiratory muscle strength according to international and Brazilian guidelines. Braz J Phys Ther. 2014 Sep-Oct;18(5):410-8.
14. Simoes RP, Deus AP, Auad MA, Dionisio J, Mazzonetto M, Borghi-Silva A. Maximal respiratory pressure in healthy 20 to 89 year-old sedentary individuals of central Sao Paulo State. Rev Bras Fisioter. 2010 Jan-Feb;14(1):60-7.
15. Vianna LC, Oliveira RB, Araujo CG. Age-related decline in handgrip strength differs according to gender. J Strength Cond Res. 2007 Nov;21(4):1310-4.
16. Novaes RD, De Miranda AS, Silva JO, Tavares BVF, Dourado VZ. Equações de referência para a predição da força de preensão manual em brasileiros de meia idade e idosos. Fisioterapia e Pesquisa. 2009;16(3):217-22.
17. Soaresa MR, Pereira CA. Six-minute walk test: reference values for healthy adults in Brazil. J Bras Pneumol. 2011 Sep-Oct;37(5):576-83.
18. Britto RR, Probst VS, de Andrade AF, Samora GA, Hernandes NA, Marinho PE et al. Reference equations for the six-minute walk distance based on a Brazilian multicenter study. Braz J Phys Ther. 2013 Nov-Dec;17(6):556-63.
19. Dourado VZ, Vidotto MC, Guerra RL. Reference equations for the performance of healthy adults on field walking tests. J Bras Pneumol. 2011 Sep-Oct;37(5):607-14.
20. Santos BF, Souza HC, Miranda AP, Cipriano FG, Gastaldi AC. Performance in the 6-minute walk test and postoperative pulmonary complications in pulmonary surgery: an observational study. Braz J Phys Ther. 2016 Jan-Feb;20(1):66-72.
21. Win T, Jackson A, Sharples L, Groves AM, Wells FC, Ritchie AJ et al. Cardiopulmonary exercise tests and lung cancer surgical outcome. Chest. 2005 Apr;127(4):1159-65.
22. Hulzebos EH, Helders PJ, Favie NJ, De Bie RA, Brutel de la Riviere A, Van Meeteren NL. Preoperative intensive inspiratory muscle training to prevent postoperative pulmonary complications in high-risk patients undergoing CABG surgery: a randomized clinical trial. JAMA. [Randomized Controlled Trial. Research Support, Non-U.S. Gov't]. 2006 Oct 18;296(15):1851-7.
23. Brabo EP, Paschoal ME, Biasoli I, Nogueira FE, Gomes MC, Gomes IP et al. Brazilian version of the QLQ-LC13 lung cancer module of the European Organization for Research and Treatment of Cancer: preliminary reliability and validity report. Qual Life Res. 2006 Nov;15(9):1519-24.
24. Franceschini J, Jardim JR, Fernandes AL, Jamnik S, Santoro IL. Reproducibility of the Brazilian Portuguese version of the European Organization for Research and Treatment of Cancer Core Quality of Life Questionnaire used in conjunction with its lung cancer-specific module. J Bras Pneumol. 2010 Sep-Oct;36(5):595-602.
25. Pereira CAC. Espirometria. J Bras Pneumol 2002;28(Suppl 3):S1-82.
26. Souza RB. Pressões respiratórias estáticas máximas. J Pneumol. 2002;28(Suppl 3):S155-S65.
27. Ache Dias J, Ovando AC, Külkamp W, Borges Junior NG. Hand grip strength: evaluation methods and factors influencing this measure. Rev Bras Cineantropom Desempenho Hum. 2010;12(3):209-16.
28. Seo DI, Kim E, Fahs CA, Rossow L, Young K, Ferguson SL et al. Reliability of the one-repetition maximum test based on muscle group and gender. J Sports Sci Med. 2012;11(2):221-5.
29. Holland AE, Spruit MA, Troosters T, Puhan MA, Pepin V, Saey D et al. An official European Respiratory Society/American Thoracic Society technical standard: field walking tests in chronic respiratory disease. Eur Respir J. 2014 Dec;44(6):1428-46.
30. Cataneo DC, Cataneo AJ. Accuracy of the stair climbing test using maximal oxygen uptake as the gold standard. J Bras Pneumol. 2007 Mar-Apr;33(2):128-33.
31. Fitzmaurice C, Dicker D, Pain A, Hamavid H, Moradi-Lakeh M, MacIntyre MF et al. The Global Burden of Cancer 2013. JAMA Oncol. 2015 Jul;1(4):505-27.
32. Pouwels S, Fiddelaers J, Teijink JA, Woorst JF, Siebenga J, Smeenk FW. Preoperative exercise therapy in lung surgery patients: A systematic review. Respir Med. 2015 Dec;109(12):1495-504.
33. Morano MT, Araujo AS, Nascimento FB, da Silva GF, Mesquita R, Pinto JS et al. Preoperative pulmonary rehabilitation versus chest physical therapy in patients undergoing lung cancer resection: a pilot randomized controlled trial. Arch Phys Med Rehabil. 2013 Jan;94(1):53-8.
34. Benzo R, Kelley GA, Recchi L, Hofman A, Sciurba F. Complications of lung resection and exercise capacity: a meta-analysis. Respir Med. 2007 Aug;101(8):1790-7.
35. Crandall K, Maguire R, Campbell A, Kearney N. Exercise intervention for patients surgically treated for Non-Small Cell Lung Cancer (NSCLC): a systematic review. Surg Oncol. 2014 Mar;23(1):17-30.
36. Jones LW, Eves ND, Peddle CJ, Courneya KS, Haykowsky M, Kumar V et al. Effects of presurgical exercise training on systemic inflammatory markers among patients with malignant lung lesions. Appl Physiol Nutr Metab. 2009 Apr;34(2):197-202.
37. Nakagawa M, Tanaka H, Tsukuma H, Kishi Y. Relationship between the duration of the preoperative smoke-free period and the incidence of postoperative pulmonary complications after pulmonary surgery. Chest. 2001 Sep;120(3):705-10.
38. Barrera R, Shi W, Amar D, Thaler HT, Gabovich N, Bains MS, et al. Smoking and timing of cessation: impact on pulmonary complications after thoracotomy. Chest. 2005 Jun;127(6):1977-83.
39. Groth SS, Whitson BA, Kuskowski MA, Holmstrom AM, Rubins JB, Kelly RF. Impact of preoperative smoking status on postoperative complication rates and pulmonary function test results 1-year following pulmonary resection for non-small cell lung cancer. Lung Cancer. 2009 Jun;64(3):352-7.

Pós-operatório de Cirurgia de Câncer de Pulmão

CAPÍTULO 33

Márcia Souza Volpe

Observação: palavras e expressões listadas no Glossário do capítulo estão destacadas no texto com um asterisco.

APRESENTAÇÃO DO CASO CLÍNICO

Um senhor de 76 anos, advogado, aposentado, encontra-se na enfermaria, no segundo dia de pós-operatório de lobectomia superior direita por câncer de pulmão, carcinoma de células escamosas*, estágio IIB*. O paciente foi classificado com baixo risco de morte no pós-operatório*, por apresentar um volume expiratório final no primeiro segundo (VEF_1) previsto para o pós-operatório* = 68% do predito e consumo máximo de oxigênio ($VO_{2máx}$) = 18,6 mL/kg/min (equivalente a 78% do predito, conforme equação de Almeida e col.[1]), obtido em um teste ergoespirométrico máximo. Previamente à cirurgia, o paciente foi direcionado ao programa de reabilitação pulmonar, que frequentou por duas semanas. Na avaliação realizada no dia anterior ao da cirurgia, verificou-se aumento de 50 m na distância percorrida no TC6min (distância percorrida final = 408 m e equivalente a 75% do predito, conforme a equação de Iwama e col.[2]) e apresentou um aumento de 10 cmH_2O na PImáx e de 5 cmH_2O na PEmáx (PImáx final = 58 cmH_2O e PEmáx final = 70 cmH_2O, equivalentes a 78% e 80% do predito, respectivamente, conforme a equação de Pessoa e col.[3]). O paciente é viúvo e mora com a irmã de 70 anos. Informou que o diagnóstico nosológico foi feito há um mês após ter procurado atendimento médico, sendo que a busca pelo tratamento foi motivada pela sensação de dispneia que iniciou há cerca de dois meses, principalmente ao subir os três lances de escada da padaria que frequenta todos os sábados para tomar café da manhã. O paciente teve alta da UTI no primeiro dia de pós-operatório e apresentou um escore igual a 32 pontos na escala de funcionalidade CPAx* (do inglês, *Chelsea Critical Care Physical Assessment tool*)[4]. No momento, ele está acamado e refere fraqueza geral, tosse produtiva com expectoração de média quantidade de secreção amarela semiespessa, ligeira dor ao tossir no local da toracotomia e dificuldade para movimentar o ombro direito. Nega hemoptise e informou que não caminhou fora do quarto, sendo que deambulou apenas para ir ao banheiro, com auxílio da enfermagem. Apresenta um dreno pleural à direita oscilante, com fuga aérea negativa e com saída de líquido serossanguinolento (drenou 200 mL nas últimas 24 horas); um acesso venoso periférico em membro superior esquerdo; um cateter peridural e bomba de PCA (do inglês, *Patient Controlled Analgesia*) com analgesia contínua e dispositivo manual de *bolus*. Em relação aos antecedentes, o paciente apresenta dislipidemia, hipertensão arterial e doença pulmonar obstrutiva crônica (DPOC) leve. Interrompeu o tabagismo há um mês (após o diagnóstico) e fumou cerca de dez cigarros por dia desde os 20 anos de idade, o que corresponde a uma carga tabágica* de 23 anos/maço. Durante o exame físico, verificou-se: altura = 170 cm; peso = 60 kg; FC = 95 bpm; FR = 26 resp/min; PA = 135/80 mmHg; temperatura = 37,3°C; SpO_2 = 90% em ar ambiente; e discreto enfisema subcutâneo* próximo à inserção do dreno. As radiografias de tórax de

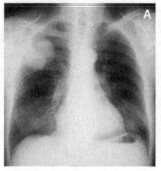
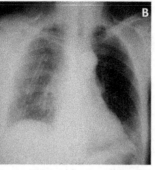

Figura 33.1 Radiografias de tórax, sendo (A) do pré-operatório e (B) do primeiro dia de pós-operatório. Fonte: http://dahabreh.gr/test/pages/albumen/lobectomy.html

pré-operatório e do primeiro dia de pós-operatório são apresentadas abaixo (Figura 33.1). A ausculta pulmonar revelou murmúrio vesicular diminuído em 1/3 inferior (3+/4+) à direita e reduzido em base esquerda (1+/4+) com estertores finos bilaterais, mais à direita. O paciente referiu ainda estar ansioso com o tempo de recuperação, pois se preocupa com a irmã morando sozinha. Além disso, ele é responsável pelas finanças da casa e sente muita falta da sua rotina, como jogar cartas com os amigos aos domingos. A Figura 33.2 apresenta a evolução clínica temporal do paciente de forma esquemática.

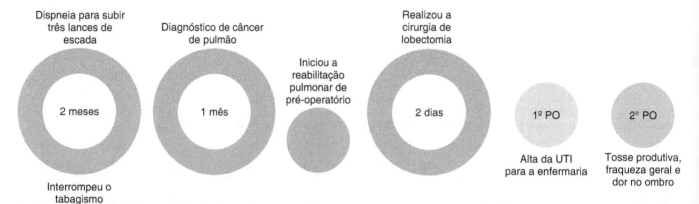

Figura 33.2 Linha do tempo da evolução clínica do paciente. Em amarelo está destacado o momento atual e em azul os eventos ocorridos em relação temporal ao momento atual.

GLOSSÁRIO

Carcinoma de células escamosas: inicialmente o câncer de pulmão é subdividido em dois grandes grupos: câncer de pulmão de pequenas células (CPPC) e câncer de pulmão de células não pequenas (CPCNP). CPCNP representa o tipo mais comum de câncer de pulmão primário, ocorrendo em mais de 85% dos casos[5,6]. CPCNP é subclassificado, de acordo com o local da lesão e tipo de células envolvidas, em: (1) carcinoma de células escamosas (origina-se do epitélio brônquico e, tipicamente, mostra localização mais central), (2) adenocarcinoma (origina-se das glândulas mucosas e, normalmente, localiza-se perifericamente), e (3) carcinoma de grandes células (grupo heterogêneo de tumores mal diferenciados que não apresenta aspectos dos demais tipos de câncer) [5]. O carcinoma de células escamosas corresponde ao tipo de câncer mais frequente em homens [7].

Carga tabágica: avalia o consumo de tabaco pelo paciente ao longo da vida. O cálculo é feito da seguinte forma:

Carga tabágica = anos de fumante x (o número de cigarros consumidos em um dia)/20.

Carga tabágica > 20 anos/maço parece aumentar a incidência de complicações pulmonares no pós-operatório [9,10].

CPAx: é um instrumento utilizado para avaliar a funcionalidade de pacientes internados em UTIs. O estudo de Corner et al. mostrou que o CPAx realizado no dia da alta da UTI parece ser capaz de identificar o tipo de assistência que será necessária após a alta hospitalar [4]. Embora não tenham sido descritos limiares específicos, a maioria dos pacientes com um escore maior que 39 apresentou alta hospitalar sem necessidade de frequentar um programa de reabilitação; entre 32 e 39 necessitou de um programa de assistência comunitário; entre 20 e 32 necessitou de reabilitação pulmonar; e abaixo de 4 faleceu na UTI. Dessa forma, o paciente do nosso caso clínico provavelmente terá indicação/necessidade de frequentar um programa de reabilitação pulmonar após a alta hospitalar.

Enfisema subcutâneo: consiste na presença de ar no tecido subcutâneo em função de fuga de ar para o espaço extra-alveolar, decorrente de ruptura alveolar [11]. É considerado uma complicação relativamente comum após a realização de procedimentos invasivos ou cirúrgicos que envolvam o tórax. Porém, raramente tem consequências clínicas significativas.

Estágio IIB: o CPCNP é classificado em estágios de IA a IV, dependendo do tamanho e localização do tumor, do grau de invasão do tumor primário e se há ou não metástase à distância. O estágio IIB apresenta: tumor de qualquer tamanho com invasão da pleura visceral, pneumonite obstrutiva ou atelectasia; ou tumor em brônquio lobar ou a pelo menos 2 cm do brônquio lobar; ou distal da carina; ou tumor com extensão direta à parede torácica, ao diafragma, à pleura mediastinal ou ao pericárdio; pode haver metástase para linfonodos peribrônquicos ou hilares; e não há metástase à distância [5].

VEF₁ previsto para o pós-operatório: como ocorre redução do parênquima pulmonar após a cirurgia, o cálculo do VEF₁ esperado para o pós-operatório pode ser realizado da seguinte forma [8]:

VEF₁ no pós-operatório = VEF₁ (obtido no pré-operatório) x (1- y/z)

Sendo, Y= número de segmentos broncopulmonares removidos e Z = 19 segmentos broncopulmonares (10 do pulmão direito: 3 no lobo superior, 2 no médio e 5 no inferior; e 9 do esquerdo: 5 no lobo superior e 4 no inferior).

A Tabela 33.1 contém as equações preditivas utilizadas no caso clínico.

Questões para discussão
1. Existe relação entre DPOC e câncer de pulmão?
2. A reabilitação realizada no pré-operatório foi efetiva?
3. Qual o risco de o paciente desenvolver complicações pulmonares no pós-operatório?
4. O paciente precisa de oxigenoterapia?
5. Quais são os objetivos do tratamento fisioterapêutico no pós-operatório de cirurgia de ressecção pulmonar?
6. Que precauções devem ser tomadas durante as intervenções propostas?
7. Como os fatores ambientais podem influenciar os resultados esperados na reabilitação do paciente?

OBJETIVOS

- Reconhecer as alterações funcionais pulmonares e da funcionalidade nos pacientes com câncer de pulmão no pós-operatório de ressecção pulmonar.

- Identificar pacientes com alto risco de desenvolver complicações pulmonares no pós-operatório de cirurgia pulmonar.

- Descrever um plano de tratamento fisioterapêutico para pacientes com câncer de pulmão no pós-operatório de ressecção pulmonar.

- Selecionar ferramentas de avaliação de funcionalidade confiáveis para reconhecer a efetividade da intervenção no momento da alta hospitalar.

AVALIAÇÃO E DIAGNÓSTICO DA FUNCIONALIDADE

Previamente a avaliação o profissional deverá obter informações no prontuário do paciente referentes ao diagnóstico, presença de comorbidades, tratamento realizado no pré-operatório, tratamento cirúrgico, evolução no pós-operatório, e informações atuais sobre medicações, indicadores laboratoriais, exames complementares e eventos clínicos nas últimas 24 horas.

Condição física

Inicialmente é necessário investigar cinco sinais e sintomas específicos: dispneia, sibilância, tosse, dor torácica e hemoptise. Para avaliar a intensidade da dispneia atual normalmente utiliza-se a escala de Borg modificada. Em relação à tosse, deve-se questionar a frequência, intensidade e se produtiva ou não; se produtiva questiona-se se eficaz ou não, sobre a facilidade em expectorar e sobre o aspecto, odor e volume da secreção. Em relação à dor torácica, é importante reconhecer se de origem pleurítica ou musculoesquelética e sobre a hemoptise, se presente, investigar a frequência, volume expectorado e coloração. Durante essa entrevista inicial, deve-se observar o nível de consciência e colaboração do paciente, acessos, drenos e sondas, forma de oxigenoterapia e estar atento para a presença de sinais de desconforto respiratório, confusão mental, náuseas e vertigem. Em seguida, realiza-se o exame físico do tórax que é constituído pela inspeção, palpação, percussão e ausculta pulmonar. A inspeção para fins didáticos pode ser subdividida em estática e dinâmica. Durante a estática, considera-se o tórax sem movimento, e são avaliados: o tipo de tórax, deformidades torácicas, a incisão cirúrgica, acessos, drenos e sondas. Durante a inspeção dinâmica, considera-se o tórax em movimento, e são avaliados: FR, padrão respiratório (denominado, mais corretamente, de configuração toracoabdominal por alguns autores[13]), ritmo respiratório, uso de musculatura acessória e presença de tiragens (intercostal, supraclavicular e/ou de fúrcula). Durante a palpação, examina-se de forma mais minuciosa a expansibilidade torácica e o frêmito toracovocal. No entanto, tanto o frêmito como a percussão são normalmente

Tabela 33.1 Equações preditivas utilizadas para calcular a distância a ser percorrida no TC6min, a força muscular respiratória e o VO₂máximo

Autor	Avaliação	Equações
Pessoa e col. [12]	Muscular respiratória	PImáx= 63,27 - (0,55 x idade) + (17,96 x sexo$_{homens = 1; mulheres = 0}$) + (0,58 x peso) PEmáx= - 61,41 + (2,29 x idade) - (0,03 x idade²) + (33,72 x sexo$_{homens = 1; mulheres = 0}$) + (1,40 x CA$_{cm}$)
Almeida e col. [1]	Capacidade de exercício	VO₂máx = 53,478 + (-7,518 x sexo$_{homens=1; mulheres=2}$) + (-0,254 x idade) + (-0,430 x IMC) + (6,132 x atividade física$_{sedentário=1; ativo=2; atleta=3}$)
Iwama e col. [2]	Capacidade funcional	DTC6m = 622,461 - (1,846 x idade) + (61,503 x sexo$_{homens = 1; mulheres = 0}$)

PIMáx: pressão inspiratória máxima; PEmáx: pressão expiratória máxima; CA: circunferência abdominal; VO₂máx = consumo de oxigênio máximo; DTC6m: distância percorrida no teste de caminhada de 6 minutos.

realizados apenas na suspeita de achados anormais, em função do seu baixo valor diagnóstico. Importante ressaltar que alguns itens da avaliação do tórax sofrem influência da postura e, portanto, recomenda-se que seja padronizada a postura durante cada etapa da avaliação e que durante a inspeção dinâmica o paciente esteja em supino. Em relação aos drenos pleurais é importante observar se há fuga aérea de forma contínua ou ao tossir, se oscilante ou não, a quantidade de líquido drenado nas últimas 24 horas e o seu aspecto. Em seguida verifica-se a frequência cardíaca (FC), pressão arterial (PA), saturação periférica de oxigênio (SpO_2) e temperatura. A avaliação da força muscular respiratória com o manovacuômetro, da força muscular periférica (pelo teste de preensão palmar), da capacidade funcional (pelo TC6min ou *Shuttle walk test*) e da qualidade de vida [o questionário *30-item European Organization for Research and Treatment of Cancer Core Quality of Life Questionnaire* (EORTC QLQ-C30), em conjunto com seu módulo específico para câncer de pulmão com 13 itens (*Quality of Life Questionnaire Lung Cancer 13*; QLQ-LC13)] [14,15] são normalmente realizados entre o quinto e sétimo dia de pós-operatório que usualmente corresponde ao dia de alta hospitalar. Essas avaliações no dia da alta hospitalar são realizadas com o objetivo de verificar a efetividade do tratamento fisioterapêutico oferecido pelo serviço, para informação do próprio paciente em relação ao seu estado físico/funcional e para seguimento em um programa de reabilitação pulmonar.

RECURSOS DIAGNÓSTICOS PROPOSTOS

Recurso	O que avalia?	Como avalia?
TC6min [16]	Capacidade funcional	O teste é realizado em corredor com comprimento mínimo de 30 metros e livre de circulação de pessoas. Antes do seu início, os pacientes fazem um período de repouso de no mínimo 15 minutos e durante este intervalo são orientados sobre o teste. As orientações são: caminhar em ritmo próprio o mais longe possível durante os seis minutos, esclarecimentos sobre as possíveis alterações cardiorrespiratórias que possam surgir, sendo permitido andar devagar, parar quando necessário, e retornar à caminhada quando se sentir apto a recomeçar. Ao final dos 15 minutos que antecedem o teste, são avaliados os valores basais de PA, FC, FR, SpO_2, sensação de dispneia e de fadiga pela escala de Borg. O fisioterapeuta deve realizar incentivo verbal a cada minuto, por meio de frases padronizadas. Ao término do teste, os sinais vitais coletados inicialmente e a percepção de sensação de dispneia e fadiga são novamente avaliados e calcula-se a distância percorrida pelo paciente. São realizados dois testes com intervalo mínimo de 30 minutos entre eles. A realização de duas repetições do teste visa eliminar o efeito aprendizado e assegurar a reprodutibilidade do procedimento.
Shuttle walk test [17]	Capacidade funcional	Consiste em um teste incremental, no qual os pacientes devem caminhar em velocidade crescente, determinada por um sinal de áudio. O trajeto percorrido tem 10 m e é delimitado por 2 cones (sendo um cone em cada extremidade do percurso), que devem ser contornados pelo paciente. A velocidade de caminhada é aumentada a cada minuto e o teste é finalizado quando o paciente não consegue contornar o cone no tempo necessário ou quando a duração máxima de 12 minutos é atingida. São realizados dois testes para eliminar o efeito de aprendizagem. As avaliações inicial e final quanto ao controle dos sinais vitais e percepção de esforço são iguais as realizadas no TC6min.
Manovacuometria [18]	Medida de força muscular respiratória (PImáx e PEmáx)	Com o indivíduo preferencialmente sentado de forma confortável e com os pés apoiados, utilizando um *clip* nasal, solicita-se ao avaliado que expire até o volume residual e, então, que execute um esforço inspiratório forte e rápido na peça bucal do manovacuômetro, para registro da PImáx. Para a medida da PEmáx, o avaliado deverá inspirar até a capacidade pulmonar total e, então, expirar o mais rápido e forte que conseguir. Para ambas as medidas, repetir o procedimento por três vezes e considerar o maior valor obtido. Contudo, se na última aferição observar aumento de 5% em relação a aferição anterior, repetir a manobra, pois é um indicativo do efeito aprendizado do paciente com o teste, demonstrando que ele ainda tem potencial para atingir um valor ainda mais elevado.
EORTC QLQ-C30	Qualidade de vida para pacientes com câncer	O questionário é constituído por 30 perguntas referentes a três domínios: (1) escala funcional (que avalia capacidades física, funcional, emocional, cognitiva e social); (2) estado de saúde global; e (3) escala de sintomas (que avalia fadiga, náusea/vômito, dor, dispneia, insônia, perda de apetite, obstipação, diarreia e dificuldades financeiras). Os escores variam de 0 a 100; para as escalas funcionais e de estado de saúde global, quanto maior a pontuação melhor a qualidade de vida; porém, para as escalas de sintomas, maiores pontuações correspondem à presença mais importante do referido sintoma e, consequentemente, a pior qualidade de vida.
QLQ-LC13	Qualidade de vida – módulo específico para câncer de pulmão	São 13 perguntas sobre os sintomas relacionados ao câncer de pulmão e as reações mais comuns ao tratamento do câncer de pulmão (dispneia, tosse, hemoptise, mucosite, disfagia, neuropatia periférica, alopecia, dor no tórax, braço/ombro e em outras partes). Os escores variam de 0 a 100 e quanto maior a pontuação, pior qualidade de vida.

Recurso	O que avalia?	Como avalia?
Preensão palmar	Força muscular global	O teste é feito com um dinamômetro. O paciente permanece sentado com os quadris e joelhos a 90° de flexão, ombro em adução, cotovelo fletido a 90°, antebraço e punho em posição neutra. São realizadas três medidas para cada mão e usualmente considera-se o valor de preensão palmar a média dos três valores.
CPAx [4]	Avalia funcionalidade de pacientes internados em UTI	A avaliação considera os seguintes domínios: função respiratória, tosse, mobilidade no leito, transferências (supino para sentado à beira leito, cama para poltrona, sentado para em pé), equilíbrio (sentado à beira do leito e em pé), marcha e força de preensão palmar. A pontuação varia entre um mínimo de 0 e máximo de 50 pontos e quanto menor, pior a funcionalidade.

Quadro 33.1 Avaliação do caso clínico segundo a Classificação Internacional de Funcionalidade, Incapacidade e Saúde (CIF)

		Funções e estruturas do corpo	Limitações de atividades	Restrição na participação
Perspectiva do paciente		Tosse com secreção	Cuidar da irmã	Conviver com a irmã
		Fraqueza geral	Cuidar das finanças	Jogar baralho com amigos
		Dificuldade/dor ao movimentar o ombro direito	Subir três lances de escadas	Tomar café na padaria
Perspectiva do fisioterapeuta		Capacidade aeróbica/ funcional reduzida	Capacidade física e capacidade funcional (EORTC QLQ-C30)	Capacidade emocional e capacidade social (EORTC QLQ-C30)
		Função pulmonar alterada		
		Presença de secreção pulmonar		
		Limitação da ADM e dor na cintura escapular direita		

Fatores contextuais

Pessoais

- Sexo masculino
- 76 anos de idade
- Advogado aposentado
- Irmã de 70 anos
- Viúvo

Ambientais

- Dreno pleural
- Cateter peridural e bomba de PCA
- Cateter periférico em membro superior esquerdo

Baseado em tradução livre de esquema publicado em Rundell SD, Davenport TE, Wagner T. Physical Therapist Management of Acute and Chronic Low Back Pain Using the World Health Organization's International Classification of Functioning, Disability and Health. Phys Ther [Internet]. 2009 Jan 1;89(1):82–90. Available from: http://ptjournal.apta.org/cgi/doi/10.2522/ptj.20080113

METAS E INTERVENÇÕES

Fisioterapia no pós-operatório de ressecção pulmonar por câncer de pulmão

A seguir são descritas as metas e intervenções mais adequadas para alcançar os resultados desejados.

Meta
1. Identificar o risco de desenvolvimento de complicações pulmonares no pós-operatório.

Embora o tratamento cirúrgico seja a melhor opção de cura para pacientes com tumores operáveis, muitos apresentam capacidade funcional limitada, em função de comorbidades associadas e/ou devido ao estágio avançado da doença, o que prejudica a sua evolução no pós-operatório [19,20]. Sabe-se que uma limitação importante da capacidade de exercício (VO$_2$máx ≤10-15 mL/kg/min) constitui um dos principais determinantes de morbidade e mortalidade no pós-operatório de ressecção pulmonar[21]. As principais complicações pulmonares que ocorrem no pós-operatório recente são: atelectasias, pneumonia, fístula broncopleural e ventilação mecânica prolongada[22]. A incidência de complicações pulmonares é retratada entre 4% a 57% [22,24]. Essa variação na literatura pode ser, em parte, explicada pelo emprego de diferentes técnicas cirúrgicas (por exemplo, segmentectomia *versus* pneumectomia ou cirurgia torácica videoassistida *versus* toracotomia); pela gravidade do paciente operado (que considera a extensão do câncer, presença de comorbidades, idade, função pulmonar e capacidade de exercício); e em função da própria classificação/ definição de complicação pulmonar utilizada[25].

Ensaios clínicos randomizados sobre fisioterapia no pós-operatório de ressecção pulmonar não conseguiram comprovar benefícios do tratamento em termos de redução significante de complicações pulmonares no pós-operatório[25,26]. No entanto, no estudo de Reeves e col., que avaliou os efeitos da fisioterapia respiratória no pós-operatório de toracotomia eletiva, a incidência de complicações pulmonares foi muito baixa (menor que 5%), tanto no grupo controle quanto no experimental, o que pode ter colaborado para que o tratamento fisioterapêutico não se mostrasse efetivo [25]. A baixa ocorrência de complicações pulmonares nesse estudo, provavelmente, ocorreu porque a maioria dos pacientes era de baixo risco e porque ambos os grupos foram tratados com mobilização precoce. Já o estudo de Agostini e col. não conseguiu mostrar que o uso da espirometria de incentivo reduz a incidência de complicações pulmonares ou melhora a função pulmonar no pós-operatório de ressecção pulmonar; porém, quando considerado apenas os pacientes de alto risco, foi observada menor incidência (não significativa) de complicações no grupo tratado com a espirometria de incentivo ([27]. É importante mencionar ainda que ambos os grupos foram tratados com exercícios respiratórios, técnicas de higiene brônquica e mobilização precoce. Portanto, identificar o paciente com maior risco de desenvolver complicações pulmonares no pós-operatório é necessário porque esse paciente, provavelmente, será o que irá se beneficiar mais do atendimento fisioterapêutico. Além disso, pacientes com moderado/alto risco irão demandar mais atenção e cuidados da equipe. Idealmente, a classificação do risco do paciente deve ser feita no pré-operatório. Parece não haver um escore específico para pacientes com câncer de pulmão que avalie o risco de desenvolver complicações pulmonares no pós-operatório de ressecção pulmonar. No entanto, os critérios abaixo são normalmente considerados em avaliações de risco no pré-operatório para o desenvolvimento de complicações pulmonares no pós-operatório de cirurgia torácica:

- DPOC
- Diabetes
- Idade > 70 anos
- Fumante
- Tosse com expectoração
- VEF_1 < 70% do predito

- Capacidade de exercício reduzida ($VO_{2máx}$< 20 mL/kg/min, distância percorrida no teste de escada < 22 m ou no *Shuttle walk test* < 400 m)
- SpO_2 < 90%

Usualmente, a presença de dois ou mais critérios classifica o paciente como de alto risco ou, dependendo da gravidade da alteração, apenas um critério é suficiente para classificá-lo como de alto risco, por exemplo, $VO_{2máx}$< 10-15 mL/kg/min.

Metas
2. Manter vias aéreas pérvias, pulmões expandidos e troca gasosa adequada
3. Evitar atelectasias e pneumonia

Primeiramente, é importante que o paciente deixe a cama (a partir do primeiro dia de pós-operatório) e que passe a maior parte do tempo, considerando as horas em que se encontra acordado, em posição vertical [23]. As técnicas de higiene brônquica e de expansão pulmonar que são mais comumente empregados são: o ciclo ativo da respiração, técnica de expiração forçada (TEF), e tosse assistida, que pode ser realizada segurando-se um travesseiro no local da incisão cirúrgica ao tossir. Em relação aos recursos mais utilizados, temos o espirômetro de incentivo e a oscilação oral de alta frequência com PEP (como o Flutter® e o Shaker®). Embora, não exista na literatura um consenso sobre a dosimetria das terapias de higiene brônquica e de expansão pulmonar no período pós-operatório, é recomendado ensinar as técnicas e orientar os pacientes a realizar a terapia mais vezes ao longo do dia, de forma independente. Por exemplo, no estudo de Agostini e col. os pacientes foram orientados a realizar dez exercícios respiratórios com o incentivador a cada hora (considerando as horas acordado) [24]. Já no estudo de Zhang e col. a oscilação oral com PEP foi realizada de três a cinco repetições por 5 minutos – três vezes ao dia, durante os primeiros cinco dias – no pós-operatório de cirurgia torácica e abdominal alta e resultou em menor ocorrência de febre[28]. Em função do risco de ruptura da sutura cirúrgica, não se recomenda a utilização de pressão positiva no pós-operatório recente de ressecção pulmonar.

Metas
4. Manter ou minimizar a redução da capacidade de exercício e capacidade funcional
5. Manter ou minimizar a redução de força muscular periférica e respiratória
6. Evitar disfunção da cintura escapular ipsilateral a toracotomia

Tabela 33.2 Programa de exercícios proposto por Granger e col.[15]

Tipo de exercício	Duração	Intensidade alvo (Borg)	Início	Frequência	Progressão
Caminhada	5-15 min	4	1º dia/ PO	1 dia	↑ a duração até atingir 15 min. Ao atingir 15 min, ↑ a velocidade para caminhar uma distância superior durante os mesmos 15 min.
Bicicleta estacionária	5-15 min	4	2º dia/ PO	1 dia	↑ a duração até atingir 15 min. Ao atingir 15 min, ↑ a velocidade para pedalar uma distância superior durante os mesmos 15 min.
Resistência*	6-12 rep. 1-3 séries	4	3º dia/ PO	1 dia	Iniciar com 6 repetições e 1 série, ↑ as repetições até 12 e depois as séries até 3.

*Exercícios realizados: extensão de joelho, *step*, levantar-sentar, ficar na ponta dos pés e agachamento.
PO: pós-operatório

Para atingir as metas 4 e 5 recomenda-se que o paciente caminhe a partir do primeiro dia de pós-operatório distâncias progressivamente maiores e com menor assistência ao passar dos dias. Por exemplo, caminhar 15 m no segundo dia de pós-operatório, 30 m no terceiro, 50 m no quarto e a partir do quinto dia caminhar regularmente no corredor. Já Granger e col. propuseram um programa de exercícios com maior intensidade que inclui caminhada, bicicleta estacionária e exercícios de resistência conforme descritos na Tabela 33.2 [29].

Os critérios de segurança que devem ser observados para iniciar/manter os exercícios são: temperatura ≤ 38ºC, FR ≤ 35 resp/min; SpO_2 ≥ 85% apesar da oxigenoterapia; PAS ≤ 180 ou ≥ 100 mmHg; e FC ≥ 50 ou ≤ 140 bpm [15].

Brocki e col. realizaram o treinamento de musculatura inspiratória (TMI) a partir do 1º dia/ PO por duas semanas, com aparelho de carga linear, com protocolo de duas séries de 30 respirações, com intervalo de dois minutos entre as séries, com carga inicial igual a 15% da PImáx (valor mensurado no pré-operatório) e com a manutenção da sensação de esforço (verificada pela escala de Borg modificada) em 3[20]. No entanto, duas séries com 30 repetições provavelmente devem representar um tempo de treinamento muito curto (em torno de 4 minutos). Portanto, parece ser mais interessante realizar o número de séries necessário para atingir um tempo de TMI mínimo de 5 minutos e aumentar progressivamente esse tempo até atingir 15 minutos, de acordo com a evolução do paciente. Ao se atingir 15 minutos, aumenta-se a carga para manter uma sensação de esforço igual a 4 (Borg modificado).

O programa de exercícios e alongamentos descrito abaixo e ilustrado na Figura 33.3 foi proposto por Reeves e col. para evitar a disfunção da cintura escapular ipsilateral à toracotomia [31]. Os pacientes foram orientados a realizar os exercícios duas vezes ao dia, em posição sentada ou em pé, de três a cinco repetições de cada exercício, conforme o nível de conforto e dor. Com as propostas aqui apresentadas, algumas atividades sociais desejadas pelo paciente do caso clínico serão facilitadas, entre elas cita-se o jogo com os amigos e as idas à padaria.

Descrição dos exercícios de 1 a 6 mostrados na Figura 33.3:

1a. Eleve os braços (cotovelos estendidos ou ligeiramente flexionados), com as mãos unidas (auxiliar o braço do lado da toracotomia), o mais alto possível acima da cabeça. Abaixar os braços lentamente.

1b. Quando o exercício **1a** estiver sendo facilmente executado, eleve o braço (sem o suporte da outra mão) de forma que o cotovelo fique o mais próximo possível da orelha.

2. Com as mãos atrás do pescoço abra os cotovelos o máximo possível, procurando aproximar as escápulas. Em seguida, aproxime os cotovelos com o intuito de tocá-los em frente a sua face.

3a. Com as mãos nos ombros, eleve os cotovelos na lateral o mais alto possível.

3b. Quando o exercício **3a** estiver fácil e os drenos tiverem sido removidos, eleve os braços com os cotovelos estendidos na lateral acima da cabeça. Tente tocar as mãos acima da cabeça.

4a. Leve a mão com o braço estendido atrás do seu corpo, no quadril oposto do braço, o mais longe possível.

4b. Quando o exercício **4a** estiver fácil, segure as mãos atrás do corpo e tente elevar as suas mãos o mais alto possível em direção à cabeça. Segure por 3 segundos e retorne à posição inicial.

5. Coloque as mãos nos ombros e incline o tronco para o lado direito o máximo possível. Repita o movimento para o lado esquerdo.

6. Coloque as mãos nos ombros e gire o tronco lentamente para o lado direito o máximo possível. Repita o movimento para o lado esquerdo.

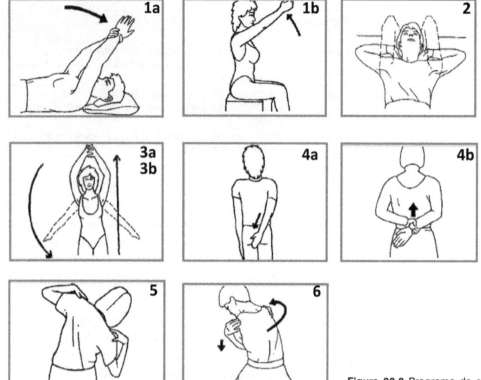

Figura 33.3 Programa de exercícios e alongamentos proposto por Reeves e col. para evitar a disfunção da cintura escapular ipsilateral à toracotomia [32].

Metas
7. Diminuir o tempo de internação hospitalar
8. Contribuir para recuperação das atividades de vida diária e participação social
9. Orientar e incentivar a cessação do tabagismo
10. Encaminhar o paciente para a reabilitação pulmonar

As metas 7 e 8 serão consequência do tratamento realizado para obter as metas anteriores. O fisioterapeuta junto com a equipe interdisciplinar deve incentivar e orientar o paciente sobre a importância de cessar o tabagismo. E no momento da alta hospitalar recomenda-se avaliar o paciente conforme descrito e encaminhá-lo para a reabilitação pulmonar. Dessa forma, espera-se que o paciente volte a cuidar da irmã e das finanças o mais rápido possível e que possa retomar a sua rotina com qualidade de vida semelhante à anterior ao adoecimento.

Referências

1. Almeida AE, Stefani Cde M, Nascimento JA, Almeida NM, Santos Ada C, Ribeiro JP et al. An equation for the prediction of oxygen consumption in a Brazilian population. Arq Bras Cardiol. 2014 Oct;103(4):299-307.
2. Iwama AM, Andrade GN, Shima P, Tanni SE, Godoy I, Dourado VZ. The six-minute walk test and body weight-walk distance product in healthy Brazilian subjects. Braz J Med Biol Res. 2009 Nov;42(11):1080-5.
3. Pessoa IM, Houri Neto M, Montemezzo D, Silva LA, Andrade AD, Parreira VF. Predictive equations for respiratory muscle strength according to international and Brazilian guidelines. Braz J Phys Ther. 2014 Sep-Oct;18(5):410-8.
4. Corner EJ, Soni N, Handy JM, Brett SJ. Construct validity of the Chelsea critical care physical assessment tool: an observational study of recovery from critical illness. Critical care. [Observational Study Research Support, Non-U.S. Gov't Validation Studies]. 2014 Mar 27;18(2):R55.
5. Barreto SSM, editor. Pneumologia. No consultório. Capítulo 19: Câncer de pulmão. São Paulo: Artmed; 2009.
6. Molina JR, Yang P, Cassivi SD, Schild SE, Adjei AA. Non-small cell lung cancer: epidemiology, risk factors, treatment, and survivorship. Mayo Clin Proc. 2008 May;83(5):584-94.
7. Cheng TY, Cramb SM, Baade PD, Youlden DR, Nwogu C, Reid ME. The International Epidemiology of Lung Cancer: Latest Trends, Disparities, and Tumor Characteristics. J Thorac Oncol. 2016 Oct;11(10):1653-71.
8. Brunelli A, Kim AW, Berger KI, Addrizzo-Harris DJ. Physiologic evaluation of the patient with lung cancer being considered for resectional surgery: Diagnosis and management of lung cancer, 3rd ed: American College of Chest Physicians evidence-based clinical practice guidelines. Chest. 2013 May;143(5 Suppl):e166S-90S.
9. Hawn MT, Houston TK, Campagna EJ, Graham LA, Singh J, Bishop M et al. The attributable risk of smoking on surgical complications. Ann Surg. 2011 Dec;254(6):914-20.
10. Musallam KM, Rosendaal FR, Zaatari G, Soweid A, Hoballah JJ, Sfeir PM et al. Smoking and the risk of mortality and vascular and respiratory events in patients undergoing major surgery. JAMA Surg. 2013 Aug;148(8):755-62.
11. Sucena M, Coelho F, Almeida T, Gouveia A, Hespanhol V. [Massive subcutaneous emphysema--management using subcutaneous drains]. Rev Port Pneumol. 2010 Mar-Apr;16(2):321-9.

12. Dourado VZ, Vidotto MC, Guerra RL. Reference equations for the performance of healthy adults on field walking tests. J Bras Pneumol. 2011 Sep-Oct;37(5):607-14.
13. Feltrim MIZ, Jardim JRB. Thoracoabdominal movement and breathing exercises: literature review. Rev Fisioter Univ São Paulo. 2004;11(2):105-13.
14. Aaronson NK, Ahmedzai S, Bergman B, Bullinger M, Cull A, Duez NJ et al. The European Organization for Research and Treatment of Cancer QLQ-C30: a quality-of-life instrument for use in international clinical trials in oncology. J Natl Cancer Inst. 1993 Mar 03;85(5):365-76.
15. Franceschini J, Jardim JR, Fernandes AL, Jamnik S, Santoro IL. Reproducibility of the Brazilian Portuguese version of the European Organization for Research and Treatment of Cancer Core Quality of Life Questionnaire used in conjunction with its lung cancer-specific module. J Bras Pneumol. 2010 Sep-Oct;36(5):595-602.
16. ATS statement: guidelines for the six-minute walk test. Am J Respir Crit Care Med. 2002 Jul 1;166(1):111-7.
17. Holland AE, Spruit MA, Troosters T, Puhan MA, Pepin V, Saey D et al. An official European Respiratory Society/American Thoracic Society technical standard: field walking tests in chronic respiratory disease. Eur Respir J. 2014 Dec;44(6):1428-46.
18. Souza RB. Pressões respiratórias estáticas máximas. J Pneumol. 2002;28(Suppl 3):S155-S65.
19. Morano MT, Araujo AS, Nascimento FB, da Silva GF, Mesquita R, Pinto JS et al. Preoperative pulmonary rehabilitation versus chest physical therapy in patients undergoing lung cancer resection: a pilot randomized controlled trial. Arch Phys Med Rehabil. 2013 Jan;94(1):53-8.
20. Win T, Jackson A, Sharples L, Groves AM, Wells FC, Ritchie AJ, et al. Cardiopulmonary exercise tests and lung cancer surgical outcome. Chest. 2005 Apr;127(4):1159-65.
21. Benzo R, Kelley GA, Recchi L, Hofman A, Sciurba F. Complications of lung resection and exercise capacity: a meta-analysis. Respir Med. 2007 Aug;101(8):1790-7.
22. Stephan F, Boucheseiche S, Hollande J, Flahault A, Cheffi A, Bazelly B et al. Pulmonary complications following lung resection: a comprehensive analysis of incidence and possible risk factors. Chest. 2000 Nov;118(5):1263-70.
23. Agostini PJ, Naidu B, Rajesh P, Steyn R, Bishay E, Kalkat M et al. Potentially modifiable factors contribute to limitation in physical activity following thoracotomy and lung resection: a prospective observational study. J Cardiothorac Surg. 2014 Sep 27;9:128.
24. Novaes RD, De Miranda AS, Silva JO, Tavares BVF, Dourado VZ. Equações de referência para a predição da força de preensão manual em brasileiros de meia idade e idosos. Fisioterapia e Pesquisa. 2009;16(3):217-22.
25. Reeve JC, Nicol K, Stiller K, McPherson KM, Birch P, Gordon IR et al. Does physiotherapy reduce the incidence of postoperative pulmonary complications following pulmonary resection via open thoracotomy? A preliminary randomised single-blind clinical trial. Eur J Cardiothorac Surg. 2010 Feb 5.
26. Gosselink R, Schrever K, Cops P, Witvrouwen H, De Leyn P, Troosters T et al. Incentive spirometry does not enhance recovery after thoracic surgery. Crit Care Med. 2000 Mar;28(3):679-83.
27. Agostini P, Naidu B, Cieslik H, Steyn R, Rajesh PB, Bishay E et al. Effectiveness of incentive spirometry in patients following thoracotomy and lung resection including those at high risk for developing pulmonary complications. Thorax. 2013 Jun;68(6):580-5.
28. Zhang XY, Wang Q, Zhang S, Tan W, Wang Z, Li J. The use of a modified, oscillating positive expiratory pressure device reduced fever and length of hospital stay in patients after thoracic and upper abdominal surgery: a randomised trial. J Physiother. 2015 Jan;61(1):16-20.
29. Granger CL, Chao C, McDonald CF, Berney S, Denehy L. Safety and feasibility of an exercise intervention for patients following lung resection: a pilot randomized controlled trial. Integr Cancer Ther. 2013 May;12(3):213-24.
30. Brocki BC, Andreasen JJ, Langer D, Souza DS, Westerdahl E. Postoperative inspiratory muscle training in addition to breathing exercises and early mobilization improves oxygenation in high-risk patients after lung cancer surgery: a randomized controlled trial. Eur J Cardiothorac Surg. 2016 May;49(5):1483-91.
31. Reeve J, Stiller K, Nicol K, McPherson KM, Birch P, Gordon IR et al. A postoperative shoulder exercise program improves function and decreases pain following open thoracotomy: a randomised trial. J Physiother. 2010;56(4):245-52.
32. Almeida AE, Stefani CD, Nascimento JA, Almeida NM, Santos AD, Ribeiro In Memoriam JP et al. An Equation for the Prediction of Oxygen Consumption in a Brazilian Population. Arq Bras Cardiol. 2014 Sep 12;0.

Bronquiolite Obliterante em Paciente Pediátrico

CAPÍTULO 34

Fabiane Elpídio de Sá

Observação: palavras e expressões listadas no Glossário do capítulo estão destacadas no texto com um asterisco.

APRESENTAÇÃO DO CASO CLÍNICO

Lactente, 8 meses de idade corrigida, sexo masculino, nascido prematuramente com 29 semanas e 4 dias de idade gestacional, apresentando as seguintes intercorrências pós-natal: asfixia leve, boletim de Apgar 4, 6 e 8 no primeiro, quinto e décimo minuto ao nascer, necessitando de manobras de reanimação respiratória, aspiração de vias aéreas e ventilação por balão autoinflável, sem administração de oxigênio, uso de touca térmica e berço aquecido. Foi levado à Unidade de Terapia Intensiva Neonatal (UTIN) com sinais de desconforto respiratório grave pelo Boletim de Silvermann Andersen*[15], e colocado em aparelho de ventilação por pressão positiva expiratória final (CPAP) nasal, com fração inspirada de oxigênio em torno de 60%. Após duas horas, houve piora considerável do desconforto respiratório e o paciente foi colocado em ventilação invasiva – modo sincronizado. A radiografia de tórax apresentou sinais de hipotransparência difusa em ambos os campos pulmonares, o que evidencia a Síndrome do Desconforto Respiratório (SDR)*, necessitando reposição de surfactante exógeno (1 dose), e permanência no ventilador mecânico por 11 dias, com duas tentativas sem sucesso para extubação. No 12º dia, foi extubado e colocado em CPAP nasal, com FiO_2 de 60%, tolerando este dispositivo de ventilação não invasiva por 29 horas, quando então apresentou piora do desconforto respiratório, necessitando reintubação. Permaneceu em ventilação mecânica por 5 dias e, após extubação, foi colocado novamente em CPAP nasal com FiO_2 de 60%, permanecendo assim por 6 dias. Com uso de corticoidoterapia e diuréticos, foi mantido em oxigenoterapia por capacete (HOOD*) 40% por 5 dias e, posteriormente a oferta de O_2 foi realizada por cateter nasal com fluxo de 1 L/minuto, durante 3 dias consecutivos. Após supressão das complicações respiratórias e infecciosas, o lactente foi transferido para o berçário de médio risco, momento em que pesava aproximadamente 1,620 g, e iniciado a dieta de transição, permanecendo nesta unidade até a alta hospitalar, com 3 meses de idade corrigida. No 22º dia pós-alta hospitalar, começou a apresentar sinais de tosse, coriza com obstrução de vias aéreas e dispneia com retrações. Febre alta em torno de 39° C e irritabilidade. A mãe o levou para a Unidade de Pronto Atendimento mais próxima de sua casa, onde foi medicado e feito aerossolterapia com medicação inalatória. Não havendo melhora, foi encaminhado para a emergência do Hospital Infantil e internado na Unidade de Cuidados Clínicos Respiratórios com diagnóstico de bronquiolite viral aguda por adenovírus. Ficou internado por 7 dias sem necessidade de oxigenoterapia.

Com 6 meses de idade corrigida apresentou outro episódio de bronquiolite, porém com um novo achado clínico, deformidade torácica além dos estertores/sibilos, taquipneia e dispneia, sem melhora mesmo após a medicação e oxigenoterapia por máscara de Venturi 50%. As alterações encontradas na radiografia e tomografia computadorizada de alta resolução de tórax foram espessamento peribrôn-

Nascimento
29 sem; 4 dias
2 horas
Desconforto respiratório
Surfactante e respirador
11 dias
6 dias
Reintubação
Tosse, coriza e dispneia
22 dias
7 dias
Internção
Bronquiolite
6 meses
7 dias
Oxigenoterapia

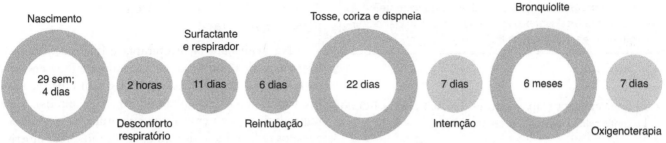

Figura 34.1 Linha do tempo da evolução clínica do lactente.

quico e padrão de perfusão em mosaico, respectivamente. O diagnóstico de bronquiolite obliterante foi tardio, necessitando da suspeição clínica por parte dos pediatras ante a gravidade do sinal de chiado apresentado pelo lactente. A fisioterapia teve início após 72 horas de internamento.

GLOSSÁRIO

Boletim de Silverman-Andersen: é um método clínico útil para quantificar o grau de desconforto respiratório e estimar a gravidade do comprometimento pulmonar (Figura 34.2). São conferidas notas de 0 a 2 para cada parâmetro. Somatória das notas inferior a 5 indica dificuldade respiratória leve e quando é igual a 10 corresponde ao grau máximo de dispneia.

Oxigenoterapia por capacete (HOOD): capacete ou halo, em que o recém-nascido (RN) recebe o ar aquecido e umidificado, permitindo uma administração contínua, com flutuações mínimas nos níveis de oxigênio. No entanto, é necessário que o RN mantenha os níveis de saturação de O_2 estáveis e com estresse respiratório mínimo ou moderado. Indicado quando o RN apresenta *drive* respiratório próprio, que necessite apenas de oxigênio suplementar (RN com saturação de oxigênio menor que 90% ou PaO_2 < 50 mmHg, com estresse respiratório mínimo), RN que requerem oxigênio suplementar de no máximo 60% e no desmame da oxigenoterapia.

Síndrome do desconforto respiratório (SDR): afecção respiratória mais prevalente em prematuros, especialmente quando < 28 semanas. Os critérios clínicos são: prematuridade ou imaturidade pulmonar, início de desconforto respiratório nas três primeiras horas de vida, necessidade de suporte ventilatório (CPAP ou ventilação mecânica) por mais de 24h, radiografia de tórax com opacidade difusa reticulogranular e broncogramas aéreos.

Questões para discussão

1. Como a bronquiolite viral infecciosa pode evoluir para a Bronquiolite Obliterante (BO)?
2. Quais os principais fatores de risco para a BO no lactente relacionados à prematuridade?
3. Quais as principais alterações clínicas e funcionais da BO e outras manifestações no lactente com BO?
4. Existem protocolos de avaliação clínica e de função respiratória desenvolvidos para os sinais clínicos e disfuncionais da BO? Discutir.

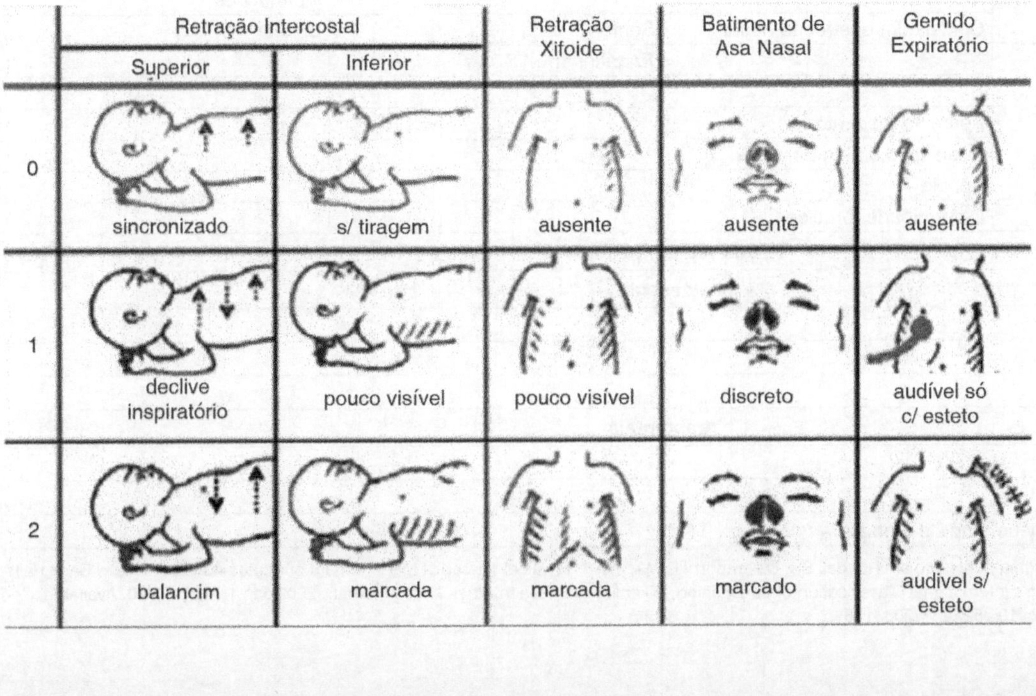

Retração Intercostal
Superior
Inferior
Retração Xifoide
Batimento de Asa Nasal
Gemido Expiratório
0
sincronizado
s/ tiragem
ausente
ausente
ausente
1
declive inspiratório
pouco visível
pouco visível
discreto
audível só c/ esteto
2
balancim
marcada
marcada
marcado
audível s/ esteto

Figura 34.2 Boletim de Silverman Andersen.

Fonte: https://www.gov.br/ebserh/pt-br/hospitais-universitarios/regiao-nordeste/ch-ufc/acesso-a-informacao/protocolos-e-pops/protocolos-meac/maternidade-escola-assis-chateaubriand/fisioterapia/pro-fis-002-avaliacao-fisioterapeutica-neonatal.pdf .

5. Qual o prognóstico para a reabilitação do lactente?
6. Existem fatores contextuais que podem influenciar no surgimento e tratamento da BO?

OBJETIVOS

- Identificar os principais fatores de risco para a BO no lactente relacionados à prematuridade.
- Especificar as principais alterações clínicas e funcionais da BO e outras manifestações no lactente com BO.
- Desenvolver protocolos de avaliação clínica e de função respiratória para os sinais clínicos e disfuncionais da BO
- Descrever ferramentas de avaliação funcional confiáveis para reconhecer a efetividade da intervenção proposta.
- Apresentar um plano de intervenção terapêutica respiratória para as alterações funcionais apresentadas pelo lactente do caso clínico.

AVALIAÇÃO E DIAGNÓSTICO DA FUNCIONALIDADE

Na avaliação da fisioterapia é fundamental verificar sinais de taquipneia, uso de musculatura acessória da respiração, hipodistensão alveolar com hipersecreção broncopulmonar (ausculta com roncos e sibilos), tosse improdutiva e aumento da temperatura, além disso os achados radiográficos de tórax podem apresentar hiperinsuflação, infiltrados grosseiros, atelectasias e preenchimento peribrônquico. O diagnóstico clínico baseia-se na história clínica e no exame objetivo. Também são achados importantes: prostração, batimento de asas do nariz, frequência respiratória maior ou igual a 70, tiragem (subcostal, intercostal e supraesternal), saturação de oxigênio menor ou igual a 90%, uso de oxigênio.

O grau de dificuldade ventilatória varia de intensidade e, usualmente deve ser utilizado o BSA, conforme descrição do quadro abaixo.

RECURSOS DIAGNÓSTICOS PROPOSTOS

Recurso	O que avalia?	Como avalia?
Boletim de Silvermann Andersen [1]	O grau de desconforto e disfunção respiratória no prematuro de alto risco e como fator de determinação e comprovação da efetividade da terapêutica empregada. O BSA avalia cinco aspectos do desconforto respiratório para quantificá-lo: gemido expiratório, batimento de asa de nariz, retração intercostal, retração esternal e respiração paradoxal.	Através da inspeção e dependendo do grau de desconforto respiratório pela ausculta pulmonar. A pontuação varia de 0 (sem desconforto respiratório) a 10 (máximo desconforto respiratório), com cada alteração podendo ser graduada de 0 a 2, dependendo da sua intensidade. Somatória das notas inferior a 5 indica dificuldade respiratória leve, e quando é igual a 10 corresponde ao grau máximo de dispneia.

Quadro 34.1 Avaliação do caso clínico segundo a Classificação Internacional de Funcionalidade, Incapacidade e Saúde (CIF)

	Funções e estruturas do corpo	Limitações de atividades	Restrição na participação
Perspectiva da mãe do lactente	Tosse	Comer	Convívio familiar pelas frequentes internações
	Coriza com obstrução nasal	Sentar	Brincar
		Engatinhar	
Perspectiva do fisioterapeuta	Aparelho respiratório		
	Regulação da temperatura		
	Apneia		
	Deformidade torácica		
Fatores contextuais			
Pessoais			
- Lactente			
- 8 meses			
- Sexo masculino			
Ambientais			
- Uso de medicações			
- Fisioterapia respiratória			
- Acompanhamento com pneumologista e pediatra			

Baseado em tradução livre de esquema publicado em Rundell SD, Davenport TE, Wagner T. Physical Therapist Management of Acute and Chronic Low Back Pain Using the World Health Organization's International Classification of Functioning, Disability and Health. Phys Ther [Internet]. 2009 Jan 1;89(1):82–90. Available from: http://ptjournal.apta.org/cgi/doi/10.2522/ptj.20080113.

METAS E INTERVENÇÕES

O curso natural da BO pode variar dependendo das complicações apresentadas. Os sinais de desconforto respiratório ocasionados pela obstrução das vias aéreas devem ser observados pelo fisioterapeuta para evitar prolongamento do período de internação. Para tanto, as metas do tratamento devem levar em consideração o grau de disfunção respiratória.

Metas
1. Minimizar ou suprimir o desconforto respiratório pelos sinais de obstrução de vias aéreas superiores e inferiores
2. Técnicas de remoção de secreção de vias aéreas
3. Técnicas de expansão toracopulmonar
4. Posicionamento terapêutico

As técnicas utilizadas para minimizar ou suprimir o desconforto respiratório são utilizadas tanto em pacientes em unidade de tratamento intensivo, quanto em enfermaria ou ambulatório: terapia de posicionamento; Aumento do Fluxo Expiratório (AFE) associado ou não à vibração manual; Hiperinsuflação Pulmonar Manual (HPM) associada ou não à pressão expiratória no final da expiração (EPAP); Hiperinsuflação Pulmonar (HP) com o aparelho de VPM associada ou não à técnica de direcionamento de fluxo manual (DF); HPM associada ou não à técnica de DF, e aspiração das vias aéreas.[13] Técnicas de aumento de fluxo expiratório lento e/ou brusco deverão ser incorporadas para remoção de secreção das vias aéreas do lactente a depender da localização do muco pela ausculta pulmonar. As manobras de redirecionamento de fluxo são indicadas para pacientes que necessitam de reexpansão pulmonar localizada, como, por exemplo, nas atelectasias [17]. O posicionamento para drenagem auxiliada pela gravidade somente deve ser utilizado quando há grande conhecimento da anatomia do segmento broncopulmonar nas crianças. O terapeuta pode posicionar o bebê ou a criança para drenar áreas do pulmão nas quais são detectadas secreções. [17] Posicionamento em Trendelenburg deve ser evitado em situações como hidrocefalia, desconforto respiratório grave, refluxo gastroesofágico, encefalopatia hipóxico isquêmica, pós-operatório de cirurgias intracranianas e oculares, além de problemas cardíacos. Sobretudo no pós-operatório de cirurgia abdominal e cardíaca está contraindicada também a postura prona. [17,18] Importante ressaltar que, durante a terapia o fisioterapeuta deverá avaliar continuamente os índices de oxigenação pela oximetria e o manejo da oxigenoterapia.

Metas
5. Monitorização da oxigenoterapia
6. Manejo da máscara de Venturi
7. Cuidados individualizados do lactente com BO em uso de oxigenoterapia
8. Orientação à equipe e acompanhante na enfermaria
9. Estimulação precoce

A saturação arterial de oxigênio (SpO_2) é o preditor clínico mais consistente para avaliar a piora clínica (variando o ponto de corte entre 90% e 95%), porém a maioria das crianças nesta variação de SpO_2 apresenta boa evolução clínica [16]. A idade inferior a 3 meses, história clínica de doenças, SaO_2, Frequência Respiratória (FR) e o esforço cardioventilatório devem ser observados. A SpO_2 maior ou igual a 93% não é determinante de admissão hospitalar [13].

O oxigênio utilizado deve ser umidificado e aquecido. Assim, recomenda-se a oxigenoterapia após avaliação rigorosa quanto à real necessidade de sua utilização e, durante seu uso, monitoração contínua de todos os parâmetros do paciente.[19]. Máscara de Venturi é um sistema capaz de fornecer concentrações baixas a moderadas de oxigênio inspirado (25%-50%). Há um dispositivo nela que cria uma pressão subatmosférica e permite a entrada de uma quantidade específica de ar ambiente junto ao O_2. Devem-se utilizar os dispositivos adequados e os fluxos de oxigênio determinados de acordo com a concentração de oxigênio desejada. É indicada para pacientes que necessitam de concentrações precisas, seguras e controladas de oxigênio [20,21] e deve ser trocada a cada 24 horas; o frasco/extensão do umidificador, quando utilizado com água, deve ser trocado a cada 24h.

Em caso de uso intermitente, a máscara de Venturi deverá ser protegida em embalagem plástica, junto ao leito, e limpa com água e sabão, além de fricção com álcool 70% a cada uso. Caso necessário, para a reposição de água estéril no frasco, desprezar o líquido, e realizar novo preenchimento após realizar a higienização do frasco [21]. Posicionamento da criança para otimizar a permeabilidade das vias áereas, sinais de irritabilidade, bem como palidez e cianose com obstrução ou não das vias aéreas deverão ser preocupações constantes da equipe, que deverá orientar os acompanhantes sobre higienização das mãos e cuidados com acessos e retirada da máscara da face do lactente, evitando assim as quedas de saturação de oxigênio.

Crianças com alterações respiratórias de repetição tendem a ficar mais internadas e restritas ao leito, comprometendo o desenvolvimento neuropsicomotor. O fisioterapeuta deverá avaliar a presença de sinais clínicos e disfuncionais do aparelho respiratório. Logo que posssível, deve iniciar a estimulação precoce, utilizando brinquedos e brincadeiras para facilitar posturas elevadas, como o sentar e a biedestação, além de atividades de função manual com um brinquedo de escolha da criança. É importante integrar o cuidador no momento da estimulação da criança hospitalizada.

Referências

1. Brasil. Ministério da Saúde. Secretaria de Atenção à Saúde. Departamento de Ações Programáticas Estratégicas. Atenção à saúde do recém-nascido: guia para os profissionais de saúde / Ministério da Saúde, Secretaria de Atenção à Saúde, Departamento de Ações Programáticas Estratégicas. – 2. ed. – Brasília: Ministério da Saúde, 2012.
2. Brandão HV, Vieira GO, Vieira TO, Cruz ÁA, Guimarães AC, Teles C et al. Acute viral bronchiolitis and risk of asthma in schoolchildren: analysis of a Brazilian newborn cohort. J Pediatr (Rio J). 2016. http://dx.doi.org/10.1016/j.jped.2016.08.004.
3. Souza APD de, Leitão LA de A, Luisi F, Souza RG, Coutinho SE, Silva JR da et al. Lack of association between viral load and severity of acute bronchiolitis in infants. J. bras. pneumol. [Internet]. 2016 Aug [cited 2017 Feb 10] ; 42(4): 261-265. Available from: http://www.scielo.br/scielo.php?script=sci_arttext&pid=S1806-37132016000400261&lng=en. http://dx.doi.org/10.1590/S1806-37562015000000241.
4. Mattiello R, Vidal PC, Sarria EE, Pitrez PM, Stein RT, Mocelin HT et al. Avaliação da resposta ao broncodilatador em pacientes pediátricos com bronquiolite obliterante pós-infecciosa: uso de diferentes critérios de identificação de reversibilidade das vias aéreas. J Bras Pneumol. [Internet]. 2016 Jun. [citado 2017 Fev 10]; 42(3): 174-8. Disponível em: http://www.scielo.br/scielo.php?script=sci_arttext&pid=S1806-37132016000300174&lng=pt. http://dx.doi.org/10.1590/S1806-37562015000000065.
5. Pate A, Rotz S, Warren M, Hirsch R, Cash, M, Myers KC et al. Pulmonary hypertension associated with bronchiolitis obliterans after hematopoietic stem cell transplantation. 2016, Bone Marrow Transplant. 51(2): 310-2.
6. Giubergia V, Salim M, Fraga J, Castiglioni N, Sen L, Castaños C, Mangano A. Post-infectious bronchiolitis obliterans and mannose-binding lectin insufficiency in Argentinean children. 2015; Respirology. 20(6): 982-6.
7. Yoon HM, Lee JS, Hwang J-Y, Cho Y A, Yoon HK, Yu J et al. Post-infectious bronchiolitis obliterans in children: CT features that predict responsiveness to pulse methylprednisolone. Br J Radiol. 2015; 88(1049): 20140478.
8. Bernard-Narbonne F, Daoud P, Casting H et al. Effectiveness of chest physiotherapy in ventilated children with acute bronchiolitis. Arch Pediatr. 2003; 10:1043-7.
9. Sebben S, Grimprel E, Bray J. Infant bronchiolitis point of care by physicians in the Île-de-France bronchiolitis network. Arch Pediatr. 2007; 14:421-6.
10. Chalumeau M, Foix-L'Helias L, Scheinmann P, Zuani P, Gendrel D, Ducoule-Pointe HD. Rib fractures after chest physiotherapy for bronchiolitis or pneumonia in infants. Pediatr Radiol. 2002; 32:644-7.
11. Presto BL, Presto LD. Fisioterapia respiratória, uma nova visão. Rio de Janeiro: Loyola; 2003
12. Castro G de, Remondini R, Santos AZ dos, Prado C do. Analysis of symptoms, clinical signs and oxygen support in patients with bronchiolitis before and after chest physiotherapy during hospitalization. Rev Paul Pediatr. 2011;29(4):599-605.
13. Carvalho WB, Johnston C, Fonseca MC. Bronquiolite aguda, uma revisão atualizada. Rev Assoc Med Bras. 2007; 53:182-8.
14. Lino CA, Batista AKM, Soares MAD, Freitas AEH de, Gomes LC et al. Bronquiolite obliterante: perfil clínico e radiológico de crianças acompanhadas em ambulatório de referência. Rev Paul Pediatr. 2013;31(1):10-6.
15. Brasil. Ministério da Saúde. Secretaria de Atenção à Saúde. Departamento de Ações Programáticas e Estratégicas. Atenção à saúde do recém-nascido: guia para os profissionais de saúde / Ministério da Saúde, Secretaria de Atenção à Saúde, Departamento de Ações Programáticas e Estratégicas. – Brasília: Ministério da Saúde, 2011.
16. Lind I, Gill JH, Calabretta NC. What are hospital admission criteria for infants with bronchiolitis? Clin Inquiries. 2006; 55:67-9.
17. Luisi F. O papel da fisioterapia respiratória na bronquiolite viral aguda. Scientia Medica, Porto Alegre. 2008; 18(1): 39-44.
18. João PC, Davidson J. Assistência fisioterapêutica em recém-nascido em unidade de terapia intensiva neonatal: Uma revisão bibliográfica. Disponível em: http://www.moreirajr.com.br/revistas.asp?id_materia=3475&fase=imprime. Acesso em 02 de março de 2017.
19. Camargo PAB de, Pinheiro AT, Hercos ACR, Ferrari GF. Oxigenoterapia inalatória em pacientes pediátricos internados em hospital universitário. Rev Paul Pediatr. 2008;26(1):43-7.
20. Matsuno AK. Emergências Pediátricas: insuficiência respiratória aguda na criança. Medicina (Ribeirão Preto). 2012;45(2): 168-84.
21. Universidade Federal de São Paulo. Procedimento Operacional Padrão: Oxigenoterapia Por Máscara De Venturi. Associação Paulista para o Desenvolvimento da Medicina. Disponível em: http://www.hospitalsaopaulo.org.br/sites/manuais/arquivos/2015/POP_Oxigenoterapia_mascara_venturi.pdf.

Reabilitação Pulmonar na Síndrome da Fragilidade

CAPÍTULO 35

Daniela Gonçalves Ohara
Maycon Sousa Pegorari

Observação: palavras e expressões listadas no Glossário do capítulo estão destacadas no texto com um asterisco.

APRESENTAÇÃO DO CASO CLÍNICO

Mulher de 72 anos, viúva, professora aposentada, mãe de dois filhos, reside sozinha em domicílio próprio. Foi fumante durante 50 anos (dos 20 aos 70 anos de idade), aproximadamente um maço de cigarros por dia. Há um ano iniciou quadro de dispneia e cansaço mais intenso do que habitualmente apresentava quando realizava médios esforços, como varrer a casa, ir ao supermercado e, até mesmo, ir à igreja e, desde então, necessitou interromper as atividades domésticas. Procurou atendimento médico e, em consulta junto ao médico da Estratégia Saúde da Família (ESF), este julgou necessário acompanhamento com o especialista da área de geriatria. O geriatra constatou, inclusive, a partir da Avaliação Geriátrica Ampla (AGA), que a paciente apresentava estado cognitivo preservado, existência de morbidades como hipertensão arterial sistêmica, problemas de circulatórios (varizes), gastrite, catarata e polifarmácia (uso de cinco ou mais medicamentos). Além disso, verificou limitação para realização de atividades instrumentais (AIVDs) e avançadas de vida diária (AAVDs), história de quedas recorrentes no último ano e alterações no equilíbrio. A avaliação ainda indicou o diagnóstico da síndrome da fragilidade*. A conduta indicou, dentre outros aspectos, encaminhamentos para a especialidade médica de pneumologia e ao centro de reabilitação para tratamento fisioterapêutico. O profissional (pneumologista) realizou a avaliação clínica e solicitou alguns exames complementares, como: (a) ecocardiografia: que evidenciou dimensões das câmaras cardíacas normais, função do ventrículo esquerdo preservada e ausência de alterações no tronco da artéria pulmonar e seus ramos principais; (b) radiografia de tórax: hipertransparência do campo pulmonar, costelas horizontalizadas, aumento dos espaços intercostais, rebaixamento das cúpulas diafragmáticas, seios costofrênicos livres. Hipótese diagnóstica de hiperinsuflação pulmonar, e (c) espirometria: CV: 71,65% do previsto, CVF: 65% do previsto, VEF_1: 41% do previsto, $FEF_{25-75\%}$: 20,6% do previsto, VVM: 39,1% do previsto e VEF_1/CVF: 42%, sem alteração significativa do VEF_1 após terapia broncodilatadora. Após avaliação e exames complementares foi diagnosticada com Doença Pulmonar Obstrutiva Crônica (DPOC), e o médico prescreveu as medicações cujos princípios ativos são: xinafoato de salmeterol (36,25 mcg), propionato de fluticasona (125 mcg), norflurano (q.s.p. 75 mg); e tiotrópio (2,5 mcg - 1x/dia), além de reforçar o encaminhamento para o centro de reabilitação para tratamento fisioterapêutico. Ao chegar ao setor de fisioterapia do centro de reabilitação, a paciente foi submetida à avaliação fisioterapêutica, na qual foram observados ao exame físico os seguintes sinais vitais: pressão arterial (PA) = 130/90 mmHg; frequência cardíaca (FC) = 98 bpm; frequência respiratória (FR) = 20 irpm; saturação periférica de oxigênio por oximetria de pulso (SpO_2) = 92%. A ausculta pulmonar mostrou redução do murmúrio vesicular em todo campo pulmonar e presença de roncos difusos. A tosse apresentada pela paciente era esporádica e produtiva, com pequena quantidade de secre-

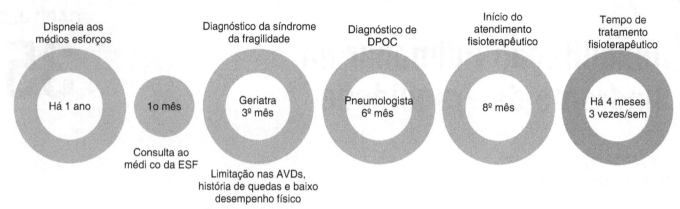

Figura 35.1 Linha do tempo da evolução clínica da paciente.

ção esbranquiçada. A dispneia relatada na escala de BORG modificada foi de 1 ponto em repouso e na *Medical Research Council* modificada (mMRC) apresentou escore de 2 (anda mais devagar do que as pessoas da mesma idade em função da falta de ar ou tem que parar para respirar quando caminha no plano, no próprio ritmo). A amplitude de movimento de todas as articulações encontrava-se completa, sem restrições, com movimentação livre. A força muscular periférica foi avaliada por meio do teste de uma repetição máxima (1RM) no próprio equipamento de musculação que seriam realizados os exercícios durante a reabilitação pulmonar. Também foi realizada a avaliação da Força de Preensão Palmar (FPP)*, cujo valor obtido foi de 20 Kgf. A Pressão Inspiratória Máxima (PImáx) obtida foi de 50 cmH_2O e a Pressão Expiratória Máxima (PEmáx) de 60 cmH_2O. Já a distância percorrida no teste de caminhada de seis minutos (TC6min*) foi de 340 metros. Na avaliação do estado de saúde geral, foi aplicado o *Saint George's Respiratory Questionaire* (SGRQ), no qual a pontuação total foi de 60 pontos. Verificou-se no diagnóstico (fenótipo de fragilidade) da síndrome da fragilidade quatro critérios positivos, sendo: autorrelato de exaustão e/ou fadiga, lentidão na velocidade de marcha, diminuição da força muscular e baixo nível de atividade física. O desempenho nas AIVDs indicou dependência parcial (16 pontos), enquanto nas AAVDs verificou-se que a idosa parou de fazer atividades como ir à igreja, ir às reuniões sociais e participar de grupos de convivência. O desempenho físico (membros inferiores) avaliado pela versão brasileira da *Short Physical Performance Battery* (SPPB*) indicou baixo desempenho (6 pontos). E por último, a avaliação pelo teste *Timed Up and Go* (TUG*) indicou escore de 16 segundos. A partir dessas avaliações, a paciente foi inserida em um programa de tratamento fisioterapêutico com ênfase na reabilitação pulmonar e nos aspectos relacionados à síndrome da fragilidade e, desde então, vem apresentando boa evolução do tratamento. A Figura 35.1 apresenta a evolução clínica temporal da paciente, de forma esquematizada.

GLOSSÁRIO

Força de preensão palmar (FPP): avaliação da força muscular de forma isométrica, obtida por meio de dinamômetro hidráulico manual, mais comumente utilizada em reabilitação pulmonar [2].

***Short Physical Performance Battery* (SPPB)**: instrumento utilizado para avaliação do desempenho físico de membros inferiores (MMII); composto por três testes que avaliam, o equilíbrio estático em pé (*side-by-side, semi-tandem stand, tandem stand*), a velocidade de marcha habitual, medida em dois tempos e, a força muscular dos MMII por meio do movimento de levantar-se da cadeira e sentar-se nela cinco vezes consecutivas [3].

Síndrome da fragilidade: síndrome médica com múltiplas causas e fatores contribuintes, caracterizada pela redução da força, resistência e função fisiológica, que aumentam a vulnerabilidade de um indivíduo desenvolver dependência funcional e/ou morrer[1].

Teste de caminhada de seis minutos (TC6min): teste de campo utilizado para avaliar a capacidade cardiorrespiratória, com ampla indicação como ferramenta para obtenção de diagnóstico funcional, devido ao baixo custo, à boa tolerância do paciente e por refletir o desempenho do sujeito avaliado em uma atividade rotineira, como a deambulação. Apresenta como principal indicação, avaliar as respostas que pacientes com doenças cardiorrespiratórias apresentam ante as intervenções clínicas [2].

***Timed Up and Go* (TUG)**: teste para avaliação da mobilidade funcional que quantifica o tempo (segundos) que o indivíduo se levanta de uma cadeira padronizada com apoio para braços (46 cm de atura), percorre três metros, vira rumo à cadeira e senta-se novamente [4].

Questões para discussão

1. Por que a condição de saúde dessa paciente causa prejuízo nas suas AVDs?
2. Quais fatores devem ser considerados para que a proposta de intervenção fisioterapêutica obtenha resultados positivos?

3. Os fatores contextuais (pessoais e ambientais) influenciam no planejamento do tratamento fisioterapêutico? Como?
4. Quais seriam os principais objetivos a serem atingidos e as intervenções fisioterapêuticas mais adequadas para atingi-los?
5. Quais os cuidados devem-se ter durante o tratamento fisioterapêutico dessa paciente?

OBJETIVOS

- Identificar as alterações da capacidade funcional, da função pulmonar e da funcionalidade associadas à DPOC, assim como pelo processo de envelhecimento e seus fatores associados, no caso a fragilidade.

- Apresentar métodos de avaliação apropriados para a identificação das possíveis alterações de funcionalidade que a paciente possa apresentar.

- Propor um plano de intervenção fisioterapêutica (reabilitação pulmonar) adequado para pacientes idosos com DPOC, considerando os aspectos que envolvam a fragilidade.

- Determinar os fatores que serão observados para avaliação/reavaliação das respostas obtidas diante da intervenção proposta, para acompanhamento da evolução clínica da paciente.

- Ter o conhecimento sobre os cuidados a serem tomados durante a intervenção fisioterapêutica, observando as medicações em uso pela paciente, os exames realizados e a idade dela.

- Reconhecer que há necessidade do trabalho em equipe multiprofissional, para que outros aspectos da condição de saúde da paciente não tenham prejuízo, como nutrição, apoio psicológico, entre outros, e que saibam encaminhar esses pacientes para acompanhamento conforme necessário.

- Apresentar medidas de educação em saúde e autocuidado para o paciente idoso com DPOC, como cessação do tabagismo, prevenção de quedas, dentre outros, assim como orientar familiares e/ou cuidadores quanto a esses aspectos.

AVALIAÇÃO E DIAGNÓSTICO DA FUNCIONALIDADE

Condição física

Previamente à inserção da paciente em um programa de reabilitação pulmonar, no exame físico devem ser consideradas a avaliação da capacidade funcional e a força muscular, assim como identificados os fatores que poderiam levar à intolerância ao esforço físico, seja este durante a realização das AVDs ou quando a paciente é submetida a uma intensidade de exercício mais elevada. A DPOC é caracterizada por uma limitação ao fluxo aéreo e sintomas respiratórios persistentes, dentre estes a dispneia é o mais comumente relatado e o que causa limitação ao esforço. Além disso, essa doença ocasiona manifestações sistêmicas, principalmente a perda de massa muscular, a qual pode ter reflexos na redução da capacidade funcional assim como redução da força muscular global [6]. Para avaliação da capacidade funcional, foi proposto o TC6min, teste muito utilizado na prática clínica para avaliação da aptidão cardiorrespiratória submáxima da paciente [2]. Além desse teste, quando não for possível a realização do TC6min (em muitos casos a questão espacial pode ser um complicador, pela necessidade de um corredor de 30 metros para a realização do teste), também pode ser realizado o teste do degrau de seis minutos (TD6min), o qual apresenta a vantagem de necessitar de menor espaço, porém apresenta demanda metabólica mais acentuada em comparação ao TC6min [7], portanto, sua aplicação depende da condição clínica do paciente. A força muscular pode ser avaliada por meio do teste de 1RM, muitas vezes realizado já no próprio equipamento que será utilizado para o treinamento de força. Outra forma de avaliação da força muscular é por meio da FPP, com a utilização de um dinamômetro hidráulico de mão. A FPP apresenta correlação com a força muscular periférica global, sendo esta medida muito utilizada na avaliação de idosos [2]. Além da força muscular periférica, a força dos músculos respiratórios também pode ser avaliada por meio da manovacuometria, medida pela qual são obtidos os valores das pressões respiratórias máximas, seja ela inspiratória (PImáx) ou expiratória (PEmáx). Para identificar se há fraqueza dos músculos inspiratórios e expiratórios, existem equações para identificar os valores que são previstos para o indivíduo submetido à avaliação.

Outro aspecto a ser avaliado é a dispneia, sintoma relatado pela paciente em estudo. Existem diversas escalas de avaliação da dispneia, como a escala de BORG modificada [8], com pontuação de 0 a 10, em que 0 indica ausência de sensação de dispneia e 10 indica a sensação máxima de dispneia. Outra escala muito utilizada em pacientes com DPOC é a mMRC [9], com graduação de 0 a 4, na qual quanto maior a pontuação, pior é a sensação de dispneia. A mMRC é parte integrante do índice BODE [10], o qual avalia o risco de mortalidade de indivíduos com DPOC, constituído por quatro variáveis: índice de massa corporal, grau de obstrução da via aérea, dispneia e capacidade de exercício. A pontuação do índice BODE varia de 0 a 10, em que 0 há menor risco de mortalidade e 10 alto risco. O estado de saúde é um componente fundamental a ser avaliado, pois este determina quanto a doença afeta a vida do paciente com DPOC, permitindo ainda verificar a eficácia do tratamento fisioterapêutico. Existem diversos questionários para avaliação do estado de saúde/qualidade de vida de pacientes com doenças respiratórias crônicas, como o *Chronic Respiratory Disease Questionnaire* (CRDQ) [11], o qual é composto por quatro domínios: dispneia, fadiga, função emocional e autocontrole sobre a doença. Outro questionário muito utilizado é do Hospital Saint George na Doença Respiratória (SGRQ) [12], composto por três domínios relacionados a sintomas (desconforto causado por alterações respiratórias), impacto (impacto nas AVDs e bem-estar do paciente) e atividades (alterações da atividade física). Outros aspectos da avaliação cinesiológica funcional e diagnóstico, conforme mencionado acima na descrição do caso clínico, incluem a síndrome da fragilidade e condições relacionadas como a ocorrência de quedas no último ano e prejuízo no equilíbrio. A fragilidade configura síndrome cada vez mais prevalente nas populações em envelhecimento, portanto, representa uma prioridade de saúde pública [13]. É definida conceitualmente como uma "síndrome médica com múltiplas causas e fatores contribuintes, caracterizada pela redução da força, resistência e função fisiológica, que aumentam a vulnerabilidade de um indivíduo desenvolver dependência funcional e/ou morrer" [1]. Do ponto de vista operacional, o *Fried's frailty phenotype* [14] tem sido mencionado entre as duas medidas mais utilizadas (tanto com alta validade quanto confiabilidade) [15] e a adotada para esta avaliação. Constatou-se quatro critérios positivos de fragilidade: autorrelato de exaustão e/ou fadiga, lentidão na velocidade de marcha [4,6 m (altura > 159 cm - 6,6 segundos)], diminuição da força muscular (IMC > 29 kg/m² - 20 Kgf) e baixo nível de atividade física (135 minutos de atividade física semanal mensurado pelo IPAQ.

Cabe ainda destacar que indivíduos com DPOC apresentam maiores chances para desenvolver síndrome de fragilidade, especialmente na limitação grave do fluxo aéreo, dispneia e exacerbações frequentes [16]. Os maiores estados de gravidade da doença podem, por meio da inatividade física, levar a decréscimo da força muscular, déficits da mobilidade e, por fim, fragilidade [17,18]. Outros aspectos advindos de revisão sistemática com metanálise apontam que a fragilidade é um preditor significativo de incapacidade para AVDs e AIVDs entre idosos residentes na comunidade [19]. Além disso, idosos frágeis podem estar com alto risco de queda, devido à diminuição da capacidade de reserva funcional para a manutenção da posição, equilíbrio e coordenação; vulnerabilidade aumentada para estressores como acidentes, sintomas de doenças ou reações adversas a medicamentos [20]. Propõe-se a mensuração das AIVDs por meio da Escala de Lawton e Brody (1969), adaptada no Brasil [21]. As AAVDs foram avaliadas por meio de 13 perguntas de natureza social sendo consideradas indicadores sociais. As respostas possíveis são: nunca fiz, parei de fazer, ainda faço [22]. Outras opções disponíveis e adicionais incluem: escala de Katz [23], escala de Barthel [24] e a Medida de Independência Funcional (MIF) [25]. O desempenho físico (membros inferiores) foi avaliado pela versão brasileira da *Short Physical Performance Battery* (SPPB). A adaptação da SPPB à cultura brasileira resultou numa versão com adequada compreensibilidade, tanto para os avaliadores quanto para os idosos, demonstrando ser um instrumento de fácil e de rápida administração [3]. Tal ferramenta representa um dos instrumentos mais comumente utilizados para a função de membros inferiores; e inclusive sugerido como operacionalização da fragilidade em idosos [26,27].

O *Timed Up and Go* (TUG) representa um teste rápido, confiável e válido para avaliar a mobilidade funcional; além de não requerer equipamento especial, é facilmente incluído como parte do exame clínico de rotina[28]. Outra opção adicional para avaliação do risco de quedas, equilíbrio e marcha seria a utilização de escalas, inclusive validadas e/ou adaptadas para a população brasileira, a saber: *Berg Balance* Scale [29], *Dynamic Gait Index* (DGI)[30] e *Performance-Oriented Mobility Assessment* (POMA)[31]. Adicionalmente, o medo de cair pode ser avaliado pelo senso de autoeficácia por meio da *Falls Efficacy Scale Internacional* (FES-I)[32].

Para a Classificação Internacional de Funcionalidade, Incapacidade e Saúde (CIF), a aplicação do *core set* para DPOC é de suma importância para avaliação da funcionalidade que são típicas dessa condição de saúde específica. Essa forma de avaliação facilita a aplicabilidade na prática clínica, pois em vez de avaliar todos os aspectos (1454 itens) da funcionalidade das pessoas, avalia-se apenas categorias que apresentam significância na DPOC, o que otimiza a aplicação do instrumento, facilita e norteia a avaliação multidimensional. No *core set* para DPOC são consideradas 19 categorias para funções do corpo, cinco para estruturas do corpo, 24 para o item atividades e participação e 23 para fatores ambientais, totalizando 71 categorias [33].

Capítulo 35 • Reabilitação Pulmonar na Síndrome da Fragilidade

RECURSOS DIAGNÓSTICOS PROPOSTOS

Recurso	O que avalia?	Como avalia?
Manovacuometria [34]	Força muscular respiratória	Utilizando-se do manovacuômetro que gera, a partir da contração voluntária máxima do paciente, a PImáx (força dos músculos inspiratórios) e PEmáx (força dos músculos expiratórios).
Teste de 1 repetição máxima [2]	Força muscular periférica	Coloca-se uma quantidade de carga específica ao paciente para que ele, em uma repetição, mobilize a carga na amplitude de movimento total do músculo avaliado. À medida que paciente consegue realizar o solicitado, é acrescentada mais carga até que ocorra a falha em uma tentativa. A 1RM é a carga referente à última tentativa bem-sucedida do paciente.
Short Physical Performance Battery (SPPB) [3, 35, 36]	Desempenho físico de MMII	O escore total da SPPB é obtido pela soma das pontuações de cada teste (equilíbrio, velocidade da marcha e sentar-se e levantar-se da cadeira). A pontuação varia de zero (pior desempenho) a 12 pontos (melhor desempenho). A pontuação da SBBP de 0 a 3 pontos representa incapacidade ou desempenho muito ruim; 4 a 6 pontos representa baixo desempenho; 7 a 9 pontos representa moderado desempenho e 10 a 12 pontos bom desempenho.
TC6min [37]	Capacidade funcional/física	Em corredor plano com 30 metros de comprimento, o paciente é orientado a percorrer a maior distância em um tempo de seis minutos. Durante o teste, são monitorados a frequência cardíaca, a saturação periférica de O_2, a sensação de dispneia e de fadiga de membros inferiores. O desfecho do teste é a distância percorrida total no teste durante os seis minutos.
TUG [4, 28]	Mobilidade funcional, equilíbrio e risco de quedas	Quantifica o tempo (segundos) que o indivíduo se levanta de uma cadeira padronizada com apoio para braços (46 cm de atura), percorre três metros, vira rumo à cadeira e senta-se novamente. Escore: até 10 segundos (desempenho normal – risco de quedas mínimo), entre 11 e 20 segundos (idosos frágeis ou com deficiência) e acima de 20 segundos (prejuízo importante da mobilidade – alto risco de quedas).
Força de preensão palmar [2]	Força muscular periférica	Força de preensão palmar, por meio do dinamômetro hidráulico manual.
Teste do degrau de 6 minutos [7]	Capacidade funcional/física	Paciente é instruído a subir e descer o maior número de degraus durante seis minutos. Durante o teste são registradas a frequência cardíaca, a saturação periférica de oxigênio, a dispneia e a fadiga de membros inferiores. A avaliação da capacidade funcional ocorre por meio do número total de subidas e descidas ao degrau (subida e descida = 1 *step*) em seis minutos.
Escala de Borg modificada [8]	Dispneia e fadiga	Escala em que o paciente aponta o nível de dispneia percebido por ele para executar determinada ação. 0 = nenhuma; 0,5 = extremamente leve; 1= muito leve; 2 = leve; 3 = moderada; 4; 5 = intensa; 6; 7 = muito intensa; 8; 9; 10 = extremamente intensa.
mMRC [9]	Dispneia	Escala que permite quantificar o nível de dispneia do paciente. Grau 0 = não apresenta faltar de ar, a não ser quando realiza atividade física intensa (correr, nadar); Grau 1= apresenta falta de ar quando anda rápido no plano ou quando sobe ladeira; Grau 2= anda mais devagar do que as pessoas da mesma idade, em função da falta de ar, ou tem de parar para respirar quando caminha no plano, no próprio ritmo; Grau 3 = tem de parar para respirar após caminhar cerca de 100 m ou poucos minutos no plano; Grau 4 = afalta de ar impede que saia de sua casa ou apresenta falta de ar quando troca de roupa.
Índice de BODE [10]	Risco de mortalidade	Composto por quatro variáveis: IMC, grau de obstrução da via aérea, dispneia (MRC) e capacidade de exercício (TC6min). Escores variam de 0 (menor risco) a 10 (maior risco).
CRDQ [11]	Estado de saúde	Composto por 20 questões e 4 domínios: dispneia (5 questões), fadiga (4 questões), função emocional (7 questões) e autocontrole sobre a doença (4 questões). Escore varia de 1 a 7.
Questionário do Hospital Saint George na doença respiratória [12]	Estado de saúde	Composto por três domínios: sintomas (desconforto causado por sintomas respiratórios), impacto (impacto geral nas AVDs e bem-estar do paciente) e atividades (alterações da atividade física). Escore varia de 0 a 100, sendo maior o comprometimento do estado de saúde quanto maior a pontuação.
Fried's frailty phenotype [14]	Síndrome da fragilidade	Fenótipo de fragilidade: perda de peso não intencional; diminuição da força muscular; autorrelato de exaustão e/ou fadiga; lentidão na velocidade de marcha e baixo nível de atividade física. Classificação de fragilidade: não frágil (escore 0), pré-frágil (escore 1 ou 2) e frágil (escore 3 ou mais).
Escala de Lawton e Brody [21]	Atividades instrumentais de vida diária	Esta escala é composta por nove itens (usar o telefone, realizar viagens, fazer compras, preparar suas refeições, realizar trabalhos domésticos, uso de medicamentos e manusear dinheiro) com escore que varia de 7 a 21 pontos. Considerará dependência total quando a pontuação final é 7, dependência parcial de 8 a 20 pontos e independente quando o idoso obtiver 21 pontos.
Frequência de realização de AAVDs [22]	Atividades avançadas de vida diária	Avalia atividades como fazer visitas, receber visitas, ir à igreja, ir às reuniões sociais, ir a eventos culturais, guiar automóvel, fazer viagens de um dia para locais próximos, fazer viagens de maior duração para lugares mais distantes, desempenhar trabalho voluntário, desempenhar trabalho remunerado, participar de diretorias, participar de universidades da terceira idade, participar de grupos de convivência. As respostas possíveis são: nunca fiz, parei de fazer, ainda faço.

Recurso	O que avalia?	Como avalia?
Falls Efficacy Scale International (FES-I) [32]	Medo de cair	Apresenta questões sobre a preocupação com a possibilidade de cair ao realizar 16 atividades, com respectivos escores de 1 a 4. As atividades são: limpando a casa; vestindo ou tirando a roupa; preparando refeições simples; tomando banho; indo às compras; sentando-se ou levantando-se de uma cadeira; subindo ou descendo escadas; caminhando pela vizinhança; pegando algo acima da cabeça ou do chão; indo atender o telefone antes que ele pare de tocar; andando sobre superfície escorregadia; visitando um amigo ou parente; andando em lugares cheios de gente; caminhando sobre superfície irregular; subindo ou descendo uma ladeira; e indo a uma atividade social). O escore total é calculado pela soma dos valores obtidos em cada item e pode variar de 16 a 64; o menor valor corresponde à ausência de preocupação mediante a possibilidade de cair, e o maior valor à preocupação extrema em relação às quedas.
Core set para DPOC [33]	Funcionalidade de pacientes com DPOC	Componentes e categorias da CIF: funções do corpo (b130, b134, b152, b1522, b280, b2801, b310, b410, b430, b435, b440, b445, b450, b455, b460, b530, b730, b740, b780), estruturas do corpo (s410, s430, s710, s720, s760), atividades e participação (d230, d240, d330, d410, d430, d450, d455, d460, d465, d470, d475, d4750, d510, d540, d570, d620, d640, d650, d660, d770, d845, d850, d910, d920) e fatores ambientais (e110, e115, e120, e150, e155, e225, e245, e2450, e260, e310, e320, e340, e355, e410, e420, e450, e460, e540, e555, e575, e580, e585, e590).

Quadro 35.1 Avaliação do caso clínico segundo a Classificação Internacional de Funcionalidade, Incapacidade e Saúde (CIF)

	Funções e estruturas do corpo	Limitações de atividades	Restrição na participação
Perspectiva do paciente	Falta de ar	Atividades domésticas	Ir ao supermercado
	Cansaço constante	Cansaço para caminhar	Participação de atividades religiosas
Perspectiva do fisioterapeuta	Dispneia e Fadiga (Escala de BORG)	Dificuldade em alterar as posturas pela dispneia	
	Dispneia (mMRC – Grau 2)		
	Prejuízo do domínio sintomas (desconforto causado por sintomas respiratórios: dispneia, tosse, chiado no peito) (SGRQ)		
	Força muscular		
	Velocidade de marcha		
	Atividade física		
	Equilíbrio, marcha e sentar-se e levantar-se da cadeira (SPPB)		
Fatores contextuais			
Pessoais			
• Sexo feminino			
• Viúva			
• Dois filhos			
• 72 anos de idade			
• Ensino superior completo			
• Professora aposentada			
• Ex-tabagista			
Ambientais			
• Mora sozinha			
• Uso de corticosteroides			
• Participa de atividades religiosas na igreja			
• Em tratamento ambulatorial fisioterapêutico			

METAS E INTERVENÇÕES

As metas da fisioterapia serão implementadas para a paciente idosa com DPOC, em interface com a condição de fragilidade, em ambiente ambulatorial, assim como as propostas de intervenções mais apropriadas para se atingir os resultados esperados.

Metas
1. Redução da sensação de dispneia e fadiga aos esforços
2. Melhora da capacidade funcional e da tolerância ao exercício físico

A proposta de tratamento fisioterapêutico para a paciente que apresenta DPOC é fundamentalmente a inserção da paciente em Programa de Reabilitação Pulmonar. Assim, para alcançar as metas 1 e 2, propõe-se o treinamento com exercício aeróbio, o qual irá promover o aumento de capilares da musculatura trabalhada, da concentração de enzimas oxidativas da mitocôndria, do consumo de oxigênio (VO_2máx) e do limiar de lactato, além de reduzir o tempo de recuperação da via metabólica creatina fosfocreatina. Em conjunto, esses fatores resultarão em melhora da capacidade funcional, redução na sensação de dispneia ante o exercício e consequente maior tolerância ao exercício [2]. O treinamento com exercício aeróbio pode promover melhora da capacidade cardiorrespiratória da paciente, o que reduziria a sensação de dispneia diante do esforço e refletiria no melhor desempenho nas AVDs, facilitando a realização de atividades domésticas, caminhada, participação nas atividades religiosas e as idas ao supermercado. Previamente aos exercícios aeróbios, deve-se iniciar a sessão com a fase de aquecimento, quando poderão ser realizados exercícios de alongamento muscular e que envolvam grandes grupos musculares. Para o treinamento aeróbio poderão ser utilizados cicloergômetro, esteira rolante ou nos casos em que esses equipamentos não estão disponíveis, pode ser realizada a caminhada livre. É válido destacar que cada equipamento apresenta suas vantagens e desvantagens, as quais devem ser analisadas para a escolha acertada do dispositivo. A bicicleta estacionária (cicloergômetro) apresenta maior facilidade de controle da carga de trabalho e a possibilidade de estimar o $VO_{2máx}$ por meio da ergoespirometria, porém apresenta como desvantagem o desconforto do selim e a pouca familiaridade de alguns pacientes com esse equipamento, principalmente na população idosa. Já na esteira rolante a carga de trabalho é dada a partir do aumento da velocidade e inclinação do equipamento e resulta em gasto energético de 5% a 10% maior em comparação ao cicloergômetro, pois ocorre recrutamento de mais grupos musculares durante o seu uso. Sua principal vantagem se dá por ter semelhança à caminhada realizada no dia a dia dos indivíduos, porém sua desvantagem está em controlar a carga de trabalho [2]. A intensidade do treinamento aeróbio é fundamental para que as adaptações esperadas ocorram. Ela poderá ser determinada de várias formas: utilizar 60% a 80% da carga máxima atingida no teste incremental; 60% a 90% da FC máxima; e ainda, por meio dos sintomas relatados pela paciente uso da escala modificada de BORG (escores variando de 4 a 6 são indicativos de intensidade adequada de treinamento) [6,8].

Metas
3. Ganho de força e resistência muscular esquelética
4. Melhora do trofismo e da função muscular
5. Prevenção ou redução do nível de fragilidade

Para alcançar as metas 3, 4 e 5, é necessário que a paciente realize treinamento de força. Para este treinamento poderão ser utilizados os equipamentos de musculação (*leg press*, puxador, cadeira extensora, dentre outros) ou caneleiras, halteres e faixa elástica, desde que promovam resistência durante a execução dos exercícios. As principais propriedades musculares treináveis são a força, potência, qualidade e a resistência muscular [2]. A partir do treinamento de força essas propriedades poderão ser aprimoradas em idosos, fato que contribui para melhora do quadro clínico da paciente em questão. A intensidade do exercício poderá ocorrer de duas formas: de moderada a alta intensidade (50% a 90% de 1RM) ou de baixa intensidade por meio de pesos leves ou até mesmo com apenas o peso dos segmentos corporais. As intensidades variam de acordo com o comprometimento do paciente, assim como de acordo com o objetivo a ser atingido [2]. Em estudo de revisão sistemática, [38] foram investigados os efeitos do exercício físico na força muscular, na composição corporal, função física e inflamação em idosos. Em relação à intensidade, os estudos demonstraram treinamento de força em idosos com intensidades que variaram entre moderada (50% a 60% de 1RM) e alta (70% a 80% de 1RM) e ambas as intensidades promoveram ganho de força muscular em idosos. Cabe destacar que intervenções com exercício físico em idosos frágeis têm mostrado efeitos positivos na velocidade de marcha e na *Short Physical Performance Battery* (SPPB) [39], aspectos evidenciados no caso clínico avaliado em conformidade à CIF (considerando funções e estruturas do corpo acometidas, limitações de atividades e restrição na participação). Além disso, a prevenção ou redução dessa condição, usando o nível de fragilidade como alvo de intervenção tem-se mostrado eficaz com a proposição de exercícios aeróbicos, exercícios de força, equilíbrio, coordenação e de flexibilidade, além de treinamento cognitivo, avaliação ambiental do domicílio e atividade física combinada com nutrição [40].

Metas
6. Manutenção das vias aéreas pérvias
7. Ganho de força e resistência muscular respiratória

O sistema respiratório da paciente em questão apresenta alguns aspectos que interferem na preservação da sua função, que são a DPOC e a condição de fragilidade que podem resultar em alteração da função respiratória, como fraqueza dos músculos respiratórios e prejuízo do mecanismo de higiene brônquica, podendo gerar acúmulo de secreção traqueobrônquica e desenvolvimento de quadros de dispneia por obstrução ao fluxo aéreo e, até mesmo, quadro de pneumonia. Portanto, para alcançar a meta 6, são necessárias técnicas de higiene brônquica, como drenagem autógena, expiração lenta total com a glote aberta em infralateral (ELTGOL), aumento do fluxo expiratório (AFE) e *huffing*. Também podem ser utilizados recursos instrumentais de fisioterapia respiratória como o Shaker® e a Acapella®. Para atingir a meta 7, deve-se realizar o treinamento da musculatura respiratória dessa paciente, pois os valores de PImáx e PEmáx apresentaram-se abaixo dos valores previstos. Os equipamentos que podem ser utilizados para treinamento dos músculos inspiratórios são o Threshould® IMT e o PowerBreathe®, e para o treinamento dos músculos expiratórios o Threshould® PEP. Previamente, para se determinar a carga de treinamento é necessário realizar a manovacuometria, por meio da qual será proposta a carga em porcentagem do valor obtido nessa avaliação, a depender da variável a ser treinada (força ou endurance). No treinamento de força muscular preconiza-se utilizar cargas maiores (70% a 80% dos valores de PImáx ou PEmáx) e menor número de repetições e no treinamento de endurance recomenda-se o uso de baixas cargas (30% a 40% dos valores de PImáx e PEmáx) com maior número de repetições. Vaz Fragoso e colaboradores [41] desenvolveram estudo no qual foram avaliados a associação da fragilidade e o impacto respiratório, assim como o efeito combinado dessas duas condições na mortalidade. Assim, foi demonstrado que o prejuízo da função respiratória está fortemente associado com a fragilidade e vice-versa, como também, quando ambas estão presentes, há aumento substancial do risco de mortalidade, com efeito altamente deletério.

Metas
8. Manutenção do equilíbrio
9. Prevenção de quedas

As metas 8 e 9 são diretamente relacionadas, pois quando há déficit de equilíbrio o risco de queda é iminente. Portanto, para alcançar as metas 8 e 9, os exercícios para treino de equilíbrio envolverão aspectos relacionados à base de suporte, às condições ambientais e sensoriais, às tarefas motoras (com variação de velocidade e direção) e aos aspectos cognitivos e perceptuais. A base de suporte relaciona-se ao posicionamento dos pés (afastados, juntos, paralelos), ao tipo de apoio (unipodal ou bipodal), ao tipo de superfície (fixa ou móvel) e a base (instável, regular, inclinada, sobre a ponta do pé ou calcanhar). As condições ambientais referem-se ao tipo de ambiente, que irá variar desde ambiente silencioso, com pontos de referência fixo, temperatura controlada, assim como ambientes que oferecem diversos estímulos visuais e auditivos. Já as condições sensoriais englobam olhos abertos ou fechados, superfícies com diferentes texturas, presença ou não de espuma, alvos fixos ou móveis. As tarefas motoras constam de movimentos de inclinação do corpo em velocidade lenta ou rápida, em diferentes direções; movimentos dos segmentos do corpo (olhos, cabeça e membros superiores) em diferentes velocidades; trocas posturais e marcha com variação em diferentes velocidades e direções, com ou sem obstáculos e com ritmo definido. Por fim, os aspectos cognitivos e perceptuais podem ser trabalhados a partir de ações que envolvam a realização de dupla tarefa [42]. Pacientes com DPOC estão propensos ao desenvolvimento de déficit de equilíbrio e maior risco de quedas, conforme demonstrado em revisão sistemática desenvolvida por Porto e colaboradores [43], na qual pacientes com DPOC apresentaram impacto no controle postural quando comparados com o grupo controle saudável e relatam que os fatores contribuintes para essa condição são a fraqueza muscular, sedentarismo, idade avançada, uso de suplementação de oxigênio e prejuízo da mobilidade. Adicionalmente, Chou, Hwang, Wu [44] constataram que o exercício físico é benéfico para aumentar a velocidade de marcha, melhorar o equilíbrio e o desempenho nas atividades de vida diária em idosos frágeis. O exercício como treino funcional configura relevante estratégia promissora para a redução do risco de quedas, que podem ser realizados de forma multimodal ou em programas específicos individualizados. O programa pode incluir o treino de estratégias sensoriais e motoras do equilíbrio corpóreo, treino de marcha, fortalecimento muscular, melhora da flexibilidade e estimulação cognitiva em situações de atenção dividida. Programa de fortalecimento de quadríceps e de flexores do tornozelo, assim como exercícios excêntricos são indicados para casos de fraqueza muscular de membros inferiores. Adequação e/ou prescrição de dispositivos de auxílio à marcha e o treino de uso adequado podem ser necessários em casos de distúrbios da marcha. Para idosos com risco moderado, exercícios mais globais que enfoquem equilíbrio, força e marcha, prática de *Tai chi* e *Yoga* são recomendados [42].

Metas
10. Orientação familiar sobre os cuidados em saúde
11. Orientações gerais para o autocuidado em ambiente domiciliar

As metas 10 e 11 necessitam de medidas de prevenção da exacerbação da doença, assim como de promoção da saúde para serem atingidas. Técnicas de conservação de energia têm sido orientadas aos pacientes idosos com DPOC e aos seus familiares, pois a partir da adoção de medidas simples no ambiente domiciliar durante a realização das AVDs, podem reduzir, por exemplo, a sensação de dispneia, o que pode encorajar esses pacientes a realizarem as AVDs e contribuir para melhorar sua funcionalidade.

Dentre as técnicas de conservação de energia podem ser citadas: realizar algumas atividades de higiene pessoal na posição sentada e com apoio de membros superiores, como tomar banho, escovar os dentes, lavar o rosto, pentear os cabelos; colocar objetos a serem utilizados em locais que sejam de fácil acesso (entre altura da cintura escapular e cintura pélvica), sem que necessite de agachamento ou elevação de membros superiores acima da linha do ombro da paciente para alcance dos objetos, e orientar a paciente solicitar auxílio quando necessário, para evitar qualquer complicação [45]. Assim, como a paciente do caso clínico apresentou na CIF limitações nas atividades domésticas como varrer a casa, seria interessante que ela realizasse técnicas de conservação de energia; por exemplo, em vez de varrer toda a casa em um só momento, poderia dividir por cômodos da casa, com intervalo de descanso entre um cômodo e outro, para que haja redução do sintoma dispneia quando da execução de suas AVDs, o que a incentivaria a fazer a atividade. Além disso, dentre os fatores contextuais apresentados, ela reside sozinha em seu domicílio, portanto quanto maior o número de tarefas que ela consiga realizar sozinha, maior será a sua independência, sendo este um aspecto positivo e que pode interferir na qualidade de vida dela. Ainda, a avaliação do ambiente domiciliar configura estratégia na determinação da funcionalidade do idoso. Uma alternativa para avaliação ambiental para risco de quedas no domicílio de idosos é o questionário *Home Environment Survey* (HES), adaptado por Ferrer, Penacini, Ramos [46]. Além disso, um programa domiciliar, como por exemplo Exercícios de Otago, pode ser feito de forma individualizada para a redução do risco de quedas [47].

Referências

1. Morley JE et al. Frailty Consensus: A Call to Action. Journal of the American Medical Directors Association. 2013;14(6):392-97.
2. Dourado VZ. Exercício Físico Aplicado à Reabilitação Pulmonar: princípios fisiológicos, prescrição e avaliação dos resultados. Rio de Janeiro: Revinter, 2011. 348 p.
3. Nakano MM. Versão brasileira da short physical performance battery – SPPB: adaptação cultural e estudo da confiabilidade [dissertação]. Campinas (SP): Universidade Estadual de Campinas; 2007.
4. Perracini MR, Gazzola JM. Balance em idosos. In: Perracini MR, Fló CM. Fisioterapia: teoria e prática clínica – Funcionalidade e envelhecimento. Rio de Janeiro: Guanabara Koogan, 2009. cap. 8, p. 115-51.
5. Benedetti TB, Barros MVG, Mazo GZ. Application of the International Physical Activity Questionnaire (IPAQ) for evaluation of elderly women: concurrent validity and test-retest reprodutibility. Rev Bras Ciênc Mov. 2004;12(1):25-34.
6. Global Iniciative for Chronic Obstructive Pulmonary Diesase. Global Strategy for the diagnosis, management and prevention of Chronic Obstructive Pulmonary Disease, 2017.
7. Dal Corso S, Duarte SR, Neder JA, Malaguti C, de Fuccio MB, de Castro Pereira CA et al. A step test to assess exercise-related oxygen desaturation in interstitial lung disease. Eur Respir J. 2007;29(2):330-6.
8. Borg G. Borg's Perceived Exertion and Pain Scales. Champaign, IL: Human Kinetics; 1998.
9. Kovelis D, Segretti NO, Probst VS, Lareau SC, Brunetto AF, Pitta F. Validação do Modified Pulmonary Functional Status and Dyspnea Questionnaire e da escala do Medical Research Council para o uso em pacientes com doença pulmonar obstrutiva crônica no Brasil. J Bras Pneumol. 2008; 34(12): 1008-18.
10. Celli RB, Cote CG, Marin JM, Casanova C, Oca MM, Mendez RA et al. The body-mass index, airflow, obstruction, dyspnea and exercise capacity index in chronic obstructive pulmonary disease. N Engl J Med. 2004;350(10):1005-12.
11. Guyatt GH, Berman LB, Townsend M, Pugsley SO, Chambers LW. A measure of quality of life for clinical trials in chronic lung disease. Thorax 1987;42 (10):773-8.
12. Jones PW, Quirk FH, Baveystock CM. The St George's Respiratory Questionnaire. Respir Med. 1991;(Suppl):25-31
13. Cesari M et al. Frailty: An Emerging Public Health Priority. Journal of the American Medical Directors Association. 2016;17(3):188-92.
14. Fried LP, Tangen CM, Walston J. Frailty in older adults: evidence for a phenotype. The Journals of Gerontology. Series A, Biological, Sciences e Medical Sciences. 2001; 56(3):146-56.
15. Dent E, Kowal P, Hoogendijk EO. Frailty measurement in research and clinical practice: A review. European Journal of Internal Medicine. 2016; 31:03-10.
16. Lahousse L, Ziere G, Verlinden VJ, Zillikens MC, Uitterlinden AG, Rivadeneira F et al. Risk of Frailty in Elderly With COPD: A Population-Based Study. J Gerontol A Biol Sci Med Sci. 2016 May;71(5):689-95.
17. Park SK, Richardson CR, Holleman RG, Larson JL. Frailty in people with COPD, using the National Health and Nutrition Evaluation Survey dataset (2003-2006). Heart Lung. 2013;42(3):163-70.
18. Lahousse L, Verlinden VJ, van der Geest JN et al. Gait patterns in COPD: the Rotterdam Study. Eur Respir J. 2015; 46:88-95.
19. Kojima G. Frailty as a predictor of disabilities among community-dwelling older people: a systematic review and meta-analysis. Disability and Rehabilitation. 2016; 24: 1-12.
20. Kojima G. Frailty as a Predictor of Future Falls Among Community-Dwelling Older People: A Systematic Review and Meta-Analysis. J Am Med Dir Assoc. 2015;16(12):1027-33.
21. Santos RL, Virtuoso Júnior JS. Confiabilidade da versão brasileira da escala de atividades instrumentais da vida diária. Revista Brasileira em Promoção da Saúde. 2008;21(4):290-6.
22. Ribeiro LHM, Neri AL. Exercícios físicos, força muscular e atividades de vida diária em mulheres idosas. Ciênc Saúde Coletiva. 2012;17(8): 2169-80.
23. Lino VTS, Pereira SRM, Camacho LAB, Ribeiro Filho ST, Buksman S. Adaptação transcultural da Escala de Independência em Atividades da Vida Diária (Escala de Katz). Cad Saúde Pública. 2008; 24(1):103-12.
24. Mahoney FI, Barthel DW. Functional evaluation: the Barthel Index. Md State Med J. 1965; 14:61-5.
25. Riberto M, Miyazaki MH, Jucá SSH, Sakamoto H, Pinto PPN, Battistella LR. Validação da versão brasileira da Medida de Independência Funcional. Acta Fisiátrica. 2004;11(2):72-6.
26. Cesari M, Marzetti E, Calvani R, Vellas B, Bernabei R, Bordes P, Roubenoff R, Landi F, Cherubini A, for the SPRINTT Consortium (2017). The need of operational paradigms for frailty in older persons: the SPRINTT Project. Aging Clin Exp Res. Doi:10.1007/s40520-016-0712-5.
27. Cesari M, Landi F, Calvani R, Cherubini A, Di Bari M, Kortebein P et al. Rationale for a preliminary operational definition of physical frailty and sarcopenia in the SPRINTT trial. Aging Clin Exp Res. 2017 Feb 10. doi: 10.1007/s40520-016-0716-1. [Epub ahead of print]
28. Podsiadlo D, Richardson S. The timed "Up & Go": a test of basic functional mobility for frail elderly persons. J Am Geriatr Soc. 1991;39(2):142-8.

29. Miyamoto ST, Lombardi IJ, Berg KO, Ramos LR, Natour J. Brazilian version of the Berg Balance Scale. Braz J Med Biol Res. 2004; 37:1411-21.
30. De Castro SM, Perracini MR, Gananca FF. Versão brasileira do Dynamic Gait Index. Rev Bras Otorrinolaringol. 2006;72(6):817-25.
31. Gomes GS. Tradução, adaptação transcultural e exame das propriedades de medida da escala "Performance-Orientes Mobility Assessment" (POMA) para uma amostra de idosos brasileiros institucionalizados [dissertação]. Campinas (SP): Universidade Estadual De Campinas; 2003.
32. Camargos FFO, Dias RC, Dias JMD, Freire MTF. Adaptação transcultural e avaliação das propriedades psicométricas da Falls Efficacy Scale - International em idosos Brasileiros (FES-I-BRASIL). Rev Bras Fisioter. 2010;14(3):237-43.
33. Stuck A, Stoll T, Cieza A, Weigl M, Giardini A, Wever D et al. ICF Core Sets For Obstructive Pulmonary Diseases. J Rehabil Med. 2004; Suppl.44:114-20.
34. American Thoracic Society European Respiratory Society: ATS/ERS Statement on Respiratory Muscle Testing. Am J Respir Crit Care Med. 2002; 166:518-624.
35. Guralnik JM, Simonsick EM, Ferrucci L, Glynn RJ, Marcel E, Salive MPH, Wallace RB. Lower-Extremity function in persons over the age of 70 years as predictor of subsequent disability. The New England Journal of Medicine. 1995; 332(9):556-61.
36. Penninx BWJH, Ferrucci L, Leveille SG, Rantanen T, Pahor M, Guralnik J M. Lower Extremity Performance in Nondisabled Older Persons as a Predictor of Subsequent Hospitalization. Journal of Gerontology. 2000;55(11):M691- M697.
37. American Thoracic Society Committee on Proficiency Standards for Clinical Pulmonary Function Laboratories ATS statement: guidelines for the six-minute walk test. Am J Respir Crit Care Med. 2002;166(1):111-7.
38. Liberman K, Forti LN, Beyer I, Bautmans I. The effects of exercise on muscle strength, body composition, physical functioning and the inflammatory profile of older adults: a systematic review.
39. Giné-garriga M, Roqué-Fíguls M, Coll-Planas L et al. Physical exercise interventions for improving performance-based measures of physical function in community-dwelling frail older adults: a systematic review and meta-analysis. Arch Phys Med Rehabil. 2014 Apr;95(4):753-769.e3. doi: 10.1016/j.apmr.2013.11.007.
40. Puts MT, Toubasi S, Atkinson E, Ayala AP, Andrew M, Ashe MC. Interventions to prevent or reduce the level of frailty in community-dwelling older adults: a protocol for a scoping review of the literature and international policies. BMJ Open. 2016;6(3):e010959.
41. Vaz Fragoso CA, Enright PL, McAvay G, Van Ness PH, Gill TM. Frailty and respiratory impairment in older persons. Am J Med. 2012 Jan;125(1):79-86. doi: 10.1016/j.amjmed.2011.06.024.
42. Perracini MR. Manejo de quedas em idosos. In: Ramos LR, Cendoroglo MS. Guias de Medicina Ambulatorial e Hospitalar da UNIFESP-EPM – Geriatria e Gerontologia. 2 ed. Barueri-SP: Manole, 2011. Cap. 17, p. 221-45.
43. Porto EF, Castro AA, Schmidt VG, Rabelo HM, Kümpel C, Nascimento OA, Jardim JR. Postural control in chronic obstructive pulmonary disease: a systematic review..Int J Chron Obstruct Pulmon Dis. 2015 Jun; 29; 10:1233-9. doi: 10.2147/COPD.S63955. eCollection 2015.
44. Chou CH, Hwang CL, Wu YT. Effect of exercise on physical function, dailyliving activities, and quality of life in the frail older adults: a meta-analysis. Archives of Physical Medicine and Rehabilitation. 2012;93: 237-44.
45. Velloso M, Jardim JR. Funcionalidade do paciente com doença pulmonar obstrutiva crônica e técnicas de conservação de energia. J Bras Pneumol. 2006;32(6):580-6.
46. Fener MLP, Penacini MR, Ramos LR. Prevalência de fatores ambientais associados a quedas em idosos residentes na comunidade em São Paulo, SP. Rev Bras Fisioter. 2004; 8(2):149-54.
47. Akerman A, Gonçalves DJ, Perracini MR. Tratamento das disfunções do Balance em idosos. In: Perracini MR, Fló CM. Fisioterapia: teoria e prática clínica – Funcionalidade e envelhecimento. Rio de Janeiro: Guanabara Koogan, 2009. cap. 24, p. 333-49.

Apneia Obstrutiva do Sono

CAPÍTULO 36

Laíla Cândida Zacarias
João Paulo da Silva Bezerra
Francisca Soraya Lima Silva
Jefferson Nascimento dos Santos
Eriádina Alves de Lima
Ana Cecília Silva de Oliveira
Kettleyn Alves Paiva
Mikaely Lima Melo
Caroline Alves Madeira
Camila Ferreira Leite

Observação: palavras e expressões listadas no Glossário do capítulo estão destacadas no texto com um asterisco.

APRESENTAÇÃO DO CASO CLÍNICO

Uma jovem, encaminhada da Unidade Básica de Saúde do seu município para o serviço especializado em sono, localizado na capital do seu estado em um hospital universitário, foi recepcionada para avaliação médica no ambulatório do sono. Após a consulta inicial e realização de polissonografia, o diagnóstico de Apneia Obstrutiva do Sono (AOS)* foi confirmado e a paciente foi encaminhada para o serviço de fisioterapia do sono. Tinha como queixas: sonolência excessiva, sensação de sono não reparador, dificuldade de concentração e de memória. Ela tem 30 anos, é dona de casa, costureira e, aos finais de semana, contribui com o orçamento familiar vendendo verduras na feira livre de sua cidade. Mora com seu esposo e 2 filhos de 4 e 6 anos de idade. Ela relata que há cerca de 10 anos iniciou um quadro de sonolência excessiva diurna, acordando algumas vezes durante a noite para ir ao banheiro. Ao ser questionado, o esposo também alinha em seu discurso quanto a agitação do sono comumente apresentada pela companheira, que ela ronca alto e de forma contínua, com engasgos observados durante o sono, os quais pioram quando ela dorme em decúbito dorsal. Nos últimos anos, entretanto, a sonolência durante o dia tem piorado bastante, de tal forma que a paciente relata dificuldade para realizar suas atividades cotidianas como varrer sua casa, lavar louça, cuidar de sua horta e brincar com seus filhos. Além disso, a paciente refere que gosta de assistir a programas de TV à noite, porém quase sempre cochila. Também observou prejuízos em suas atividades laborais, relatando atraso de encomendas de roupas, pela dificuldade de manter a concentração enquanto costura; também relatou que várias vezes quase se acidenta com a máquina de costura devido a sonolência. Em função da fadiga generalizada apresentada ao longo do dia, a sua atividade laboral que complementa a renda familiar e é realizada aos finais de semana está comprometida. Isso porque a paciente sente-se muito cansada ao permanecer em pé por tempo prolongado, visto que o horário habitual da feira livre ocorre das 07:00 às 15:00 horas aos sábados e domingos. Além disso, o cansaço também interfere em atividades domésticas, com relatos de não conseguir realizar todas as atividades programadas para fazer no dia e, as que consegue realizar, são executadas de forma lenta. Esta mesma dificuldade se estende à participação nas atividades em família. Quando questionada sobre as funções da memória, relata que antes não precisava tomar notas das encomendas que fazia, assim como das datas comemorativas da família e, atualmente, esquece por vezes do caminho para chegar ao supermercado, que fica a 30 minutos do seu domicílio. Em seu contexto social, refere ser católica e assídua às missas dominicais e encontros do grupo de oração, contudo deixou de participar porque cochilava em alguns momentos, ocasionando constrangimento. Os sintomas se intensificaram nos últimos dois anos e associou-se com um ganho ponderal de aproximadamente 15 kg. Ao exame físico, apresentava pressão arterial de 160/98 mmHg, índice de massa corporal (IMC) de 35,2 kg/m^2, circunferência cervical

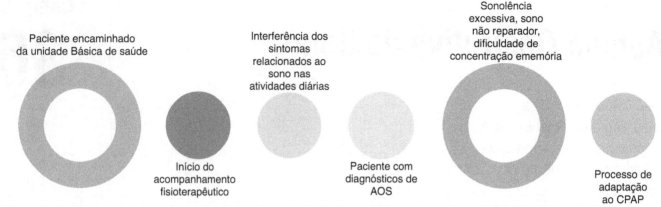

Figura 36.1 Linha do tempo da evolução clínica inicial da paciente. (AOS: Apneia Obstrutiva do Sono, CPAP: Pressão Positiva Contínua nas Vias Aéreas).

de 44 cm, cavidade oral com classificação de Mallampati modificado* IV, pontuação de 17 na Escala de sonolência de Epworth e alto risco para Apneia Obstrutiva do Sono (AOS)* segundo o instrumento de rastreio STOP BANG (do inglês: *Snoring, Tiredness, Observed apnea, high blood Pressure, Body mass index, Age, Neck circumference, and Gender*). A polissonografia apresentada pela paciente traz como principais resultados:

- Índice de Apneia/hipopneia* Elevado (IAH de 56,0 eventos/hora), predominando os eventos respiratórios obstrutivos nas fases de sono N3, principalmente quando assume a posição em decúbito dorsal.
- Eficiência do sono* diminuída (TST/PTS = 82,2%);
- Aumento do índice de despertares* (48,1/h);
- Latência para o sono reduzida (4,5 min) e
- Latência para iniciar o sono REM* aumentada (133,0 min), com tempo total de sono satisfatório (327,0 min).

A distribuição proporcional das fases do sono exibe conteúdo reduzido do estágio N1* (4,6% TTS) e do sono REM (11,8%); normal na fase N2* (55,8% TTS) e aumentado do estágio N3* (27,8%TTS), com redução grave da saturação de oxihemoglobina (SpO$_2$ basal = 95%; SpO$_2$ média = 93%; SpO$_2$ mínima = 63%; tempo de SpO$_2$ < 90% = 23,5 min). A análise dos parâmetros cardiorrespiratórios evidencia presença de roncos (duração 0,3 min). Para avaliar subjetivamente a qualidade do sono, foi aplicado o Índice de Qualidade do Sono de Pittsburgh (PSQI), no qual a paciente obteve 3 pontos para qualidade subjetiva do sono, 1 ponto para latência do sono, 2 pontos para duração do sono, 2 pontos para eficiência do sono habitual, 3 pontos para distúrbios do sono, 2 pontos para disfunções no período do dia, totalizando um escore global para PSQI de 13 pontos, o que indica distúrbio do sono e pobre qualidade do sono (>10) pontos [1].

No serviço de fisioterapia do ambulatório do sono, a paciente iniciou o tratamento com o equipamento de Pressão Positiva Contínua nas Vias Aéreas (CPAP)*. Também iniciou acompanhamento no serviço de nutrição para controle do peso e, desta forma, a paciente recebe assistência interprofissional no serviço.

GLOSSÁRIO

Apneia Obstrutiva do Sono (AOS): é um distúrbio respiratório do sono, caracterizado por episódios recorrentes de obstrução total ou parcial das vias aéreas superiores, ocasionando despertares, podendo estar associado ou não com a queda da saturação de oxigênio e hipercapnia transitória [2].

Classificação de Mallampati modificado: classificação baseada na avaliação não invasiva das estruturas anatômicas em vias aéreas superiores. É aplicada no rastreio para risco de AOS [5].

CPAP (*Continuous Positive Airway Pressure*): modo de ventilação não invasiva com aplicação constante de um nível pressórico em vias aéreas[8].

Eficiência do sono: ou índice de eficiência do sono, caracteriza uma relação proporcional entre o tempo de permanência na cama e o tempo total de sono [4].

Índice de Apneia/Hipopneia (IAH)*: corresponde a quantidade de episódios de apneia (mista, central ou obstrutiva) mais hipopneias por horas de sono [3].

Índice de despertares: representa a relação entre a quantidade total de despertares ocasionados por eventos de apneia, hipopneia ou aumento do esforço respiratório por hora de sono[6].

Sono N1 (Estágio 1 do sono NREM ou *Non-Rapid Eye Movement*): Atua na transição no ciclo dos estágios de sono, sendo o estágio mais leve [7].

Sono N2 (Estágio 2 do sono NREM): tem duração de 10 a 25 minutos no primeiro ciclo e vai se alongando nos ciclos subsequentes, constituindo em torno de 45%-55% do tempo total de sono [7].

Sono N3 (Estágio 3 do sono NREM): tem duração pequena de alguns minutos e corresponde de 3% a 8% do tempo de sono [7].

Sono REM (*Rapid Eye Movement*): também conhecido por sono de movimento rápido dos olhos. Possui semelhança com o período de vigília, correspondendo de 20% a 25% do tempo total de sono. Nesta fase ocorre a experiência dos sonhos, episódios de atonia muscular e dessincronização de ondas cerebrais [7].

Questões para discussão

1. Com base na condição de saúde da paciente, quais fatores contribuem para a limitação das suas atividades?
2. De que forma o fisioterapeuta irá atuar nesse caso?
3. Que orientações devem ser dadas durante as intervenções propostas, principalmente no que se refere ao processo de adaptação ao CPAP?
4. Qual o prognóstico fisioterapêutico?
5. Os fatores contextuais da paciente podem influenciar os resultados esperados?
6. A condução do caso de forma interprofissional pode otimizar o tratamento e seu resultado?

OBJETIVOS

- Reconhecer as alterações da funcionalidade nos indivíduos com AOS.
- Descrever a atuação do fisioterapeuta na assistência a pacientes diagnosticados com AOS.
- Descrever ferramentas de avaliação confiáveis utilizadas para rastreio e seguimento clínico de pacientes com AOS.
- Apresentar as orientações necessárias aos pacientes com AOS e seus familiares/acompanhantes.
- Estabelecer critérios de avaliação da resposta à terapia com CPAP.
- Propor telemonitoramento, após adaptação à terapia com CPAP.
- Estabelecer estratégias de educação em saúde adaptáveis às características da paciente.

AVALIAÇÃO E DIAGNÓSTICO DA FUNCIONALIDADE

Previamente a uma intervenção fisioterapêutica, uma avaliação criteriosa que analisa fatores relacionados a AOS é realizada para verificar a morfologia da orofaringe, IMC, circunferência cervical, nível de sonolência, qualidade do sono, bem como captação de informações e exames extraídos do prontuário da paciente. A polissonografia é o exame padrão ouro para diagnóstico da AOS e seus resultados são de grande relevância para traçar o plano terapêutico.

Condição Física e Funcional

As dificuldades ressaltadas pela paciente vão desde alterações cognitivas e funcionais de mobilidade, alcançando relações interpessoais e de participação na sociedade. Observa-se que pela história clínica, existem fatores que limitam a funcionalidade da paciente. A avaliação da funcionalidade de acordo com o modelo preconizado pela Organização Mundial de Saúde (OMS), que compreende aspectos dos componentes função e estrutura do corpo, atividades, participação, e fatores contextuais (ambientais e pessoais), pode ser aferida pelo instrumento genérico *World Health Organization Disability Assessment Schedule* (Whodas 2.0) [9], um instrumento desenvolvido com base no arcabouço teórico conceitual da CIF (Classificação Internacional de Funcionalidade, Incapacidade e Saúde) [10]. Outros instrumentos específicos para avaliação de indivíduos com AOS traduzidos e validados para o português brasileiro [11-16] poderiam ser combinados, desde que, para que o desfecho funcionalidade seja efetivamente avaliado, a cobertura de todos os componentes da CIF (função e estrutura do corpo; atividade; participação; e fatores contextuais –ambientais e pessoais) precisa ser contemplada.

Rastreio da AOS e exame diagnóstico

O exame padrão ouro para o diagnóstico da AOS é a polissonografia tipo I, realizada em laboratório do sono. Trata-se de um exame de caráter não invasivo, que possibilita a classificação da gravidade da apneia/hipopneia dessa paciente por meio do IAH. De forma detalhada, a polissonografia registra a macroestrutura e microestrutura do sono, possibilitando analisar o tempo total do sono, a eficiência do sono, a presença de roncos, a dessaturação noturna, a quantidade de microdespertares e a fragmentação do sono. De forma mais ampla, a polissonografia permite avaliar a atividade cardíaca, cerebral e sinais oculares/musculares, por meio de eletrocardiograma, encefalograma, eletro-oculograma e eletromiograma respectivamente, além de informações sobre fluxo e esforço respiratório, bem como a medida da saturação de oxigênio através dos dados da oximetria de pulso. Dado o alto valor pago pelo exame e sua pouca disponibilidade em alguns locais do Brasil, comumente a polissonografia é indicada àqueles pacientes que apresentam risco de AOS detectado através de instrumentos de rastreio. A seguir, são apresentados alguns instrumentos de rastreio da AOS:

- **Questionário STOP- BANG**: é um questionário composto por oito perguntas com respostas do tipo "Sim" ou

"Não", que abordam itens relacionados à antropometria do indivíduo e à sintomatologia apresentada[13].

- **Questionário GOAL** (do inglês: *Gender, Obesity, Age, and Loud snoring*): questionário desenvolvido no Brasil para rastreio da AOS com rápida aplicação, possuindo quatro parâmetros (gênero, obesidade, idade e ronco) com respostas do tipo "Sim" ou "Não", indicando alto risco de AOS quando o escore apresentado for ≥2 pontos. Pode ser uma alternativa para rastreio por sua rápida execução[16].

- **Questionário de Berlim**: questionário validado para identificar e predizer o risco de AOS. É autoaplicável com 10 itens divididos em três categorias (apneias presenciadas e ronco; sonolência; presença ou não de obesidade, e histórico de hipertensão arterial). Se duas das três categorias forem preenchidas, considera-se alto risco para apneia[17].

Há uma gama de questionários autoaplicáveis disponíveis para avaliação, rastreio e triagem de AOS. Embora em sua maioria de caráter subjetivo, eles são utilizados cada vez mais como ferramentas complementares à avaliação, principalmente quando há recursos limitados. A escala de sonolência de Epworth, questionário STOP, e o questionário NoSAS são outras possibilidades de instrumentos complementares durante a avaliação[3,18].

Qualidade do sono e rastreio da sonolência

Ao considerar o relato da paciente sobre sintomas de sono não reparador, indisposição e sonolência, o fisioterapeuta pode lançar mão da utilização de escalas validadas que possam medir a sonolência assim como do prejuízo da qualidade do sono nessa paciente. A escala de sonolência de Epworth para investigação da sonolência excessiva assim como a escala de avaliação da qualidade do sono de Pittsburgh são instrumentos comumente utilizados na avaliação desses pacientes tanto na avaliação inicial quanto para acompanhamento durante o tratamento.

Avaliação antropométrica

A avaliação antropométrica bem como a medida da circunferência cervical são comumente realizadas na avaliação de um indivíduo com AOS. A mensuração é simples, rápida e requer balança e fita métrica. O tamanho da circunferência cervical é clinicamente útil em pacientes com sintomas e risco de AOS, assim como o Índice de Massa Corporal (IMC), que é uma mensuração internacional para avaliar o grau de sobrepeso. O IMC é uma relação entre o peso (kg) dividido pela altura (metros) ao quadrado[19]. Tanto a circunferência cervical quanto o IMC estão presentes em domínios de escalas para rastreio de AOS, como por exemplo no instrumento STOP-BANG, que, na investigação da circunferência cervical, considera como ponto de corte indicativo de risco em mulheres a medida da circunferência cervical maior ou igual a 41 cm e para homens maior ou igual a 43 cm[20].

Além da circunferência cervical, atenção especial deve ser dada para as alterações craniofaciais, como variação de tamanho maxilar e mandibular e base da língua. A escala de Mallampati modificada poderá ser útil principalmente na avaliação de alterações anatômicas orofaríngeas (informações adicionais são contempladas na tabela recursos diagnósticos propostos).

RECURSOS DIAGNÓSTICOS PROPOSTOS

Recurso	O que avalia?	Como avalia?
Polissonografia (tipo I)	Diagnóstico e gravidade da AOS	Trata-se de um exame padrão ouro para diagnóstico de AOS. O paciente é monitorado durante uma noite inteira em um laboratório onde são registrados diversos parâmetros relacionados ao sono. Dentre estes, o Índice de Apneia e Hipopneia (IAH) é o parâmetro utilizado para a graduação da gravidade da AOS. IAH maior ou igual a 5 e menor ou igual a 15 por hora de sono classifica a AOS como leve; maior que 15 e menor ou igual a 30 por hora de sono indica AOS moderada, e IAH maior que 30 por hora de sono define AOS grave.
Classificação de Mallampati modificado	Morfologia da orofaringe	Esta avaliação é feita com o paciente sentado com a cabeça em posição neutra, boca aberta, sem projeção da língua. A classificação é feita com base na visibilidade das estruturas das vias aéreas: Grau I – tonsilas, pilares e palato mole são todos claramente visíveis; Grau II – a úvula, pilares e palato superior são visíveis; Grau III – apenas parte do palato mole é visível, mas a úvula está parcialmente obscurecida, e Grau IV – apenas o palato duro é visível[21]. Uma pontuação de Mallampati alta é um importante fator de risco isolado do agravamento da apneia[5].
Índice de Massa Corporal (IMC)	Avalia o peso em relação a altura	Este índice é baseado em um cálculo que inclui a medida do peso corporal em quilogramas dividido pela altura em metros quadrados[22]. O estado nutricional é classificado em normal (IMC = 18,5-24,9 kg/m²), sobrepeso (IMC = 25-29,9 kg/m²) e obesidade (IMC ≥ 30 kg/m²). A obesidade está relacionada a um maior risco para AOS[23].
Circunferência cervical	Medida da circunferência do pescoço	É medida por meio de fita métrica, em centímetro. O indivíduo a ser avaliado é orientado a permanecer em posição ereta. A borda superior de uma fita métrica é colocada logo abaixo da proeminência laríngea e aplicada perpendicularmente ao longo eixo do pescoço[24]. Uma circunferência cervical > 40 cm está associada a maior colapsibilidade das vias aéreas superiores e maior risco para AOS[24,25].

Recurso	O que avalia?	Como avalia?
Escala de Sonolência de Epworth	Sonolência diurna	É um questionário autoaplicável que avalia a probabilidade de adormecer em situações que envolvem atividades diárias como: ler, assistir TV, ficar sentado quieto em local público, andando em um carro como passageiro ou parado no trânsito. O escore global varia de 0 a 24, sendo que os escores acima de 10 sugerem o diagnóstico de sonolência excessiva [26]. Encontra-se traduzida e validada para o português do Brasil [11].
Questionário Stop-Bang	Triagem da AOS	É um questionário autoaplicável que consiste em 8 perguntas com padrão de respostas do tipo "Sim/Não", com questões referentes a ronco, cansaço, apneia observada, pressão alta, índice de massa corporal, idade, circunferência cervical e sexo [27]. Apresenta sensibilidade para detectar AOS moderada a grave[28]. Encontra-se traduzido e validado para o português do Brasil [13]. O escore é baseado em respostas SIM ou NÃO. Se responder três ou mais itens SIM, é considerado alto risco de AOS.
Índice de qualidade do sono de Pittsburgh	Qualidade do sono	Avalia a qualidade do sono ao longo do período de 1 mês. O questionário é composto por 19 perguntas autoaplicáveis e mais 5 perguntas que devem ser respondidas por companheiros de cama ou de quarto. As 19 questões são categorizadas em 7 componentes: qualidade subjetiva do sono (C1), latência do sono (C2), duração do sono (C3), eficiência habitual do sono (C4), distúrbios do sono (C5), uso de medicação para dormir (C6) e disfunção diurna (C7). A soma das pontuações desses 7 componentes resulta em uma pontuação global, que varia de 0 a 21; a pontuação mais alta indica pior qualidade do sono. Uma pontuação global maior que 5 indica grandes dificuldades em pelo menos 2 componentes ou dificuldades moderadas em mais de 3 componentes. Este questionário encontra-se traduzido e validado para o português do Brasil[12].
Questionário de Berlim	Instrumento de rastreio da AOS	Questionário autoaplicável com 10 itens divididos em três categorias: 1. Apneias presenciadas e ronco (5 questões), 2. Sonolência (4 questões), 3. Presença ou não de obesidade e histórico de hipertensão arterial (1 questão)[14]. As categorias 1 e 2 são positivas se a pontuação total for < 2 pontos. Enquanto a categoria 3 é positiva se a resposta do item 10 for "SIM" ou o IMC for >30 kg/m². Se duas ou mais categorias forem positivas, considera-se alto risco para apneia. Enquanto o baixo risco é atribuído quando uma ou nenhuma categoria foi pontuada como positiva.
GOAL	Instrumento de rastreio da AOS	Questionário brasileiro simples e prático composto de 4 itens: sexo masculino, obesidade com IMC ≥ 30 kg/m², idade ≥ 50 anos e ronco alto, tendo como quantificador de resposta uma escala dicotômica de "Sim" ou "Não". Um escore ≥ 2 pontos indica alto risco para AOS [15].

Quadro 36.1 Avaliação do caso clínico segundo a Classificação Internacional de Funcionalidade, Incapacidade e Saúde (CIF)

	Funções e estruturas do corpo	Atividades	Participação
Perspectiva da paciente	Excesso de sono durante o dia	Dificuldade para varrer a casa, lavar louça e cuidar da horta	Dificuldade para brincar com os filhos e interagir com a família
	Falta de energia/disposição		
	Dificuldade de concentração e memória	Dificuldade para assistir novelas à noite	Dificuldades no trabalho, de ir à feira e à igreja
	Sono agitado, ronco e parada na respiração		
Perspectiva do fisioterapeuta	Eficiência do sono reduzida	Limitação para atividades instrumentais e avançadas de vida diária	Restrição para participação nas tarefas laborais, socialização com a família e restrição de prática religiosa
	Obstrução da via aérea		
	Déficit de concentração e memória		

Fatores contextuais

Pessoais

- 30 anos
- Dona de casa
- Costureira
- Casada
- 2 filhos
- Católica
- Hipertensão
- Obesidade

Ambientais

- Reside com esposo e filhos
- Apoio conjugal
- Encaminhada da Unidade
- Básica de Saúde
- Possui acompanhamento isioterapêutico
- Faz uso de CPAP

METAS E INTERVENÇÕES

Meta
1. Instituir um programa educacional quanto à fisiopatologia, fatores de risco, complicações clínicas e tratamento da AOS

O tratamento com CPAP mostra-se seguro e acarreta benefícios em indivíduos com AOS, no entanto, não é de fácil adesão. Além da necessidade de utilização regular do CPAP, é importante que a paciente adote comportamentos saudáveis, acarretando mudanças de rotina e comportamentais.

No processo inicial da adaptação ao CPAP, a educação em saúde é indispensável, visto que ajudará a paciente a compreender a sua condição de saúde e o tratamento, tornando-a mais ativa e responsável na adesão à terapêutica e na adoção de hábitos saudáveis. A educação em saúde do indivíduo com AOS é reconhecida como sendo essencial para assegurar o engajamento na terapia[29], já que indivíduos que adotam postura passiva em relação a sua condição de saúde apresentam pouca adesão ao tratamento e maior procura dos serviços de saúde [30].

Os programas educacionais devem incluir a discussão da fisiopatologia, fatores de risco, consequências clínicas e resultados esperados com o tratamento. É importante deixar claro à paciente que a terapia com pressão positiva não irá promover a cura da AOS, mas é um tratamento efetivo na redução significativa dos eventos respiratórios e suas consequências[29]. Quanto à utilização, a paciente deve estar ciente que é necessário o uso contínuo e regular, ou seja, utilizar o CPAP durante todo o tempo que dormir, para assim, receber todos os benefícios da terapia.

A partir da avaliação dos hábitos e exames da paciente, também deve ser fornecida educação geral sobre a importância da perda de peso, da realização de exercícios físicos regulares, da posição adequada para dormir (evitando decúbito dorsal), sobre evitar consumo de álcool, além de controlar os fatores de risco da AOS que são modificáveis [31].

O envolvimento do parceiro/cônjuge está positivamente relacionado ao uso do CPAP e, também, na percepção de melhora com a terapia, portanto sua participação e seus relatos não devem ser subestimados. Os parceiros/cônjuges podem contribuir como incentivo para a adesão ao CPAP, suporte emocional e colaboração na resolução de problemas relacionados com o uso do CPAP. Dessa forma, as estratégias educacionais devem envolver efetivamente os parceiros/cônjuges de forma colaborativa [32].

O funcionamento do CPAP baseia-se na aplicação de uma pressão positiva nas vias aéreas de forma constante. Dessa forma, a pressão imposta irá auxiliar para que não haja o estreitamento e/ou o colapso das vias aéreas decorrentes do relaxamento dos músculos das vias aéreas superiores. Além disso, ele melhora a função pulmonar e a função sistólica do ventrículo esquerdo naqueles pacientes que possuem deficiência devido a apneia obstrutiva do sono[8].

O CPAP é composto basicamente pelo aparelho CPAP, o tubo e a máscara. Sendo o aparelho responsável por gerar a pressão positiva, o tubo por transportar o ar pressurizado do aparelho para a máscara e a máscara por ser o dispositivo que irá se acoplar ao rosto do usuário, podendo ela ser a nível nasal ou nasal e oral.

Meta
2. Realizar a escolha adequada da interface

Devido ao contato direto com o rosto, a máscara para tratamento da AOS deve ser confortável e ter boa aderência à pele, proporcionando uma confortável vedação. A escolha e o ajuste da máscara para CPAP impactam diretamente na adesão ao tratamento.

Para a realização da meta 2, o fisioterapeuta deve conhecer as indicações das diversas interfaces. Para o tratamento da AOS com aparelho de CPAP, as máscaras nasais devem ser a primeira escolha [33], pois, além de terem menor área de contato com o rosto, estudos têm demonstrado que são confortáveis, requerem menor pressão terapêutica, e que se relacionam a menor vazamento, além de serem economicamente mais viáveis e de estarem relacionadas com uma melhor adesão do paciente [34]. A interface intranasal (*pillow*) pode figurar como uma boa opção, especialmente, em casos de claustrofobia e cefaleia matinal. No entanto, a escolha deve ser cuidadosa quando existe a necessidade de se adotar pressões terapêuticas mais elevadas em função do risco de vazamento e intolerância.

Caso a paciente apresente relatos de abertura da boca, a máscara nasal não deve ser descartada imediatamente, já que há evidências de que o uso prolongado de CPAP nasal reduz a abertura da boca e a respiração oral. Se o relato persistir acompanhado de ressecamento oral e vazamento excessivo, que pode ser observado nos relatórios do CPAP, pode-se fazer uso de queixeiras, para impedir a abertura da boca durante o sono. Não sendo a queixeira tolerada pela paciente, a máscara oronasal pode ser uma boa opção. Avaliação e intervenção fonoaudiológica é de grande valia e pode ser solicitada nesse caso[35].

Inicialmente, as máscaras oronasais não estão indicadas nesse caso, já que estão associadas a um maior nível de pressão terapêutica, maior IAH residual, e pior aderência do que as máscaras nasais. No entanto, se apresentam como uma boa alternativa para indivíduos com perda dentária, com hipotonia da musculatura de face que impede o fechamento da boca e com dificuldade de selamento labial adequado. Também está indicada em pacientes com obstrução nasal importante, altas pressões requeridas no CPAP ou Bilevel, ou para pacientes exclusivamente respiradores orais [34].

Metas
3. Tornar a paciente capaz de ajustar a máscara, identificar vazamentos e corrigi-los
4. Capacitar a paciente a realizar a manutenção adequada do seu aparelho e máscara
5. Melhorar a sintomatologia inicial e proteção cardiovascular

Para atingir a meta 3, o fisioterapeuta deve treinar com a paciente, logo na primeira consulta, a colocação da máscara, preferencialmente, com o uso de um espelho para melhorar a visualização. Para a colocação da máscara, primeiramente deve-se encaixar a almofada no nariz, e depois vestir o fixador. Esse cuidado ao vestir a máscara garante que ela tenha maior tempo de uso. Se a máscara tiver apoio de testa, assegure que este apoio esteja ajustado no ângulo ideal. É importante apresentar as saídas expiratórias à paciente e orientar que não devem ser bloqueadas, pois são necessárias para que não inale o dióxido de carbono liberado. Para a retirada da máscara, comece soltando os grampos, velcros ou ímãs (a depender de cada modelo de fixador), não sendo necessário fazer a remoção de todos os fixadores. A máscara deve ser testada com a paciente em diversas posições ao deitar-se, para evitar que durante a noite haja deslocamento e vazamentos.

O erro mais comum é apertar demasiadamente os fixadores. Os fixadores devem ficar confortáveis. Caso a pele apresente inchaço ao redor da máscara ou caso sejam observadas marcas avermelhadas na face pela manhã, a paciente deve ser instruída a afrouxar o fixador. Em caso de vazamento ao redor dos olhos ou outro local, a máscara deve ser recolocada, puxando-a para longe do rosto e colocando-a de volta delicadamente e, se necessário, com novo ajuste dos fixadores. O fisioterapeuta também pode orientar a manter o equipamento de CPAP em um local próximo à cabeceira da cama, reduzindo as reações causadas pela movimentação durante o sono, que podem desajustar a máscara.

A paciente deve estar ciente de que o ajuste da máscara é o ponto chave para a adaptação à terapia. Por isso, deve fazê-lo de forma cuidadosa. A paciente deve sair da consulta apta para realizar o ajuste de forma segura em seu domicílio. Em casos de problemas com o ajuste da máscara, idealmente, deve ser identificado e corrigido de forma precoce pelo fisioterapeuta, visando minimizar a rejeição à terapia e evitar sua descontinuidade.

Para alcançar a meta 4, no contato inicial, o fisioterapeuta deve apresentar o aparelho de CPAP à paciente, identificando a saída de ar, o botão liga/desliga, entrada de energia, filtro de ar e jarra do umidificador. A paciente deve ser instruída que, ao chegar em casa, deve colocar o CPAP em uma superfície plana e estável, e mantê-lo no nível da cama, ou de preferência, em um nível abaixo. Dessa forma, a umidificação vai fluir melhor e, caso ocorra condensação no interior do tubo do aparelho, a água condensada seguirá para o reservatório do CPAP, em vez de seguir para a máscara.

A paciente também deve ser instruída quanto à instalação adequada da fonte de energia e do tubo de ar. A jarra do umidificador deve ser preenchida por água destilada ou água da torneira fria, após fervê-la, até a marcação apontada. A jarra não deve ficar cheia demasiadamente para evitar que água entre no dispositivo e na tubulação de ar. É importante enfatizar que ao transportar o CPAP, a jarra umidificadora deve estar sem água.

As orientações quanto à limpeza do CPAP, máscara e acessórios são indispensáveis. Essas orientações devem incluir a limpeza diária da máscara e jarra umidificadora; e semanalmente, a lavagem do tubo de ar e tiras de fixação. A limpeza deve ser feita com sabão neutro. O enxágue deve remover todos os resíduos de sabão e a secagem deve ser feita em local ventilado e à sombra. Nenhum dos itens deve sofrer a ação direta da luz solar. A paciente deve ser orientada sobre a localização do filtro de ar para realizar a limpeza e a troca conforme avaliação de sujidade.

Para atingir a meta 5, é necessário tornar a paciente engajada e aderente à terapia. Nesse sentido, algumas estratégias devem ser utilizadas, incluindo: a educação contínua para que a paciente entenda sua condição de saúde, a importância do uso do CPAP de forma regular, ajuste da máscara, manutenção diária do seu aparelho de forma adequada e segura e adoção de hábitos saudáveis.

Os retornos regulares ao serviço de fisioterapia possibilitam a identificação e solução precoce de queixas ou desconfortos, aumentando a tolerância à terapia e minimizando seu abandono ou descontinuidade.

Outra medida que merece ser destacada é a utilização de aplicativos para smartphone ou outras iniciativas tecnológicas vinculadas ao aparelho de CPAP. Estudos mostram incremento na adesão e engajamento dos pacientes usuários[36], já que fornecem informações diárias sobre sua terapia, como tempo de uso, ajuste da máscara e média de IAH, alguns com *feedbacks* visuais ou notas de incentivo. Também contemplam vídeos educativos e informações sobre a utilização e limpeza dos aparelhos [37].

Nesse sentido, cabe ao fisioterapeuta avaliar o perfil da paciente quanto a viabilidade e aceitabilidade dessa intervenção, e também, orientar quanto ao uso e interpretação das informações e *feedbacks* fornecidos.

Metas
6. Realizar a titulação da pressão terapêutica
7. Realizar o acompanhamento e monitoramento da paciente

Após o diagnóstico de AOS e a indicação do uso do CPAP, é necessário realizar a titulação da terapia pressórica. Para atingir a meta 6, como a paciente em questão não realizou a titulação no laboratório de sono com polissonografia, esta deverá ser realizada de forma domiciliar com o equipamento de CPAP, se este possuir a função AutoCPAP (CPAP em modo automático).

Com o equipamento de pressão positiva programado no modo AutoCPAP, com nível pressórico sugerido mínimo de 4 cmH$_2$O e máximo de 15 cmH$_2$O[38], caso o equipamento do paciente apresente dispositivos de conforto, sugere-se manter, inicialmente, as funções "alívio expiratório" e "rampa" desligados e umidificador ativo, programado em níveis de umidade mais brandos (normalmente 2 ou 3 a depender da marca/modelo e local onde vive o paciente), podendo ser ajustado conforme o relato da paciente. Idealmente, após 7 dias de utilização, a paciente deve retornar para leitura do cartão de dados. Para a obtenção da pressão titulada, deve-se procurar no relatório obtido a partir do cartão de dados da paciente pela variável P90/P95, considerando para esta análise os dias de uso da terapia pressórica em que foi registrado vazamentos inferiores a 24 L/min (se máscara nasal ou intranasal) ou 36 L/min (se máscara facial). Caso o relatório de uso não forneça os dados de vazamento com precisão, dias com grande vazamento inferior a uma hora podem ser considerados para qualquer modelo de interface. A variável P90/95, documentada no modo AutoCPAP, representa o nível de pressão necessária para resolução de mais de 90% ou 95% dos eventos respiratórios. A partir dela é possível definir uma pressão terapêutica a ser utilizada subsequentemente no modo CPAP.

Além do valor da P90/P95, deve-se atentar ao valor do IAH residual apresentado pela paciente em uso da terapia pressórica. Se nenhum problema de adaptação ocorrer e o IAH se apresentar abaixo de 10, o modo CPAP em pressão fixa deverá ser configurado e a pressão estabelecida conforme a P90/P95 [39]. Dessa forma, o valor da P90/P95 encontrado, define a pressão terapêutica ou pressão de tratamento.

Em caso de não adaptação, o modo AutoCPAP deve ser mantido, sendo necessário reavaliar a paciente, identificar suas queixas e buscar soluções. Comumente, as soluções são estabelecidas de forma conjunta, em discussão com a equipe interprofissional. Após a intervenção, uma nova consulta deverá ser realizada para nova leitura dos registros e possibilidade de titulação da pressão.

Após a mudança do modo AutoCPAP para o modo CPAP com pressão fixa, a paciente deve ser continuamente avaliada quanto a adesão, conforto, IAH residual e melhora da sintomatologia.

Um dos grandes desafios para a eficácia do tratamento da apneia obstrutiva do sono está na adesão ao CPAP. O benefício para a qualidade de vida e saúde depende do tempo em que a paciente usará o CPAP. Sendo assim, para que seja possível alcançar a meta 7, torna-se de suma importância, principalmente nas primeiras semanas, que o fisioterapeuta acompanhe a paciente para saber quanto a aderência às intervenções educacionais, e prover um suporte para a rápida resolução de problemas relacionados ao uso da PAP, desse modo podendo ajudar a melhorar a adesão.

Durante o acompanhamento da terapia, o fisioterapeuta deve avaliar os dados contidos no dispositivo, a partir da leitura do cartão de dados presente no CPAP. As informações objetivas a serem consideradas devem incluir o IAH médio no período de uso, o vazamento médio, dias de uso e média de horas de uso, por exemplo. Outra forma de acompanhar os resultados do tratamento é por meio das informações subjetivas reportadas pela paciente ou familiar, relacionando a sintomatologia com percepções positivas, como diminuição da sonolência e fadiga, e negativas, como queixas de desconforto com a máscara, irritação da mucosa nasal, aerofagia.

Nesse sentido, as queixas iniciais da paciente devem ser adequadamente investigadas. A paciente mantém excesso de sono durante o dia? Sente-se mais disposta? As funções cognitivas que exigem concentração e memória apresentam alguma melhora após o início da terapia pressórica? Além da paciente, o esposo pode também contribuir com informações relevantes acerca do sono da paciente. Informações sobre a melhora no nível de agitação, com relação aos roncos ou engasgos, por exemplo, devem ser consideradas.

Com relação às atividades, é necessário acompanhar se a paciente demonstra alguma melhora relacionada às atividades desempenhadas no cuidado da casa e no trabalho como costureira. Também se ela conseguiu retornar às atividades laborais, na feira, que complementam a renda familiar.

Quanto à participação, espera-se que a paciente adequadamente adaptada e engajada à terapia pressórica tenha condições de voltar a brincar com os filhos, interagir com a família e participar das atividades na igreja. Caso ainda haja restrição em atividades e participação, as intervenções precisam ser ajustadas pelo fisioterapeuta.

Sempre que possível, os dados da reavaliação fisioterapêutica devem ser reportados e discutidos com a equipe multiprofissional para a condução adequada do tratamento.

Os retornos ao fisioterapeuta devem ser periódicos, pois facilitam a identificação e solução precoce de possíveis problemas relacionados à adaptação. Inicialmente faz-se necessário um retorno semanal ou quinzenal. A depender do engajamento e adesão da paciente à terapia, podem ser estabelecidos retornos com intervalo de tempo maior, como mensal, trimestral e, em seguida, semestral.

Ademais, o fisioterapeuta deve sempre orientar e lembrar sobre o uso do equipamento por períodos regulares, visando melhor adaptação, bem como observar em relação aos cuidados, higienização e troca periódica de filtros.

Meta
8. Estimular hábitos de sono saudáveis

A qualidade do sono deve ser constantemente investigada pelo fisioterapeuta. A qualidade de sono ruim pode ser agravada por ausência de uma rotina ou pela persistência de hábitos que atrapalham o sono. Nesse sentido, o fisioterapeuta deve conversar com a paciente sobre seus hábitos de sono e incentivar à adoção de medidas de higiene do sono [40]. Essas orientações devem incluir: adoção de uma rotina para dormir e acordar no mesmo horário, o tempo de dormir deve ser o necessário para que se sinta descansada, praticar exercício físico regularmente em horários distantes do horário de dormir, tomar banho quente antes de dormir, evitar alimentos estimulantes, como café, refrigerantes e chocolates.

As atividades estimulantes antes de dormir devem ser evitadas, principalmente as que envolvem exposição a telas. O quarto deve possuir pouca luminosidade e temperatura agradável. Caso haja relato de insônia, a paciente deve ser orientada a evitar qualquer forma de cochilo durante o dia ou que antecipe a ida para a cama à noite. Deve ser enfatizado que a cama deve ser utilizada apenas para dormir, devendo-se evitar o uso deste ambiente para atividades de trabalho, por exemplo. Especificamente em relação a terapia pressórica, a paciente deve ser orientada a ir para a cama e colocar sua máscara e ligar o CPAP quando realmente sentir sono.

Meta
9. Minimizar queixas e desconfortos quanto ao uso do CPAP

Para alcançar a meta 9, é necessário que o fisioterapeuta esteja atento aos relatos de queixas que a paciente venha a apresentar com o uso do CPAP. A rápida identificação de problemas e resolução de queixas contribui de forma considerável para a melhora da adesão desses pacientes.

Sendo assim, o fisioterapeuta pode utilizar de algumas tecnologias de conforto disponíveis nos aparelhos de CPAP. A utilização do umidificador ou o ajuste dos níveis de umidificação podem ser indicados se a paciente vier a apresentar queixa de ressecamento oronasal, congestão nasal ou resida em regiões de clima seco. O alívio expiratório gera redução na pressão na transição da inspiração para a expiração, e pode ser útil para melhorar a tolerância, se a paciente apresentar resistência para expirar de forma que diminua sua tolerância ao uso.

Outro recurso útil é a rampa pressórica, que aumenta a pressão gradualmente, durante um tempo predeterminado em minutos, até efetivamente chegar à pressão de tratamento. Isso auxilia no início do sono, pois a pressão é oferecida de forma mais confortável.

Se a paciente apresentar queixa de dor facial pela pressão da máscara, irritação/lesão na pele, vazamento de ar, ressecamento nos olhos ou cefaleia relacionada ao uso da máscara, deve ser reorientada sobre o ajuste adequado ou troca da interface. Diante da queixa de aerofagia com o surgimento de inchaço abdominal e gases intestinais, a paciente deve ser instruída a controlar a respiração bucal e o fisioterapeuta deve avaliar a possibilidade de reduzir a pressão do CPAP sem prejuízo na terapêutica. Em casos de sintomas de ansiedade que reduzam a tolerância ao aparelho, a paciente deve ser avaliada pela equipe interprofissional. Neste caso, o fisioterapeuta pode intervir com um plano de dessensibilização, ou seja, iniciar com uma pressão subterapêutica e aumentar progressivamente conforme a tolerância do paciente. Outra alternativa é a utilização do CPAP por algumas horas durante o dia para a paciente habituar-se com a sensação.

Referências

1. Bertolazi AN. Tradução, adaptação cultural e validação de dois instrumentos de avaliação do sono : escala de sonolência de Epworth e índice de qualidade de sono de Pittsburgh [Internet]. Universidade Federal do Rio Grande do Sul; 2008. Available from: http://hdl.handle.net/10183/14041
2. Quan S, Gillin J, Littner M, Shepard J. Sleep-related breathing disorders in adults: recommendations for syndrome definition and measurement techniques in clinical research. The Report of an American Academy of Sleep Medicine Task Force. Sleep [Internet]. 1999;22(5):667-89. Available from: http://europepmc.org/abstract/MED/10450601
3. Kapur VK, Auckley DH, Chowdhuri S, Kuhlmann DC, Mehra R, Ramar K et al. Clinical Practice Guideline for Diagnostic Testing for Adult Obstructive Sleep Apnea: An American Academy of Sleep Medicine Clinical Practice Guideline. J Clin Sleep Med [Internet]. 2017 Mar 15;13(03):479-504. Available from: http://jcsm.aasm.org/doi/10.5664/jcsm.6506
4. Reed DL, Sacco WP. Measuring Sleep Efficiency: What Should the Denominator Be? J Clin Sleep Med [Internet]. 2016 Feb 15;12(02):263-6. Available from: http://jcsm.aasm.org/doi/10.5664/jcsm.5498
5. Rodrigues MM, Dibbern RS, Goulart CWK. Obstrução nasal e alto escore de Mallampati como fatores de risco associados para Apneia Obstrutiva do Sono. Braz J Otorhinolaryngol [Internet]. 2010 Oct;76(5):596-9. Available from: http://www.scielo.br/scie-

lo.php?script=sci_arttext&pid=S1808-86942010000500010&lng=pt&nrm=iso&tlng=en

6. Kushida CA, Littner MR, Morgenthaler T, Alessi CA, Bailey D, Coleman J et al. Practice Parameters for the Indications for Polysomnography and Related Procedures: An Update for 2005. Sleep [Internet]. 2005 Apr;28(4):499-523. Available from: https://academic.oup.com/sleep/article-lookup/doi/10.1093/sleep/28.4.499

7. Altevogt B, Colten H. Sleep disorders and sleep deprivation: an unmet public health problem. In: Sleep disorders and sleep deprivation [Internet]. National A. 2006. p. 19-32. Available from: https://books.google.com.br/books?hl=en&lr=&id=3bVTAgAAQBAJ&oi=fnd&pg=PT39&dq=related:4JB-6VeD2dcJ:scholar.google.com/&ots=jvrTjhrZOo&sig=rWqlaU6pUNkpRfYCcx4OhOMUdNw#v=onepage&q&f=false

8. Nicolini A, Banfi P, Grecchi B, Lax A, Walterspacher S, Barlascini C et al. Non-invasive ventilation in the treatment of sleep-related breathing disorders: A review and update. Rev Port Pneumol [Internet]. 2014 Nov;20(6):324-35. Available from: https://linkinghub.elsevier.com/retrieve/pii/S0873215914000737

9. Castro SS, Leite CF. Translation and cross-cultural adaptation of the World Health Organization Disability Assessment Schedule - WHODAS 2.0. Fisioter e Pesqui [Internet]. 2017 Dec;24(4):385-91. Available from: http://www.scielo.br/scielo.php?script=sci_arttext&pid=S1809-29502017000400385&lng=en&tlng=en

10. OMS. Centro Colaborador da OMS para a Classificação de Doenças em Português. Classificação internacional de funcionalidade, incapacidade e saúde: CIF [Internet]. Edusp. Genebra, Suíça; 2008. 9-297 p. Available from: https://books.google.com.br/books?hl=en&lr=&id=7gcSHZfozBkC&oi=fnd&pg=PA7&dq=ORGANIZAÇÃO+MUNDIAL+DA+SAÚDE+%5BOMS%5D.+-Classificação+Internacional+de+Funcionalidade,+Incapacidade+e+Saúde,+2008&ots=H31fm6Gll7&sig=p_7hXMWELxdfD3rZcBY-ezZA_DM#v=onepage&q=ORGANIZAÇÃO MUNDIAL DA SAÚDE %5BOMS%5D. Classificação Internacional de Funcionalidade%2C Incapacidade e Saúde%2C 2008&f=false

11. Bertolazi AN, Fagondes SC, Hoff LS, Pedro VD, Barreto SSM, Johns MW. Portuguese-language version of the epworth sleepiness scale: Validation for use in Brazil. J Bras Pneumol. 2009;35(9):877-83.

12. Bertolazi AN, Fagondes SC, Hoff LS, Dartora EG, da Silva Miozzo IC, de Barba MEF et al. Validation of the Brazilian Portuguese version of the Pittsburgh Sleep Quality Index. Sleep Med [Internet]. 2011 Jan;12(1):70-5. Available from: https://linkinghub.elsevier.com/retrieve/pii/S1389945710003801

13. Duarte RL de M, Fonseca LB de M, Magalhães-da-Silveira FJ, Silveira EA da, Rabahi MF. Validation of the STOP-Bang questionnaire as a means of screening for obstructive sleep apnea in adults in Brazil. J Bras Pneumol [Internet]. 2017 Dec;43(6):456-63. Available from: http://www.scielo.br/scielo.php?script=sci_arttext&pid=S1806-37132017000600456&lng=en&tlng=en

14. Andrechuk CRS, Netzer N, Zancanella E, Almeida AR, Ceolim MF. Cultural adaptation and evaluation of the measurement properties of the Berlin Questionnaire for Brazil. Sleep Med [Internet]. 2019 Aug;60:182-7. Available from: https://linkinghub.elsevier.com/retrieve/pii/S1389945719301091

15. Sobral Camara Lapas V, Costa Faria A, Lopes Rufino R, Henrique da Costa C. Translation and cultural adaptation of the Sleep Apnea Clinical Score for use in Brazil. J Bras Pneumol [Internet]. 2020;46(5):e20190230–e20190230. Available from: http://www.jornaldepneumologia.com.br/details/3375/en-US/translation-and-cultural-adaptation-of-the-sleep-apnea-clinical-score-for-use-in-brazil

16. Duarte RL, Magalhães-da-Silveira FJ, Oliveira-e-Sá TS, Silva JA, Mello FC, Gozal D. Obstructive Sleep Apnea Screening with a 4-Item Instrument, Named GOAL Questionnaire: Development, Validation and Comparative Study with No-Apnea, STOP-Bang, and NoSAS. Nat Sci Sleep [Internet]. 2020 Jan;Volume 12:57–67. Available from: https://www.dovepress.com/obstructive-sleep-apnea-screening-with-a-4-item-instrument-named-goal--peer-reviewed-article-NSS

17. Netzer NC, Stoohs RA, Netzer CM, Clark K, Strohl KP. Using the Berlin Questionnaire To Identify Patients at Risk for the Sleep Apnea Syndrome. Ann Intern Med [Internet]. 1999 Oct 5;131(7):485. Available from: http://annals.org/article.aspx?doi=10.7326/0003-4819-131-7-199910050-00002

18. Coutinho Costa J, Rebelo-Marques A, Machado JN, Gama JMR, Santos C, Teixeira F et al. Validation of NoSAS (Neck, Obesity, Snoring, Age, Sex) score as a screening tool for obstructive sleep apnea: Analysis in a sleep clinic. Pulmonology [Internet]. 2019 Sep;25(5):263–70. Available from: https://linkinghub.elsevier.com/retrieve/pii/S2531043719300911

19. Mendes Medeiros CA, de Bruin VMS, Castro-Silva C de, Almeida Araújo SMH, Chaves Junior CM, de Bruin PFC. Neck circumference, a bedside clinical feature related to mortality of acute ischemic stroke. Rev Assoc Med Bras [Internet]. 2011 Sep;57(5):559-64. Available from: https://linkinghub.elsevier.com/retrieve/pii/S0104423011703888

20. Fonseca LB de M, Silveira EA, Lima NM, Rabahi MF. STOP-Bang questionnaire: translation to Portuguese and cross-cultural adaptation for use in Brazil. J Bras Pneumol [Internet]. 2016 Aug;42(4):266-72. Available from: http://www.scielo.br/scielo.php?script=sci_arttext&pid=S1806-37132016000400266&lng=en&tlng=en

21. Rosenstock C, Gillesberg I, Gatke MR, Levin D, Kristensen MS, Rasmussen LS. Inter-observer agreement of tests used for prediction of difficult laryngoscopy/tracheal intubation. Acta Anaesthesiol Scand [Internet]. 2005 Sep;49(8):1057-62. Available from: https://onlinelibrary.wiley.com/doi/10.1111/j.1399-6576.2005.00792.x

22. KavithaGiri N, Mani Ms, Ahamed Sy, Sivaraman G. Evaluation of central obesity, increased body mass index, and its relation to oropharyngeal airway space using lateral cephalogram in risk prediction of obstructive sleep apnea. J Pharm Bioallied Sci [Internet]. 2021;13(5):549. Available from: http://www.jpbsonline.org/text.asp?2021/13/5/549/317536

23. Cortes-Telles A, Ortiz-Farias D, Pou-Aguilar Y, Almeida-de-la-Cruz L, Perez-Padilla J. Clinical impact of obesity on respiratory diseases: A real-life study. Lung India [Internet]. 2021;38(4):321. Available from: https://journals.lww.com/lungindia/Fulltext/2021/08000/Clinical_impact_of_obesity_on_respiratory.4.aspx

24. Duarte RLM, Rabahi MF, Magalhães-da-Silveira FJ, de Oliveira-e-Sá TS, Mello FCQ, Gozal D. Simplifying the Screening of Obstructive Sleep Apnea With a 2-Item Model, No-Apnea: A Cross-Sectional Study. J Clin Sleep Med [Internet]. 2018 Jul 15;14(07):1097-107. Available from: http://jcsm.aasm.org/doi/10.5664/jcsm.7202

25. Stavrou VT, Vavougios GD, Astara K, Siachpazidou DI, Papayianni E, Gourgoulianis KI. The 6-Minute Walk Test and Anthropometric Characteristics as Assessment Tools in Patients with Obstructive Sleep Apnea Syndrome. A Preliminary Report during the Pandemic. J Pers Med [Internet]. 2021 Jun 16;11(6):563. Available from: https://www.mdpi.com/2075-4426/11/6/563

26. Johns MW. A New Method for Measuring Daytime Sleepiness: The Epworth Sleepiness Scale. Sleep [Internet]. 1991 Nov 1;14(6):540-5. Available from: http://academic.oup.com/sleep/article/14/6/540/2742871

27. D. Chervin R. Validation of the STOPBANG Questionnaire among Patients Referred for Suspected Obstructive Sleep Apnea. J Sleep Disord Treat Care [Internet]. 2013;02(04). Available from: http://www.scitechnol.com/validation-of-the-stopbang-questionnaire-among-patients-referred-for-suspected-obstructive-sleep-apnea-9pMs.php?article_id=1447

28. Chung F, Yegneswaran B, Liao P, Chung SA, Vairavanathan S, Islam S et al. STOP Questionnaire. Anesthesiology [Internet]. 2008 May 1;108(5):812-21. Available from: https://pubs.asahq.org/an-

esthesiology/article/108/5/812/8377/STOP-QuestionnaireA-Tool-to-Screen-Patients-for

29. Epstein L, Kristo D, Strollo Jr P, Friedman N, Malhotra A, Patil S et al. Adult Obstructive Sleep Apnea Task Force of the American Academy of Sleep Medicine. J Clin Sleep Med. 2009;3(5):263-76.

30. Stepnowsky CJ, Palau JJ, Gifford AL, Ancoli-Israel S. A Self-Management Approach to Improving Continuous Positive Airway Pressure Adherence and Outcomes. Behav Sleep Med [Internet]. 2007 Mar 29;5(2):131-46. Available from: http://www.tandfonline.com/doi/abs/10.1080/15402000701190622

31. Carneiro-Barrera A, Díaz-Román A, Guillén-Riquelme A, Buela-Casal G. Weight loss and lifestyle interventions for obstructive sleep apnoea in adults: Systematic review and meta-analysis. Obes Rev [Internet]. 2019 May 4;20(5):750-62. Available from: https://onlinelibrary.wiley.com/doi/10.1111/obr.12824

32. Gentina T, Bailly S, Jounieaux F, Verkindre C, Broussier P-M, Guffroy D et al. Marital quality, partner's engagement and continuous positive airway pressure adherence in obstructive sleep apnea. Sleep Med [Internet]. 2019 Mar;55:56–61. Available from: https://linkinghub.elsevier.com/retrieve/pii/S1389945718309110

33. Blanco M, Ernst G, Salvado A, Borsini E. Impact of Mask Type on the Effectiveness of and Adherence to Unattended Home-Based CPAP Titration. Sleep Disord [Internet]. 2019 Mar 25;2019:1–7. Available from: https://www.hindawi.com/journals/sd/2019/4592462/

34. Andrade RGS, Viana FM, Nascimento JA, Drager LF, Moffa A, Brunoni AR et al. Nasal vs Oronasal CPAP for OSA Treatment. Chest [Internet]. 2018 Mar;153(3):665-74. Available from: https://linkinghub.elsevier.com/retrieve/pii/S0012369217332269

35. Nerbass FB, Piccin VS, Peruchi BB, Mortari DM, Ikeda DS, Mesquita FO de S. Atuação da Fisioterapia no tratamento dos distúrbios respiratórios do sono. ASSOBRAFIR Ciência [Internet]. 2015;6(2):13-30. Available from: http://www.uel.br/revistas/uel/index.php/rebrafis/article/view/23220

36. Aardoom JJ, Loheide-Niesmann L, Ossebaard HC, Riper H. Effectiveness of Electronic Health Interventions in Improving Treatment Adherence for Adults With Obstructive Sleep Apnea: Meta-Analytic Review. J Med Internet Res [Internet]. 2020 Feb 16;22(2):e16972. Available from: https://www.jmir.org/2020/2/e16972

37. Shaughnessy GF, Morgenthaler TI. The Effect of Patient-Facing Applications on Positive Airway Pressure Therapy Adherence: A Systematic Review. J Clin Sleep Med [Internet]. 2019 May 15;15(05):769-77. Available from: http://jcsm.aasm.org/doi/10.5664/jcsm.7772

38. Sokucu SN, Aydin S, In E, Dalar L. Association Between Titration Method and Outcomes of First Night Satisfaction and CPAP Compliance [Internet]. Noro Psikiyatri Arsivi. 2017. Available from: http://www.noropsikiyatriarsivi.com/crossref?doi=10.5152/npa.2017.19467

39. Kim H, Lee M, Hwangbo Y, Yang Kl. Automatic Derivation of Continuous Positive Airway Pressure Settings: Comparison with In-Laboratory Titration. J Clin Neurol [Internet]. 2020;16(2):314. Available from: https://www.thejcn.com/DOIx.php?id=10.3988/jcn.2020.16.2.314

40. Jung SY, Kim H, Min J-Y, Hwang KJ, Kim SW. Sleep hygiene-related conditions in patients with mild to moderate obstructive sleep apnea. Auris Nasus Larynx [Internet]. 2019 Feb;46(1):95-100. Available from: https://linkinghub.elsevier.com/retrieve/pii/S0385814618301068

Pós-COVID-19 no Idoso Sarcopênico

CAPÍTULO 37

Daniela Gonçalves Ohara
Ana Carolina Pereira Nunes Pinto
Maycon Sousa Pegorari

Observação: palavras e expressões listadas no Glossário do capítulo estão destacadas no texto com um asterisco.

APRESENTAÇÃO DO CASO CLÍNICO

A.D.M., 68 anos, sexo feminino, casada há 30 anos, massa corporal 55 kg e estatura de 1,60 m; há dois meses foi diagnosticada com COVID-19*, quando necessitou de internação hospitalar em unidade de terapia intensiva, na qual permaneceu em ventilação mecânica invasiva por 15 dias. Recebeu alta hospitalar há cinco dias, quando foi encaminhada ao setor de fisioterapia respiratória ambulatorial do município em que reside para prosseguir com o tratamento fisioterapêutico (início após da alta hospitalar). Durante a avaliação fisioterapêutica, a paciente queixou-se de dispneia aos mínimos esforços, o que a tem impedido de sair de casa, pois a falta de ar tem limitado inclusive as suas atividades básicas de vida diária, como tomar banho e vestir-se (escala de avaliação da dispneia modificado *Medical Research Concil* [mMRC = 4]). Somado à dispneia, relatou fadiga (especialmente de membros inferiores durante algumas atividades, por exemplo, quando caminha mais de um quarteirão, o que tem limitado sua ida à padaria, que fica próxima à sua residência. Apresenta tosse seca esporádica e os seguintes sinais vitais foram identificados: PA= 130 x 80 mmHg; FC = 82 bpm; FR = 20 irpm; temperatura = 36,8°C e SpO_2 = 90% em ar ambiente. Durante a ausculta pulmonar, foi identificado som pulmonar reduzido globalmente sem ruídos adventícios. Na avaliação da força muscular respiratória*, apresentou PImáx = 51 cmH_2O (66,14% do previsto) e PEmáx 68 cmH_2O (91,74% do previsto). Durante o ISWT*, a paciente caminhou uma distância de 250 metros ao total (55,7% do previsto), atingindo o nível 5 do teste. No SPPB*, apresentou escore total de 7, sendo 3 pontos para equilíbrio, 2 pontos para o item sentar e levantar e 2 pontos para a velocidade de marcha. No teste de 1 RM* para extensores de joelho conseguiu realizar uma carga máxima de 6 kg e para flexores de ombros carga máxima de 3 kg. O SARC-CalF* demonstrou risco de sarcopenia* (14 pontos), quando após a realização do teste de força de preensão palmar* para avaliação da força foi identificado o valor de 14 kg e da avaliação da massa muscular obteve-se valor de 5 kg/m^2. Além disso, destaca-se mais uma vez a baixa performance física (escore total 7 pontos) avaliada pela SPPB, o que indica, ao final da avaliação da sarcopenia, um estágio grave dessa condição. Em relação à qualidade de vida, o SarQoL* apresentou escore total de 55 pontos. Sobre algumas características sociodemográficas, a paciente é casada há mais de 30 anos, têm três filhos e cinco netos, porém mora somente ela e o esposo em seu domicílio, sendo este idoso também. Apresenta o segundo grau completo de escolaridade e é aposentada (trabalhava com vendas).

A Figura 37.1 apresenta a evolução clínica temporal da paciente, de forma esquematizada.

GLOSSÁRIO

COVID-19: refere-se à doença do coronavírus descoberto no ano de 2019, uma doença respiratória aguda infecciosa causada pelo SARS-Cov-2 (novo coronavírus)[1].

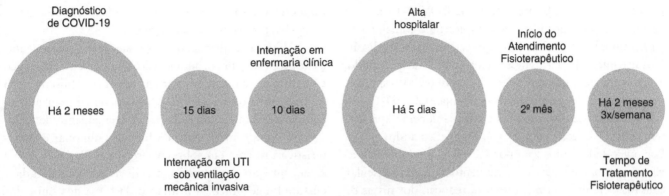

Figura 37.1 Linha do tempo da evolução clínica da paciente.

Força de preensão palmar (FPP): avaliação da força muscular de forma isométrica, obtida por meio de dinamômetro hidráulico manual, mais comumente utilizada em reabilitação pulmonar[3].

Força muscular respiratória: força exercida pelos músculos respiratórios, tanto inspiratórios, avaliados pela PImáx, quanto expiratórios, avaliados pela PEmáx, respectivamente[2].

***Incremental Shuttle Walk Test* (ISWT):** teste de caminhada incremental no qual são avaliados a capacidade física e o condicionamento cardiorrespiratório [4].

SARC-CalF: questionário que contém cinco itens para rastreio na identificação de sinais que são característicos de sarcopenia, mediante autorrelato dos pacientes em relação as suas limitações de força, habilidade de caminhada, levantar da cadeira, subir escadas e experiências de quedas [7,8].

Sarcopenia: desordem progressiva e generalizada da musculatura esquelética, na qual há redução da força e da massa muscular. Está associada a desfechos adversos incluindo quedas, incapacidade física e mortalidade [6].

SarQoL: instrumento utilizado para avaliação da qualidade de vida em indivíduos com sarcopenia, constituídos por 22 questões (55 itens) e sete domínios, com escore de 0 a 100, em que quanto maior o escore, melhor a qualidade de vida [9,10].

***Short Physical Performance Battery* (SPPB):** instrumento utilizado para avaliação do desempenho físico de membros inferiores (MMII); composto por três testes que avaliam, o equilíbrio estático em pé (*side-by-side, semi-tandem stand, tandem stand*), a velocidade de marcha habitual, medida em dois tempos, e a força muscular dos MMII por meio do movimento de levantar da cadeira e sentar nela cinco vezes consecutivas [5].

Teste de uma repetição máxima (1 RM): é definido como a maior quantidade de carga que é possível de ser mobilizada apenas uma vez por toda amplitude de movimento de forma controlada, sem que haja compensação por grupos musculares alheios ao movimento [3].

> **Questões para discussão**
> 1. Quais os principais prejuízos na funcionalidade causados pela COVID-19 nessa paciente?
> 2. As limitações físicas e funcionais ocasionadas pela COVID-19 podem influenciar em aspectos psicológicos, emocionais e de qualidade de vida dessa paciente? Como?
> 3. Nesse caso, seria adequado falar que a paciente se encontra com síndrome pós-COVID-19 ou COVID longa? Por quê?
> 4. Quais aspectos poderiam estar envolvidos para o desenvolvimento da sarcopenia nessa paciente?
> 5. Quais seriam as principais metas e intervenções fisioterapêuticas para essa paciente?
> 6. Qual o prognóstico da reabilitação pulmonar no paciente pós-COVID-19?

OBJETIVOS

- Reconhecer as alterações da funcionalidade causadas pela COVID-19.
- Apresentar ferramentas de avaliação adequadas para a identificação das alterações funcionais no pós-COVID-19.
- Descrever um plano de intervenção fisioterapêutica (reabilitação pulmonar) adequado para pacientes idosos no pós- COVID-19, considerando também aspectos que envolvam a sarcopenia.
- Estabelecer os critérios que serão observados para avaliação/reavaliação das respostas obtidas ante o programa de reabilitação pulmonar.
- Reconhecer as complicações que a COVID-19 pode ocasionar, assim como as precauções que se deve ter durante a intervenção fisioterapêutica.
- Apresentar estratégias de atuação em equipe interprofissional para os cuidados do paciente idoso no pós-COVID-19.

AVALIAÇÃO E DIAGNÓSTICO DA FUNCIONALIDADE

Condição físico-funcional

A pandemia por COVID-19 impactou de maneira devassadora o mundo, com destaque especial para a população idosa [11]. Sobreviventes de COVID-19 podem apresentar estado de recuperação prolongado com impacto na funcionalidade, como consequência advinda de distúrbios sistêmicos deletérios dessa síndrome[12,13]. Neste sentido, a literatura científica tem sugerido, entre outros aspectos, uma relação bidirecional entre sarcopenia e COVID-19[11,14].

Acredita-se que indivíduos com sarcopenia apresentem taxas de infecção elevadas e prognóstico desfavorável. Por outro lado, a infecção por COVID-19 também agravaria a sarcopenia, devido ao aumento da perda muscular causada pela inflamação sistêmica, redução dos níveis de atividade física, ingestão inadequada de nutrientes, isolamento social e repouso prolongado no leito [12,13]. Nesta direção, a "sarcopenia aguda" parece estar presente em sobreviventes de COVID-19, e pode ser definida como uma condição de insuficiência muscular aguda, definida por declínios na função e/ou quantidade muscular em seis meses, geralmente após um evento estressor [11,14]. Postula-se, portanto, a existência de um círculo vicioso de interações entre sarcopenia e COVID-19; e uma provável função comprometida em vários sistemas corporais [12,14].

As estratégias terapêuticas direcionadas à prevenção e/ou ao tratamento da COVID-19 devem incluir também o tratamento da sarcopenia e a abordagem ao idoso sarcopênico [12]. Além disso, a literatura científica tem sugerido a avaliação da sarcopenia, bem como a incorporação das medidas de força e qualidade/quantidade muscular e o desempenho físico na prática clínica [12,15]. Para avaliação da sarcopenia, utilizamos o algoritmo proposto pelo *European Working Group on Sarcopenia in Older People* (EWGSOP 2) [6], que recomenda a abordagem FACS (Encontrar casos, Avaliar, Confirmar e verificar a Gravidade). Cabe destacar que o consenso indica o rastreio inicial para a identificação do risco de sarcopenia, seguido pela avaliação de uma provável sarcopenia, confirmação dessa síndrome geriátrica e por último, sua gravidade. A descrição detalhada utilizada no presente caso clínico está apresentada no item Recursos Diagnósticos Propostos [6], a seguir.

Além das avaliações da força muscular a partir da força de preensão palmar, por meio do dinamômetro hidráulico e do teste de sentar e levantar da cadeira, contido na SPPB [5,6], utilizou-se o teste de 1 RM [3], que pode ser realizado no equipamento que será usado para o treinamento de força.

O comprometimento da função pulmonar é característica presente em sobreviventes de COVID-19 [16,17] e a mensuração desse parâmetro deve ser considerada a curto e longo prazo. A avaliação da força dos músculos respiratórios pela manovacuometria [2] fornece informação das pressões respiratórias máximas; e a partir de equações validadas disponíveis na literatura, é possível identificar valores previstos e comparar aos obtidos. Além disso, tem sido sugerido associação entre sarcopenia e força muscular respiratória e função pulmonar em idosos, inclusive com a proposição de pontos de corte [18,19].

A dispneia configura sintoma prevalente e persistente em indivíduos sobreviventes de COVID-19 [20,21], devendo, portanto, integrar a abordagem avaliativa desses indivíduos. Embora existam diversas escalas, a recomendada e utilizada neste caso foi a Escala de avaliação da dispneia modificada *Medical Research Concil* (mMRC), com graduação de 0 a 4; e quanto maior a pontuação, pior é a sensação de dispneia [22].

A incorporação do *Incremental Shuttle Walk Test* (ISWT) pode conferir uma medida útil e necessária para avaliação e monitoramento da capacidade físico-funcional em indivíduos no cenário pós-Covid. Trata-se de um teste de caminhada de 10 metros, delimitado por dois cones, e cada estágio com velocidade incremental tem duração de 1 minuto, indicado por um sinal sonoro e composto por 12 estágios [4]. Estudos têm sugerido que após a alta, sequelas respiratórias, físicas e psicológicas eram comuns entre os pacientes hospitalizados por COVID-19 [23,24].

RECURSOS DIAGNÓSTICOS PROPOSTOS

Recurso	O que avalia?	Como avalia?
Manovacuometria [2]	Força muscular respiratória	Utilizando-se do manovacuômetro que gera, a partir da contração voluntária máxima do paciente, a PImáx (força dos músculos inspiratórios) e PEmáx (força dos músculos expiratórios).
Teste de 1 repetição máxima (1 RM) [3]	Força muscular periférica	Coloca-se uma quantidade de carga específica ao paciente para que ele, em uma repetição, mobilize a carga na amplitude de movimento total do músculo avaliado. À medida que o paciente consegue realizar é acrescentado mais carga até que ocorra a falha em uma tentativa. A 1 RM é a carga referente à última tentativa bem-sucedida do paciente.
Escala de avaliação da dispneia modificada *Medical Research Concil* (mMRC)[22]	Dispneia	Apresenta cinco itens, dentre os quais o paciente escolhe qual o seu nível de limitação nas AVDs devido à dispneia.
Incremental Shuttle Walk Test (ISWT) [4]	Capacidade funcional/física	Teste de caminhada de 10 metros, delimitado por dois cones, e cada estágio com velocidade incremental tem duração de 1 minuto, indicado por um sinal sonoro e composto por 12 estágios.

Recurso	O que avalia?	Como avalia?
Algoritmo recomendado pelo EWGSOP2 para diagnóstico da sarcopenia [6]	Identificação de casos, diagnóstico e gravidade da sarcopenia na prática clínica	Para triagem e diagnóstico da sarcopenia, o EWGSOP2 recomenda o seguinte caminho: Encontrar casos, Avaliar, Confirmar e verificar a Gravidade (FACS). O rastreio do risco e identificação de casos é avaliado pelo questionário SARC-F; e os passos seguintes contemplam avaliações de uma provável sarcopenia (baixa força muscular), confirmação do diagnóstico de sarcopenia (baixa força muscular + baixa qualidade ou quantidade muscular) e gravidade dessa síndrome (baixa força e massa muscular e prejuízo no desempenho físico) (CRUZ-JENTOFT et al., 2019). Os critérios adotados em cada um dos passos são apresentados a seguir.
SARC-F [7] SARC-CalF [8]	Identificação de casos de indivíduos em risco de sarcopenia	Possui cinco itens que avaliam a percepção do paciente sobre suas limitações de força muscular, capacidade de caminhar, levantar de uma cadeira, subir escadas, e número de quedas. O risco de sarcopenia será confirmado pelo rastreamento positivo no SARC-F (escore ≥4) (CRUZ-JENTOFT et al., 2019). No Brasil, foi sugerida a inclusão da medida de circunferência da panturrilha, melhorando o desempenho do rastreio dessa síndrome (escore ≥11), sendo o critério adotado para o caso clínico deste capítulo (BARBOSA-SILVA et al., 2016).
Força de preensão palmar [2]	Força muscular periférica	Força de preensão palmar, por meio do dinamômetro hidráulico manual. Adotou-se o ponto de corte <16 kg para mulheres.
Massa muscular [25, 26]	Massa muscular total	Estimada pela equação proposta por Lee et al. (25) validada para uso em idosos brasileiros [26]: [MMT (kg) = (0,244 x peso corporal) + (7,8 x altura) - (0,098 x idade) + (6,6 x sexo) + (etnia - 3,3)]. Com base na MMT, foi calculado o índice de massa muscular (IMM = TMM / altura^2). O ponto de corte representou valores < 5,5 kg / m^2 para mulheres.
Short Physical Performance Battery (SPPB) [5, 6]	Desempenho físico	O escore total da SPPB é obtido pela soma das pontuações de cada teste (equilíbrio, velocidade da marcha e sentar e levantar da cadeira). A pontuação varia de zero (pior desempenho) a 12 pontos (melhor desempenho). A pontuação da SPPB de 0 a 3 pontos representa incapacidade ou desempenho muito ruim; de 4 a 6 pontos baixo desempenho; de 7 a 9 pontos moderado desempenho e de 10 a 12 pontos bom desempenho.
SarQoL® [9, 10]	Qualidade de vida em indivíduos com sarcopenia	Instrumento traduzido, adaptado e validado no contexto brasileiro 10. Está constituído por 22 questões (55 itens) e sete domínios, com escore de 0 a 100, em que quanto maior o escore, melhor qualidade de vida.

Quadro 37.1 Avaliação do caso clínico segundo a Classificação Internacional de Funcionalidade, Incapacidade e Saúde (CIF)

	Funções e estruturas do corpo	Limitações de atividades	Restrição na participação
Perspectiva do paciente	Falta de ar	Atividades domésticas	Ir à padaria
	Cansaço constante	Cansaço para caminhar	
Perspectiva do fisioterapeuta	Dispneia e Fadiga (Escala de BORG)		
	Força muscular		
	Velocidade de marcha		
	Atividade física		
	Equilíbrio, marcha e sentar e levantar da cadeira (SPPB)		
Fatores contextuais			
Pessoais			
• Sexo feminino			
• Casada			
• 3 filhos			
• 68 anos de idade			
• Ensino médio completo			
• Aposentada			
Ambientais			
• Em tratamento ambulatorial fisioterapêutico			

METAS E INTERVENÇÕES

As principais metas da fisioterapia para a reabilitação pulmonar pós-COVID-19 no idoso sarcopênico, bem como as intervenções apropriadas para alcançar os resultados desejados, incluem:

Metas
1. Redução da dispneia
2. Melhora da força muscular inspiratória
3. Otimização das trocas gasosas

Para alcançar as três metas acima especificadas, serão propostas intervenções que atuarão concomitantemente no sistema respiratório da paciente. Serão realizados exercícios respiratórios diafragmáticos, visando aumentar a participação do diafragma durante a respiração basal, o que pode auxiliar na redução da sensação de dispneia [27]. Além disso, um dispositivo resistor de carga linear pressórica será utilizado para a realização de treinamento muscular inspiratório [28] a partir da capacidade residual funcional [29]. A resistência será ajustada considerando os valores obtidos na manovacuometria. Estudos têm demonstrado que cargas de 50% da PImáx podem ser utilizadas com efetividade em pacientes acometidos pela COVID-19 [28, 29]. Com o objetivo de otimizar as trocas gasosas e garantir os níveis de oxigenação adequados, a paciente será constantemente monitorada por meio de oximetria e, se necessário, será ofertada oxigenoterapia suplementar, especialmente durante os exercícios, visando manter os níveis de saturação entre 92% e 96% [30].

Metas
4. Fortalecimento muscular
5. Redução da fadiga, melhora do condicionamento cardiorrespiratório e da tolerância ao exercício

O treinamento resistido progressivo de MMII será realizado visando ao fortalecimento muscular e à melhora da tolerância ao exercício [27, 31]. As cargas utilizadas serão de aproximadamente 4-6 RM, as quais serão reavaliadas a cada duas semanas [27] e serão gradualmente aumentadas, conforme a tolerância da paciente [32].

Para a melhora do condicionamento cardiorrespiratório, a paciente realizará exercícios aeróbios (com ergometria de MMSS ou MMII ou em esteira) sob a supervisão de um fisioterapeuta [33]. A intensidade dos exercícios aeróbios iniciais será baseada na frequência cardíaca de reserva segundo a fórmula de Karvonen [34], a qual inicialmente será de 30%-40%. Para garantir a segurança durante a realização dos exercícios, além da monitorização constante da frequência cardíaca e da oximetria, a paciente terá sua pressão arterial e percepção subjetiva de esforço avaliadas antes, durante e após o exercício. Para a avaliação do esforço percebido, a escala de Borg será utilizada[35]. A percepção subjetiva do esforço será mantida entre as pontuações 11 e 14 na escala de Borg durante os exercícios propostos [27]. Quando a percepção subjetiva do esforço for maior que 14, a intensidade será reduzida. De modo oposto, quando o esforço relatado estiver abaixo de 11, será solicitado que a paciente aumente a intensidade do exercício. Quando a percepção subjetiva do esforço relatado variar entre 11 e 14, a paciente repetirá o exercício na mesma intensidade e passará para o próximo nível após duas semanas [27].

Uma vez que a paciente apresenta importante intolerância ao exercício, a Ventilação Não Invasiva (VNI) poderá ser utilizada durante os exercícios, visando reduzir a sintomatologia e otimizar a performance da paciente. Isso porque há evidências de que, quando utilizada em associação aos exercícios, a VNI, agudamente, promove a redução do esforço muscular inspiratório, aumenta os fluxos inspiratórios e expiratórios, aumenta o volume minuto e melhora as trocas gasosas quando comparada ao exercício sem suporte ventilatório, sobretudo naqueles pacientes que apresentam maior comprometimento funcional [36, 37]. Assim, o uso da VNI, pode melhorar a tolerância ao exercício e retardar o aparecimento da fadiga muscular [38], o que facilitará a execução do exercício e permitirá que a paciente alcance maiores intensidades de esforço e obtenha maiores ganhos no seu desempenho máximo [39, 40].

Metas
6. Restauração do equilíbrio e mobilidade
7. Melhora da capacidade funcional e qualidade de vida
8. Recomendações para manutenção do comportamento ativo e de estratégias para o automanejo

É provável que o fortalecimento muscular de MMII e a melhora do condicionamento cardiorrespiratório *per se*, promovam a restauração dos níveis basais de equilíbrio, mobilidade e capacidade funcional da paciente, o que consequentemente melhorará sua qualidade de vida [33]. Entretanto, serão propostos exercícios de equilíbrio e de coordenação, visando acelerar o processo de reabilitação. Os exercícios incluirão atividades que levem à redução da base de apoio, mudanças na altura do centro de gravidade, mudanças na superfície de pé, redução da fonte de informação visual, coordenação olho-mão e exercícios de dupla tarefa [41]. Todos os exercícios serão realizados próximo a uma cadeira que poderá ser usada para suporte, caso a paciente sinta perda de equilíbrio ou confiança. Assim, serão realizados exercícios com desafio da estabilidade (por exemplo, com a paciente em pé sob uma perna em uma superfície firme, com a outra perna dobrada sobre o joelho e solicitando que ela realize determinados movimentos com as mãos, ou que segure uma bola etc.). Os exercícios progredirão de complexidade à medida que a paciente aumentar sua confiança ao realizar cada exercício [42].

Para verificar a necessidade de permanência no programa de reabilitação pulmonar supervisionado, a paciente será reavaliada a cada 6-8 semanas [31]. Isso porque, ao restaurar seus níveis basais de equilíbrio e mobilidade e uma vez que apresente melhora da dispneia e da fadiga, ela poderá passar por um período de transição para um programa de reabilitação semissupervisionado ou por telemonitoramento [27].

Para realizar a transição para a reabilitação semissupervisionada ou para telemonitoramento, a paciente receberá instruções acerca dos efeitos deletérios do imobilismo e da importância de manutenção de um plano de exercícios domiciliares. Além disso, a paciente receberá uma cartilha com ilustrações dos exercícios e será instruída a respeito da execução deles, bem como das adaptações que podem ser utilizadas para realizar as atividades de maneira segura. A paciente também será informada a respeito dos sintomas que deve reconhecer, os quais podem ser indicativos de necessidade de interrupção do exercício proposto. A mudança para o modo semissupervisionado ou para o telemonitoramento somente será realizada após a certificação de que a paciente está segura de que consegue realizar os exercícios sem supervisão direta e que é capaz de reconhecer sintomas sugestivos de necessidade de interrupção do exercício. Por fim, a paciente será orientada a respeito da importância da reavaliação periódica com o profissional da fisioterapia, bem como do acompanhamento com outros profissionais de saúde, incluindo pneumologista, geriatra, nutricionista e demais profissionais que se façam necessários.

Referências

1. Zhu N, Zhang D, Wang W, Li X, Yang B, Song J et al. A Novel Coronavirus from Patients with Pneumonia in China, 2019. N Engl J Med. 2020;382(8):727-33.
2. American Thoracic Society European Respiratory Society: ATS/ERS Statement on Respiratory Muscle Testing. Am J Respir Crit Care Med. 2002; 166:518-624.
3. Dourado VZ. Exercício Físico Aplicado à Reabilitação Pulmonar: princípios fisiológicos, prescrição e avaliação dos resultados. Rio de Janeiro: Revinter, 2011. 348 p.
4. Singh SJ, Morgan MD, Scott S et al. Development of a shuttle walking test of disability in patients with chronic airways obstruction. Thorax 1992; 47:1019-24.
5. Nakano MM. Versão brasileira da Short Physical Performance Battery – SPPB: adaptação cultural e estudo da confiabilidade [dissertação]. Campinas (SP): Universidade Estadual de Campinas; 2007.
6. Cruz-Jentoft AJ, Bahat G, Bauer J, Boirie Y, Bruyère O, Cederholm T et al. Sarcopenia: revised European consensus on definition and diagnosis. Age Ageing. 2018 Oct 12.
7. Malmstrom TK, Miller DK, Simonsick EM et al. SARC-F: a symptom score to predict persons with sarcopenia at risk for poor functional outcomes. J Cachexia Sarcopenia Muscle 2016; 7: 28-36.
8. Barbosa-Silva TG, Menezes AM, Bielemann RM, Malmstrom TK, Gonzalez MC; Grupo de Estudos em Composição Corporal e Nutrição (COCONUT). Enhancing SARC-F: Improving Sarcopenia Screening in the Clinical Practice. J Am Med Dir Assoc. 2016 Dec 1;17(12):1136-41. doi: 10.1016/j.jamda.2016.08.004. Epub 2016 Sep 17. PMID: 27650212.
9. Beaudart C, Biver E, Reginster JY et al. Validation of the SarQoL(R), a specific health-related quality of life questionnaire for Sarcopenia. J Cachexia Sarcopenia Muscle 2017; 8:238-44.
10. Nunes JD. Validação do "Sarcopenia and Quality of Life" (SarQoL®) para o contexto brasileiro. 2020. Dissertação (Mestrado em Gerontologia) – Universidade Federal de São Carlos, São Carlos, 2020. Disponível em: https://repositorio.ufscar.br/handle/ufscar/13786.
11. Welch C, Greig C, Masud T, Wilson D, Jackson TA. COVID-19 and Acute Sarcopenia. Aging Dis. 2020 Dec 1;11(6):1345-51. doi: 10.14336/AD.2020.1014. PMID: 33269092; PMCID: PMC7673845.
12. Wang PY, Li Y, Wang Q. Sarcopenia: An underlying treatment target during the COVID-19 pandemic. Nutrition. 2021 Apr; 84:111104. doi: 10.1016/j.nut.2020.111104. Epub 2020 Dec 5. PMID: 33421827; PMCID: PMC7833321.
13. Morley JE, Kalantar-Zadeh K, Anker SD. COVID-19: uma das principais causas de caquexia e sarcopenia? J Cachexia Sarcopenia Muscle. Agosto de 2020; 11 (4): 863-65. doi: 10.1002 / jcsm.12589. Epub 2020, 9 de junho. PMID: 32519505; PMCID: PMC7300782.
14. Piotrowicz K, Gąsowski J, Michel JP, Veronese N. Post-COVID-19 acute sarcopenia: physiopathology and management. Aging Clin Exp Res. 2021 Oct;33(10):2887-98. doi: 10.1007/s40520-021-01942-8. Epub 2021 Jul 30. PMID: 34328636; PMCID: PMC8323089.
15. Qaisar R, Karim A, Muhammad T, Shah I, Iqbal MS. The coupling between sarcopenia and COVID-19 is the real problem. Eur J Intern Med. 2021 Nov;93:105-6. doi: 10.1016/j.ejim.2021.09.009. Epub 2021 Sep 23. PMID: 34588139; PMCID: PMC8457927.
16. González J, Benítez ID, Carmona P, Santisteve S, Monge A, Moncusí-Moix A et al. Pulmonary Function and Radiologic Features in Survivors of Critical COVID-19: A 3-Month Prospective Cohort. Chest. 2021 Jul;160(1):187-198. doi: 10.1016/j.chest.2021.02.062. Epub 2021 Mar 4. PMID: 33676998; PMCID: PMC7930807.
17. Stylemans D, Smet J, Hanon S, Schuermans D, Ilsen B, Vandemeulebroucke J et al. Evolution of lung function and chest CT 6 months after COVID-19 pneumonia: Real-life data from a Belgian University Hospital. Respir Med. 2021 Jun; 182:106421. doi: 10.1016/j.rmed.2021.106421. Epub 2021 Apr 18. PMID: 33901788; PMCID: PMC8053365.
18. Ohara DG, Pegorari MS, Oliveira Dos Santos NL, de Fátima Ribeiro Silva C, Monteiro RL, Matos AP, Jamami M. Respiratory Muscle Strength as a Discriminator of Sarcopenia in Community-Dwelling Elderly: A Cross-Sectional Study. J Nutr Health Aging. 2018;22(8):952-8. doi: 10.1007/s12603-018-1079-4. PMID: 30272099.
19. Ohara DG, Pegorari MS, Oliveira Dos Santos NL, de Fátima Ribeiro Silva C, Oliveira MSR, Matos AP, Jamami M. Cross-Sectional Study on the Association between Pulmonary Function and Sarcopenia in Brazilian Community-Dwelling Elderly from the Amazon Region. J Nutr Health Aging. 2020;24(2):181-187. doi: 10.1007/s12603-019-1290-y. PMID: 32003408.
20. Stavem K, Ghanima W, Olsen MK, Gilboe HM, Einvik G. Persistent symptoms 1.5-6 months after COVID-19 in non-hospital-

ised subjects: a population-based cohort study. Thorax. 2021 Apr;76(4):405-7. doi: 10.1136/thoraxjnl-2020-216377. Epub 2020 Dec 3. PMID: 33273028; PMCID: PMC7716295.
21. Tosato M, Carfì A, Martis I, Pais C, Ciciarello F, Rota E et al. Prevalence and Predictors of Persistence of COVID-19 Symptoms in Older Adults: A Single-Center Study. J Am Med Dir Assoc. 2021 Sep;22(9):1840-44. doi: 10.1016/j.jamda.2021.07.003. Epub 2021 Jul 19. PMID: 34352201; PMCID: PMC8286874.
22. Kovelis D et al. Validação do Modified Pulmonary Functional Status and Dyspnea Questionnaire e da escala do Medical Research Council para o uso em pacientes com doença pulmonar obstrutiva crônica no Brasil. Jornal Brasileiro de Pneumologia [online]. 2008, v. 34, n. 12 [Acessado 17 Dezembro 2021], pp. 1008-18.
23. Bellan M, Soddu D, Balbo PE, Baricich A, Zeppegno P, Avanzi GC et al. Respiratory and Psychophysical Sequelae Among Patients With COVID-19 Four Months After Hospital Discharge. JAMA Netw Open. 2021 Jan 4;4(1): e2036142. doi: 10.1001/jamanetworkopen.2020.36142. PMID: 33502487; PMCID: PMC7841464.
24. Baricich A, Borg MB, Cuneo D, Cadario E, Azzolina D, Balbo PE et al. Midterm functional sequelae and implications in rehabilitation after COVID-19: a cross-sectional study. Eur J Phys Rehabil Med. 2021 Apr;57(2):199-207. doi: 10.23736/S1973-9087.21.06699-5. Epub 2021 Feb 10. PMID: 33565741.
25. Lee RC, Wang Z, Heo M, Ross R, Janssen I, Heymsfield SB. Total-body skeletal muscle mass: development and cross-validation of anthropometric prediction models. Am J Clin Nutr. 2018;72(3):796-803.
26. Rech CR, Dellagrana RA, Marucci MFN et al. Validity of anthropometric equations for the estimation of muscle mass in the elderly. Rev Bras Cineantropom Desempenho Hum. 2012; 14:23-31. https://doi.org/10.5007/1980-0037.2012v14n1p23.
27. Li J, Xia W, Zhan C, Liu S, Yin Z, Wang J et al. A telerehabilitation programme in post-discharge COVID-19 patients (TERECO): a randomised controlled trial. Thorax. 2021 Jul 26: thoraxjnl-2021-217382. doi: 10.1136/thoraxjnl-2021-217382. Epub ahead of print. PMID: 34312316; PMCID: PMC8318721.
28. Abodonya AM, Abdelbasset WK, Awad EA, Elalfy IE, Salem HA, Elsayed SH. Inspiratory muscle training for recovered COVID-19 patients after weaning from mechanical ventilation: A pilot control clinical study. Medicine (Baltimore). 2021;100(13): e25339. doi:10.1097/MD.0000000000025339
29. Van Hollebeke M, Gosselink R, Langer D. Training Specificity of Inspiratory Muscle Training Methods: A Randomized Trial. Front Physiol. 2020; 11:576595. Published 2020 Dec 3. doi:10.3389/fphys.2020.576595
30. National Institutes of Health. Treatment Guidelines Panel. Coronavirus Disease 2019 (COVID-19) Treatment Guidelines. Available at https://www.covid19treatmentguidelines.nih.gov/. Accessed 11/12/2021.
31. Spruit MA, Holland AE, Singh SJ, Tonia T, Wilson KC, Troosters T. COVID-19: Interim Guidance on Rehabilitation in the Hospital and Post-Hospital Phase from a European Respiratory Society and American Thoracic Society-coordinated International Task Force [published online ahead of print, 2020 Aug 13]. Eur Respir J. 2020;56(6):2002197. doi:10.1183/13993003.02197-2020
32. Gentil P, de Lira CAB, Coswig V, Barroso WKS, Vitorino PVO, Ramirez-Campillo R et al. Practical Recommendations Relevant to the Use of Resistance Training for COVID-19 Survivors. Front Physiol. 2021 Mar 3; 12:637590. doi: 10.3389/fphys.2021.637590. PMID: 33746777; PMCID: PMC7966515.
33. Ahmed I, Inam AB, Belli S, Ahmad J, Khalil W, Jafar MM (2021). Effectiveness of aerobic exercise training program on cardio-respiratory fitness and quality of life in patients recovered from COVID-19. European Journal of Physiotherapy, 1–6. doi:10.1080/21679169.2021.1909649
34. Karvonen MJ, Kentala E, Mustala O. The effects of training on heart rate; a longitudinal study. Ann Med Exp Biol Fenn 1957; 35:307-15
35. Borg GA. Psychophysical bases of perceived exertion. Med Sci Sports Exerc. 1982;14(5):377-81. PMID: 7154893.
36. Dreher M, Storre JH, Windisch W. Noninvasive ventilation during walking in patients with severe COPD: a randomised cross-over trial. Eur Respir J. 2007 May;29(5):930-6.
37. Kyroussis D, Polkey MI, Hamnegard CH, Mills GH, Green M, Moxham J. Respiratory muscle activity in patients with COPD walking to exhaustion with and without pressure support. Eur Respir J. 2000 Apr;15(4):649-55.
38. Borghi-Silva A, Di Thommazo L, Pantoni CB, Mendes RG, Salvini T de F, Costa D. Non-invasive ventilation improves peripheral oxygen saturation and reduces fatigability of quadriceps in patients with COPD. Respirology. 2009 May;14(4):537-44. doi: 10.1111/j.1440-1843.2009.01515. x. Epub 2009 Apr 5. PMID: 19386071.
39. Reis HV, Borghi-Silva A, Catai AM, Reis MS. Impact of CPAP on physical exercise tolerance and sympathetic-vagal balance in patients with chronic heart failure. Braz J Phys Ther. 2014 May-Jun;18(3):218-27.
40. Silva VZ, Lima A, Cipriano GB, Silva ML, Campos FV, Arena R et al. Noninvasive ventilation improves the cardiovascular response and fatigability during resistance exercise in patients with heart failure. J Cardiopulm Rehabil Prev. 2013 Nov-Dec;33(6):378-84.
41. Horak FB, Wrisley DW, Frank J. The balance evaluating systems test (BESTest) to differentiate balance deficits. Phys Ther. 2009; 89: 484-98.
42. Segev D, Hellerstein D, Carasso R, Dunsky A. The effect of a stability and coordination training programme on balance in older adults with cardiovascular disease: a randomised exploratory study. Eur J Cardiovasc Nurs. 2019 Dec;18(8):736-43. doi: 10.1177/1474515119864201. Epub 2019 Jul 21. PMID: 31328540.

FISIOTERAPIA TRAUMATO-ORTOPÉDICA

SEÇÃO

VII

Dor Lombar: Abordagem pela Acupuntura e outras Práticas Integrativas

CAPÍTULO 38

Bernardo Diniz Coutinho

Observação: palavras e expressões listadas no Glossário do capítulo estão destacadas no texto com um asterisco.

APRESENTAÇÃO DO CASO CLÍNICO

Chega ao consultório um senhor de 70 anos, casado, pai de 6 filhos, pedreiro aposentado por invalidez há 10 anos. Foi encaminhado pelo geriatra de referência, devido histórico de dor lombar crônica inespecífica* com agudização há duas semanas. Ele reside em uma casa com a mulher, o filho divorciado e a neta, diz que é sedentário, mas pretende ter uma vida mais ativa junto à comunidade, e que deseja poder voltar a contribuir na limpeza e organização da casa sem se sentir limitado pela dor. Segundo seu relato, há 20 anos vem sentindo dor constante de leve a moderada intensidade nas costas, o que associa ao fato de ter trabalhado como pedreiro assentando azulejo, mas, nas últimas semanas, as dores têm se agravado e não apresentaram melhora com o uso de medicação analgésica (paracetamol) ou anti-inflamatórios não esteroides (Diclofenaco e Ibuprofeno). Refere que esta "nova" dor apareceu subitamente (após levantar um balde com água para colocá-lo sobre a cadeira), que é profunda e mais intensa no lado direito da lombar, que irradia para a região glútea e o limita para inclinar o corpo para a esquerda ao se deitar e levantar da cama, como também para rodar o tronco e pegar o chinelo no chão quando está sentado. A dor o tem atrapalhado para dormir e fazer as atividades de vida diária, como ajudar na limpeza da casa, andar até a padaria e ficar sentado no quintal conversando com os familiares e amigos, agravando as limitações para mobilidade que já possuía devido ao quadro de dor lombar crônica. Essa situação o tem deixado apreensivo, e por não ver melhora da dor, está sem paciência e sem vontade de conversar com as pessoas, tem desejado solidão e está se sentindo muito triste por não poder ajudar nas tarefas de casa como antes. Como queixa associada relata que tem sentido fraqueza nos joelhos e falta de ar, tem urinado em maior quantidade e com maior frequência, tem transpirado bastante e vem sentindo um desejo exacerbado de comer alimentos de sabor salgado. Já realizou tratamento fisioterápico convencional* por 4 anos, porém, abandonou há 8 anos após não sentir mais melhora das dores. Possui estado nutricional eutrófico*, medindo 1,59 m e pesando 49 kg. Nega histórico de neoplasia, infecção, doenças inflamatórias, trauma, fratura, problemas renais, hipertensão, diabetes, e de alterações significativas no exame de imagem que realizou para coluna lombar há três meses. Faz uso de Cloridrato de ranitidina e Omeprazol devido à gastrite, e do fitoterápico Ginkgo Biloba para memória. No exame físico, o paciente apresentou redução para a velocidade da marcha e dificuldade para fazer transferências de sentado para de pé, déficit da força muscular para os extensores do joelho, queixa de dor lombar moderada ao repouso e intensa ao movimento, bem como restrição para flexão ativa do tronco (conseguindo tocar as mãos no máximo até a parte distal da perna) e para inclinação (não consegue manter a posição), limitando a mobilidade e a manutenção da postura em amplitude máxima de movimento. Quanto ao desequilíbrio da energia vital, a correlação dos sinais e sintomas com os achados da língua e do pulso revelaram um padrão de insuficiência da função energética do rim

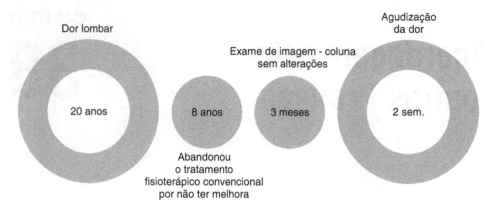

Figura 38.1 Apresentação esquemática da evolução clínica do paciente.

(*Shen*). A Figura 38.1 apresenta a evolução clínica temporal do paciente de forma esquemática.

GLOSSÁRIO

Dor lombar crônica inespecífica: que não pode ser atribuída a uma doença específica ou anormalidade espinhal.

Eutrófico: classificação do estado nutricional que apresenta valores para o índice de massa corporal variando de 18,5 kg/m² a 25 kg/m².

Tratamento fisioterápico convencional: que utiliza intervenções baseadas em técnicas básicas, como termoterapia, crioterapia, eletroterapia, mecanoterapia e cinesioterapia.

Questões para discussão

1. Como você classificaria o caso acima, em lombalgia potencialmente associada com radiculopatia/estenose espinhal, associada com outra causa espinhal específica ou em lombalgia não específica?
2. Os sinais e sintomas são característicos de qual padrão de disfunção energética nos órgãos e vísceras (*Zang-Fu* 脏腑)? Como avaliá-la?
3. Qual o principal músculo que poderia estar envolvido com a limitação funcional informada? Como avaliá-lo?
4. Qual (is) meridiano(s) (*JingMai* 經脈) e quais pontos de acupuntura que passam próximo ao local da dor e que podem estar envolvidos?
5. Pelo quadro relatado, quais fatores indicariam a abordagem pela acupuntura tradicional energética e/ou pela acupuntura neurofisiológica contemporânea?
6. Quais mecanismos neurológicos desencadeados pelo agulhamento que poderiam ser induzidos nesse caso?
7. Quais Práticas Integrativas e Complementares (PICs) da Medicina Tradicional Chinesa (MTC) possuem evidência para o manejo do quadro de lombalgia crônica?
8. Como progredir a indução das PICs da MTC durante o curso do projeto terapêutico?
9. Que precauções devem ser tomadas durante as intervenções propostas?
10. Como os fatores contextuais podem influenciar os resultados esperados?

OBJETIVOS

- Reconhecer o padrão de disfunção energética no caso estudado.

- Identificar o(s) músculo(s) acometido(s) e os padrões de alteração funcional.

- Descrever um projeto terapêutico integral individualizado para cada fase da progressão do tratamento, com base nos fundamentos estruturantes da MTC e da Prática Baseada em Evidência.

- Estabelecer indicadores para avaliar a resposta à intervenção durante as sessões de tratamento.

- Descrever ferramentas de avaliação da funcionalidade confiáveis para reconhecer a efetividade da intervenção proposta em curto, médio e longo prazo.

- Propor, após a alta do tratamento individual, seguimento com práticas corporais coletivas e apresentar ao paciente recomendações para atividades domiciliares que incentive o empoderamento e o autocuidado.

AVALIAÇÃO E DIAGNÓSTICO DA FUNCIONALIDADE

A entrevista com o paciente é importante não só para conhecimento das dimensões psicossociais, físicas e culturais que compõem a sua perspectiva sobre o atual estado de saúde[1], mas principalmente para exclusão das *redflags*, ou bandeiras vermelhas, que são sinais de alerta (imunossupressão, dor noturna, perda de peso, febre, entre outros) que indicam a necessidade de encaminhamento médico, devido ao risco da presença de patologias espinhais graves que precisam ser detectadas e tratadas com prioridade, como as neoplasias e as fraturas[2,3]. Após esta etapa, o fisioterapeuta deverá avaliar as estruturas e funções do corpo, as atividades que estão limitadas, diferenciar a síndrome energética, determinar a relação e interação dos sinais e sintomas com os fatores pessoais e ambientais que podem estar influenciando o atual estado de saúde do paciente[4].

CONDIÇÃO FÍSICA E CAPACIDADE FUNCIONAL

No exame físico, é importante que se tenha bem definido a queixa principal do paciente, para que se possa investigar na inspeção e palpação, os músculos e estruturas que podem estar envolvidos com a disfunção.

A queixa de dor recente de um lado das costas e de início agudo, com irradiação para o glúteo e limitação para inclinação e rotação do tronco, fornece a hipótese de uma possível síndrome miofascial do quadrado lombar, pois sabe-se que pontos gatilhos (*Trigger Points* [TrPs]) ativos nesse músculo podem contribuir negativamente para os sintomas da dor lombar não específica, por estar associado com o agravamento da deficiência muscular, com a intensidade da dor e com a piora da qualidade do sono[5]. Nesse sentido, deve-se realizar a palpação percorrendo entre o lábio interno da crista ilíaca, a décima segunda costela e os processos transversos das vértebras lombares, a fim de avaliar se há a presença de banda tênsil no músculo e nódulos palpáveis que, quando pressionados, possam desencadear, de maneira parcial ou total, a dor referida do paciente[6]. O número e localização dos TrPs ativos devem ser registrados, pois serão abordados no momento da terapia.

Quanto à avaliação do nível de dor, deve-se utilizar um instrumento específico capaz de quantificá-la em escores, a fim de que seja possível realizar a comparação pré-tratamento e pós-tratamento. A Escala Numérica de Dor (END) é um instrumento que avalia de maneira unidimensional a percepção da dor, utilizando uma escala graduada de 0 (sem dor) a 10 (pior dor imaginável). Entre as escalas comumente utilizadas na prática clínica, é considerada a de mais fácil compreensão e de maior confiabilidade (r = 0.99) para mensuração da intensidade da dor em pacientes com desordens musculoesqueléticas e que possuam baixo nível de escolaridade[7,8].

A queixa de fraqueza nos joelhos pode ser avaliada através da quantificação da força da musculatura da articulação do joelho e do quadril, utilizando o Teste Muscular Manual (TMM), por ser um teste simples e comumente utilizado na avaliação cinesiológica funcional[9]. Depois de avaliado outros elementos correspondentes à estrutura e função do corpo, como Amplitude de Movimento (ADM) ativa e passiva do tronco, força e controle muscular, propriocepção e equilíbrio, dar-se-á início à avaliação das atividades e participação utilizando instrumentos como questionários e testes baseados no desempenho considerados confiáveis para prática clínica.

Para avaliar a percepção de incapacidade pelo paciente, pode-se fazer uso do Questionário de Deficiência de Roland-Morris (RMDQ)[10], composto por 24 itens que refletem as limitações atribuídas à dor lombar em diferentes atividades de vida diária.

O *Timed Up and Go* (TUG) é um teste baseado no desempenho, que originalmente foi desenvolvido para avaliar a mobilidade funcional e o risco de quedas de idosos frágeis[11], e que, atualmente, também vem sendo recomendado e utilizado em conjunto com outros testes para condições musculoesqueléticas, como osteoartrite e lombalgia[12].

Em síntese, o paciente apresenta piora das dores ao movimento (END grau 5 ao repouso e grau 8 na ADM ativa) e restrição da ADM ativa da coluna para inclinação lateral esquerda (35° na goniometria). Na palpação do músculo quadrado lombar direito, posicionando o paciente em decúbito ventral para relaxar o músculo eretor da espinha, foram encontrados 2 pontos gatilhos ativos localizados a três dedos laterais aos processos espinhosos de L2 e L4. Os músculos extensores do quadril e do joelho apresentaram leve redução da força muscular, quantificada em grau 4 pelo TMM. Os testes funcionais mostraram resultados compatíveis com limitação moderada da mobilidade funcional (RMDQ = 15 pontos e TUG = 12 segundos).

Função energética dos órgãos e vísceras (*Zang-Fu* 脏腑)

Nesta etapa, todas as informações colhidas na anamnese serão levadas em consideração, da específica a mais subjetiva, no intuito de se estabelecer relações entre os sinais e sintomas apresentados com o padrão de desequilíbrio energético (*Qí* 氣), os meridianos (*JingMai* 經脈) acometidos, e os potenciais pontos de acupuntura e microssistemas que podem ser estimulados sob a perspectiva da MTC no processo de restauração da saúde do indivíduo[13].

Segundo esse modelo vitalista, as causas das doenças são decorrentes de três categorias de fatores que vão afetar o equilíbrio da energia vital (*Qí* 氣) pelo corpo: as causas externas (relacionadas aos fatores patogênicos do clima), as causas internas (relacionadas às sete emoções), e as causas nem internas e nem externas (relacionadas aos hábitos de vida e traumas externos) (Figura 38. 2). Estes fatores podem afetar a produção e/ou circulação do *Qí* (氣) pelos 12 meridianos principais (*JingMai* 经脉) de energia, provocando a estagnação do seu fluxo ou a sua insuficiência em um órgão ou função específica (*Zang-Fu* 脏腑), e, por consequência, acarretar prejuízos para a nutrição e funcionamento de sistemas como o musculoesquelético,

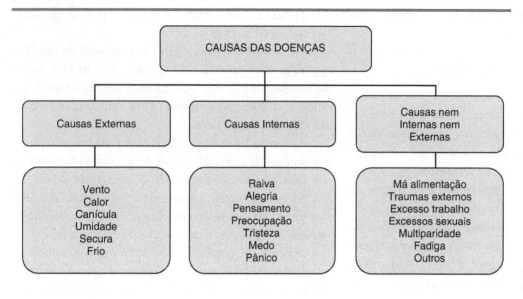

Figura 38.2 Causas de enfermidades segundo a MTC.

comprometendo estruturas (vasos, pele, fáscias, músculos, tendões, articulações e ossos) e suas funções.

O *Qí* (氣) estando em desequilíbrio, será responsável pela manifestação de sinais e sintomas que serão correspondentes a padrões específicos de disfunções que foram sistematizados de forma empírica ao longo de cinco mil anos[14,15].

O uso de sinas e sintomas para classificação dos padrões de disfunção energética segundo a MTC foi investigado por um estudo observacional de corte transversal em pacientes com dor lombar crônica, através da análise fatorial de 513 pacientes, sendo identificados 4 padrões principais: estagnação de *Qí* (氣) e sangue (*Xue*), frio-umidade, deficiência (*Xu*) de rim (*Shen*) e calor-canícula[16].

Nesse sentido, os sinais e sintomas apresentados pelo paciente revelam características compatíveis com o padrão de deficiência (*Xu*) energética do rim (*Shen*), caracterizada, segundo a MTC[14,17], pela presença de algumas das seguintes manifestações: dor lombar de início insidioso, leve e prolongada; cansaço e fraqueza na região lombar e joelhos; exacerbação dos sintomas após tensão e estresse; alívio pelo repouso na cama; diarreia crônica; micção frequente, poliúria, gotejamento de urina pós-micção, enurese, incontinência urinária; sudorese; ejaculação noturna; infertilidade; falta de ar, respiração asmática; complexo de inferioridade, indecisão, apreensão, falta de vontade, desejo de solidão; desejo pelo sabor salgado; língua vermelha sem revestimento; pulso filiforme; entre outros.

Na prática clínica, para se confirmar o padrão de deficiência ou excesso de *Qí* (氣), é comum a utilização de métodos diagnósticos mais complexos associados à categorização dos sinais e sintomas do paciente[18], como a avaliação qualitativa dos aspectos morfológicos da língua (forma, cor, movimento, umidade, revestimento)[19] e das características das ondas do pulso radial (frequência, regularidade, amplitude, largura, rigidez) sentidas em três pontos específicos (P_9, P_8 e P_7)[20] do meridiano do pulmão (*Fei*) sobre os punhos.

Depois da avaliação do desequilíbrio energético, investiga-se os meridianos (*JingMai* 經脈) e pontos de acupuntura que possam estar alterados, palpando o local da queixa em busca de pontos dolorosos à pressão (*Ashi*). Após, palpa-se os pontos no trajeto do meridiano que está próximo à queixa de dor, como o da bexiga (*PangGuan*), que passa paralelamente a coluna vertebral. Os pontos deste meridiano estão localizados a um polegar e meio (1,5 *Cun*) lateralmente à linha mediana posterior das costas, nas horizontais traçadas abaixo dos processos espinhosos das vértebras T12 (B_{21}), L1 (B_{22}), L2 (B_{23}), L3 (B_{24}), L4(B_{25}) e L5 (B_{26}), e, após, a três polegares (3 *Cun*) da linha média, nos pontos das horizontais traçadas abaixo dos processos espinhosos de L1 (B_{51}) e L2 (B_{52}), e do forame posterior de S2 (B_{53}), como ilustrado na Figura 38.3A.

Para finalizar, deve-se avaliar o microssistema da orelha em busca de pontos sintomáticos (sensíveis/dolorosos) à palpação, explorando as regiões anatômicas auriculares que são correspondentes à região lombar, como a antélice (AH)[21] (Figura 38.3B). As zonas auriculares e os pontos sintomáticos devem ser registrados com os códigos padronizados pela Organização Mundial da Saúde[22]. Este método diagnóstico para dor musculoesquelética foi investigado por Oleson e colaboradores[23], que encontraram uma concordância de 75,2% entre o diagnóstico médico e o auricular, suportando a hipótese de que há uma organização somatotópica do corpo representada na orelha humana.

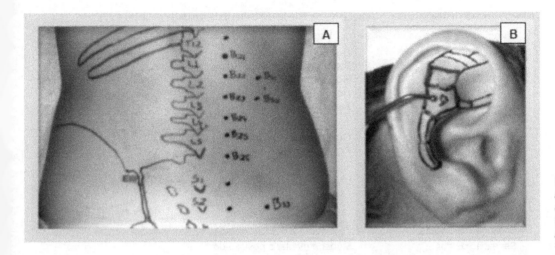

Figura 38.3A Pontos de acupuntura do meridiano da bexiga e. **B**. Ponto Lombalgia-AH$_9$ na antélice auricular.

Desse modo, foram encontrados os seguintes sinais no paciente: língua avermelhada e sem saburra/revestimento, pulso esquerdo filiforme e quase imperceptível no nível profundo (*Yin* 陰) do ponto P$_7$, sensibilidade à palpação do ponto *Ashi* no local da dor e do ponto B$_{52}$ do meridiano da bexiga (*PangGuan*), e de dor à palpação do ponto Lombalgia (AH$_9$) na antélice da orelha direita.

A associação dos sinais colhidos no exame físico com os sintomas relatados na anamnese corrobora para a definição do diagnóstico de "Limitação da mobilidade da coluna associada a dor e insuficiência energética da função do rim (*Shen*), repercutindo na participação das atividades domiciliares e na deambulação comunitária".

RECURSOS DIAGNÓSTICOS PROPOSTOS

Recurso	O que avalia?	Como avalia?
Escala numérica de dor (END)[7,8]	A percepção da dor de maneira unidimensional	Pergunta-se ao paciente qual foi a intensidade média de dor que sentiu nos últimos 7 dias, e o escore podem ser categorizados em sem dor (0 pontos), dor leve (1-4 pontos), moderada (5-7 pontos), intensa (8-9 pontos) ou incapacitante (10 pontos).
Teste Manual Muscular (TMM)[9]	A força muscular de forma subjetiva	Pede-se para o paciente mover o membro contra a gravidade e, após, contra a resistência manual fornecida pelo avaliador. A força muscular é graduada numa escala de 0 a 5, onde 0 corresponde a nenhum sinal de contratilidade e 5 ao completo movimento contra a resistência total.
Questionário de deficiência de Roland Morris (RMDQ)[9]	Limitações atribuídas à dor lombar em diferentes atividades de vida diária, como andar, curvar-se, sentar, deitar, vestir-se, dormir e autocuidado.	O paciente assinala cada item que se aplica ou não com o seu estado funcional atual. É atribuído o valor de 1 ponto a cada item, e a somatória do resultado final pode variar de 0 (sem deficiência) a 24 (máxima deficiência possível). Valores > 14 pontos indicam incapacidade física.
Timed Up and Go Test (TUG)[10,11]	A mobilidade funcional e o risco de quedas durante a execução de múltiplas atividades como sentar e levantar, andar curtas distâncias e mudar de direção enquanto caminha.	O teste consiste em mensurar o tempo para execução das seguintes atividades: levantar de uma cadeira padrão com encosto e braços, andar em velocidade habitual por uma distância de 3 metros, fazer meia volta e retornar até a cadeira para sentar novamente. Tempo de execução ≥ a 10 segundos é indicativo de limitação da mobilidade funcional.
Palpação auricular [21,23]	A reatividade à pressão de pontos de acupuntura no pavilhão auricular externo (pontos ativos dolorosos à palpação).	Inicia com a palpação digital direta com os dedos indicador e polegar, exercendo uma pressão até o clareamento do leito ungueal (≈ 4 kg), em busca de estruturas anatômicas sensíveis, e, após, de forma indireta, utilizando o palpador de pontos com mola tipo Nogier, em busca de zonas auriculares e pontos ativos. A responsividade à pressão do palpador (≈ 270 g) pode ser classificada como Grau I (relato de dor pelo paciente), Grau II (sinal da careta) ou Grau III (reflexo de proteção, com retirada da cabeça e da orelha examinada ou de retirada da mão do examinador).

Quadro 38.1 Avaliação do caso clínico segundo a Classificação Internacional de Funcionalidade, Incapacidade e Saúde (CIF)

	Funções e estruturas do corpo	Limitações de atividades	Restrição na participação
Perspectiva do paciente	Dor na lateral das costas	Deitar e levantar da cama Pegar chinelo no chão Ficar sentado no quintal Dormir Andar	Conversar com familiares e amigos
	Fraqueza nos joelhos	Andar fora de casa	Fazer compras na padaria
	Dor na coluna Falta de ar Urinado em maior quantidade e frequência Transpirado bastante Problemas no sono Sem vontade de conversar Sensação de tristeza	Ficar sentado conversando Ajudar na limpeza de casa	
Perspectiva do fisioterapeuta	Sensação de dor Deficiência moderada das funções relacionadas com a mobilidade das articulações da estrutura do tronco	Mudar e manter a posição do corpo	
	Deficiência leve das funções relacionadas à força muscular dos músculos da coxa	Andar e deslocar-se	
	Deficiência por insuficiência da função energética (Qí 氣) do rim (Shen)	Mobilidade	
Fatores contextuais			
Pessoais			
• 70 anos de idade			
• Aposentado por invalidez			
• Desmotivação			
• Sedentarismo			
Ambientais			
• Uso de medicamentos			
• Serviços de fisioterapia			

Baseado em tradução livre de esquema publicado em Rundell SD, Davenport TE, Wagner T. Physical Therapist Management of Acute and Chronic Low Back Pain Using the World Health Organization's International Classification of Functioning, Disability and Health. PhysTher [Internet]. 2009 Jan 1;89(1):82–90. Available from: http://ptjournal.apta.org/cgi/doi/10.2522/ptj.20080113

METAS E INTERVENÇÕES

Com base no estabelecimento de metas para o tratamento fisioterapêutico ambulatorial oferecido ao paciente com agudização da dor lombar crônica, fundamentado nos conhecimentos da Acupuntura e da Medicina Tradicional Chinesa, serão estabelecidas as Práticas Integrativas e Complementares mais adequadas para atingir os resultados desejados em cada fase do tratamento.

Metas
1. Reduzir a dor aguda
2. Melhorar a qualidade do sono e a motivação

Para a primeira meta, é importante que o tratamento de escolha seja capaz de promover um efeito analgésico em pequeno período, para que se conquiste a confiança do paciente e este fique motivado para retornar nas sessões seguintes. A diretriz da *American College of Physicians* de 2020 para manejo da dor lombar aguda[24] recomenda a técnica de acupressão para redução da dor em 2.09 pontos (escala de 0-10) de 1 a 7 dias e melhora da função física baseada em evidências de moderada qualidade. Evidências de baixa qualidade mostra que a acupressão também pode reduzir a dor em 1.59 ponto (escala de 0-10) em menos de 2 horas. Segundo a revisão sistemática da Cochrane[25], a acupuntura e o agulhamento a seco (*Dry-Needling*) podem ser complementos úteis para outras terapias no tratamento da dor lombar. Neste sentido, deve-se realizar o agulhamento a seco dos pontos gatilhos no músculo quadrado lombar, fazendo uma estimulação de pistonagem e/ou rotação de 180° com agulha nos sentidos horário e anti-horário, a fim de desencadear uma resposta de contração muscular local (*twitch response*) e liberar o engatilhamento das miofibrilas de actina e miosina. Esta técnica quando aplicada com frequência de duas vezes por semana, ao longo de quatro semanas, mostrou-se eficaz para o tratamento da dor em indivíduos com limitação das atividades de rotina devido à síndrome miofascial[26]. Agulhas com 0,25 mm de diâmetro e com 30 mm a 40 mm de comprimento são as mais utilizadas nesse tipo de procedimento, que não costuma durar mais do que três minutos por ponto gatilho tratado. Idealmente devem ser preconizadas duas sessões na primeira semana, e caso haja necessidade, que estas se repitam na segunda semana.

A auriculoterapia com aplicação de sementes na orelha mais sensível à palpação, usando pontos reflexos correspondentes ao local da queixa de dor associados a pontos ativos e de ação específica, como o Shenmen (TF$_4$) e Subcórtex (AT$_4$), pode ser iniciada já na primeira sessão, pois sabe-se que ela é capaz de promover redução de até 30% na intensidade da dor e no uso de analgésicos em pacientes com dor lombar crônica (duração ≥ 3 meses), já na primeira semana após intervenção[27], além de contribuir para a melhora da qualidade do sono e do componente físico da qualidade de vida avaliada pelo SF-36[28], sendo um recurso eficaz para alcance da segunda meta proposta. Revisões sistemáticas com metanálise[29,30] mostram que a auriculoterapia pode ser eficaz para o tratamento da dor aguda e crônica, reduzindo sua intensidade já nas primeiras 48 horas pós-tratamento, de maneira segura e sem efeitos adversos graves. O paciente permanecerá de cinco a sete dias com as sementes nos pontos da orelha, estimulando por três minutos três vezes ao dia, e retirará antes de retornar para sessão seguinte. Um período de quatro a oito semanas pode ser suficiente para atingir as metas com o tratamento pela auriculoterapia.

Metas
3. Modular a dor crônica
4. Promover o reequilíbrio energético
5. Melhorar o estado emocional, os sintomas fisiológicos gerais e a mobilidade funcional

Segundo as diretrizes para dor crônica da *The National Institute for Health and Care Excellence* de 2021[31] e da *Scottish Intercollegiate Guidelines Network* (SIGN) de 2019[32] a acupuntura promove a melhora da dor lombar crônica e da qualidade de vida a curto prazo (3 meses), quando comparada ao tratamento usual ou a acupuntura *sham*. A diretriz da *American College of Physicians* de 2017[33] recomenda fortemente a utilização da acupuntura, baseada em evidências de moderada qualidade, e de Práticas Mente-Corpo, como a meditação e o *Taichi* (太極拳), baseadas em evidências de baixa qualidade, para o tratamento de pacientes com dor lombar crônica. Esta fase será caracterizada pelo início da participação mais ativa do paciente no processo de tratamento.

Sabe-se que a acupuntura é capaz de desencadear efeitos em nível local (aumento do fluxo sanguíneo e a expressão de receptores celulares específicos), segmentar (ativação de interneurônios inibitórios na substância gelatinosa da comporta da dor), extrassegmentar (via inibição descendente e liberação de opioides endógenos) e centrais reguladores (neuromodulação cortical e do sistema límbico), além de possíveis efeitos "energéticos" capazes de promover a homeostase do corpo pela harmonização das funções fisiológicas[34]. Recomenda-se a utilização de pontos no dermátomo, miótomo e esclerótomo correspondentes ao mesmo nível medular do local da dor, como os pontos B$_{23}$, B$_{25}$, VG$_3$, VG$_4$ e *Huatuojiaji* entre L1 e L5, além de pontos a distância como B$_{40}$ e B$_{60}$ para potencializar a analgesia através de efeitos extrassegmentares[35,36].

Já para tratamento da insuficiência energética do rim (*Shen*), deve ser utilizado o agulhamento superficial (5 mm) com agulha 0,25 mm x 15 mm no ponto de comando R$_7$, pois é um ponto de tonificação do *Qi* (氣) desta função *Zang* (臟); e no ponto fonte R$_3$, lugar de confluência da energia vital que nutre o *Qi* (氣) e o sangue (*Xue*)[17]. Ensaios clínicos randomizados de moderada a alta qualidade (Escore na PEDro de 8 a 9 pontos em uma escala de 0-10) têm demonstrado que a acupuntura é capaz de reduzir a dor e o desconforto em pacientes com dor lombar crônica[37-39], e que a sua associação com a movimentação passiva, ou ativa, é capaz de promover a melhora da função em paciente com incapacidade severa decorrente da dor lombar aguda (duração < 4 semanas)[40]. Segundo uma revisão sistemática com metanálise[41] que envolveu 17.922 pacientes com dor crônica, cerca de 90% do efeito benéfico da acupuntura pode permanecer por 12 meses após finalizado o período de tratamento, sendo este efeito clinicamente relevante quando comparado com controles que não envolvem acupuntura.

No início do tratamento, consultas semanais são necessárias, mas à medida que as metas forem sendo alcançadas estas podem ser espaçadas para períodos quinzenais e mensais, até chegar a retornos trimestrais, a cada mudança da estação do ano e da qualidade energética do clima, para acompanhamento e realização de sessões para manutenção do equilíbrio energético e do efeito analgésico.

Metas
6. Manejo da dor
7. Restaurar a força muscular
8. Aumentar a mobilidade e a resistência do paciente
9. Retornar às atividades de vida diária
10. Promover o bem-estar físico e mental

Neste estágio do programa de tratamento, o paciente já se encontra na fase de retorno à função e começa a se preparar para receber alta, desde que apresente na reavaliação melhora clínica minimamente significante maior que dois pontos na END[42], de 30% no Roland-Morris[43] e de 3,4 segundos no TUG[44]. Poderão ser agendados retornos para acompanhamento a cada mês ou trimestre. Nesta fase, é importante orientar que o paciente mantenha uma vida ativa e hábitos saudáveis, como a prática regular de exercícios físicos para restauração da força muscular e do condicionamento físico, e que retorne para as AVDs domiciliares de maneira gradual.

Exercícios de meditação plena (*Mindfulness*) podem ser incentivados para serem realizados em domicílio no mínimo três vezes por semana, uma vez que se tem descrito na literatura sua eficácia para melhora da dor e das limitações funcionais em pacientes com dor lombar crônica[45].

O paciente também deve ser incentivado a procurar a Equipe de Saúde da Família na Unidade de Saúde que está cadastrado, e se informar se há grupos de exercícios de *Qigong* 氣功, *Taichi* 太極拳, *Liangong* 練功十八法, meditação ou de outras práticas corporais sendo desenvolvidos nos equipamentos sociais do território, como praças e lagoas, tal como preconizado pela Política Nacional de Práticas Integrativas e Complementares em Saúde[46]. Sabe-se que a participação de forma regular (com frequência semanal) e por período prolongado (≥ 2 meses) em um programa de Práticas Mente-Corpo é capaz de melhorar a função física e de reduzir a intensidade da dor em idosos comunitários com limitações funcionais (RMDQ ≥ 11 pontos) devido a dor lombar crônica[47].

Na visão do modelo biomédico, os efeitos benéficos das Práticas Mente-Corpo podem ser explicados pelos seguintes mecanismos: relaxamento e alívio da dor pela redução da ativação simpática; redução da tensão muscular; modulação da percepção e da sensibilidade a dor no córtex; aumento da liberação de opioides endógenos; melhora da força, do relaxamento e do alongamento muscular; melhora da coordenação motora; melhora da conscientização corporal e pela correção dos padrões inapropriados de movimento[48].

Já sob a ótica do paradigma da MTC, essas práticas de empoderamento e autocuidado são capazes de fortalecer a energia correta (*ZhengQí* 正氣) e de trabalhar a livre circulação do fluxo energético pelos meridianos (*JingMai* 經脈), prevenindo a obstrução e estagnação do *Qí* (氣) e o dano causado por outros fatores desencadeadores de dor, como a invasão por energias perversas (*XieQí* 邪氣)[49] nos níveis superficiais (*Biao* 表) e profundos (*Li* 禮) do corpo.

A adoção de hábitos alimentares saudáveis também deve ser incentivada, estimulando o consumo de alimentos variados e de elevado valor nutritivo. Segundo os princípios da dietética chinesa, a propriedade energética (*Yin-Yang* 陰陽) dos cinco sabores (ácido, amargo, doce, picante e salgado) é capaz de aumentar a energia nutritiva (*YongQí* 勇氣) das funções dos *Zang-Fu* (脏腑) e reverter a insuficiência de *Qí* (氣) e seus efeitos no organismo[14]. Nesse sentido, o consumo de alimentos de sabor salgado que são habituais a rotina do paciente (feijão, castanha, carne de porco, algas marinhas) deve aumentar, estando este sabor em maior proporção nas refeições do que os outros[50].

Assim, as metas e condutas propostas atuarão de forma conjunta no sentido de facilitar a realização das atividades de vida comprometidas: a deambulação, locomoção, sedestação prolongada; mobilidade; alteração de posição; retorno ao auxílio das atividades domésticas e alcance funcional. Além disso, impactos positivos sobre a participação social (fazer compras na padaria; conversas com familiares) poderão ser verificados.

Referências

1. Ballester D, Zuccolotto SMC, Gannam SSA, Escobar AMU. A inclusão da perspectiva do paciente na consulta médica: um desafio na formação do médico. Rev Bras Educ Med. 2010; 34(4):598-606.
2. Ferguson FC, Morison S, Ryan CG. Physiotherapists' understanding of red flags for back pain. Musculoskeletal Care. 2015;13(1):42-50.
3. Verhagen AP, Downie A, Popal N, Maher C, Koes BW. Red flags presented in current low back pain guidelines: a review. Eur Spine J. 2016 Sep;25(9):2788-802.
4. Brasil. Conselho Federal de Fisioterapia e Terapia Ocupacional. Resolução Nº 393 de 03 de agosto de 2011 - Disciplina a Especialidade Profissional do Fisioterapeuta no exercício da Especialidade Profissional em Acupuntura/MTC (Medicina Tradicional Chinesa) e dá outras providências. Diário Oficial da União: Brasília, 2011.
5. Iglesias-González JJ, Muñoz-García MT, Rodrigues-de-Souza DP, Alburquerque-Sendín F, Fernández-de-Las-Peñas C. Myofascial trigger points, pain, disability, and sleep quality in patients with chronic nonspecific low back pain. Pain Med. 2013 Dec;14(12):1964-70.
6. Simons DG, Travell J, Simons LS. Myofascial pain and dysfunction. The trigger point manual. Volume 1. 2nd edition. Baltimore: Williams & Wilkins, 1999.
7. Hjermstad MJ, Fayers PM, Haugen DF, Caraceni A, Hanks GW, Loge JH et al. Studies comparing Numerical Rating Scales, Verbal Rating Scales, and Visual Analogue Scales for assessment of pain intensity in adults: a systematic literature review. J Pain Symptom Manage. 2011 Jun;41(6):1073-93.
8. Gallasch CH, Alexandre NM. The measurement of musculoskeletal pain intensity: a comparison of four methods. Rev Gaucha Enferm. 2007 Jun;28(2):260-5.
9. Rosner AL, Cuthbert SC. Applied kinesiology: distinctions in its definition and interpretation. J Bodyw Mov Ther. 2012 Oct;16(4):464-87.
10. Roland M, Morris R. A study of the natural history of back pain. Part I: development of a reliable and sensitive measure of disability in low-back pain. Spine (Phila Pa 1976). 1983 Mar;8(2):141-4.
11. Podsiadlo D, Richardson S. The timed "Up & Go": a test of basic functional mobility for frail elderly persons. J Am Geriatr Soc. 1991 Feb;39(2):142-8.
12. Dobson F. Timed Up and Go test in musculoskeletal conditions. J Physiother. 2015 Jan;61(1):47.

13. Coutinho BD, Dulcetti PG. O movimento Yīn e Yáng na cosmologia da medicina chinesa. Hist Cienc Saude Manguinhos. 2015 Jul-Sep;22(3):797-811.
14. Unschuld PU, Tessenow H. Huang Di Nei Jing Su Wen: An Annotated Translation of Huang Di's Inner Classic – Basic Questions: 2 volumes. University of California Press Berkeley: Los Angeles, 2011.
15. Jia Q. Traditional Chinese Medicine Could Make 'Health for One' True. World Health Organization, 2005. Document no. 18. Disponívelem: <http://www.who.int/intellectualproperty/studies/Jia.pdf>.Acesso 17 março 2017.
16. Xiong G, Virasakdi C, Geater A, Zhang Y, Li M, Lerkiatbundit S. Factor analysis on symptoms and signs of chronic low-back pain based on Traditional Chinese Medicine theory. J Altern Complement Med. 2011 Jan;17(1):51-5.
17. Beijing, Shangai and Nanjing College of Traditional Chinese Medicine. Essentials of Chinese Acupuncture. Foreign Languages Press Beijng, China: 1993.
18. Chiang HC, Yang ST, Lee KC, Huang PY, Hsu M, Chang HH. From theory to clinic: key components of qi deficiency in traditional Chinese medicine. Altern Ther Health Med. 2012 Nov-Dec;18(6):28-36.
19. Anastasi JK, Currie LM, Kim GH. Understanding diagnostic reasoning in TCM practice: tongue diagnosis. Altern Ther Health Med. 2009 May-Jun;15(3):18-28.
20. Wu HK, Ko YS, Lin YS, Wu HT, Tsai TH, Chang HH. The correlation between pulse diagnosis and constitution identification in traditional Chinese medicine. Complement Ther Med. 2017 Feb; 30:107-112.
21. Neves ML. Manual prático de auriculoterapia. 5ª ed. Porto Alegre: Merithus, 2016.
22. World Health Organization. Report of the working group on auricular acupuncture nomenclature. WHO: Lyon, 1990.
23. Oleson TD, Kroening RJ, Bresler DE. An experimental evaluation of auricular diagnosis: the somatotopic mapping or musculoskeletal pain at ear acupuncture points. Pain. 1980 Apr;8(2):217-29.
24. Qaseem A et al. Nonpharmacologic and Pharmacologic Management of Acute Pain From Non-Low Back, Musculoskeletal Injuries in Adults: A Clinical Guideline From the American College of Physicians and American Academy of Family Physicians. Ann Intern Med. 2020 Aug 18.
25. Furlan AD, Tulder MWV, Cherkin DC, Tsukayama H, Lao L, Koes BW et al. Acupuncture and dry-needling for low back pain. Cochrane Database Syst Rev. 2005 Jan 25;(1)
26. Couto C, de Souza IC, Torres IL, Fregni F, Caumo W. Paraspinal stimulation combined with trigger point needling and needle rotation for the treatment of myofascial pain: a randomized sham-controlled clinical trial. Clin J Pain. 2014 Mar;30(3):214-23.
27. Yeh CH, Kwai-Ping LS, Chien LC, Margolis L, Liang Z, Glick RM et al. Day-to-Day Changes of Auricular Point Acupressure to Manage Chronic Low Back Pain: A 29-day Randomized Controlled Study. Pain Med. 2015 Oct;16(10):1857-69.
28. Vas J, Modesto M, Aguilar I, Gonçalo CS, Rivas-Ruiz F. Efficacy and safety of auriculopressure for primary care patients with chronic non-specific spinal pain: a multicentre randomised controlled trial. Acupunct Med. 2014 Jun;32(3):227-35.
29. Asher GN, Jonas DE, Coeytaux RR, Reilly AC, Loh YL, Motsinger-Reif AA et al. Auriculotherapy for Pain Management: A Systematic Review and Meta-Analysis of Randomized Controlled Trials. J Altern Complement Med. 2010 Oct; 16(10): 1097-108.
30. Murakami M, Fox L, Dijkers MP. Ear Acupuncture for Immediate Pain Relief-A Systematic Review and Meta-Analysis of Randomized Controlled Trials. Pain Med. 2017 Mar 1;18(3):551-64.
31. NICE guideline [NG193]. Chronic pain (primary and secondary) in over 16s: assessment of all chronic pain and management of chronic primary pain. The National Institute for Health and Care Excellence, 2021.
32. Colvin L et al. Scottish Intercollegiate Guidelines Network (SIGN). Management of chronic pain. Edinburgh: SIGN; 2019.
33. Qaseem A, Wilt TJ, McLean RM, Forciea MA. Clinical Guidelines Committee of the American College of Physicians. Noninvasive Treatments for Acute, Subacute, and Chronic Low Back Pain: A Clinical Practice Guideline From the American College of Physicians. Ann Intern Med. 2017 Feb 14.
34. Han JS. Acupuncture analgesia: areas of consensus and controversy. Pain. 2011 Mar;152(3 Suppl): S41-8.
35. Athayde FB. Eletroacupuntura: fundamentos para a prática clínica. São Paulo: Andreoli, 2016.
36. White A, Cummings M, Filshie J. Introdução à acupuntura médica ocidental. São Paulo: Roca, 2013.
37. Qin Z et al. Acupuncture versus noninsertive sham acupuncture in ageing patients with degenerative lumbar spinal stenosis: a randomized controlled trial. Am J Med. 2020 Apr;133(4):500-507. e20.
38. Haake M et al. German Acupuncture Trials (GERAC) for chronic low back pain: randomized, multicenter, blinded, parallel-group trial with 3 groups. Arch Intern Med. 2007 Sep 24;167(17):1892-8.
39. Molsberger et al. Does acupuncture improve the orthopedic management of chronic low back pain–a randomized, blinded, controlled trial with 3 months follow up. Pain. 2002 Oct;99(3):579-87.
40. Shin JS, Ha IH, Lee J, Choi Y, Kim MR, Park BY et al. Effects of motion style acupuncture treatment in acute low back pain patients with severe disability: a multicenter, randomized, controlled, comparative effectiveness trial. Pain. 2013 Jul;154(7):1030-7.
41. MacPherson H, Vertosick EA, Foster NE, Lewith G, Linde K, Sherman KJ et al. The persistence of the effects of acupuncture after a course of treatment: A meta-analysis of patients with chronic pain. Pain. 2016 Oct 17.
42. Salaffi F, Stancati A, Silvestri CA, Ciapetti A, Grassi W. Minimal clinically important changes in chronic musculoskeletal pain intensity measured on a numerical rating scale. Eur J Pain. 2004 Aug;8(4):283-91.
43. Jordan K, Dunn KM, Lewis M, Croft P. A minimal clinically important difference was derived for the Roland-Morris Disability Questionnaire for low back pain. J Clin Epidemiol. 2006 Jan;59(1):45-52
44. Gautschi OP, Stienen MN, Corniola MV, Joswig H, Schaller K, Hildebrandt G et al. Assessment of the Minimum Clinically Important Difference in the Timed Up and Go Test After Surgery for Lumbar Degenerative Disc Disease. Neurosurgery. 2017 Mar 1;80(3):380-5.
45. Cherkin DC, Sherman KJ, Balderson BH, Cook AJ, Anderson ML, Hawkes RJ et al. Effect of Mindfulness-Based Stress Reduction vs Cognitive Behavioral Therapy or Usual Care on Back Pain and Functional Limitations in Adults With Chronic Low Back Pain: A Randomized Clinical Trial. JAMA. 2016 Mar 22-29;315(12):1240-9.
46. Brasil. Ministério da Saúde. Política nacional de práticas integrativas e complementares no SUS - PNPIC-SUS: atitude de ampliação de acesso. Brasília: Ministério da Saúde, 2006.
47. Morone NE, Greco CM, Moore CG, Rollman BL, Lane B, Morrow LA et al. A Mind-Body Program for Older Adults With Chronic Low Back Pain: A Randomized Clinical Trial. JAMA Intern Med. 2016 Mar;176(3):329-37.
48. Chen L, Michalsen A. Management of chronic pain using complementary and integrative medicine. BMJ. 2017 Apr 24;357: j1284.
49. Crettaz M. Douleuret acupuncture: principe et thérapeutique. Rev Med Suisse. 2014; 275-6.
50. Hirsch S. Manual do herói ou a filosofia chinesa na cozinha. Correcotia: sl,1990.

Cervicalgia

CAPÍTULO 39

Fabianna Resende de Jesus-Moraleida
Pedro Olavo de Paula Lima

Observação: palavras e expressões listadas no Glossário do capítulo estão destacadas no texto com um asterisco.

APRESENTAÇÃO DO CASO CLÍNICO

Uma mulher de 55 anos, casada, mãe de um filho, com ensino médio incompleto, foi recebida em consultório de fisioterapia com quadro de dor na região cervical com irradiação para membro superior esquerdo. Como queixa principal, a paciente relata restrição para desempenhar seu trabalho e dificuldade para ver televisão, usar o computador por tempo prolongado e preparar as refeições com a família. Sua ocupação é de cabeleireira, atividade que exerce desde seus 20 anos de idade. Embora tenha apresentado esse sintoma em outras ocasiões há pelo menos seis anos, ela refere que houve piora no quadro há sete semanas, período que antecedeu a época natalina que trouxe aumento significativo de trabalho no salão, que é de sua propriedade. Ela relata que a dor tem sido constante desde o início, embora haja períodos de flutuação de sua intensidade. A dor é predominante na região esquerda do pescoço, ombro esquerdo e braço esquerdo, região interna, até o cotovelo, sendo descrita como dor em pontada ou fisgada. A paciente refere que a dor não a desperta durante a noite, e que a posição de alívio é ficar deitada, especialmente em supino. Em contrapartida, permanecer sentada ou em pé por tempo prolongado, e em atividades que envolvem elevação de membros superiores, causa aumento da intensidade dos sintomas. Sua dor cervicobraquial, em seu pior momento, é 9/10 pontos (avaliada pela escala numérica de dor [NPRS])*, e em seu momento de maior alívio é de 4/10 pontos. Ademais, sua atividade mais agravante para dor, que envolve realizar procedimentos capilares de longa duração, tem sido realizada com limitação significativa (2/10 pontos na *Patient-Specific Functional Scale* (PSFS*). Mesmo com esse quadro, a paciente persiste realizando exercícios físicos por meio de um programa de hidroginástica em sua comunidade, três vezes por semana, que o faz há um ano e, durante esse programa, ela percebe desconforto em tarefas que envolvem movimentos de membros superiores de maneira geral. Sua maior expectativa com a intervenção é que ela possa retornar à plena atividade ocupacional, pois dela dependem sua filha, assim como o esposo, que está sem trabalho regular. Ela mora em residência própria, de dois pavimentos, sendo o superior seu domicílio, e o inferior, seu local de trabalho. No local, ela e mais uma cabeleireira desenvolvem a ocupação. A paciente usou medicamento com princípios de relaxante muscular por indicação de amigos uma semana após o agravamento dessa crise e, sem alívio significativo da sintomatologia, procurou um pronto-atendimento de ortopedia, que a indicou para a fisioterapia. Atualmente, ela não usa medicamentos para analgesia.

A saúde geral da paciente apresenta-se como satisfatória, com alterações relacionadas à Hipertensão Arterial Sistêmica (HAS) controlada por tratamento medicamentoso, e ela relata história pregressa de transtorno de ansiedade generalizada. O *Short Form Health Survey* (SF-36)* foi aplicado em sua avaliação preliminar, e foram

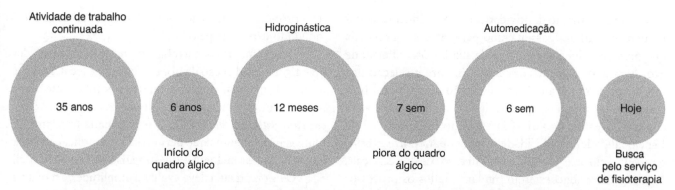

Figura 39.1 Linha do tempo da evolução clínica da paciente da admissão no serviço de fisioterapia e início do tratamento.

encontrados comprometimentos moderados nos domínios de aspecto físico, dor, e saúde emocional. A paciente nega outros problemas de saúde e, em sua triagem feita pelo médico, foram descartados sinais ou sintomas que poderiam ser indicativos de patologias mais sérias (bandeiras vermelhas*). O Índice de Incapacidade relacionada ao pescoço (*Neck Disability Index* [NDI]) foi também utilizado para identificar a interferência da dor cervical no cotidiano da paciente, e com este o fisioterapeuta detectou haver interferência moderada da dor no desempenho e participação de atividades. Seu exame físico indicou alterações de natureza mecânica na coluna cervical, sem comprometimento de raízes nervosas. A Figura 39.1 apresenta de forma esquemática a evolução clínica da paciente desde a admissão no serviço de fisioterapia.

GLOSSÁRIO

Bandeiras vermelhas: ou *red flags*, são características, sinais e sintomas em um paciente com dor cervical que indicam patologia grave da coluna, como: mielopatia cervical, instabilidade cervical, fratura, estados neoplásticos, comprometimento vascular ou doença sistêmica. Podem ser identificadas durante a triagem, quando o paciente apresenta história de febre de 38°C ou acima, perda de peso sem causa aparente, dor causada por um trauma recente e dor que é pior à noite[4].

NPRS (*Numerical Pain Rating Scale*): é a escala numérica de dor em que o paciente classifica sua dor em notas que variam de 0 a 10, de acordo com a intensidade da sensação. Nota zero corresponde à ausência de dor, enquanto nota 10 a maior intensidade imaginável. Por exemplo: 0_1_2_3_4 _5_6_7_8_9_10[1].

PSFS (*Patient-Specific Functional Scale*): é uma escala utilizada para quantificar limitação de atividade e medir desfechos funcionais em pacientes com qualquer condição ortopédica [2].

SF-36 (*Short Form Health Survey*): é um instrumento genérico de avaliação de qualidade de vida. É um questionário multidimensional que engloba 8 domínios: capacidade funcional, aspectos físicos, dor, estado geral da saúde, vitalidade, aspectos sociais, aspectos emocionais e saúde mental[3].

Questões para discussão

1. Com base na condição de saúde da paciente, quais fatores contribuem para a limitação das suas atividades?
2. Quais as intervenções mais adequadas?
3. Quais possíveis fatores podem interferir na recuperação do paciente durante a proposta terapêutica da fisioterapia?
4. Que precauções devem ser tomadas durante as intervenções propostas?
5. Qual o prognóstico da reabilitação fisioterapêutica?
6. Como os fatores contextuais podem influenciar os resultados esperados?

OBJETIVOS

- Reconhecer os padrões de alteração de funcionalidade em indivíduos com dor cervical de natureza mecânica.

- Descrever um plano de tratamento fisioterapêutico adequado para pacientes com dor cervical mecânica.

- Estabelecer critérios para avaliar a resposta à intervenção durante os atendimentos fisioterapêuticos.

- Identificar fatores preditivos de cronicidade ou persistência do quadro.

- Descrever ferramentas de avaliação da funcionalidade consistentes para reconhecer a efetividade da intervenção proposta em curto prazo.

- Propor, após a alta do atendimento, o seguimento de estratégias terapêuticas com propósitos reabilitadores de maneira integrada a profissionais da área de Educação Física.

AVALIAÇÃO E DIAGNÓSTICO DA FUNCIONALIDADE

A avaliação que compete ao fisioterapeuta é o primeiro passo na etapa de tomada de decisão clínica. O modelo embasado para tal deve ser centrado no paciente e, em consequência, no problema ou na expectativa funcional que o paciente traz em sua primeira consulta. O fisioterapeuta deve, partindo dessa premissa, colher informações de maneira objetiva e estruturada para alcançar a compreensão do quadro ao qual se depara. Atenção deve ser dada a qualquer indicação de restrição de atividades e, especialmente, de sua participação laboral, assim como para fatores contextuais que possam influenciar o curso de sua história clínica, de acordo com as informações colhidas. Para a seleção das medidas a serem avaliadas na detecção de seu perfil funcional, o fisioterapeuta poderá lançar mão das diretrizes clínicas baseadas na CIF (Classificação Internacional de Funcionalidade, Incapacidade e Saúde) para nortear fisioterapeutas em suas investigações em casos de dor cervical[5]. Nessas recomendações estão fundamentados os processos de avaliação física e funcional de pacientes com esse perfil.

Assim como em disfunções presentes em outros segmentos corporais, o fisioterapeuta possui instrumentos sensíveis para captar alguns dos domínios da funcionalidade do paciente com dor cervical de origem mecânica, qualquer seja o tempo de sua duração. Uma revisão sistemática de 2010, conduzida por Ferreira e colaboradores, demonstrou que existem escalas disponíveis para detectar prejuízos na funcionalidade de indivíduos com dor cervical, embora a maior parte deles envolva a detecção de limitações de atividade e restrição de participação[5]. Até o momento, os autores não encontraram instrumento específico que avalie a interação entre todos os diferentes domínios que compõem a funcionalidade para essa condição de saúde específica, ou *core sets* específicos baseados na CIF para tal. A seguir, trataremos de dois instrumentos usados para avaliação do impacto funcional da dor cervical, sendo um instrumento geral e outro específico, já adaptado para a população brasileira.

O primeiro instrumento refere-se à escala anteriormente mencionada, *Patient-Specific Functional Scale* (PSFS)[2]. Embora ele não seja específico para a região da coluna cervical, ele é válido e confiável para detectar limitações de atividade e participação de pacientes com diversas condições musculoesqueléticas, podendo captar informações relevantes não detalhadas no outro questionário específico, denominado Índice de incapacidade relacionada ao pescoço (*Neck Disability* [NDI])[6]. O NDI é uma modificação do Índice Oswestry usado em pacientes com dor lombar. Existem outros instrumentos relatados na literatura os quais o fisioterapeuta pode conhecer e utilizar, embora a maior parte dos estudos apresente com mais frequência os anteriormente descritos.

Entendendo que a dor da paciente envolve também questões contextuais de família e história pessoal que inclui componentes de ansiedade, torna-se importante investigar o quadro de saúde atual da paciente, sendo o SF-36 uma boa alternativa de investigação. Ademais, existem escalas que mensuram o nível de estresse e depressão do paciente, caso seja pertinente a sua identificação, de acordo com a história relatada pela paciente. Um exemplo de questionário que permite avaliar este componente comportamental pode ser a própria avaliação do componente mental da saúde do indivíduo detectada pelo SF-36[3].

No exame físico, a avaliação inicial do paciente deve investigar a localização da dor e intensidade local. Podemos utilizar de medidas objetivas diretas e amplamente usadas na literatura, como a escala numérica de dor (*Numerical Pain Rating Scale* [NPRS]), mencionada previamente[1]. Outros instrumentos que permitem a quantificação e qualificação da dor incluem o questionário de dor de McGill[7].

O fisioterapeuta deve avaliar a amplitude de movimento ativo da coluna cervical, assim como da coluna torácica e de membros superiores, como forma de rastreamento do comportamento dos sintomas de dor e/ou restrição os quais a paciente pode apresentar. Essas mensurações devem incluir medidas por goniometria, assim como a avaliação de movimentos e posturas estáticas que pioram e aliviam a dor percebida[8]. Adicionalmente, o fisioterapeuta deve ser capaz de caracterizar a qualidade do movimento executado ou a disposição da paciente em se movimentar durante a avaliação.

A literatura em dor cervical mostra alguns testes importantes para identificar a extensão da disfunção muscular do segmento associada ao quadro de dor. Os mais descritos e com adequadas propriedades clinimétricas são: teste de flexão craniocervical[9] e teste de resistência de músculos flexores da cervical[10]. O primeiro, e mais utilizado, serve para avaliar, de maneira indireta, a função de músculos estabilizadores profundos da região anterior da coluna cervical, em especial da cervical baixa, em indivíduos com dor nessa região. O teste é utilizado com um equipamento simples e de baixo custo para implementação clínica, chamado Unidade de Biofeedback Pressórico (*Stabilizer*®), que funciona como uma espécie de manômetro que, inflado, registra a habilidade do indivíduo de produzir, em incrementos progressivos de força, a flexão craniocervical, realizada prioritariamente por flexores profundos (*rectus capitis anterior, rectus capitis lateralis, longus colli, longus capitis*) (Figura 39.2). Embora seja um teste indireto, avalia os músculos preconizados[9], e pode ser utilizado como instrumento avaliativo, assim como facilitador para a ativação desses músculos em estratégia terapêutica.

O teste de resistência de músculos flexores da cervical também pode ser útil na identificação de disfunções musculares associadas ao quadro[11]. Este teste, embora confiável, parece ser menos útil em detectar a diferença entre grupos de indivíduos com e sem dor cervical[2]. Em geral, quanto mais tempo o indivíduo persiste na posição, melhor sua habilidade com os músculos cervicais superficiais.

A mobilidade segmentar também tem sido recomendada nesses pacientes, por meio da avaliação manual do movimento acessório (artrocinemática) da vértebra, identificando, acima de tudo, mobilizações e locais dolorosos

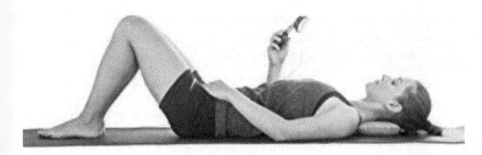

Figura 39.2 Teste de flexão craniocervical com o uso do *Stabilizer®*. Fonte: google images (site da empresa *Chatanooga*, Australia).

para a paciente. Destaca-se que essa avaliação traz resultados variáveis entre os examinadores, o que interfere na consistência de seus resultados[12]. Entretanto, as diretrizes e livros fundamentais de consulta para avaliação do segmento trazem este recurso de avaliação como uma das estratégias para o fisioterapeuta corroborar com a identificação de elementos associados a possível disfunção de movimento da coluna cervical.

Considerando a queixa de dor cervical e membro superior no caso clínico apresentado, existem testes especiais que podem ser utilizados para descartar o envolvimento de componentes neurais para a disfunção identificada. Alguns pacientes podem apresentar dor no membro superior, mas não ter características compatíveis com dor de origem radicular, ou seja, de comprometimento de raiz ou envoltório da raiz nervosa, incluindo dor em trajeto específico vinculado ao dermátomo, alterações associadas em miótomos, entre outras características. Para isso, um dos testes especiais mais comumente reportados seria o teste de Spurling. Embora não apresente bons níveis de sensibilidade, ele possui boa especificidade para descartar radiculopatia cervical[13]. Outros testes especiais podem ser selecionados para identificação de possíveis comprometimentos torácicos ou de tensão neural de membros superiores, quando necessário. Este teste, considerando o caso em questão, foi útil para descartar tais envolvimentos neurais, o que reforça a ideia de envolvimento primariamente de estruturas mecânicas e componentes musculoesqueléticos do segmento afetado.

RECURSOS DIAGNÓSTICOS PRIMÁRIOS PROPOSTOS

Recurso	O que avalia?	Como avalia?
NPRS[1]	Intensidade da dor	É a escala numérica de dor em que o paciente classifica sua dor em notas que variam de 0 a 10, de acordo com a intensidade da sensação. Nota zero corresponde à ausência de dor, enquanto nota 10 a maior intensidade de dor.
PSFS[2]	Capacidade funcional relativa ao quadro musculoesquelético apresentado	Por meio de escala numérica de 0 a 10 pontos, os pacientes são estimulados a identificar três atividades que têm dificuldade ou são incapazes de realizar. Zero corresponde a ser incapaz de realizar a atividade, e 10 a ser capaz de realizar a atividade. A pontuação total varia de 0 a 30. Quanto mais alta a pontuação, maior a capacidade funcional do paciente.
SF-36[3]	Autopercepção de qualidade de vida relacionada à saúde em geral	É um questionário multidimensional formado por 36 itens, englobados em 8 componentes (domínios): capacidade funcional, aspectos físicos, dor, estado geral da saúde, vitalidade, aspectos sociais, aspectos emocionais e saúde mental. Apresenta um escore final de 0 a 100, no qual zero corresponde a pior estado geral de saúde.
NDI[6]	Estado funcional de indivíduos com dor cervical	O questionário autorrelatado ou aplicado por examinador contém 10 itens, incluindo dor, cuidados pessoais, levantamento, elevação de carga, leitura, dores de cabeça, concentração, trabalho, dirigibilidade, sono e recreação.
Teste de flexão craniocervical[9]	Capacidade de ativação dos músculos flexores profundos do pescoço	O paciente se posiciona em decúbito dorsal, com os joelhos semiflexionados. O fisioterapeuta insufla o manguito da unidade de biofeedback pressórico em 20 mmHg na região lordótica da cervical. O paciente, então, realiza a flexão craniocervical em incrementos de pressão, por 10 segundos a cada incremento (22 mmHg, 24 mmHg, 26 mmHg, 28 mmHg e 30 mmHg).
Teste de resistência de músculos flexores da cervical[10]	Capacidade de resistência à fadiga	O paciente fica posicionado em decúbito dorsal, e deve levantar sua cabeça e pescoço de maneira voluntária e isométrica da maca, por um período prolongado. Embora não haja ponto de corte, quanto mais tempo ele permaneça na posição indica maior capacidade de resistência à fadiga deste grupamento muscular.
Teste de *Spurling*[13]	Alterações associadas a miótomos, como indicativo de radiculopatia cervical	Posiciona-se o paciente sentado com o examinador localizado por trás. Identifica-se o lado da dor cervical ou irradiação, pedindo-se, em seguida, para que o paciente incline levemente sua cabeça para o lado acometido. Em seguida, o examinador exerce uma força de compressão no topo da cabeça do indivíduo, exacerbando a compressão radicular, evidenciando a dor cervical e sua lateralidade, bem como pode haver irradiação para o membro superior homolateral. O teste pode ser executado também durante o movimento de extensão cervical.

Quadro 39.1 Avaliação do caso clínico segundo a Classificação Internacional de Funcionalidade, Incapacidade e Saúde (CIF)

	Funções e estruturas do corpo	Limitações de atividades	Restrição na participação
Perspectiva do paciente	Dor cervical com irradiação para membro superior esquerdo	Atividades domésticas e do trabalho	Responsável pelo orçamento familiar
	Restrição de mobilidade cervical		Dificuldade em preparar as refeições com a família
			Dificuldade para atender muitos clientes
Perspectiva do fisioterapeuta	Grau de força muscular reduzida para músculos flexores profundos da cervical	Comprometimento dos domínios capacidade funcional, aspectos físicos e dor do questionário SF-36	Comprometimento dos domínios aspectos sociais do questionário SF-36
	Grau de mobilidade cervical	Limitação para executar atividades ocupacionais no PSFS	Restrição de sua participação no trabalho no questionário NDI
	Dor à palpação em região cervical de c4-c5		
Fatores contextuais			
Pessoais			
• Sexo feminino			
• Casada com esposo sem emprego fixo			
• 1 filha			
• Proativa			
• Ensino médio incompleto			
• Cabeleireira			
• História prévia de transtorno de ansiedade			
Ambientais			
• Domicílio com dois pavimentos			
• Tarefa ocupacional desfavorável a sua queixa			

Baseado em tradução livre de esquema publicado em Rundell SD, Davenport TE, Wagner T. Physical Therapist Management of Acute and Chronic Low Back Pain Using the World Health Organization's International Classification of Functioning, Disability and Health. Phys Ther [Internet]. 2009 Jan 1;89(1):82–90. Available from: http://ptjournal.apta.org/cgi/doi/10.2522/ptj.20080113

Os instrumentos selecionados mostrarão o nível de comprometimento de estruturas e funções do corpo, permitindo a associação desses achados com a perspectiva do paciente sobre suas limitações de atividade e restrições em participação social. Assim, o perfil funcional desse paciente poderá ser traçado, e metas compatíveis tanto com a fisioterapia, quanto com outros profissionais que possam contribuir para a progressão do caso podem ser elaboradas de maneira tangível.

METAS E INTERVENÇÕES
Fisioterapia na pessoa com dor cervical mecânica

Em linhas gerais, serão traçadas as principais metas da fisioterapia oferecida à paciente com dor cervical de origem mecânica, e as intervenções com evidência robusta para alcançar os resultados desejados.

Metas
1. Redução do quadro doloroso
2. Aumento da amplitude de movimento articular

Para as duas primeiras metas acima especificadas, serão propostos procedimentos de mobilização articular cervical, com a combinação desses procedimentos com exercício ativo. A mobilização articular com *thrust* (técnicas de alta velocidade e baixa amplitude) da coluna torácica também pode ser usada em pacientes com queixa primária de dor cervical, principalmente quando aplicada nos segmentos mais proximais. Exercícios de alongamento e massagem podem ser usados para pacientes com dor cervical majoritariamente nos músculos mais envolvidos (escalenos anterior/médio/posterior, trapézio superior, elevador da escápula, peitoral menor e maior)[4,14]. Exercícios com movimentos repetidos em direção específica baseados no Método *McKenzie* podem ser utilizados em pacientes que apresentem preferência direcional sintomatológica ou mecânica, embora novos estudos sejam necessários para solidificar essa indicação[15]. Como a paciente do caso clínico não apresenta sinais e sintomas de compressão de raiz nervosa, não é indicada a realização de técnicas de mobilização neural e tração. Os exercícios ativos podem ser incorporados pela paciente durante sua rotina de trabalho, durante pausas e micropausas. Assim, os exercícios ativos serão úteis para que, em médio prazo, a paciente siga com maior habilidade para realizar movimentos que envolvam o segmento do pescoço e movimentos sustentados de membros superiores, tanto no trabalho, quanto em atividades domésticas (por exemplo, preparar refeições).

Metas
3. Melhora da função dos músculos anteriores profundos da coluna cervical
4. Aumento da resistência de músculos que compõem o complexo estabilizador da coluna cervical

Para atingir metas 4 e 5, a paciente será orientada e estimulada a realizar exercícios de resistência, de baixa carga, para treinar o controle muscular das regiões escapular e cervical. Inicialmente, são recomendados exercícios específicos de flexão craniocervical para ativação dos músculos flexores profundos e, posteriormente, exercícios isométricos de coativação dos flexores e extensores[4,14,16]. Estes exercícios, para facilitar o aprendizado e evitação de compensações segmentares, podem ser iniciados em supino (Figura 39.2), ou em prono, em se tratando de músculos posteriores, podendo evoluir para a posição sentada e em ortostatismo, sendo ainda trabalhados apenas os músculos que compõem o segmento cervical. A paciente deve ser treinada para não utilizar músculos acessórios cervicais respiratórios durante as manobras para que, assim, evite a ativação desnecessária deles durante o treinamento[17]. Ademais, os exercícios devem incorporar, progressivamente, números e tempo de execução visando à melhora da resistência muscular segmentar. Isto se torna relevante quando identificamos que a paciente pode referir dor na região após atender alguns clientes, no trabalho, ou após realizar muitas atividades na cozinha. Assim, a função dos músculos deve ser otimizada tanto em sua capacidade de recrutamento quanto de força e resistência à fadiga.

Metas
5. Prevenção da atrofia muscular por desuso e restauração da função muscular global
6. Otimização de sua capacidade laboral
7. Promoção do bem-estar físico e emocional

Em conjunto, as metas 5, 6, e 7 acima descritas serão alcançadas a partir de um programa de exercícios mais genéricos que envolva fortalecimento, treino de resistência e coordenação motora dos músculos do quadrante superior. A intenção para esses exercícios é interromper o ciclo vicioso de sedentarismo, prejuízo do desempenho e fatigabilidade fácil. Para atingir tal propósito, de início, a paciente será estimulada a realizar exercícios ritmados utilizando amplos grupos musculares[4]. Considerando o caso descrito e suas repercussões em atividades domésticas e ocupacionais, torna-se importante evoluir com a paciente em posições sentada e, posteriormente, em ortostatismo. Assim, nas posições mais úteis para a sua ocupação, ela poderá trabalhar para, progressivamente, restaurar de maneira integrada sua função muscular global. O fisioterapeuta deve estar atento para a maneira como a paciente realiza cada uma das atividades, as quais devem ser executadas de maneira harmônica, progressiva, simétrica, considerando toda a cadeia corporal e, em especial, com coordenação adequada para evitar padrões incorretos de movimentos em sua rotina de exercícios e em seu cotidiano.

Metas
8. Encaminhamento do paciente para exercícios em ambiente domiciliar e laboral
9. Orientações específicas visando evitar recidiva do quadro

Finalmente, reorganizar fatores ergonômicos no ambiente de trabalho (salão de beleza), estabelecer uma rotina de movimentos repetidos ou posição estática durante a jornada de trabalho e orientar uma melhor execução dos gestos no dia a dia são estratégias importantes para manter a paciente saudável e evitar uma recidiva do quadro, permitindo que continue contribuindo na renda familiar. Estimular a paciente a se manter o mais fisicamente ativa possível também é recomendável. Sabendo que a manutenção da vida ativa mostra-se fundamental para condições musculoesqueléticas e para a própria produtividade e satisfação no trabalho, o fisioterapeuta deve trabalhar estas metas de maneira interprofissional. A paciente do quadro descrito já realiza hidroginástica regularmente e, junto com o profissional de educação física, o fisioterapeuta pode planejar a inserção de estratégias terapêuticas para realização em solo e no meio aquático. Ademais, a discussão com este profissional será útil para que, em longo prazo, a paciente possa manter a mobilidade e aperfeiçoar a capacidade funcional obtida ao longo de sua reabilitação. Espera-se que com as metas e intervenções aqui propostas, o cuidado pessoal seja facilitado e que a paciente retorne a exercer suas atividades habituais e laborais da melhor forma possível e, ainda, que tenha garantido a participação social nas ações com sua família.

Referências

1. Cleland JA, Childs JD, Whitman JM. Psychometric properties of the Neck Disability Index and Numeric Pain Rating Scale in patients with mechanical neck pain. Arch Phys Med Rehabil. Jan 2008;89(1):69-74.
2. Horn KK, Jennings S, Richardson G, Vliet DV, Hefford C, Abbott JH. The patient-specific functional scale: psychometrics, clini-

metrics, and application as a clinical outcome measure. J Orthop Sports Phys Ther. Jan 2012;42(1):30-42.
3. Ware JE, Jr., Sherbourne CD. The MOS 36-item short-form health survey (SF-36). I. Conceptual framework and item selection. Med Care. Jun 1992;30(6):473-83.
4. Childs JD, Cleland JA, Elliott JM et al. Neck pain: Clinical practice guidelines linked to the International Classification of Functioning, Disability, and Health from the Orthopedic Section of the American Physical Therapy Association. J Orthop Sports Phys Ther. Sep 2008;38(9):A1-a34.
5. Ferreira ML, Borges BM, Rezende IL et al. Are neck pain scales and questionnaires compatible with the international classification of functioning, disability and health? A systematic review. Disabil Rehabil. 2010;32(19):1539-46.
6. MacDermid JC, Walton DM, Avery S et al. Measurement properties of the neck disability index: a systematic review. J Orthop Sports Phys Ther. May 2009;39(5):400-17.
7. Escalante A, Lichtenstein MJ, White K, Rios N, Hazuda HP. A method for scoring the pain map of the McGill Pain Questionnaire for use in epidemiologic studies. Aging (Milano). Oct 1995;7(5):358-66.
8. Magee DJ. Avaliação Musculoesquelética. 5a ed. Manole; 2010.
9. Jesus FM, Ferreira PH, Ferreira ML. Ultrasonographic measurement of neck muscle recruitment: a preliminary investigation. J Man Manip Ther. 2008;16(2):89-92.
10. Jull GA, O'Leary SP, Falla DL. Clinical assessment of the deep cervical flexor muscles: the craniocervical flexion test. J Manipulative Physiol Ther. Sep 2008;31(7):525-33.
11. Harris KD, Heer DM, Roy TC, Santos DM, Whitman JM, Wainner RS. Reliability of a measurement of neck flexor muscle endurance. Phys Ther. Dec 2005;85(12):1349-55.
12. Nyberg RE, Russell Smith A, Jr. The science of spinal motion palpation: a review and update with implications for assessment and intervention. J Man Manip Ther. Aug 2013;21(3):160-7.
13. Tong HC, Haig AJ, Yamakawa K. The Spurling test and cervical radiculopathy. Spine. Jan 15 2002;27(2):156-9.
14. Wong JJ, Shearer HM, Mior S et al. Are manual therapies, passive physical modalities, or acupuncture effective for the management of patients with whiplash-associated disorders or neck pain and associated disorders? An update of the Bone and Joint Decade Task Force on Neck Pain and Its Associated Disorders by the OPTIMa collaboration. The spine journal: official journal of the North American Spine Society. Dec 2016;16(12):1598-1630.
15. Kjellman G, Oberg B. A randomized clinical trial comparing general exercise, McKenzie treatment and a control group in patients with neck pain. J Rehabil Med. Jul 2002;34(4):183-90.
16. Ghaderi F, Jafarabadi MA, Javanshir K. The clinical and EMG assessment of the effects of stabilization exercise on nonspecific chronic neck pain: A randomized controlled trial. J Back Musculoskelet Rehabil. 2017;30(2):211-9.
17. van der Velde G, Yu H, Paulden M et al. Which interventions are cost-effective for the management of whiplash-associated and neck pain-associated disorders? A systematic review of the health economic literature by the Ontario Protocol for Traffic Injury Management (OPTIMa) Collaboration. The spine journal: official journal of the North American Spine Society. Dec 2016;16(12):1582-97.

Síndrome do Túnel Cubital

CAPÍTULO 40

Rodrigo Ribeiro de Oliveira

Observação: palavras e expressões listadas no Glossário do capítulo estão destacadas no texto com um asterisco.

APRESENTAÇÃO DO CASO CLÍNICO

Há quatro meses, uma mulher de 47 anos, costureira autônoma, viúva, mãe de quatro filhas, com ensino médio completo vinha apresentado alterações na região do cotovelo e da mão direita. Apesar disso, estava conseguindo desempenhar suas tarefas domiciliares e laborais sem perda do rendimento, e costumava produzir 100 camisas por dia (8h/dia). Contudo, a começar de um grande pedido de camisas (há 45 dias), a mulher aumentou sua produtividade média para 130 camisa/dia (12h/dia). Apesar de lograr êxito na entrega das camisas, há duas semanas, a costureira vem apresentando muita dor, formigamento e dificuldade em tarefas simples, estando completamente impossibilitada para trabalhar. Na última semana, veio procurar atendimento no ambulatório interdisciplinar de especialidades em traumato-ortopedia. A paciente foi acolhida e avaliada por uma equipe interdisciplinar.

Como queixa principal, a paciente relata perda de força na mão e alteração da sensibilidade no cotovelo direito, com prejuízo do desempenho laboral, tais como utilizar tesoura e a máquina de costura, além de dor noturna e alteração do sono. A paciente relata que, há três finais de semana, não tem conseguido participar de eventos na sua igreja, onde vinha desempenhando a função de manipuladora de bonecos nas missas para crianças. A equipe observou no exame físico do membro superior direito, que a paciente apresenta hipotrofia muscular na região hipotenar da mão, o cotovelo apresenta aumento do ângulo de carregamento (valgo do cotovelo), e não apresenta deformidade na fase medial ou lateral do cotovelo. Quando executada a palpação, alegou muita dor na região medial do cotovelo e do braço. A sensibilidade vibratória está diminuída e, ainda, relata presença de parestesia esporádica. A equipe discutiu a possibilidade de diagnóstico de hanseníase, apesar de não apresentar manchas cutâneas. No exame da mobilidade do cotovelo, a flexão passiva do cotovelo agravou os sintomas dolorosos. Os demais movimentos do cotovelo e punho não apresentaram alterações. A paciente *não* apresentou dor na face lateral do cotovelo ao realizar extensão do punho e dos dedos – indicando a ausência da epicondilite lateral do cotovelo. A manobra de Fröment* apresentou resposta positiva ao testar a mão direita. A paciente apresenta dificuldade para realizar a abdução do quinto dedo da mão direita (sinal de Wartenberg* positivo). Há 7 dias foram solicitadas radiografias para cotovelo e cervical, além de exame laboratorial baciloscópico em hanseníase e exame de eletrodiagnóstico. A paciente retornou ao ambulatório com os exames. A radiografia do cotovelo evidenciou normalidade anatômica, descartando compressões por calcificação, tumores ou deformidade do cotovelo. A eletroneuromiografia indicou redução da velocidade de condução do nervo ulnar na região do cotovelo direito. Não foram observadas alterações cervicais e o teste para hanseníase foi negativo. Outros exames físicos foram realizados, tais como para avaliar a força muscular do movimento de pinça, mensurada com dinamômetro para dedos. A paciente apresentou

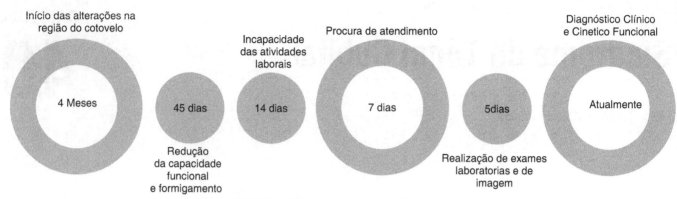

Figura 40.1 Linha do tempo da evolução clínica da paciente.

déficit médio de 43% quando comparado ao membro não acometido (esquerdo). O DASH (*Disabilities of the Arm, Shoulder and Hand*)* foi aplicado e foram encontrados comprometimentos no escore total e no domínio trabalho. Por meio da anamnese, do exame físico e pelos exames complementares, o diagnóstico nosológico da paciente é síndrome do túnel cubital*. A tomada de decisão da equipe foi desempenhar o tratamento conservador por seis meses. Caso, não haja melhora do quadro funcional e clínico a paciente será reavaliada e encaminhada para o serviço de cirurgia. Por ora, a paciente foi encaminhada para o serviço ambulatorial de fisioterapia para avaliação, que objetiva verificar a seriedade da condição funcional da paciente bem como traçar o seu plano de tratamento para reabilitação. Junto à indicação fisioterapêutica, a equipe médica prescreveu medicação oral anti-inflamória para ser administrada por quatro semanas. Ademais, está sendo acompanhada também por um profissional da psicologia para controle da ansiedade e cinesiofobia*. Após a alta, a paciente deseja retornar às atividades laborais habituais. Ela é costureira e trabalha seis dias na semana, em regime de 8 horas/dia. Ela é responsável pela maior parte do orçamento familiar. A Figura 40.1 apresenta a evolução clínica temporal da paciente de forma esquemática.

GLOSSÁRIO

Cinesiofobia: medo patológico de se movimentar e se machucar ou sentir dor.

DASH: um questionário com desenhos para mensurar a incapacidade e os sintomas do membro superior, que apresenta dois itens relacionados à função, seis itens relacionados a sintomas e três itens de avaliação da função social. Em adicional, existem dois módulos relacionados a atletas, músicos e funções laborais [2].

Manobra de Fröment: teste simples, realizado com o auxílio de uma folha de papel segurada pelo paciente com os dedos polegar e indicador, que, a depender da resposta, representa um indicativo de lesão do nervo ulnar[1].

Sinal de Wartenberg: teste simples. Solicita-se ao avaliado que estenda a palma da mão sobre uma superfície plana e lisa. Na sequência, o paciente deve realizar a abdução do quinto dedo e em seguida a adução. Caso o paciente não consiga, o sinal é considerado positivo para doença no nervo ulnar.

Síndrome do túnel cubital: condição compressiva do nervo ulnar no cotovelo. É a síndrome compressiva mais comum do cotovelo. O grau de lesão depende do grau de compressão e do tempo de duração. O diagnóstico da síndrome do túnel cubital compreende o conhecimento anatômico, a anamnese, o exame físico e o exame eletroneurodiagnóstico. O tratamento da condição é conservador quando se expressa de maneira leve ou moderado. O tratamento cirúrgico poderá ser considerado em casos mais graves[3].

Questões para discussão

1. Com base na condição de saúde da paciente, quais fatores contribuem para a limitação das suas atividades?
2. Quais as intervenções fisioterapêuticas mais adequadas?
3. Quais possíveis complicações podem interferir na fisioterapia?
4. Que precauções devem ser tomadas durante as intervenções propostas?
5. Qual o prognóstico da reabilitação fisioterapêutica?
6. Como os fatores contextuais podem influenciar os resultados esperados?

OBJETIVOS

- Reconhecer os padrões de alteração da funcionalidade nos indivíduos acometidos com síndrome compressiva do cotovelo.

- Descrever um plano de tratamento fisioterapêutico adequado para pacientes acometidos com síndrome compressiva do cotovelo em fase ambulatorial, tendo em mente a necessidade de estabelecer a classificação da gravidade do quadro.

- Estabelecer critérios para avaliar a resposta à intervenção durante as sessões de fisioterapia.

- Descrever ferramentas de avaliação da funcionalidade confiáveis para reconhecer a efetividade da intervenção proposta em curto prazo.
- Apresentar estratégias de atuação interprofissional para os cuidados gerais e psicossomáticos do paciente.
- Propor, após a alta, adaptação ergonômica no ambiente de trabalho e/ou apresentar ao paciente as devidas recomendações para atividades domiciliares com propósitos de evitar a recidiva.

AVALIAÇÃO E DIAGNÓSTICO DA FUNCIONALIDADE

A avaliação fisioterapêutica deverá manter o foco nos fatores causais da compressão do nervo ulnar, sendo a díade anamnese e exame físico-funcional de extrema importância [3,4]. O diagnóstico diferencial deverá preceder a intervenção fisioterapêutica. Contudo, a equipe interdisciplinar já excluiu outras condições que acometem o membro superior, tais como a epicondilite, radiculopatia cervical, presença de costela cervical, síndrome do desfiladeiro torácico e a síndrome de canal de Guyon (compressão distal do nervo ulnar no nível do punho com ausência de sintomas no nível do cotovelo) [5]. Dessa forma, a primeira tomada de decisão do fisioterapeuta deverá estabelecer a classificação de gravidade da condição.

Classificação para síndrome do túnel cubital

Os parâmetros de classificação para a síndrome do túnel cubital são norteadores do prognóstico fisioterapêutico. Para determinar se a paciente apresenta acometimentos leve, moderado ou grave recomenda-se a classificação de Dellon[6] (Tabela 40.1). Casos classificados como leve e moderado têm maior possibilidade de sucesso ao tratamento conservador. Pacientes com a condição em estágio grave são encaminhados à cirurgia de descompressão do túnel cubital.

Diversas estratégias poderão ser utilizadas para avaliar a sensibilidade, a motricidade e testes específicos. Seguem sugestões para sistematizar o processo de avaliação para a síndrome de túnel cubital de acordo com a classificação de Dellon.

Sensibilidade

A avaliação da parestesia é subjetiva. Tendo em vista que consiste em sensações cutâneas subjetivas frequentemente descritas como "formigamento" ou "dormência", sentidas na ausência de estímulo direto sobre o local. Dessa forma, sugere-se que a paciente observe a frequência da parestesia durante o dia. O método correntemente usado para o estudo da sensibilidade vibratória consiste no emprego de diapasões de frequência relativamente baixa. Pode-se utilizar um diapasão com 128 Hz de frequência aplicado à extremidade do quinto dedo e no epicôndilo medial e outras saliências ósseas. O procedimento deverá ser empregado em um ambiente calmo e com o paciente concentrado na tarefa. Inicialmente, o diapasão deverá ser aplicado sobre a clavícula do paciente de modo que ele vivencie o que será testado. Posteriormente, o paciente deverá fechar os olhos para não visualizar o local onde o examinador aplicará o diapasão. A aplicação é perpendicular com uma pressão constante. O fisioterapeuta deverá realizar o teste ao menos três vezes, alternando com uma simulação na qual o diapasão não vibre. O teste é positivo se o paciente responde corretamente a, pelo menos, duas das três aplicações, e negativo, isto é, redução da sensibilidade vibratória, com duas a três respostas incorretas. A sensibilidade tátil superficial poderá ser avaliada com o estesiômetros – Monofilamentos de nylon de *Semmes-Weinstein*[7]. A redução da sensibilidade tátil será determinada pela diminuição ou ausência da sensibilidade com filamentos mais finos, de acordo com o Quadro 40.1.

Motricidade

Para avaliar a motricidade fina da mão recomendam-se estratégias para mensurar a coordenação dinâmica das mãos e a força dos movimentos de pinça. A coordenação dinâmica da mão é avaliada através de escalas de desenvolvimento motor. Seguem duas sugestões de estratégias para avaliar a coordenação da mão.

Tabela 40.1 Adaptação da Classificação de Dellon para a síndrome de túnel cubital[6]

	Sensibilidade	Motricidade	Testes
Leve	Parestesias esporádicas, percepção vibratória aumentada, sem alteração da sensibilidade tátil	Fraqueza subjetiva, perda da coordenação	Flexão do cotovelo e sinal de Tínel podem ser positivos
Moderado	Parestesias esporádicas, percepção vibratória normal ou diminuída, leve alteração da sensibilidade tátil	Fraqueza perceptível na pinça, com hipotrofia leve	Flexão do cotovelo positiva, sinal de Tínel positivo e dificuldade de cruzar os dedos anular e médio
Grave	Parestesias persistentes, percepção vibratória diminuída e incapacidade de discriminação tátil, moderada alteração da sensibilidade tátil	Fraqueza perceptível na pinça, com hipotrofia muscular intensa	Flexão do cotovelo positiva, sinal de Tínel positivo e incapacidade de cruzar os dedos anular e médio

Quadro 40.1 Interpretação da avaliação da sensibilidade tátil

Primeira resposta é do filamento da cor	Interpretação
Verde (0,05 g)	Sensibilidade tátil normal na região da mão
Azul (0,20 g)	Sensibilidade tátil reduzida na região da mão
Violeta (2,0 g)	Sensibilidade tátil protetora reduzida na região da mão
Vermelho-escuro (4,0 g)	Perda da sensibilidade tátil para mão

1. *O labirinto*: traçar com um lápis uma linha contínua da entrada até a saída de um desenho de labirinto e, imediatamente, iniciar outro labirinto. Após 30 segundos de repouso, começar o mesmo exercício com a outra mão. Como parâmetros utiliza-se que a linha não deveria ultrapassar o labirinto mais de duas vezes com a mão dominante e mais de três vezes com a mão não dominante; além da comparação do tempo de realização da tarefa entre as mãos.

2. *Bolinhas de papel*: o paciente deverá fazer uma bolinha compacta com pedaço de papel de seda (5 cm x 5 cm) utilizando apenas uma das mãos, a palma deverá estar para baixo, e é proibida a ajuda da outra mão. Após 15 segundos de repouso, o mesmo exercício deve ser realizado com a outra mão. Deverá ser observado o tempo máximo de realização da tarefa. Duração máxima: 15 segundos para a mão dominante e 20 segundos para a mão não dominante. Tempo superior poderá indicar redução da funcionalidade do membro testado. Observar se há sincinesias (movimentos involuntários).

Para determinar e comparar os valores das forças isométricas de preensão do movimento de pinças sugere-se a utilização da dinamometria. O dinamômetro específico para pinça é o padrão ouro para avaliação da força.

Testes específicos

Diferentes testes são propostos para avaliar a condição de alteração do nervo ulnar. Isoladamente, os testes não apresentam eficácia para diagnosticar a síndrome do túnel cubital, no entanto, a comunhão dos resultados de dois ou mais testes e a anamnese são determinantes para o diagnóstico clínico e para determinar a gravidade. Entre estes testes, cujos achados devem ser interpretados de forma associada, podem ser citados o teste de flexão de cotovelo, o sinal de Tínel e o teste de cruzar os dedos.

Condição física

De acordo com a Classificação de Dellon para a síndrome de túnel cubital, a paciente foi classificada no estágio moderado da condição, fortalecendo a tomada de decisão em conduzir o tratamento de forma conservadora [9]. Contudo, para elaboração do plano terapêutico, o exame físico deverá superar os limites da avaliação e classificação proposta por Dellon. O exame inicial da paciente deve investigar diversas possibilidades de alterações estruturais, tais como a hipotrofia muscular da região hipotenar, presença de mão em garra ulnar (últimos dois dedos em flexão), deformação angular do cotovelo em valgo e aumento da tensão miofascial no trajeto do nervo ulnar. Ademais, a avaliação funcional com questionários e escalas poderá ser o principal desfecho para o acompanhamento da paciente.

Com a presença da dor no cotovelo, redução da força dos músculos intrínsecos da mão e alteração da sensibilidade tátil a paciente deverá apresentar redução da capacidade funcional. Déficits na execução de tarefas simples poderão ser observadas na vida diária da paciente. Abrir e fechar uma torneira, segurar um objeto, carregar uma sacola de supermercado com o cotovelo flexionado a 90 graus são algumas funções que podem ser prejudicadas e devem ser investigadas.

A complexidade da síndrome do túnel cubital está no ciclo negativo estabelecido, ou seja, se a paciente não exerce funções com o braço acometido, a condição poderá se agravar e, dessa forma, a capacidade funcional irá reduzir ainda mais e, consequentemente, agravará ainda mais a sua condição de saúde. Entretanto, o excesso de tarefas também é um fator preponderante para desencadear o agravamento dos sintomas [10]. Observemos que, ao aumentar a demanda de trabalho em magnitude e duração, a paciente agravou sua condição significantemente. Dessa forma, a estratégia terapêutica deverá focar nos fatores causais da condição, estabelecendo a inversão do ciclo e a melhora clínica e funcional da paciente e, ainda, progredindo a conduta terapêutica com estratégias a curto, médio e longo prazo.

Propõe-se a realização de uma inspeção detalhada para avaliação das características morfológicas das mãos e cotovelos. A utilização de fotos para registro poderá reduzir a subjetividade entre a avaliação e a reavaliação. Para quantificar medidas angulares, sugere-se a goniometria dos dedos, punho e principalmente do cotovelo [11]. Devendo dar ênfase ao ângulo do úmero com o rádio (ângulo de carregamento) com o braço em extensão e perpendicular ao corpo. Essa mensuração indicará o alinhamento normal do braço no plano frontal, quando apresentar 11 a 13 graus. Valores acima de 13 graus indicam o cotovelo valgo. Sugere-se a comparação entre o cotovelo acometido com o membro não acometido [12].

Para medidas de capacidade funcional, as sugestões são os questionários DASH e PRTEE. *Disabilities of the Arm, Shoulder and Hand* (DASH), que tem desenhos para mensurar a incapacidade e os sintomas do membro superior, apresenta dois itens relacionados à função, seis itens relacionados a sintomas e três itens de avaliação da função social. Em adicional, existem dois módulos relacionados a atletas, músicos e outras profissões [2,13]. A opção específica para cotovelo seria o questionário *Patient-Rated Tennis Elbow Evaluation* (PRTEE). Ele foi desenvolvido para avaliar a eficácia de intervenções para tratar tendinopatia do cotovelo, no entanto, vem se mostrando um eficiente instrumento para avaliação da capacidade funcional em pacientes com diferentes condições no cotovelo [14]. Esses questionários oferecem dados importantes para direcionar as condutas fisioterapêuticas necessárias ao restabelecimento da capacidade funcional do paciente com síndrome do túnel cubital.

Do ponto de vista da alteração do sono, sugere-se observar a posição em que a paciente dorme, uma vez que pode estar ocorrendo sobrecarga na articulação do cotovelo durante o sono, principalmente se as posições envolvem a flexão maior que 45 graus de flexão e/ou se a paciente coloca o braço em posição de compressão (abaixo da cabeça ou do corpo). Caso a condição dolorosa noturna seja relevante, recomenda-se o uso de uma órtese que limite a flexão durante o sono da paciente.

Outro aspecto que poderá ser de extrema importância para a conduta fisioterapêutica é a condição ergonômica das tarefas domiciliares e, principalmente, do ambiente de trabalho. Tarefas que necessitam do apoio do cotovelo podem agravar ou até mesmo ser o fator causal da condição. Sendo a paciente costureira, a utilização intensa do braço associada ao apoio do cotovelo na mesa da máquina, é possível que o fator ergonômico seja extremamente relevante.

RECURSOS DIAGNÓSTICOS PROPOSTOS

Recurso	O que avalia?	Como avalia?
Manobra de Fröment [1]	Lesão do nervo ulnar	Consiste em solicitar ao paciente que segure uma folha de papel entre o polegar e o indicador com as duas mãos. Isto é feito através da ação do adutor longo do polegar. O teste é positivo para lesão do nervo ulnar quando a paciente não consegue manter o papel preso pela adução do polegar e tenta mantê-lo com a ação do flexor longo do polegar e do flexor profundo do dedo indicador, ambos inervados pelo nervo mediano [1].
Sinal de Wartenberg [1]	Lesão do nervo ulnar	Solicita-se ao avaliado que estenda a palma da mão sobre uma superfície plana e lisa, tal como uma mesa. Na sequência, o paciente realiza a abdução do quinto dedo e em seguida a adução. Caso o paciente não consiga, o sinal é considerado positivo.
Dinamômetro para dedo [15]	Pico de força isométrica do movimento de pinça	O posicionamento dos indivíduos durante a coleta deverá ser sentado e com o cotovelo a 90° de flexão, de acordo com as recomendações da Sociedade Americana de Terapeutas da Mão (SATM) e da Sociedade Brasileira de Terapeutas da Mão e do Membro Superior (SBTM). A tarefa deverá ser realizada três vezes para cada pinça e comparar com a mão contralateral. Diferença maior que 15% na comparação entre as médias da mão acometida e não acometida deverá ser investigada.
DASH (*Disabilities of the Arm, Shoulder and Hand*) [13]	Questionário com desenhos para mensurar a incapacidade e os sintomas do membro superior	O DASH consta de 30 questões autoaplicáveis e dois módulos opcionais, sendo um para atividades esportivas e musicais e outro para atividades de trabalho. Os itens informam sobre o grau de dificuldade no desempenho de atividades; a intensidade dos sintomas de dor, fraqueza, rigidez e parestesia; o comprometimento de atividades sociais; a dificuldade para dormir e o comprometimento psicológico, tendo como referência a semana anterior à aplicação do instrumento. O DASH utiliza uma escala de Likert de 5 pontos e o escore total varia de 0 (sem disfunção) a 100 (disfunção severa). O cálculo do escore total é feito somando-se as 30 primeiras questões; do valor encontrado subtrai-se 30 e divide-se por 1,2; enquanto nos módulos opcionais da soma encontrada subtrai-se 4 e divide-se este valor por 0,16.
Sensibilidade (i) vibratória e (ii) tátil [6,7]	(i) Avalia a capacidade de perceber o estímulo vibratório (ii) Avalia a capacidade de perceber o estímulo tátil Para ambos, a ausência da percepção poderá indicar alteração do nervo	(i) A sensibilidade vibratória consiste no emprego de diapasões de frequência relativamente baixa. Pode-se utilizar um diapasão com 128 Hz de frequência aplicado à extremidade do quinto dedo e no epicôndilo medial e outras saliências ósseas. O procedimento deverá ser empregado em um ambiente calmo e com o paciente concentrado na tarefa. Inicialmente, o diapasão deverá ser aplicado sobre a clavícula do paciente de modo que ele vivencie o que será testado. Posteriormente, o paciente deverá fechar os olhos para não visualizar o local onde o examinador aplicará o diapasão. A aplicação é perpendicular com uma pressão constante. O fisioterapeuta deverá realizar o teste ao menos três vezes, alternando com uma simulação na qual o diapasão não vibre. O teste é positivo se o paciente responde corretamente a, pelo menos, duas das três aplicações, e negativo, isto é, redução da sensibilidade vibratória, com duas a três respostas incorretas. (ii) A sensibilidade tátil poderá ser avaliada com o estesiômetros – Monofilamentos de nylon de *Semmes-Weinstein* com diferentes espessuras e cores [7]. A redução da sensibilidade tátil será determinada pela diminuição ou ausência da sensibilidade com filamentos mais finos. Ver Quadro 40.1.

Recurso	O que avalia?	Como avalia?
Testes específicos com interpretação associada dos achados [6,7] (i) Teste de flexão do cotovelo (ii) Sinal de Tínel (iii)Teste de cruzar os dedos	(i) Presença de compressão no cotovelo que repercute com agravamento da dor (ii) Compressão do nervo percutido (iii) Verifica efetividade motora dos músculos inervados pelo nervo ulnar.	(i) O avaliador deverá realizar a flexão passiva do cotovelo com leve compressão articular. Devido ao aumento da pressão no túnel, o sujeito que apresenta a síndrome deverá relatar o agravamento do sintoma – dor [8]. (ii) O avaliador deverá realizar percussão sobre o nervo ulnar na região do cotovelo. O sinal é positivo quando ocasiona dor, dormência ou disestesias no território de inervação do nervo ulnar [8]. (iii) O paciente deverá ser orientado a sobrepor o dedo anular ao médio com a mão apoiada em uma superfície plana[8].
Goniometria [11,12]	Mensura grau de movimento passivo e ativo	Para a avaliar o movimento de flexão o teste deverá ocorrer no plano sagital. O paciente poderá ficar sentado ou em pé. O eixo do equipamento deverá ser posto no epicôndilo lateral do úmero na região do cotovelo com braço aduzido. O movimento de extensão é considerado o retorno da flexão. Amplitude Articular normativa é de 0 a 145°.
Patient-Rated tennis elbow evaluation [14]	Questionário específico para avaliar a dor e a função do cotovelo	O questionário limita-se a cinco questões de dor e dez questões de função. A pontuação total de 100 pode ser calculada somando o escore de dor (soma dos cinco itens) e o escore deficiência (soma dos 10 itens, dividida por 2)

Quadro 40.1 Avaliação do caso clínico segundo a Classificação Internacional de Funcionalidade, Incapacidade e Saúde (CIF)[16]

	Funções e estruturas do corpo	Limitações de atividades	Restrição na participação
Perspectiva do paciente	Perda de força na mão	Atividades do trabalho	Afastamento do trabalho
	Alteração da sensibilidade	Dificuldade para costurar	Afastamento da atividade na igreja (pastoral)
	Dor noturna	Incapacidade de manipular bonecos	
Perspectiva do fisioterapeuta	Alteração da angulação do cotovelo (ângulo de carregamento) e aumento da compressão na estrutura	Comprometimento funcional (DASH)	
	Redução da sensibilidade tátil (monofilamentos)	Domínio de trabalho (DASH)	
	Grau de força muscular reduzida		
Fatores contextuais			
Pessoais			
• Sexo feminino			
• Viúva			
• 4 Filhas			
• 47 anos de idade			
• Ensino médio completo			
• Costureira			
• Católica			
Ambientais			
• Em tratamento por equipe interdisciplinar			
• Fazendo uso de medicação anti-inflamatória			
• Ambiente de trabalho – Condições ergonômicas			

Baseado em tradução livre de esquema publicado em Rundell SD, Davenport TE, Wagner T. Physical Therapist Management of Acute and Chronic Low Back Pain Using the World Health Organization's International Classification of Functioning, Disability and Health. Phys Ther [Internet]. 2009 Jan 1;89(1):82–90. Available from: http://ptjournal.apta.org/cgi/doi/10.2522/ptj.20080113

METAS E INTERVENÇÕES

Fisioterapia na pessoa com redução da funcionalidade inerente à síndrome do túnel cubital direito de classificação moderada

Em linhas gerais, serão traçadas as principais metas da fisioterapia oferecidas ao paciente com síndrome do túnel cubital submetido ao tratamento conservador (não cirúrgico), bem como as intervenções mais adequadas para alcançar os resultados desejados

Metas
1. Empoderamento da paciente
2. Implementar estratégias para reduzir os efeitos da compressão no cotovelo
3. Reduzir a dor noturna e controlar a cinesiofobia

Para as metas 1, 2 e 3 acima especificadas, serão propostas estratégias de educação em saúde, prescrição de órtese para o cotovelo, além de estratégias para reduzir o estresse em valgo no cotovelo. Uma abordagem positiva do fisioterapeuta será muito importante para estabelecer a aliança terapeuta-paciente. A paciente deverá estar ciente da anatomia do seu braço e dos prováveis motivos (compressão) das suas queixas. Ensinar a paciente a perceber e evitar as suas tarefas diárias (movimentos, posturas) que produzem os sintomas poderá minimizar o impacto da compressão[1,3-4]. Para que os benefícios almejados sejam alcançados, é importante que seja destacado que durante o tratamento, a paciente deverá ser encorajada a manter sua mobilidade diante das desagradáveis limitações que ocorrem nessa fase. Uma boa medida é oferecer à paciente instruções prévias acerca das expectativas com a fisioterapia durante essa fase crítica do tratamento. Uma estratégia para a adesão da paciente é a distribuição de materiais impressos com informações simples, como por exemplo tarefas que deverão ser realizadas, contemplando com clareza as suas contraindicações e ainda a sintomatologia que indica que a atividade deva ser interrompida. Além disso, o apoio da equipe interdisciplinar reforçando a importância dessas medidas otimiza ainda mais essa estratégia. Assim, a paciente entenderá que seu quadro não é grave e que ela tem importante papel para o processo terapêutico. Inicialmente, a paciente deverá ser orientada a evitar atividade de apoio do cotovelo que necessite o emprego de carga em superfícies duras (mesa, máquina de costura). Educar a paciente sobre a melhor estratégia para carregar objetos, sacolas de mercado com o braço alinhado e evitando o estresse em valgo poderá evitar o aumento do estresse no nervo ulnar. A paciente deverá ser incentivada a perceber que o movimento correto é benéfico e não o fator causal do quadro doloroso.

Contudo, a sobrecarga da articulação do cotovelo deverá ser amplamente evitada durante o primeiro ano de reabilitação. Considerando a queixa álgica da paciente durante o sono, uma órtese que limite a flexão do cotovelo acima de 45 graus poderá ser utilizada[1].

Metas
4. Reeducação do quadro álgico
5. Restabelecimento da sensibilidade tátil
6. Restabelecimento da adequada da amplitude de movimento da mão e do braço
7. Recomendação para manutenção do estado ativo em ambiente domiciliar

Para atingir as metas 5, 6 e 7, a paciente deverá ser submetida aos recursos de sonidoterapia, laserterapia e terapia manual. Incialmente, o ultrassom terapêutico e o laser de baixa potência, poderão ser aplicados ao longo do trajeto do nervo ulnar, favorecendo o controle da inflamação e a melhor cicatrização de possíveis microlesões neurais, reduzindo, consequentemente, o quadro álgico [17]. A crioterapia poderá ser aplicada para diminuir a dor em áreas sintomáticas. Deve-se ter cuidado com a aplicação de crioterapia em tempo superior a 40 minutos, já que efeitos adversos foram relatados quando o frio foi aplicado sobre a área onde o nervo é superficial[4]. A combinação da redução da compressão e o restabelecimento neural facilitarão a normalização da sensibilidade tátil e vibratória.

Recursos de mobilização do tecido mole e/ou liberação miofascial da região do trajeto do nervo ulnar também poderão ser aplicados para reduzir a rigidez tecidual. Caso a paciente relate dor, a técnica deverá ser suspensa imediatamente. Recursos de mobilização articular deverão ser aplicados de acordo com as queixas apresentadas pela paciente. Caso a paciente apresente quadro doloroso, as manobras deverão ser de grau I ou II; no entanto, se a redução da mobilidade apresentar-se mais evidente, as manobras poderão ter maior amplitude e menor velocidade – graus III e IV, destacando-se que as mobilizações deverão ser realizadas na articulação do cotovelo, punho, mão e dedos.

Um ensaio clínico tem sustentado a aplicabilidade do recurso de mobilização neural, também conhecido como neurodinâmica [18]. O recurso deverá ser aplicado para redução da fibrose intraneural e extraneural, aumento do fluxo vascular e axoplasmático e restabelecimento da mobilidade dos tecidos próximos ao nervo ulnar. A mobilização neural deverá incluir técnicas de deslizamento, que visam deslizar o nervo por movimentos alternados de pelo menos duas articulações. A técnica desliza o nervo ulnar sem tensionar o nervo[18,19].

Exercícios de mobilização passiva do cotovelo, punho e mão associados a decoaptação articular, em arco não doloroso deverão ser intensificados. A paciente receberá um guia ilustrado de exercícios para mobilidade articular e neural de acordo com os exercícios que tragam alívio da dor. Os exercícios de mobilização neural deverão ser aplicados em movimentos livres de dor e sem tensão. Para controlar a dor e os efeitos inflamatórios dos exercícios de deslizamento e de mobilidade articular, a paciente deve ser recomendada a aplicar compressas frias durante 15 minutos após os exercícios domiciliares [1,18].

Metas
8. Restabelecimento da força muscular
9. Aumento da mobilidade e da independência do paciente

Em conjunto às metas 4 a 7 acima descritas, será progressivamente incluído um programa de exercícios resistidos. Com esses exercícios têm-se a intenção de melhorar a força e a independência da paciente (metas 8 e 9).

Para atingir tal propósito, de início a paciente será submetida a exercícios de aquecimento e coordenativos. Atividades de flexão e extensão dos dedos e punhos, abdução do quinto dedo, e as pinças deverão ser cuidadosamente trabalhadas para facilitar o fortalecimento da musculatura envolvida. A progressão dos exercícios deverá respeitar os sintomas da paciente. Ela receberá diversos estímulos e, para tanto, será aplicado uma periodização semanal com diferentes tarefas e intensidades, que mesclam exercícios específicos e gerais, de maior carga e de maior frequência com menor carga. Exercícios de punhos e dedos com estratégias artísticas (por exemplo, artesanato e pintura) e manipulação de fantoches serão considerados para potencializar a força e a independência da paciente. Ademais, será iniciado o processo de reinserção da paciente nas tarefas anteriormente realizadas (costura e manipulação de bonecos, principalmente), observando a promoção do seu bem-estar físico e emocional.

Metas
10. Promoção do bem-estar físico e emocional
11. Retorno ao trabalho

Em sequência, a implementação de estratégias para reinserção da paciente às tarefas laborais será extremamente importante para o sucesso de todo processo anterior. As tarefas laborais deverão ser amplamente analisadas e, caso necessário, propostas de adaptações e alterações na estação de trabalho deverão ser realizadas [1,3,4]. Aumentar a altura da cadeira, colocar apoio de superfície macia na mesa, melhorar a organização dos objetos na estação são algumas das possibilidades que deverão ser consideradas. Uma boa medida é oferecer novamente à paciente instruções em materiais impressos com informações simples, tais como a realização de aquecimento prévio, pausas com exercícios de mobilidade articular e neural, exercícios de alongamento após a tarefa laboral, entre outros. Com as condutas aqui propostas, a participação da paciente nas atividades na igreja também será favorecida.

Referências

1. Lund AT, Amadio PC. Treatment of cubital tunnel syndrome: perspectives for the therapist. Journal of Hand Therapy. 2006; 19(2): 170-9.
2. Gabel CP et al. A modified QuickDASH-9 provides a valid outcome instrument for upper limb function. BMC musculoskeletal disorders. 2009; 10 (1):161.
3. Trehan SK, Parziale JR, Akelman E. Cubital tunnel syndrome: diagnosis and management. Medicine and Health Rhode Island.2012; 95 (11): 349.
5. Svernlöv B et al. Conservative treatment of the cubital tunnel syndrome. Journal of Hand Surgery (European Volume). 2009, 34 (2): 201-7.
6. Assmus H et al. Cubital tunnel syndrome–a review and management guidelines. Central European neurosurgery.2011; 72 (02,): 90-8.
7. Dellon AL. Review of treatment results for ulnar nerve entrapment at the elbow. The Journal of hand surgery.1989;14 (4): 688-700.
8. Gelberman RH et al. Sensibility testing in peripheral-nerve compression syndromes. An experimental study in humans. J Bone Joint Surg Am.1983; 65 (5): 632-8.
9. Novak CB et al. Provocative testing for cubital tunnel syndrome. The Journal of hand surgery. 1994; 19 (5): p. 817-20.
11. Dellon AL, Hament W, Gittelshon A. Nonoperative management of cubital tunnel syndrome An 8☐year prospective study. Neurology. 1993.43(9):1673.
12. Szabo RM, Kwak C. Natural history and conservative management of cubital tunnel syndrome. Hand Clinics; 2007 23 (3): 311-8.
13. Santos JDM dos et al. Reliability inter and intra-tester in angular measures by photogrammetry versus goniometry. Fisioterapia em Movimento. 2011;24 (3): 389-400.
14. Bari W, Alam M, Omar S. Goniometry of elbow carrying angle: a comparative clinical study on sexual dimorphism in young males and females. International Journal of Research in Medical Sciences. 2015; 3 (12):3482-84.
15. Ebersole GC et al. Validity and responsiveness of the DASH questionnaire as an outcome measure following ulnar nerve transposition for cubital tunnel syndrome. Plastic and reconstructive surgery. 2013; 132(1): 81e-90e.
16. Macdermid JC. The Patient-Rated Tennis Elbow Evaluation (PRTEE)© User Manual. Hamilton, Canada: School of Rehabilitation Science, McMaster University, 2007.
17. Mathiowetz V et al. Reliability and validity of grip and pinch strength evaluations. The Journal of hand surgery.1984; 9.2: 222-6.
18. Rundell SD, Davenport TE, Wagner T. Physical Therapist Management of Acute and Chronic Low Back Pain Using the World Health Organization's International Classification of Functioning, Disability and Health. Phys Ther [Internet]. 2009 Jan 1;89(1):82-90. Available from: https://pubmed.ncbi.nlm.nih.gov/19008329/
19. Ozkan FU et al. New treatment alternatives in the ulnar neuropathy at the elbow: ultrasound and low-level laser therapy. Acta Neurologica Belgica. 2015; 115(3): 355-60.
20. Oskay D et al. Neurodynamic mobilization in the conservative treatment of cubital tunnel syndrome: long-term follow-up of 7 cases. Journal of manipulative and physiological therapeutics. 2010;33 (2):156-63.
21. Coppieters MW, Bartholomeeusen KE, Stappaerts KH. Incorporating nerve-gliding techniques in the conservative treatment of cubital tunnel syndrome. Journal of manipulative and physiological therapeutics. 2004;27 (9): 560-8.

Assimetria Postural em Criança Pré-escolar

CAPÍTULO 41

Kátia Virgínia Viana Cardoso

Observação: palavras e expressões listadas no Glossário do capítulo estão destacadas no texto com um asterisco.

APRESENTAÇÃO DO CASO CLÍNICO

Criança tímida, pouco comunicativa, massa corporal 14 kg, altura 99 cm. Aos 2 anos e 7 meses de idade chegou para avaliação fisioterapêutica com a mãe relatando assimetria* de membros inferiores (Figura 41.1A) e quedas durante a marcha. A mãe relatou perdas gestacionais de repetição e apresentou cavidade uterina com septo uterino.

A criança foi avaliada na semana anterior por ortopedista, cuja hipótese diagnóstica foi anteversão do colo do fêmur*; foi solicitado raio X de abdômen simples em incidência anteroposterior (AP) que apresentou os seguintes achados: partes moles e estruturas ósseas sem alterações; psoas e sombras renais identificadas normais; ausência de imagens radiopacas na projeção do aparelho urinário; distribuição

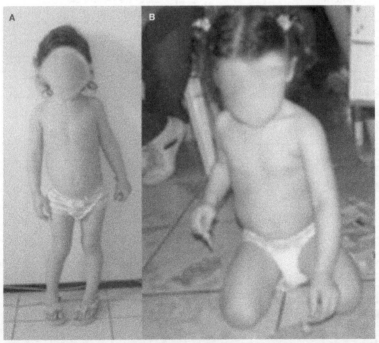

Figura 41.1A Assimetria de membros inferiores. **B**. Postura preferencial ao sentar.

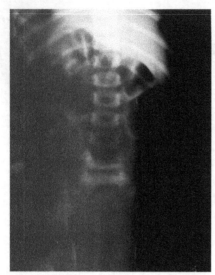

Figura 41.2 Raio X de abdômen simples em AP.

gasosa intestinal normal (Figura 41.2). A mãe da criança recebeu, então, as seguintes orientações médicas: mudança da postura da criança ao dormir e acompanhamento anual da assimetria. Durante avaliação do fisioterapeuta foi observado pés planos hiperpronados*, geno valgo* assimétrico mais evidente à esquerda, marcha em rotação interna de quadril e postura ao sentar em rotação interna de quadril (Figura 41.1B). Foi realizada a avaliação postural com o protocolo do Software de Avaliação Postural* (SAPO) (Quadro 41.1) e a baropodometria* que apresentou para a avaliação dinâmica os dados expressos na Tabela 41.1.

A avaliação estática mostrou: 116 cm^2 de superfície total, 193,7 g/cm^2 de pressão máxima, 120,7 g/cm^2 de pressão média, 62 cm^2 (53,4%) de superfície e 7,3 kg (52,2%) de carga do pé esquerdo e 54 cm^2 (46,6%) de superfície e 6,7 kg (47,8%) de carga do pé direito. A assimetria para superfície podal foi igual a 15,8% e para carga podal igual a 8,9%. A criança apresentava quedas frequentes durante o caminhar e ao correr no ambiente doméstico e na creche-escola. O teste *Timed Up and Go* (TUG)* modificado para crianças pré-escolares foi realizado e a média do tempo obtido foi de 8,2 segundos. Em ambiente escolar a criança permanecia sempre procurando estar próximo a um adulto, e durante as práticas psicomotoras em grupo procurava ficar próximo aos cantos da sala e brincava sozinha.

Tabela 41.1 Achados da baropodometria dinâmica

	Superfície	Carga	Pressão máxima	Pressão média	Velocidade	Step	Cadência
Pé esquerdo	62 cm^2	74,8 kg	283,1 g/cm^2	225,8 g/cm^2	84,5 cm/s	37 cm	76,7 passos/min
Pé direito	21 cm^2	25,2 kg	840,5 g/cm^2	666,7 g/cm^2	87,5 cm/s	30 cm	87,37 passos/min

Quadro 41.1 Medidas em graus do protocolo do Software de Avaliação Postural (SAPO)

Medidas segundo o protocolo SAPO		
Vista anterior	Valor de referência (graus)[1]	Valor medido (graus)
Cabeça		
Alinhamento horizontal da cabeça	0,0	-1
Tronco		
Alinhamento horizontal dos acrômios	0,8	2,7
Alinhamento horizontal das espinhas ilíacas anterossuperiores	-0,9	2,2
Ângulo entre os dois acrômios e as duas espinhas ilíacas anterossuperiores	-1,8	-0,6
Membros inferiores		
Ângulo frontal do membro inferior direito	-4,3	-2,5
Ângulo frontal do membro inferior esquerdo	-5,2	-2,4
Diferença no comprimento dos membros inferiores (D-E)		-0,9
Alinhamento horizontal das tuberosidades das tíbias		1,7
Ângulo Q direito	16,2	12
Ângulo Q esquerdo	16,6	26
Vista posterior	Valor de referência (graus)[1]	Valor medido (graus)
Tronco		
Assimetria horizontal da escápula em relação à T3	-9,3	32,7
Ângulo perna/retropé direito	-1,1	6,2
Ângulo perna/retropé esquerdo	2,0	-5,4

Vista lateral direita	Valor de referência (graus)[1]	Valor medido (graus)
Cabeça		
Alinhamento horizontal da cabeça (C7)		43,6
Alinhamento vertical da cabeça (acrômio)		9,2
Alinhamento vertical do tronco		2,1
Ângulo do quadril (tronco e coxa)		-4
Alinhamento vertical do corpo		4,2
Alinhamento horizontal da pélvis		-25,6
Membros inferiores		
Ângulo do joelho		-0,8
Ângulo do tornozelo		84,7

Vista lateral esquerda	Valor de referência (graus)[1]	Valor medido (graus)
Cabeça		
Alinhamento horizontal da cabeça (C7)		45,6
Alinhamento vertical da cabeça (acrômio)		18,7
Tronco		
Alinhamento vertical do tronco		3,9
Ângulo do quadril (tronco e coxa)		6,8
Alinhamento vertical do corpo		2,9
Alinhamento horizontal da pélvis		-27,8
Membros inferiores		
Ângulo do joelho		11
Ângulo do tornozelo		82

Projeção do Centro de Gravidade (CG)

Assimetria no plano frontal: (%):19,4
Assimetria no plano sagital: (%):36,9
Posição da projeção do CG relativo à posição média dos maléolos (plano frontal): (cm): 1,8
Posição da projeção do CG relativo à posição média dos maléolos (plano lateral): (cm): 4,2

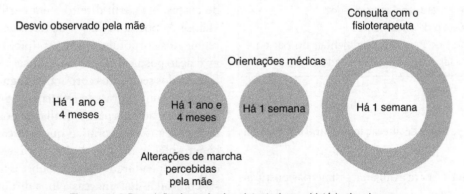

Figura 41.3 Descrição dos achados detectados na história da criança.

GLOSSÁRIO

Anteversão do colo do fêmur: o ângulo de declinação do colo do fêmur pode ser definido como o ângulo formado entre o plano dos côndilos femorais e um plano passando através do centro do colo e cabeça femoral[2]. Quando há anteversão do colo do fêmur significa dizer que o plano transverso passa posteriormente ao centro da cabeça femoral.

Assimetria: diferença igual ou superior a 10% ou 15% entre parâmetros avaliados.

Baropodometria: é um exame que avalia as pressões plantares (pressão sob a planta do pé) durante a postura bípede (de pé) ou a marcha (caminhada).

Geno valgo: alteração ao nível dos joelhos no plano frontal (vista de frente), mostrando um ângulo de abertura medial ("joelhos afastados").

Pés planos hiperpronados: é um formato específico dos pés que se apresentam com diminuição do arco plantar, determinando assim que, na posição em pé, a planta do pé toque o chão por inteiro, com desvio lateral do pé.

Software de Avaliação Postural (SAPO): programa de computador que, a partir de fotografias digitalizadas do indivíduo a ser avaliado posturalmente, permite a mensuração de várias propriedades.

***Timed Up and Go* (TUG)**: é um teste que avalia a mobilidade dos membros inferiores, mensurando o tempo que a criança leva para levantar, andar 3 m e sentar novamente em uma cadeira.

Questões para discussão

1. Quais processos de avaliação da funcionalidade confiáveis poderiam ser utilizados para complementar as avaliações posturais?
2. Qual (is) a(as) intervenção(ões) mais adequada(as)?
3. Que evidências científicas são encontradas com propostas de intervenção para o caso apresentado?
4. Qual o prognóstico desse paciente?
5. Como os fatores contextuais e ambientais do paciente podem influenciar os resultados esperados?

OBJETIVOS

- Reconhecer os padrões de alteração postural em crianças pré-escolares.
- Estabelecer critérios para avaliar as assimetrias posturais em idade pré-escolar.
- Descrever ferramentas de avaliação de funcionalidade confiáveis para complementar as avaliações posturais realizadas.
- Descrever um plano de tratamento fisioterapêutico adequado para crianças pré-escolares com alteração postural.
- Apresentar estratégias de atuação interprofissional para o acompanhamento da saúde postural da criança pré-escolar.
- Ter clareza das possíveis influências ambientais que possam interferir no prognóstico de crianças com assimetrias posturais em idade pré-escolar.
- Propor avaliação e intervenção em aspectos ambientais que possam interferir nas assimetrias posturais de crianças em idade pré-escolar.

AVALIAÇÃO E DIAGNÓSTICO DA FUNCIONALIDADE

A assimetria na infância é um diagnóstico com um grande espectro de características e uma etiologia multifatorial[3]. Não há consenso sobre definição, nomenclatura e classificação. Dados sobre o curso natural são escassos. Há grande necessidade de uma gestão sistemática da assimetria na infância. O diagnóstico em casos de assimetria na infância refere-se à apresentação de forma; postura e movimentos, e doenças / distúrbios generalizados ou localizados, seguindo o fluxograma proposto por Van Vlimmeren[4] (Figura 41.4).

Avaliação funcional

No exame físico, inicialmente, a estatura (cm) e o peso (kg) devem ser mensurados utilizando uma balança antropométrica com precisão de 100 g de peso e 0,5 cm de altura. As correlações entre o peso para a idade devem ser feitas de acordo com a caderneta de saúde da criança para menina[5].

Propõe-se para avaliação da postura a utilização do SAPO, que possibilita a avaliação das crianças de frente, de costas, em perfil direito e em perfil esquerdo, para a análise da posição relativa de referências anatômicas dos segmentos corporais. Questões típicas quantificadas pela avaliação postural estão relacionadas à simetria da posição relativa dos segmentos corporais e ângulos articulares comparados a um padrão de referência[6]. Serão necessários os seguintes materiais para a avaliação postural: uma câmera fotográfica (é mais prático que esta câmera seja digital e com resolução mínima de 2 megapixels); um tripé; um fio de prumo pendurado no teto. Sobre o fio de prumo devem ser colocadas duas marcas a uma distância conhecida (sugerimos 0,5 m) para realizar a calibração da imagem no SAPO; marcas para colocar sobre os pontos anatômicos na criança (pequenas bolas de isopor de 15 mm e fita dupla face são uma boa solução); um espaço mínimo com cerca

Capítulo 41 • Assimetria Postural em Criança Pré-escolar

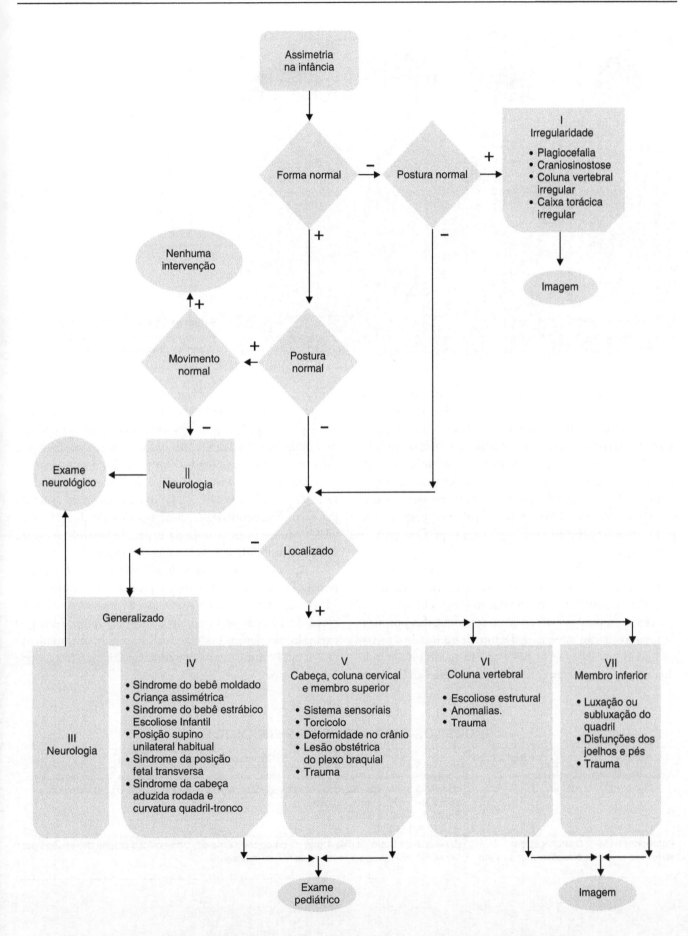

Figura 41.4 Fluxograma baseado em tradução livre de esquema publicado em Van Vlimmeren[4].

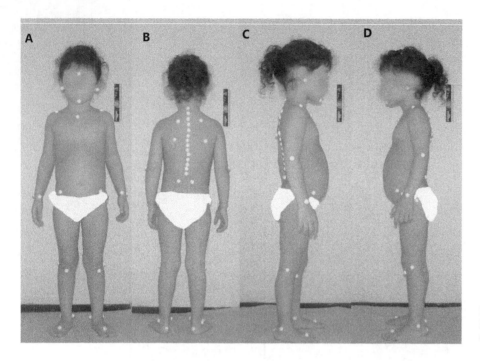

Figura 41.5A Posição de frente. **B**. Posição de costas. **C**. Posição de perfil direito. **D**. Posição de perfil esquerdo.

de 4 m x 1 m (para posicionamento do sujeito e espaço para enquadrar o sujeito na fotografia) (Figura 41.5).

A baropodometria eletrônica (Diagnostic Support [DIASU], Itália) é composta por uma plataforma modular com 4.800 sensores ativos resistivos, em uma faixa de 320 cm. A análise proporciona uma descrição e quantificação da distribuição das pressões plantares em repouso. Os seguintes parâmetros serão calculados: pressão máxima (g/cm²), pressão média (g/cm²), superfície (cm²) e carga (kg).

Podemos calcular a assimetria nos parâmetros baropodométricos durante a observação da postura estática.

Pelo menos 80% da população geral tem alterações nos pés, que, muitas vezes, podem ser corrigidas por meio de uma avaliação adequada. Diante desse quadro, torna-se necessário saber se os pés estão sofrendo ou gerando alterações para realizar uma avaliação criteriosa[7]. O exame clínico é primordial no diagnóstico, mas também existem algumas técnicas complementares que podem ser utilizadas nesse processo[8]. O estudo das impressões plantares permite o diagnóstico de diferentes patologias que acometem a estrutura podal, tais como pé cavo, pé plano, entre outras.

Do ponto de vista funcional, poderá ser realizado o teste *Timed Up and Go* (TUG) modificado para crianças pré-escolares, dentro da faixa de 1-5 anos de idade. O teste TUG fornece uma medida da capacidade confiável para avaliar a mobilidade funcional em crianças.

Após 10 minutos da realização do TUG, o *Jump Test* poderá ser realizado, este teste é preditivo para a força de MMII. É possível ainda a realização de mais um teste após cerca de 10 min de intervalo do fim do *Jump Test*; por exemplo, as crianças poderão realizar o teste de caminhada de 6 min (TC6min), em que o condicionamento físico pode ser avaliado.

RECURSOS DIAGNÓSTICOS PROPOSTOS

Recurso	O que avalia?	Como avalia?
Razão de simetria	Desalinhamento da postura	Calculamos a razão entre o menor e o maior valor das variáveis superfície (cm²) e carga (kg) podais, determinada pela seguinte equação, onde X_1 e X_2 são as variáveis com o mais alto e mais baixo valor, respectivamente[10]: Razão de simetria (RS) = $\mid 100 * X_1 \mid / \mid X_2 \mid$.
Baropodometria eletrônica	Distribuição das pressões plantares em repouso	Cada criança ficará na plataforma da baropodometria em uma posição bípede de repouso por 5s, sendo incentivada a ficar o mais relaxado possível.

Recurso	O que avalia?	Como avalia?
Timed Up and Go modificado para crianças pré-escolares	Mobilidade funcional de membros inferiores	A criança inicia o teste sentada em uma cadeira com braços, estável, que deve ser selecionada de acordo com a altura da criança. A cadeira deve ser posicionada de tal forma que não se mova quando a criança mudar de sentado para em pé. A criança deve ficar sentada com os pés apoiados no chão, com o quadril e joelhos em 90° de flexão. Uma fita de marcação poderá ser usada no chão, para apontar uma distância de 3 m da cadeira até a marca de uma estrela na parede. A realização de uma tarefa concreta será solicitada, em que a criança será convidada a tocar o alvo (estrela) na parede, em vez de instruções verbais mais abstratas do teste TUG padrão. As seguintes instruções devem ser solicitadas à criança de modo bem pausado e claramente: "Este teste é para ver como você pode levantar, andar e tocar a estrela e, em seguida, voltar a sentar". As crianças podem usar os calçados regulares, mas não serão autorizadas a ser assistidas por outra pessoa durante a realização do teste. Não há limite de tempo para a realização do teste e elas podem parar e descansar (mas não sentar), se necessário para fazê-lo. As instruções dadas serão: "Depois que eu disser "vai", você se levanta, caminha até tocar a estrela, e, em seguida, volta e senta-se na cadeira. Lembre-se de esperar até que eu diga "vai". Isso não é uma corrida, você deve andar e não correr. Não se esqueça de tocar a estrela, voltar e sentar-se na cadeira. O tempo será iniciado quando a criança deixar a cadeira e finalizado quando ela sentar novamente, a fim de medir o " tempo do movimento" apenas. Depois disso, o teste será realizado três vezes e o respectivo tempo será registrado. O tempo será medido em segundos. A média de três valores será documentada e utilizada para análise. O investigador deve sentar-se em uma cadeira com uma visão clara do examinado. O mesmo investigador realizará todos os procedimentos de teste para o estudo[11,12].
Jump test	Força de membros inferiores	Neste teste a criança será posicionada atrás de uma linha previamente demarcada, com os pés paralelos, ligeiramente afastados, joelhos semiflexionados, tronco ligeiramente projetado à frente. Ao sinal, a criança deverá saltar a maior distância possível. Serão realizadas três tentativas, registrando-se o melhor resultado. A medição é feita tomando por base o espaço entre o ponto de partida e o calcanhar após o salto.
TC6min	Condicionamento cardiovascular	O teste deve ser realizado em um espaço definido de 20 m de distância seguindo-se as recomendações padrão[9], sendo que as reavaliações deverão sempre ser no mesmo horário, e sob a supervisão do mesmo fisioterapeuta. As crianças deverão ser instruídas a andar, tanto quanto possível, em 6 minutos e receberão encorajamento verbal vigoroso padronizado, sendo avisadas a cada 30 segundos da distância percorrida e do tempo restante. O número de voltas realizadas em 6 minutos será registrado e as frequências cardíaca e respiratória bem como a pressão arterial serão coletadas em repouso, logo após os seis minutos de exercício, e durante um período de recuperação de 5 minutos[13].

Quadro 41.2 Avaliação do caso clínico segundo a Classificação Internacional de Funcionalidade, Incapacidade e Saúde (CIF)

	Funções e estruturas do corpo	Limitações de atividades	Restrição na participação
Perspectiva da mãe da criança	Assimetria de membros inferiores	Quedas frequentes durante o caminhar e ao correr no ambiente doméstico e na creche-escola	Em ambiente escolar a criança sempre procura estar próximo a um adulto
	Dificuldade ao deambular		Durante as práticas psicomotoras em grupo procura ficar próximo aos cantos da sala e brinca sozinha
Perspectiva do fisioterapeuta	Pés planos hiperpronados		
	Valgo assimétrico mais evidente à esquerda		
Fatores contextuais			
Pessoais			
• Sexo feminino			
• Idade pré-escolar			
• Tímida, pouco comunicativa			
Ambientais			
• Atendimento médico			
• Atendimento fisioterapêutico			

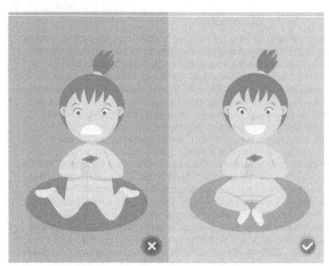

Figura 41.6A Maneira incorreta de sentar, em W. **B**. Maneira correta de sentar, de índio ou em lótus.

METAS E INTERVENÇÕES

Fisioterapia na criança pré-escolar com assimetria postural

Em linhas gerais, serão traçadas as principais metas da fisioterapia oferecida à criança pré-escolar com assimetria postural.

Metas
1. Prevenção de posturas que acentuem as assimetrias posturais
2. Acompanhamento da postura e dos fatores ambientais que interferem na postura até a adolescência

Para a meta 1, acima especificada, serão propostas orientações para a criança e seus pais ou cuidadores; a primeira seria evitar a postura sentada sobre os calcanhares e/ou sentar em "W" por períodos prolongados, estimulando a criança a sentar na posição de lótus ou como índio (quadril em flexão, rotação externa e abdução) (Figura 41.6). A segunda, observar e corrigir a postura ao dormir, evitando a rotação interna do quadril durante esta atividade e lembrando de utilizar colchão adequado para o peso da criança além de travesseiro com altura correta para a idade.

A terceira é observar o calçado; utilizar sandália ou sapato com flexibilidade e tamanho para a idade e permitir que a criança tenha experiência sensorial com os pés, andando na areia do parquinho, pisando a grama da pracinha ou simplesmente andando descalça em terrenos irregulares.

Para atingir a meta 2, a criança deve ser acompanhada anualmente até a adolescência pelo fisioterapeuta e ortopedista. Na avaliação fisioterápica, o profissional pode realizar exames como a avaliação da postura, utilizando o SAPO e a baropodometria estática e dinâmica, para comparar quantitativamente a regressão das assimetrias dos parâmetros como os alinhamentos das estruturas corporais e as pressões e carga plantares, podendo também avaliar a formação do arco plantar. Realizar testes funcionais como o TUG[11,12], *Jump test* e TC6m[13] para observar se houve a redução da incidência de quedas e o condicionamento para realizar esta atividade.

Metas
3. Reduzir as quedas durante a marcha e a corrida
4. Promover a interação da criança com o outro

Para as metas 3 e 4 serão propostas atividades psicomotoras que trabalhem o equilíbrio durante a marcha e a corrida, utilizando recursos como bolas, madeiras suspensas do solo, cordas, cones etc. A realização de circuitos psicomotores com obstáculos, atividades como andar sobre a corda ou em cima de madeira estreita suspensa, saltar, andar em um pé só são indicadas como estratégia de tratamento. Para a meta 4, essas atividades devem ser realizadas em pequenos grupos, com crianças de mesma idade, estimulando a interação entre elas.

Referências

1. Almeida P, Prudente GFG, de Sá FE, Lima LAO, Jesus-Moraleida FR, Viana-Cardoso KV. Postural and Load Distribution Asymmetries in Preschoolers. Motricidade. 2015; 11(4): 58-70.
2. Canto SRT, Filho GSA, Magalhães L, Moreira MQ, Ricardo F, Silva, RAV. Anteversão do colo do fêmur: avaliação clínica versus radiológica. Acta Ortop Bras. 2005; 13(4): 171.
3. Lafond D, Descarreaux M, Normand MC, Harrison DE. Postural development in schoolchildren: a cross-sectional study. Chiropr Osteopat. 2007; 15(1).
4. Van Vlimmeren LA, Helders PJM, Van Adrichem LNA, Engelbert RHH. Diagnostic strategies for the evaluation of asymmetry in infancy-a review. European Journal of Pediatrics. 2004; 163(4–5), 185-91.
5. Biblioteca Virtual em Saúde do Ministério da Saúde [homepage na internet]. Caderneta saúde criança menina 7ed [acesso em: 19 mar 2017]. Disponível em: http://bvsms.saude.gov.br/bvs/publicacoes/caderneta_saude_crianca_menina_7ed.pdf
6. Software para Avaliação Postural, 2011 [acesso em: 07 de março de 2017]. Disponível em: http://demotu.org/sapo/
7. Magee DJ. Avaliação musculoesquelética / Musculoskeletal assessment. Barueri, SP; Manole; 2010.
8. Bankoff ADP, Ciol P, Zamai CA, Schmidt A, Barros DD. Estudo do equilíbrio corporal postural através do sistema de baropodometria eletrônica. Revista Conexões. 2004; 2(2).
9. ATS Committee on Proficiency Standarts for Clinical Pulmonary Function Laboratories. ATS statement: guidelines for the six-minute walk tets. Am J Respir Crit Care Med. 2002; 166: 111-7.
10. Clark NC. Functional performance testing following knee ligament injury. Physical Therapy In Sport. 2001; 2: 91-105.
11. Dhote SN, Khatri PA, Ganvir SS. Reliability of "Modified Timed Up And Go" Test In Children With Cerebral Palsy. J Pediatr Neurosci. 2012; 7(2):96-100.
12. Nicolini-Panisson RD, Donadio MV. Normative values for the Timed 'Up and Go' test in children and adolescents and validation for individuals with Down syndrome. Dev Med Child Neurol. 2014;56(5):490-7.
13. Nsenga LA, Shephard RJ, Ahmaidi S. Six-Minute Walk Test In Children With Cerebral Palsy Gross Motor Function Classification System Levels I And Ii: Reproducibility, Validity, And Training Effects Arch Phys Med Rehabil. 2012; 93(12):2333-9.

Lombalgia

CAPÍTULO 42

Fabianna Resende de Jesus-Moraleida
Ana Carla Lima Nunes

Observação: palavras e expressões listadas no Glossário do capítulo estão destacadas no texto com um asterisco.

APRESENTAÇÃO DO CASO CLÍNICO

Paciente do sexo masculino, de 61 anos, casado, pai de duas filhas, com ensino fundamental completo, foi recebido há um mês pela equipe do Núcleo de Apoio a Saúde da Família (NASF) de um centro de saúde de sua cidade com quadro de dor lombar persistente com irradiação para membro inferior esquerdo. Como queixa principal, o paciente relata incapacidade para desempenhar seu trabalho, e dificuldade em subir escadas. Relata também que sua dor aparece em pontadas e em queimação, principalmente na região lombar, e espalha-se para a perna. Ele tem sentido essa dor há cinco anos, porém, no último ano, ela tem-se intensificado, impedindo-o de trabalhar, caminhar longas distâncias, carregar objetos acima de 3 kg, e subir e descer escadas. Ao início da avaliação, o paciente manifesta seu desejo de retornar às atividades laborais e domésticas habituais, e aponta seu receio de que a abordagem cirúrgica seja a única saída para a resolução de sua condição. Ele é porteiro e zelador de um grande prédio residencial, mas está afastado do trabalho pelo Instituto Nacional de Seguridade Social (INSS) há dois anos. Tem renda de um salário mínimo, da qual dependem três pessoas. Sua residência conta com dois pavimentos. No bairro onde reside, existe oferta de serviço de fisioterapia apenas no nível de atenção primária. O paciente é capaz de se deslocar até este centro, mas com auxílio de uma de suas filhas, devido a sua dificuldade de locomoção pela dor referida.

A equipe do NASF* encaminhou, então, o paciente para atendimento individual com o fisioterapeuta do centro de saúde respectivo. Em seu primeiro encontro com este profissional, o paciente reportou dor na região lombar de intensidade 8 em 10 pontos pela *Numeric Pain Rating Scale* (NPRS)*[1], e ausência de dor, no momento, no membro inferior, vista no diagrama do Questionário de Dor de McGill*. Ele relata que sua dor, no pior momento, é 9/10 pontos, e no momento de maior alívio é de 5/10 pontos. Ademais, a atividade agravante envolve subir escadas, possuindo dificuldade para o desempenho desta atividade de 0/10 pontos na *Patient-specific Functional Scale* (PSFS)[2]*, assim como nota de 19/24 pontos do questionário em versão brasileira Roland Morris[3]*, o que demonstra limitação completa para execução da atividade. O ato de sentar e permanecer nesta posição traz alívio da sintomatologia, ainda que não elimine totalmente o quadro. O paciente relata que iniciou acompanhamento médico do quadro há um ano, quando percebeu a piora, embora tenha procurado atendimento médico e fisioterápico há cinco anos, ao início da sintomatologia. Na época, o paciente não deu continuidade em seu atendimento por questões ocupacionais. Desde então, ele relata fazer uso de automedicação anti-inflamatória diariamente, mas o alívio dos sintomas tem sido mínimo e passageiro, e ele não tem conseguido retornar às suas funções. A saúde em geral do paciente apresenta alterações relacionadas ao tabagismo, etilismo, asma, diabetes mellitus tipo II e hipertensão arterial sistêmica assistidas por controle medicamentoso.

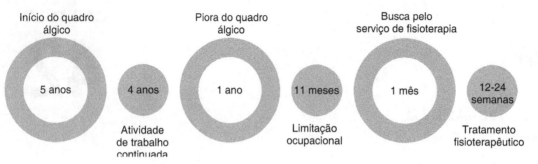

Figura 42.1 Linha do tempo da evolução clínica da paciente da admissão no serviço de fisioterapia e início do tratamento.

O paciente nega realizar exercícios físicos e não se mantém ativo fisicamente desde o início da sintomatologia.

O *Short Form Health Survey* (SF-36)[4]* foi aplicado e foram encontrados comprometimentos nos domínios de capacidade física, aspecto físico, dor, estado geral de saúde, vitalidade e aspecto social. Na Escala Tampa de Cinesiofobia[5]* o paciente apresentou 45 pontos, e na Escala de Autoeficácia[6]* para dor crônica foi evidenciada baixa autoeficácia[6]. O *Start Back Screening Tool*[7]* evidenciou que o paciente possui fatores psicossociais associados à queixa física e que merecem atenção especial da equipe que o acompanhará. A Figura 42.1 apresenta, de forma esquemática, a história clínica da paciente desde a admissão no serviço de fisioterapia ao início do tratamento.

GLOSSÁRIO

Dor lombar: dor em área delimitada entre a região inferior das costelas e pregas glúteas, com ou sem irradiação para membros inferiores.

Escala de autoeficácia para a dor crônica: escala específica para medir a percepção de autoeficácia e a capacidade para lidar com as consequências da dor, em pacientes com dor crônica.

Escala tampa de cinesiofobia: instrumento utilizado para avaliar o medo excessivo do indivíduo avaliado relativo ao movimento como elemento-chave para piora ou agravo do quadro de dor lombar.

***Núcleo de Apoio a Saúde da Família* (NASF)**: equipes multiprofissionais regulamentadas por Portaria governamental, atuando de forma integrada com as equipes de Saúde da Família na atenção primária.

***Numeric Pain Rating Scale* (NPRS)**: escala numérica de zero a 10 pontos, na qual o indivíduo indica a intensidade da dor percebida.

***Roland Morris Disability Questionnaire* (RMDQ – Br)**: questionário utilizado para caracterizar o nível de incapacidade relacionada à dor lombar percebida pelo indivíduo avaliado.

***Short Form Health Survey* (SF-36)**: o SF-36 é um instrumento genérico que avalia aspectos da qualidade de vida que estão diretamente relacionados à saúde do indivíduo.

***Start Back Screening Tool* (SBST)**: ferramenta de previsão clínica desenvolvida na atenção primária para identificar pacientes com dor lombar que estão em risco de limitações funcionais a longo prazo.

Questões para discussão

1. Com base na condição de saúde do paciente, quais fatores contribuem para a limitação das suas atividades?
2. Quais os principais métodos de avaliação do paciente com dor lombar crônica em nível de atenção primária?
3. Quais as intervenções mais adequadas no nível de atenção primária?
4. Que precauções devem ser tomadas durante as intervenções propostas?
5. Qual o prognóstico da reabilitação fisioterapêutica?
6. Quais possíveis fatores podem interferir na recuperação do paciente durante a proposta terapêutica da fisioterapia?
7. Como os fatores contextuais do paciente podem influenciar os resultados esperados?
8. Como se dá a atuação interprofissional no contexto da dor lombar?

OBJETIVOS

- Reconhecer os padrões de alteração de funcionalidade decorrente da dor lombar crônica na atenção primária.

- Descrever as principais ferramentas de avaliação da funcionalidade confiáveis aplicáveis ao paciente com dor lombar crônica, estabelecendo critérios para avaliar a resposta à intervenção.

- Descrever um plano de tratamento fisioterapêutico adequado para pacientes com dor lombar crônica, considerando as suas características individuais.

- Estimar o prognóstico do paciente.

- Identificar fatores preditivos de cronicidade ou persistência do quadro.

- Identificar os fatores contextuais que podem influenciar os resultados esperados.

- Apresentar estratégias de atuação interprofissional para os cuidados em nível de atenção primária do usuário com queixas de dor lombar crônica.

- Propor, após a alta do atendimento, o seguimento de estratégias terapêuticas com propósitos de manutenção de ganhos funcionais e reinserção ocupacional.

AVALIAÇÃO E DIAGNÓSTICO DA FUNCIONALIDADE

Previamente a qualquer estratégia de avaliação ou intervenção fisioterapêutica, o profissional deverá obter informações no prontuário do usuário no centro de saúde no qual ele é acompanhado, incluindo medicações em uso, acompanhamentos prévios do quadro e de suas outras condições de saúde em geral, e possíveis notificações da equipe multiprofissional responsável por seu acompanhamento. Atenção deve ser dada a qualquer indicação de restrição de atividade e de mobilidade, e ao período no qual o paciente precisou ser afastado do trabalho. Para a seleção das medidas a serem avaliadas na detecção de seu perfil funcional, o fisioterapeuta poderá lançar mão de *diretrizes* específicas baseadas na CIF para pacientes com dor lombar crônica[8]. Ao leitor interessado em aprofundar o tema, existem também *coresets* ou elementos extraídos da classificação CIF úteis para o tema dor lombar, disponíveis no próprio site da Organização Mundial de Saúde (OMS/WHO) (http://www.icf-core-sets.org/en/page1.php). O *World Health Organization Disability Assessment Schedule* (WHODAS 2.0) é um instrumento prático e genérico de avaliação de saúde e deficiência no âmbito populacional ou clínico. O WHODAS 2.0 fornece o nível de funcionalidade de seis domínios de vida, e pode favorecer a avaliação do paciente com dor lombar em todo o seu aspecto multidimensional, sendo pautado na CIF[9]. O manual em português está disponível em: http://apps.who.int/iris/bitstream/10665/43974/19/9788562599514_por.pdf.

Sendo a queixa do paciente atrelada a questões ocupacionais e cotidianas, o fisioterapeuta possui instrumentos específicos para avaliar domínios da funcionalidade do paciente, sobretudo voltados para limitações de atividade e restrição de participação, a partir de escalas desenvolvidas para pacientes com dor lombar crônica, como na versão brasileira do *Roland Morris Disability Questionnaire*[3], um instrumento específico para medir a incapacidade funcional de pacientes que sentem dor na coluna lombar. É composto de 24 questões que verificam a incapacidade funcional como resultado da dor lombar, relacionando-a às atividades de vida diária, à dor e à função. Embora não descrito no caso, o Índice de Incapacidade de Oswestry (ODI) é uma alternativa comumente utilizada para avaliar a incapacidade percebida em pacientes com dor lombar[10]. Outro instrumento que apresenta boas propriedades clinimétricas é a *Patient-Specific Functional Scale* (PSFS), uma escala de três itens, de fácil pontuação e aplicabilidade e que tem se mostrado bastante responsiva quando aplicada a indivíduos com dor lombar crônica[2].

Entendendo que a dor lombar crônica envolve não apenas a intensidade da dor, torna-se importante investigar outras características desta queixa que facilitem o rastreamento do tipo de dor percebida, se relacionada a patologias graves, acometimentos radiculares, ou se a dor tem caráter inespecífico e mecânico. Além de perguntas diretas sobre o tema, existem instrumentos que permitem a quantificação e qualificação da dor do indivíduo como o Questionário de Dor de Mcgill[11]. Este Questionário é um instrumento que possui reprodutibilidade e validade para medir a qualidade da dor musculoesquelética na população brasileira através de medidas quantitativas da dor que podem ser tratadas estatisticamente, promovendo a interação das qualidades sensoriais, afetivas e avaliativas do fenômeno doloroso.

Em uma perspectiva ampla, entendendo as restrições e as comorbidades que envolvem o quadro, instrumentos que mensuram a percepção de saúde geral tornam-se relevantes para extração de informações nessa temática. Assim, para avaliação de qualidade de vida, o questionário SF-36[4], mencionado anteriormente, tem a vantagem de ser mais abrangente nas informações referentes aos domínios, com razoável responsividade em estudos comparativos. No entanto, as medidas genéricas também têm a desvantagem de falta de especificidade e sensibilidade a populações específicas de pacientes.

A identificação de fatores afetivos ou cognitivos que coexistem com a apresentação da dor lombar permite ao profissional determinar a potencial influência psicossocial sobre a apresentação clínica da dor lombar. Os fatores psicossociais também vêm sendo identificados como aspectos modificáveis que influenciam o retorno ao trabalho[12]. Dessa forma, existem diversos instrumentos validados para a população brasileira que avaliam os fatores psicossociais.

Um instrumento que inclui aspectos físicos e psicossociais é o *STarT Back Screening Tool - Br* (SBST)[7] que fornece um ideia de prognóstico do paciente com dor lombar classificando-o em alto, médio ou baixo fator de risco para um mau prognóstico, auxiliando na proposta de um tratamento mais adequado às características individuais, como também acionando precocemente os demais profissionais da equipe multidisciplinar com a qual o fisioterapeuta está envolvido. Entre outros instrumentos, podemos destacar aqueles que investigam preliminarmente elementos chaves para possível não recuperação do quadro, como a *Center for Epidemiological Scale - Depression* (CES-D) para sintomas depressivos[13] em se tratando de um idoso, Escala Tampa de Cinesiofobia para mensurar o medo do indivíduo em relação ao movimento para agravamento do quadro doloroso[5], e escala de autoeficácia para dor crônica[6]. A autoeficácia é definida como as crenças e confiança que as pessoas têm na sua capacidade de produzir resultados desejados e positivos através do seu próprio comportamento. A baixa autoeficácia mostrou-se preditor de incapacidade a longo prazo em pessoas com dor crônica[14].

As crenças de evitação por medo são compostas pela cinesiofobia e catastrofização da dor. A cinesiofobia pode afetar o nível de atividade física e a capacidade de trabalho do paciente[14]. A catastrofização da dor é uma crença negativa de que a experiência dolorosa inevitavelmente resultará no pior resultado possível[15]. Estudos prospectivos sugerem que as crenças de evitação por medo são preditivas de dor lombar crônica, tornando a sua investigação importante para o prognóstico do paciente[14].

Caso o paciente apresente sinais importantes indicativos de barreiras psicológicas para o manejo de sua dor, o fisioterapeuta deve incluir estas questões em seu tratamento e, simultaneamente, acionar outros profissionais de sua equipe de saúde, como o psicólogo, para realizar uma abordagem dessas questões. Vale dizer que a condição deve ser abordada considerando esses aspectos, sem o detrimento de questões observáveis do ponto de vista biológico e psicossociais.

Condição física

No exame físico, a avaliação inicial do paciente deve investigar localização, caracterização e intensidade da dor, amplitude de movimento ativo da coluna lombar, podendo ser realizados movimentos combinados e/ou isolados de flexão anterior e lateral, rotação e extensão. A literatura descreve, dentro dessa investigação, o teste de flexão dedo ao chão (*Finger to floor distance test*) para avaliar a mobilidade anterior de tronco do paciente. Este é um teste com propriedades de mensuração adequadas e que pode mostrar tanto a restrição de movimento de um paciente com dor lombar, como pode trazer informações sobre sua disposição ou medo de se movimentar durante a flexão anterior de tronco[16]. A mobilidade de tronco pode também ser investigada com o auxílio de inclinômetros, que permitem melhor isolamento do movimento que ocorre no segmento toracolombar, além da inspeção visual da qualidade do movimento[8,17]. Esta observação do movimento inclui a análise de movimentos que possam provocar, centralizar ou reduzir a intensidade e a localização da dor do paciente.

De acordo com a necessidade investigada, o fisioterapeuta pode realizar testes de força e resistência muscular para os músculos superficiais e profundos do segmento que envolve tronco e quadris, e que fornece boa capacidade de estabilidade e função para a região lombar[8,18]. A avaliação da força dos extensores de tronco tem sido altamente correlacionada com o desenvolvimento e persistência da dor lombar.[18] Sobre os músculos profundos, um exemplo trazido por alguns autores seria a investigação indireta da habilidade de contração do transverso abdominal e outros músculos segmentares da região lombar como multífidos utilizando-se uma unidade de *biofeedback* pressórico (marca Chantanooga Group - Austrália) (Figura 41.2)

A função articular específica pode ser avaliada por meio da mobilidade do segmento vertebral, em que o examinador faz contato em pinça sobre o processo espinhoso vertebral e realiza uma pressão oscilatória em cada um dos níveis vertebrais comprometidos. A mobilidade do segmento pode ser caracterizada como normal, hipermóvel ou hipomóvel. A interpretação desse teste, que depende da percepção e experiência do examinador, tem baixa confiabilidade[19]. Ele tem sido utilizado em larga escala, na prática, para confirmar a presença de segmento doloroso compatível com a história e exame físico geral de mobilidade lombo pélvica do paciente com dor lombar.

Considerando a queixa de dor em irradiação do paciente, é importante escolher medidas que possam indicar se há comprometimento neural associado ao quadro. O *Single Leg Raise* ou Teste de Elevação da Perna avalia a mobilidade das meninges, nervos periféricos e tecidos moles através da manifestação ou não de dor irradiada para a perna, quando esta é elevada sem flexionar o joelho. Este teste apresenta boa confiabilidade, e o uso de inclinômetro é válido como estratégia de mensuração da elevação do membro inferior[20].

Essas medidas devem ser estimuladas para uso clínico, pois são capazes de mostrar o nível de comprometimento de estruturas e funções do corpo, permitindo a associação desses achados com a perspectiva do paciente sobre suas limitações de atividade e restrições em participação social. Ao mesmo tempo, são medidas que auxiliarão no processo anteriormente mencionado de descartar condições mais severas associadas ao quadro doloroso.

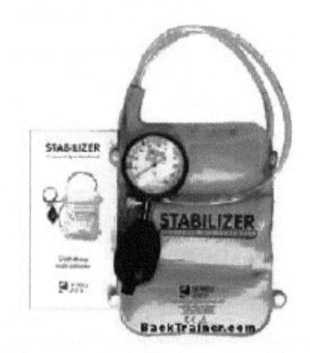

Figura 42.2 Unidade de biofeedback pressórico. (Fonte: Google Imagens)

RECURSOS DIAGNÓSTICOS PRIMÁRIOS PROPOSTOS

Recurso	O que avalia?	Como avalia?
WHODAS 2.0[9]	Fornece o nível de funcionalidade do indivíduo	É composto por 36 itens que permitem gerar pontuações para os seis domínios de funcionalidade (cognição, mobilidade, autocuidado, relações interpessoais, atividades de vida, participação) e calcular uma pontuação de funcionalidade geral. Para cada item que é respondido positivamente, uma pergunta subsequente questiona sobre o número de dias (nos últimos 30 dias) em que o entrevistado experimentou aquela dificuldade em particular. Está disponível em três versões: administrada por entrevistador, autoadministrada e administrada ao proxy.
Questionário de Dor de Mcgill[10]	Avaliar a dor, no seu aspecto quantitativo e qualitativo	O instrumento permite fornecer medidas quantitativas da dor que podem ser tratadas estatisticamente, promovendo a interação das qualidades sensoriais, afetivas e avaliativas do fenômeno doloroso. A primeira parte do questionário contém um esboço do corpo humano que permite a localização espacial da dor. A segunda parte busca coletar informações sobre as propriedades temporais da dor e as intervenções analgésicas utilizadas. A terceira parte, consiste de 68 descritores organizados em quatro grupos e 20 subgrupos. Os grupos referem-se aos seguintes componentes: sensoriodiscriminativo (subgrupos 1 a 10), afetivo-motivacional (subgrupos 11 a 15); cognitivo-avaliativo (subgrupo 16). Os subgrupos 17 a 20 envolvem itens diversos, correspondendo ao componente misto. Cada subgrupo é composto por 2 a 6 descritores qualitativamente similares, mas para cada descritor corresponde um número que indica sua intensidade. O índice de dor (ID) é obtido através do somatório da pontuação atribuída a cada palavra escolhida, classificadas em ordem crescente de intensidade.
Center for Epidemiological Scale - Depression (CES-D)[13]	Rastreio de sintomas depressivos em pessoas da comunidade	A escala consiste em 20 itens de zero a 3 pontos cada. Por meio dela, são avaliadas as frequências de sintomas depressivos experimentados durante a semana precedente à entrevista do indivíduo. Seus itens são perguntas sobre humor, sintomas somáticos, interações com os outros e funcionamento motor. Em idosos brasileiros, a suspeita de sintomas depressivos se levanta em pontuações maiores ou iguais a 11 pontos.
SBST[7]	Risco de mau prognóstico para dor lombar na atenção primária	À escala possui nove itens, podendo ser aplicada através de autorrelato ou por examinador. Destes itens, quatro são relacionados a dor lombar, disfunção e comorbidades associadas. Os cinco itens restantes avaliam fatores psicossociais relacionados a incômodo, catastrofização, medo, ansiedade e depressão. De acordo com a pontuação, o paciente pode apresentar baixo, médio ou alto risco para prognóstico ruim relacionado à recuperação do quadro de dor lombar.
NPRS[1]	Intensidade de dor	Consiste em questionar o paciente sobre a intensidade da dor presente, pedindo para que a identifique numa escala de 11 pontos, sendo zero (ausência da dor) e 10 (a pior dor que se pode sentir). O número escolhido pelo paciente será a intensidade da sua dor.
PSFS[2]	Capacidade funcional relativa ao quadro musculoesquelético apresentado	Os pacientes são estimulados a identificar três atividades que têm dificuldade ou são incapazes de realizar. Para cada atividade, devem marcar, numa escala de 11 pontos (onde o zero seria incapaz de realizar a atividade e 10 seria capaz de realizar a atividade), a sua capacidade de realizar cada atividade. A pontuação total varia de zero a 30 pontos. Quanto mais alta, maior a capacidade funcional do paciente.
SF-36[4]	Autopercepção de qualidade de vida relacionada à saúde	Trata-se de um questionário estruturado composto por 36 questões, respondidas de forma autorrelatada, divididas nos seguintes domínios: capacidade funcional, aspectos físicos, dor, estado geral de saúde, saúde mental, aspectos emocionais, vitalidade e aspecto social. Cada domínio tem uma pontuação máxima de 100 pontos. Quanto mais próximo de 100, melhor a qualidade de vida relacionada àquele domínio em questão.
RMDQ[3]	Incapacidade relacionada à dor lombar	Em um questionário de 24 itens, os pacientes são convidados a marcar as atividades diárias que apresentam dificuldade em realizar, sendo pontuado 1 para atividades com dificuldade e zero para atividades sem dificuldade. Quanto mais próxima de 24 (que representa a pontuação total), maior a incapacidade autorrelatada pelo paciente.
ODI[10]	Incapacidade relacionada à dor lombar	Em um questionário com 10 seções, os pacientes relatam de maneira objetiva informações sobre intensidade de dor e interferência do quadro em sua atividade diária e participação. Cada seção possui seis alternativas, de zero a 5 pontos e, quanto maior a pontuação, maior a interferência da dor lombar. Sua pontuação total consiste em dividir a pontuação total obtida sobre o número de respostas fornecidas multiplicadas por cinco.
Escala tampa de cinesiofobia[5]	Cinesiofobia ou medo de realizar movimentos	Consiste em um questionário de 17 itens a serem respondidos pelo paciente, que abordam afirmativas sobre o comportamento e intensidade dos sintomas. Para cada afirmativa o paciente pode marcar uma das quatro opções (discordo totalmente, discordo parcialmente, concordo parcialmente ou concordo totalmente), variando de 1 a 4 pontos. A pontuação total pode ser de 17 a 68 pontos, sendo que quanto maior a pontuação, maior o grau de cinesiofobia.

Recurso	O que avalia?	Como avalia?
Função de transverso abdominal por meio de unidade de biofeedback pressórico	Habilidade indireta do indivíduo em realizar a ativação do músculo transverso do abdômen	O paciente permanece em prono e a ele se solicita a sucção da região do abdômen inferior, sem uso da musculatura superficial. Nesta posição, a unidade permanece posicionada próximo à região de atuação do transverso do abdômen e, assim, com o avanço da contração, a unidade recebe menos pressão contra sua superfície.
Teste de flexão dedo ao solo[16]	Habilidade do indivíduo em realizar flexão anterior do tronco	O fisioterapeuta solicita que o paciente, posicionado em ortostatismo, realize flexão anterior do tronco com a manutenção dos joelhos em extensão. Após a execução do movimento, o fisioterapeuta usa uma fita métrica e determina a distância entre o terceiro dedo da mão do paciente e o solo.
Teste de movimentação da coluna lombar[8,17]	Teste de mobilidade para flexão e extensão de múltiplos segmentos do tronco	O fisioterapeuta solicita que o paciente, posicionado em ortostatismo, em posição neutra, realize flexão anterior ativa do tronco. O mesmo pode ser solicitado para flexão lateral e para extensão. Para flexão e extensão, o inclinômetro pode ser posicionado em região toracolombar e sacral, zerado e, a partir daí, o valor verificado para cada movimento executado pode ser aferido. O alinhamento do movimento deve ser frontal quando mensurada a habilidade de realizar a flexão lateral do segmento. Estes movimentos ativos são observados pelo fisioterapeuta, que observa a capacidade e a disposição para a qualidade do movimento executado.
Single Leg Raise[20]	Envolvimento de componente neurológico nos sintomas dolorosos de lombociatalgia	O fisioterapeuta posiciona o paciente em supino com membros inferiores estendidos. Nesta posição, o fisioterapeuta eleva o membro inferior acometido por dor ou outros sintomas, mantendo o joelho do paciente em extensão até à amplitude do arco de movimento de 90 graus. À presença de dor compatível com a história do paciente durante a elevação, em especial de 30 a 70 graus, indica possível irritação das meninges e, portanto, sinais neurais associados ao quadro.
Escala de autoeficácia para dor crônica[6]	Percepção da autoeficácia para o manejo da dor crônica	O paciente é convidado a responder uma escala composta por 22 itens e dividida em três fatores ou domínios: autoeficácia para o controle da dor, autoeficácia para função física e autoeficácia para controle dos sintomas. Para cada item, a pontuação varia de 10 a 100, de acordo com o grau de certeza que o paciente tem sobre determinada crença ou comportamento. Quanto mais altos os escores, maior a percepção de autoeficácia.

Quadro 42.1 Avaliação do caso clínico segundo a Classificação Internacional de Funcionalidade, Incapacidade e Saúde (CIF)

	Funções e estruturas do corpo	Limitações de atividades	Restrição na participação
Perspectiva do paciente	Dor lombar e em membro inferior	Atividades domésticas	Responsável pelo orçamento familiar
	Restrição de mobilidade de tronco e membros inferiores	Atividades do trabalho	Fazer compras na padaria
Perspectiva do fisioterapeuta	Grau de força muscular reduzida de maneira global	Limitação para subir escadas, agachar ou alcançar objetos no solo, segundo Roland Morris	Afastado do trabalho
	Grau de mobilidade lombo pélvica reduzida	Redução de capacidade física, aspecto físico, dor, estado geral de saúde, vitalidade e aspecto social, vista por meio do SF-36	
	Baixo limiar de dor em região lombar, vista por exame físico e questionários selecionados	Limitação para caminhar longas distâncias, carregar objetos acima de 3 kg, e subir e descer escadas	

Fatores contextuais

Pessoais

- Sexo masculino
- Casado
- 2 filhos
- 59 anos de idade
- Ensino fundamental completo
- Porteiro
- Baixa renda mensal
- Valor elevado de cinesiofobia

Ambientais

- Domicílio com dois pavimentos
- Uso de medicamentos analgésicos sem adequado controle
- Ambiente ocupacional desfavorável à sua locomoção
- Distância do Centro de Saúde até sua residência

Baseado em tradução livre de esquema publicado em Rundell SD, Davenport TE, Wagner T. Physical Therapist Management of Acute and Chronic Low Back Pain Using the World Health Organization's International Classification of Functioning, Disability and Health. Phys Ther [Internet]. 2009 Jan 1;89(1):82–90. Available from: http://ptjournal.apta.org/cgi/doi/10.2522/ptj.20080113

METAS E INTERVENÇÕES

Fisioterapia na pessoa com dor lombar crônica

Em linhas gerais, serão traçadas as principais metas da fisioterapia oferecida ao paciente com dor lombar, e as intervenções com evidências mais adequadas para alcançar os resultados desejados.

Metas
1. Redução do quadro doloroso
2. Aumento da amplitude de movimento articular

Para as metas 1 e 2, acima especificadas, serão propostos exercícios de baixa intensidade, incorporando movimentos repetidos e progressão na amplitude de movimento. A educação e o aconselhamento do paciente também devem ser priorizados, por meio de metodologias ativas que favoreçam o empoderamento e o autogerenciamento da dor[21]. Orientações quanto à neurofisiologia da dor e sobre técnicas domiciliares para alívio da dor são boas alternativas[22]. Nesta fase, deve-se estimular o paciente a identificar movimentos do seu dia a dia que estão associados à dor lombar, promovendo maior consciência corporal e buscando estratégias para realizá-los com menor ou nenhum sintoma. Desde o início do tratamento o paciente deve ser alertado para priorizar um estilo de vida ativo, evitando períodos longos de repouso na cama[23]. A literatura mais recente tem referido o uso de técnicas que integram corpo e mente para redução e adaptação do quadro doloroso e fatores psicológicos associados. Um exemplo seria o Pilates[24], ou mesmo técnicas de redução de estresse por meditação[25].

Metas
3. Redução da fraqueza de músculos estabilizadores de tronco
4. Redução dos níveis de cinesiofobia, em especial durante o movimento de flexão de tronco e de quadris

Para atingir as metas 3 e 4, o paciente será estimulado a realizar exercícios de reeducação neuromuscular, a fim de proporcionar estabilidade dinâmica do tronco, mantendo as estruturas lombopélvicas em posições intermediárias e menos sintomáticas durante atividades domésticas, ocupacionais e recreativas, progressivamente[26]. O estímulo ao estilo de vida ativo e o treino de atividades que se apresentam limitadas funcionais (como limitação para subir escadas, agachar ou alcançar objetos no solo), inicialmente as domésticas, evoluindo para atividades realizadas na ocupação, conforme o caso, de forma gradual e progressiva, pode ser alternativa para desconstruir crenças cinesiofóbicas e reforçar a autoeficácia do paciente[27]. São recomendados exercícios repetidos de flexão de tronco na posição supina, sentada e de pé para reduzir dor e incapacidade de indivíduos com dor lombar crônica, especialmente se o componente de dor irradiada estiver presente. Nesta fase deve-se prescrever exercícios domiciliares de fácil execução e que estejam de acordo com as metas propostas.

Metas
5. Prevenção da atrofia muscular por desuso e restauração da força muscular global
6. Aumento do condicionamento físico do paciente
7. Promoção do bem-estar físico e emocional

As metas 5, 6 e 7, acima descritas, serão alcançadas a partir de um programa de exercícios terapêuticos composto por atividades físicas progressivas, de baixa intensidade, com nível de aptidão submáximo, além de estratégias de promoção da saúde e cultivo de um estilo de vida ativo e saudável. São indicados exercícios aeróbicos, como caminhada, com objetivo de melhorar o condicionamento geral e manutenção de função[28,29]. Nesta perspectiva, exercícios de resistência e mobilidade geral também têm demonstrado efeitos positivos no bem-estar geral, funcionalidade e dor. A intenção com esses exercícios é interromper o ciclo vicioso presente no indivíduo com dor lombar crônica, composto pela redução do nível de atividade física, prejuízo do desempenho e fatigabilidade fácil, que reforça as crenças cinesiofóbicas e a redução na autoeficácia.

Estudos mostram que a prática de atividades físicas de lazer trazem benefícios físicos e mentais, influenciando positivamente a dor, a incapacidade e os fatores psicossociais associados[30]. Estudos que investigam resultados a longo prazo ainda são escassos neste tema, mas sabe-se a importância da atividade para dores crônicas em geral. Ademais, considerando a história do paciente, é fundamental que a ele seja indicada a abordagem de outros profissionais do NASF que possam auxiliá-lo no enfrentamento de sua condição, como o psicólogo e o assistente social. Por isso, o fisioterapeuta deve se engajar em todo o processo para que essa meta seja trabalhada desde o início da proposta reabilitadora.

Para que os benefícios almejados sejam alcançados, é importante o engajamento do paciente e seus familiares em todo o processo. Isso garantirá a adesão do paciente à proposta oferecida, trazendo benefícios a ele em curto, médio e longo prazo, relativos à satisfação com o tratamento, confiança com a equipe de trabalho, e melhora de desfechos funcionais relacionados à sua condição de saúde.

As metas 5, 6 e 7 também terão impacto nos domínios de capacidade física, aspecto físico, dor, estado geral de saúde, vitalidade e aspecto social do SF-36, registrados como alterados pelo fisioterapeuta.

Cabe ainda ressaltar que as metas 1 a 7 contribuirão conjuntamente para a melhoria na limitação de caminhadas de longa distância e facilitarão atividades como carregar objetivos acima de 3 kg e subir e descer escadas.

Metas
8. Encaminhamento do paciente para tratamento fisioterapêutico em grupo
9. Recomendações para manutenção do estado ativo em ambiente domiciliar e comunitário
10. Reinserção do paciente nas suas atividades ocupacionais

Na fase mais adiantada do tratamento, deve-se indicar um treinamento de reintegração comunitária que pode ocorrer através do tratamento em grupo intraunidade ou extraunidade básica de saúde, proporcionando socialização e compartilhamento de experiências entre os envolvidos. Esta abordagem em grupo, apesar de ser realizada com vários pacientes, deve estar centrada nas características individuais. Considerando a evolução da consciência corporal e educação do paciente, deve-se propor exercícios domiciliares pautados nos objetivos específicos do tratamento. O fisioterapeuta deve se certificar que o exercício foi totalmente compreendido pelo paciente e que será bem executado, evitando efeitos indesejados.

Durante todo o tratamento, deve ser reforçado o compromisso do paciente com a sua própria saúde e a necessidade de se manter ativo no seu dia a dia, dando preferência a atividades que promovam maior gasto energético. Um componente que pode contribuir nesse processo de mudança de comportamento é a introdução de material suplementar contendo instruções educacionais comentadas durante os atendimentos, além de figuras e descrição dos exercícios domiciliares a serem realizados. Esta pode ser uma estratégia para o aumento da adesão a rotina de exercícios[31].

O treino gradativo de atividades que o paciente referiu incapacidade (incluindo atividades domésticas e ocupacionais), o trabalho de fortalecimento muscular e condicionamento físico e a reinserção deste em atividades sociais irão colaborar fortemente para a realização das atividades ocupacionais e retorno ao mercado de trabalho. A análise dos fatores ambientais e psicológicos durante o processo de avaliação irá nortear estratégias domiciliares, comunitárias e ocupacionais de gerenciamento da dor. A proposta de alternativas viáveis para a execução das atividades é essencial, abrangendo estratégias de conservação de energia, proteção articular e modificações ambientais.

A abordagem interprofissional é fundamental para reintegração na participação social desse indivíduo[32].

Baseando-se nas metas a serem desenvolvidas em curto, médio e longo prazo, os instrumentos selecionados na avaliação permitirão o acompanhamento da progressão do quadro clínico e funcional do paciente, dando a possibilidade da realização de ajustes que favoreçam a melhor evolução. Após a alta, cada indivíduo, ciente da importância do estilo de vida ativo, deve estar apto à prática do exercício físico. Ademais, a equipe interprofissional poderá intervir para adaptação da função de maneira temporária para que, progressivamente, o paciente se torne apto a cumprir suas tarefas ocupacionais.

Ao longo de todo o processo, o paciente deve ser capacitado no sentido de entender os exercícios físicos e estratégias de treinamentos em grupos vinculados à comunidade (grupos de pilates, de atividade física e outras em sua rotina) como estratégias preventivas para recidivas, otimização e, em longo prazo, manutenção de sua melhora funcional. Exemplos práticos podem ser vistos em centros de saúde nos quais há grupos de saúde comandados por profissionais da área, sejam de nível superior, ou grupos gerais coordenados por agentes comunitários de saúde. A literatura tem mostrado que, em pacientes com dor crônica, o uso de grupos multidisciplinares em saúde pode ser ferramenta útil, embora não superior a outras abordagens, nessas situações.

Referências

1. Childs JD, Piva SR, Fritz JM. Responsiveness of the numeric pain rating scale in patients with low back pain. *Spine*. Jun 1 2005;30(11):1331-4.
2. Costa LO, Maher CG, Latimer J et al. Clinimetric testing of three self-report outcome measures for low back pain patients in Brazil: which one is the best? Spine. Oct 15 2008;33(22):2459-63.
3. Nusbaum L, Natour J, Ferraz MB, Goldenberg J. Translation, adaptation and validation of the Roland-Morris questionnaire--Brazil Roland-Morris. Braz J Med BiolRes. Feb 2001;34(2):203-10.
4. Ware JE, Jr., Sherbourne CD. The MOS 36-item short-form health survey (SF-36). I. Conceptual framework and item selection. Med Care. Jun 1992;30(6):473-83.
5. de Souza FS, Marinho Cda S, Siqueira FB, Maher CG, Costa LO. Psychometric testing confirms that the Brazilian-Portuguese adaptations, the original versions of the Fear-Avoidance Beliefs Questionnaire, and the Tampa Scale of Kinesiophobia have similar measurement properties. Spine. Apr 20 2008;33(9):1028-33.
6. Salvetti MdG, Pimenta CAdM. Validação da Chronic Pain Self-Efficacy Scale para a língua portuguesa. Archives of Clinical Psychiatry (São Paulo). 2005;32:202-10.
7. Pilz B, Vasconcelos RA, Marcondes FB, Lodovichi SS, Mello W, Grossi DB. The Brazilian version of STarT Back Screening Tool - translation, cross-cultural adaptation and reliability. Braz J Phys Ther. Sep-Oct 2014;18(5):453-61.
8. Delitto A, George SZ, Van Dillen LR et al. Low back pain. J Orthop Sports PhysTher. Apr 2012;42(4):A1-57.
9. Garin O, Ayuso-Mateos JL, Almansa J et al. Validation of the "World Health Organization Disability Assessment Schedule, WHODAS-2" in patients with chronic diseases. Health and

Quality of Life Outcomes. 05/1910/16/received05/19/accepted 2010;8:51-51.
10. Leclaire R, Blier F, Fortin L, Proulx R. A cross-sectional study comparing the Oswestry and Roland-Morris Functional Disability scales in two populations of patients with low back pain of different levels of severity. Spine. Jan 1 1997;22(1):68-71.
11. Escalante A, Lichtenstein MJ, White K, Rios N, Hazuda HP. A method for scoring the pain map of the McGill Pain Questionnaire for use in epidemiologic studies. Aging (Milano). Oct 1995;7(5):358-66.
12. Cancelliere C, Donovan J, Stochkendahl MJ et al. Factors affecting return to work after injury or illness: best evidence synthesis of systematic reviews. Chiropr Man Therap 2016;24(1):32.
13. Batistoni SST, Néri AL, Cupertino AP. Validade e confiabilidade da versão Brasileira da Center for Epidemiological Scale - Depression (CES-D) em idosos Brasileiros. Psico-USF. 2010;15:13-22.
14. Denison E, Asenlof P, Lindberg P. Self-efficacy, fear avoidance, and pain intensity as predictors of disability in subacute and chronic musculoskeletal pain patients in primary health care. Pain. Oct 2004;111(3):245-52.
15. Quartana PJ, Campbell CM, Edwards RR. Pain catastrophizing: a critical review. Expert Rev Neurother. May 2009;9(5):745-58.
16. Perret C, Poiraudeau S, Fermanian J, Colau MM, Benhamou MA, Revel M. Validity, reliability, and responsiveness of the fingertip-to-floor test. Arch Phys Med Rehabil. Nov 2001;82(11):1566-70.
17. Magee DJ. Avaliação Musculoesquelética. 5a ed: Manole; 2010.
18. Arab AM, Salavati M, Ebrahimi I, Ebrahim Mousavi M. Sensitivity, specificity and predictive value of the clinical trunk muscle endurance tests in low back pain. Clin Rehabil Jul 2007;21(7):640-7.
19. Fritz JM, Piva SR, Childs JD. Accuracy of the clinical examination to predict radiographic instability of the lumbar spine. Eur Spine J. Oct 2005;14(8):743-50.
20. Boyd BS. Measurement properties of a hand-held inclinometer during straight leg raise neurodynamic testing. Physiotherapy. Jun 2012;98(2):174-9.
21. Henschke N, Ostelo RW, van Tulder MW et al. Behavioural treatment for chronic low-back pain. The Cochrane database of systematic reviews. Jul 07 2010(7):Cd002014.
22. Moseley GL, Nicholas MK, Hodges PW. A randomized controlled trial of intensive neurophysiology education in chronic low back pain. Clin J Pain. Sep-Oct 2004;20(5):324-330.
23. Dahm KT, Brurberg KG, Jamtvedt G, Hagen KB. Advice to rest in bed versus advice to stay active for acute low-back pain and sciatica. The Cochrane database of systematic reviews. Jun 16 2010(6):Cd007612.
24. Yamato TP, Maher CG, Saragiotto BT et al. Pilates for low back pain. The Cochrane database of systematic reviews. Jul 02 2015(7):Cd010265.
25. Turner JA, Anderson ML, Balderson BH, Cook AJ, Sherman KJ, Cherkin DC. Mindfulness-based stress reduction and cognitive behavioral therapy for chronic low back pain: similar effects on mindfulness, catastrophizing, self-efficacy, and acceptance in a randomized controlled trial. Pain. Nov 2016;157(11):2434-44.
26. Rasmussen-Barr E, Ang B, Arvidsson I, Nilsson-Wikmar L. Graded exercise for recurrent low-back pain: a randomized, controlled trial with 6-, 12-, and 36-month follow-ups. Spine. Feb 01 2009;34(3):221-8.
27. Macedo LG, Smeets RJ, Maher CG, Latimer J, McAuley JH. Graded activity and graded exposure for persistent nonspecific low back pain: a systematic review. Phys Ther. Jun 2010;90(6):860-79.
28. O'Connor SR, Tully MA, Ryan B et al. Walking exercise for chronic musculoskeletal pain: systematic review and meta-analysis. Arch Phys Med Rehabil. Apr 2015;96(4):724-734.e723.
29. Geneen LJ, Moore RA, Clarke C, Martin D, Colvin LA, Smith BH. Physical activity and exercise for chronic pain in adults: an overview of Cochrane Reviews. The Cochrane database of systematic reviews. Jan 14 2017;1:Cd011279.
30. Pinto RZ, Ferreira PH, Kongsted A, Ferreira ML, Maher CG, Kent P. Self-reported moderate-to-vigorous leisure time physical activity predicts less pain and disability over 12 months in chronic and persistent low back pain. Eur J Pain Sep 2014;18(8):1190-8.
31. Moseley GL. Evidence for a direct relationship between cognitive and physical change during an education intervention in people with chronic low back pain. Eur J Pain. Feb 2004;8(1):39-45.
32. Mior S, Gamble B, Barnsley J, Cote P, Cote E. Changes in primary care physician's management of low back pain in a model of interprofessional collaborative care: an uncontrolled before-after study. Chiropr Man Therap. Feb 01 2013;21(1):6.

Osteopatia/Coluna Vertebral e Sacroilíaca

CAPÍTULO 43

Ana Carla Lima Nunes
Pedro Olavo de Paula Lima

Observação: palavras e expressões listadas no Glossário do capítulo estão destacadas no texto com um asterisco.

APRESENTAÇÃO DO CASO CLÍNICO

Paciente, 38 anos, casada, mãe de uma filha de 5 anos, contadora, relata dor lombar aguda, interferindo na sua funcionalidade. A paciente relata que sente dor bilateral na região paravertebral correspondente a L3, L4 e L5, quando passa muito tempo em uma mesma posição, especialmente sentada. A paciente conta também que a dor teve início há 10 dias, logo após um esforço de levantamento de carga durante uma faxina em sua casa. Desde então, a dor se manifesta com momentos de piora e sem remissão. Refere que a intensidade atual é 5/10 na Escala Numérica de Dor*, mas que comumente chega até 8/10 após um dia de trabalho exaustivo. A dor lombar está interferindo na sua produtividade no trabalho (relata se sentir desconfortável na cadeira e com a altura da mesa de trabalho), na manutenção de postura sentada e de pé por longos períodos, além de se manifestar com frequência durante a atividade sexual, provocando desgaste com seu parceiro; a dor também dificulta a ida ao shopping com a família, pois não consegue ficar de pé por longos períodos; também relata que deixou de participar das aulas de vôlei de praia com as amigas. Em virtude da persistência da dor, faz uso diário de analgésico e relaxante muscular durante todo esse período, sem prescrição médica.

A paciente possui boa saúde geral, sem presença de comorbidades. Em um resgate histórico, conta que teve um parto cesariano complicado há cinco anos, no qual perdeu bastante sangue e permaneceu internada por cerca de 20 dias em virtude de infecção pélvica. Relata também que há cerca de dois anos fez apendicectomia. Apresenta atualmente constipação intestinal e o esforço para evacuar aumenta os sintomas dolorosos. Ela diz, ainda, que esses sintomas contribuem para limitação de movimentos do tronco e das pernas.

Ao chegar ao ambulatório de fisioterapia, a paciente mostrou-se extremamente incomodada com a situação e buscando ajuda. Não foi constatada presença de bandeiras vermelhas*. O comportamento doloroso limita suas relações sociais, além do de levá-la ao uso de analgésicos e anti-inflamatórios sem prescrição médica. Na Escala Tampa de Cinesiofobia* obteve pontuação de 40/68, e na Escala de autoeficácia* a pontuação foi de 186/300, sendo o domínio mais prejudicado o da funcionalidade. O *Short Form Health Survey* (SF-36) * foi aplicado e indicou comprometimentos moderados (60%/100%) nos domínios de capacidade funcional, dor e saúde emocional.

Na avaliação física, o fisioterapeuta observou hiperlordose lombar, abdômen protuso e flacidez dos tecidos moles abdominais. Numa vista posterior ficou evidente abaulamento da musculatura paravertebral bilateral. À palpação, a região apresentou-se enrijecida e dolorosa, especialmente quando solicitados esforços de estiramento, caracterizando uma contratura. A movimentação ativa da coluna lombar indicou diminuição da amplitude de flexão e extensão de tronco por exacerbação da dor. Verificou-se ainda diminuição da ativação muscular do transverso ab-

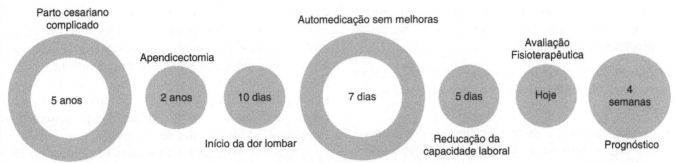

Figura 43.1 Linha do tempo da evolução clínica da paciente.

dominal e multífidos. Teste de Elevação da Perna* negativo. A Figura 43.1 apresenta a evolução clínica temporal do paciente de forma esquemática.

GLOSSÁRIO

Bandeiras vermelhas [2] **ou *red flags***: são características, sinais e sintomas em um paciente com dor lombar que indicam patologia grave da coluna, como: mielopatias, meningites, instabilidade lombar, fratura, estados neoplásticos, comprometimento vascular ou doença sistêmica. Podem ser identificadas durante a triagem, quando a paciente apresenta história de febre de 38°C ou acima, perda de peso sem causa aparente, dor causada por um trauma recente e dor que é pior à noite.

Escala de autoeficácia [5] **ou *Pain Self-efficacy Scale***: é uma escala específica para medir a percepção de autoeficácia e a capacidade para lidar com as consequências da dor. É composta por 22 itens e dividida em três fatores ou domínios: autoeficácia para o controle da dor, autoeficácia para função física e autoeficácia para controle dos sintomas. Cada crença é avaliada em uma escala tipo *Likert* que varia de 10 a 100 e corresponde à certeza que se tem em relação a cada item. É possível obter-se um escore para cada fator e a soma de todos os fatores fornece o escore total da escala. O escore máximo possível é de 300 e o mínimo é de 30.

Escala de Tampa de Cinesiofobia [3,4] **ou *Tampa Scale for Kinesiophobia* (TSK)**; Esta escala consiste em um questionário autoaplicável, composto de 17 questões que abordam a dor e intensidade dos sintomas. Os escores variam de um a quatro pontos, sendo que a resposta "discordo totalmente" equivale a um ponto; a "discordo parcialmente", a dois pontos; a "concordo parcialmente", a três pontos, e a "concordo totalmente", a quatro pontos. Para obtenção do escore total final é necessária a inversão dos escores das questões 4, 8, 12 e 16. O escore final pode ser de, no mínimo, 17 e, no máximo, 68 pontos, sendo que, quanto maior a pontuação, maior o grau de cinesiofobia.

Numeric Rating Scale (NRS) [1] **ou *Numerical Pain Rating Scale***: é a escala numérica de dor em que o paciente classifica sua dor em notas que variam de zero a 10, de acordo com a intensidade da sensação. Nota zero corresponde a ausência de dor, enquanto nota 10 a maior intensidade imaginável. Exemplo.: 0_1_2_3_4_5_6_7_8_9_10.

Short Form Health Survey (SF-36) [6,7]: o SF-36 é um instrumento genérico que avalia aspectos da qualidade de vida que estão diretamente relacionados à saúde do indivíduo. É composto por 36 perguntas agrupadas em dimensões de saúde: capacidade funcional, aspectos físicos, dor, estado geral de saúde, saúde mental, aspectos emocionais, vitalidade e aspecto social, e tem o propósito de examinar a percepção do estado de saúde pelo próprio paciente. O questionário foi elaborado com a finalidade de transformar medidas subjetivas em dados objetivos que poderiam ser analisados de forma específica, global e reprodutível. Quanto maior o escore, melhor a qualidade de vida relacionada à saúde do indivíduo.

Teste de Elevação da Perna ou *Single Leg Raise*: avalia a mobilidade das meninges, nervos periféricos e tecidos moles, através da manifestação ou não de dor irradiada para a perna quando esta é elevada sem flexionar o joelho [8].

Questões para discussão
1. Com base na condição de saúde do paciente, quais fatores contribuem para a limitação das suas atividades?
2. Quais as intervenções mais adequadas?
3. Quais possíveis fatores podem interferir na recuperação do paciente durante a proposta terapêutica da fisioterapia?
4. Que precauções devem ser tomadas durante as intervenções propostas?
5. Qual o prognóstico da reabilitação fisioterapêutica?
6. Como os fatores contextuais do paciente podem influenciar os resultados esperados?

OBJETIVOS

- Reconhecer os padrões de alteração da funcionalidade em pacientes com dor lombar aguda.

- Descrever um plano de tratamento fisioterapêutico adequado para pacientes com dor lombar aguda.

- Estabelecer critérios para avaliar a resposta à intervenção durante aos atendimentos de fisioterapia.

- Identificar fatores preditivos de cronicidade ou persistência do quadro clínico.

- Descrever ferramentas de avaliação da funcionalidade confiáveis para reconhecer a efetividade da intervenção proposta em curto prazo.
- Apresentar estratégias de atuação interprofissional para os cuidados do usuário com queixas de dor lombar aguda.
- Propor, após a alta do atendimento, o seguimento de estratégias terapêuticas com propósitos de profilaxia e promoção da saúde.

AVALIAÇÃO E DIAGNÓSTICO DA FUNCIONALIDADE

A avaliação que compete ao fisioterapeuta é o primeiro passo na etapa de tomada de decisão clínica. O modelo embasado para tal deve ser centrado no paciente e, em consequência, no problema ou na expectativa funcional que o paciente traz em sua primeira consulta. O fisioterapeuta deve, partindo dessa premissa, colher informações de maneira objetiva e estruturada para alcançar a compreensão do quadro ao qual se depara.

Considerando que a queixa do paciente está atrelada a questões ocupacionais e cotidianas, o fisioterapeuta possui instrumentos específicos para avaliar domínios da funcionalidade do paciente, sobretudo os voltados para limitações de atividade e restrição de participação, a partir de escalas desenvolvidas para pacientes com dor lombar. Os questionários Roland Morris e Oswestry são os melhores instrumentos para avaliar a condição funcional dessa paciente. O primeiro é composto por 24 afirmações de acordo com a incapacidade resultante da dor lombar, além da frase "por causa das minhas costas". O questionário é rápido e fácil de administrar, leva cinco minutos em média, e pode ser facilmente pontuado. O escore da paciente desse caso clínico foi 14/24 pontos [9]. Já o segundo questionário é um instrumento de 10 itens que avalia o impacto da dor lombar em várias atividades funcionais. Cada item pode receber um valor de zero a 5, com valores altos representando maior incapacidade [10]. O resultado final representa a soma de todos os itens e é expresso em porcentagem. A versão original foi desenvolvida em inglês, mas também existe a versão brasileira validada [11]. O escore da paciente desse caso clínico foi de 45/100%.

As variáveis psicossociais podem influenciar na incapacidade relacionada à dor lombar, assim como no resultado do tratamento. A autoeficácia é a crença sobre a habilidade pessoal de desempenhar com sucesso determinadas tarefas ou modificar comportamentos para produzir um resultado desejável. Esta pode ser avaliada através da Escala de autoeficácia em que o indivíduo atribui um nível de certeza para a execução de atividades diárias, sendo validada para a população brasileira com confiabilidade considerada muito boa[5]. O escore da paciente desse caso clínico foi de 186/300 pontos. O medo de movimentar, conhecido como cinesiofobia, foi avaliado pela escala de Tampa [3] com pontuação 40/68 pontos. A investigação da cinesiofobia no paciente com dor crônica é pautada no modelo de evitação por medo da dor crônica, que pode desencadear um ciclo de inatividade/dor, perpetuando a condição de saúde e agravando os déficits funcionais [4].

Num contexto multidimensional, o questionário SF-36 pode ser utilizado para avaliar a qualidade de vida, na medida em que é composto por oito domínios de saúde, tratando de aspectos relevantes de forma abrangente. Por se tratar de uma medida genérica tem a desvantagem de falta de especificidade e sensibilidade a populações específicas de pacientes [7].

Condição física

No exame físico, a avaliação inicial do paciente deve investigar a localização, as características qualitativas (queimação, pontada, irradiada) e a intensidade da dor através da NRS [1] no momento da avaliação e nos últimos sete dias. Outro parâmetro que pode ser mensurado é o limiar pressórico de dor à palpação local, através da utilização de um algômetro. Este dispositivo possui uma extremidade circular que é pressionada contra os tecidos do avaliado em força crescente. A força aplicada é visualizada em um visor (analógico ou digital) que, ao sinal de dor relatada pelo avaliado, deve ser registrada (Kgf). Dois pontos devem ser marcados bilateralmente, o primeiro localizado a 5 cm lateral ao processo espinhoso L3 e o segundo 5 cm lateral ao processo espinhoso L5[12].

Na inspeção foi constatada uma postura que retrata exacerbação da curvatura lordótica lombar e protrusão abdominal, com centro de gravidade deslocado para a frente e presença de cicatriz profunda e aderida na região pélvica, anteriormente. À palpação da musculatura paravertebral lombar foi evidenciada rigidez dos tecidos moles. Ao ser realizada flexão de tronco passiva com paciente em decúbito dorsal, este referiu dor e sensação de estiramento posterior. A mobilidade ativa mostrou-se restrita para os movimentos de flexão e extensão do tronco. A amplitude estava limitada e dolorosa para a flexão de tronco (20 cm no teste de dedo ao solo). A goniometria das articulações do quadril demonstrou restrição de mobilidade, principalmente para rotação interna[13].

Durante o teste de pressão posteroanterior central foi constatada rigidez e hipomobilidade dos segmentos L3-L4-L5 da coluna lombar [13,14]. Os testes de movimentos repetidos foram realizados de acordo com as recomendações do Método McKenzie (*Mechanical Diagnosis and Therapy* [MDT]), mas não identificaram uma preferência direcional nem fenômeno de centralização dos sintomas[15]. A paciente também apresentou déficit de ativação dos músculos do tronco (transverso abdominal e multífidos) durante o teste palpatório e de *biofeedback* pressórico[16].

De acordo com o sistema americano de classificação baseado no tratamento (*Treatment-Based Classification*[-TBC]) existe um subgrupo de pacientes com dor lombar que evolui positivamente com abordagens terapêuticas fundamentadas em terapia manual, como a Osteopatia Estrutural. As principais características e sinais que compõem essa regra de preditores clínicos são: sintomas recentes (< 16 dias), sem irradiação abaixo do joelho, hipomobilidade da coluna lombar, restrição da rotação interna do quadril e presença de cinesiofobia [17,18].

RECURSOS DIAGNÓSTICOS PROPOSTOS

Recurso	O que avalia?	Como avalia?
Roland Morris	Estado funcional de indivíduos com dor lombar	Tem 24 itens com pontuações de zero ou 1 (sim ou não) e o total varia de zero (sugerindo nenhuma incapacidade) a 24 (incapacidade grave). Trata-se de uma medida simples, geralmente leva 5 minutos e é fácil de calcular e analisar. Muitos estudos descrevem boa validade, confiabilidade e responsividade para a medida de incapacidade física em pacientes com dor crônica. Esse questionário foi validado em 12 idiomas e adaptado para outras populações de pacientes com dor crônica com bons resultados [9,19,20].
Índice de Incapacidade de Oswestry (ODI)	Estado funcional de indivíduos com dor lombar	Composto por 10 itens; as respostas variam de zero a 5, o que indica diferentes níveis de incapacidade relacionados a atividades diárias. A pontuação consiste em somar os pontos em cada item, e a pontuação geral varia entre zero e 50, o que é multiplicado por 2 e os resultados são dados em percentagem. O ODI tem demonstrado correlação moderada com outras medidas como o McGill e o SF-36, e sua confiabilidade e validade são adequadas. No entanto, assim como o QIRM, ele apenas acessa incapacidade física. Quando comparado ao Roland Morris parece mais sensível para detectar mudanças na incapacidade em pacientes com grave incapacidade, enquanto o Roland Morris parece mais aplicável para pacientes com incapacidade leve ou moderada [10,11].
Escala de autoeficácia	Percepção de autoeficácia e capacidade para lidar com as consequências da dor	É composta por 22 itens e dividida em três fatores ou domínios: autoeficácia para o controle da dor, autoeficácia para função física e autoeficácia para controle dos sintomas. Cada crença é avaliada em uma escala tipo Likert que varia de 10 a 100 e corresponde à certeza que se tem em relação a cada item. É possível obter-se um escore para cada fator e a soma de todos os fatores fornece o escore total da escala. O escore máximo possível é de 300 e o mínimo é de 30.
Escala de Tampa de Cinesiofobia	Grau de cinesiofobia	Essa escala consiste em um questionário autoaplicável, composto de 17 questões que abordam a dor e intensidade dos sintomas. Os escores variam de um a quatro pontos, sendo que a resposta "discordo totalmente" equivale a um ponto; a "discordo parcialmente", a dois pontos; a "concordo parcialmente", a três pontos, e a "concordo totalmente", a quatro pontos. Para obtenção do escore total final é necessária a inversão dos escores das questões 4, 8, 12 e 16. O escore final pode ser de, no mínimo, 17 e, no máximo, 68 pontos, sendo que, quanto maior a pontuação, maior o grau de cinesiofobia.
Short Form Health Survey (SF-36)	Autopercepção de qualidade de vida relacionada à saúde em geral	É um questionário multidimensional formado por 36 itens, englobados em 8 componentes (domínios): capacidade funcional, aspectos físicos, dor, estado geral da saúde, vitalidade, aspectos sociais, aspectos emocionais e saúde mental. Apresenta um escore final de zero a 100, no qual zero corresponde a pior estado geral de saúde [6].
Pain Numeric Rating Scale	Intensidade da dor	É a escala numérica de dor em que o paciente classifica sua dor em notas que variam de zero a 10, de acordo com a intensidade da sensação. Nota zero corresponde à ausência de dor, enquanto nota 10 a maior intensidade de dor [1].
Teste de pressão posteroanterior central	Mobilidade articular (artrocinemática) das facetas vertebrais	O paciente está posicionado em decúbito ventral. O examinador contata cada processo espinhoso com os polegares (ou alternadamente com a eminência hipotenar apenas distal ao pisiforme). O examinador deve estar diretamente sobre a área de contato, mantendo os cotovelos estendidos, utilizando o tronco superior para aplicar uma força de posterior a anterior de forma oscilatória progressiva ao longo do processo espinhoso. Isto é repetido para cada segmento lombar. As pressões também podem ser direcionadas lateralmente ao processo espinhoso, na região das articulações facetárias, músculos multífidos ou processos transversos. A mobilidade do segmento é considerada normal, hipermóvel ou hipomóvel. A interpretação da mobilidade baseia-se na percepção do examinador sobre a mobilidade em cada segmento da coluna vertebral em relação àqueles acima e abaixo do segmento testado e na experiência e percepção do examinador de mobilidade normal [21].
Teste palpatório do transverso abdominal	Capacidade de ativação do músculo transverso abdominal	O paciente é posicionado em decúbito dorsal, com as mãos sobre o tórax e com os membros inferiores em repouso sobre uma cunha triangular de espuma. A articulação do quadril fica flexionada em um ângulo de 60º e a articulação do joelho em um ângulo de 90º. O examinador posiciona-se ao lado do paciente. Um ponto localizado a 1 cm medialmente às espinhas ilíacas anterossuperiores é utilizado para palpação do transverso abdominal. O teste inicia-se com um comando verbal do examinador de modo padronizado: "Puxe o abdômen para cima e para dentro sem mover a coluna e a pelve". O paciente é instruído a respirar calmamente, e após três inspirações profundas ele realiza a contração do músculo TrA, a qual tem a duração de 10 segundos. A contração correta do TrA foi identificada pelo desenvolvimento lento de uma tensão profunda na parede abdominal que perdurava pelos 10 segundos [22,23].

Recurso	O que avalia?	Como avalia?
Teste de ativação do transverso abdominal com *biofeedback* pressórico	Capacidade de ativação do músculo transverso abdominal	O paciente é posicionado em decúbito ventral sobre uma maca de superfície rígida com os membros inferiores estendidos, os pés para fora da maca e os membros superiores ao lado do corpo. O equipamento é colocado no espaço entre as espinhas ilíacas anterossuperiores e a cicatriz umbilical, e é insuflado até uma pressão de 70 mmHg com a válvula fechada. A seguir, são solicitadas três contrações do músculo TrA com o comando verbal: "Puxe o umbigo para baixo e para dentro sem mover a coluna e a pelve". As contrações são mantidas durante 10 segundos. De acordo com o fabricante da UBP (Stabilizer®, Chattanooga Group Inc., Hixson, USA), a habilidade de contrair o músculo TrA resulta numa redução da pressão de 4 mmHg a 10 mmHg [16, 23, 24].
Single Leg Raise [8]	Comprometimento neurológico na lombociatalgia	Paciente em decúbito dorsal com membros inferiores estendidos. O fisioterapeuta eleva o membro inferior acometido, mantendo o joelho do paciente em extensão, até à amplitude do arco de movimento de 90 graus. À presença de dor irradiada ou compatível com a história do paciente durante a elevação indica possível comprometimento neural.

Quadro 43.1 Avaliação do caso clínico segundo a Classificação Internacional de Funcionalidade e Saúde (CIF)

	Funções e estruturas do corpo	Limitações de atividades	Restrição na participação
Perspectiva do paciente	Dor lombar	Limitação em passar longos períodos de pé	Ir ao shopping com a família
	Restrição de mobilidade de tronco e membros inferiores	Diminuição da produtividade no trabalho	Jogar vôlei com amigas
		Relação sexual com cônjuge	
Perspectiva do fisioterapeuta	Diminuição da ativação dos músculos do tronco	Limitação para manutenção de posturas ativas nas atividades de trabalho	
	Grau de mobilidade segmentar reduzido	Limitação em passar longos períodos de pé	
	Diminuição de amplitude de flexão de tronco		
	Baixo limiar de dor na região lombar		
	Qualidade de vida comprometida (SF-36)		
Fatores contextuais			
Pessoais			
• Sexo feminino			
• Casada			
• Uma filha com 5 anos			
• 38 anos de idade			
• Ensino superior completo			
• Contadora			
• Valor elevado de cinesiofobia			
Ambientais			
• Uso de medicamentos sem controle adequado			
• Ergonomia do ambiente de trabalho desfavorável			

Baseado em tradução livre de esquema publicado em Rundell SD, Davenport TE, Wagner T. Physical Therapist Management of Acute and Chronic Low Back Pain Using the World Health Organization's International Classification of Functioning, Disability and Health. Phys Ther [Internet]. 2009 Jan 1;89(1):82-90. Available from: http://ptjournal.apta.org/cgi/doi/10.2522/ptj.20080113

METAS E INTERVENÇÕES

Fisioterapia na pessoa com dor lombar

Em linhas gerais, serão traçadas as principais metas da fisioterapia oferecida ao paciente com dor lombar, e as intervenções com evidências mais adequadas para alcançar os resultados desejados.

Metas
1. Alívio da sintomatologia dolorosa e aumento da amplitude movimento de tronco e de quadril
2. Redução dos níveis de cinesiofobia e elevação do limiar doloroso

Para alcançar a primeira meta será realizada a técnica de manipulação vertebral, considerando que a paciente em questão se enquadra no subgrupo de pacientes que, segundo a literatura, apresenta cerca de 45% a 95% de chance de sucesso com este tratamento. As manipulações e mobilizações vertebrais têm apresentado bons efeitos imediatos quanto a redução da dor, aumento da amplitude de movimento do tronco e redução da incapacidade de pacientes com dor lombar [25, 26]. Frequentemente associa-se à dor lombar com prejuízos na mobilidade do quadril, que pode ser justificada por desequilíbrio na distribuição de carga corporal e repercussões facetárias. O uso de manipulações e mobilizações de quadril no tratamento da dor lombar diminui a incapacidade e a dor [21].

Para combater as crenças cinesiofóbicas e elevar o limiar da dor é indicada a exposição gradativa às atividades nas quais o paciente apresenta queixa de incapacidade e/ou medo de realizar. Durante essa intervenção, o paciente deve iniciar realizando gestos funcionais e ir progredindo a intensidade até a realização da atividade almejada. Dessa forma, além de vencer o medo, o indivíduo também se sente capaz de realizar a atividade, aumentando a confiança no tratamento e em si próprio, etapa necessária para o aumento da autoeficácia e redução da incapacidade [27].

Metas
3. Melhora na ativação e força dos músculos estabilizadores de tronco
4. Liberação de aderências

Para atingir a meta número 3 são indicados exercícios de controle motor específicos para os músculos estabilizadores de tronco e quadris. Estudos indicam que programas que englobam exercícios de controle motor para multífidos e transverso abdominal, associados a exercícios gerais favorecem o alívio da dor e recuperação da função em indivíduos com dor lombar [28].

Para a liberação de aderência abdominais e pélvicas é indicada a realização de mobilização dos tecidos moles, com técnicas superficiais e profundas, aumentando a flexibilidade tecidual. A presença das linhas da cicatriz através da musculatura também interfere na qualidade da contração da musculatura de tronco. Pouco se tem na literatura sobre o efeito de técnicas de liberação de tecidos moles em cicatrizes profundas abdominais [29].

Durante esse processo é importante a atuação interprofissional, com a participação do médico para avaliar o sistema genitourinário e verificar presença de possíveis complicações. Outro profissional que pode contribuir para a funcionalidade da paciente em questão é o psicólogo, mediando e ajudando a lidar com as dificuldades de relacionamento, seja conjugal ou de trabalho.

Metas
5. Flexibilidade da musculatura paravertebral lombar
6. Prevenção da atrofia muscular por desuso e de perda de força muscular global
7. Aumento do condicionamento físico do paciente
8. Educação da paciente e retorno a plena capacidade de trabalho e esportiva

Após o alívio da sintomatologia dolorosa, deve-se estimular o paciente a incorporar um estilo de vida ativo. A prática de exercícios físicos gerais com intensidade submáxima e atividades aeróbias favorece a manutenção da força muscular, flexibilidade e funcionalidade [30]. A diminuição da incapacidade relacionada a dor lombar e aumento do condicionamento físico fará com que a paciente se sinta segura e confiante (aumentando a autoeficácia) para se reinserir no seu meio social, como a prática atividades laborais, esportivas e de lazer (jogar vôlei ou ir ao shopping). Além disso, as metas e intervenções propostas terão impacto positivo na amplitude de movimento do tronco e de membros inferiores, além de trabalhar a mobilidade segmentar.

Uma parte essencial do tratamento do paciente que apresenta dor lombar é o processo de educação e aconselhamento. Evidências indicam que o empoderamento do paciente aumenta sua capacidade de enfrentamento de situações adversas, aumentando as chances de um bom prognóstico. A educação do paciente com dor lombar deve contemplar conhecimentos de neurofisiologia, evolução e prognóstico, estratégias de enfrentamento e a importância do aumento dos níveis de atividade física [31]. Neste caso em específico, a educação deve incorporar noções posturais e ergonômicas no trabalho, propondo a escolha de ajustes simples como altura da mesa de trabalho, altura e distância do monitor, períodos de descanso, até medidas mais complexas ou com custo mais elevado, como indicação de cadeiras ergonômicas ou mudanças estruturais no ambiente. Tais medidas somadas a redução da dor, aumento da amplitude de movimento de tronco e diminuição da incapacidade, vai contribuir para a plena atuação ocupacional da paciente. Dado que a maioria dos pacientes com dor lombar aguda melhora ao longo do tempo, independentemente do tratamento, a paciente deve ser alertada sobre o uso abusivo de medicamentos [32]. Para manutenção e profilaxia, a paciente deve ser educada e orientada a se manter fisicamente ativa em um programa de exercícios gerais e específicos para fortalecimento muscular e controle motor [33, 34].

Referências

1. Childs JD, Piva SR, Fritz JM. Responsiveness of the numeric pain rating scale in patients with low back pain. Spine. 2005;30(11):1331-4.

2. Verhagen AP, Downie A, Popal N, Maher C, Koes BW. Red flags presented in current low back pain guidelines: a review. European spine journal: official publication of the European Spine Society, the European Spinal Deformity Society, and the European Section of the Cervical Spine Research Society. 2016;25(9):2788-802.
3. Siqueira FB, Teixeira-Salmela LF, Magalhães LdC. Análise das propriedades psicométricas da versão brasileira da escala tampa de cinesiofobia. Acta Ortopédica Brasileira. 2007;15:19-24.
4. de Souza FS, Marinho Cda S, Siqueira FB, Maher CG, Costa LO. Psychometric testing confirms that the Brazilian-Portuguese adaptations, the original versions of the Fear-Avoidance Beliefs Questionnaire, and the Tampa Scale of Kinesiophobia have similar measurement properties. Spine. 2008;33(9):1028-33.
5. Salvetti MdG, Pimenta CAdM. Validação da Chronic Pain Self-Efficacy Scale para a língua portuguesa. Archives of Clinical Psychiatry (São Paulo). 2005;32:202-10.
6. Ciconelli RM, Ferraz MB, Santos W, Meinão I, Quaresma M. Brazilian-Portuguese version of the SF-36. A reliable and valid quality of life outcome measure. Rev Bras Reumatol. 1999;39(3):143-50.
7. Ware JE, Jr., Sherbourne CD. The MOS 36-item short-form health survey (SF-36). I. Conceptual framework and item selection. Med Care. 1992;30(6):473-83.
8. Boyd BS. Measurement properties of a hand-held inclinometer during straight leg raise neurodynamic testing. Physiotherapy. 2012;98(2):174-9.
9. Nusbaum L, Natour J, Ferraz MB, Goldenberg J. Translation, adaptation and validation of the Roland-Morris questionnaire--Brazil Roland-Morris. Brazilian journal of medical and biological research = Revista brasileira de pesquisas medicas e biologicas. 2001;34(2):203-10.
10. Coelho RA, Siqueira FB, Ferreira PH, Ferreira ML. Responsiveness of the Brazilian-Portuguese version of the Oswestry Disability Index in subjects with low back pain. European spine journal : official publication of the European Spine Society, the European Spinal Deformity Society, and the European Section of the Cervical Spine Research Society. 2008;17(8):1101-6.
11. Vigatto R, Alexandre NM, Correa Filho HR. Development of a Brazilian Portuguese version of the Oswestry Disability Index: cross-cultural adaptation, reliability, and validity. Spine. 2007;32(4):481-6.
12. Correa JB, Costa LO, de Oliveira NT, Sluka KA, Liebano RE. Effects of the carrier frequency of interferential current on pain modulation in patients with chronic nonspecific low back pain: a protocol of a randomised controlled trial. BMC musculoskeletal disorders. 2013;14:195.
13. Hasebe K, Okubo Y, Kaneoka K, Takada K, Suzuki D, Sairyo K. The effect of dynamic stretching on hamstrings flexibility with respect to the spino-pelvic rhythm. The journal of medical investigation: JMI. 2016;63(1-2):85-90.
14. Fritz JM, Piva SR, Childs JD. Accuracy of the clinical examination to predict radiographic instability of the lumbar spine. European spine journal : official publication of the European Spine Society, the European Spinal Deformity Society, and the European Section of the Cervical Spine Research Society. 2005;14(8):743-50.
15. Garcia AN, Costa Lda C, Hancock M, Costa LO. Identifying Patients With Chronic Low Back Pain Who Respond Best to Mechanical Diagnosis and Therapy: Secondary Analysis of a Randomized Controlled Trial. Phys Ther. 2016;96(5):623-30.
16. Lima PO, de Oliveira RR, de Moura Filho AG, Raposo MC, Costa LO, Laurentino GE. Reproducibility of the pressure biofeedback unit in measuring transversus abdominis muscle activity in patients with chronic nonspecific low back pain. Journal of bodywork and movement therapies. 2012;16(2):251-7.
17. Flynn T, Fritz J, Whitman J, Wainner R, Magel J, Rendeiro D et al. A clinical prediction rule for classifying patients with low back pain who demonstrate short-term improvement with spinal manipulation. Spine. 2002;27(24):2835-43.
18. Dewitte V, Cagnie B, Barbe T, Beernaert A, Vanthillo B, Danneels L. Articular dysfunction patterns in patients with mechanical low back pain: A clinical algorithm to guide specific mobilization and manipulation techniques. Manual therapy. 2015;20(3):499-502.
19. Costa LO, Maher CG, Latimer J, Ferreira PH, Ferreira ML, Pozzi GC et al. Clinimetric testing of three self-report outcome measures for low back pain patients in Brazil: which one is the best? Spine. 2008;33(22):2459-63.
20. Costa LO, Maher CG, Latimer J, Ferreira PH, Pozzi GC, Ribeiro RN. Psychometric characteristics of the Brazilian-Portuguese versions of the Functional Rating Index and the Roland Morris Disability Questionnaire. Spine. 2007;32(17):1902-7.
21. Delitto A, George SZ, Dillen LV, Whitman JM, Sowa G, Shekelle P et al. Low Back Pain. Journal of Orthopaedic & Sports Physical Therapy. 2012;42(4):A1-A57.
22. Costa LOP, Costa LdCM, Cançado RL, de Melo Oliveira W, Ferreira PH. Confiabilidade do teste palpatório e da unidade de biofeedback pressórico na ativação do músculo transverso abdominal em indivíduos normais. Acta fisiátrica. 2016;11(3):101-5.
23. de Paula Lima PO, de Oliveira RR, Costa LO, Laurentino GE. Measurement properties of the pressure biofeedback unit in the evaluation of transversus abdominis muscle activity: a systematic review. Physiotherapy. 2011;97(2):100-6.
24. Lima PO, Oliveira RR, Moura Filho AG, Raposo MC, Costa LO, Laurentino GE. Concurrent validity of the pressure biofeedback unit and surface electromyography in measuring transversus abdominis muscle activity in patients with chronic nonspecific low back pain. Rev Bras Fisioter. 2012;16(5):389-95.
25. Delitto A, George SZ, Van Dillen LR, Whitman JM, Sowa G, Shekelle P et al. Low back pain. The Journal of orthopaedic and sports physical therapy. 2012;42(4):A1-57.
26. von Heymann WJ, Schloemer P, Timm J, Muehlbauer B. Spinal high-velocity low amplitude manipulation in acute nonspecific low back pain: a double-blinded randomized controlled trial in comparison with diclofenac and placebo. Spine. 2013;38(7):540-8.
27. Macedo LG, Smeets RJ, Maher CG, Latimer J, McAuley JH. Graded activity and graded exposure for persistent nonspecific low back pain: a systematic review. Phys Ther. 2010;90(6):860-79.
28. Rasmussen-Barr E, Ang B, Arvidsson I, Nilsson-Wikmar L. Graded exercise for recurrent low-back pain: a randomized, controlled trial with 6-, 12-, and 36-month follow-ups. Spine. 2009;34(3):221-8.
29. Wong YY, Smith RW, Koppenhaver S. Soft Tissue Mobilization to Resolve Chronic Pain and Dysfunction Associated With Postoperative Abdominal and Pelvic Adhesions: A Case Report. The Journal of orthopaedic and sports physical therapy. 2015;45(12):1006-16.
30. Geneen LJ, Moore RA, Clarke C, Martin D, Colvin LA, Smith BH. Physical activity and exercise for chronic pain in adults: an overview of Cochrane Reviews. Cochrane Database Syst Rev. 2017;1:CD011279.
31. Moseley GL. Evidence for a direct relationship between cognitive and physical change during an education intervention in people with chronic low back pain. Eur J Pain. 2004;8(1):39-45.
32. Qaseem A, Wilt TJ, McLean RM, Forciea MA. Noninvasive Treatments for Acute, Subacute, and Chronic Low Back Pain: A Clinical Practice Guideline From the American College of Physicians. Annals of internal medicine. 2017.
33. Lehtola V, Luomajoki H, Leinonen V, Gibbons S, Airaksinen O. Sub-classification based specific movement control exercises are superior to general exercise in sub-acute low back pain when both are combined with manual therapy: A randomized controlled trial. BMC musculoskeletal disorders. 2016;17:135.
34. Macedo LG, Saragiotto BT, Yamato TP, Costa LO, Menezes Costa LC, Ostelo RW et al. Motor control exercise for acute non-specific low back pain. Cochrane Database Syst Rev. 2016;2:Cd012085.

Instabilidade de Marcha e Risco de Quedas no Idoso

CAPÍTULO 44

Ana Carla Lima Nunes
Luana Almeida de Sá Cavaleiro

Observação: palavras e expressões listadas no Glossário do capítulo estão destacadas no texto com um asterisco.

APRESENTAÇÃO DO CASO CLÍNICO

Paciente do sexo feminino, 86 anos, com ensino fundamental completo, viúva há quatro anos. Vive sozinha em uma casa grande, com pouca acessibilidade (degraus na porta de entrada e entre os principais cômodos, além de passagens estreitas), e apresenta renda de um salário-mínimo. Sempre foi uma mulher trabalhadora, desempenhando os cuidados da casa e com interesses em artesanato e culinária. Tem dois filhos que moram próximo a ela, mas têm dificuldade de passar tempo juntos devido ao trabalho. O filho mais velho tem 60 anos, mora com a família e trabalha numa empresa de construção. Ele já apresenta sinais de osteoartrite, que afeta seu quadril direito e limita seus movimentos. Sua mãe depende dele para sair de casa, incluindo fazer compras, ir à missa e ao banco. A paciente está com a saúde cada vez mais prejudicada nos últimos cinco anos, quando foi diagnosticada com fraturas por compressão das vértebras T12-L2, ao sofrer uma queda no banheiro. Sua história pregressa inclui osteoporose (faz uso de suplemento de cálcio e vitamina D), hipertensão arterial (controlada através de fármaco) e redução de mobilidade desde que ela fraturou o quadril direito, há cerca de um ano, como resultado de uma queda enquanto saía da cama. Há duas semanas, aproximadamente, veio procurar atendimento fisioterapêutico com queixa principal de insegurança ao deambular e medo de cair. Em casa, caminha apoiando-se nos móveis. Ao exame físico apresenta diminuição da amplitude articular do quadril direito para os movimentos de flexão, rotação interna e abdução. O resultado do TUG (*Timed Up & Go Test*)*[1] foi de 32" para completar o percurso, utilizando apoio de membros superiores para se levantar, o que caracteriza elevado risco para quedas. A Escala de Berg[2]* (*Berg Balance Scale*) apresenta escore de 15 (alto risco de queda) e a *Falls Efficacy Scale International* (FES - I - Brazil)* apresentou pontuação de 34[3,4]. A paciente apresenta hipotrofia da musculatura de membros inferiores, com circunferência de panturrilha de 26 cm e déficit de força muscular (força muscular grau 3 para os músculos do quadríceps, isquiotibiais e tríceps sural). Ao ser avaliada a qualidade da marcha, foram observados passos curtos, especialmente com a perna direita, marcha lenta e dedos em garra. Apresenta-se por vezes triste e isolada, relatando desânimo. A família também notou que ela tem alguma dificuldade para se lembrar de fatos recentes. A paciente é capaz de fazer sua higiene pessoal com dificuldade e de se vestir sozinha. Apesar de gostar de cozinhar, não consegue fazer todas as refeições, muitas vezes dependendo da vizinha para se alimentar. No Index de Independência nas Atividades de Vida Diária de Katz[5]*, ela apresentou independência para todas as atividades, mesmo realizando-as com dificuldade. No entanto, apresentou baixo desempenho na Escala de Lawton e Brody[6]*, mostrando dependência parcial nas atividades instrumentais de vida diária. A Figura 44.1 apresenta os principais marcos da evolução clínica da paciente, de forma esquemática.

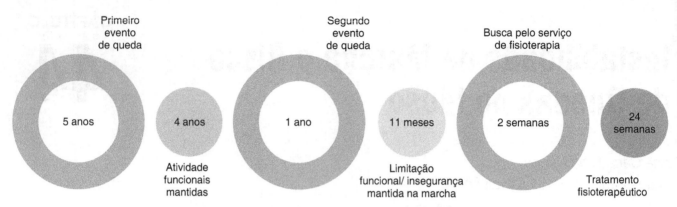

Figura 44.1 Linha do tempo da evolução clínica da paciente.

GLOSSÁRIO

Escala de Equilíbrio de Berg[2]: também chamada *Berg Balance Scale*, é um instrumento que propõe a avaliação do equilíbrio através de 14 tarefas comuns que envolvem o equilíbrio estático e dinâmico, a partir de pontos atribuídos à habilidade de realizar cada tarefa, tais como, alcançar, girar, permanecer em pé, levantar-se, e fazer transferências.

Escala de Lawton e Brody[6]: escala que avalia a execução das atividades instrumentais de vida diária, ou seja, a relação do indivíduo com outras pessoas e o meio.

Falls Efficacy Scale International[3]: escala para avaliação da autoeficácia relacionada às quedas, composta por 16 atividades nas quais o indivíduo deve assinalar o quão preocupado com o risco de quedas ele fica ao realizá-las.

Index de Independência nas Atividades de Vida Diária de Katz[5]: também chamado de Escala de Katz, é uma escala utilizada para classificar o indivíduo em dependente ou independente nas execuções das atividades básicas da vida diária.

TUG - Teste Timed Up & Go[1]: teste funcional comumente utilizado para estimar o risco de queda, através do registro do tempo que o indivíduo gasta para realizar a tarefa de levantar de uma cadeira sem ajuda dos braços, andar a uma distância de 3 metros, dar a volta, retornar e sentar novamente.

Questões para discussão

1. Com base na condição de saúde da paciente, quais fatores contribuem para a limitação das suas atividades?
2. Quais os principais instrumentos utilizados na avaliação da funcionalidade do idoso com risco de quedas?
3. Quais as intervenções mais adequadas?
4. Que precauções devem ser tomadas durante as intervenções propostas?
5. Qual o prognóstico da reabilitação fisioterapêutica?
6. Como os fatores contextuais podem influenciar os resultados esperados?

OBJETIVOS

- Identificar os fatores biopsicossociais que influenciam a funcionalidade do idoso.

- Determinar os padrões de alteração da funcionalidade em idosos com risco de quedas.

- Estabelecer um plano de tratamento fisioterapêutico adequado para idosos caidores, tendo em mente a característica clínica decorrente do processo fisiológico do envelhecimento.

- Especificar critérios para avaliar a resposta à intervenção durante as sessões de fisioterapia, através de ferramentas de avaliação de funcionalidade confiáveis para reconhecer a efetividade da intervenção proposta.

- Ter clareza sobre os principais fatores de risco modificáveis para quedas e identificar os reais impactos na fisioterapia.

- Apresentar estratégias de alterações estruturais domiciliares para prevenção de quedas.

- Propor a intervenção fisioterapêutica para manutenção dos ganhos funcionais e apresentar a paciente e familiares recomendações para atividades domiciliares com propósitos funcionais preventivos.

AVALIAÇÃO E DIAGNÓSTICO DA FUNCIONALIDADE

O processo de avaliação do indivíduo idoso é chamado de avaliação multidimensional, avaliação geriátrica ampla ou abrangente. Esta denominação está pautada na Classificação Internacional de Funcionalidade Incapacidade e Saúde (CIF) na medida em que preconiza o manejo clínico do idoso através da avaliação da saúde física, funcional, cognitiva, mental e emocional, considerando aspectos socioambientais. Uma outra característica desta avaliação é a interdisciplinaridade, que inclui médico, fisioterapeuta, nutricionista, psicólogo e terapeuta ocupacional. Entende-se que, especialmente no idoso que apresenta um processo de envelhecimento fisiológico natural, não podemos desvincular os sistemas, visando à saúde integral.[7] Um exemplo claro é que a avaliação multidimensional do indivíduo idoso com risco de quedas deve incluir a avaliação da acuidade visual e possível indicação para uma avaliação do médico oftalmologista, pois a visão influenciará diretamente no equilíbrio, além dos demais sistemas, cujas estratégias de tratamento serão abordadas a seguir.

Uma fase importante da avaliação é a anamnese, na qual o fisioterapeuta poderá colher as primeiras informações que irão compor o espectro de características do paciente e que contribuirão para o diagnóstico cinesiológico funcional. No caso em questão podemos atentar para o fato de a paciente ser idosa, com idade maior que 75 anos, ter comorbidades (uso de polifarmácia), déficit funcional (limitação de mobilidade do quadril e insegurança ao deambular) e histórico de quedas. Estudos afirmam que o risco de quedas aumenta com o aumento da idade, presença de multimorbidades, polifarmácia e/ou uso de determinadas classes de medicamentos como psicoativos, histórico de quedas (especialmente no último ano), medo de cair e presença de déficits funcionais. Existem também fatores de risco extrínsecos, nos quais podemos incluir o ambiente e o calçado. Em idosos, as quedas podem levar a lesões, perda de independência e morte precoce. Dessa forma, devemos identificar quais fatores de risco são modificáveis, propondo estratégias de tratamento e diminuindo o risco de quedas [8,9].

Para a avaliação da funcionalidade fazemos uso de instrumentos de avaliação (questionários e escalas) e testes funcionais adaptados para a população brasileira e validados para idosos. Existe também a recomendação da realização da avaliação pautada nos princípios da CIF. Para tanto, podemos utilizar o *coreset* para pacientes geriátricos (acesso em http://www.icf-core-sets.org/en/page0.php), que contempla, de forma breve, os principais parâmetros a serem avaliados nesse grupo de pacientes, considerando a sua complexidade e fatores associados. Um outro instrumento que utiliza em sua criação os princípios da CIF é o *World Health Organization Disability Assessment Schedule* (WHODAS 2.0). É instrumento genérico que fornece o nível de funcionalidade dos indivíduos de acordo com a avaliação de seis domínios de vida: cognição, mobilidade, autocuidado, relações interpessoais, atividades de vida e participação. O WHODAS 2.0 tem-se mostrado útil para avaliação e planejamento de intervenções adequadas a cada indivíduo, além de ser considerado importante parâmetro para reavaliação [10].

Aspectos funcionais que se relacionam com o quadro clínico do paciente devem ser avaliados. O equilíbrio pode ser mensurado de forma estática ou dinâmica, e analisado diretamente pela quantificação da posição em relação à base de suporte ou indiretamente, através da observação, autorrelato ou testes objetivos de atividades funcionais. A Escala de Equilíbrio de Berg avalia a performance de equilíbrio funcional baseada em 14 itens da vida diária como alcançar, girar, permanecer em pé, levantar-se e fazer transferências, sendo de fácil aplicabilidade e validada para idosos brasileiros. A pontuação total é de 56 pontos e quanto maior a pontuação obtida, melhor o equilíbrio [2]. A relação de resultados negativos na Escala de Equilíbrio de Berg com o risco de quedas é consenso entre os estudos, entretanto, o seu uso como uma escala dicotômica ainda é controverso, apesar de alguns pesquisadores defenderem que indivíduos com escores menores que 50 apresentam maior risco de quedas [11,12].

A capacidade de realizar atividades funcionais é complexa e multifacetada, envolvendo não só o equilíbrio, mas outros fatores tais como propriocepção, integridade do sistema neuromuscular, visão e estado psicoemocional como medo de cair. Um modelo proposto que explicou 49,2% da variância das quedas em idosos inclui como um dos principais preditores o resultado do *Timed Up & Go Test* (TUG). Este teste funcional é utilizado para medir a mobilidade funcional através do registro do tempo para desempenhar uma tarefa que inclui atividades de levantar da cadeira, caminhar, fazer um giro de 180° e sentar na cadeira. Indivíduos que realizarem a tarefa em tempo maior que 13,5s são considerados com alto risco de quedas [12]. Em um estudo brasileiro, este tempo de corte foi de 12,47s, muito semelhante aos dados internacionais.[14] Durante o TUG, a fase que mais se correlacionou com alto tempo gasto do grupo de alto risco foi a fase da caminhada, seguida do giro, mostrando a necessidade de se fazer uma análise observacional de marcha [15].

A avaliação observacional da marcha pode revelar características importantes sobre alterações no equilíbrio dinâmico. Solicita-se que o participante realize a marcha a uma velocidade confortável, e a observação da presença de qualquer um dos seguintes fatores pode denotar uma marcha instável ou prejudicada: discrepância de comprimento de membros, marcha antálgica, atáxica, comprometimento vestibular. Tais características serão destacadas a partir da análise do comprimento do passo, velocidade da marcha e a presença de compensações pélvicas e de membros, além de desequilíbrios e desvios de rota [16].

O quão confiante o indivíduo está no seu equilíbrio tem sido mostrado como um dos fatores influenciadores das quedas. A escala de autoeficácia em quedas se propõe a avaliar o grau de confiança que a pessoa tem em realizar atividades diárias sem cair, através da mensuração do medo de cair assinalado em cada atividade relacionada. A pontuação varia de 16 a 64 pontos e quanto maior a pontuação, menor a confiança no seu próprio equilíbrio. Resultados negativos nesta escala estão relacionados com maior risco de quedas [3,4].

A avaliação funcional também inclui a habilidade de realizar atividades que permitam ao indivíduo cuidar de si próprio e viver independentemente, como as atividades básicas e instrumentais de vida diária. A escala de Katz é composta por seis itens que medem o desempenho do indivíduo nas atividades de autocuidado, sendo classificado como dependente ou independente para cada uma das atividades [5]. Para avaliar a funcionalidade instrumental, ou seja, a independência em atividades de interação com outras pessoas e o meio, podemos utilizar a escala de Lawton e Brody validada para idosos brasileiros[6].

Condição física

Na avaliação da condição física do idoso outras medidas podem ser utilizadas para se determinar a funcionalidade desse indivíduo. A medida da Amplitude de Movimento (ADM) articular é um componente convencional e importante na avaliação fisioterapêutica, pois identifica as limitações articulares e permite acompanhar de modo quantitativo a eficácia das intervenções terapêuticas durante a reabilitação. Dentre os instrumentos utilizados para esta medida o goniômetro universal apresenta índice de confiabilidade classificado como "regular" a "excelente", a depender da articulação que tem a amplitude de movimento medida[17].

A avaliação da força muscular do idoso exibe importantes subsídios no que compete ao seu estado funcional. A avaliação do desempenho muscular dos membros inferiores relaciona-se com ações funcionais mais globais e com outras variáveis como equilíbrio (dinâmico e estático), velocidade da marcha e caminhada. Para tanto, existem testes de força de fácil aplicabilidade e baixo custo, como o Teste Muscular Manual, que é muito utilizado na prática clínica, fazendo parte de avaliações funcionais em situações de campo. Mas para este tipo de avaliação o dinamômetro isocinético é descrito como o "padrão ouro" na avaliação do desempenho muscular, porém apresenta algumas desvantagens por se tratar de um equipamento sofisticado, geralmente presente em laboratórios de pesquisa e que precisa de pessoal treinado em seu uso[18].

A força muscular também pode ser avaliada pelo teste de preensão manual que, em conjunto com outros parâmetros como a perimetria de panturrilha, é utilizado para identificar sinais clínicos de fragilidade. A força de preensão manual pode ser avaliada por dinamômetros específicos, de menor porte e fácil aplicabilidade. Esta medida é considerada, com frequência, um importante indicador da capacidade funcional, pois reflete a força das mãos para as atividades instrumentais da vida diária, como vestir-se, alimentar-se e deambular com apoio. A perimetria de panturrilha é mensurada pelo perímetro máximo do músculo tríceps sural, sendo considerada uma medida sensível para perda de massa muscular[19].

RECURSOS DIAGNÓSTICOS PROPOSTOS

Recurso	O que avalia?	Como avalia?
WHODAS 2.0 [10]	Fornece o nível de funcionalidade do indivíduo	É composto por 36 itens que permitem gerar pontuações para os seis domínios de funcionalidade (cognição, mobilidade, autocuidado, relações interpessoais, atividades de vida e participação) e calcular uma pontuação de funcionalidade geral. Está disponível em três versões: administrada por entrevistador, autoadministrada e administrada ao proxy.
TUG- Teste Timed Up & Go[1]	Avalia mobilidade e equilíbrio	O indivíduo é orientado a levantar de uma cadeira sem ajuda dos braços, andar a uma distância de 3 m, dar a volta, retornar e sentar novamente. O tempo despendido para a realização da tarefa é cronometrado. Quanto maior o tempo gasto para realizar a tarefa, maior o risco de quedas.
Escala de Berg[2]	Avalia a performance de equilíbrio	Solicita-se a realização de 14 tarefas, as quais serão atribuídas pontuações através de observação, sendo pontuado de zero a 4, totalizando um máximo de 56 pontos. Quanto maior a pontuação obtida, melhor o equilíbrio.
Escala de autoeficácia em quedas[3]	Avalia a preocupação com a possibilidade de cair	É solicitado que o indivíduo avalie 16 atividades rotineiras em uma escala contínua de zero a 64 pontos, na qual quanto maior o valor, maior a preocupação em relação às quedas e menor a autoeficácia.
Índice de Katz [5]	Avalia a independência funcional do idoso através de atividades básicas de vida diária	A escala possui seis funções e atividades cotidianas: alimentação; a continência; a transferência; o toalete; o vestir e o banho, no qual cada tarefa recebe pontuação específica que varia de zero, para a independência, a 3 para dependência total.
Escala de Lawton e Brody[6]	Avalia a independência na realização das atividades instrumentais de vida diária	A escala possui oito atividades: preparar refeições, fazer tarefas domésticas, lavar roupas, manusear dinheiro, usar o telefone, tomar medicações, fazer compras e utilizar os meios de transporte. Pontuação: três pontos se não necessita de auxílio; dois pontos se precisa de auxílio parcial e um ponto se não consegue realizar a atividade. O escore máximo de 27 pontos traduz o idoso com boa independência funcional e o escore mínimo de nove pontes reflete o idoso mais dependente na realização destas atividades.

Recurso	O que avalia?	Como avalia?
Goniometria[17]	Avalia de forma quantitativa a amplitude de movimento articular	O paciente é posicionado em bom alinhamento corporal. Deve-se considerar a posição anatômica de acordo a articulação a ser avaliada. A região deve estar desnuda. O examinador explica e demonstra o movimento a ser realizado, estabiliza o segmento corporal proximal e posiciona de forma precisa o goniômetro (braço fixo, móvel e eixo), tendo referências ósseas para o alinhamento deste instrumento. Vale ressaltar que o examinador deverá assegurar que não haja movimentos compensatórios de coluna e de pelve durante a medida.
Força de preensão manual[19]	Avalia a força de preensão da mão	Recomenda-se que o paciente deva estar confortavelmente sentado, posicionado com o ombro aduzido, o cotovelo fletido a 90°, o antebraço em posição neutra e, por fim, a posição do punho que pode variar de 0° a 30° de extensão. Demonstra-se o teste para a familiarização com o equipamento (dinanômetro). São realizadas três medidas consecutivas de preensão, com intervalo de descanso de 15 segundos; considera-se a média dessas medidas.
Perimetria de panturrilha[16]	Avalia a massa muscular	O paciente é colocado em posição supina, com o joelho flexionado em ângulo de 90° e calcanhar apoiado na cama ou cadeira. Com fita métrica é feita a medida da maior circunferência da panturrilha perpendicular ao eixo longitudinal da perna.

Quadro 44.1 Avaliação do caso clínico segundo a Classificação Internacional de Funcionalidade, Incapacidade e Saúde (CIF)

	Funções e estruturas do corpo	Limitação de atividades	Restrição na participação
Perspectiva do paciente	Diminuição da amplitude articular do quadril direito para os movimentos de flexão, rotação interna e abdução	Limitação de atividades domésticas (cozinhar)	Restrição em fazer compras, ir à missa e ao banco
	Déficit de força muscular	Insegurança ao deambular	
Perspectiva do fisioterapeuta	Hipotrofia da musculatura de membros inferiores	Limitação nas atividades domésticas (Escala de Lawton e Brody)/ marcha com passos curtos e lentos (avaliação qualitativa da marcha e TUG)	Restrição das atividades sociais (Escala de Lawton e Brody)
	Déficit de força muscular de quadríceps, isquiotibiais e tríceps sural	Déficit de equilíbrio (Escala de Berg) e limitação de atividades funcionais de transferências (TUG)	
Fatores contextuais			
Pessoais			

- Sexo feminino
- Viúva
- 2 filhos
- 86 anos
- Ensino fundamental completo
- Aposentada
- Realiza atividades artesanais
- Baixa renda mensal
- Medo de cair

Fatores Ambientais

- Uso de remédio para controle da HAS diariamente
- Uso de suplemento de cálcio e vitamina D diariamente
- Casa grande, com pouca acessibilidade (degraus na porta de entrada e entre os principais cômodos, além de passagens estreitas)
- Em atendimento no serviço de Fisioterapia próximo a sua casa

Baseado em tradução livre de esquema publicado em Rundell SD, Davenport TE, Wagner T. Physical Therapist Management of Acute and Chronic Low Back Pain Using the World Health Organization's International Classification of Functioning, Disability and Health. Phys Ther [Internet]. 2009 Jan 1;89(1):82–90. Available from: http://ptjournal.apta.org/cgi/doi/10.2522/ptj.20080113

METAS E INTERVENÇÕES

Fisioterapia na pessoa idosa com risco de quedas

Em linhas gerais, serão traçadas as principais metas da fisioterapia oferecida ao paciente idoso com risco de quedas, bem como as intervenções mais adequadas para alcançar os resultados desejados. É importante lembrar sobre a importância de se considerar a individualidade do paciente ao generalizar a aplicabilidade das intervenções.

Metas
1. Aumento da amplitude de movimento do quadril direito
2. Fortalecimento da musculatura de membros inferiores

Para as metas 1 e 2 acima serão propostos exercícios ativos livres e de resistência de intensidade moderada e progressiva. A resistência presente nos exercícios poderá se dar pela própria gravidade ou utilização de equipamentos como elásticos de vários graus de resistência e caneleiras. O exercício de fortalecimento com uso do isocinético é considerado padrão ouro, mas não é aplicável a prática clínica, devido aos altos custos. Uma revisão sistemática analisou seis estudos de alta qualidade metodológica e concluiu que exercícios de fortalecimento de membros inferiores são importantes na prevenção de quedas e manutenção da funcionalidade. No entanto, a efetividade é ainda maior quando compõem programas de exercícios multicomponentes[20].

Metas
3. Prevenção de quedas
4. Treino de equilíbrio
5. Treino de marcha

As quedas em idosos podem levar a fraturas, déficit de funcionalidade, isolamento, imobilismo e até morte. Muito se tem estudado sobre esse tema atualmente e estratégias de prevenção de quedas são preconizadas na atenção ao indivíduo idoso e promoção da saúde. Estas estratégias permeiam os fatores de risco modificáveis citados anteriormente.

Uma revisão sistemática com metanálise evidenciou que programas de exercícios multicomponentes e tai chi reduzem as quedas em idosos. Os exercícios podem ser realizados de forma individual ou em grupo, e devem incorporar exercícios domiciliares desde que com uma adequada prescrição, progressão e constantes reavaliações. Programas de exercícios realizados duas vezes na semana, por seis meses, estão mostrando efeito sobre a redução de quedas, especialmente quando propõem moderado a alto desafio de equilíbrio, de acordo com a capacidade individual[21]. As estratégias recomendadas para tornar o treino de equilíbrio desafiador são redução da base de sustentação, controle do corpo na posição bípede, mesmo ao receber estímulos dinâmicos, e redução da necessidade de membros superiores ao realizar atividades e transferências.

Uma forma de realizar o treino de equilíbrio dinâmico pode ser através do treino de marcha supervisionado. O treino de marcha pode abranger as fases da marcha e o treinamento da marcha na esteira. Evidências indicam que o treinamento da dupla tarefa pode ser eficaz para a redução de quedas, associando treinamento físico e cognitivo. Este treino pode se dar através do treino de marcha na esteira associado a estímulo a memória ou através da corticalização das etapas de uma determinada tarefa[22,23].

Intervenções envolvendo a marcha, equilíbrio, coordenação, exercícios funcionais, fortalecimento muscular e tipos de exercícios múltiplos, parecem ter maior impacto sobre medidas indiretas de equilíbrio, sendo que quanto maior o risco de quedas, maior a necessidade de o exercício ser supervisionado. A prática de exercícios deve ser contínua para que se observe benefícios duradouros, no entanto as evidências ainda são limitadas[24]. Programas de caminhada podem ser adicionados aos programas de exercícios, mas indivíduos com alto risco de quedas não devem realizá-los. Esta recomendação é dada uma vez que programas de caminhada em alta velocidade aumentaram o número de quedas[25].

É interessante que o indivíduo idoso seja avaliado na sua integralidade e acompanhado por uma equipe interprofissional. A avaliação da visão e do sistema vestibular pelo médico geriatra e acompanhamento de possíveis disfunções pode ser fator decisivo no incremento do equilíbrio e redução de quedas. Uma análise, pelo médico responsável, da medicação a qual o idoso faz uso também pode trazer benefícios nesse sentido, através, por exemplo, do ajuste de doses e horários de medicações que podem interferir no equilíbrio.

Meta
6. Educação do paciente

Para atingir a meta 6, propõe-se um programa de educação em saúde interdisciplinar focado em tópicos como: educação sobre fatores de risco de quedas; administração de medicamentos; modificações no domicílio, suplementação de cálcio e vitamina D e estímulo quanto a participação em atividade física. Para aplicação desse programa sugere-se metodologia ativa para facilitar a participação em grupo e a retenção de informações, podendo ser aplicado também de forma individual e domiciliar[26].

Ressalta-se a importância de enfatizar com a paciente mudanças em seu domicílio. Os fatores extrínsecos ou ambientais por si só proporcionam um grande risco de quedas. Então, ao identificar esses fatores é importante orientar o indivíduo e os familiares a adequarem a casa, proporcionando um ambiente seguro, permitindo uma movimentação o mais livremente possível e aliviando a família da constante preocupação com a segurança[27].

Sugere-se estabelecer um plano de estratégias de adequação do seu lar quanto aos degraus da porta de entrada e entre os principais cômodos, além de passagens estreitas. Complementa-se tais orientações também em relação a mobília, pisos, objetos de uso pessoal, para que estejam acessíveis e que não atrapalhem o caminho, além de roupas e calçados, que devem ser confortáveis e ter solados antiderrapantes e sem saltos, para evitar desequilíbrio e dificuldade para deambular.

Metas
7. Treino de atividades instrumentais de vida diária e aumento da independência
8. Aumento do nível de atividade física geral e de lazer
9. Reinserção social

Para alcançar as metas 7, 8 e 9, sugere-se um plano de exercícios funcionais relacionados às tarefas executadas no dia a dia da paciente, tais como levantar e sentar, subir e descer degraus de diferentes tamanhos e alturas, exercícios de membros superiores com bolas e bastões, atividades de alcance, exercícios de rotação e extensão de tronco em pequenas amplitudes, equilíbrio, caminhada e coordenação. Esses exercícios devem ser propostos de acordo com a capacidade física do paciente. Vale ressaltar que, para qualquer exercício proposto, deverá ser feita a mensuração dos sinais vitais[28].

Acredita-se que um programa de treinamento funcional, embora não priorize especificamente ganho de equilíbrio, flexibilidade ou força muscular, seja um potencial gerador de modificações em todas essas variáveis, com consequente impacto na mobilidade, diminuindo a dependência funcional[29]. A mobilidade, na perspectiva da capacidade funcional e da qualidade de vida do idoso, é uma condição importante para a manutenção da independência e é parte fundamental das atividades instrumentais da vida diária, como ir às compras, ao banco, visitar amigos, ir ao cinema, lavar e cozinhar. Além da melhora funcional, as intervenções podem colaborar na redução de problemas emocionais e sociais atribuídos à incapacidade.

Dentro desse contexto, outra modalidade que vem sendo muito pesquisada na atualidade é o uso da Realidade Virtual (RV). Esta modalidade utiliza jogos interativos como uma ferramenta complementar na reabilitação e tem sido um foco frequente na pesquisa e na prática clínica nos últimos anos. A RV apresenta uma ilusão tridimensional e *feedback* visual e auditivo de jogos que simulam atividades de vida diária, jogos de dança, que trazem lazer, interação com a família e reinserção social ao idoso[30,31]. Porém, ainda não é viável em muitos serviços de fisioterapia e requer que o paciente tenha condições financeiras para adquirir o console, caso queira praticar no lar. Além disso, muitos estudos defendem que a evidência é escassa em relação à eficácia e eficiência do uso de RV, de forma isolada ou em adição às terapias motoras convencionais no indivíduo idoso[32].

A evolução da intervenção fisioterapêutica para atividades em grupo que priorizem o movimento de acordo com as metas individuais, mas com incentivo a interação e independência funcional e emocional, deve ser incentivada. A participação dos idosos em grupos de convivência que costumam se formar em associações de bairro, sindicatos ou por iniciativas governamentais pode trazer benefícios para a reinserção social, capacidade de comunicação e qualidade de vida[33]. Entre esses grupos é comum a prática de dança que representa uma expressão da linguagem social que permite a transmissão de sentimentos, emoções e afetividade vivida através do movimento[34]. Ao atingir as metas propostas anteriormente, o idoso estará apto a desempenhar as atividades domésticas e retornar às atividades de participação comprometidas (fazer compras, ir à missa, ao banco e outras atividades sociais).

Referências

1. Podsiadlo D, Richardson S. The timed "Up & Go": a test of basic functional mobility for frail elderly persons. J Am Geriatr Soc. 1991;39(2):142-8.
2. Miyamoto ST, Lombardi Junior I, Berg KO, Ramos LR, Natou J. Brazilian version of the Berg balance scale. Brazilian Journal of Medical and Biological Research. 2004;37: 1411-21.
3. Delbaere K, Close JCT, Mikolaizak AS, Sachdev PS, Brodaty H, Lord SR. The Falls Efficacy Scale International (FES-I). A comprehensive longitudinal validation study. Age and Ageing. 2010; 39: 210-6.
4. Camargos FFO, Dias RC, Dias JMD, Freire MTF. Adaptação transcultural e avaliação das propriedades psicométricas da Falls Efficacy Scale – International em idosos brasileiros (FES-I-BRASIL). Rev Bras Fisioter, 2010;14(3):237-43.
5. Lino VTS, Pereira SEM, Camacho LAB, Ribeiro Filho ST, Buksman S. Adaptação transcultural da Escala de Independência em Atividades da Vida Diária (Escala de Katz). Cad. Saúde Pública. 2008; 24(1):103-12.
6. Nascimento CM, Ribeiro AQ, Cotta RM, Acurcio FA, Peixoto SV, Priore SE, Franceschini SC. Factors associated with functional ability in Brazilian elderly. Arch Gerontol Geriatr. 2012;54(2):89-94.
7. Elsawy B, Higgins KE. The Geriatric Assessment. American Family Physician. 2011;83(1):48-56.
8. Pfortmueller CA, Lindner G, Exadaktylos AK. Reducing fall risk in the elderly: risk factors and fall prevention, a systematic review. Minerva Médica. 2014; 105(4):275-83.
9. Phelan EA, Mahoney JE, Voit JC, Stevens JA. Assessment and Management of Fall Risk in Primary Care Settings. Med Clin North Am. 2015 March ; 99(2): 281-93.

10. Castro SS, Leite CF. Avaliação de Saúde e Deficiência: Manual do WHO Disability Assessment Schedule (WHODAS 2.0). Organização Mundial da Saúde 2015.
11. Muir SW, Berg K, Chesworth B, Speechley B. Use of the Berg Balance Scale for Predicting Multiple Falls in Community-Dwelling Elderly People: A Prospective Study. Physical Therapy. 2008;88(4):449-60.
12. Muir SW, Berg K, Chesworth B, Klar N, Speechley B. Modifiable Risk Factors Identify People Who Transition from Non-fallers to Fallers in Community-Dwelling Older Adults: A Prospective Study. Physiother Can. 2010; 62:358-67.
13. Shumway-Cook A, Brauer S, Woollacott M. Predicting the probability for falls in community-dwelling older adults using the timed up & go test. Phys Ther. 2000; 80:896-903.
14. Alexandre TS, Meira DM, Rico NC, Mizuta SK. Accuracy of Timed Up and Go Test for screening risk of falls among community-dwelling elderly. Rev Bras Fisioter.2012;16(5):381-8.
15. Zakariaab NA, Kuwaec Y, Tamurad T, Minatoa K,Kanaya S. Quantitative analysis of fall risk using TUG test. Computer Methods in Biomechanics and Biomedical Engineering, 2013; 1:1-14.
16. Magee DJ. Avaliação Musculoesquelética. Manole. 5 ed. 2010;940-71.
17. de Oliveira Gouveia VH, de Figueiredo Araújo AG, dos Santos Maciel S, de Almeida Ferreira JJ, dos Santos HH. Confiabilidade das medidas inter e intra-avaliadores com goniômetro universal e flexímetro. Fisioterapia e Pesquisa. 2014;21(3): 229-35.
18. Santos MLADS, Gomes WF, Queiroz BZ, Rosa NMB, Pereira DS, Dias JMD, Pereira LSM. Desempenho muscular, dor, rigidez e funcionalidade de idosas com osteoartrite de joelho. Acta Ortop Bras. 2011; 19(4): 193-7.
19. Camara FM, Gerez AG, de Jesus Miranda ML, Velardi M. Capacidade funcional do idoso: formas de avaliação e tendências. Acta fisiátrica. 2016; 15(4): 249-62.
20. Ishigaki EY, Ramos LG, Carvalho ES, Lunardi AC. Effectiveness of muscle strengthening and description of protocols for preventing falls in the elderly: a systematic review. Braz J Phys Ther. 2014;18(2):111-18.
21. Sherrington C, Tiedemann A, Fairhall N, Close JCT, Lord SR. Exercise to prevent falls in older adults: an updated meta-analysis and best practice recommendations. NSW Public Health Bulletin. 2011;22(3–4):78-85.
22. Eggenberger P, Theill N, Holenstein S, Schumacher V, de Bruin ED. Multicomponent physical exercise with simultaneous cognitive training to enhance dual-task walking of older adults: a secondary analysis of a 6-month randomized controlled trial with 1-year follow-up. Clinical Interventions in Aging 2015:10:1711-33.
23. Falbo S, Condello G, Capranica L, Forte R, Pesce C. Effects of Physical-Cognitive Dual Task Training on Executive Function and Gait Performance in Older Adults: A Randomized Controlled Trial. BioMed Research International. 2016; 1:1-12.
24. Howe TE, Rochester L, Jackson A, Banks PMH, Blair VA. Exercise for improving balance in older people (Review). The Cochrane Library 2008; 4:1-153.
25. Ebrahim S, Thompson PW, Baskaran V, Evans K. Randomized placebo-controlled trial of brisk walking in the prevention of postmenopausal osteoporosis. Age Ageing. 1997; 26(4): 253-60.
26. Der Ananian CA, Mitros M, Buman MP. Efficacy of a Student-Led, Community-Based, Multifactorial Fall Prevention Program: Stay in Balance. Frontiers in Public Health. 2017; 5:30.
27. Ueda T, Higuchi Y, Imaoka M, Todo E, Kitagawa T, Ando S. Tailored education program using home floor plans for falls prevention in discharged older patients: A pilot randomized controlled trial. Archives of Gerontology and Geriatrics, 2017;71: 9-13.
28. Lustosa LP, Oliveira LA, Santos LS, Guedes RC, Parentoni AN, Pereira LSM. Efeito de um programa de treinamento funcional no equilíbrio postural de idosas da comunidade. Fisioter. Pesqui. 2010;17(2): 153-6.
29. Pedrinelli A, Garcez-Leme LE, Nobre RSA. O efeito da atividade física no aparelho locomotor do idoso. Rev Bras Ortop. 2009;44(2):96-101.
30. Bruin ED, Schoene D, Pichierri G, Smith ST. Use of virtual reality technique for the training of motor control in the elderly. Some theoretical considerations. Z Gerontol Geriatr. 2010; 43:229-34.
31. Fu ASN. Virtual reality exercise to improve balance control in older adults at risk of falling. Hong Kong Med J.2016;22(1):19-22.
32. Skjaeret N, Nawaz A, Morat T, Schoene D, Helbostad JL, Vereijken B. Exercise and rehabilitation delivered through exergames in older adults: An integrative review of technologies, safety and efficacy. Int J Med Inform. 2016;85(1):1-16.
33. Dagios P, Vasconcellos C, Evangelista D H R. Avaliação da qualidade de vida: comparação entre idosos não institucionalizados participantes de um Centro de Convivência e idosos institucionalizados em Jl-Paraná/RO. Estudos Interdisciplinares sobre o Envelhecimento. 2015; 20(2).
34. de Oliveira L C, Pivoto E A, Vianna P C P. Análise dos resultados de qualidade de vida em idosos praticantes de dança sênior através do SF-36. Acta Fisiátrica, 2016;16(3): 101-4.

Subluxação Glenoumeral

CAPÍTULO 45

Ana Carla Lima Nunes
Luana Almeida de Sá Cavaleiro

Observação: palavras e expressões listadas no Glossário do capítulo estão destacadas no texto com um asterisco.

APRESENTAÇÃO DO CASO CLÍNICO

Paciente do sexo feminino, com 55 anos, casada, com ensino fundamental incompleto, mãe de um filho. Foi recebida em consultório de fisioterapia com a queixa principal de "dor e insegurança para levantar o braço". Segundo informações previamente colhidas pela equipe do serviço ao qual a paciente foi encaminhada, ela é dona de casa e cuida dos afazeres domésticos e de seu filho, de 20 anos, que tem uma deficiência que o restringe em sua mobilidade. Além disso, para auxílio no orçamento doméstico, a paciente confeita doces e os vende em eventos relacionados à igreja a qual congrega. A paciente relata que o início da dor ocorreu há 30 dias, ao tropeçar em uma rua com calçamento irregular e sofrer uma queda que resultou em um deslocamento na região anterior do ombro. Ela precisou ser levada ao pronto atendimento, onde integrantes da equipe médica constataram ter havido subluxação anterior do úmero direito, sem rompimento de estruturas neurais ou ligamentares, segundo descrito nas informações colhidas pela equipe médica responsável pela redução do referido deslocamento. O relatório deste episódio aponta que a paciente recebeu indicação de uso de tipoia por seis semanas e, em sequência, deveria ser acompanhada por equipe de fisioterapia. Desde o acontecido, foram indicados analgésicos simples e medicamentos anti-inflamatórios esteroidais para controle inicial do quadro álgico. No momento, ela relata dor em intensidade moderada no local, sem referência de queixas ou outros sintomas. Em decorrência do uso da tipoia, ela restringiu muitas de suas atividades cotidianas como lavar e pentear os cabelos, manusear utensílios na cozinha (com impacto direto em sua fonte de renda auxiliar), e dar suporte às atividades de asseio do filho, o que tem dificultado sua organização familiar. Quando em uso de tipoia, todas estas atividades foram suspensas, exceto seus cuidados com os cabelos, por contar com apoio da sua outra mão. A paciente nega outros problemas de saúde, a exceção de osteoporose, e para esta questão ela tem feito uso de suplemento de cálcio e vitamina D diariamente. A paciente foi liberada para iniciar acompanhamento fisioterapêutico após seis semanas, período de sua avaliação. Ainda na anamnese, ela refere que sua dor em repouso é mínima (avaliada por escala numérica de dor – NPRS* 2/10), mas que os movimentos que envolvem rotação externa e abdução de ombro provocam agravamento dos sintomas (NPRS 6/10). Estes movimentos apresentam redução importante de mobilidade, associada ao quadro doloroso. A paciente queixa-se ainda de insegurança para se movimentar e, mesmo durante seu relato, ela demonstra elevado nível de medo para o movimento, o que define o termo cinesiofobia, que também foi constatado posteriormente à execução do teste de apreensão do ombro*. Ela refere que a dor não a acorda durante a noite, mas que sua qualidade de sono piorou por não conseguir se posicionar bem no leito. Suas queixas funcionais subjetivamente coletadas envolvem grande limitação de atividades, incluindo pentear o cabelo, segurar objetos e abotoar um sutiã. Estas tarefas foram adaptadas, de maneira que o

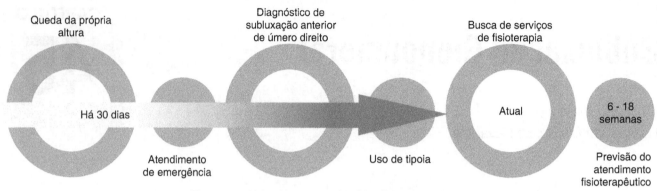

Figura 45.1 Linha do tempo da história clínica da paciente.

uso aprendido do membro superior contralateral à lesão tem facilitado sua reintegração em algumas dessas atividades. Essas questões foram também identificadas durante a aplicação do questionário *Disability of the Arm, Shoulder and Hand* (DASH) *. Entretanto, mesmo com adaptações, não tem conseguido participar do orçamento familiar, das atividades da igreja que envolvem uso de membros superiores, e do cuidado efetivo de seu filho. Ainda, em sua triagem no pronto atendimento e também na consulta do fisioterapeuta, foram descartados sinais ou sintomas que poderiam ser indicativos de patologias mais sérias, como comprometimento e danos a estruturas neurais e periarticulares ou deslocamento associado à fratura em alguma porção da cabeça umeral. O fisioterapeuta identificou ainda haver déficit de recrutamento e função muscular dos músculos que compõem o manguito rotador*, assim como o grupamento muscular da região escapulotorácica. Em geral, o quadro observado pelo fisioterapeuta, associado à história atual, é de instabilidade de ombro traumática, a ser tratado de maneira conservadora. A Figura 45.1 apresenta os principais marcos da história clínica da paciente, de forma esquemática.

GLOSSÁRIO

***Disability of the Arm, Shoulder and Hand* (DASH)**: instrumento que avalia função e sintomas em membros superiores a partir de diferentes domínios de função, atividade e participação humana[2].

Escala Numérica de Dor [*Numerical Pain Rating Scale* (NPRS)]: nesta escala o paciente classifica a intensidade de sua dor, número que varia de zero a 10. Quanto maior a nota avaliada pelo paciente, maior a intensidade álgica percebida, sendo adequada para pacientes com dor no ombro[1].

Manguito rotador: grupo de músculos da região umeral responsável pela sustentação da cabeça umeral na fossa glenoide. São eles: supraespinal, infraespinal, redondo menor e subescapular.

Teste de apreensão do ombro: teste no qual o paciente apresenta apreensão facial durante a tentativa do avaliador em posicionar a articulação glenoumeral em abdução e rotação externa, indicando possível sinal de instabilidade local.

> **Questões para discussão**
> 1. Com base na história relatada do paciente, quais fatores contribuem para a limitação das atividades diárias, assim como restrição na participação, dessa paciente?
> 2. Quais as intervenções mais adequadas sob a perspectiva da equipe multiprofissional?
> 3. Quais são os pontos chaves do tratamento fisioterapêutico a serem considerados para o sucesso da reabilitação da paciente?
> 5. Que precauções devem ser tomadas durante as intervenções fisioterapêuticas propostas?
> 6. Quais os pontos relevantes a serem considerados para melhora da funcionalidade da paciente após o processo de reabilitação fisioterapêutica?

OBJETIVOS

- Reconhecer os padrões de alteração da funcionalidade em indivíduos com instabilidade de ombro.

- Descrever ferramentas de avaliação da funcionalidade consistentes para detectar os referidos padrões associados às perspectivas funcionais relatadas pela paciente, e com sensibilidade para revelar a efetividade da intervenção proposta em curto prazo.

- Estabelecer metas para recuperação da funcionalidade de pacientes com instabilidade anterior de ombro.

- Caracterizar um plano de tratamento fisioterapêutico adequado para pacientes com instabilidade anterior de ombro de natureza traumática.

- Identificar o papel do fisioterapeuta na equipe multiprofissional integrada para a recuperação funcional da paciente com instabilidade anterior de ombro.

AVALIAÇÃO E DIAGNÓSTICO DA FUNCIONALIDADE

A avaliação fisioterapêutica envolve uma sistematização de processos essenciais para que o fisioterapeuta possa tomar decisões clínicas mediante formulação de raciocínio crítico prévio, sempre em consonância com a expectativa do paciente. Embora a Organização Mundial de Saúde não tenha apresentado ainda um *core set* específico para casos de dor e instabilidade de ombro, o fisioterapeuta deve se apropriar dos conceitos e domínios associados à funcionalidade humana, segundo preceitos da classificação na qual se baseia este livro para seu uso clínico. Baseamo-nos na proposta apresentada pela Classificação Internacional de Funcionalidade, Incapacidade e Saúde (CIF) para descrevermos o processo de avaliação física e funcional e proposição de intervenções focadas em pacientes com perfil similar ao caso apresentado.

Segundo Roe e colaboradores[3], a avaliação funcional de pacientes com dor no ombro por quaisquer razões musculoesqueléticas nos leva a lançar mão de instrumentos de medida que possam traduzir, para os âmbitos de pesquisa e de clínica, as implicações de sua condição de saúde para o amplo aspecto englobado pelo termo funcionalidade. Sabemos que condições que envolvam os membros superiores podem trazer limitações importantes em atividades, mesmo rotineiras e fundamentais como banho e afazeres domésticos e, a depender da ocupação do paciente, restrições ocupacionais podem também ocorrer. Algumas medidas já existentes na literatura descrevem questões mais específicas de funções do corpo relacionadas ao uso de membro superior, mas deve-se compreender que alguns pacientes conseguem realizar substituições ou modificações nas maneiras pelas quais executam alguma atividade com o membro superior não acometido. Com isso em mente, traremos a breve explicação de dois instrumentos de medida adaptados para a população brasileira. Estes podem, de maneira mais ampla, contemplar fatores contextuais, atividade e participação, ou ainda, direcionar a avaliação para a função do ombro e suas atividades associadas, contemplando assim aspectos da condição funcional do paciente. Os instrumentos são as versões brasileiras do *Shoulder Pain and Disability Index*[4] (SPADI) e o *Disabilities of Arm, Shoulder, and Hand* (DASH)[2]. O SPADI é um questionário confiável para avaliação da qualidade de vida de pacientes com diferentes disfunções de ombro. O DASH é um instrumento que avalia função e sintomas no membro superior sob a perspectiva do paciente. Ele é autoadministrado, sendo seu uso estimulado na prática clínica e em pesquisas, pela sua praticidade e rapidez de preenchimento (em torno de 10 minutos). Trata-se de um instrumento que, independentemente, da afecção ou de sua localização, avalia o membro superior enquanto uma unidade funcional.

Entendendo que existem repercussões globais para a paciente do caso e, ademais, por possuir comorbidades e preocupações em relação a seu quadro, com impacto direto na renda e no suporte da sua família, torna-se importante usar medidas que possam inferir sobre a percepção geral de saúde da paciente e como ela enxerga sua qualidade de vida atual. A literatura que explora afecções do ombro cita inúmeras vezes o instrumento SF-36 como ferramenta de investigação genérica de qualidade de vida, englobando questões físicas, emocionais e o impacto em participação social desses fatores[5,6].

Condição física

No exame físico, a avaliação inicial do paciente deve investigar a localização e a intensidade da dor. Classicamente, embora os instrumentos anteriormente citados já façam menção da dor, podemos medir de maneira objetiva pela referida escala numérica de dor de zero a 10 pontos (0-10), anteriormente mencionada, ou pela escala visual analógica de dor (VAS), ou mesmo o questionário de dor de McGill, a depender do nível de escolaridade e compreensão do paciente sobre como aplicar estas escalas para a dimensão da intensidade da dor percebida[7]. Esta avaliação, embora pareça simples, pode fornecer ao fisioterapeuta subsídio para compreender o grau de irritabilidade das estruturas envolvidas e o impacto de processos álgicos e inflamatórios na percepção dolorosa do paciente, considerando este ser um caso de dor aguda, com seis semanas ou menos de duração. O fisioterapeuta deve inspecionar a postura do paciente, incluindo a postura do ombro e o posicionamento do úmero em relação à cavidade glenoide. Assimetria constatada entre ombros pode refletir sequela decorrente de luxações[8]. Em seguida, o fisioterapeuta deve utilizar medidas objetivas como a goniometria para mensurar amplitude de movimento ativo, passivo e acessório do complexo do ombro. Os dados da goniometria permitem identificar as limitações articulares e acompanhar de modo quantitativo a eficácia das intervenções terapêuticas durante a reabilitação[9]. Testes de avaliação do recrutamento e função muscular, incluindo medidas de rastreamento da coluna cervical e do cotovelo também devem ser realizados[8]. O fisioterapeuta deve se atentar para identificar a qualidade de movimento e a disposição do paciente durante a realização dos movimentos.

O fisioterapeuta deve observar também possíveis restrições de movimentos de acordo com o quadro do paciente, a saber, o paciente pode não estar ainda liberado para movimentos que envolvam deslocamento anterior do úmero na cavidade glenoide, por risco de recidiva. Por isso, ele deve estar em constante comunicação com os outros profissionais que trabalham de maneira interdisciplinar no caso do paciente.

Em casos que envolvam insegurança e instabilidade articular, o fisioterapeuta deve identificar a amplitude de movimento na qual o paciente pode apresentar medo ou apreensão ao movimento e fazer a avaliação desses movimentos ao final de sua investigação. Nestes casos, existem testes especiais que, quando pertinentes, podem demonstrar a referida instabilidade, como, por exemplo, o teste de apreensão para luxação anterior do ombro [8,10]. Os instrumentos selecionados mostrarão o nível de comprometimento de estruturas e funções do corpo, permitindo a associação destes achados com a perspectiva do paciente sobre suas limitações de atividade e restrições em participação social. Pacientes após quadros de deslocamentos com ou sem intervenção cirúrgica na região do ombro, em geral, apresentam também redução da mobilidade segmentar e perda de função muscular, considerando o desuso pela imobilização e o próprio dano a estruturas periarticulares provocado pelo deslocamento abrupto e consequente processo inflamatório inerente à lesão.

Assim, a partir dessas mensurações, o perfil funcional desse paciente poderá ser traçado possibilitando, em sequência, o delineamento das metas compatíveis tanto com a fisioterapia, quanto para todos da equipe interprofissional que possam contribuir para a progressão do caso.

RECURSOS DIAGNÓSTICOS PROPOSTOS

Recurso	O que avalia?	Como avalia?
Shoulder Pain and Disability Index[4]	Qualidade de vida relacionada à dor e incapacidade associada a condições de saúde que envolvam o ombro	São 13 itens distribuídos no domínio de dor (cinco itens) e de função (oito itens), sendo cada item pontuado em uma Escala de Avaliação Numérica (EN) de zero a 10 pontos. As questões são curtas, facilitando o preenchimento (tempo médio de três a 10 minutos). A pontuação final do questionário, bem como a pontuação obtida separadamente por domínio, é convertida em percentagem para valores que variam de zero a 100, com a maior pontuação indicando pior condição de disfunção do ombro.
Disabilities of Arm, Shoulder and Hand[2]	Função de membro superior de acordo com a perspectiva do paciente	Esse instrumento contém 30 itens que informam sobre o estado de saúde do indivíduo na última semana, sendo 21 itens sobre o nível de dificuldades para desempenhar atividades físicas devido ao acometimento no braço, ombro ou mão; cinco itens referentes à gravidade dos sintomas como dores, parestesia, fraqueza e rigidez, e quatro itens relativos ao impacto da condição patológica nas atividades sociais, de trabalho, sono e autoimagem. Além disso, há dois módulos opcionais com quatro itens em cada um, que informam sobre o desempenho em atividades específicas como trabalho, esportes e manejo de instrumentos musicais. Cada item do DASH possui cinco opções de respostas, variando de zero, para nenhuma dificuldade ou sintoma, até cinco para incapacidade para desempenhar a tarefa ou extrema gravidade de sintoma. O escore total do DASH varia de zero a 100, sendo calculado pela soma da pontuação assinalada em cada item, diminuindo o valor 30 e dividindo o resultado por 1,2. Em caso do uso do módulo opcional, o escore total será obtido pela soma da pontuação assinalada em cada questão, diminuindo o valor 4 e dividindo o resultado por 0,16.
SF-36[5]	Autopercepção de qualidade de vida relacionada à saúde	É um questionário multidimensional formado por 36 itens, englobados em oito domínios: capacidade funcional, aspectos físicos, dor, estado geral da saúde, vitalidade, aspectos sociais, aspectos emocionais e saúde mental. Apresenta um escore final de zero a 100, no qual zero corresponde a pior estado geral de saúde [4].
Escala numérica de dor[1]	Intensidade de dor no ombro doloroso	É a escala numérica de dor em que o paciente classifica sua dor em notas que variam de zero a 10, de acordo com a intensidade da sensação. Nota zero corresponde à ausência de dor, enquanto nota 10 a maior intensidade imaginável.
Avaliação postural[8]	Alterações no alinhamento corporal	Realizada com o paciente em ortostatismo e adequadamente despido. Em vista anterior, o examinador deve observar os contornos ósseos, musculares e de tecidos moles de ambos os ombros comparativamente. Nivelamento dos ombros, alinhamento das clavículas, profundidade das fossas supraclaviculares também são observados. Inspeciona-se também a cabeça, a coluna cervical e o tórax, além de todo membro superior, atentando-se à presença de edema e atrofia muscular. Através da vista lateral, observa-se adequadamente alinhamento dos ombros, se estão protrusos ou retraídos. Pela vista posterior, deve-se observar as espinhas e ângulos superiores das escápulas e as margens mediais das escápulas quanto à equidistância em relação a coluna vertebral, presença de deformidades rotacionais ou alamento.
Goniometria[9]	Amplitude de movimento articular	O paciente é posicionado em bom alinhamento corporal, mais próximo possível à posição anatômica. Para a articulação do ombro, o ideal é o paciente sentado ou em pé. A região deve estar desnuda. O examinador explica e demonstra o movimento a ser realizado, estabiliza o segmento corporal proximal e posiciona de forma precisa o goniômetro (braço fixo, móvel e eixo) tendo referências ósseas para o alinhamento deste instrumento. A angulação esperada para abdução varia entre 170° e 180°; para flexão anterior entre 160° e 180°; para rotação lateral entre 80º e 90º; para rotação medial entre 60° e 100°, e para extensão entre 50° e 60°.
Teste de apreensão[8]	À presença de instabilidade do ombro	Paciente em decúbito dorsal, o examinador abduz o braço do paciente a 90° e lentamente rotaciona externamente o ombro, com uma das mãos sob a articulação glenoumeral, para que atue como fulcro. A presença de dor isolada pode não ser sinal de instabilidade. Para o teste ser considerado positivo, tem de estar associado a um olhar de apreensão ou alarme na face do paciente e a resistência do paciente em permitir a progressão da rotação externa. O paciente também pode afirmar que a sensação experimentada é a que ele sentiu quando o ombro foi luxado anteriormente. O teste de apreensão coloca a cabeça umeral em uma posição de subluxação iminente, assim o paciente reconhece o padrão de instabilidade e reage com medo (apreensão). Este teste, quando positivo, é entendido como uma instabilidade anterior da glenoumeral.

Quadro 45.1 Avaliação do caso clínico segundo a Classificação Internacional de Funcionalidade, Incapacidade e Saúde (CIF)

	Funções e estruturas do corpo	Limitações de atividades	Restrição na participação
Perspectiva do paciente	Dor em região do ombro/escapular	Atividades domésticas e do trabalho	Participação no orçamento familiar
	Cinesiofobia	Atividades de autocuidado	Atividades da Igreja
	Restrição de mobilidade de ombro e todo membro superior por imobilização e dor associada	Cuidados com o filho	
	Alteração na qualidade do sono		
Perspectiva do fisioterapeuta	Dor moderada em ombro (NPRS) e durante a palpação em região de trapézio superior e escalenos	Comprometimento em atividade de vida diária constatado no SPADI	Restrição em suas atividades ocupacionais e de participação social, constatado pelo DASH
	Restrição de mobilidade do complexo do ombro para abdução e rotação externa da glenoumeral, vista por goniometria		
	Redução de função muscular de estabilizadores da escápula e manguito rotador		
Fatores contextuais			
Pessoais			
• Sexo feminino			
• Casada			
• 1 filho com deficiência			
• 55 anos de idade			
• Ensino fundamental incompleto			
• Do lar			
• Confeita e vende doces			
Ambientais			
• Uso de analgésicos simples e medicamentos anti-inflamatórios esteroidais			
• Uso de tipoia por seis semanas			
• Uso de suplemento de cálcio e vitamina D diariamente			
• Em atendimento no serviço de fisioterapia			

Baseado em tradução livre de esquema publicado em Rundell SD, Davenport TE, Wagner T. Physical Therapist Management of Acute and Chronic Low Back Pain Using the World Health Organization's International Classification of Functioning, Disability and Health. Phys Ther [Internet]. 2009 Jan 1;89(1):82–90. Available from: http://ptjournal.apta.org/cgi/doi/10.2522/ptj.20080113

METAS E INTERVENÇÕES

Em linhas gerais, serão traçadas as principais metas da fisioterapia oferecidas ao paciente com subluxação articular de ombro que resultou em instabilidade local, sendo assim tratado como um caso que envolve instabilidade articular. Mesmo que o paciente esteja em restrições com uso de tipoia, desde que liberado por sua equipe médica e de acordo com o seu grau de tolerância, o fisioterapeuta deve programar uma abordagem inicial de exercícios isométricos para músculos periarticulares. Em se tratando de traumas com deslocamentos maiores, o paciente em geral inicia o tratamento após período de cirurgia e semanas iniciais de imobilização. Em atletas, este período de imobilização pode ser reduzido e realizado em associação com estratégias fisioterapêuticas precoces. Inicialmente, o paciente deverá realizar a isometria em posição articular neutra evoluindo, em médio e longo prazo, para exercícios isotônicos que envolvam toda a cadeia corporal, bem como exercícios funcionais que favoreçam o restabelecimento das funções desejadas pelo paciente e evitem recidivas do quadro. Assim, a meta será restabelecer a mecânica do complexo do ombro, associada à recuperação de atividades que o paciente necessita desempenhar. A literatura não apresenta resultados robustos que evidenciem a superioridade da abordagem cirúrgica *versus* a conservadora em casos como o descrito[11].

Metas
1. Redução do quadro doloroso
2. Aumento da amplitude de movimento articular

Antes de abordar as metas 1 e 2, é importante dar atenção à condição de cinesiofobia que a paciente apresenta. O modelo de cinesiofobia sugere que os pacientes temem os movimentos por causa da dor, para evitar o agravamento do seu estado ou para evitar causar um novo problema. Esse medo leva a duas respostas: o paciente pode enfrentar ou evitar a atividade. O mais comum é a evitação: o indivíduo não faz o movimento e se torna cada vez menos ativo. Isso resulta em um ciclo vicioso que leva à incapacidade física. Dessa forma a cinesiofobia da paciente implica, de forma direta, redução de mobilidade que ela apresenta, devendo ser abordada, ao longo de todo o processo de intervenção, por meio de estratégias que exponham a paciente, de maneira segura e progressiva, ao retorno de movimentos com a região lesionada.

Considerando o processo inflamatório associado ao quadro, a diminuição de amplitude de movimento também é influenciada pela dor. Portanto, inicia-se a proposta de tratamento com recursos que tragam a redução desse quadro e, por consequência, aumento da amplitude de movimento. Para tanto, a terapia manual por meio de mobilizações articulares passivas ou associadas ao movimento figuram como técnicas que apresentam efeitos potenciais. Tais técnicas manuais estimulam efeitos neurofisiológicos biomecânicos e teciduais que podem favorecer a redução da dor e melhora da mobilidade. Embora não específicos para luxação traumática, recentes revisões sistemáticas mostraram a possibilidade de incorporação de eletroterapia em pacientes com disfunções relacionadas aos músculos que envolvem a glenoumeral. Embora exista esta possibilidade, a evidência ainda tem sido baixa para o respaldo de seu uso em pacientes neste perfil, assim como de outras técnicas, como massagem ou bandagens[12-16].

Um programa de exercícios ativos livres ou assistidos e alongamentos de estruturas específicas que facilitem a movimentação da cintura escapular e da glenoumeral, dentro dos limites requeridos pela equipe e da tolerância álgica, pode ser aplicado à paciente para que seja realizado em domicílio, também a fim de alcançar esses objetivos o mais precoce possível. Tendo os benefícios das metas almejados, a paciente apresentará maior facilidade para movimentar seu membro superior acometido e mesmo para posicioná-lo adequadamente durante o sono, o que pode favorecer a qualidade dele. Ainda sobre o sono, o fisioterapeuta deve orientar posições no leito que favoreçam o repouso articular da glenoumeral, sem compressão de estruturas com o peso do corpo, como por exemplo, em semidecúbito lateral. Assim, a redução da dor, a melhora da mobilidade, e a identificação de estratégias de posicionamento no leito podem alterar positivamente sua qualidade de sono. Mesmo que sejam metas iniciais, esses benefícios favorecem a paciente a readquirir parcialmente a autonomia para o retorno dos seus afazeres domésticos e no orçamento familiar, ainda que, inicialmente, de maneira adaptada.

Metas
3. Restabelecimento da função muscular
4. Treinamento de estabilização, evoluindo para estabilização funcional

A metas 3 e 4, acima descritas, serão alcançadas a partir de um programa de exercícios que vise ao retorno da função do complexo do ombro em condição prévia à história que resultou em instabilidade. A literatura indica protocolos neste intuito, embora a evidência ainda seja pouco robusta sobre quais caminhos específicos devem ser traçados.[11,17-19] Entendendo ser um caso de instabilidade em decorrência de história traumática, e pela avaliação do fisioterapeuta, torna-se importante prescrever exercícios progressivos para os músculos do manguito rotador. Mesmo em casos nos quais o paciente ainda possua restrições de mobilidade, a equipe responsável pelo quadro pode discutir sobre amplitudes de movimentos que não sobrecarreguem a região anterior articular e, respeitando estas amplitudes, os exercícios isométricos para todo o grupo muscular referido pode ser iniciado. Para a fase inicial, o paciente deve realizar contrações isométricas em região e intensidade livres de dor, preconizando a facilitação do recrutamento desses músculos. Assim, o fisioterapeuta pode usar de exercícios em cadeia cinemática fechada para ombro, que permitem maior estabilidade articular, em regiões próximas ao posicionamento neutro da glenoumeral. O mesmo raciocínio de intervenção pode ser proposto para os músculos da região escapular. Muitos dos casos de instabilidade focam apenas em músculos do manguito rotador e negligenciam a relevância de músculos escapulares como elementos-base para a estabilidade necessária ao complexo do ombro[20]. Por isso, a evolução de exercícios da glenoumeral deve estar condicionada ao adequado funcionamento escapular que permitirá a elevação com segurança do membro superior em recuperação física e funcional. Especialmente neste caso, a paciente necessita do uso dos membros superiores para suas atividades cotidianas e ocupacionais, o que torna ainda mais imprescindível à incorporação de treinamento de todo este grupamento muscular.

O paciente deve, antes de realizar exercícios isotônicos, ser capaz de ativar os músculos de maneira adequada para que, progressivamente, os exercícios possam ser evoluídos para amplitude mais extrema e com cargas mais intensas, sem atividade muscular excessiva ou compensatória que possam prejudicar a qualidade de movimento do complexo do ombro. Desse modo, torna-se também essencial que o fisioterapeuta proponha exercícios sequenciais, em carga e repetições adequadas, que evitem a fadiga dos músculos exercitados, e que sejam, inicialmente, trabalhados de maneira isolada. À medida que o paciente evolui nas contrações isoladas, em fase intermediária da intervenção, exercícios que trabalhem o equilíbrio entre músculos escapulotorácicos e da glenoumeral são incorporados. O recrutamento coordenado e adequado dos exercícios proverá suporte para a cabeça glenoumeral[21].

Em seguida, devem ser incluídos exercícios que priorizem a estabilização do segmento instável, inicialmente de maneira isolada, evoluindo para movimentos com toda a cadeia cinética corporal. A sequência deve englobar desde a posição neutra do ombro até evoluir para a posição na qual ocorreu o deslocamento, que, geralmente, é acompanhada da sensação de apreensão referida pelo paciente em função de sua instabilidade. Entretanto, esta sequência e os parâmetros de controle devem ser investigados rotineiramente para que o paciente não regrida em sua progressão e, assim, não haja falha na implementação do programa de estabilização de seu quadro. Existem diversos exercícios propostos nos quais textos-base em Fisioterapia e Reabilitação podem nortear o fisioterapeuta. Estes textos-base devem ser relevantes e específicos às atividades as quais o paciente deseja retornar. Há ainda evidência limitada para identificar quais das abordagens conservadoras são superiores em eficácia para casos similares ao descrito, considerando seu retorno à função[17].

Meta
5. Estabelecimento do condicionamento físico – ao longo de todo o processo

Para que a paciente tenha desempenho muscular adequado, considerando a importância de obter força, potência e resistência muscular, ela deverá realizar exercícios aeróbicos que facilitem seu condicionamento físico global. Considerando as restrições de mobilidade e função no ombro, exercícios propostos para membro inferior, como ciclismo ou caminhada, podem ser realizados tanto nos atendimentos, quanto na comunidade. Para isso, a paciente poderá ser encaminhada, na perspectiva da abordagem do caso em equipe, para grupos de caminhada existentes em sua comunidade. Programas gerais estruturados de atividade física são importantes para a redução da incapacidade percebida por pacientes mais velhos com diversas disfunções, e podem otimizar sua recuperação e evitar episódios futuros de incapacidade[22]. Além desses benefícios, a prática regular de atividade física favorece também a qualidade do sono.

Adiante no tratamento, um exemplo de modalidade global ainda pouco explorada no Brasil, mas com investigações no exterior para algumas condições de saúde, é a caminhada nórdica. Ela é feita com um ritmo um pouco mais acelerado que a caminhada convencional, com os braços apoiados em bastões, sendo exercitados os membros inferiores, membros superiores e a musculatura do tórax.

Estudo recente revela que este novo treino melhora a mobilidade articular dos ombros e aumenta o limiar de dor muscular da região, apresentando resultados preliminares positivos para aumento do condicionamento físico de indivíduos mais velhos[23,24].

Lembrando que a paciente apresenta osteoporose, a prática de exercícios associada a uma nutrição adequada como a suplementação de vitamina D e cálcio, são abordagens que contribuem para prevenção de perda de massa óssea, muscular e proporcionam resultados funcionais excelentes. Uma revisão sistemática evidenciou que nem todas as formas de exercício são igualmente eficazes para melhorar a saúde musculoesquelética. O Treinamento de Resistência Progressiva (TRP) tradicional é eficaz para melhorar a massa, o tamanho e a força do músculo. E programas multimodais direcionados que incorporam TRP tradicional e de alta velocidade, exercícios de impacto com pesos e atividades desafiadoras de equilíbrio/mobilidade parecem ser mais eficazes para otimizar a saúde e a função musculoesquelética[25]. Estes benefícios podem ser incorporados em programas de atividade física em grupo, como anteriormente mencionado.

Meta
6. Retorno a atividades domiciliares, ocupacionais e sociais, prévias a lesões, com orientações específicas visando evitar recidiva do quadro e manutenção dos ganhos funcionais

Antes da alta do serviço de fisioterapia junto com seu retorno às atividades como dona de casa com seus afazeres domésticos, cuidados com seu filho, confeito de doces e participação nos eventos da igreja, a paciente deverá receber instruções quanto aos cuidados para se evitar recidiva do quadro. Portanto, um plano de atividades domiciliares visando à continuação do tratamento em casa deve ser abordado junto a paciente. O programa deve conter exercícios dinâmicos que ainda envolvem fortalecimento da musculatura do ombro e dicas de exercícios laborais para se evitar a fadiga desta musculatura.

Ainda considerando sua condição de saúde geral, a paciente deve receber orientações e ser inserida em um programa de longo prazo que trabalhe o treinamento progressivo de força, coordenação, equilíbrio e marcha. Sabendo sobre o quadro de osteoporose e polifarmácia, e o subsequente risco para quedas, a paciente poderá ser triada para identificar riscos relacionados ao evento. Havendo necessidade detectada, um plano de exercícios domiciliares bem como materiais educativos sobre a prevenção de quedas seriam benéficas[26].

Embora a literatura ainda seja limitada em prever sobre recorrência em quadros de instabilidade anterior do ombro, sabe-se que as recorrências são maiores em adultos jovens com nível de atividade mais elevado[18], fatores não encontrados na paciente abordada neste capítulo. Assim, seu quadro torna-se favorável, desde que as etapas de um programa de estabilização proposto que vão desde a redução de quadro doloroso à reintegração completa das atividades e ocupações prévias à lesão, considerando o contexto pessoal da paciente, sejam observadas nesse processo. É interessante também refletir a importância de exercícios domiciliares e na comunidade que possam ser realizados pela paciente com segurança, e que acelerem seu processo de reabilitação e reintegração nas atividades familiares e sociais. Mesmo não havendo evidência para sua efetividade em pacientes como do perfil descrito, existem dados que suportam benefícios similares a exercícios domiciliares em indivíduos submetidos a artroscopia e reabilitação[27].

Referências

1. Mintken PE, Glynn P, Cleland JA. Psychometric properties of the shortened disabilities of the Arm, Shoulder, and Hand Questionnaire (QuickDASH) and Numeric Pain Rating Scale in patients with shoulder pain. J Shoulder Elbow Surg. Nov-Dec 2009;18(6):920-6.
2. Cheng HM, Sampaio RF, Mancini MC, Fonseca ST, Cotta RM. Disabilities of the arm, shoulder and hand (DASH): factor analysis of the version adapted to Portuguese/Brazil. Disabil Rehabil. 2008;30(25):1901-9.
3. Roe Y, Soberg HL, Bautz-Holter E, Ostensjo S. A systematic review of measures of shoulder pain and functioning using the International classification of functioning, disability and health (ICF). BMC Musculoskelet. Disord. 02/2807/04/received 02/19/accepted 2013;14:73-73.
4. Martins J, Napoles BV, Hoffman CB, Oliveira AS. Versão Brasileira do Shoulder Pain and Disability Index: tradução, adaptação cultural e confiabilidade. Brazilian Journal of Physical Therapy. 2010;14:527-36.
5. Ware JE Jr., Sherbourne CD. The MOS 36-item short-form health survey (SF-36). I. Conceptual framework and item selection. Med Care. Jun 1992;30(6):473-83.
6. McHorney CA, Ware JE Jr., Raczek AE. The MOS 36-Item Short-Form Health Survey (SF-36): II. Psychometric and clinical tests of validity in measuring physical and mental health constructs. Med Care. Mar 1993;31(3):247-63.
7. Hawker GA, Mian S, Kendzerska T, French M. Measures of adult pain: Visual Analog Scale for Pain (VAS Pain), Numeric Rating Scale for Pain (NRS Pain), McGill Pain Questionnaire (MPQ), Short-Form McGill Pain Questionnaire (SF-MPQ), Chronic Pain Grade Scale (CPGS), Short Form-36 Bodily Pain Scale (SF-36 BPS), and Measure of Intermittent and Constant Osteoarthritis Pain (ICOAP). Arthritis Care Res (Hoboken). Nov 2011;63 Suppl 11:S240-52.
8. Magee DJ. Avaliação Musculoesquelética. 5a ed.: Manole; 2010.
9. Marques AP. Manual de goniometria. Manole; 1997.
10. Lo IK, Nonweiler B, Woolfrey M, Litchfield R, Kirkley A. An evaluation of the apprehension, relocation, and surprise tests for anterior shoulder instability. Am J Sports Med. Mar 2004;32(2):301-7.
11. Monk AP, Garfjeld Roberts P, Logishetty K et al. Evidence in managing traumatic anterior shoulder instability: a scoping review. Br J Sports Med. Mar 2015;49(5):307-11.
12. van den Dolder PA, Ferreira PH, Refshauge KM. Effectiveness of Soft Tissue Massage for Nonspecific Shoulder Pain: Randomized Controlled Trial. Phys Ther. Nov 2015;95(11):1467-77.
13. Page MJ, Green S, Mrocki MA et al. Electrotherapy modalities for rotator cuff disease. The Cochrane database of systematic reviews. Jun 10 2016(6):Cd012225.
14. Page MJ, Green S, McBain B et al. Manual therapy and exercise for rotator cuff disease. The Cochrane database of systematic reviews. Jun 10 2016(6):Cd012224.
15. Morris D, Jones D, Ryan H, Ryan CG. The clinical effects of Kinesio(R) Tex taping: A systematic review. Physiotherapy theory and practice. May 2013;29(4):259-70.
16. Hudson RA, Baker RT, Nasypany A, Reordan D. Treatment of anterior shoulder subluxation using the mulligan concept and reflex neuromuscular stabilization: a case report. Int J Sports Phys Ther. Feb 2017;12(1):155-62.
17. Hanchard NC, Goodchild LM, Kottam L. Conservative management following closed reduction of traumatic anterior dislocation of the shoulder. The Cochrane database of systematic reviews. Apr 30 2014(4):Cd004962.
18. Eljabu W, Klinger HM, von Knoch M. The natural course of shoulder instability and treatment trends: a systematic review. J Orthop Traumatol. Mar 2017;18(1):1-8.
19. Buss DD, Lynch GP, Meyer CP, Huber SM, Freehill MQ. Nonoperative management for in-season athletes with anterior shoulder instability. Am J Sports Med. Sep 2004;32(6):1430-3.
20. Voight ML, Thomson BC. The role of the scapula in the rehabilitation of shoulder injuries. Journal of athletic training. Jul 2000;35(3):364-72.
21. Escamilla RF, Yamashiro K, Paulos L, Andrews JR. Shoulder muscle activity and function in common shoulder rehabilitation exercises. Sports Med. 2009;39(8):663-85.
22. Gill TM, Guralnik JM, Pahor M et al. Effect of Structured Physical Activity on Overall Burden and Transitions Between States of Major Mobility Disability in Older Persons: Secondary Analysis of a Randomized Trial. Ann Intern Med. Dec 20 2016;165(12):833-40.
23. Takeshima N, Islam MM, Rogers ME et al. Effects of nordic walking compared to conventional walking and band-based resistance exercise on fitness in older adults. J Sports Sci Med. 2013;12(3):422-30.
24. Kocur P, Pospieszna B, Choszczewski D, Michalowski L, Wiernicka M, Lewandowski J. The effects of Nordic Walking training on selected upper-body muscle groups in female-office workers: A randomized trial. Work (Reading, Mass.). 2017;56(2):277-83.
25. Daly RM. Exercise and nutritional approaches to prevent frail bones, falls and fractures: an update. Climacteric: the journal of the International Menopause Society. Apr 2017;20(2):119-24.
26. Gillespie LD, Robertson MC, Gillespie WJ et al. Interventions for preventing falls in older people living in the community. The Cochrane database of systematic reviews. Sep 12 2012(9):Cd007146.
27. Ismail MM, El Shorbagy KM. Motions and functional performance after supervised physical therapy program versus home-based program after arthroscopic anterior shoulder stabilization: a randomized clinical trial. Ann Phys Rehabil Med. Aug-Sep 2014;57(6-7):353-72.

Chikungunya Crônica

CAPÍTULO 46

Marina Carvalho Arruda Barreto
Ileana Pitombeira Gomes
Bárbara Porfírio Nunes
Shamyr Sulyvan de Castro

Observação: palavras e expressões listadas no Glossário do capítulo estão destacadas no texto com um asterisco.

APRESENTAÇÃO DO CASO CLÍNICO

Paciente do sexo feminino, 46 anos, sedentária, casada, mãe de duas filhas, trabalha como diarista. Procurou atendimento na Unidade Básica de Saúde (UBS) com queixa de dor articular nos pés, joelhos e punhos e rigidez matinal. Ela apresenta histórico de diabetes mellitus tipo II. Relatou ter tido chikungunya há quatro anos, quando teve início as dores no corpo. Foi encaminhada à equipe de fisioterapia da unidade de saúde.

Durante a avaliação, apresentou como queixa principal limitação para realizar as atividades de vida diária e laborais (varrer, abrir garrafa, exercer movimentos de rotação, subir e descer escada). Relata que nos últimos quatro anos apresentou algumas crises de dor e por conta disso teve de reduzir a intensidade de trabalho, prejudicando a renda familiar. Desde então apresenta alteração de sono (insônia) e crises de ansiedade. Nunca passou por tratamento fisioterapêutico e relata também que faz uso de analgésicos e relaxante muscular, quando está em crise de dor, sem prescrição médica. Reporta que a rigidez matinal e a dor nos pés frequentemente a impede de levar as filhas no colégio, de manhã, visto que é preciso caminhar seis quarteirões, tendo de contar com o auxílio da vizinha, já que o marido (pai das filhas) começa o turno de trabalho às 5 h. Queixa-se também que deixou de ir à missa, devido à dificuldade de andar, e que tem tido problemas de atenção e para lembrar de fazer coisas importantes, atribuindo este fato como esquecimento.

Durante a avaliação foi aplicada a escala numérica de dor*, apresentando intensidade 7, nos membros superiores e 6 nos inferiores (em uma escala de zero a 10). Ao exame físico foi constatado edema nos tornozelos e nas mãos (segundo sinal de cacifo), dor à palpação e redução de mobilidade de membros superiores e inferiores; sendo observado que a paciente apresentava medo de realizar alguns movimentos e sentir dor. Quando aplicada a Escala Tampa de Cinesiofobia* apresentou um valor de 50 pontos, déficit de equilíbrio (de acordo com o TUG*) e redução da força de pressão avaliado pelo dinamômetro.

Foi feito o uso do questionário WHOQOL-Bref* para avaliar a qualidade de vida* e do WHODAS 2.0* para funcionalidade, tendo como resultado que os domínios mais comprometidos foram atividade doméstica, participação e mobilidade no WHODAS e os domínios do meio ambiente e físico do WHOQoL-Bref. O LESF* foi aplicado para avaliar o estado funcional dos MMII, que resultou em bastante dificuldade para andar aproximadamente 1,5 km, subir escadas, correr, ficar em pé durante 1 hora e realizar atividades domésticas pesadas. Foi também aplicado o instrumento QuickDASH* com o objetivo de avaliar o estado funcional dos MMSS, sendo relatado dificuldade moderada para abrir um vidro novo, usar uma faca, dificuldade severa para realizar atividades domésticas pesadas e dormir. Ela mencionou também que esses problemas afetaram moderadamente as atividades normais com família, amigos, vizinhos e colegas.

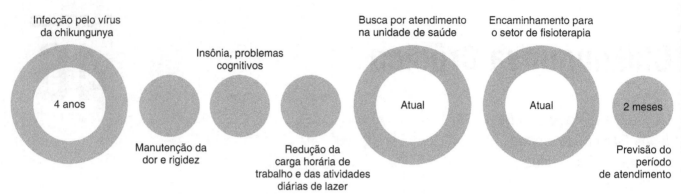

Figura 46.1 Linha do tempo da evolução clínica do paciente com chikungunya.

GLOSSÁRIO

Chikungunya: chikungunya é uma condição de saúde debilitante que se apresenta como um importante problema de saúde pública em nível mundial[1]. É ocasionada pelo Vírus Chikungunya (VCHIK), um alfavírus pertencente à família Togaviridae[2]. A transmissão entre humanos é realizada por meio da picada das fêmeas dos mosquitos *Aedes aegypti* e/ou *Aedes albopictus* infectadas[2,3]. A infecção pode se apresentar em três fases (aguda, pós-aguda e crônica)[4,5]. A cronicidade da doença, pode levar, além da dor nas articulações, a outras complicações físicas e psicológicas, gerando implicações na qualidade de vida[6-8].

Cinesiofobia: termo utilizado para definir o medo excessivo, irracional e debilitante do movimento e da atividade física, que resulta em sentimentos de vulnerabilidade à dor ou em medo de reincidência da lesão[12].

Escala Numérica de Dor: a escala numérica de dor é composta por 11 números dispostos em uma linha vertical graduada de zero a 10, na qual o paciente indica a intensidade média da dor que sentiu nos últimos sete dias[13].

Escala Tampa de Cinesiofobia: a Escala de Tampa consiste em um questionário autoaplicável, que aborda a dor e intensidade dos sintomas para predizer os níveis de cinesiofobia que geram maior incapacidade. Ela é um dos instrumentos mais empregados para avaliar a crença de medo e a evitação da dor[20].

***Lower Extremity Functional Scale* (LEFS)**: o questionário LEFS é um instrumento que tem por objetivo avaliar o estado funcional dos pacientes com lesão de membros inferiores, sendo composto por 20 questões específicas para as condições musculoesqueléticas dos membros inferiores. Foi desenvolvido por Binkley *et al.* (1999)[19].

Qualidade de vida: Qualidade de Vida (QV) é um índice estatístico que engloba fatores econômicos, biológicos e ambientais de um indivíduo ou um grupo[9]. A OMS apresentou um conceito: "*a percepção do indivíduo de sua inserção na vida no contexto da cultura e sistemas de valores nos quais ele vive e em relação aos seus objetivos, expectativas, padrões e preocupações*"[10]. Entender sobre a QV auxilia no cuidado e no processo de reabilitação, por possibilitar maior conhecimento das necessidades dos indivíduos, visto que tem como objetivo a captação sobre sua saúde, expectativas e sentimentos[11].

QuickDASH: é a versão curta do instrumento *Disabilities of the Arm, Shoulder and Hand* (DASH). O DASH foi desenvolvido pelo Institute for Work & Health em parceria com a American Academy of Orthopaedic Surgeons, em 1996, com o objetivo de mensurar a deficiência causada por lesões nos membros superiores. O QuickDASH foi desenvolvido por Beaton *et al.* (2005)[17,18].

TUG (*Timed Up and Go test*): O objetivo é do TUG é avaliar a mobilidade e o equilíbrio funcional. O teste quantifica em segundos a mobilidade funcional por meio do tempo que o indivíduo realiza a tarefa de levantar de uma cadeira[15].

WHODAS 2.0 (*World Health Organization Disability Assessment Schedule*): é um questionário genérico que avalia a funcionalidade e a incapacidade associada à condição de saúde nos 30 dias que antecedem a sua aplicação[14].

WHOQOL- Bref: é um instrumento genérico para avaliação de QV. Composto de 24 questões distribuídas em domínios, sendo eles: físico; psicológico; relações sociais; ambiente, mais duas questões gerais sobre QV. Ele foi desenvolvido pelo Grupo de Qualidade de vida da OMS[16].

Questões para discussão

1. Com base na condição de saúde da paciente, quais fatores contribuem para a limitação das suas atividades?
2. Quais as intervenções mais adequadas?
3. Quais possíveis complicações podem interferir na fisioterapia?
4. Que precauções devem ser tomadas durante as intervenções propostas?
5. Qual o prognóstico da reabilitação fisioterapêutica?
6. Como os fatores contextuais da paciente podem influenciar os resultados esperados?

OBJETIVOS

- Reconhecer os padrões de alteração na funcionalidade nos indivíduos com sequela de chikungunya.

- Descrever um plano de tratamento fisioterapêutico adequado para pacientes de chikungunya, enfatizando a fase crônica.
- Estabelecer critérios para avaliar a resposta à intervenção durante as sessões de fisioterapia.
- Ter clareza dos possíveis procedimentos a que são submetidos esses pacientes e identificar os reais impactos na fisioterapia.
- Descrever ferramentas de avaliação funcional confiáveis para reconhecer a efetividade da intervenção proposta em curto prazo.
- Propor recomendações para atividades domiciliares com propósitos reabilitadores.

AVALIAÇÃO E DIAGNÓSTICO DA FUNCIONALIDADE

A avaliação deve focar no quadro clínico, nas deficiências, restrições e limitações, mas também nos desejos e expectativas do paciente, buscando realizar uma anamnese bem completa, fazendo uso de instrumentos que auxiliem a entender o nível de qualidade de vida, percepção de dor, funcionalidade, qualidade do sono e cinesiofobia, que são fatores que podem estar alterados no paciente, sendo ainda moduladores de dor e para o planejamento da intervenção. Ter os domínios da Classificação de Funcionalidade, Incapacidade e Saúde (CIF) como norteadores da avaliação pode auxiliar no processo de compreensão das necessidades do indivíduo partindo da perspectiva biopsicossocial.

Condição física

Sabe-se que o principal sintoma dos pacientes com chikungunya crônica é a artralgia e ela possui maior impacto nas extremidades. Com isso, durante a avaliação física do paciente é preciso colher dados sobre a mobilidade das articulações, flexibilidade, força, equilíbrio e coordenação motora. Buscando entender quais as principais limitações ocasionadas pela condição do paciente e como isso impacta na sua rotina diária. Para auxiliar nesse processo pode ser útil a aplicação de testes físicos, como o TUG e de instrumentos como o LEFS e o QuickDASH. Outra opção é a utilização do dinamômetro, buscando aferir a força de preensão da mão, visto que é comum o relato de dor nas mãos e dificuldade para pegar ou segurar objetos nas AVDs.

Condição psicossocial

Sabe-se que as condições crônicas dolorosas podem impactar de forma negativa nas questões psicológicas e sociais. Sendo assim, é importante avaliar o contexto de vida no qual o paciente está inserido e quais as possíveis alterações e adaptações que foram realizadas para que esse indivíduo continue vivendo, apesar da sua condição clínica. Entender como a doença interfere no quadro psicológico e social é um modo de complementar a avaliação, já que estes fatores são possíveis moduladores para o sucesso ou não do tratamento. Uma variável importante de ser avaliada é a cinesiofobia, podendo ser utilizado o Instrumento Escala Tampa de Cinesiofobia para uma mensuração quantitativa, já que a maioria desses pacientes apresenta receio e medo de movimentação corporal em virtude da dor, gerando desde alterações de humor até sentimentos de ansiedade, pessimismo e depressão.

Ressalta-se que estudos demonstram as possíveis alterações relacionadas ao sono. Deste fato, depreende-se que, quando não é alcançado o ciclo do sono REM (*Rapid Eye Movement*), pode haver alteração nas sinapses nervosas, tornando possível a interferência desde os fatores hormonais até a percepção de dor[21,22], o que revela a importância também de utilização de perguntas e instrumentos, como a Escala de Pittsburgh, para a avaliação do sono.

RECURSOS DIAGNÓSTICOS PROPOSTOS

Recurso	O que avalia?	Como avalia?
WHODAS 2.0 - 36 itens	Funcionalidade	Instrumento produzido pela Organização Mundial de Saúde, usando como base o modelo conceitual da Classificação Internacional de Funcionalidade, Incapacidade e Saúde (CIF). É composto de 36 itens divididos em 6 domínios: cognição, mobilidade, autocuidado, relações interpessoais, atividade de vida e participação. Os itens questionam acerca do nível de dificuldade 1 (nenhuma) a 5 (extrema ou não consegue fazer) para realizar determinadas situações. Existe a possibilidade de aplicação em formato de entrevista, autoaplicável ou pelo proxy. O instrumento conta com outras versões, mas a de 36 itens foi validada para a população com chikungunya.
WHOQOL- Bref	Qualidade de vida	Instrumento desenvolvido pelo Grupo de Qualidade de Vida da OMS. Apresenta 24 questões divididas em domínios: físico, psicológico, relações sociais e meio ambiente, além de 2 questões gerais sobre qualidade de vida. O questionário é uma versão reduzida do WHOQOL-100.
Escala Tampa de cinesiofobia	Cinesiofobia	Instrumento que apresenta 17 afirmativas e o entrevistado precisa falar se discorda ou concorda com cada afirmativa.

Recurso	O que avalia?	Como avalia?
Índice de Qualidade do Sono de Pittsburgh	Qualidade do sono	O instrumento apresenta 19 questões que buscam avaliar a qualidade do sono e possíveis distúrbios no último mês. Os itens se dividem em 7 componentes: qualidade subjetiva, latência do sono, duração do sono, eficiência do sono, distúrbios do sono, uso de medicamentos e disfunção diária. Para cada componente o escore varia de 0 a 3, com a máxima de 21 pontos. As pontuações acima de 5 pontos indicam má qualidade do sono do indivíduo.
Escala numérica de dor	Nível de dor	Consiste em uma escala de zero (sem dor) a 10 (maior nível de dor), em que é solicitado que o paciente mencione, olhando para a escala, a intensidade de dor no momento da avaliação.
QuickDASH	Impacto na funcionalidade do membro superior	Apresenta 11 itens com questões relacionadas a atividades diárias, trabalho em casa, compras, recreação, autocuidado, alimentação, sono, social, trabalho, dor e formigamento/dormência. Cada item é marcado a partir da Escala de Likert (1 a 5 pontos); um valor maior corresponde a maior incapacidade e gravidade dos sintomas.
Lower Extremity Functional Scale (LEFS)	Estado funcional dos membros inferiores	É composto por 20 questões específicas para as condições musculoesqueléticas dos membros inferiores. As respostas são graduadas por meio de uma escala de Likert. As questões relacionam-se com atividades de vida diária e cada uma pode ser classificada de 0 a 4 (extremamente difícil até nenhuma dificuldade para as atividades, respectivamente). A pontuação total pode variar de zero a 80, que representa a máxima capacidade funcional.

Quadro 46.1 Avaliação do caso clínico segundo a Classificação de Funcionalidade, Incapacidade e Saúde (CIF)

	Funções e estruturas do corpo	Atividade	Participação
Perspectiva do fisioterapeuta	Edema nos tornozelos e nas mãos Redução de mobilidade de membros superiores e inferiores Déficit de equilíbrio Redução da força de preensão	Limitação para atividades diárias e laborais	
Perspectiva do paciente	Dor Rigidez matinal Problema no sono	Limitação para caminhar Limitação para realizar as atividades do trabalho Limitação para realizar as atividades diárias Limitação para subir escadas e para ficar em pé por longos períodos (LEFS) Limitação para abrir um vidro novo, usar uma faca (QuickDASH)	Dificuldade para deixar a filha no colégio. Deixou de participar de atividades religiosas Diminuição da jornada de trabalho Restrição em atividades com família, amigos, vizinhos ou colegas (QuickDASH)
Fatores contextuais			
Pessoais			

- Sexo feminino
- 46 anos
- Sedentária
- Casada
- 2 filhas
- Diarista
- Analgésicos e relaxante muscular

Ambientais

- Apoio da vizinha
- Cinesiofobia

METAS E INTERVENÇÕES

A importância de uma boa e minuciosa avaliação se faz imprescindível para que seja traçada uma conduta de tratamento visando à melhoria do paciente. A partir desse recurso, inicia-se o processo para que sejam elaboradas as metas e a intervenção adequada ao caso clínico em questão.

Metas
1. Redução do quadro de dor
2. Redução do grau de cinesiofobia

Exercício físico e educação em saúde são as principais recomendações da literatura para a intervenção de pacientes com dor crônica[23,24].

No primeiro momento o foco do tratamento deve ser a redução da dor e da cinesiofobia, este último é um fator que implica na maioria das vezes evitar o movimento, o que torna esse indivíduo uma pessoa menos ativa, podendo gerar um ciclo que possivelmente leva à incapacidade[25]. Assim, para conseguir evoluir no tratamento e possibilitar o retorno do indivíduo a sua rotina de atividades, é muito importante a educação em saúde[23], explicação que as dores e os incômodos são decorrentes da chikungunya e que muitas pessoas permanecem com essas sequelas, mesmo depois de alguns anos. Explicar também a importância do exercício e que ele vai ser a principal forma de intervenção, mas que serão realizados movimentos seguros e dentro do nível da paciente, sendo feita uma exposição de forma gradativa ao movimento. A educação e o estímulo ao paciente deve ser prioridade, para que através de intervenções ativas, ele seja auxiliado de modo a ter autonomia e aprenda a gerenciar a dor. Nesse primeiro momento pode-se começar com exercícios ativos livres com 8 a 10 repetições e trabalhando as articulações mais acometidas, além de solicitar a realização de exercícios respiratórios.

Uma outra opção de intervenção nesse primeiro momento seria a aplicação da auriculoterapia, um recurso simples e de baixo custo que apresenta resultados positivos no manejo da dor[26].

Metas
3. Melhora da mobilidade articular
4. Melhora do grau de força muscular

A abordagem fisioterapêutica, por meio de um programa de tratamento bem estruturado, é amplamente indicada para pacientes com doenças articulares crônico-degenerativas. Existem fortes evidências de que um programa de reabilitação baseado no incentivo e orientação ao autocuidado, fortalecimento muscular, exercícios aeróbicos de baixo impacto e educação neuromuscular ajudam a diminuir os sintomas de pacientes com redução de mobilidade articular[27].

Nessa fase inicia-se a conduta através de exercícios de mobilidade, respeitando sempre a individualidade do paciente em relação ao seu limite de tolerância de movimento.

A fisioterapia deve incentivar, através de movimentos inicialmente passivo-assistidos, a movimentação articular sem a ação da gravidade até evoluir para movimentos ativos vencendo a resistência da gravidade.

Os exercícios ativos favorecem a manutenção e ganho de força e amplitude articular e os exercícios de alongamento ajudam na manutenção da flexibilidade. Na fase crônica, podem ser realizados exercícios ativos, respeitando o limite do paciente, com o objetivo de restabelecer a mobilidade articular e força muscular, a fim de evitar a progressão ou instalação de deformidades. Orientações sobre reabilitação funcional também podem ser úteis, como a realização de exercícios resistidos, proprioceptivos, aeróbicos e de alongamento[28].

Meta
5. Treino de exercícios funcionais para auxiliar na execução das atividades laborais

Durante o seu processo de recuperação, à medida que o paciente referir diminuição e melhora da dor, exercícios com o peso corporal e de baixa resistência devem ser combinados com movimentos funcionais, que serão de grande valia para o retorno às atividades laborais. Essas atividades devem ser estimuladas através da repetição de movimentos usuais com recursos que possam minimizar o impacto articular, sendo necessário a utilização de acessórios como faixas elásticas, minibands, bola suíça, cadeira, caneleiras e halteres; vale salientar que devem ser realizados com menos repetições iniciais e o aumento da carga deve ser progressivo.

Estudos mostram que o Treinamento de Resistência Progressiva (TRP) são eficazes na melhora muscular (força, massa e tamanho), e em contrapartida os exercícios considerados multimodais (TRP + atividades desafiadoras = equilíbrio/mobilidade) mostraram-se mais eficazes para melhorar a função musculoesquelética e a saúde[29]. Estudo que fez uso de intervenção com pilates para o tratamento de pacientes com chikungunya apresentou melhora na dor, função e qualidade de vida[30] e outro realizou a intervenção por meio de exercício resistido, ambos melhoraram a dor e função em indivíduos com chikungunya[31].

Dessa forma, o treino de equilíbrio e coordenação motora pode ser incluído dentro dos exercícios, à medida que ocorre a evolução, como um recurso dificultador para a execução daquele movimento, incluindo o ato de pegar objetos com uma mão e colocar com a outra. Treinar a marcha normal e incentivar a flexão do quadril acima de determinada amplitude, estimulando o apoio unipodal e a propriocepção, evoluindo para marcha com obstáculos como degraus, rampas, objetos no meio do trajeto. Assim o terapeuta deve progredir tanto na complexidade física quanto cognitiva.

Pesquisas mostram que a prática de atividade física apresenta benefícios físicos e mentais, auxiliando no contexto psicossocial, além de atuar reduzindo a dor e melhorando a funcionalidade[32].

Metas
6. Incentivo ao retorno gradual às atividades domésticas
7. Conduta domiciliar para o autocuidado nas AVDs

A partir dessa fase o paciente deve ser estimulado e incentivado ao retorno gradual às suas atividades laborais dentro e fora de casa. À medida que esse indivíduo ganha confiança em realizar suas tarefas usuais em domicílio, há um possível ganho de segurança no seu retorno para seu trabalho. O paciente se sente mais motivado com seus ganhos, incluindo a diminuição da dor e o fato de saber como lidar quando esta se fizer presente dentro do seu dia, para que ele esteja o mais funcional possível de acordo com o seu contexto do momento.

Meta
8. Manutenção do estado ativo com a prática de exercícios físicos

A meta 8 deve ser trabalhada durante toda a intervenção, dando ênfase ao compromisso do próprio paciente com sua saúde, para fazê-lo entender a importância de se manter ativo e buscar praticar algum exercício físico de forma regular.

Assim, ao perceber e vivenciar a melhora na qualidade de vida, esse paciente inicia um processo de independência do autocuidado, para que através das orientações ele saiba como proceder ao ter um momento de crise e como fazer para evitar que ele se torne rotineiro. A abordagem multidisciplinar faz-se necessária para o retorno da socialização desse paciente[33]. Desse modo, o retorno a capacidade da realização das AVDs e laborais passam a contribuir de modo positivo até para o retorno da vida social.

Levando em consideração o caso apresentado, o ato de voltar a deixar a filha no colégio e a presença nas atividades religiosas, são atos motivadores na diminuição das limitações físicas e sociais, impostas às pessoas que acabam desenvolvendo essa condição clínica em virtude da CHIK.

Referências

1. Elsinga J, Gerstenbluth I, Ploeg S, Halabi Y, Lourents N, Burgerhof J et al. Long-term Chikungunya Sequelae in Curaçao: Burden, determinants, and a novel classification tool. Journal of Infectious Diseases. 2017; 216 (5): 573-81.
2. Burt F, Chen W, Miner J, Lenschow D, Merits A, Schnettler E et al. Chikungunya virus: an update on the biology and pathogenesis of this emerging pathogen. Lancet Infect Dis. 2017,17 (4): e107-e117.
3. Pialoux G, Gauzère B, Jauréguiberry S, Stroel M. Chikungunya, an epidemic arbovirosis. Lancet Infectious Diseases. 2007;7(5):319-27.
4. Queyriaux B, Simon F, Grandadam M, Michel R, Tolou H, Boutin J. Clinical burden of chikungunya virus infection. Lancet Infectious Diseases. 2008;8(1): 2-3.
5. Simon F, Javelle E, Cabie A, Bouquillard E, Troisgros O, Gentile G et al. French guidelines for the management of chikungunya (acute and persistent presentations). Med Mal Infecti. 2015;45(7):243-63.
6. Aalst M, Nelen C, Goorhuis A, Stijnis C, Grobusch M. Long-term sequelae of chikungunya virus disease: A systematic review. Travel Med Infect Dis. 2017; 15: 8-22.
7. Mccarthy M, Morrison E. Chronic chikungunya virus musculoskeletal disease: What are the underlying mechanisms? Future Microbiol. 2016; 11(3):331-4.
8. Vijayan V, Sukumaran S. Chikungunya Virus Disease an Emerging Challenge for the Rheumatologist. 2016; 22 (4): 203-11.
9. Sosnowski R, Kulpa M, Ziętalewicz U, Wolski J, Nowakowski R, Bakuła R et al. Basic issues concerning health-related quality of life. Cent European J Urol. 2017:206-11.
10. The WHOQOL Group. The World Health Organization Quality of Life assessment (WHOQOL): position paper from the World Health Organization. Social science & medicine. 1995; 41(10): 1403-9.
11. Haraldstad K, Wahl A, Andenæs R, Andersen J, Andersen M, Beisland E et al. A systematic review of quality of life research in medicine and health sciences. Qual Life Res. 2019; 28(10):2641-50.
12. Clark ME, Kori SH, Broeckel J. Kinesiophobia and chronic pain: psychometric characteristics and factor analysis of the Tampa scale. In: 15th Annual Scientific Meeting of the American Pain Society. Washington: American Pain Society. 1996:16-27.
13. Hjermstad M, Fayers P, Haugen D, Caraceni A, Hanks G, Loge J, Fainsingeret R et al. Studies comparing Numerical Rating Scales, Verbal Rating Scales, and Visual Analogue Scales for assessment of pain intensity in adults: a systematic literature review. J pain symptom manage. 2011;41(6):1073-93.
14. Castro S, Leite C, Osterbrock C, Santos M, Adery, R. Avaliação de Saúde e Deficiência: Manual do WHO Disability Assessment Schedule (WHODAS 2.0). Uberaba: Universidade Federal do Triângulo Mineiro – UFTM, 2015.
15. Karuka A, Silva J, Navega M. Análise da concordância entre instrumentos de avaliação do equilíbrio corporal em idosos. Rev Bras Fisioter. 2011;15(6):460-6.
16. Fleck M, Louzada S, Xavier M, Chachamovich E, Vieira G, Santos L et al. Application of the Portuguese version of the abbreviated instrument of quality life WHOQOL–bref. Revista de saúde pública. 2000; 34 (2):57 178-83.
17. Beaton DE et al. Development of the QuickDASH: Comparison of three item reduction approaches. J Bone Jt Surg – Ser A. 2005; 8(5):1038-46.
18. Silva N, Fonseca M, Chaves T. Validade, confiabilidade e responsividade da Versão Brasileira do QuickDASH para pacientes com desordens do membro superior. 2016. Tese. Universidade de São Paulo, Ribeirão Preto, Dezembro, 2016.
19. Binkley J, Stratford P, Riddle D. The Lower Extremity Functional Scale (LEFS): scale development, measurement properties, and clinical application. North American Orthopaedic Rehabilitation Research Network. Phys Ther. 1999;79(4):371-83.
20. Siqueira F, Teixeira–Salmela L, Magalhães L. Análise das Propriedades Psicométricas da Versão Brasileira da Escala Tampa de Cinesiofobia. Acta Ortopédica Brasileira. 2007; 15(1):19-24.
21. Haack M, Simpson N, Sethna N, Kaur S, Mullington J. Sleep deficiency and chronic pain: potential underlying mechanisms and clinical implications. Neuropsychopharmacology. 2020;45(1):205-16.
22. Herrero Babiloni A, De Koninck BP, Beetz G, De Beaumont L, Martel MO, Lavigne GJ. Sleep and pain: recent insights, mechanisms, and future directions in the investigation of this relationship. J Neural Transm (Vienna). 2020;127(4):647-60.
23. Joypaul S, Kelly S, King M. Multi–disciplinary interventions for chronic pain involving education: A systematic review. Plos One. 2019;14(10):1-24.
24. Lin I, Wiles L, Waller R, Goucke R, Nagree Y, Gibberd M. What does best practice care for musculoskeletal pain look like? Eleven consistent recommendations from high–quality clinical practice guidelines: Systematic review. British Journal of Sports Medicine. 2020;54(2):79-86.
25. Miller M, Roumanis M, Kakinami L, Dover G. Chronic Pain Patients' Kinesiophobia and Catastrophizing are Associated with Activity Intensity at Different Times of the Day.J Pain Res. 2020;31(13):273-84.
26. Coutinho B. Efeitos da auriculoterapia na dor e limitação da mobilidade de indivíduos com febre chikungunya (tese). 2018. Universidade Federal de Minas Gerais, 2018.
27. Oliveira A, Silva J. Efeito de um programa de tratamento fisioterapêutico em paciente com poliartralgia persistente pós-febre de chikungunya. Relato de caso. Revista Dor. 2017; 18:370-73.
28. Oliveira B. O método pilates no tratamento das manifestações musculoesqueléticas crônicas da febre Chikungunya: um estudo randomizado (tese). Universidade Federal de Pernambuco, 2018.
29. Daly RM. Exercise and nutritional approaches to prevent frail bones, falls and fractures: an update.Climacteric. 2017;20(2):119-24.
30. Oliveira B, Carvalho P, Holanda A, Santos R, Silva F, Barros G, et al. Pilates method in the treatment of patients with Chikungunya fever: a randomized controlled trial. Clin Rehabil. 2019;33(10):1614-24
31. Neumann I, Oliveira D, Barros E, Santos G, Oliveira L, Duarte A et al. Resistance exercises improve physical function in chronic Chikungunya fever patients: a randomized controlled trial. Eur J Phys Rehabil Med. 2021;57(4):620-9.
32. Geneen L, Moore R, Clarke C, Martin D, Colvin L, Smith B. Physical activity and exercise for chronic pain in adults: an overview of Cochrane Reviews. Cochrane Database Syst Rev.2017;1(1).
33. Mior S, Gamble B, Barnsley J, Côté C, Côté E. Changes in primary care physician's management of low back pain in a model of interprofessional collaborative care: an uncontrolled before–after study. Chiropractic & Manual Therapies. 2013;21(1).

FISIOTERAPIA NA SAÚDE DA MULHER

SEÇÃO VIII

Alterações Musculoesqueléticas na Gestação

CAPÍTULO 47

Mayle Andrade Moreira

Observação: palavras e expressões listadas no Glossário do capítulo estão destacadas no texto com um asterisco.

APRESENTAÇÃO DO CASO CLÍNICO

Gestante de 34 anos, 28 semanas de gestação, G3 P2 N1 C1. Casada, mas não planejou a gravidez. Foi encaminhada ao serviço de fisioterapia devido ao quadro álgico nas regiões lombar e pélvica, fadiga muscular, edemas nas mãos (associado à dormência) e membros inferiores (pés e tornozelos), além de incontinência urinária ao esforço* (ao tossir, espirrar ou pegar peso). Trabalha como professora do ensino infantil (alunos de 3 a 4 anos), permanecendo na posição ortostática todas as manhãs, por quatro horas, bem como apresentando má postura durante as atividades laborais. No momento não está realizando serviços domésticos (limitação nas AVDs), estando apenas cuidando dos filhos de 8 e 12 anos de idade. Sente fisgadas na região glútea, quando passa muito tempo sentada no computador ou no chão brincando com o filho mais novo. Devido ao aumento da dor lombar e pélvica (EVA 9), precisou solicitar afastamento do trabalho há uma semana e relata restrição da participação social no culto e nas atividades de lazer. Durante as duas primeiras gestações, afirma que não apresentou quadros dolorosos ou complicações.

Na avaliação, apresenta pressão arterial (PA): 120 mmHg x 85 mmHg, FC: 71 bpm, FR: 20 irpm e IMC = 30 kg/m² (sobrepeso, de acordo com a tabela desenvolvida por Atalah *et al.* 1997)[1]. É sedentária e nega tabagismo. Relata que não tem relação sexual há quatro semanas devido ao agravo do quadro álgico da região lombopélvica. Ao exame físico foi observado: crescimento uterino abdominal e aumento ponderal das mamas (deslocamento do centro de gravidade); distanciamento dos pés (aumento da base de sustentação); hiperlordose cervical e lombar; hipercifose torácica; protrusão dos ombros; anteriorização da cabeça, e anteversão pélvica. Relata dor entre a 12ª costela e a região glútea (lombalgia até o momento negligenciada, como normal da gestação) e dor na região pélvica (entre a crista ilíaca posterior e os glúteos, principalmente na região sacroilíaca), ausência de dor na sínfise púbica. Apresenta edema nos pés, tornozelos e mãos (relatando dormência e fraqueza nas mãos, principalmente durante a noite). Foi observado também, durante a palpação, uma diástase abdominal* de 3 cm. Apresenta tensão na musculatura paravertebral, encurtamento da musculatura lombar e peitoral, e ponto de tensão no músculo piriforme (lado esquerdo). Apresenta ainda fraqueza dos músculos do assoalho pélvico (P2 E3 R4 F6 ECT) e abdômen (grau 3). Teste de Laségue* negativo, teste de Schober* positivo (3 cm), teste de Phalen* positivo e teste de provocação de dor pélvica posterior* positivo para dor sacroilíaca.

GLOSSÁRIO

Diástase abdominal: estiramento da musculatura abdominal, ocasionando a separação dos feixes dos músculos retos abdominais. Considerada fisiológica em até 3 cm, havendo retorno espontâneo às condições pré-gravídicas, sem complicações[3].

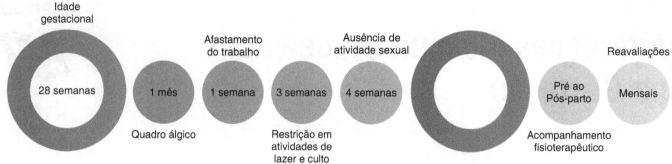

Figura 47.1 Linha do tempo da evolução clínica da paciente.

Incontinência Urinária de Esforço (IUE): queixa de perda involuntária de urina em esforço físico, incluindo atividades esportivas, pegar peso, agachar, ou em espirros ou tosse[2].

Teste de Laségue: utilizado para avaliar dor lombar associada à ciatalgia, seja compressiva ou inflamatória[4].

Teste de Phalen: utilizado para avaliar a presença de dor ou parestesia na mão, principalmente na região que vai do polegar ao terceiro dedo, para indicação do diagnóstico da síndrome do túnel do carpo[6].

Teste de provocação da dor pélvica posterior: utilizado para avaliar a presença de dor na região sacroilíaca [7].

Teste de Schober: utilizado para avaliar a flexibilidade ou mobilidade lombossacral [5].

Questões para discussão

1. Quais fatores contextuais podem contribuir para as queixas dessa gestante?
2. Para o caso clínico descrito, quais as condutas mais adequadas a serem seguidas?
3. Relate os cuidados que devem ser tomados durante a realização das intervenções com essa paciente.
4. O que essa gestante poderia fazer para contribuir com o seu tratamento?
5. Como torná-la ativa nesse processo de cuidado à saúde?
6. De que forma podemos envolver o seu marido nesse processo do tratamento?

OBJETIVOS

- Ter a capacidade de reconhecer as principais alterações físicas presentes no caso clínico descrito, bem como as alterações fisiológicas comuns em mulheres durante o período gravídico.

- Identificar os principais fatores que estão influenciando negativamente a qualidade de vida dessa mulher.

- Conscientizar-se da importância de se identificar os fatores externos que podem influenciar o tratamento fisioterapêutico.

- Estabelecer um plano de tratamento fisioterapêutico adequado para pacientes nessa fase gestacional, observando as características específicas presentes.

- Descrever quais critérios podem ser utilizados para avaliar os resultados da intervenção durante as sessões e após a finalização do tratamento.

- Conhecer e saber aplicar os instrumentos de avaliação da funcionalidade necessários para as mulheres no período gestacional.

- Identificar quais profissionais poderiam contribuir para o tratamento dessa mulher no período gravídico, considerando uma abordagem interdisciplinar.

- Ser capaz de propor à gestante, durante o tratamento e após a sua finalização, orientações para a manutenção de hábitos saudáveis e para a prática de exercícios físicos regulares, tornando-a ativa no cuidado à saúde.

AVALIAÇÃO E DIAGNÓSTICO DA FUNCIONALIDADE

Para que se possa estabelecer objetivos apropriados e direcionar condutas pertinentes, visando à obtenção dos melhores resultados do tratamento, a avaliação cinesiológica funcional e o estabelecimento do diagnóstico fisioterapêutico são fundamentais. No caso descrito, a gestante apresenta encurtamento da musculatura lombar e peitoral, tensão da musculatura paravertebral e do músculo piriforme, além de fraqueza do assoalho pélvico, glúteos e abdômen. Tais alterações estão influenciando negativamente a sua qualidade de vida, uma vez que a gestante precisou pedir afastamento do trabalho devido às dores, apresenta limitações em suas atividades de vida diária e restrição em sua participação social. Atenção deve ser dada às principais queixas da gestante, objetivando a melhora da funcionalidade e da sua qualidade de vida em todos os aspectos (principalmente, saúde, ocupacional e social).

No exame físico, durante a avaliação inicial da paciente, deve-se realizar anamnese detalhada: inspeção (priorizando a avaliação postural, avaliação da marcha – normal, nos calcanhares e ponta dos pés), palpação (priorizando avaliação do edema, da musculatura paravertebral, músculo piriforme e assoalho pélvico), além das questões iniciais, anteriores ao exame físico, como sociodemográficas, histórico ginecológico, entre outras. Em mulheres no período gravídico, é importante questioná-las sobre a idade gestacional, complicações gravídicas anteriores, bem como mensurar suas medidas antropométricas. Deve-se avaliar a força muscular, a amplitude de movimento, as condições de equilíbrio e realizar testes específicos para as condições musculoesqueléticas características, como testes direcionados à avaliação da coluna lombar e região pélvica, citados anteriormente. Com o processo gestacional, ocorrem diversas alterações fisiológicas nas mulheres, principalmente alterações hormonais que devem ser levadas em consideração. O aumento da progesterona e relaxina promove maior mobilidade articular e ligamentar, podendo ocorrer frouxidão ligamentar com menor estabilização articular e maior risco de lesão. Além disso, devido ao aumento do peso na região abdominal, pela adição do peso do bebê, ocorre a sobrecarga à coluna lombar. Deve haver, portanto, um equilíbrio entre a cadeia muscular anterior e a posterior do tronco para que não haja processo de dor e lesão na coluna, que são comuns nessa fase da vida da mulher. É importante lembrar que devido às diversas alterações que ocorrem, não só físicas, mas também emocionais, muitas mulheres reduzem suas atividades e, muitas vezes, não praticam exercícios físicos, ocasionando limitações nas condições físicas e menor desempenho funcional. Embora, atualmente já exista maior consciência global em relação à importância da realização de exercícios físicos, infelizmente, no Brasil o número de mulheres que se mantêm ativas na gestação ainda é bastante reduzido [8].

Para avaliação da força muscular, são propostos o teste muscular manual [9,10] e o teste de força de preensão (dinamometria isométrica) [11]. A avaliação da amplitude de movimento deve ser realizada por meio da goniometria [5]. Com relação às medidas antropométricas, deve-se avaliar peso (kg), altura (m), Índice de Massa Corporal (IMC) e circunferência da cintura (cm) para acompanhamento e prevenção quanto a sobrepeso e obesidade. O ganho de peso ideal na gestação é baseado nas recomendações do Institute of Medicine (IOM - 2009) e leva em consideração o IMC pré-gestacional da paciente [12,13]. Como dito anteriormente, também será necessário a realização de testes específicos. Portanto, serão realizados o teste de Laségue para avaliação da dor lombar associada à ciatalgia; o teste de Schober para avaliação da flexibilidade/mobilidade da coluna lombar; o teste de provocação da dor pélvica posterior para avaliação da dor sacroilíaca, e o teste de Phalen para avaliação da presença da síndrome do túnel do carpo. Em relação ao assoalho pélvico, deve ser realizado o toque vaginal, em posição de litotomia, para avaliação muscular pela escala PERFECT (*Power Endurance Repetition Fast Every Contraction Timed*). A força/*power* é mensurada de acordo com a escala Oxford (0 a 5): grau 0, sem contração muscular discernível; grau 1, pequena contração; grau 2, aumento da tensão muscular, sem percepção de elevação da parede posterior da vagina; grau 3, aumento da tensão muscular e elevação da parede posterior da vagina; grau 4, boa contração, elevação da parede posterior da vagina contra resistência (pressão digital) < 5 segundos, e grau 5, contração forte contra resistência aplicada sobre a parede posterior da vagina > 5 segundos. A resistência (*endurance*) é avaliada em segundos, solicitando à mulher a contração máxima sustentada. A repetição (*repetition*) refere-se ao número de contrações realizadas com a máxima força e sustentação, avaliadas no *Power e endurance*, e em seguida avalia-se o número de contrações rápidas - *fast* - (1 segundo), sendo o máximo de 10 repetições [14]. Essa avaliação é essencial para que se possa estabelecer o tratamento para a incontinência urinária relatada.

RECURSOS DIAGNÓSTICOS PROPOSTOS

Recurso	O que avalia?	Como avalia?
Teste de Laségue	Dor lombar associada à ciatalgia, seja compressiva ou inflamatória (indicativo de hérnia de disco lombar) [4]	Com a paciente em decúbito dorsal, eleva-se o membro inferior com o joelho em extensão completa, de forma passiva. O teste será positivo quando a paciente relatar queixa de dor lombar e ciática a partir dos 30º de elevação do membro.
Teste de Schober	Flexibilidade ou mobilidade lombossacral	Deve ser realizado na posição ortostática, com os joelhos em extensão completa e os pés em posição neutra. Em seguida, traça-se uma linha entre as duas espinhas posterossuperiores e outra 10 cm acima. Logo, solicita-se que a gestante realize flexão anterior do tronco e mensura-se a distância entre as espinhas ilíacas posterossuperiores e o ponto marcado acima. Quando a distância aumentar em 5 cm ou mais, considera-se como uma boa flexibilidade ou mobilidade normal. Quando a distância for menor que 5 cm, considera-se redução da mobilidade lombossacral [5].

Recurso	O que avalia?	Como avalia?
Teste de Phalen	Indicação do diagnóstico da síndrome do túnel do carpo	Paciente pode estar sentado ou em pé, com os cotovelos e punhos fletidos a 90°, de forma que os dorsos das mãos fiquem em contato. O fisioterapeuta deve orientar a paciente para que realize esse posicionamento e mantenha-o por 1 minuto. Se houver o aparecimento de dor ou parestesia na mão, principalmente na região que vai do polegar ao terceiro dedo, há positividade do teste, sendo indicativo do diagnóstico da síndrome do túnel do carpo. Observação: o teste de Phalen invertido é o mesmo teste, porém realizado com os punhos em extensão máxima, ou seja, com as palmas das mãos em contato[6]fisiologia, etiologia e diagnóstico.
Teste de provocação de dor pélvica posterior	Dor na região sacroilíaca	Posiciona-se a gestante em decúbito dorsal, com a articulação coxofemoral do lado a ser testado flexionado a 90°. O fisioterapeuta exerce pressão manual sobre o joelho no sentido longitudinal do fêmur, realizando estabilização pélvica contralateral. O teste é considerado positivo quando há queixa de dor na região sacroilíaca do lado testado[7].
Teste muscular manual	Graduação da força muscular	Avalia-se a graduação da força muscular com base na gravidade e resistência aplicada manualmente pelo fisioterapeuta. A força é exercida por um músculo ou grupo de músculos para vencer uma resistência em um esforço máximo[9,10].
Força de preensão (dinamometria isométrica)	Força de preensão	Medida com dinamômetro portátil, em quilograma-força (kgf). Paciente deve permanecer na posição sentada, com ombro aduzido e em rotação neutra, cotovelo posicionado em 90° de flexão e com o antebraço e punho em posições neutras. São solicitadas três contrações máximas sustentadas de cinco segundos, com intervalo de um minuto entre as medições, sendo considerado como resultado a média aritmética das três medidas consecutivas[11].
Escala PERFECT (*Power Endurance Repetition Fast Every Contraction Timed*)	Força muscular e função dos músculos do assoalho pélvico	Deve ser realizada com a paciente na posição de litotomia (ginecológica). O fisioterapeuta introduzirá o seu dedo indicador no canal vaginal da paciente e orientará a contração dos músculos do assoalho pélvico. A força/*power* é mensurada de acordo com a escala Oxford (0 a 5): grau 0, sem contração muscular discernível; grau 1, pequena contração; grau 2, aumento da tensão muscular, sem percepção de elevação da parede posterior da vagina; grau 3, aumento da tensão muscular e elevação da parede posterior da vagina; grau 4, boa contração, elevação da parede posterior da vagina contra resistência (pressão digital) < 5 segundos, e grau 5, contração forte contra resistência aplicada sobre a parede posterior da vagina > 5 segundos. A resistência (*endurance*) é avaliada em segundos, solicitando à mulher a contração máxima sustentada. A repetição (*repetition*) refere-se ao número de contrações realizadas com a máxima força e sustentação, avaliadas no *Power e endurance*, e em seguida avalia-se o número de contrações rápidas - *fast* - (1 segundo), sendo o máximo de 10 repetições[14].

Quadro 47.1 Avaliação do caso clínico segundo a Classificação Internacional de Funcionalidade, Incapacidade e Saúde (CIF)

	Funções e estruturas do corpo	Limitações de atividades	Restrição na participação
Perspectiva do paciente	Fadiga	Atividades do trabalho e AVD	Responsável principal pelo orçamento familiar
	Dor na região lombar e pélvica	Indisposição para realização de serviços domésticos e relação sexual	Restrição da participação no culto e nas atividades de lazer
	Incontinência Urinária de Esforço (IUE)		
	Edema e dormência de mãos e pés		
Perspectiva do fisioterapeuta	Alterações posturais associadas a lombalgia e dor pélvica	Comprometimento do domínio bem-estar funcional	Comprometimento do domínio bem-estar social/familiar
	Edemas em membros superiores e inferiores	Limitações nas atividades laborais, AVD e serviços domésticos	Comprometimento da continuidade no trabalho e restrição das atividades em domicílio
	Déficit de força dos músculos do assoalho pélvico	Limitação para atividades de lazer	Comprometimento da participação social
Fatores contextuais			
Pessoais			

- Sexo feminino
- Casada

Fatores contextuais
Pessoais
• 2 filhos
• 34 anos de idade
• Ensino superior completo
• Sedentária
Ambientais
• Não planejou a gravidez
• Precisou pedir afastamento do trabalho há uma semana
• Não realiza tratamento fisioterapêutico
• Não realiza outros tratamentos
• Não faz uso de medicação

Baseado em tradução livre de esquema publicado em Rundell SD, Davenport TE, Wagner T. Physical Therapist Management of Acute and Chronic Low Back Pain Using the World Health Organization's International Classification of Functioning, Disability and Health. PhysTher [Internet]. 2009 Jan 1;89(1):82–90. Available from: http://ptjournal.apta.org/cgi/doi/10.2522/ptj.20080113

METAS E INTERVENÇÕES

Fisioterapia nas alterações musculoesqueléticas na gestação

Em geral, serão determinadas as principais metas da fisioterapia oferecidas à mulher no período gestacional, quando presentes as alterações musculoesqueléticas, assim como as intervenções mais adequadas para alcançar os resultados pretendidos.

Meta
1. Redução dos sintomas dolorosos e desconfortos, e prevenção de disfunções e futuros agravos à saúde

As dores musculoesqueléticas são responsáveis pela redução da qualidade de vida, aumento dos gastos com a saúde, afastamento do trabalho, inabilidade motora, insônia, diminuição da atividade sexual, desconforto e depressão. Uma das principais metas desse tratamento será a redução desses sintomas para que se obtenha melhor funcionalidade e qualidade de vida. Para isso, deve-se buscar técnicas da fisioterapia que reduzam os pontos de dor, como as tensões, os encurtamentos e edemas. Recursos terapêuticos manuais, como a massagem corporal (por meio de deslizamentos superficial e profundo, amassamentos, rolamento cutâneo) e a liberação miofascial, contribuem para a melhoria da qualidade do sono, alívio das tensões, e aumento do bem-estar físico e emocional pela liberação de opioides endógenos [15-17]. A liberação de *tender points* deve ser realizada, principalmente no músculo piriforme. Entretanto, vale ressaltar que não deve ser utilizada como recurso isolado. Os alongamentos, principalmente dos músculos paravertebrais, peitoral e piriforme (lado esquerdo), devem ser associados. Pode-se fazer uso ainda da termoterapia com a utilização de compressas mornas para promover o relaxamento muscular e o alívio do quadro doloroso onde houver tensão; e da crioterapia como recurso antálgico e anti-inflamatório, sendo também eficaz na redução do ciclo dor-espasmo-dor. Vinte minutos de aplicação tanto para a termoterapia quanto para a crioterapia. Nas regiões onde há edemas (mãos, pés e tornozelos), deve-se utilizar a crioterapia associada à elevação dos membros, o que auxilia a obtenção de melhor circulação e a redução do edema [18]. Podem ser fornecidas orientações quanto ao uso de meias compressivas para membros inferiores, e órtese de posicionamento para punhos (síndrome do túnel do carpo), com uso noturno ou laboral com retirada a cada 3 horas. Por fim, ainda que o uso seja controverso na literatura, a eletroterapia também pode ser utilizada para redução da dor, por meio do uso do TENS (*Transcutaneous Eletrical Nerve Stimulation*) (f: 100 Hz, T: 100 μs, 20 minutos). Observa-se na literatura o seu uso na região lombossacral e sacroilíaca para alívio da dor durante a gestação (exceto nos três primeiros meses) e no momento do parto [19]. Com a redução dos sintomas dolorosos e desconfortos, pode-se reduzir as limitações para atividades laborais, sexuais, AVDs, serviços domésticos, participação no culto e atividades de lazer, além de melhorar o bem-estar funcional, social e familiar.

Metas
2. Melhora da força muscular global, priorizando os músculos que apresentam déficit de força, e estabelecimento do reequilíbrio muscular do tronco, favorecendo a estabilidade da coluna lombar e pelve
3. Promoção do condicionamento cardiorrespiratório

Deve-se questionar se a gestante já apresenta liberação médica para realização de exercício físico, se já está realizando de forma regular e orientá-la sobre os parâmetros recomendados durante a gravidez (tipo, frequência semanal, duração e intensidade) [20]. Nesse caso, a paciente relata ser sedentária, portanto, os exercícios devem ser iniciados com intensidade leve, com progressão gradual. Para o tratamento fisioterapêutico, devem ser priorizados exercícios de fortalecimento de tronco (cadeia anterior e posterior), glúteos, membros inferiores (principalmente quadríceps e isquiotibiais) para suportar a sobrecarga de peso da gestação e membros superiores (como prevenção para suportar os cuidados com o bebê). Mulheres previamente sedentárias devem começar com 15 minutos de exercício aeróbico, 3 vezes por semana, e aumentar gradativamente o tempo de exercícios [21]. Pode-se acrescentar 5 minutos por semana até o recomendado de 150 minutos de exercício aeróbico por semana, ou 30 minutos de exercício 5 vezes na semana [22]. Recomenda-se a realização de exercício físico regularmente, de intensidade leve a moderada, atingindo 60% a 80% da frequência cardíaca máxima (FCmáx = 220 - idade) ou 12 a 14 pontos na classificação da Escala de Borg. Além da melhor condição musculoesquelética e cardiorrespiratória, essa prática de exercício, por pelo menos 30 minutos ao dia, pode promover inúmeros benefícios, incluindo a prevenção de Diabetes Gestacional (DG) e hipertensão arterial, não havendo evidências de desfechos adversos para o feto e/ou Recém-Nascido (RN) [22]. Entretanto, é importante que se tenha alguns cuidados, como: evitar a posição supina por tempo prolongado, evitar posição que favoreça o refluxo gastresofágico, evitar ambientes quentes que elevem muito a temperatura corporal, alternar a posição dos exercícios, incentivar a ingestão de líquidos e alimentação adequada, monitorar os sinais vitais antes, durante e após a realização dos exercícios, e ter cautela quanto aos alongamentos, uma vez que na fase gestacional há aumento da frouxidão ligamentar. Os exercícios físicos mais recomendados são a caminhada, corrida leve, dança, natação, hidroginástica e pilates (exercícios nos aparelhos ou no solo com bola suíça - mobilizações, fortalecimentos e alongamentos, exercício de ponte, postura de quatro apoios, anteversão e retroversão, abdominal isométrico, entre outros). Uma revisão sistemática recente mostra que a combinação de exercícios aeróbicos e de resistência durante a gravidez é a forma que induz mais efeitos favoráveis sobre a saúde materna [23]. Com a redução da fadiga, melhorando a força e o condicionamento cardiorrespiratório, essa paciente diminuirá suas limitações quanto às atividades em geral, incluindo o seu trabalho. Vale salientar este fato, uma vez que a paciente é a principal responsável pelo orçamento familiar.

Meta
4. Orientações para o fortalecimento do assoalho pélvico e prevenção da incontinência urinária de esforço

A paciente relata perda de urina ao tossir, espirrar ou pegar peso, que caracteriza a IUE. A diminuição da força (*Power* 2- escala *PERFECT*) e da função da musculatura do assoalho pélvico associadas às modificações na pressão, volumes vesicais e aumento do tamanho do útero e peso fetal contribuem para a ocorrência da IUE na gestação[24]. Ademais, essa incontinência pode ainda persistir após o parto, devendo-se, portanto, dar atenção a essa condição para que se realize o tratamento, prevenindo futuras complicações. Para o tratamento inicial da fisioterapia, é importante que seja realizada a terapia comportamental com essa gestante, abordando a anatomia pélvica, as alterações fisiológicas do processo da gravidez, as orientações de hábitos alimentares e miccionais diários para a prevenção de perda urinária, além de exercícios de mobilidade e fortalecimento do assoalho pélvico [24]. Nesse sentido, a gestante pode tornar-se ativa no processo de cuidado à sua saúde. Deve-se chamar atenção também para a necessidade de esvaziamento completo da bexiga (evitando a retenção urinária) e manutenção adequada da ingestão hídrica (prevenindo a ocorrência de infecção urinária), entre outras orientações de hábitos alimentares e miccionais que auxiliem o tratamento da IUE [25]. Além da terapia comportamental, se a incontinência permanecer, deve ser realizado o Treinamento da Musculatura do Assoalho Pélvico (TMAP) em posição de litotomia, com resistência bidigital (para melhora da força e resistência muscular - contrações lentas e rápidas) [24], bem como exercícios da MAP associados ao uso do biofeedback [26], objetivando a maior motivação e conscientização corporal, com progressão em diferentes posições (decúbito dorsal, lateral, sedestação, ponte, quatro apoios, ortostatismo e atividades funcionais como caminhada, subir e descer escada, agachar, simulação de tosse etc.).

Metas
5. Prevenção da perda de equilíbrio (prevenção de quedas) e orientações para conscientização postural durante o ciclo gravídico puerperal
6. Orientações quanto às melhores posturas para a realização de atividades da vida diária e amamentação (ciclo gravídico puerperal)

A profissão e as atividades da vida diária sempre devem ser investigadas, visto que várias alterações posturais têm origem nas atividades ocupacionais e laborais, causando compensações musculoesqueléticas e dores. O objetivo do tratamento não é de correção da postura, já que ela está em constante mudança, mas sobretudo a redução dos sintomas e promoção do equilíbrio muscular (conforto)[27]. O fisioterapeuta, através de orientações posturais e exercícios, busca evitar e prevenir lesões musculares. Devem ser fornecidas orientações posturais para o trabalho (maneira de agachar, importância de evitar uma única postura por tempo prolongado etc.), uma vez que a gestante é professora da educação infantil. Ademais devem ser oferecidas orientações gerais para atividades da vida diária (mudança de decúbito, postura para lavar louça, varrer, calçar sapatos, vestir roupas, entre outras). Além disso, pelo aumento do peso na gestação (peso do bebê e das mamas), com alteração do centro de gravidade, as gestantes ficam mais propensas a quedas [28]. Portanto, faz-se necessário a realização de treino de equilíbrio estático (unipodal, posições semitandem e tandem, superfície instável) e dinâmico (caminhada, mudança de direção, escada etc.) supervisionado, visando à prevenção de quedas. Além do treino de equilíbrio específico, a literatura mostra que a inclusão de exercícios na bola suíça (instável) durante a gravidez pode reduzir a dor lombar, promovendo o fortalecimento dos músculos estabilizadores do tronco, o que melhora o equilíbrio corporal e aumenta a funcionalidade nas atividades da vida diária [29]. Para a fase do pós-parto, devem ser fornecidas orientações quanto à postura correta durante os cuidados com o bebê (banho, troca de roupa etc.), bem como para a amamentação (a mãe deve manter a posição mais confortável possível, com uso de almofadas para apoio e melhor posicionamento do bebê de frente para a mama - contato do abdômen).

Metas
7. Orientações quanto aos hábitos saudáveis (alimentação e exercícios físicos) para prevenir o aumento de peso desproporcional e/ou complicações gravídicas (como diabetes e hipertensão gestacional)
8. Promoção do bem-estar físico e emocional
9. Orientações para manutenção do estado ativo em ambiente domiciliar e participação social

Sabe-se da epidemia mundial de obesidade e com isso vem sendo observado aumento da prevalência da obesidade também em mulheres em idade reprodutiva e aumento do ganho de peso na gestação [12]. De acordo com a situação nutricional inicial da gestante (baixo peso, normal, sobrepeso ou obesidade), há uma faixa de ganho de peso recomendada por trimestre. Pacientes com baixo peso devem ganhar 2,3 kg no primeiro trimestre, e 0,5 kg/semana no segundo e no terceiro trimestres. Da mesma forma, gestantes com IMC normal devem ganhar 1,6 kg no primeiro trimestre e 0,4 kg/semana no segundo e no terceiro trimestres. Gestantes com sobrepeso devem ganhar até 0,9 kg no primeiro trimestre e 0,3 kg/semana. Por fim, as gestantes obesas não necessitam ganhar peso no primeiro trimestre, e devem ganhar até e 0,2 kg/semana [12]. O diagnóstico do estado nutricional da gestante pode ser realizado, conforme a idade gestacional, utilizando a tabela desenvolvida por Atalah *et al.*, em 1997[1]. Por esse critério, a gestante do presente caso apresenta-se com sobrepeso (IMC 30 kg/m² na 28ª semana de gestação). O ganho de peso ideal na gestação é baseado nas recomendações do Institute of Medicine (IOM - 2009) e leva em consideração o IMC pré-concepcional da paciente [12,13] (ver Tabela 47.1).

O período gestacional é caracterizado por adaptações fisiológicas, endócrinas e metabólicas, as quais devem ser acompanhadas pelo médico para estabelecimento de diagnóstico precoce [30]. A obesidade, cada vez mais prevalente na gestação, está contribuindo para a morbimortalidade gestacional e fetal. O excesso de peso materno é fator de risco para diabetes gestacional, síndrome hipertensiva arterial, tromboembolia, prematuridade, e também está relacionado com o aumento de cesáreas e complicações cirúrgicas [31]. A incidência de Diabetes Mellitus Gestacional (DMG) em gestantes obesas é três vezes maior que na população geral. Portanto, recomenda-se o rastreio de diabetes nas gestantes obesas, no primeiro trimestre por meio da glicemia de jejum, com o objetivo de detectar pacientes previamente diabéticas não diagnosticadas [12,13]Youth, and Families to review and update the IOM (1990. Sugere-se a manutenção de um estilo de vida saudável quanto à alimentação e à prática de exercício físico para melhor regulação do metabolismo, prevenindo assim o aparecimento de doenças crônicas. É importante lembrar que nesse período, muitas mulheres não praticam exercício físico de forma regular e, por isso, nem sempre atingem o controle das alterações metabólicas. Entretanto, a literatura mostra que a combinação da dieta saudável associada a programas de exercícios não

Tabela 47.1 Ganho de peso recomendado de acordo com o IMC materno pré-gestacional

Estado nutricional antes da gestação	IMC (kg/m²)	Ganho de peso durante a gestação (kg)
Baixo peso	< 18,5	12,5 – 18
Peso adequado	18,5 – 24,9	11 – 16
Sobrepeso	25,0 – 29,9	7 – 11,5
Obesidade	≥ 30,0	5 – 9

Fonte: Institute of Medicine (IOM-2009)

pode ser ignorada como fator de controle metabólico e deve ser estimulada [30]. Deve-se incentivar uma alimentação rica em frutas e verduras, evitando o consumo de sal e açúcar, bem como de alimentos gordurosos e fritos. Por fim, caso necessário, deve-se encaminhar a gestante para o serviço de nutrição, com o objetivo de reduzir o índice de massa corporal para evitar que futuras complicações ocorram. As orientações às gestantes são essenciais para que existam bons resultados no tratamento. Portanto, é importante que seja mostrado à gestante a necessidade de sua participação ativa no processo de promoção da sua saúde [32]. Por meio da adoção de hábitos saudáveis e da realização regular de exercícios físicos poderá ser obtido também a melhora do humor [33] em função do melhor bem-estar físico e emocional, que tem efeito protetor contra sintomas depressivos [34]. Finalmente, o fisioterapeuta orientará sobre a manutenção do estado ativo em ambiente domiciliar, com suas atividades da vida diária, bem como sobre a importância de sua participação social. Estudo experimental mostra que atividades educacionais e orientações para realização de exercícios em casa encorajam as mulheres para realização regular de exercício físico [35].

Referências

1. Atalah Samur E, Castillo LC, Castro Santoro R, Aldea PA. Propuesta de un nuevo estándar de evaluación nutricional en embarazadas. Rev Méd Chile. 1997;125(12):1429-36.
2. Haylen BT, de Ridder D, Freeman RM, Swift SE, Berghmans B. Evaluating the use of different waveforms for intravesical electrical stimulation: a study in the rat. Neurourol Urodyn. 2010;29(29):4-20. Available from: http://www.ncbi.nlm.nih.gov/pubmed/19941278
3. Leite AC da NMT, Araújo KKBC. Diástase dos retos abdominais em puérperas e sua relação com variáveis obstétricas. Fisioter em Mov. 2012 Jun;25(2):389-97. Available from: http://www.scielo.br/scielo.php?script=sci_arttext&pid=S0103-51502012000200017&lng=pt&nrm=iso&tlng=en
4. Preedy VR, Watson RR. Lasegue Test. In: Handbook of Disease Burdens and Quality of Life Measures [Internet]. New York, NY: Springer New York; 2010; 4245. Available from: http://link.springer.com/10.1007/978-0-387-78665-0_5988
5. Marques AP. Manual de goniometria. Editora Manole; 2003.
6. Chammas M, Boretto J, Burmann LM, Ramos RM, Carlos F, Neto S et al. Síndrome do túnel do carpo – Parte I (anatomia, fisiologia, etiologia e diagnóstico). Rev Bras Ortop. 2014;49:429-36. Available from: http://dx.doi.org/10.1016/j.rbo.2013.08.007
7. Albert H, Godskesen M, Westergaard J. Evaluation of clinical tests used in classification procedures in pregnancy-related pelvic joint pain. Eur Spine J. 2000;9(2):161-6. Available from: http://www.ncbi.nlm.nih.gov/pubmed/10823434
8. Nascimento SL do, Godoy AC, Surita FG, Pinto e Silva JL, Nascimento SL do, Godoy AC et al. Recomendações para a prática de exercício físico na gravidez: uma revisão crítica da literatura. Rev Bras Ginecol e Obs. 2014;36(9):423-31. Available from: http://www.scielo.br/scielo.php?script=sci_arttext&pid=S0100-72032014000900423&lng=pt&nrm=iso&tlng=en
9. Cuthbert SC, Goodheart GJ. On the reliability and validity of manual muscle testing: a literature review. Chiropr Osteopat. 2007;15(1):4. Available from: http://www.ncbi.nlm.nih.gov/pubmed/17341308
10. Mendell JR, Florence J. Manual muscle testing. Muscle Nerve [Internet]. 1990;13(1 S):S16-20. Available from: http://doi.wiley.com/10.1002/mus.880131307
11. Fess E. Grip Strength, 2nd edition. Am Soc Hand Ther. 1992.
12. Brazil. Associação Brasileira para o Estudo da Obesidade e da Síndrome Metabólica. Ganho de Peso na Gestação. Placenta. 2009.
13. Rasmussen KM, Yaktine AL, Guidelines I of M (US) and NRC (US) C to RIPW. Weight Gain During Pregnancy. Weight Gain During Pregnancy: Reexamining the Guidelines. National Academies Press (US); 2009;1-2. Available from: http://www.ncbi.nlm.nih.gov/pubmed/20669500
14. Laycock J, Jerwood D, McKey P et al. Pelvic Floor Muscle Assessment: The PERFECT Scheme. Physiotherapy. 2001;87(12):631-42. Available from: http://linkinghub.elsevier.com/retrieve/pii/S003194060561108X
15. Oswald C, Higgins CC, Assimakopoulos D. Optimizing pain relief during pregnancy using manual therapy. Can Fam physician Médecin Fam Can. 2013;59(8):841-2. Available from: http://www.pubmedcentral.nih.gov/articlerender.fcgi?artid=3743693&tool=pmcentrez&rendertype=abstract
16. Silva Gallo RB, Santana LS, Jorge Ferreira CH, Marcolin AC, PoliNeto OB, Duarte G et al. Massage reduced severity of pain during labour: A randomised trial. J Physiother. 2013;59(2):109-16. Available from: http://dx.doi.org/10.1016/S1836-9553(13)70163-2
17. Ko YL, Lee HJ. Randomised controlled trial of the effectiveness of using back massage to improve sleep quality among Taiwanese insomnia postpartumwomen. Midwifery. 2014;30(1):60-4.
18. Villeco JP. Edema: A silent but important factor [Internet]. Vol. 25, Journal of Hand Therapy. Hanley & Belfus; 2012; (25)2:153-62. Available from: http://dx.doi.org/10.1016/j.jht.2011.09.008
19. Keskin EA, Onur O, Keskin HL, Gumus II, Kafali H, Turhan N. Transcutaneous electrical nerve stimulation improves low back pain during pregnancy. Gynecol Obstet Invest. 2012;74(1):76-83.
20. Hinman SK, Smith KB, Quillen DM, Smith MS. Exercise in Pregnancy: A Clinical Review. Sport Heal A Multidiscip Approach [Internet]. 2015;7(6):527-31. Available from: http://sph.sagepub.com/lookup/doi/10.1177/1941738115599358
21. May LE, Allen JJB, Gustafson KM. Fetal and maternal cardiac responses to physical activity and exercise during pregnancy. Early Hum Dev. 2016;94:49-52. Available from: http://dx.doi.org/10.1016/j.earlhumdev.2016.01.005
22. Nascimento SL do, Godoy AC, Surita FG, Pinto e Silva JL. Recomendações para a prática de exercício físico na gravidez: uma revisão crítica da literatura. Rev Bras Ginecol e Obs. 2014;36(9):423-31.
23. Perales M, Santos-Lozano A, Ruiz JR, Lucia A, Barakat R. Benefits of aerobic or resistance training during pregnancy on maternal health and perinatal outcomes: A systematic review. Early Human Development. Elsevier Ireland Ltd; 2016;94:43-8. Available from: http://dx.doi.org/10.1016/j.earlhumdev.2016.01.004
24. Sangsawang B, Sangsawang N. Stress urinary incontinence in pregnant women: a review of prevalence, pathophysiology, and treatment. Int Urogynecol J. 2013;24(6):901-12. Available from: http://www.pubmedcentral.nih.gov/articlerender.fcgi?artid=3671107&tool=pmcentrez&rendertype=abstract
25. Dumoulin C, Hunter KF, Moore K, Bradley CS, Burgio KL, Hagen S et al. Results of a prospective, randomized, multicenter study evaluating sacral neuromodulation with Interstim therapy compared to standard medical therapy at 6 monts in subjects with mild symptoms of overactive bladder. Neurourol Urodyn. 2015;34(3):224-30.
26. Mørkved S, Bo K. Effect of pelvic floor muscle training during pregnancy and after childbirth on prevention and treatment of urinary incontinence: a systematic review. Br J Sports Med. 2014;48:299-310.
27. Inanir A, Cakmak B, Hisim Y, Demirturk F. Evaluation of postural equilibrium and fall risk during pregnancy. Gait Posture.

2014;39(4):1122-5. Available from: http://dx.doi.org/10.1016/j.gaitpost.2014.01.013

28. Cakmak B, Ribeiro AP, Inanir A. Postural balance and the risk of falling during pregnancy. J Matern Fetal Neonatal Med. 2016;29(10):1623-5. Available from: http://www.ncbi.nlm.nih.gov/pubmed/26212584

29. Yan C, Clinical RN, Hung Y, Lin K. Effects of a stability ball exercise programme on low back pain and daily life interference during pregnancy. Midwifery. 2014;30(4):412-9. Available from: http://dx.doi.org/10.1016/j.midw.2013.04.011

30. Mottola MF, Artal R. Early Human Development Fetal and maternal metabolic responses to exercise during pregnancy. Early Hum Dev. 2016;94:33-41. Available from: http://dx.doi.org/10.1016/j.earlhumdev.2016.01.008

31. Gonçalves CV, Mendoza-Sassi RA, Cesar JA, Castro NB de, Bortolomedi AP. Índice de massa corporal e ganho de peso gestacional como fatores preditores de complicações e do desfecho da gravidez. Rev Bras Ginecol e Obs. 2012;34(7):304-9. Available from: http://www.scielo.br/scielo.php?script=sci_arttext&pid=S0100-72032012000700003&lng=en&nrm=iso&tlng=pt

32. Dodd J, Deussen A, Mohamad I, Rifas-Shiman S, Yelland L, Louise J et al. The effect of antenatal lifestyle advice for women who are overweight or obese on secondary measures of neonatal body composition: the LIMIT randomised trial. BJOG An Int J Obstet Gynaecol. 2016;123(2):244-53. Available from: http://www.ncbi.nlm.nih.gov/pubmed/26841217

33. Guszkowska M, Langwald M, Dudziak D, Zaremba A. Influence of a single physical exercise class on mood states of pregnant women. J Psychosom Obstet Gynaecol. 2013;34(2):98-104. Available from: http://www.tandfonline.com/doi/full/10.3109/0167482X.2013.767794

34. Rauff EL, Downs DS. Mediating Effects of Body Image Satisfaction on Exercise Behavior, Depressive Symptoms, and Gestational Weight Gain in Pregnancy. Ann Behav Med. 2011;42(3):381-90. Available from: http://www.ncbi.nlm.nih.gov/pubmed/22015436

35. Miquelutti MA, Cecatti JG, Makuch MY. Evaluation of a birth preparation program on lumbopelvic pain, urinary incontinence, anxiety and exercise: a randomized controlled trial. BMC Pregnancy Childbirth. 2013;13(1):154. Available from: http://www.ncbi.nlm.nih.gov/pubmed/23895188

Climatério

CAPÍTULO 48

Mayle Andrade Moreira
Simony Lira do Nascimento
Vilena Barros de Figueiredo

Observação: palavras e expressões listadas no Glossário do capítulo estão destacadas no texto com um asterisco.

APRESENTAÇÃO DO CASO CLÍNICO

Paciente do sexo feminino, 56 anos, casada, mãe de cinco filhos (G7 P5 A2 N5 C0), relata ter ensino médio incompleto e receber 1 salário-mínimo por mês, sendo a renda familiar total de 2 salários-mínimos, uma vez que o esposo está empregado no momento. Chegou ao ambulatório de fisioterapia relatando dificuldade para dormir, cefaleia, alteração de humor, fadiga física, fogachos, tontura, falta de concentração, ressecamento vaginal e dispareunia*. Com a presença desses sintomas, expõe que está enfrentando uma fase de desentendimentos em seu relacionamento conjugal. Além disso, relata que está desmotivada quanto ao seu trabalho, com limitações devido ao sono e não está controlando sua alimentação para que seja uma alimentação saudável, assumindo o maior consumo de gordura e carboidrato. Há seis meses não pratica nenhum tipo de exercício físico, afirmando ter deixado de realizar a caminhada, que era feita com um grupo de pessoas, pelos sintomas referidos. O seu índice de massa corporal atualmente é 28 kg/m² e a circunferência de cintura 92 cm. Tabagista há 25 anos, refere consumo eventual de álcool e hipertensão controlada por medicamento. Nega diabetes. Nunca fraturou osso algum, entretanto tem história de duas quedas nos últimos seis meses, durante atividades da vida diária. Relata antecedentes familiares patológicos: osteoporose (mãe) e coronariopatia (pai). Associado aos sintomas, há 10 meses vem apresentando ciclos menstruais irregulares.

Descreve que inicialmente ocorriam ciclos mais curtos (20 dias), e atualmente apresenta atraso menstrual de aproximadamente três meses. Há um ano começou a ocorrência dos sintomas do climatério, mas não faz uso de terapia hormonal. Por fim, conta casos esporádicos de perda de urina ao tossir.

Ao exame físico, a paciente encontra-se consciente e orientada, com os seguintes sinais vitais: frequência respiratória (FR) = 20 irpm, pressão arterial (PA) = 130/90 mmHg, temperatura = 36,5°C, frequência cardíaca (FC) = 85 bpm. Apresenta déficit de força em membros inferiores, alteração postural (aumento da cifose torácica, protrusão de ombros) e redução do equilíbrio, sendo incapaz de manter-se na posição durante o apoio unipodal em membro inferior esquerdo (consegue manter-se na posição por < 10 segundos com o membro inferior direito). Na avaliação da amplitude de movimento, apresenta ausência de restrição tanto em membros superiores, quanto em membros inferiores. Quanto à força, no teste muscular manual (TMM) apresenta grau 4 para flexores e extensores de quadril e joelho, sendo as demais avaliações normais (grau 5). A redução da força e as alterações posturais podem estar relacionadas com a perda de equilíbrio e aos episódios de queda. A marcha apresenta-se com passos mais curtos e com a redução da fase de balanço. No teste da velocidade da marcha*, realizado em uma distância de 4 m, apresenta velocidade de 0,75 m/s. No teste de sentar-levantar

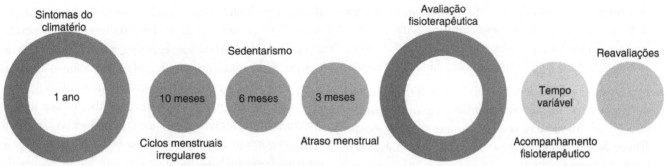

Figura 48.1 Linha do tempo da evolução clínica da paciente.

da cadeira* o tempo utilizado foi de 14,3 segundos. Na avaliação do índice de Kupperman*, a paciente totalizou 28 pontos, o que significa sintomas do climatério de intensidade moderada. Quanto à avaliação da qualidade de vida, apresenta o total de 82 pontos no questionário *Utian Quality of Life* (UQoL)*, que corresponde a grande impacto dos sintomas do climatério em sua qualidade de vida. Na avaliação da sintomatologia depressiva pela *Geriatric Depressive Scale* (GDS 15)*, a paciente não apresentou pontuação para ser considerada a presença da sintomatologia depressiva. Nos exames bioquímicos, apresentou os seguintes valores: glicose = 98 mg/dL, triglicerídeos = 132 mg/dL, HDL = 41 mg/dL, LDL = 168 mg/dL. A Figura 48.1 apresenta a evolução clínica temporal da paciente de forma esquemática.

GLOSSÁRIO

Dispareunia: queixa de dor persistente ou recorrente associada à penetração vaginal. A dispareunia pode ser superficial, quando a dor ocorre à penetração (no intróito vaginal), ou profunda, quando a dor ocorre durante a penetração mais profunda (vagina média ou superior) [1].

Geriatric Depression Scale (GDS 15): amplamente utilizada e validada como instrumento de detecção de sintomas depressivos [7].

Índice de Kupperman: é uma escala utilizada para avaliar os sintomas do climatério, sendo avaliados 11 sintomas, classificados em vasomotores, psicossomáticos e motores [4,5].

Teste da velocidade da marcha e teste de sentar-levantar da cadeira: seguem o protocolo do *Short Physical Performance Battery* (SPPB) para avaliação do desempenho físico, sendo o teste de sentar-levantar da cadeira uma medida indireta da força de membros inferiores [2,3].

Utian Quality of Life (UQoL): questionário de avaliação da qualidade de vida, indicado para mulheres no período do climatério. Validado para a população brasileira com alta confiabilidade (Alfa de Cronbach = 0,82) e boa validade de constructo [6].

Questões para discussão

1. Quais os fatores pessoais e ambientais (contextuais) podem influenciar no tratamento dessa paciente? Como podem influenciar?
2. Quais as condutas mais adequadas para o caso clínico exposto?
3. Quais cuidados devem ser tomados durante as intervenções propostas para esse caso?
4. O que essa paciente poderia fazer para prevenir futuros agravos à saúde?
5. Como torná-la corresponsável pelos cuidados à sua saúde?

OBJETIVOS

- Ser capaz de reconhecer os principais fatores que estão influenciando a qualidade de vida da paciente.

- Conscientizar-se quanto à importância de se identificar os fatores externos que podem influenciar o tratamento fisioterapêutico.

- Reconhecer as alterações psicossociais e físicas presentes no caso clínico exposto, bem como as alterações e sintomas comuns em mulheres na fase do climatério.

- Descrever um plano de tratamento fisioterapêutico adequado para pacientes na fase do climatério, observando as características específicas presentes.

- Estabelecer critérios para avaliar os resultados da intervenção durante as sessões e após a finalização do tratamento.

- Conscientizar-se dos cuidados que devem ser tomados durante o tratamento dessas pacientes, principalmente quando apresentarem doenças associadas (por exemplo, osteoporose, hipertensão arterial).

- Conhecer e saber aplicar instrumentos de avaliação da funcionalidade, bem como de avaliação dos sintomas do climatério, que sejam confiáveis para o reconhecimento da efetividade da intervenção.

- Reconhecer a importância e a necessidade de uma abordagem / tratamento multidisciplinar para mulheres nessa fase do climatério, uma vez que as queixas não são específicas de uma única especialidade da área da saúde.
- Ser capaz de propor à paciente, durante o tratamento e após a sua finalização, recomendações para a manutenção de hábitos saudáveis e para a prática de exercícios físicos de forma regular, tornando-a corresponsável pelo cuidado à sua saúde.

AVALIAÇÃO E DIAGNÓSTICO DA FUNCIONALIDADE

A avaliação da funcionalidade e o estabelecimento do diagnóstico fisioterapêutico são essenciais para que se possa estabelecer objetivos adequados e direcionar condutas correspondentes, visando à obtenção dos melhores resultados do tratamento. Nesse caso, deve-se reconhecer que a paciente apresenta déficit de força em membros inferiores, equilíbrio reduzido, além de sintomas do climatério como fadiga, tontura, entre outros, que dificultam as atividades do trabalho e suas relações interpessoais. Tais fatores influenciam a sua participação social, tanto no ambiente de trabalho como em suas atividades da vida diária, bem como a realização de exercícios físicos e as relações no ambiente domiciliar. Atenção deve ser dada às principais queixas da paciente, buscando a sua melhor funcionalidade e participação em suas atividades comuns do dia a dia.

No exame físico, durante a avaliação inicial da paciente, deve-se analisar a força muscular, a amplitude de movimento, as condições de equilíbrio, a resistência, bem como o risco de quedas. Em mulheres na fase do climatério é importante reconhecer também o status menopausal no qual se encontram, questionando-as quanto à data da última menstruação e possíveis atrasos (identificar o tempo de atraso), bem como avaliar suas medidas antropométricas. Com o processo do envelhecimento ocorrem diversas alterações fisiológicas no organismo, dentre elas, alterações na composição corporal. Essas alterações incluem a perda de massa muscular e o ganho de massa de gordura, assim como a redistribuição de gordura da área periférica dos quadris (forma ginecoide) para a região central do corpo (forma androide) [8,9]. A redução da taxa metabólica basal, associada ao estilo de vida sedentário, contribui para o decréscimo da energia despendida, que combinada a uma estável ingestão energética resulta no acúmulo gradual de gordura [10]. Tais alterações na composição corporal podem ocasionar limitações nas condições físicas e o menor desempenho funcional [11-13]. É importante lembrar que o fato de não haver mudanças no peso corporal não significa que não há alterações de composição corporal. O aumento da adiposidade e a diminuição da massa magra podem ser compensados, mantendo o peso corporal estável ou até mesmo diminuindo-o, o que de certa forma mascara essas modificações [14]. Além disso, a perda de massa óssea em mulheres mostra-se acentuada nessa fase do climatério, que junto ao sedentarismo favorecem o aparecimento da osteopenia e osteoporose.

Para avaliação da força muscular, propõe-se o teste muscular manual [15,16] e o teste de força de preensão (dinamometria isométrica) [17,18]. A avaliação da amplitude de movimento deve ser realizada por meio da goniometria [19]. Para avaliação da resistência recomenda-se o teste de caminhada de 6 minutos (como teste de avaliação cardiovascular submáximo), capaz de avaliar a resistência dos membros inferiores e o nível de fadiga. Para avaliação do desempenho funcional é sugerida a bateria de testes *Short Physical Performance Battery*, a qual engloba a avaliação da velocidade da marcha, o teste de sentar-levantar e de equilíbrio [2]. O teste *Timed Up and Go* (TUG) pode ser utilizado para avaliar o risco de quedas [2]. Quanto às medidas antropométricas deve-se avaliar peso (kg), altura (m), Índice de Massa Corporal (IMC) e circunferência da cintura (cm) para acompanhamento e prevenção quanto à obesidade. O estágio menopausal pode ser classificado de acordo com o padrão de menstruação autorrelatado, sendo as mulheres classificadas em: pré-menopausa (ciclos menstruais regulares, podendo ser mais curtos, porém sem atrasos); perimenopausa (mudança no intervalo dos ciclos maior que sete dias, a partir da observação dos últimos ciclos menstruais, até um ano de amenorreia); e pós-menopausa (mulheres que tenham tido a última menstruação há mais de um ano) [21].

RECURSOS DIAGNÓSTICOS PROPOSTOS

Recurso	O que avalia?	Como avalia?
Teste de velocidade da marcha	A velocidade da marcha	Demarca-se o espaço de 4 m com fita adesiva e solicita-se que a pessoa caminhe da marca inicial até que ultrapasse a marca final, em passo habitual. Inicialmente o examinador deve demonstrar e, durante o teste, permanecer ao lado para maior segurança da pessoa. O tempo é cronometrado em duas tentativas, sendo o menor tempo utilizado para calcular a velocidade da marcha. Considera-se a velocidade < 0,8 m/s como baixo desempenho físico [3].
Teste de sentar-levantar da cadeira	O desempenho físico; é uma medida indireta da força de membros inferiores	Solicita-se que a voluntária se levante da cadeira, com os braços cruzados sobre o tórax, cinco vezes seguidas, o mais rápido possível. O tempo para a realização da tarefa é cronometrado. Pode-se utilizar como parâmetro o valor quantitativo para comparação entre avaliação e reavaliação, como também a forma categórica para o cálculo do SPPB total. Nesse caso, consideram-se as seguintes pontuações: se o tempo do teste for 16,70 segundos ou mais = 1 ponto; de 13,70 a 16,69 segundos = 2 pontos; de 11,20 a 13,69 segundos = 3 pontos; e 11,19 segundos ou menos = 4 pontos. Para mais informações sobre o uso do SPPB total e suas pontuações, recomenda-se a leitura da versão brasileira do protocolo e validação no Brasil[3].
UQoL	A qualidade de vida. Indicado para mulheres no período do climatério	São avaliadas 23 questões subdivididas nos seguintes domínios: ocupacional, saúde, emocional e sexual. Para cada questão, responde-se se a afirmação é muito falsa (1), falsa (2), moderadamente verdadeira (3), verdadeira (4) ou muito verdadeira (5). Ao final, os escores são somados (variando de 0 a 115) e quanto maior o escore, melhor a qualidade de vida [6].
GDS15	Os sintomas depressivos	São realizadas 15 perguntas negativas/afirmativas para detecção de sintomas depressivos. O resultado de 5 ou mais pontos representa a presença da sintomatologia depressiva [7].
Teste muscular manual	Graduação da força muscular	Avalia-se a graduação da força muscular com base na gravidade e resistência aplicada manualmente pelo fisioterapeuta. A força é exercida por um músculo ou grupo de músculos para vencer uma resistência em um esforço máximo [15,16].
Força de preensão (dinamometria isométrica)	A força de preensão	Medida com dinamômetro portátil, em quilogramas-força (kgf). Paciente deve permanecer na posição sentada, com ombro aduzido e em rotação neutra, cotovelo posicionado em 90º de flexão e com o antebraço e punho em posições neutras. São solicitadas três contrações máximas sustentadas de cinco segundos, com intervalo de um minuto entre as medições, sendo considerado como resultado a média aritmética das três medidas consecutivas [17].
TC6min	Avaliação cardiovascular submáxima	Deve ser realizado em local com acesso imediato a equipamentos de emergência. Geralmente utiliza-se um corredor de 30 metros de comprimento, de piso nivelado, com marcação indicativa da distância na qual o sujeito deve realizar o pivoteio e retornar. O paciente será orientado a andar em ritmo próprio e percorrer a maior distância tolerável durante seis minutos. Os sinais vitais são obrigatoriamente avaliados 10 minutos antes do início do teste e após o término. Segundo Enright e Sherril (1998) [22] a seguinte equação determina o nível de distância caminhada prevista para mulheres: distância TC6M (m) = (2,11 x altura cm) − (2,29 x peso kg) − (5,78 x idade) + 667. A partir do cálculo da distância de caminhada obtêm-se, então, os níveis de caminhada que são os seguintes: nível 1 < 300 m; nível 2, entre 300 e 375 m; nível 3, entre 376 e 450 m; nível 4 > 450 m.
Short Physical Performance Battery (SPPB)	O desempenho físico	Composto pelos seguintes testes: de velocidade da marcha, de sentar-levantar da cadeira e testes de equilíbrio. Para cada categoria são atribuídos 4 pontos, sendo o máximo de 12 pontos. Considera-se a pontuação ≤ 8 como baixo desempenho físico. Para mais informações sobre o uso do SPPB total e suas pontuações, recomenda-se a leitura da versão brasileira do protocolo e validação no Brasil [3].
Timed Up and Go (TUG)	O risco de quedas e funcionalidade	Solicita-se que o indivíduo esteja sentado, encostado na cadeira. Indica-se que ele se levante, sem a ajuda dos braços, percorra uma distância de três metros, e retorne à cadeira. Deve-se cronometrar o tempo do teste, a partir da voz do comando para levantar-se até o momento em que o sujeito se senta, novamente, com as costas na cadeira. Para idosos que executam o TUG em tempo maior que 13,5 segundos sugere-se maior risco de quedas [20].

Quadro 48.1 Avaliação do caso clínico segundo a Classificação Internacional de Funcionalidade, Incapacidade e Saúde (CIF)

	Funções e estruturas do corpo	Limitações de atividades	Restrição na participação
Perspectiva do paciente	Dificuldade para dormir	Atividades do trabalho	Responsável principal pelo orçamento familiar
	Fadiga	Indisposição para realização de exercício físico	
	Tontura	Problemas no relacionamento sexual	
	Cefaleia		
	Dispareunia		
Perspectiva do fisioterapeuta	Déficit de força muscular em membros inferiores	Comprometimento do domínio bem-estar funcional	Comprometimento do domínio bem-estar social/familiar
	Déficit de equilíbrio	Limitações nas atividades laborais e cuidados à saúde (limitação para realização da caminhada)	Comprometimento da realização de exercício físico (caminhada)
		Limitação do desempenho físico	

Fatores contextuais

Pessoais
- Sexo feminino
- Casada
- 5 filhos
- 56 anos de idade
- Ensino médio incompleto
- Renda familiar de 2 salários-mínimos
- Tabagista há 25 anos

Ambientais
- Falta de compreensão do marido quanto aos sintomas do climatério
- Não faz uso de medicação
- Não realiza tratamento fisioterapêutico
- Não realiza outros tratamentos

Baseado em tradução livre de esquema publicado em Rundell SD, Davenport TE, Wagner T. Physical Therapist Management of Acute and Chronic Low Back Pain Using the World Health Organization's International Classification of Functioning, Disability and Health. PhysTher [Internet]. 2009 Jan 1;89(1):82–90. Available from: http://ptjournal.apta.org/cgi/doi/10.2522/ptj.20080113

METAS E INTERVENÇÕES

Fisioterapia na saúde da mulher na fase do climatério

Em geral, serão determinadas as principais metas da fisioterapia oferecidas à mulher na fase do climatério, assim como as intervenções mais adequadas para alcançar os resultados pretendidos.

Metas
1. Redução dos sintomas do climatério e prevenção de futuros agravos à saúde
2. Redução da fadiga e melhora do condicionamento físico e cardiorrespiratório

O hipoestrogenismo causado pelo declínio da função ovariana é o principal responsável pelos sinais e sintomas observados em mulheres nessa fase do climatério. Um dos principais objetivos do tratamento dessas mulheres é reduzir a presença / o nível desses sintomas, uma vez que a literatura mostra sua relação inversa com a qualidade de vida [23]. Entretanto, é importante lembrar que a frequência e a intensidade com que aparecem têm ampla variação. A literatura mostra que as mulheres que praticam exercício físico de forma regular apresentam menos sintomas climatéricos, como, por exemplo, ondas de calor menos intensas. A prática de exercício aeróbico, associada ao alongamento, fortalecimento muscular e relaxamento, acarreta a melhora dos sintomas climatéricos [24]. Além disso, os exercícios também proporcionam o melhor condicionamento físico, cardiorrespiratório e, consequentemente, a redução da fadiga autorrelatada e a melhora da qualidade de vida [25]. Dessa forma, reduzem as limitações para a realização das atividades em casa e no trabalho, além de contribuir para maior participação social. Por fim, possuem ainda uma ação antidepressiva, auxiliando no controle das alterações do humor e melhorando a qualidade do sono. Portanto, é recomendada a realização de exercícios físicos, de intensidade leve a moderada, em busca da redução da intensidade dos sintomas nessas mulheres. No caso em questão, a paciente deverá ser fortemente encorajada a retomar as atividades de caminhada que ela habitualmente realizava em grupo, cabendo ao fisioterapeuta conscientizá-la acerca da sintomatologia indicativa de interrupção da atividade (por exemplo, sudorese fria, taquicardia, mal-estar geral etc.), recomendando que se procure atendimento médico nessas situações. É importante lembrar que o climatério é um período complexo, que requer maior cuidado pelos profissionais e exige uma atenção multidisciplinar (ginecologista, fisioterapeuta, nutricionista, psicólogo, entre outros), visando melhorar a qualidade de vida e reduzir futuras complicações e a presença de comorbidades [26,27].

Metas
3. Prevenção da perda de massa óssea, massa muscular e restauração da força muscular global
4. Restabelecimento do equilíbrio e orientações para conscientização postural
5. Recomendações para correções das alterações da marcha e orientações para a prevenção de quedas

Exercícios físicos promovem aumento da carga mecânica sobre os ossos e, por isso, devem ser iniciados o mais precocemente possível. A contração muscular pode aumentar a densidade mineral óssea e, possivelmente, inibir a reabsorção óssea [28]. Dessa forma, pode-se reduzir a perda progressiva desse tecido (que normalmente é acentuada com a menopausa), o que previne o aparecimento da osteoporose. Nesse caso clínico, embora a paciente ainda não relate diagnóstico de osteoporose, existe a referência de antecedente patológico (mãe) e histórico de quedas, portanto, deve-se prevenir o aparecimento dessa patologia. Ainda que o osso demore a responder ao tratamento, os exercícios diminuem o risco de quedas e, consequentemente, o de fraturas ósseas, evitando possíveis complicações relacionadas. Um estilo de vida mais saudável associado à realização de exercícios resistidos monitorados podem ajudar as mulheres na pós-menopausa a manter a quantidade de massa óssea adequada [29]. Autores afirmam que um programa de exercícios deve ser incorporado de forma vitalícia, devido à natureza crônica de perda de massa óssea, principalmente em mulheres em idades mais avançadas. Eles observaram que com o treinamento resistido houve manutenção da densidade mineral óssea em mulheres na fase da pós-menopausa, com aumento dessa densidade, principalmente em coluna e quadril [29]. Ademais, deve ser realizado o fortalecimento muscular global, buscando também a prevenção da perda de massa muscular e a restauração da força, prevenindo a ocorrência da sarcopenia. Embora nenhuma quantidade de atividade física possa deter o processo de envelhecimento biológico, há evidências de que o exercício físico realizado de forma regular pode minimizar os efeitos fisiológicos de um estilo de vida sedentário e aumentar a expectativa de vida ativa, limitando o desenvolvimento e a progressão de doenças crônicas e incapacitantes. Em geral, a literatura indica a realização de 150 minutos/semana para que se tenha bons resultados na saúde [30], apresentando resultados positivos em variadas combinações de exercícios resistidos e aeróbicos, associado à nutrição adequada [31]. Além disso, a atividade física pode proporcionar a melhor qualidade do sono [32] e, consequentemente, maior motivação para as atividades laborais, reduzindo as dificuldades nesse aspecto. Assim, a paciente do caso em estudo poderá trabalhar sem comprometer o domínio financeiro da família. Por fim, o treino de equilíbrio (unipodal, semitandem, tandem e alcance), a conscientização postural (pode-se fazer uso do espelho como *feedback*), o treino de marcha (pode-se utilizar marcações de passos adequados e linhas no chão) e as orientações domiciliares são necessárias para prevenção de quedas e restabelecimento do equilíbrio dessa paciente, prevenindo futuros agravos à saúde. Neste caso específico, deve ser considerada ainda a realização de alongamento da musculatura peitoral maior e fortalecimento dos músculos adutores das escápulas (trapézio e romboides) para correção de alteração postural descrita. Durante o tratamento, deve-se ressaltar a importância da abordagem sobre as possíveis complicações que uma queda pode ocasionar, bem como quanto ao seu impacto sobre a qualidade de vida. Dessa forma, a paciente pode tornar-se corresponsável pelos cuidados com a sua saúde. Ao alcançar tais metas descritas, pode-se reduzir as limitações de desempenho físico, melhorando o bem-estar funcional e, consequentemente, o bem-estar familiar e social dessa paciente, uma vez que ela apresentará melhores condições de saúde, sendo favorável à possibilidade de maior participação social.

Metas
6. Orientações quanto aos hábitos saudáveis (alimentação e tabagismo) para prevenção de doenças cardiovasculares, obesidade, síndrome metabólica, entre outras
7. Promoção do bem-estar físico e emocional
8. Orientações para manutenção do estado ativo em ambiente domiciliar e participação social

As orientações são essenciais para que existam bons resultados no tratamento. No caso de pacientes na fase do climatério, uma das orientações mais importantes é quanto à adoção de hábitos saudáveis. Deve-se incentivar uma alimentação rica em frutas e verduras, evitando o consumo de sal e açúcar, bem como de alimentos gordurosos e fritos. A paciente deve conhecer os malefícios do tabagismo, como a relação da nicotina (fumo) com a redução da produção de estrógeno e sua interferência na absorção de cálcio, favorecendo a osteopenia, bem como sobre os efeitos deletérios do álcool. Sabe-se que, com o processo do envelhecimento, as mulheres passam por diversas alterações fisiológicas, e a deficiência hormonal associada ao sedentarismo maximizam o risco para doenças cardiovasculares, devido à redistribuição da gordura corporal, ao aumento do peso, ao aumento da pressão arterial e do colesterol [33]. Portanto, a adoção de bons hábitos alimentares e a rejeição ao sedentarismo são essenciais para que se evite a obesidade e suas comorbidades relacionadas (hipertensão, diabetes, dislipidemia e doença cardíaca), diminuindo, assim, a mortalidade por essas condições [34]. Reduzindo-se o índice de massa corporal pode-se também observar melhora dos sintomas do climatério, uma vez que o maior IMC tem relação com a maior intensidade dos sintomas vasomotores [35]. Além das orientações quanto aos hábitos saudáveis, deve-se incentivar, mais uma vez, a realização de exercícios. A atividade física aeróbica, de intensidade moderada em mulheres nessa fase do climatério, está associada à melhor aptidão física e à melhora da composição corporal. Por fim, na prática clínica devem ser utilizadas estratégias comportamentais para dar suporte aos objetivos de aptidão física de seus pacientes e a manutenção de um regime de exercício deve ser uma meta para que cada pessoa tenha a melhora do seu bem-estar físico e emocional ao longo da vida [34]. Nesse sentido, a literatura mostra que intervenções de educação em saúde melhoram os sintomas do climatério e as medidas antropométricas tanto em mulheres em fases tardias quanto precoces da transição menopausal [36].

Metas
9. Orientações para fortalecimento do assoalho pélvico e prevenção da incontinência urinária
10. Encaminhamento ao ginecologista para avaliação quanto à necessidade do uso de terapia hormonal, devido aos sintomas sexuais (ressecamento vaginal e dispareunia), e à psicoterapia para avaliação quanto à relação interpessoal e desmotivação no trabalho

Por fim, a paciente apresenta queixa de perda urinária de forma esporádica, ao tossir. Desse modo, cuidados precisam ser dispensados ainda aos Músculos do Assoalho Pélvico (MAPs), na busca por eliminar/reduzir a ocorrência dessa perda, prevenindo o agravamento da incontinência. Com o processo do envelhecimento, além da redução fisiológica da força muscular do assoalho pélvico, acontece também a redução da coaptação da mucosa uretral, pela ocorrência da diminuição do estrógeno, o que pode causar insuficiência esfincteriana e, consequentemente, a perda de urina aos esforços [5]. É importante que seja realizada a terapia comportamental com essa paciente, abordando a anatomia pélvica, as orientações de hábitos alimentares e miccionais diários quanto à prevenção de perda urinária,

além de exercícios de mobilidade e de fortalecimento do assoalho pélvico. Como a paciente apresenta queixa de perda esporádica, pode-se observar melhora dos sintomas apenas com a terapia comportamental. Caso os sintomas persistam, deve ser realizada uma avaliação mais específica nessa paciente (avaliação PERFECT *(Power Endurance Repetition Fast Every Contraction Timed)* e o tratamento deve ser individualizado, objetivando o fortalecimento dos MAPs. O treinamento pode ser realizado em posição de litotomia com a resistência bidigital (intravaginal) do fisioterapeuta, progredindo de acordo com a avaliação. É importante lembrar que a incontinência urinária é uma grande barreira para a realização de atividade física regular, uma vez que provoca o isolamento social pelo medo da perda urinária. Além disso, apresenta relação com a redução da qualidade de vida e com o maior risco de quedas, podendo trazer diversas consequências deletérias à saúde [5]. Portanto, deve-se dar atenção para essa condição. Nessa fase do climatério, também é comum o relato de dispareunia, a qual foi expressa. A dispareunia frequentemente ocorre em consequência da redução hormonal, que leva à atrofia urogenital, com fragilidade da mucosa e redução da lubrificação (ressecamento vaginal). Deve ser orientado o uso de lubrificante vaginal para as mulheres que se apresentam ativas sexualmente. Finalmente, ressalta-se a importância da abordagem/tratamento multidisciplinar. Se necessário, encaminhar a paciente ao médico ginecologista, que avaliará quanto à necessidade do uso de terapia hormonal, devido aos sintomas sexuais (ressecamento vaginal e dispareunia), e à psicoterapia para avaliação, devido às mudanças nas relações interpessoais e à desmotivação no trabalho.

Referências

1. Haylen BT, de Ridder D, Freeman RM, Swift SE, Berghmans B. Evaluating the use of different waveforms for intravesical electrical stimulation: a study in the rat. Neurourol Urodyn. 2010;29(29):4-20. Available from: http://www.ncbi.nlm.nih.gov/pubmed/19941278
2. Guralnik JM, Simonsick EM, Ferrucci L, Glynn RJ, Berkman LF, Blazer DG et al. A short physical performance battery assessing lower extremity function: association with self-reported disability and prediction of mortality and nursing home admission. J Gerontol. 1994;49(2):M85-94. Available from: http://www.ncbi.nlm.nih.gov/pubmed/8126356
3. Nakano MM, Diogo MJDe, Filho WJ. Versão brasileira da Short Physical Performance Battery - SPPB: adaptação cultural e estudo da confiabilidade. 2007;181.
4. Kupperman HS, Wetchler BB, Blatt MH. Contemporary therapy of the menopausal syndrome. J Am Med Assoc. 1959;171:1627-37. Available from: http://www.ncbi.nlm.nih.gov/pubmed/14412840
5. Ferreira CHJ. O enfoque clínico no climatério. In: Carvalho CRF, Tanaka C, editors. Fisioterapia na saúde da mulher: teoria e prática. Rio de Janeiro: Guanabara Koogan; 2011. p. 138-46.
6. Lisboa LL. Tradução, adaptação e validação da versão brasileira do questionário utian quality of life (uqol) para avaliação da qualidade de vida no climatério. Rev Bras Ginecol e Obs. 2015;78f.
7. Yesavage JA, Sheikh JI. Geriatric Depression Scale (GDS). Clin Gerontol [Internet]. 1986 Nov 18 [cited 2016 Nov 30];5(1-2):165-

73. Available from: https://www.tandfonline.com/doi/full/10.1300/J018v05n01_09

8. Douchi T, Yamamoto S, Yoshimitsu N, Andoh T, Matsuo T, Nagata Y. Relative contribution of aging and menopause to changes in lean and fat mass in segmental regions. Maturitas. 2002;42(4):301-6. Available from: http://linkinghub.elsevier.com/retrieve/pii/S0378512202001615

9. Toth MJ, Tchernof A, Sites CK, Poehlman ET. Effect of menopausal status on body composition and abdominal fat distribution. Int J Obes. 2000;24(2):226-31. Available from: http://www.ncbi.nlm.nih.gov/pubmed/10702775

10. Oreopoulos A, Kalantar-Zadeh K, Sharma AM, Fonarow GC. The Obesity Paradox in the Elderly: Potential Mechanisms and Clinical Implications. Vol. 25, Clinics in Geriatric Medicine. Elsevier; 2009; 25(4):643-59. Available from: http://www.ncbi.nlm.nih.gov/pubmed/19944265

11. Janssen I, Heymsfield SB, Ross R. Low relative skeletal muscle mass (sarcopenia) in older persons is associated with functional impairment and physical disability. J Am Geriatr Soc. 2002;50(5):889-96. Available from: http://www.ncbi.nlm.nih.gov/pubmed/12028177

12. Tseng LA, El Khoudary SR, Young EA, Farhat GN, Sowers M, Sutton-Tyrrell K, et al. The association of menopause status with physical function: the Study of Women's Health Across the Nation. Menopause. 2012;19(11):1186-92. Available from: http://www.pubmedcentral.nih.gov/articlerender.fcgi?artid=3526111&tool=pmcentrez&rendertype=abstract

13. Zoico E, Di Francesco V, Mazzali G, Zivelonghi A, Volpato S, Bortolani A et al. High baseline values of fat mass, independently of appendicular skeletal mass, predict 2-year onset of disability in elderly subjects at the high end of the functional spectrum. Aging Clin Exp Res. 2007;19(2):154-9. Available from: http://www.ncbi.nlm.nih.gov/pubmed/17446727

14. Chung JY, Kang HT, Lee DC, Lee HR, Lee YJ. Body composition and its association with cardiometabolic risk factors in the elderly: A focus on sarcopenic obesity. Arch Gerontol Geriatr. 2013;56(1):270-8.

15. Cuthbert SC, Goodheart GJ. On the reliability and validity of manual muscle testing: a literature review. Chiropr Osteopat. 2007;15(1):4. Available from: http://www.ncbi.nlm.nih.gov/pubmed/17341308

16. Mendell JR, Florence J. Manual muscle testing. Muscle Nerve. 1990;13(1 S):S16-20. Available from: http://doi.wiley.com/10.1002/mus.880131307

17. Fess E. Grip Strength, 2nd edition. Am Soc Hand Ther. 1992.

18. Schrama PPM, Stenneberg MS, Lucas C, van Trijffel E. Intraexaminer reliability of hand-held dynamometry in the upper extremity: a systematic review. Arch Phys Med Rehabil. 2014;95(12):2444-69. Available from: http://www.ncbi.nlm.nih.gov/pubmed/24909587

19. Marques AP. Manual de goniometria. 2nd ed. São Paulo: Manole; 2003. 86 p.

20. Bischoff HA, Stähelin HB, Monsch AU, Iversen MD, Weyh A, von Dechend M et al. Identifying a cut-off point for normal mobility: A comparison of the timed "up and go" test in community-dwelling and institutionalised elderly women. Age Ageing. 2003;32(3):315-20. Available from: http://www.ncbi.nlm.nih.gov/pubmed/12720619

21. Harlow SD, Gass M, Hall JE, Lobo R, Maki P, Rebar RW et al. Executive summary of the stages of reproductive aging workshop + 10: Addressing the unfinished agenda of staging reproductive aging. In: Journal of Clinical Endocrinology and Metabolism. 2012;97(4)1159-68. Available from: http://www.pubmedcentral.nih.gov/articlerender.fcgi?artid=3319184&tool=pmcentrez&rendertype=abstract

22. Enright PL, Sherrill DL. Reference equations for the six-minute walk in healthy adults. Am J Respir Crit Care Med. 1998;158(5 I):1384-7. Available from: http://www.ncbi.nlm.nih.gov/pubmed/9817683

23. Silva RT da, Câmara SMA da, Moreira MA, Do Nascimento RA, Vieira MCA, De Morais MSM et al. Correlation of Menopausal Symptoms and Quality of Life with Physical Performance in Middle-Aged Women. Rev Bras Ginecol Obs. 2016;38(6):266-72. Available from: http://www.thieme-connect.de/DOI/DOI?10.1055/s-0036-1584238

24. Kraemer WJ, Keuning M, Ratamess NA, Volek JS, McCormick M, Bush JA et al. Resistance training combined with bench-step aerobics enhances women's health profile. Med Sci Sports Exerc. 2001;33(2):259-69. Available from: http://www.ncbi.nlm.nih.gov/pubmed/11224816

25. Fonseca AM, Bagnoli VR, Souza MA, Moraes SDTA, Soares JM Jr BE. Tratamento da mulher climatérica. Rev Bras Med. 2012;69:2-7.

26. Sorpreso ICE, Soares Júnior JM, Fonseca AM da, Baracat EC, Sorpreso ICE, Soares Júnior JM et al. Female aging. Rev Assoc Med Bras. 2015;61(6):553-6. Available from: http://www.scielo.br/scielo.php?script=sci_arttext&pid=S0104-42302015000600553&lng=en&nrm=iso&tlng=en

27. Sorpreso ICE, Vieira LHL, Haidar MA, Nunes MG, Baracat EC, Soares JMJ. Multidisciplinary approach during menopausal transition and postmenopause in Brazilian women. Clin Exp Obstet Gynecol. 2010;37(4):283-6. Available from: http://www.ncbi.nlm.nih.gov/pubmed/21355458

28. Ishimi Y. Osteoporosis and Lifestyle. J Nutr Sci Vitaminol (Tokyo). 2015;61(Supplement):S139-41. Available from: http://www.ncbi.nlm.nih.gov/pubmed/26598829

29. Zehnacker CH, Bemis-Dougherty A. Effect of weighted exercises on bone mineral density in post menopausal women. A systematic review. J Geriatr Phys Ther. 2007;30(2):79-88. Available from: http://www.ncbi.nlm.nih.gov/pubmed/18171491

30. Chodzko-Zajko WJ, Proctor DN, Fiatarone Singh MA, Minson CT, Nigg CR, Salem GJ et al. Exercise and physical activity for older adults. Medicine and Science in Sports and Exercise. 2009;41(7)1510-30. Available from: http://www.ncbi.nlm.nih.gov/pubmed/19516148

31. Robinson S, Denison H, Cooper C, Aihie Sayer A. Prevention and optimal management of sarcopenia: a review of combined exercise and nutrition interventions to improve muscle outcomes in older people. Clin Interv Aging. 2015;10:859. Available from: http://www.dovepress.com/prevention-and-optimal-management-of-sarcopenia-a-review-of-combined-e-peer-reviewed-article-CIA

32. Wu W, Kwong E, Lan X, Jiang X. The Effect of a Meditative Movement Intervention on Quality of Sleep in the Elderly: A Systematic Review and Meta-Analysis. J Altern Complement Med. 2015;21(9):509-19. Available from: http://www.ncbi.nlm.nih.gov/pubmed/26120865

33. Davis SR, Castelo-Branco C, Chedraui P, Lumsden MA, Nappi RE, Shah D et al. Understanding weight gain at menopause. Climacteric. 2012;15(5):419-29. Available from: http://www.ncbi.nlm.nih.gov/pubmed/22978257

34. Grindler NM, Santoro NF. Menopause and exercise. Menopause. 2015;22(12):1351-8. Available from: http://www.ncbi.nlm.nih.gov/pubmed/26382311

35. Da Fonseca AM, Bagnoli VR, Souza MA, Azevedo RS, Couto EDB, Soares JM et al. Impact of age and body mass on the intensity of menopausal symptoms in 5968 Brazilian women. Gynecol Endocrinol. 2013;29(2):116-8. Available from: http://www.ncbi.nlm.nih.gov/pubmed/23127175

36. Esposito Sorpreso IC, Laprano Vieira LH, Longoni Calió C, Abi Haidar M, Baracat EC, Soares JM. Health education intervention in early and late postmenopausal Brazilian women. Climacteric. 2012;15(6):573-80. Available from: http://www.tandfonline.com/doi/full/10.3109/13697137.2011.635915

Disfunção Sexual

CAPÍTULO 49

Mayle Andrade Moreira
Simony Lira do Nascimento
Vilena Barros de Figueiredo

Observação: palavras e expressões listadas no Glossário do capítulo estão destacadas no texto com um asterisco.

APRESENTAÇÃO DO CASO CLÍNICO

Paciente do sexo feminino, 28 anos, 55 kg, raça branca, casada há três anos, evangélica. Atualmente apresenta IMC (Índice de Massa Corporal) = 24 kg/m². Trabalha como assistente social (ensino superior completo). Foi encaminhada pelo serviço de ginecologia ao atendimento de fisioterapia uroginecológica, como primeira opção de tratamento, com diagnóstico médico de transtorno de dor genitopélvica à penetração* - vaginismo*, associado à dispareunia (DSM-V 2013)[1,2]. Apresenta como queixa principal o fato de não conseguir ter relações sexuais com penetração, sente medo da dor e as "pernas travam". Declara ser ativa sexualmente por meio da relação sem penetração. Refere que apresenta orgasmo clitoriano quando permite a fricção do pênis, embora declare que ela e seu companheiro estão insatisfeitos com essa forma de relação sexual. Relata que o início dessa queixa ocorreu aos 19 anos de idade, período no qual iniciou sua vida sexual. Afirma que em todas as oportunidades de prática da relação sexual, apresenta medo quanto à sintomatologia dolorosa à penetração, além de relatar limitação para realização de atividades de higiene íntima e masturbação. Estava há três anos sem ir ao ginecologista, nunca conseguiu realizar o exame ginecológico de Papanicolau. Diz que o marido atribui todo o ônus dessa problemática a ela. Refere diagnóstico de depressão associado (realizou duas tentativas de suicídio há dois anos) devido à condição de saúde apresentada. No entanto não aderia ao tratamento farmacológico pelos efeitos colaterais (náuseas) e por achar que não estava sendo efetivo. Negou presença de outras comorbidades associadas. Quanto aos antecedentes familiares, expõe que a mãe é hipertensa, com história de tentativa de suicídio, e avós com histórico de câncer de mama e Acidente Vascular Cerebral (AVC). Nega antecedentes cirúrgicos, sintomas urinários e uso de medicamentos (incluindo anticoncepcional). Antecedentes obstétricos e ginecológicos mostraram nuliparidade, menarca aos 11 anos de idade e ausência de histórico de cirurgia ginecológica. Paciente declarou ter função intestinal normal (frequência de 1x/dia), negando episódios de perdas involuntárias de fezes sólidas/líquidas ou gases. Relata ser sedentária, estando há um ano sem praticar exercício físico de forma regular, restringindo os cuidados à sua saúde e seu convívio com as amigas da academia. Nega tabagismo e etilismo. Ao exame físico, paciente apresentou vulva trófica e ausência de controle e coordenação perineal, com contração dos músculos acessórios glúteos, adutores e abdominais durante a solicitação da contração da musculatura do assoalho pélvico. Reflexos bulbocavernoso e cutaneoanal* presentes, sensibilidade normal. Observou-se também ausência de prolapso vaginal. Aos testes provocativos de tosse e manobra de Valsalva* não houve perda urinária. Nesse primeiro momento de avaliação, não foi possível realizar

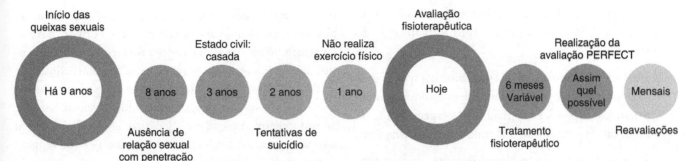

Figura 49.1 Linha do tempo da evolução clínica da paciente.

palpação intravaginal devido à impossibilidade do toque vaginal, mesmo que unidigital. Foi observada hipertonia dos músculos adutores e incômodo (sudorese e tensão) inicial quanto à posição de litotomia e abdução dos membros inferiores na avaliação. Ao final, foi aplicado o questionário *Female Sexual Function Index** (FSFI), uma escala breve, específica e multidimensional, para avaliar a função sexual de mulheres (FSFI = 14,5 pontos); e o questionário de avaliação da qualidade de vida SF-36* (média dos escores = 40). A Figura 49.1 apresenta a evolução clínica temporal da paciente de forma esquemática.

GLOSSÁRIO

Female Sexual Function Index: questionário que avalia a função sexual em mulheres, construído na língua inglesa; traduzido e validado para utilização em língua portuguesa[6].

Reflexo bulbocarvenoso: este reflexo é testado fazendo um estímulo no clitóris e observando se há ou não contração anal (músculos isquiocavaernoso e bulbocavernoso). Considerado presente quando há contração[4].

Reflexo cutaneoanal: avaliado por meio da aplicação de estímulo na pele adjacente ao esfíncter externo do ânus (perianal), promovendo a sua contração (reflexo presente)[4].

SF-36 (*Medical Outcomes Study 36 - Item Short-Form Health Survey*): questionário multidimensional de avaliação da qualidade de vida, constituído por 36 questões, de fácil compreensão e aplicação[7].

Transtorno de dor genitopélvica à penetração: dificuldades persistentes ou recorrentes em uma ou mais das seguintes situações: penetração vaginal durante intercurso; dor pélvica ou vulvovaginal intensa durante o intercurso ou tentativas de penetração; intenso medo ou ansiedade a respeito de dor pélvica ou vulvovaginal em antecipação, durante, ou como resultado da penetração vaginal; demasiada tensão da musculatura do assoalho pélvico durante a tentativa de penetração vaginal. Estes sintomas devem apresentar duração superior a seis meses e devem causar sofrimento pessoal significativo[1,2].*

Testes provocativos de tosse e manobra de Valsalva: *Stress Leak Point Pressure (Stress LPP)* são definidos como testes provocativos pela aplicação de estresse (tosse ou manobra de Valsalva) para observar se há perda de urina[5].

Vaginismo: contração involuntária do terço distal da vagina diante da tentativa de penetração do pênis ou qualquer outro objeto[3].

Questões para discussão
1. Quais fatores pessoais e ambientais podem contribuir para as queixas dessa paciente?
2. De acordo com o caso clínico exposto, quais condutas devem ser adotadas para o tratamento dessa paciente?
3. Como torná-la ativa durante o processo do seu tratamento fisioterapêutico?
4. Quais profissionais podem contribuir para que ocorra um tratamento interdisciplinar nesse caso?
5. Deve-se ter cautela quanto à escolha das intervenções e durante o tratamento dessa mulher? Explique os motivos.
6. De que maneira o esposo poderia ajudar nesse tratamento?

OBJETIVOS

- Reconhecer as características psicossociais presentes no caso clínico exposto, as quais podem influenciar o tratamento dessa paciente.

- Ter capacidade de discernir as principais alterações físicas presentes no caso clínico descrito.

- Identificar os principais fatores que estão influenciando negativamente a qualidade de vida dessa mulher.

- Elaborar um plano de tratamento fisioterapêutico apropriado para pacientes com essas queixas e características específicas.

- Ter conhecimento e saber aplicar instrumentos de avaliação da função sexual, bem como de avaliação do assoalho pélvico, que sejam confiáveis.

- Determinar critérios para avaliar a efetividade da intervenção durante as sessões e após a finalização do tratamento.
- Reconhecer quais profissionais poderiam contribuir para o tratamento dessa paciente, considerando que as queixas não são específicas de uma única especialidade da área da saúde e exigem uma abordagem interdisciplinar.
- Ser capaz de orientar a paciente, durante o tratamento e após a sua finalização, sobre a importância da prática regular de exercícios físicos, bem como quanto às condutas que podem ser realizadas em casa, tornando-a corresponsável e ativa no processo de cuidado à sua saúde.

AVALIAÇÃO E DIAGNÓSTICO DA FUNCIONALIDADE

A avaliação da funcionalidade e o estabelecimento do diagnóstico fisioterapêutico são essenciais para que possam ser propostos objetivos apropriados para o caso clínico. Dessa forma, podem ser definidas condutas condizentes com os objetivos, visando à obtenção dos melhores resultados do tratamento. Nesse caso, a paciente apresenta como condição de saúde vaginismo associado à dispareunia superficial, afetando a função dos Músculos do Assoalho Pélvico (MAPs) e musculatura acessória. Apresenta hipertonia dos MAPs e músculos adutores, ausência de controle e coordenação dos MAPs com contração da musculatura acessória (glúteos, adutores e abdômen) e reflexos presentes, o que indica inervação intacta e direciona para a presença de fraqueza e disfunção dos músculos do assoalho pélvico (a avaliação da força é prejudicada por não ser possível realizar palpação intravaginal, nem mesmo com toque unidigital e pela hipertonia acentuada dos MAPs). Tais fatores influenciam sua relação interpessoal com o esposo, uma vez que a paciente é casada e não consegue manter relação sexual com penetração. Atenção deve ser fornecida às principais queixas da paciente, buscando sua melhor funcionalidade e qualidade de vida.

Durante a avaliação inicial da paciente, deve-se realizar anamnese criteriosa: questões pessoais, perguntas sobre a situação afetiva, crença religiosa, conhecimentos sobre sexualidade, satisfação sexual, capacidade de percepção das dificuldades sexuais, história de iniciação sexual e relacionamentos anteriores, doenças e queixas associadas, entre outros. Nem sempre a anamnese consegue ser realizada de forma completa na primeira avaliação. Muitas vezes, é durante o estabelecimento do vínculo com o profissional que a mulher relata questões mais íntimas, como dificuldades sexuais com o parceiro, histórico de violência física, ou abuso sexual na infância ou adolescência. Por isso, deve-se ter sensibilidade e bom senso nos primeiros questionamentos, além de determinar através de julgamento clínico, se as dificuldades sexuais são resultado de estímulo sexual inadequado. Nesses casos, também pode haver necessidade de tratamento, embora o diagnóstico de disfunção sexual não se aplique. A avaliação do assoalho pélvico segue a avaliação fisioterapêutica uroginecológica comum, sendo oferecida maior atenção para a hipertonia e os pontos de tensão presentes. No exame físico, durante a inspeção deve-se avaliar o trofismo, a coloração, o controle e coordenação da contração, além do relaxamento da musculatura perineal, o uso de musculatura acessória durante a contração solicitada dos músculos do assoalho pélvico e a presença de cicatrizes. Devem ser realizados testes quanto aos reflexos bulbocavernoso e cutaneoanal, descritos anteriormente, bem como analisar a sensibilidade, além de realizar testes provocativos específicos para avaliar a perda urinária (tosse e Valsalva). À palpação, avalia-se a condição muscular e a função do assoalho pélvico, observando o tônus, a presença de pontos de tensão, a força e a resistência muscular, através do toque vaginal em posição de litotomia quando possível (procedimento limitado em situações de hipertonia, dor e medo). Em geral, nesses casos de transtorno de dor genitopélvica à penetração – vaginismo associado à dispareunia – realiza-se o toque unidigital. A avaliação é realizada pela escala PERFECT (*Power Endurance Repetition Fast Every Contraction Timed*)[8]. Os sintomas urinários, a função intestinal, a função sexual e a qualidade de vida são avaliados por meio de questionários confiáveis e válidos para a população brasileira. Por fim, deve-se observar se há rigidez da pelve e/ou alterações dos músculos dos membros inferiores que interferem na atividade sexual (é comum a ocorrência de hipertonia dos músculos adutores).

De acordo com o caso descrito, a paciente apresenta diagnóstico de transtorno de dor genitopélvica à penetração – vaginismo associado à dispareunia (DSM-V2013)[1]. Caracteriza-se, nesse contexto, como o subtipo "ao longo da vida" (antes conhecido como vaginismo primário), pois desde as primeiras experiências sexuais a paciente não consegue ter relação com penetração, devido à dor e à contração involuntária do terço distal da vagina ante a tentativa de penetração do pênis ou qualquer outro objeto; e "generalizado", visto que as dificuldades sexuais não se limitam a certos tipos de estimulação, situações ou parceiros (DSM-V 2013)[1]. A dispareunia caracteriza-se como superficial pela dor ser à penetração.

Sexualidade, segundo a Organização Mundial de Saúde (OMS), representa um dos quatro pilares que sustentam a qualidade de vida do ser humano, associado ao direito à família, à saúde e ao trabalho. A disfunção sexual é capaz de influenciar a saúde física e mental; pode resultar em angústias pessoais, dificultando tanto as relações interpessoais quanto a qualidade de vida, e pode ser afetada por fatores orgânicos, emocionais e sociais[9]. A OMS reconhece a disfunção sexual como um problema de saúde pública e, entre as brasileiras, 30% a 50% apresentam alguma alteração sexual, entretanto apenas 5%, aproximadamente, procuram tratamento[9-11]. Disfunção sexual é um termo geral que engloba diversas queixas sexuais que incomodam os pacientes, incluindo transtorno do interesse/excitação sexual feminino, transtorno do orgasmo feminino, e o transtorno da dor genitopélvica à penetração[1]. A avaliação do âmbito sexual, em geral, é realizada por meio de questões estruturadas para perguntas iniciais, pessoais, e por meio de questionários validados, abordando as fases do ciclo de resposta sexual feminino nos seus diversos domínios sexuais que envolvem: desejo, excitação, lubrificação, orgasmo, satisfação e dor, sendo sugerido nesse caso o uso do FSFI (*Female Sexual Function Index*)[6].

RECURSOS DIAGNÓSTICOS PROPOSTOS

Recurso	O que avalia?	Como avalia?
Reflexo bulbocarvenoso	Integridade da inervação sacral	Este reflexo é testado fazendo um estímulo no clitóris e observando se há ou não contração anal (músculos isquiocavernoso e bulbocavernoso). Considerado presente quando há contração[4].
Reflexo cutaneoanal	Integridade da inervação sacral	Avaliado por meio da aplicação de estímulo na pele adjacente ao esfíncter externo do ânus (perianal), promovendo a sua contração (quando o reflexo está presente)[4].
Testes provocativos de tosse e manobra de Valsalva - *Stress Leak Point Pressure (Stress LPP)*	Perda de urina aos esforços	Avalia-se pela aplicação de estresse (tosse ou manobra de Valsalva), para observar se há perda de urina[5]. Por isso, são definidos como testes provocativos.
Female Sexual Function Index	Função sexual	Aplica-se um questionário composto por 19 questões que avaliam a função sexual, nas últimas quatro semanas, e apresentam escores em seis domínios: desejo sexual, excitação sexual, lubrificação vaginal, orgasmo, satisfação sexual e dor ou desconforto[6]. Para cada questão existem as opções de resposta com pontuação entre 0 e 5 de forma crescente quanto à presença da função. Apenas nas questões sobre dor, a pontuação é definida de forma invertida. Ao final, é apresentado um escore total, resultado da soma dos escores de cada domínio multiplicada por um fator que homogeniza a influência de cada domínio no escore total. Para se chegar ao escore total, deve-se somar os valores das questões, multiplicar essa soma pelo fator de correção e, depois, somar os valores de cada domínio. Os escores finais podem variar de 2 a 36, sendo escores mais altos indicadores de melhor grau de função sexual[12]. Mulheres que apresentam escores menores ou iguais a 26,5 devem ser consideradas com disfunção sexual[12,13].
SF-36 (*Medical Outcomes Study 36 - Item Short-Form Health Survey*)	A qualidade de vida	Aplica-se um questionário multidimensional constituído por 36 questões, que abrangem oito domínios: capacidade funcional, aspectos físicos, dor, estado geral da saúde, vitalidade, aspectos sociais, aspectos emocionais e saúde mental. Apresenta um escore final de 0 a 100, no qual zero corresponde ao pior estado geral de saúde e 100 ao melhor estado de saúde[7]. Instrumento de fácil compreensão e aplicação.
Escala PERFECT (*Power Endurance Repetition Fast Every Contraction Timed*)	Força muscular e função dos músculos do assoalho pélvico	Deve ser realizada com a paciente na posição de litotomia (ginecológica). O fisioterapeuta introduzirá o seu dedo indicador no canal vaginal da paciente e orientará a contração dos músculos do assoalho pélvico. A força/*power* é mensurada de acordo com a escala Oxford (0 a 5): grau 0, sem contração muscular discernível; grau 1, pequena contração; grau 2, aumento da tensão muscular, sem percepção de elevação da parede posterior da vagina; grau 3, aumento da tensão muscular e elevação da parede posterior da vagina; grau 4, boa contração, elevação da parede posterior da vagina contra resistência (pressão digital) < 5 segundos; grau 5, contração forte contra resistência aplicada sobre a parede posterior da vagina > 5 segundos. A resistência (*endurance*) é avaliada em segundos, solicitando à mulher a contração máxima sustentada. A repetição (*repetition*) refere-se ao número de contrações realizadas com a máxima força e sustentação, avaliadas no *power* e *endurance*, e em seguida avalia-se o número de contrações rápidas - *fast* - (1 segundo), sendo o máximo de 10 repetições[8].

Quadro 49.1 Avaliação do caso clínico segundo a Classificação Internacional de Funcionalidade, Incapacidade e Saúde (CIF)

	Funções e estruturas do corpo	Limitações de atividades	Restrição na participação
Perspectiva do paciente	Dor à penetração	Evita a relação sexual	Dificuldade no relacionamento com o marido
		Limitação para realização de atividades de higiene íntima e masturbação	
	Depressão	Indisposição para realização de exercícios físicos	Restrição no convívio com as amigas da academia
Perspectiva do fisioterapeuta	Dor à penetração	Limitação na atividade sexual, higiene íntima e masturbação	
	Hipertonia e déficit de força dos músculos do assoalho pélvico	Limitação na atividade sexual	Comprometimento do domínio bem-estar familiar/social
Fatores contextuais			
Pessoais			
• Sexo feminino			
• Casada			
• Sem filhos			
• 28 anos de idade			
• Ensino superior completo			
• Sedentária			
Ambientais			
• Apresenta diagnóstico de depressão devido à disfunção sexual			
• Não realiza tratamento fisioterapêutico			
• Não realiza outros tratamentos, nem mesmo psicológico			
• Não faz uso de medicação			

Baseado em tradução livre de esquema publicado em Rundell SD, Davenport TE, Wagner T. Physical Therapist Management of Acute and Chronic Low Back Pain Using the World Health Organization's International Classification of Functioning, Disability and Health. PhysTher [Internet]. 2009 Jan 1;89(1):82–90. Available from: http://ptjournal.apta.org/cgi/doi/10.2522/ptj.20080113

METAS E INTERVENÇÕES

Transtorno de dor genitopélvica à penetração inclui medo ou ansiedade, tensionamento dos músculos do assoalho pélvico e musculatura acessória e dor associada às tentativas de penetração vaginal, que é persistente ou recorrente por pelo menos seis meses. Em geral, serão determinadas as principais metas da fisioterapia oferecidas à mulher com transtorno de dor genitopélvica à penetração, assim como as intervenções mais adequadas para alcançar os resultados estimados para esse caso.

Metas
1. Proporcionar o relaxamento muscular global dessa paciente
2. Promover a normalização do tônus muscular e maior flexibilidade dos músculos dos membros inferiores (priorizando adutores)

Exercícios (cinesioterapia) para a normalização do tônus do assoalho pélvico são empregados tanto para ativação de áreas hipotônicas como para o relaxamento de áreas hipertônicas. No caso do vaginismo, é necessário o relaxamento não apenas dos MAPs, mas também da musculatura acessória (adutores do quadril, obturadores internos e externos, piriforme, glúteos e abdominais)[14]. Portanto, devem ser realizados exercícios de mobilização pélvica, podendo ser realizados em diversas posições (sedestação, ortostatismo, posição de quatro apoios, decúbito dorsal), para que se promova a melhor percepção corporal, o relaxamento e a normalização do tônus muscular. Além disso, os alongamentos devem ser realizados de maneira global, com intensidade leve e por tempo prolongado (40-60 s.)[15], priorizando os músculos dos membros inferiores relacionados à atividade sexual. A técnica de contração/relaxamento pode ser utilizada para intensificar o alongamento dos músculos adutores do quadril na posição borboleta (abdução do quadril com os pés em contato plantar). Na realização dos exercícios e alongamentos, enfatiza-se a prática da respiração diafragmática suave para maior relaxamento e conscientização corporal. Por fim, a liberação miofascial pode ser utilizada para obtenção de maior flexibilidade dos tecidos nas regiões de maior tensão (musculatura adutora, piriforme, quadrado lombar)[3,15].

Metas
3. Dessensibilizar a região perineal e suprapúbica
4. Reduzir a hipertonia dos músculos do assoalho pélvico, que possivelmente será observada quando for possível a realização do toque vaginal
5. Observar a presença de *trigger points*, eliminando-os
6. Promover a maior flexibilidade dos músculos do assoalho pélvico (dilatadores)

A fisioterapia deve indicar exercícios de dessensibilização nos casos de vaginismo e dispareunia por meio do uso de diferentes texturas, digitopressão, deslizamento (massoterapia) e liberação miofascial nos pontos de tensão, nas regiões perineal e vaginal. Procura-se relaxar os músculos do assoalho pélvico para facilitar o toque e a penetração[14,16]. Pode-se utilizar a termoterapia superficial por meio da luz infravermelha ou da compressa morna previamente à massagem perineal, a fim de promover a vasodilatação, o relaxamento muscular e a melhora da circulação local. Além disso, o infravermelho parece aumentar a extensibilidade dos tecidos moles e alterar as propriedades viscoelásticas teciduais. Dessa forma, pode-se favorecer o processo de redução da dor e da hipertonia[17]. O alongamento perineal, a massagem perineal (externa e interna, durante o tratamento e orientações para autoexecução da técnica em casa), e a terapia manual (liberação miofascial) são empregados para o alívio da dor, das tensões (liberação de *trigger points*), da restrição de mobilidade ou bloqueios funcionais. Um dos métodos utilizados para redução de *trigger points* é a compressão isquêmica, a qual corresponde à compressão manual no ponto de dor por 60 a 90 segundos ou até sentir sua liberação [14]. Por fim, os dilatadores vaginais são dispositivos (feitos de silicone ou emborrachado) em forma cônica ou cilíndrica, em tamanhos variados, utilizados de maneira intravaginal com o objetivo de aumentar a flexibilidade dos tecidos moles por meio do alongamento prolongado. Os dilatadores também podem ser usados como dessensibilizadores, reduzindo o medo, a ansiedade ou a dor associada ao toque vaginal e penetração, bem como para aumentar a tolerância da pele ao deslizamento, quando o dilatador é movido para dentro e para fora[18]the International Urogynecological Association (IUGA). No momento em que os dilatadores estão inseridos na vagina, o treinamento dos MAPs pode ser realizado. Autores observaram que técnicas manuais internas são mais eficazes, seguidas pela educação do paciente, exercícios de dilatação e exercícios em casa[19]. A fisioterapia pode ser uma opção de tratamento promissora para algumas mulheres com vaginismo ao longo da vida[19]. Ao se atingir as metas descritas pode-se reduzir a dor e a hipertonia dos músculos do assoalho pélvico, e ainda aumentar a flexibilidade desses músculos, o que permitirá ao longo do tratamento a facilitação para a penetração, melhorando a relação sexual e interpessoal com o marido. Um cuidado a ser tomado é com o incentivo precoce à tentativa de relações sexuais com penetração, pois pode haver frustração nas primeiras tentativas, mesmo diante do sucesso com uso dos dilatadores e demais terapias. Por fim, a dessensibilização também viabilizará a realização da higiene íntima e da masturbação, se desejada, e de exames ginecológicos.

Metas
7. Gerar a consciência perineal de contração, sem uso de musculatura acessória
8. Fortalecer os músculos do assoalho pélvico, obtendo a sua melhor funcionalidade

Eletroestimulação pode ser utilizada para melhora da vascularização, da percepção vaginal, da conscientização da contração e recrutamento do maior número de unidades motoras dos MAPs. Dependendo do objetivo, pode-se utilizar corrente alternada de baixa frequência do tipo TENS (2 Hz a 10Hz) para promover abalo muscular com melhora da circulação, ativação neuromuscular e liberação de opioides endógenos; ou se o objetivo for ativação muscular, através de contrações tetânicas, as correntes do tipo FES podem ser mais eficazes (por exemplo, f: 50 Hz, T: 500 µs -700 µs)[20]. Neste caso, o tempo de contração será escolhido de acordo com a avaliação de cada paciente (avaliação PERFECT). Inicia-se com tempos menores (por exemplo, 5 s), com pequenas sustentações, e com o tempo de repouso sendo 3 vezes o tempo de contração. Durante a evolução do tratamento, pode-se aumentar o tempo de sustentação e reduzir o tempo de repouso, sendo o tempo total de aplicação calculado de acordo com o número de contrações pretendidas. Inicialmente, essa aplicação é realizada na região perineal com eletrodos de superfície e, logo que possível, com uso de eletrodo intravaginal (sonda). Autores observaram que após 10 semanas com sessões semanais de 20 minutos e orientações para exercício em casa, houve melhora na contração e relaxamento da musculatura do assoalho pélvico, redução da dor durante a relação sexual e retorno à atividade sexual em 50% das mulheres com vaginismo[21]. Outro recurso importante a ser utilizado nesse caso é o biofeedback, o qual deve ser aplicado assim que possível, objetivando melhor motivação e conscientização da contração e relaxamento perineal. O seu uso fundamenta-se na capacidade do sistema nervoso central de integrar e transformar uma informação sensorial em ação muscular (contração ou relaxamento). O biofeedback eletromiográfico permite verificar a presença ou ausência de atividade muscular espontânea, ao passo que o biofeedback pressórico, capta a pressão vaginal exercida pelos MAPs durante as fases de repouso e contração, sendo que estes recursos são indicados em associação a outras formas de terapia. Autores mostram que após oito semanas de tratamento com uso de eletroestimulação, biofeedback e autodilatação vaginal (dedos e probe), mulheres com vaginismo conseguiram ter relações sexuais vaginais satisfatórias[22]. Quando a paciente já apresentar consciência perineal e capacidade de contração e relaxamento, pode ser realizado o treinamento dos músculos do assoalho pélvico (TMAP) com toque unidigital e, assim que possível, bidigital. Posteriormente, devem ser realizados exercícios variados associados à contração dos MAP (por exemplo, ponte, posição de abdução do quadril com pés em contato plantar - borboleta - associada a respiração, agachamento, entre outros). Ao trabalhar a musculatura do assoalho pélvico, conscientiza-se as mulheres da contração voluntária desses músculos, estimulando seu fortalecimento e relaxamento, bem como maior ganho proprioceptivo[14]. Para a fisioterapia alcançar bons resultados no tratamento de disfunções do assoalho pélvico é necessário a cooperação das mulheres durante o tratamento.

Metas
9. Orientar quanto à necessidade de acompanhamento interdisciplinar (encaminhamento para psicologia e terapia sexual)
10. Acompanhar a evolução da paciente quanto aos sintomas sexuais (perguntas durante o tratamento e questionário FSFI)

Pacientes que buscam auxílio para suas queixas sexuais, muitas vezes, apresentam baixa autoestima, dificuldades nas relações conjugais e afetivas, podendo apresentar alterações psíquicas, como ansiedade e depressão. Nesse caso, a paciente apresenta depressão, relatando duas tentativas de suicídio, porém resiste em fazer acompanhamento psicológico. Dessa forma, é essencial que seja fornecido a essa paciente um encaminhamento para o setor de psicologia e/ou terapia sexual quando possível. A paciente deve ser orientada e acompanhada tanto quanto à depressão como em relação às dificuldades sexuais (psicoterapia sexual). A disfunção sexual é, muitas vezes, multifatorial, necessitando de uma abordagem interdisciplinar de avaliação e tratamento, que envolva fatores biológicos, psicológicos, socioculturais e relacionais[2]. Acredita-se que um trabalho interdisciplinar pode trazer maiores benefícios, além daqueles obtidos por terapias realizadas separadamente, proporcionando um cuidado integral à saúde da mulher. Autores afirmam que a abordagem biopsicossocial para mulheres com disfunção sexual é necessária, proporcionando melhor resposta ao tratamento e maior bem-estar[23]. A redução da sintomatologia depressiva proporcionará maior motivação para os cuidados com a saúde, melhor bem-estar familiar/social, bem como melhor qualidade de vida. Ademais, muito provavelmente o profissional psicólogo ou terapeuta sexual que assistir a paciente poderá estender sua abordagem ao cônjuge, o que poderá beneficiar positivamente o relacionamento conjugal.

Embora a atuação da fisioterapia no tratamento das disfunções sexuais seja recente, a resultante da intervenção fisioterapêutica é extremamente importante, principalmente nas disfunções sexuais relacionadas à dor ou a espasmos dos músculos do assoalho pélvico. Isso porque uma mulher dificilmente sentirá prazer e satisfação, estabelecendo a relação da atividade sexual à ocorrência de dor. É importante que o fisioterapeuta acompanhe essa mulher não apenas quanto às alterações fisiológicas, mas também quanto aos sintomas sexuais. Portanto, deve-se ao longo do tratamento realizar novamente a aplicação do questionário FSFI (ou outro validado para população brasileira), que tenha sido aplicado na avaliação, para obter um retorno da resposta ao tratamento nesse aspecto.

Metas
11. Orientação quanto à importância da realização de exercício físico de forma regular
12. Promoção do bem-estar e melhora da qualidade de vida

Sabe-se que o treinamento dos MAPs é uma abordagem indicada por ter sucesso no tratamento de mulheres com disfunção sexual[24]arousal, orgasmic disorders and/or dyspareunia. Portanto, deve ser estimulada também a realização regular dos exercícios em domicílio. Além disso, deve-se incentivar a realização de exercícios físicos de forma geral, que promovam a conscientização corporal, o relaxamento e, sobretudo, o bem-estar com benefícios gerais à saúde. É importante lembrar que os exercícios também promovem benefícios psicossociais e, dessa forma, funcionam como fator de proteção e de tratamento para a sintomatologia depressiva[25,26]complementary and alternative medicine (CAM. Nesse caso, como a paciente apresenta diagnóstico de depressão, é essencial que seja orientado essa prática regular. Além disso, o estímulo à realização de exercícios físicos fará com que a paciente retorne ao ciclo de amizades com as colegas da academia, favorecendo o bem-estar social. A disfunção sexual em mulheres é um problema comum e muitas vezes angustiante, que pode trazer consequências para a saúde física e mental. Dessa forma, observa-se que esse tipo de disfunção tem um impacto negativo na qualidade de vida dessas pacientes. Segundo a OMS (2002), a sexualidade forma parte integral da personalidade de cada um. É uma necessidade básica e um aspecto do ser humano que não pode ser separado de outros aspectos da vida[16]. Nesse contexto, a fisioterapia pélvica irá promover efeito significativo sobre a melhora da qualidade de vida e satisfação sexual de mulheres com desordem sexual[14].

Por fim, para que haja bem-estar durante o tratamento, um modelo de abordagem recomendado aos profissionais de saúde envolvidos com o tratamento da disfunção sexual é o PLISSIT(*Model for Addressing Sexual Health with Women*)[2]:

- Permissão (*Permission*): deve-se dar permissão à paciente para que ela fale sobre a sua saúde e sobre a sua sexualidade (o que já faz ou o que quer fazer).

- Informações limitadas (*Limited information*): deve-se fornecer educação sexual básica (por exemplo, ciclo de resposta sexual feminina, função sexual, anatomia) para a paciente em tratamento.

- Sugestões específicas (*Specific suggestions*): fornecer sugestões simples para melhorar a função sexual (por exemplo, uso de lubrificantes, uso de vibradores, aumento da intimidade).

- Terapia intensiva (*Intensive therapy*): compreender as preocupações da paciente e referir que irá encaminhá-la para um especialista (por exemplo, "Sua saúde sexual é importante. Gostaria de encaminhá-lo para um profissional com experiência em saúde sexual").

Referências

1. American Psychiatric Association. Diagnostic and Statistical Manual of Mental Disorders. Arlington. 2013. 991 p. Available from: http://encore.llu.edu/iii/encore/record/C__Rb1280248__SDSM-V__P0,2__Orightresult__X3;jsessionid=ABB7428ECB-C4BA66625EDD0E0C5AAFA5?lang=eng&suite=cobalt%5Cn-http://books.google.com/books?id=ElbMlwEACAAJ&pgis=1
2. Faubion SS, Rullo JE. Sexual Dysfunction in Women: A Practical Approach. Am Fam Physician. 2015;92(4):281–8. Available from: http://www.ncbi.nlm.nih.gov/pubmed/26280233
3. Baracho E. Sexualidade, disfunções e tratamentos. In: Fisioterapia aplicada à saúde da mulher. 5th ed. Rio de Janeiro: Guanabara Koogan; 2014. p. 375-83.
4. Palma PCR. Diagnóstico Clínico e Fisioterapêutico da Incontinência Urinária Feminina. In: Urofisioterapia Aplicações Clínicas das Técnicas Fisioterapêuticas nas Disfunções Miccionais e do Assoalho Pélvico. 2009.
5. Haylen BT, de Ridder D, Freeman RM, Swift SE, Berghmans B. Evaluating the use of different waveforms for intravesical electrical stimulation: a study in the rat. Neurourol Urodyn. 2010;29(29):4-20. Available from: http://www.ncbi.nlm.nih.gov/pubmed/19941278
6. Thiel R do RC, Dambros M, Palma PCR, Thiel M, Riccetto CLZ, Ramos M de F. Tradução para português, adaptação cultural e validação do Female Sexual Function Index. Rev Bras Ginecol e Obs. 2008;30(10):504–10. Available from: http://www.scielo.br/scielo.php?script=sci_arttext&pid=S0100-72032008001000005&lng=pt&nrm=iso&tlng=pt
7. Ciconelli RM, Ferraz MB, Santos W, Meinão I, Quaresma MR. Brazilian-Portuguese version of the SF-36 questionnaire: A reliable and valid quality of life outcome measure. Vol. 39, Revista Brasileira de Reumatologia. 1999. p. 143-50.
8. Laycock J, Jerwood D, McKey P et al. Pelvic Floor Muscle Assessment: The PERFECT Scheme. Physiotherapy. 2001;87(12):631-42. Available from: http://linkinghub.elsevier.com/retrieve/pii/S003194060561108X
9. Ferreira A, Souza A, Amorim M. Prevalência das disfunções sexuais femininas em clínica de planejamento familiar de um hospital escola no Recife, Pernambuco. Rev Bras Saúde Matern Infant, Recife. 2007;7(2):143-50. Available from: http://www.scielo.br/scielo.php?script=sci_arttext&pid=S1519-38292007000200004&lng=pt&nrm=iso&tlng=en
10. Abdo CHN, Oliveira WM, Moreira ED, Fittipaldi JAS. Prevalence of sexual dysfunctions and correlated conditions in a sample of Brazilian women--results of the Brazilian study on sexual behavior (BSSB). Int J Impot Res. 2004;16(2):160-6. Available from: http://www.nature.com/doifinder/10.1038/sj.ijir.3901198
11. Abdo CH, Oliveira Junior W, Moreira E, Fittipaldi JA. Perfil sexual da população brasileira: resultados do Estudo do Comportamento Sexual (ECOS) do Brasileiro. Rev Bras Med. 2002;59(4):250-7.
12. Prado DS, Mota VPLP, Lima TIA. Prevalência de disfunção sexual em dois grupos de mulheres de diferentes níveis socioeconômicos. Rev Bras Ginecol e Obs. 2010;32(3):139-43. Available from: http://www.scielo.br/scielo.php?script=sci_arttext&pid=S0100-72032010000300007&lng=pt&nrm=iso&tlng=pt
13. Wiegel M, Meston C, Rosen R. The Female Sexual Function Index (FSFI): Cross-Validation and Development of Clinical Cutoff Scores. J Sex Marital Ther. 2005;31(1):1-20. Available from: http://www.ncbi.nlm.nih.gov/pubmed/15841702
14. Tomen A, Fracaro G, Nunes EFC, Latorre GFS. A fisioterapia pélvica no tratamento de mulheres portadoras de vaginismo. Rev Ciências Médicas - ISSN 2318-0897. 2016;24(3).
15. Ferreira CHJ. Sexualidade, atividade sexual e disfunções. In: Carvalho CRF, Tanaka C (eds.). Fisioterapia na saúde da mulher: teoria e prática. Rio de Janeiro: Guanabara Koogan; 2011. p. 126-37.
16. Serra M. Qualidade de vida e disfunção sexual: vaginismo. 2009.
17. Kitchen S, Bazin S. Radiação infravermelha. In: Eletroterapia prática baseada em evidências. 2003. p. 139-44.
18. Bo K, Frawley HC, Haylen BT, Abramov Y, Almeida FG, Berghmans B et al. An International Urogynecological Association (IUGA)/International Continence Society (ICS) joint report on the terminology for the conservative and nonpharmacological management of female pelvic floor dysfunction. Int Urogynecol J. 2017;28(2):191-213. Available from: http://www.ncbi.nlm.nih.gov/pubmed/27921161
19. Reissing ED, Armstrong HL, Allen C. Pelvic Floor Physical Therapy for Lifelong Vaginismus: A Retrospective Chart Review and Interview Study. J Sex Marital Ther. 2013;39(4):306-20. Available from: http://www.ncbi.nlm.nih.gov/pubmed/23470141
20. Kitchen S, Bazin S. Estimulação elétrica neuromuscular e muscular. In: Eletroterapia prática baseada em evidências. 2003. p. 241-58.
21. Nappi RE, Ferdeghini F, Abbiati I, Vercesi C, Farina C, Polatti F. Electrical stimulation (ES) in the management of sexual pain disorders. J Sex Marital Ther. 2003;29 Suppl 1(sup1):103–10. Available from: http://www.tandfonline.com/doi/abs/10.1080/713847129
22. Seo JT, Choe JH, Lee WS, Kim KH. Efficacy of functional electrical stimulation-biofeedback with sexual cognitive-behavioral therapy as treatment of vaginismus. Urology. 2005;66(1):77-81. Available from: http://www.ncbi.nlm.nih.gov/pubmed/15992873
23. Thomas HN, Thurston RC. A biopsychosocial approach to women's sexual function and dysfunction at midlife: A narrative review. Maturitas. 2016;87:49–60. Available from: http://www.ncbi.nlm.nih.gov/pubmed/27013288
24. Piassarolli VP, Hardy E, Andrade NF de, Ferreira N de O, Osis MJD. [Pelvic floor muscle training in female sexual dysfunctions]. Rev Bras Ginecol Obstet. 2010;32(5):234–40. Available from: http://www.ncbi.nlm.nih.gov/pubmed/21085753
25. Gartlehner G, Gaynes BN, Amick HR, Asher GN, Morgan LC, Coker-Schwimmer E et al. Comparative Benefits and Harms of Antidepressant, Psychological, Complementary, and Exercise Treatments for Major Depression: An Evidence Report for a Clinical Practice Guideline From the American College of Physicians. Ann Intern Med. 2016;164(5):331. Available from: http://www.ncbi.nlm.nih.gov/pubmed/26857743
26. Gaz DV, Smith AM. Psychosocial Benefits and Implications of Exercise. PM&R. 2012;4(11):812-7.

Dor Pélvica Crônica

CAPÍTULO 50

Simony Lira do Nascimento
Mayle Andrade Moreira
Vilena Barros de Figueiredo

Observação: palavras e expressões listadas no Glossário do capítulo estão destacadas no texto com um asterisco.

APRESENTAÇÃO DO CASO CLÍNICO

Paciente do sexo feminino, 26 anos, 51 kg, altura 1,57 m, em união estável, nível superior incompleto e trabalhando atualmente como vendedora em loja de shopping. A jovem foi encaminhada ao ambulatório de Dor Pélvica Crônica (DPC) de um hospital universitário terciário, com queixa principal de dores em cólicas intensas que pioraram há três anos. Apresenta dismenorreia* intensa progressiva, chegando a sentir dores fora do período menstrual*. Após anamnese e exame físico, recebeu o diagnóstico médico de dor pélvica crônica por provável endometriose, síndrome da bexiga dolorosa e contratura da musculatura do assoalho pélvico. Foi solicitado ultrassom transvaginal com mapeamento para endometriose, e como primeira opção de tratamento a paciente foi encaminhada ao ambulatório de fisioterapia do serviço, concomitantemente ao uso de medicamentos* prescritos: Anticoncepicional Oral (ACO) de uso contínuo (Gestodeno e Etinilestradiol), Cloridrato de Amitriptilina, e Tiocolchicosídeo. A videolaparoscopia* foi agendada após o resultado do ultrassom, no entanto o tempo de espera para essa cirurgia no serviço é em torno de seis meses.

Dois meses após o encaminhamento, na avaliação fisioterapêutica, a paciente apresentou como queixa principal "dor no pé da barriga e no lado esquerdo da barriga", há mais ou menos um ano com a mesma intensidade do início dos sintomas (EPEG = 0*), e EVA*=10. Está em uso do ACO, e suspendeu por conta própria os demais medicamentos prescritos devido aos efeitos adversos como sonolência. Não apresenta comorbidades. Antecedentes obstétricos e ginecológicos mostraram nuliparidade*, menarca* aos 11 anos de idade, sexarca* aos 22 anos e ausência de antecedentes cirúrgicos. Em relação à prática de atividade sexual, paciente relatou ser ativa sexualmente, mas está há três meses sem ter relações sexuais com penetração por causa da dispareunia* superficial e profunda; também relata desejo de urinar durante a relação sexual, porém sem perda urinária. Paciente apresenta sintomas urinários de noctúria* (frequência noturna de duas vezes), urgência*, sensação de esvaziamento incompleto*, hesitação*, gotejamento pós-miccional e dor ao enchimento vesical. Paciente relatou ter função intestinal* normal (frequência de uma vez ao dia), e não praticar atividade física. Nos últimos seis meses precisou se afastar das suas atividades laborais algumas vezes e precisou procurar o pronto atendimento por causa da dor. Refere ainda cansaço e sensação de peso em membros inferiores. Apesar de não ter filhos biológicos, a paciente adotou uma criança com paralisia cerebral, a qual tem atualmente 6 anos, o que demanda cuidados frequentes, custos com plano de saúde, bem como esforço físico e estresse emocional.

Ao exame físico, a paciente apresentou dor à palpação em hipogástrio e fossa ilíaca esquerda (EVA=3), irradiada para região lombar. Sinal de Carnett* negativo. Na inspeção, vulva trófica, controle e coordenação dos Músculos do Assoalho Pélvico (MAPs) presentes sem contração dos mús-

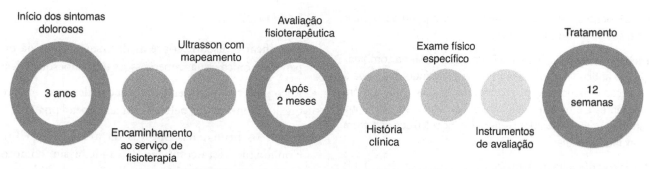

Figura 50.1 Representação esquemática da história clínica da paciente.

culos acessórios e reflexos bulbocavernoso e cutaneoanal presentes. Observou-se também ausência de prolapsos vaginais e de perda urinária aos testes provocativos de tosse e manobra de Valsalva. A palpação vaginal foi realizada com toque unidigital, observando-se hipertonia dos músculos elevadores do ânus, presença de pontos gatilhos em paredes laterais nas posições de 3 e 9 horas (relógio vaginal), e nos músculos obturador interno D e E, sendo a dor mais intensa referida à palpação do lado E. A avaliação dos músculos do assoalho pélvico pela escala PERFECT revelou P3E2R6F5, com relaxamento muscular incompleto após contração máxima. Também foram encontrados pontos gatilhos nos músculos piriformes, adutores, psoas, quadrado lombar e trapézio. Na avaliação postural observou-se retificação da coluna lombar, encurtamento de isquiotibiais, adutores e psoas e protrusão de ombros, dificuldade de relaxamento para mobilização passiva do quadril e padrão respiratório apical. Testes musculoesqueléticos: teste Thomas* positivo e testes de Patrick* e de provocação da dor pélvica posterior* negativos. Ao se caracterizar a dor, percebeu-se que ela piora após a relação sexual, durante o esforço físico, bem como próximo e durante o período menstrual; e melhora com repouso e calor. No mapa de dor foram identificadas as regiões de maior intensidade na Fossa Ilíaca Esquerda (FIE) e hipogástrio. Os fatores psicológicos também estão afetados; no inventário de depressão de Beck (BDI)* o escore foi de 12 pontos e no Questionário de Qualidade de Vida em Endometriose (EPH-30) * foi de 55 pontos. Todo esse quadro também está afetando a função sexual (FSFI = 15)* e qualidade de vida da paciente.

Exames complementares: ultrassonografia transvaginal com mapeamento para endometriose com conclusão de útero com mobilidade reduzida, ovários aderidos ao útero com cistos espessos com aspecto de endometrioma, sinais ecográficos de processo aderencial pélvicos, compatível com endometriose profunda retrouterina, sem sinais de endometriose intestinal.

Ao final da avaliação foi solicitado o diário da dor para o preenchimento ao longo de uma semana e o diário miccional de três dias. A Figura 50.1 apresenta de forma esquemática a evolução da história clínica da paciente.

GLOSSÁRIO

Dismenorreia: é definida como dor em cólicas na parte inferior do abdômen, que ocorre logo antes ou durante a menstruação. Quando não há patologia pélvica identificável é denominada dismenorreia primária e quando relacionada a uma causa. como a endometriose, dismenorreia secundária. A dismenorreia progressiva ocorre quando a dor aumenta de intensidade e duração a cada ciclo menstrual[1].

Dispareunia: queixa de dor ou desconforto persistente ou recorrente associado à tentativa ou completa penetração vaginal, sendo superficial (dor no introito vaginal) ou profunda (dor com penetração profunda)[4].

Dores fora do período menstrual: denominada dor acíclica, enquanto a dor cíclica é aquela relacionada ao período menstrual[1].

EPEG: escala de Percepção do Efeito Global: avalia através de uma escala que varia de – 5 a +5 a piora ou melhora dos sintomas[3].

EPH-30: o *Endometriosis Health Profile* (EHP-30) é um questionário de qualidade de vida específico para mulheres com endometriose. O escore obtido indica que quanto melhor a qualidade de vida, menor o escore total, ou seja, escore zero indica melhor qualidade de vida e escore 100 indica pior qualidade de vida[8].

Escala PERFECT: esquema de avaliação da função dos músculos do assoalho pélvico mediante palpação vaginal e a orientação para contração e relaxamento dos MAPs, avaliando a força e resistência muscular[6].

EVA (Escala Visual Analógica): escala que varia de zero a 10, amplamente utilizada para avaliação da intensidade da dor.

FSFI (*Female Sexual Function Index*): questionário que avalia a função sexual da mulher, incluindo os seis domínios da resposta sexual: desejo, excitação, lubrificação, orgasmo, satisfação e dor/desconforto. A pontuação pode variar entre 2 e 36, e o ponto de corte para uma boa função sexual é 26,5[9].

Gotejamento pós-miccional: queixa de perda involuntária de urina após o término da micção[4].

Hesitação: queixa de atraso no início da micção[4].

Inventário de Depressão de Beck (BDI): instrumento de autorrelato para avaliar intensidade de sintomas de depressão com 21 questões sobre sintomas depressivos, variando de

0 a 63 pontos, sendo que, quanto maior a pontuação, mais intensos os sintomas depressivos[7].

Medicamentos: Gestodeno e Etinilestradiol é uma combinação de anticoncepcionais orais de uso contínuo que inibe a ovulação e menstruação; o Cloridrato de Amitriptilina é um antidepressivo tricíclico com funções ansiolíticas e calmante, também utilizado em dor crônica; e o Tiocolchicosídeo é um relaxante muscular.

Menarca: primeira menstruação.

Noctúria: queixa de interrupção do sono uma ou mais vezes por causa da necessidade de urinar. Cada micção deve ser precedida e seguida pelo sono[4].

Nuliparidade: não tem histórico de partos.

Sensação de esvaziamento incompleto: queixa de que não sente a bexiga vazia após a micção[4].

Sexarca: primeira relação sexual.

Sinal de Carnett: corresponde ao aumento da dor ou a sensibilidade quando se exerce tensão intencional sobre os músculos abdominais, ao elevar a cabeça e os ombros da maca com os braços cruzados, e reflete dor relacionada com a parede abdominal[5].

Teste de Patrick: tem o objetivo de avaliar se a origem da dor do paciente é por disfunção na articulação sacroilíaca.

Teste de provocação da dor pélvica posterior: este teste também objetiva avaliar a disfunção da articulação sacroilíaca através da sua compressão, sendo que a resposta positiva ao teste desencadeia a sintomatologia dolorosa.

Teste de Thomas: objetiva determinar a presença e o grau da contratura em flexão do quadril, evidenciando encurtamento do músculo ileopsoas.

Urgência: desejo súbito e irresistível de urinar que é difícil de adiar[4].

Videolaparoscopia: a cirurgia realizada por meio da videolaparoscopia é padrão ouro para o diagnóstico de endometriose, podendo também ser terapêutica no mesmo tempo cirúrgico[2].

Questões para discussão

1. Sendo a dor pélvica crônica uma condição multifatorial, quais as prováveis origens da dor da paciente?
2. Com base na condição de saúde da paciente, quais fatores justificam a indicação da fisioterapia como primeira linha de tratamento?
3. Qual o impacto da sua condição de saúde nas atividades e participação dessa paciente?
4. Quais as condutas fisioterapêuticas mais adequadas?
5. Qual o prognóstico da reabilitação fisioterapêutica?
6. Como os fatores contextuais podem influenciar os resultados esperados?

OBJETIVOS

- Identificar e discutir sobre as diversas origens da dor pélvica crônica e suas repercussões musculoesqueléticas.

- Reconhecer os padrões de incapacidades nas mulheres que apresentam dor pélvica crônica baseada na CIF.

- Eleger os principais aspectos da avaliação da funcionalidade nesta condição de saúde, assim como os instrumentos que apoiam a avaliação e prognóstico.

- Descrever um plano de tratamento fisioterapêutico adequado para o tratamento ambulatorial de mulheres com dor pélvica crônica, baseando-se nas particularidades do caso.

- Estabelecer critérios para avaliar a resposta à intervenção durante as sessões de fisioterapia e prognóstico de paciente com dor pélvica crônica.

- Reconhecer a importância e a necessidade de uma abordagem / tratamento multidisciplinar para mulheres com dor pélvica crônica, uma vez que as queixas não são específicas de uma única especialidade da área da saúde.

AVALIAÇÃO E DIAGNÓSTICO DA FUNCIONALIDADE

A avaliação e diagnóstico da funcionalidade no caso de mulheres com dor pélvica crônica devem ser bem detalhados, visto que esta condição abrange aspectos físicos, psicológicos, sociais e ambientais que demandam a interação de uma equipe multidisciplinar. É imprescindível que a paciente tenha previamente sido avaliada pelo médico a fim de se excluir doenças malignas, doenças inflamatórias pélvicas, cistos e miomas uterinos ou obstrução intestinal. Na avaliação, o fisioterapeuta deve ficar atento a alguns sinais de alerta como: respostas reflexas (náuseas, vômitos e lipotimia); dor à descompressão súbita; corrimento, febre, distensão abdominal; constipação e diarreia.

Por isso, a necessidade de seguir todos os passos da avaliação, incluindo os tratamentos anteriores, medicações, exames complementares e anotações da equipe multiprofissional antes da proposta de intervenção fisioterapêutica[10].

Lembrando que apesar dessa ampla investigação, não é papel unicamente do fisioterapeuta estabelecer a causa da dor pélvica crônica. Essa condição deve ser encarada tanto pelo profissional quanto pelo paciente com uma doença crônica e não como um sintoma a ser investigado. Entre os principais motivos de encaminhamento de mulheres com DPC para a fisioterapia estão: forte hipótese de que a origem da dor é musculoesquelética; quando a dor tem origem conhecida (aderências, endometriose, síndrome da bexiga dolorosa); ou mesmo quando tudo foi investigado, mas não foi encontrada a origem dor. Nestes dois últimos casos, embora o fisioterapeuta não atue diretamente na sua origem, a sua intervenção objetiva modular a dor e ajustar os padrões musculoesqueléticos e funcionais relacionados à dor[10]. Assim, a avaliação cinesiológica funcional deve levar a um diagnóstico da condição funcional baseado na CIF.

Existe uma considerável variedade nas definições de DPC que ocorre devido a diversidade de etiológica desta síndrome[1]. Atualmente as mais aceitas e mais amplas levam em conta a localização e o tempo da dor, como "Qualquer dor pélvica que esteja presente por mais de seis meses"[11].

Dor é definida pela *International Association for the Study of Pain* (IASP) como "Sensação e experiência emocional desagradável associada à lesão tecidual, real ou potencial, ou descrita em termos desta lesão." A IASP também define a DPC sem um diagnóstico óbvio como uma dor pélvica crônica e recorrente que aparentemente tem origem ginecológica, mas que sua origem ou lesão definitiva não foi encontrada[12].

Essa definição é considerada problemática, pois implica na ausência de patologia, o que nem sempre ocorre tendo como exemplo as mulheres com endometriose que sofrem de DPC, além do fato de que ela exclui os casos nos quais uma patologia é conhecida, mas não necessariamente é a causa da dor.

A Associação Europeia de Dor Pélvica Crônica usa a terminologia Síndrome da Dor Pélvica Crônica, quando a ocorrência de DPC não se relaciona com infecção ou outra patologia óbvia local que possa causar a dor, sendo frequentemente associada a consequência negativa cognitiva, comportamental, sexual ou emocional, bem como com sintomas sugestivos de disfunção do trato urinário inferior, sintomas intestinais ou ginecológicos. Ademais, para se enquadrar nesta terminologia, a dor deve ser contínua ou recorrente por no mínimo seis meses[13].

A endometriose configura-se pela presença ectópica de estroma e glândulas endometriais em sítios diversificados, tais como peritônio pélvico, ovários, septo retovaginal. Estes tecidos endometriais implantados podem levar a reação inflamatória crônica, fibrose, dor e comprometimento da função reprodutora[14].

O outro diagnóstico que pode gerar DPC é Síndrome da Bexiga Dolorosa (SBD), uma condição que pode aparecer de forma isolada ou associada à endometriose, como no caso dessa paciente. A SBD é caracterizada pela sintomatologia de dor na região suprapúbica ao enchimento vesical associada a sintomas como aumento da frequência urinária, urgência e noctúria, na ausência de urocultura positiva, o que exclui infecção do trato urinário inferior. A SBD foi uma terminologia adotada pela *International Continence Society* (ICS) a partir de 2002 para uma condição conhecida previamente por cistite intersticial. A cistite intersticial é uma inflamação crônica da parede vesical caracterizada por lesões histológicas (úlceras de Hunner, glomerulações ou petéquias), nas quais a dor piora com o enchimento vesical e diminui com seu esvaziamento. Mulheres com SBD relatam dor pélvica cíclica ou constante, que se exacerba com a ovulação, menstruação ou no período pré-menstrual e algumas vezes durante o ato sexual, podendo apresentar outros sintomas urinários como hesitação, sensação de esvaziamento incompleto, urge-incontinência e fluxo urinário alterado[15].

A contratura do assoalho pélvico é um achado frequente nas mulheres com DPC, podendo ser consequência bem como a causa primária da DPC. A contratura muscular caracteriza-se pelo persistente encurtamento de um músculo ou grupo muscular levando à limitação de sua amplitude de movimento e à resistência ao seu alongamento. O assoalho pélvico é um músculo postural predominantemente composto por fibras tônicas, que respondem ao estresse, encurtando-se. Assim, o constante estímulo doloroso ou sensação de urgência levam inicialmente a um estímulo de contração ativa do MAP e, em seguida, à situação de contração permanente mesmo sem esse estímulo. Outras denominações são utilizadas na literatura como hipertonia, tensão ou espasmo do MAP e, mais recentemente, o termo hiperatividade do MAP pela ICS, definido como um músculo que não relaxa ou mesmo se contrai quando o relaxamento é necessário[4].

Sendo assim, mais uma vez, percebe-se a etiologia multifatorial da DPC que pode envolver distúrbios do trato reprodutivo, sistemas gastrointestinal, urinário e musculoesquelético, e distúrbios neurológicos, reumáticos e psicológicos[5]. Ademais, nem sempre uma origem será plenamente esclarecida, e até mesmo múltiplas causas de DPC podem estar presentes na mesma paciente, como no caso que está sendo discutido. Fato é que essas mulheres terão sua condição física e funcional afetada pela dor, o que será discutido posteriormente.

Existe evidência de que até 85% das mulheres com DPC têm disfunções no sistema musculoesquelético, incluindo alterações posturais, assim como as repercussões nos MAPs, como espasmo do músculo levantador do ânus[16].

No exame físico, a avaliação inicial da paciente deve investigar as características da dor, como duração, intensidade, localização (mapa de dor), irradiação e os fatores de melhora e piora[10]. Diante do que foi discutido anteriormente, a avaliação postural e os testes musculoesqueléticos vão ajudar a guiar o tratamento, com foco nas musculaturas pélvica e abdominal, que são frequentemente afetadas nessas mulheres[10]. A síndrome miofascial deve ser pesquisada buscando identificar os pontos gatilhos, sendo mais prevalente nos músculos piriforme, obturador interno, psoas, adutores, quadrado lombar, reto abdominal e oblíquo, além do assoalho pélvico[16]. Para esses músculos o fisioterapeuta deve ter formação específica na avaliação de sua função que envolve inspeção e palpação estática e dinâmica da contração e relaxamento dos MAPs. O toque vaginal deve ser preferencialmente unidigital, evitando exacerbar a dor e despertar contração reflexa.

Além do exame físico, devem ser incorporados instrumentos que auxiliem em um melhor conhecimento dos sintomas no dia a dia da mulher, como o diário da dor e o diário miccional, bem como o impacto dessa condição de saúde na sua qualidade de vida, atividades diárias, função sexual e os aspectos psicológicos.

RECURSOS DIAGNÓSTICOS PROPOSTOS

Recurso	O que avalia?	Como avalia?
Esquema PERFECT[6]	Função dos músculos do assoalho pélvico	Avaliador, fazendo uso de luva de procedimento, introduz dedo indicador no canal vaginal da paciente e a orienta a contrair e relaxar os MAPs. O esquema quantifica, além da força (P-*power*), a resistência da musculatura (E-*endurance*), repetições (R-*resistence*) e contrações rápidas (F-*Fast*).
Palpação do músculo obturador interno (MOI)[16]	Dor, tensão e pontos gatilhos no MOI	Palpação através do toque vaginal. Paciente em decúbito dorsal realiza flexão com rotação externa do quadril, enquanto o fisioterapeuta palpa o MOI homolateral (Figura 50.2).
Teste de Thomas[10]	O teste de Thomas objetiva determinar a presença e o grau da contratura em flexão do quadril, evidenciando encurtamento do músculo iliopsoas.	A manobra é realizada com o paciente em decúbito dorsal, solicitando a ele que abrace o membro inferior fletido junto ao tronco. Se a coxa oposta não apoiar sobre a mesa de exame, significa que há deformidade em flexão do quadril que pode ser medida em graus com auxílio de um goniômetro. Se for observada extensão do joelho oposto o encurtamento é de reto femoral.
Teste de Patrick[10]	Este teste tem o objetivo de avaliar se a origem da dor do paciente é por disfunção na articulação sacro-ilíaca.	Paciente em decúbito dorsal deve cruzar uma perna sobre a outra. Com uma das mãos o fisioterapeuta estabiliza a pelve e força o joelho oposto (da perna que está cruzada) para baixo. Se o paciente sentir dor na articulação sacroilíaca do lado testado o teste é positivo para disfunção nesta articulação.
Teste de provocação da dor pélvica posterior[10]	Avalia a disfunção da articulação sacro-ilíaca e, através da sua compressão, desencadeia a sintomatologia dolorosa.	Posiciona-se a paciente em decúbito dorsal, com a articulação coxofemoral do lado a ser testado flexionada a 90°. O fisioterapeuta exerce pressão manual sobre o joelho no sentido longitudinal do fêmur, realizando estabilização pélvica contralateral. O teste é considerado positivo quando há queixa de dor na região sacroilíaca do lado testado.
Mapa de dor	Localização da dor	Apresenta-se a paciente a figura do corpo humano ventral e dorsal, na qual a paciente marca a localização da dor.
Diário da dor	Registro da variação de frequência e intensidade da dor, fatores de melhora e piora	Instrumento deve ser preenchido durante uma semana; nele a paciente registra diariamente a frequência, intensidade da dor (EVA) e busca identificar quais fatores causam melhora e piora.
EPEG - Escala de Percepção do Efeito Global[3]	Avalia a percepção do paciente quanto a melhora ou piora dos sintomas referidos em determinado tempo ou diante de uma intervenção	Avalia através de uma escala que varia de – 5 a +5, passando pelo zero. Valores negativos indicam piora dos sintomas; valores positivos indicam a melhora dos sintomas, e o zero indica que não houve mudança nos sintomas diante de uma intervenção ou tempo determinado.
Questionário de qualidade de vida em endometriose (EPH-30)[8]	O impacto da endometriose na QV da mulher nas últimas quatro semanas nos domínios dor, controle/impotência, suporte social, bem-estar emocional, autoimagem, bem como seu impacto no trabalho, relação com filhos, relação sexual, com o profissional médico, tratamento e infertilidade	O instrumento é composto de 53 questões. O questionário central é composto de 30 questões gerais, que avaliam os domínios dor, controle/impotência, suporte social, bem-estar emocional e autoimagem. As outras 23 questões compõem um questionário modular com perguntas específicas divididas em: trabalho, relação com filhos, relação sexual, sentimento em relação aos profissionais de saúde, ao tratamento e à infertilidade. As respostas são graduadas em nunca (1), raramente (2), algumas vezes (3), muitas vezes (4) e sempre (5). O cálculo é realizado utilizando a pontuação máxima de 5 pontos para cada questão, dividido pelo escore total bruto possível multiplicado por 100. O escore obtido indica que quanto melhor a qualidade de vida menor o escore total, ou seja, escore zero indica melhor QV e escore 100 indica pior QV.

Recurso	O que avalia?	Como avalia?
Diário miccional[4]	Instrumento para avaliar os sintomas urinários e hábitos de ingesta hídrica	Paciente preenche o diário por três dias (existem outros modelos com registro em 24 horas, e de 2 até 7 dias), registrando dados relacionados com a ingestão de líquidos, horário e necessidade de urinar, frequência diurna e noturna, quantidade de perdas de urina e outros sintomas urinários (urgência, enurese). O uso e troca de absorventes ou forros também pode ser registrado.
Female Sexual Function Index (FSFI)[9]	Questionário que avalia a função sexual de mulheres	É composto por 19 questões, que informam sobre seis domínios da resposta sexual: desejo, excitação, lubrificação, orgasmo, satisfação e dor/desconforto. O resultado global é determinado pela somatória de cada domínio multiplicado por seu fator correspondente e pode variar entre 2e 36. O ponto de corte para uma boa função sexual é 26,5.

Quadro 50.2 Avaliação do caso clínico segundo a Classificação Internacional de Funcionalidade, Incapacidade e Saúde (CIF)

	Funções e estruturas do corpo	Limitações de atividades	Restrição na participação
Perspectiva do paciente	Dor em cólicas	Atividades do trabalho	Manutenção do emprego (participa do orçamento familiar)
	Dor durante a relação sexual	Relação sexual	Relacionamento conjugal
	Cansaço e sensação de peso nas pernas	Cuidado com filho	
Perspectiva do fisioterapeuta	Deficiência nas funções do assoalho pélvico (hipertonia, fraqueza e incoordenação)	Atividades físicas	Relacionamento interpessoal (EHP-30)
	Função urinária afetada	Atividades laborais	
	Função sexual (FSFI)		Relacionamento conjugal (FSFI)
	Aspectos psicológicos (BDI)		
Fatores contextuais			
Pessoais			

- Sexo feminino
- Em união estável
- 1 filho com alta demanda de cuidado
- 26 anos de idade
- Ensino superior incompleto
- Vendedora em Shopping

Ambientais

- Tempo de espera pela cirurgia
- Disponibilidade de equipe interdisciplinar
- Em tratamento em hospital terciário de referência

Baseado em tradução livre de esquema publicado em Rundell SD, Davenport TE, Wagner T. Physical Therapist Management of Acute and Chronic Low Back Pain Using the World Health Organization's International Classification of Functioning, Disability and Health. Phys Ther [Internet]. 2009 Jan 1;89(1):82–90. Available from: http://ptjournal.apta.org/cgi/doi/10.2522/ptj.20080113

METAS E INTERVENÇÕES

O tratamento não cirúrgico da DPC vem sendo bastante explorado nas últimas décadas, havendo o reconhecimento de que a abordagem multidisciplinar é essencial nesses casos[17]. As estratégias atuais variam desde acupuntura, fisioterapia, psicoterapia e intervenções locais e sistêmicas com drogas, bloqueadores nervosos e neuromodulação sacral[12].

Nesta seção serão discutidas as principais metas e intervenções fisioterapêuticas mais adequadas para alcançar os resultados desejados, priorizando as técnicas fisioterapêuticas já consagradas cientificamente.

Metas
1. Auxiliar no controle da dor
2. Elevar liberação β-endorfinas e ativação do mecanismo de comporta de dor

Para as duas primeiras metas acima especificadas, propõe-se o uso da eletroanalgesia ou acupuntura.

Eletroterapia

A eletroterapia com objetivo de analgesia é uma alternativa principalmente nos casos das pacientes que chegam ao atendimento com elevado nível de dor (EVA≥7), em que

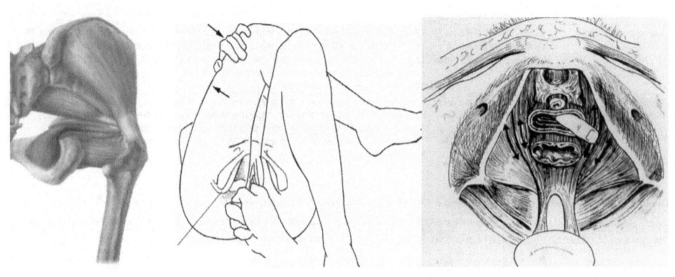

Figura 50.2 Localização e palpação do músculo obturador (MOI) interno por meio do toque intravaginal para avaliar tensão e pontos gatilhos.

a utilização de outros recursos como a cinesioterapia ou massagem perineal não seriam suportados neste momento. A localização e os parâmetros a serem utilizados devem ser individualizados de acordo com característica, padrão e provável origem da dor. A corrente alternada de baixa frequência do tipo TENS tem sido utilizada com essa finalidade. Quanto à localização, a eletroanalgesia poderá ser realizada na região suprapúbica. A escolha para este caso clínico seria a região perineal superficial, intravaginal ou parassacral.

Quanto aos parâmetros, a escolha poderá ser pelo TENS de alta frequência (convencional); o objetivo é ativar o mecanismo de comporta de dor, no caso de uma dor aguda em cólica bem localizada, geralmente na região suprapúbica como no caso da dismenorreia. Os estudos descrevem frequências entre 70 Hz e 100 Hz e largura de pulso entre 100 μs e 200 μs em intensidade confortável no limiar sensitivo[18]. Pode-se ainda optar pelo TENS de baixa frequência, geralmente na região perineal ou intravaginal, quando a origem da dor está relacionada à tensão na musculatura. Neste caso, os pequenos abalos musculares promovem melhora da circulação e a liberação de opioides endógenos, levando a uma analgesia mais duradoura. Nos estudos, a frequência varia de 1 Hz a 5 Hz com largura de pulso de 40 μs a 250 μs, com intensidade alta capaz de gerar contrações rítmicas visíveis. Essa técnica pode ser usada, por exemplo, após a massagem perineal, para que a paciente finalize o atendimento sem dor.

Na região parassacral preconiza-se TENS de baixa-frequência seja para lidar com a dor irradiada para região lombar e parassacral, ou com objetivos de neuromodulação, onde se acredita que a estimulação das raízes sacrais age na modulação da dor.

Destaca-se que o TENS atua na capacidade do corpo em receber e perceber a dor e não diretamente na contração uterina que causa a dismenorreia[18].

Acupuntura

O mecanismo da acupuntura age na excitação dos receptores ou fibras nervosas que, através de uma complexa interação com mediadores como a serotonina e endorfinas, bloqueia os impulsos da dor. A acupuntura normalmente envolve a penetração da pele por agulhas metálicas finas e sólidas, que são manipuladas manualmente ou por eletroestimulação, a eletroacupuntura[18].

Uma revisão sistemática da Cochrane identificou e avaliou nove ensaios clínicos envolvendo TENS de alta e de baixa frequência e acupuntura no alívio da dor da dismenorreia, e concluiu que os estudos embora pequenos, demonstram efetividade do TENS de alta frequência quando comparados ao TENS placebo, enquanto não está clara a efetividade do TENS de baixa frequência. Baseado em apenas um estudo pequeno a acupuntura foi considerada efetiva[18]. Outra recente revisão confirmou a efetividade do TENS na dismenorreia, e atribuiu a efetividade da acupuntura ao efeito placebo[19].

A acupuntura requer uma formação específica do profissional para ser indicada e aplicada.

Metas
3. Relaxar musculatura da região pélvica
4. Corrigir encurtamentos e retrações provocados por posturas antálgicas
5. Tratar origem musculoesquelética da dor

Para atingir essas metas, uma abordagem global deve ser priorizada, desde a reeducação do padrão respiratório diafragmático, para garantir expansibilidade, mobilidade torácicas e relaxamento, visto que essas pacientes tendem a apresentar um padrão de tensão global, com padrão respiratório apical e superficial. A paciente deve ser estimulada a realizar respirações lentas e profundas, enquanto o terapeuta pode aplicar técnicas manuais de liberação diafragmática[10,20]. Em seguida a cinesioterapia é uma importante ferramenta no ajuste postural para correção dos encurtamentos e retrações musculares advindas das posturas antálgicas, assim como essencial para estabilização da região pélvica. A prescrição da cinesioterapia dependerá dos achados individuais da avaliação, contudo, alguns padrões musculares são frequentes na maioria das mulheres, por isso, a depender do contexto de atenção à saúde, o programa de tratamento pode ser individualizado ou em grupo[10].

A cinesioterapia inclui exercícios de alongamento muscular das cadeias anterior e posterior (isquiotibias, iliopsoas, piriforme, quadrado lombar, glúteos e abdominais) e fáscia toracolombar, exercícios para mobilidade pélvica (exercícios de anteversão e retroversão e circundução pélvica), fortalecimento e estabilização lombo-pélvica (transverso, multífidos e assoalho pélvico), além de técnicas de relaxamento global[10].

Terapia manual

Diante das alterações musculoesqueléticas presentes na mulher com DPC, a terapia manual pode ser um recurso adjuvante às outras técnicas, como a cinesioterapia. Existem várias técnicas de terapia manual, dentre elas destacam-se a quiropraxia, osteopatia, maitland, mulligan, cadeias musculares, trilhos fasciais, entre outras. A depender da expertise do fisioterapeuta, as técnicas podem ser utilizadas para ajustes posturais, vertebrais ou liberação miofascial. Na literatura existem poucos estudos abordando essas técnicas isoladamente, mas alguns já reportam os benefícios da osteopatia em mulheres com endometriose ou DPC com tensão do MAP[20].

Metas
6. Promover reinício de relação sexual sem dor
7. Tratar os sintomas urinários associados
8. Reeducação dos hábitos alimentares e comportamentais

Massagem perineal

É um tipo específico de massagem realizada na região genital feminina, mais especificamente na região do períneo e MAP. Esta massagem trabalha toda a pele e adjacências da entrada do canal vaginal, mas tem enfoque na porção muscular, localizada a cerca de 2 cm para dentro da vagina e envolvendo o canal vaginal. O objetivo nesse caso é permitir um relaxamento progressivo e inibição dos pontos gatilhos localizados no MAP, a exemplo dos pontos gatilhos localizados no músculo obturador interno como no caso clínico apresentado. Para isso são utilizadas manobras de deslizamento e digitopressão e contração resistida. A paciente pode ser orientada a realizar a automassagem em casa (Figura 50.3) [10,21].

Treinamento dos Músculos do Assoalho Pélvico (TMAP)

De acordo com o discutido nos capítulos anteriores, o TMAP constitui uma das principais intervenções fisioterapêuticas nas diversas disfunções do assoalho pélvico, seja como protagonista do tratamento, como na Incontinência Urinária (IU), seja como coadjuvante. No caso da IU, a ICS considera

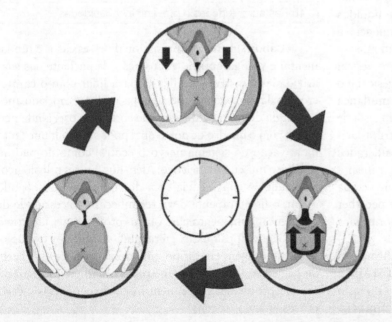

Figura 50.3 Automassagem perineal.
Fonte: http://pt.wikihow.com/Fazer-uma-Massagem-Perineal.

o TMAP padrão ouro para tratamento da IU de esforço[22] e sua eficácia para promoção da continência é comprovada em estudo com máximo nível de evidência (nível de evidência 1, grau de recomendação A)[23]. No caso que está sendo discutido, a paciente é continente, embora apresente sintomas urinários relevantes. Nesse caso, o TMAP deve ser ferramenta primariamente de conscientização e propriocepção dessa musculatura, enfatizando não só a fase de contração, mas principalmente o relaxamento. Sabe-se que hipertonia dos MAPs pode ter origem em uma sobrecarga de estímulo em uma musculatura fraca, por isso, após a normalização do tônus, o fortalecimento é indicado. O TMAP pode ser realizado por meio da palpação vaginal, onde através do comando verbal o fisioterapeuta oferece um *feedback* sobre a contração e relaxamento adequados, bem como utilizando o biofeedback pressórico ou eletromiográfico. Estes recursos irão ajudar a mulher a perceber a contração e relaxamento do MAP e incentivá-la nos exercícios. Em uma etapa posterior, após aquisição da habilidade de contração e relaxamento adequados, o TMAP pode focar no fortalecimento e resistência muscular necessário a uma boa função do MAP.

A prescrição do volume de exercícios deve sempre ser baseada na avaliação, proposta pela escala PERFECT[6]. A progressão do exercício deverá ser baseada nos aspectos da fisiologia do exercício, lembrando que, pelo caráter hiperativo do MAP dessa paciente, recomenda-se um tempo de repouso pelo menos duas vezes maior que o tempo de contração.

Terapia Comportamental (TC)

A TC consiste em um conjunto de técnicas que tem por objetivo promover mudanças nos hábitos que influenciam os sintomas urinários, com a finalidade de minimizá-los ou eliminá-los[24].

Tais mudanças ocorrem a partir do preenchimento de um diário miccional, que permite a avaliação dos hábitos miccionais, sintomas urinários e ingesta de líquidos com o objetivo de graduar a severidade da incontinência; a educação que envolve a percepção da paciente em relação ao seu próprio corpo e à patologia; o treinamento vesical que tem como objetivo aumentar a capacidade vesical e o intervalo entre as micções; além de estímulo à mudança de hábitos alimentares, como a minimização da ingesta de cafeinados, excesso de líquidos antes de dormir, frutas ácidas, achocolatados e refrigerantes, pois são considerados irritantes vesicais, que de certa forma, podem intensificar a dor e, sobretudo as situações de urgência. Esta é uma etapa importante, em que a própria paciente começa a perceber quais alimentos estão associados ao aumento da dor pélvica e aos sintomas urinários.

Moore e seus colaboradores em 2013[25], afirmaram que o tratamento comportamental associado ao TMAP é a opção de primeira linha para pessoas com sintomas do trato urinário inferior, incluindo IU, bexiga hiperativa, urgência, frequência, noctúria, esvaziamento incompleto da bexiga e hipertonia dos MAPs[25], alguns desses sintomas reportados pela paciente em questão.

A associação da TC com a contração da musculatura do AP ensinada corretamente, pode ser utilizada para ocluir a uretra e evitar a perda de urina durante a contração do detrusor. Este uso de controle muscular do assoalho pélvico é parte de um comportamento estratégico, conhecido como supressão de desejo, no qual os pacientes aprendem uma nova forma de responder à sensação de urgência miccional[26]. Esta técnica pode ser aprendida pela maioria das pacientes e tornar-se um elemento chave para o tratamento da IU de urgência ou bexiga hiperativa[26]. As pacientes são instruídas para não correr para o banheiro quando sentem a vontade iminente de urinar, enquanto isso devem realizar contrações do MAP até que o forte desejo se normalize para finalmente ir até o banheiro. Isso permite normalizar o intervalo entre as micções, consequentemente a frequência urinária e a capacidade vesical, diminuindo a dor ao enchimento vesical apresentada pela paciente.

Existe muitos estudos abordando a questão alimentar. Os chamados alimentos e bebidas irritativos à bexiga são aqueles que em contato com a mucosa vesical, pioram sintomas como urgência, disúria e dor ao enchimento vesical. Dentre eles, encontram-se bebidas alcoólicas, refrigerantes, cafeína, frutas cítricas, vinagre, dentre outros. Nas pacientes que apresentam a SBD e/ou cistite intersticial, uma atenção especial deve ser dada à mudança dos hábitos alimentares objetivando retirar da dieta os alimentos irritantes da bexiga e diminuir a acidez da urina, tornando-a mais diluída por meio da ingestão de maior quantidade de fluidos[15].

Metas
9. Desfazer ciclo "dor-tensão-dor" e ajudar a lidar com a dor
10. Restaurar funções e prevenir incapacidades

A abordagem multiprofissional nesses casos é fundamental e visa garantir a (re)inserção da paciente nas suas atividades e instrumentalizá-la para lidar com o caráter crônico da dor. Isto porque algumas mulheres, mesmo após a cirurgia de retirada de focos de endometriose, ainda persistem com o quadro de dor, o qual pode ser resultante tanto da ativação do sistema nervoso central como do padrão antálgico musculoesquelético. Além dos fatores psicológicos associados à convivência com dor durantes anos. Sendo assim, o fisioterapeuta deve reconhecer a necessidade de alta e encaminhamento para outros profissionais, tais como psicólogo e ou psiquiatra, terapeuta sexual, por exemplo. Uma abordagem em grupo é interessante para este perfil de paciente, ao perceber que outras mulheres sofrem do mesmo problema, conseguem trocar experiências e criar outros vínculos sociais.

Após estabilização do quadro doloroso e do padrão musculoesquelético, o fisioterapeuta deve indicar o melhor tipo e intensidade da atividade física, avaliar também as preferências da paciente, para que ela possa se engajar num programa de exercícios de longo prazo.

Uma revisão sistemática publicada em 2012 teve como objetivo analisar criticamente a evidência dos efeitos de técnicas fisioterapêuticas isoladas ou como parte relevante de tratamento multidisciplinar na dor, atividade física e qualidade de vida de mulheres com DPC. Os recursos fisioterapêuticos analisados foram: eletroestimulação intravaginal, quiropraxia, liberação miofascial, alongamento dos MAPs, massagem perineal (massagem de Thiele modificada) e Terapia Somatocognitiva de Mensendieck (abordagem cognitiva para levar o paciente a uma compreensão integrada e experiência do próprio corpo, agindo na consciência corporal, postura equilibrada, movimento controlado, consciência de tensão e relaxamento, e uma respiração funcional)[21]. Os resultados dos 11 estudos analisados mostraram que ainda existe limitação em afirmar a efetividade dos diversos recursos da fisioterapia na DPC. Isso se deve a variedade de técnicas e limitações metodológicas dos estudos, como pequeno tamanho amostral[21].

É importante ressaltar que as metas e condutas aqui propostas também têm o objetivo conjunto de favorecer o desempenho das atividades laborais e físicas, além de proporcionar maior facilidade no cuidado com o filho, nas atividades de lazer e relações interpessoais. Diante disso, conclui-se que embora as mulheres com DPC compartilhem mesmo diagnóstico nosológico, cada mulher é única com suas características clínicas e pessoais, por isso o sucesso de uma terapia requer uma abordarem com técnicas individualizadas e múltiplas, não existindo até o momento protocolos padronizados e simplistas para tratar essa população.

Referências

1. Vercellini P, Somigliana E, Viganò P, Abbiati A, Barbara G, Fedele L. Chronic Pelvic Pain in women: etiology, pathogenesis and diagnostic approach. Gynecol Endocrinol. 2009;25(3):149-58.
2. Fauconnier A, Chapron C. Endometriosis and pelvic pain: epidemiological evidence of the relationship and implications Human Reproduction Update. 2005; 11(6): 595-606. doi:10.1093/humupd/dmi029.
3. Kamper SJ, Maher CG, Mackay G. Global Rating of Change Scales: A Review of Strengths and Weaknesses and Considerations for Design. J Man Manip Ther. 2009; 17(3): 163-70. doi: 10.1179/jmt.2009.17.3.163.
4. Haylen BT, Ridder D, Freeman RM, Swift SE, Berghmans B, Lee J, Monga A et al. An international urogynecological association (IUGA)/International Continence Sciety (ICS) joint report on the terminology for female pelvic floor dysfunction. International Urogynecology Journal. Janeiro, 2010; 21(1).
5. Nogueira AA, Reis FJC dos, Poli Neto OBP. Abordagem da dor pélvica crônica em mulheres. Rev Bras Ginecol Obstet. 2006; 28(12): 733-40.
6. Laycock J, Jerwood D. Pelvic floor muscle assessment: The PERFECT scheme. Physiotherapy. 2001;87:631-41.
7. Gorenstein C, Andrade L. Validation of a Portuguese version of Beck Depression Inventory and the State-Trait Anxiety Inventory in Brazilian subjects. Brazilian Journal of Medical and Biological Research, 1966; 29(4), 453-7.
8. Mengarda CV, Passos EP, Picon P, Costa AF, Picon PD. Validation of Brazilian Portuguese version of quality of life questionnaire for women with endometriosis (Endometriosis Health Profile Questionnaire - EHP-30). Rev Bras Ginecol Obstet. 2008;30(8):384-92.
9. Rocio Cordeiro TR, Dambros M, Palma PCR, Thiel M, Riccetto C, Zanettini L Ramos MF. Tradução para português, adaptação cultural e validação do Female Sexual Function Index. Rev Bras Ginecol Obstet. [Internet]. 2008 Oct [cited 2017 Mar 21]; 30 (10): 504-10.
10. Gannuny CS, Bernardes NO. Dor pélvica Crônica: Desafios no Diagnóstico e Tratamento. In: Marques AA, Pinto e Silva MP, Amaral MTP. Tratado de Fisioterapia na Saúde da Mulher. 1ª ed. São Paulo. Roca 2011.
11. IPPS – international pelvic pain society. Disponível em: www.pelvicpain.org. Acesso em: 12 fev 2017.
12. IASP - International Association for the Study of Pain Disponível em: http://www.iasp-pain.org. Acesso em: 12 fev 2017.
13. Fall M et al. EAU Guidelines on Chronic Pelvic Pain, Eur Urol (2009), doi:10.1016/j.eururo.2009.08.020.
14. Schweppe KW, Rabe T, Langhardt M, Woziwodzki J, Petraglia F, Kiesel L. Endometriosis: pathogenesis, diagnosis and therapeutic options for clinical and ambulatory care. J Reproduktionsmed Endokrinol. 2013;10(Sonderheft 1):102-19.
15. Duarte TB, Brito LMO, Brito LGO, Freitas MMS, Nogueira AA, Chein MBC. Fisioterapia na cistite intersticial. FEMINA, 2010(38:7 353-8).
16. Prendergast SA, Weiss JM. Screening for musculoskeletal causes of pelvic pain. Clin Obstet Gynecol. 2003;46:773-82.
17. Stones W, Cheong YC, Howard FM, Singh S. Interventions for treating chronic pelvic pain in women. Cochrane Database Syst Rev 2005;2, doi:10.1002/14651858. Art. no.: CD000387.
18. Proctor M, Farquhar C, Stones FC, He WL, Zhu X, Brown J. Transcutaneous electrical nerve stimulation for primary dysmenorrhea. Cochrane Database Syst Rev. 2010:CD002128.
19. Kannan P, Claydon LS. Some physiotherapy treatments may relieve menstrual pain in women with primary dysmenorrhea: a systematic review. Journal of Physiotherapy. 60 (2014) 13-21.
20. Sillem M, Juhasz-Böss I, Klausmeier I, Mechsner S, Siedentopf F, Solomayer E. Osteopathy for Endometriosis and Chronic Pelvic Pain – a Pilot Study. Geburtshilfe Frauenheilkd. 2016 Sep; 76(9): 960-3.
21. Loving S, Nordling J, Jaszczak P, Thomsen T. Does evidence support physiotherapy management of adult female chronic pelvic pain? A systematic review. Scandinavian Journal of Pain 3. (2012) 70-81.
22. Abrams P, Andersson L, Birder L, Brubaker L, Cardozo C, Chapple A et al. Fourth international consultation on incontinence recommendations of the international scientific committee: evaluation and treatment of urinary incontinence, pelvic organ prolapse, and fecal incontinence. Neurourol Urodyn. 2010; 29: 213-40.
23. Bø K. Pelvic floor muscle training in treatment of female stress urinary incontinence, pelvic organ prolapse and sexual dysfunction. World J Urol. 2012; 30(4):437-43.
24. Wyman JF, Burgio KL, Newman DK. Practical aspects of lifestyle modifications and behavioural interventions in the treatment of overactive bladder and urgency urinary incontinence [review]. Int J Clin Pract. Julho, 2009; 63(8).
25. Moore K, Bradley C, Burgio B. Adult conservative treatment. In: Abrams P, Cardozo L, Khoury S et al. (editors). Incontinence: Proceedings from the 5th International Consultation on Incontinence. Fig. 4. Prometheus biofeedback equipment. Newman & Wein Plymouth (United Kingdom): Health Publications. 2013; 1101-228.
26. Burgio KL, Goode PS, Locher JL, Umlauf MG, Roth DL, Richter HE. Behavioral training with and without biofeedback in the treatment of urge incontinence in older women: a randomized controlled trial. JAMA. Nov 2002;288(8).

Incontinência Urinária e Prolapso dos Órgãos Pélvicos

CAPÍTULO 51

Vilena Barros de Figueirêdo
Simony Lira do Nascimento
Mayle Andrade Moreira

Observação: palavras e expressões listadas no Glossário do capítulo estão destacadas no texto com um asterisco.

APRESENTAÇÃO DO CASO CLÍNICO

Paciente do sexo feminino, 48 anos, casada, ensino fundamental completo, trabalha como costureira e recebe um salário-mínimo por mês, sendo a renda familiar total de três salários-mínimos, uma vez que o esposo e a filha mais velhos também estão empregados. É mãe de três filhos (G3 P3 A0 N2 C1), sendo o peso do RN < 3,600 kg. Relata episiotomia* no primeiro parto via vaginal e refere que ainda apresenta ciclos menstruais, sendo estes irregulares. Foi encaminhada, há dois meses, ao ambulatório de Fisioterapia com queixa principal de perda de urina aos esforços. Durante a consulta, a paciente também relatou que às vezes tem a sensação de esvaziamento incompleto*. As queixas urinárias tiveram início há cinco anos, mas há um ano começou a perceber uma sensação de ter "uma bola na vagina" que várias vezes atrapalhava a relação sexual e que costumava piorar ao longo do dia, principalmente quando fazia alguma atividade física ou quando passava mais tempo em pé. Também sente dor no baixo-ventre e nos membros inferiores. Ao procurar avaliação no ambulatório de Uroginecologia ela ficou sabendo que tinha Prolapso de Parede Vaginal Anterior* (PPVA) estágio 2, visto no exame *Prolapse Quantification System* (POP–Q) *. Relata ter função intestinal normal. Seu índice de massa corporal atualmente é de 35 kg/m² e a circunferência de cintura 102 cm. Tabagista há 20 anos, nega consumo de álcool, e afirma ter hipertensão arterial controlada por medicamentos; nega ter diabetes. Há 10 meses deixou de praticar atividades físicas por medo de passar por algum constrangimento, uma vez que frequentemente perdia urina ao levantar algum peso, agachar ou caminhar. A paciente referiu que várias vezes teve perda urinária durante as relações sexuais e que por isso passou a evitar as relações, por sentir vergonha do parceiro. Além disso, sempre se preocupava se estaria com algum cheiro de urina, o que a fez também se afastar de atividades sociais com amigos, inclusive deixando de visitar familiares. Isso foi evidenciado quando a paciente respondeu a uma das escalas (Medidas de gravidade) do *King's Health Questionnaire**, que resultou em um escore alto. Também relata que nos períodos em que a perda urinária está mais frequente ela falta ao emprego, uma vez que o banheiro é distante e seu horário de trabalho é controlado por outro profissional. Ao exame físico: vulva trófica, cor rosada, sem sinais de processo inflamatório, ausência de corrimento vaginal, presença de cicatriz da episiotomia. Reflexos bulbocavernoso e cutaneoanal presentes. Observou-se perda urinária aos testes de esforço* de tosse e manobra de Valsalva e também presença de prolapso vaginal anterior visível no introito vaginal. Apresentou contração perineal na segunda vez em que o teste foi realizado, com uso de musculatura acessória (abdominais e glúteos) com relaxamento completo após a contração máxima. Na palpação vaginal constatou-se hipotonia dos músculos levantadores do ânus e na avaliação funcional do assoalho pélvico por meio do esquema PERFECT*: P2, E3, R6, F8. Na perineometria* apresentou média de 22 mmHg de pressão durante

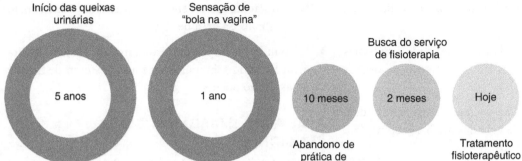

Figura 51.1 Linha do tempo da história clínica inicial da paciente.

a contração do assoalho pélvico. No estudo urodinâmico* apresentou primeiro desejo miccional precoce (80 mL), complacência normal e *capacidade cistométrica máxima** (290 mL) diminuída. Presença de perda urinária à manobra de Valsalva (*Valsalva Leak Point Pressure* [VLPP])* com 200 mL infundidos a partir de pressões de 95 cmH$_2$O. Ao final da avaliação foi solicitado que paciente preenchesse o diário miccional de três dias. A Figura 51.1 apresenta a evolução clínica temporal da paciente de forma esquemática.

GLOSSÁRIO

Capacidade cistométrica máxima: volume da bexiga em que não é mais possível retardar a micção[5].

Episiotomia: uma episiotomia é uma incisão cirúrgica feita no períneo[1]. As episiotomias, quando necessárias, são feitas durante o segundo estágio do trabalho de parto para expandir a abertura da vagina e permitir a passagem do feto.

Estudo urodinâmico: também conhecido como avaliação urodinâmica, é um exame médico que objetiva avaliar as fases de enchimento, armazenamento, e esvaziamento vesical, ou seja, o estado funcional do trato urinário inferior (bexiga e uretra), comprometido muitas vezes por condições urológicas ou neurológicas disfuncionais. Além disso, testes provocativos podem ser adicionados para tentar recriar sintomas e avaliar características pertinentes a perda urinária [5].

King's Health Questionnaire **(KHQ)**: questionário que avalia sintomas urinários e impacto desses sintomas na qualidade de vida[6].

PERFECT: esquema que foi desenvolvido por Laycock e Jerwood (2001) para a avaliação da função dos músculos do assoalho pélvico em que o avaliador, fazendo uso de luva de procedimento, introduzirá o seu dedo indicador no canal vaginal da paciente e a orientará a contrair os Músculos do Assoalho Pélvico (MAPs) segundo uma sequência padronizada que inclui a avaliação da força (P-*Power*), E – *Endurance*, R- Resistência e F- *Fast* (contrações rápidas) [7].

Perineometria: avaliação realizada por meio de um equipamento de manometria, que mensura pressão intravaginal durante a contração do assoalho pélvico [2].

POP-Q: sistema de quantificação de Prolapso de Órgãos Pélvicos (POP). Refere-se a um sistema objetivo, específico para descrever, quantificar e avaliar o suporte dos órgãos pélvicos em mulheres[4]. Esse sistema classifica o prolapso de órgãos pélvicos de acordo com a parede vaginal em anterior, posterior ou apical; e nos estágios I ao IV [5].

Prolapso de parede vaginal anterior: descida da parede vaginal anterior. Mais comumente isso pode representar prolapso da bexiga (cistocele). Prolapso da parede vaginal anterior de estágio mais alto geralmente envolve descida de útero[3].

Sensação de esvaziamento incompleto: queixa de não sentir a bexiga vazia após o término da micção [2].

Teste de esforço: a paciente é solicitada a realizar manobra de esforço, como a manobra de Valsalva ou o ato tussígeno com a bexiga cheia, bem como após esvaziamento vesical, na intenção de se verificar se há perda urinária no momento do esforço [2].

Valsalva Leak Point Pressure **(VLPP)**: menor pressão vesical, medida com volume conhecido, na qual se observa a perda de urina durante aumento da pressão intra-abdominal [5].

Questões para discussão
1. Qual a etiologia da condição de saúde apresentada pela paciente e sua relação com os achados da avaliação segundo a CIF?
2. Quais as condutas mais adequadas para o caso clínico exposto?
3. Quais cuidados devem ser tomados durante as intervenções propostas para esse caso?
4. Quais os fatores pessoais e ambientais (contextuais) que podem influenciar no tratamento dessa paciente? De que forma esta influência acontece?
5. O que essa paciente poderia fazer para prevenir futuros agravos à saúde?
6. Como melhorar sua adesão ao tratamento e aos cuidados à sua saúde?

OBJETIVOS

- Diferenciar e etiologia da Incontinência Urinária de Esforço (IUE) diante dos achados clínicos, urodinâmicos e funcionais.

- Conhecer e saber aplicar instrumentos de avaliação da funcionalidade.
- Reconhecer as alterações da funcionalidade e sintomas comuns em mulheres com IUE e prolapso de órgãos pélvicos.
- Ser capaz de reconhecer os principais fatores que podem influenciar a qualidade de vida das mulheres com IUE e prolapso de órgãos pélvicos.
- Compreender a importância de se identificar os fatores ambientais e pessoais que podem influenciar o tratamento fisioterapêutico.
- Ter consciência dos cuidados que devem ser tomados durante o tratamento dessas pacientes, por exemplo, ter atenção aos casos em que existem comorbidades como hipertensão arterial e diabetes.
- Descrever um plano de tratamento fisioterapêutico adequado para pacientes com IUE e prolapso de órgãos pélvicos.
- Estabelecer critérios para avaliar os resultados da intervenção durante as sessões e após a finalização do tratamento.
- Ser capaz de propor à paciente, durante o tratamento e após a sua finalização, recomendações para a manutenção de hábitos saudáveis tornando-a corresponsável pelo cuidado à sua saúde, suscitando na paciente uma boa adesão ao tratamento e às orientações dadas pelos profissionais da área de saúde.
- Reconhecer a importância de uma abordagem / tratamento multidisciplinar para mulheres com disfunções do assoalho pélvico.

AVALIAÇÃO E DIAGNÓSTICO DA FUNCIONALIDADE

As Disfunções do Assoalho Pélvico (DAP) feminino incluem a incontinência urinária, incontinência anal, incontinência fecal, prolapsos de órgãos pélvicos, anormalidades sensoriais do trato urinário inferior, disfunção de dor crônica relacionada aos órgãos pélvicos e disfunções sexuais[8]. Essas condições de saúde podem ter impacto distinto na funcionalidade do indivíduo, dependendo das relações entre as deficiências nas estruturas e funções, limitação da sua atividade, restrição da sua participação social, bem como dos fatores contextuais envolvidos. A avaliação funcional do assoalho pélvico e o diagnóstico fisioterapêutico são fundamentais para que se possa estabelecer os objetivos e direcionar condutas adequadas, visando otimizar os resultados do tratamento. É importante ressaltar alguns parâmetros do prognóstico da Incontinência Urinária (IU) como as condições gerais da paciente, o tempo de duração da queixa, se a IU ocorre em período pré-menopausa ou pós-menopausa e procedimentos cirúrgicos prévios [2].

RECURSOS DIAGNÓSTICOS PROPOSTOS

Recurso	O que avalia?	Como avalia?
King's Heath Questionnaire	Impacto dos sintomas do trato urinário inferior na qualidade de vida de mulheres [6]	Por meio de 21 itens que avaliam domínios relacionados ao impacto da IU (percepção geral de saúde, impacto da IU, limitações de atividades diárias, limitações físicas, limitações sociais, relacionamento pessoal, emoções, sono/disposição e as medidas de gravidade) e outra escala independente que avalia a presença e a intensidade dos sintomas urinários bem como o grau de comprometimento (leve, moderado, intenso).
Questionário ICIQ-SF	Qualifica a perda urinária de pacientes de ambos os sexos e oferece a percepção do impacto da IU na qualidade de vida [13]	Por meio de quatro perguntas sobre: frequência da IU, quantidade de perda urinária, impacto global da IU (0-10), e um item de autodiagnóstico com a situações de perda.
Teste de esforço	Perda urinária aos esforços [14]	A paciente é solicitada a realizar manobras de esforço, como manobra de Valsalva ou tosse com a bexiga cheia bem como após esvaziamento vesical para verificar se há perda urinária no momento do esforço.
Palpação do assoalho pélvico	Presença de "pontos gatilho", lesões, fibrose, trofismo, tônus e cicatrizes [2]	Por meio de toque vaginal digital.
Reflexo bulbocavernoso	Integridade da inervação sacral [14]	Este reflexo é testado fazendo um estímulo no clitóris e observando se há ou não contração anal (músculos isquiocavernoso e bulbocavernoso). Considerado presente quando há contração.

Recurso	O que avalia?	Como avalia?
Reflexo cutaneoanal	Integridade da inervação sacral [14]	Avaliado por meio da aplicação de estímulo na pele adjacente ao esfíncter externo do ânus (perianal) promovendo a sua contração (reflexo presente) [3].
Esquema PERFECT	Função dos músculos do assoalho pélvico [7]	Realizado com a paciente na posição de litotomia (ginecológica). O fisioterapeuta introduzirá o seu dedo indicador no canal vaginal da paciente e orientará a contração dos MAPs. A força/*power* é mensurada de acordo com a escala Oxford modificada (0 a 5): grau 0 - sem contração muscular perceptível; grau 1 - esboço de contração; grau 2 - aumento da tensão muscular, sem sustentação e de elevação da parede posterior da vagina; grau 3 - aumento da tensão muscular e elevação da parede posterior da vagina com sustentação; grau 4 - boa contração, elevação da parede posterior da vagina contrarresistência (pressão digital); grau 5 - contração forte contrarresistência aplicada sobre a parede posterior da vagina, onde o dedo do examinador é comprimido e sugado para dentro da vagina. A resistência (*endurance*) é avaliada em segundos, solicitando à mulher a contração máxima sustentada até 10 segundos. A repetição (*repetition*) refere-se ao número de contrações realizadas com a máxima força e sustentação, avaliadas no *Power* e *endurance* com 4 segundos de intervalo entre as contrações, e em seguida avalia-se o número de contrações rápidas - *fast* - (1 segundo), sendo o máximo de 10 repetições para estas duas últimas medidas[12]. ECT (*Every Contraction Timed*) – completa o acrônimo e reforça a necessidade de cronometrar e registrar a sequência de contrações descrita.
Perineometria	Pressão intravaginal exercidas pelo MAP durante sua contração [2]	Um equipamento de manometria é inserido no canal vaginal e são solicitadas três contrações máximas dos MAPs, a fim de mensurar pressão intravaginal durante a contração do assoalho pélvico. Dependendo do equipamento essa medida pode ser em cmH_2O ou mmHg.
Diário miccional	A frequência de sintomas urinários bem como a quantidade de perdas de urina, levando em consideração a ingesta líquida [2]	Paciente preenche o diário por três dias (existem outros modelos de diário com registro em 24 horas, e 2 até 7 dias, onde registra todos os dados relacionados com a ingestão de líquidos, horário e necessidade de urinar, frequência diurna e noturna e quantidade de perdas de urina e outros sintomas urinários.
Pad test	Gravidade da IU [9]	A paciente é orientada a ingerir 500 mL de líquidos, depois colocar um absorvente previamente pesado. Em seguida deve realizar manobras de esforço e depois o absorvente deve ser retirado e pesado novamente.

A avaliação fisioterapêutica da IU deve incluir anamnese (antecedentes gineco-obstétricos, antecedentes pessoais e cirúrgicos, medicações em uso, histórico da IU e exames complementares) e o exame físico específico da região genital (vulva e vagina) e da função do assoalho pélvico, em que é realizada a inspeção da genitália externa, palpação vaginal durante a contração e relaxamento dos MAPs, testes de reflexos, teste de esforço, *Pad test* (teste do absorvente)[9] podendo-se utilizar também o diário miccional[2], a Escala de Percepção do Efeito Global[10].

A IU tem implicações sobre a Qualidade de Vida (QV) da mulher, limitando as suas atividades diárias e físicas e restringindo sua participação social, podendo progredir para alterações emocionais, incluindo a baixa autoestima, depressão, vergonha e isolamento[11]. Dessa forma, a *International Continence Society* (ICS) recomenda a utilização de questionários de avaliação da qualidade de vida como desfecho a ser avaliado, por exemplo, o *King's Health Questionnaire (KHQ)*[6] e o *International Consultation on Incontinence Questionnaire - Short Form* (ICIQ-SF)[12].

Na inspeção, o assoalho pélvico deve ser avaliado em repouso, durante e após a contração máxima e na manobra Valsalva. Inicialmente será observada a condição da mucosa vaginal, a presença de atrofias, sensibilidade, reflexos e trofismo da vulva e parede vaginal, e a presença de prolapsos. Na palpação vaginal deve-se avaliar o nível de controle voluntário e involuntário do assoalho, tônus, força, resistência, controle e coordenação dos MAPs e da musculatura sinergista. A partir desses parâmetros a ICS e IUGA (*International Urogynecological Association*) classificam a função dos MAPs em: MAPs normais (músculos que podem contrair e relaxar voluntariamente ou involuntariamente); hiperatividade dos MAPs (os músculos não relaxam, ou podem até contrair quando o relaxamento é funcionalmente necessário, por exemplo, durante a micção e defecação); hipoatividade dos MAPs (os músculos não são capazes de contrair voluntariamente e efetivamente quando isso é desejado); e MAPs não funcionantes (não há ação mensurável dos MAPs, como inabilidade de contração voluntária ao co-

Quadro 51.1 Avaliação do caso clínico segundo a Classificação Internacional de Funcionalidade, Incapacidade de Saúde (CIF)

	Funções e estruturas do corpo	Limitações de atividades	Restrição na participação
Perspectiva do paciente	Perda urinária aos esforços	Atividades do trabalho	Manutenção de emprego (participa do orçamento familiar)
		Realização de caminhada	Restrição nas visitas familiares
	"Sensação de bola na vagina"	Incômodo durante atividade sexual	Comprometimento da realização de exercício físico em grupo
Perspectiva do fisioterapeuta	Diminuição da força, resistência, controle e coordenação muscular dos MAPs		Comprometimento do domínio bem-estar familiar/social (KHQ)
	Hipoatividade dos MAPs		
	Deficiência nas funções de armazenamento e esvaziamento vesical (KHQ)		
Fatores contextuais			
Pessoais			
• Sexo feminino			
• Casada			
• 3 filhos			
• 48 anos de idade			
• Ensino fundamental completo			
• Renda familiar de 3 salários-mínimos			
• Tabagista há 20 anos			
Ambientais			
• Faz uso de medicação anti-hipertensiva			
• Realiza tratamento fisioterapêutico			
• Realiza tratamento médico			

Baseado em tradução livre de esquema publicado em Rundell SD, Davenport TE, Wagner T. Physical Therapist Management of Acute and Chronic Low Back Pain Using the World Health Organization's International Classification of Functioning, Disability and Health. Phys Ther [Internet]. 2009 Jan 1;89(1):82-90. Available from: http://ptjournal.apta.org/cgi/doi/10.2522/ptj.20080113

mando ou resposta automática ao aumento da pressão intra-abdominal)[2].

O estudo urodinâmico, embora não mandatório para o diagnóstico ou tratamento inicial da incontinência, juntamente com os sintomas e função dos MAPs, ajuda a agregar conhecimento ao fisioterapeuta em termos da etiologia da IUE e consequentemente seu tratamento. Um dado importante é a VLPP, em que pressões de perda menores que 60 cmH$_2$O associada à perda aos pequenos esforços em jato ou contínua indicam IUE por deficiência esfincteriana intrínseca, enquanto pressões maiores do que 90 cmH$_2$O com perdas aos médios e grandes esforços em pequenos jatos ou gotas indicam IUE por hipermobilidade do colo vesical, sugerindo deficiência no mecanismo de suporte do colo vesical do assoalho pélvico, consequentemente indicando um melhor prognóstico com tratamento fisioterapêutico[14].

Essas etapas são importantes para identificar deficiências de estruturas e funções e então definir os recursos fisioterapêuticos mais adequados, independentemente da condição de saúde apresentada.

METAS E INTERVENÇÕES

O tratamento conservador (não cirúrgico e/ou medicamentoso) é reconhecido como primeira linha de tratamento na IU e prolapso dos órgãos pélvico, incluindo a terapia comportamental e a reabilitação dos MAPs[2,15]. Em geral, serão determinadas as principais metas da Fisioterapia oferecidas à mulher com IUE e prolapso de órgãos pélvicos, bem como são definidas intervenções específicas para alcançar os resultados pretendidos de acordo com evidências científicas atuais.

Meta
1. Garantir conhecimentos e atitudes que proporcionem mudanças de hábitos de vida com a finalidade de minimizar os sintomas urinários

Inicialmente é interessante propor a paciente a realização de Terapia Comportamental (TC), a qual consiste em um conjunto de técnicas que tem por objetivo promover mudanças nos hábitos que influenciam os sintomas urinários[16]. Tais mudanças ocorrem a partir do preenchimento de um diário miccional, que permite a avaliação dos hábitos miccionais, sintomas urinários e ingesta de líquidos com o objetivo de graduar a severidade da incontinência; a educação em relação ao seu próprio corpo e a condição de saúde; o treinamento vesical que tem como objetivo aumentar a capacidade vesical e o intervalo entre as micções; além de estímulo a mudança de hábitos alimentares, como a minimização da ingesta de cafeinados, álcool, frutas ácidas, achocolatados e refrigerantes (considerados irritantes vesicais) e regulação da ingestão hídrica[16].

Metas
2. Melhora da condição física geral e postura
3. Conscientização da contração e relaxamento dos MAPs
4. Reequilíbrio pélvico
5. Melhora da condição funcional do assoalho pélvico

A cinesioterapia pode ser utilizada para melhorar a condição física geral e a postura da paciente por meio de exercícios globais na bola terapêutica, alongamentos, fortalecimento diafragmático, *isostretching*, além de técnicas de reeducação postural [13]. Os MAPs formam um sistema de suporte para os órgãos pélvicos, sendo importantes na manutenção da continência urinária e fecal, no auxílio ao trabalho de parto e na atividade sexual[17]. A Sociedade Internacional de Continência considera o Treinamento do Músculo do Assoalho Pélvico (TMAP), padrão-ouro para o tratamento da IUE [18]. No entanto, é importante treinar a conscientização perineal (controle e coordenação) no início do TMAP, pois cerca de 30% das mulheres não são capazes de contrair os MAPs na primeira avaliação[19]. O TMAP pode ser realizado por meio da palpação vaginal, em que através do comando verbal o fisioterapeuta oferece um *feedback* verbal sobre a correta contração e relaxamento, bem como utilizando o biofeedback, pressórico ou eletromiográfico[2]. Estes recursos irão auxiliar na percepção da contração e relaxamento do MAP, bem como motivá-la na progressão dos exercícios[2]. A prescrição do volume de exercícios no TMAP deve ser baseada na avaliação, proposta pela escala PERFECT. A progressão do exercício deverá ser baseada nos aspectos da fisiologia do exercício, com incremento gradativo na *endurance*, número de séries e repetições. A fim de proporcionar a conscientização dos MAPs e reequilíbrio pélvico, serão executadas técnicas de reeducação postural em diferentes posições, exercícios com uso de bolas terapêuticas para realização de movimentos pélvicos de forma adequada. Os exercícios respiratórios serão utilizados durante esse tratamento[20,21]. Caso a paciente tenha alguma dificuldade nessa fase de conscientização perineal pode-se associar outros recursos como o *biofeedback* pressórico (perineômetro), biofeedback eletromiográfico e a eletroestimulação funcional do assoalho pélvico[19,20,21]. A eletroestimulação funcional do assoalho pélvico objetiva promover maior recrutamento de fibras musculares, propriocepção e resistência muscular. A localização e os parâmetros a serem utilizados devem ser individualizados de acordo com características da paciente e objetivo da terapia. A corrente alternada, de baixa frequência conhecida como FES tem sido utilizada com essa finalidade. Quanto à localização, eletroestimulação poderá ser realizada na região perineal superficial, intravaginal, ou intra-anal com eletrodos próprios para esta finalidade. A literatura propõe frequências entre 30 hz e 80 hz, com largura de pulso alta (50 μs -750 μs) e intensidade no limiar motor suficiente para promover contração visível dos MAPs. Parâmetros como duração da contração, tempo de repouso entre as contrações, rampa de subida e descida e tempo total da eletroestimulação devem ser individualizados também tomando como base o PERFECT e a condição dos MAPs da paciente[21].

Ao atingir as metas 2, 3, 4 e 5, elementos como força, resistência, controle, coordenação e hipoatividade dos MAPs serão trabalhados. Além disso, o armazenamento e o esvaziamento vesical também serão trabalhados.

Metas
6. Inclusão da paciente como sujeito ativo em seu processo de reabilitação
7. Retorno às atividades e participação social
8. Prioridade acerca da abordagem / tratamento multidisciplinar

Um aspecto importante é a paciente ser um sujeito ativo em seu processo de reabilitação e para isso ela deve aderir ao tratamento. A adesão ao treinamento dos MAPs em domicílio, após a intervenção fisioterapêutica, é importante para a manutenção dos resultados. A adesão fundamenta-se nas crenças de autoeficácia, que auxiliam o indivíduo a tornar-se ativo no processo de cuidado com a própria saúde[22]. A autoeficácia foi definida como "as crenças pessoais na capacidade de exercer uma medida de controle sobre o próprio funcionamento e os eventos ambientais"[23]. O fisioterapeuta deverá enfatizar a importância de exercitar o assoalho pélvico diariamente e realizar *feedback* constante e persuasão verbal como encorajamento para a realização dos exercícios, que devem ser responsabilidade da paciente.

Realizar o treinamento em grupo é uma boa estratégia para atendimentos no sistema público de saúde, uma vez que tem custo reduzido, além de favorecer a adesão ao tratamento, ajuda mútua, compartilhamento de informações e motivação, e com isso pode favorecer maior participação social[24]. A melhora da função do assoalho pélvico deve contribuir para retorno às atividades laborais, visando minimizar as faltas ao trabalho (e o impacto financeiro). Para este fim, uma estratégia que pode ser empregada pela paciente é a pré-contração do MAP imediatamente antes de qualquer esforço a ser realizado. Esta técnica é conhecida como *The Knack* e previne que ocorram perdas urinárias diante do aumento da pressão intra-abdominal, evitando assim situações constrangedoras do convívio social da paciente [20]. Além disso, a paciente deve ser estimulada a retornar a caminhada, visto que as atividades físicas proporcionam maior participação social, resultando em aumento do bem-estar (favorecendo o retorno as visitas familiares) e contribuindo para melhora da qualidade de vida[25].

O fisioterapeuta deve ser capaz de identificar a efetividade das intervenções, bem como a necessidade de encaminhamento da paciente a outros profissionais para uma abordagem terapêutica multidisciplinar, como psicoterapia, serviço social, enfermagem. Como exemplo no caso discutido, presume-se que os recursos fisioterapêuticos sejam efetivos para os sintomas reportados pela paciente: perda urinária, dor em baixo ventre e "sensação de bola na vagina", favorecendo indiretamente a atividade sexual da paciente, bem como o retorno às caminhadas. Caso esses sintomas persistam durante o tratamento fisioterapêutico, deve-se avaliar com outros profissionais, como enfermeiro e uroginecologista, a possibilidade da utilização do pessário vaginal ou da cirurgia de colpoperineoplastia para correção do prolapso. Nesse sentido, essas intervenções poderão contribuir positivamente para o retorno às atividades sexuais normalmente.

Percebe-se que diante de uma mesma condição de saúde (IUE e POP), o fisioterapeuta deve ter um olhar ampliando sobre a avaliação e tratamento focado na funcionalidade da mulher.

Referências

1. Kalis V, Laine K, de Leeuw J, Ismail K, Tincello G. Classification of episiotomy: towards a standardization of terminology. 2012; BJOG. 119:522-6.
2. Bo K, et al. An International Urogynecological Association (IUGA)/International Continence Society (ICS) joint report on the terminology for the conservative and nonpharmacological management of female pelvic floor dysfunction." Int Urogynecol J. 28 (2017): 191-213.
3. Meister MRL, Siobhan S, Jerry LL. Definitions of apical vaginal support loss: a systematic review. American Journal of Obstetrics and Gynecology (2016).
4. Ghoniem G, Stanford E, Kenton K et al. Evaluation and outcome measures in the treatment of female urinary stress incontinence: International Urogynecological Association (IUGA) guidelines for research and clinical practice. Int Urogynecol J Pelvic Floor Dysfunct. 2008; 19: 5-33.
5. Haylen BT et al. An International Urogynecological Association (IUGA)/International Continence Society (ICS) joint report on the terminology for female pelvic floor dysfunction. International urogynecology journal 21.1(2010):5-26.
6. Tamanini JTN et al. Validation of the Portuguese version of the King's Health Questionnaire for urinary incontinent women. Revista de Saúde Pública 37.2 (2003): 203-11.
7. Laycock J, Jerwood D. Pelvic floor muscle assessment: The PERFECT scheme. Physiotherapy. 2001; 87:631-41.
8. Sung VW, Hampton BS. Epidemiology of Pelvic Floor Dysfunction. Obstet. Ginecology Clin. 2009;36 421-43
9. Ferreira C, Homsi J, Bø K. The Pad Test for urinary incontinence in women. Journal of physiotherapy 61.2 (2015): 98.10.
10. Kamper SJ, Christopher GM, Grant M. Global rating of change scales: a review of strengths and weaknesses and considerations for design. Journal of Manual & Manipulative Therapy. 17.3 (2009): 163-70.
11. Kwon BE et al. Quality of life of women with urinary incontinence: a systematic literature review. Facilities 1 (2010): 7-12.
12. Tamanini JTN et al. Validation of the" international consultation on incontinence questionnaire-short form (ICIQ-SF) for Portuguese. Revista de saúde pública 38.3 (2004): 438-44.
13. Palma PCR. Diagnóstico Clínico e Fisioterapêutico da Incontinência Urinária Feminina. In: Urofisioterapia Aplicações Clínicas das Técnicas Fisioterapêuticas nas Disfunções Miccionais e do Assoalho Pélvico. 2009.
14. Syan R, Benjamin MB. Guideline of guidelines: urinary incontinence. BJU International.117.1 (2016): 20-33.
15. Chiarapa TR, Cacho DP, Alves AFD. Avaliação Cinético Funcional. In: Chiarapa TR, Cacho DP, Alves AFD. Incontinência urinária feminina: assistência fisioterapêutica e multidisciplinar. São Paulo: Livraria Médica Paulista. 2007. p. 71-122.
16. Newman DK, Wein AJ. Office-Based Behavioral Therapy for Management of Incontinence and Other Pelvic Disorders. Urol Clin N Am 40 (2013) 613-35.
17. Chermansky CJ, Pamela AM. Role of pelvic floor in lower urinary tract function. Autonomic Neuroscience. 200 (2016): 43-8.
18. Abrams P, Andersson L, Birder L, Brubaker L, Cardozo C, Chapple A et al. Fourth international consultation on incontinence recommendations of the international scientic committee: evaluation and treatment of urinary incontinence, pelvic organ prolapse, and fecal incontinence. Neurourol Urodyn. 2010;29:213-40.
19. Bø K. Pelvic floor muscle training in treatment of female stress urinary incontinence, pelvic organ prolapse and sexual dysfunction. World J Urol. 2012;30:437-43.
20. Price N, Rehana D, Simon RJ. Pelvic floor exercise for urinary incontinence: a systematic literature review. Maturitas. 67.4 (2010): 309-15.
21. Schreiner L, Santos TG, Souza ABA, Nygaard CC, Filho IGS. Electrical Stimulation for Urinary Incontinence in Women: A Systematic Review. Int. Braz J Urol. 2013. 39(4): 454-64.
22. Sacomori C, Cardoso FL, Porto IP, Negri NB. The development and psychometric evaluation of a self-efficacy scale for practicing pelvic floor exercises. Braz J Phys Ther. 2013;17(4):336-42.
23. Bandura A. A evolução da teoria social cognitiva. In: Bandura A, Azzi RG, Polydoro S. Teoria Social Cognitiva: Conceitos Básicos. Porto Alegre: Artmed; 2008.
24. Lamb SE, Pepper J, Lall R, Jørstad-Stein EC, Clark MD, Hill L et al. Group treatments for sensitive health care problems: a randomised controlled trial of group versus individual physiotherapy sessions for female urinary incontinence. BMC Women's Health. 2009; 9:26.
25. Chodzko-Zajko WJ, Proctor DN, Fiatarone Singh MA, Minson CT, Nigg CR, Salem GJ et al. Exercise and physical activity for older adults. Medicine and Science in Sports and Exercise. 2009;41(7)1510-30.

FISIOTERAPIA EM TERAPIA INTENSIVA

SEÇÃO IX

Displasia Broncopulmonar

CAPÍTULO 52

Elisete Mendes Carvalho

Observação: palavras e expressões listadas no Glossário do capítulo estão destacadas no texto com um asterisco.

APRESENTAÇÃO DO CASO CLÍNICO

Recém-Nascido (RN), nasceu após 28 semanas de gestação pesando 750 gramas. Devido ao intenso desconforto respiratório, foi intubado no quinto minuto após o nascimento e submetido à Ventilação Mecânica Invasiva (VMI) convencional*, sendo transportado em seguida para a Unidade de Tratamento Intensivo Neonatal (UTIN). A radiografia de tórax realizada após instituição da VMI evidenciou padrão reticulogranular difuso consistente com Síndrome do Desconforto Respiratório Neonatal (SDR)*. O RN recebeu tratamento com surfactante exógeno*. A primeira alíquota foi administrada na primeira hora de vida, mantendo-se estável, e a segunda alíquota com 12 horas de vida, observando-se relativa melhora das trocas gasosas e das condições clínicas. Com três dias de vida, o RN apresentou concentração de dióxido de carbono (PaCO_2) de 60 mmHg e Pressão Arterial (PA) de 45/20 mmHg. Ausculta pulmonar revelava aumento da produção de muco com presença de roncos e estertores difusos. A ausculta cardíaca evidenciou sopro cardíaco e o ecocardiograma com Doppler * mostrou shunt esquerda-direita*, confirmando Persistência do Canal Arterial (PCA)*. O RN foi tratado com indometacina para fechamento do canal arterial, porém não foi possível extubá-lo devido à distorção de caixa torácica (presença de retrações intercostais), dispneia, movimentação espontânea mínima, hipotonia global, tendo suas extremidades em padrões de extensão e abdução, permanecendo dependente de VM com parâmetros ventilatórios baixos (FiO_2 ≤ 0,40, FR < 30 cpm, PIP < 20 cmH_2O e PEEP ≤ 6 cmH_2O). Ao longo das semanas subsequentes o RN evoluiu com piora do desconforto respiratório, aumento das retrações intercostais necessitando níveis de Fração Inspirada de Oxigênio (FiO_2) = 70% cmH_2O, Pressão de Pico Inspiratório (PIP) = 23 cmH_2O e Frequência Respiratória (FR) = 50 ciclos/min. A radiografia de tórax mostrou infiltrado bilateral e os exames laboratoriais revelaram presença de gram-negativos na amostra sanguínea, tendo início a antibioticoterapia no sétimo dia de vida. Observou-se progressivamente aumento do diâmetro anteroposterior do tórax, elevação acentuada das últimas costelas, elevação do esterno e retração da cintura escapular. Com 28 dias de vida, o RN pesava 900 g e ainda necessitava de suporte ventilatório com níveis de FIO_2 entre 35% e 40%. Além disso, encontrava-se irritado ao manuseio, com sinais de dor observados pela expressão facial contraída, presença de resmungos, respiração irregular e com braços e pernas estendidas, atingindo pontuação 4 na *Neonatal Infant Pain Scale* (NIPS)*. Neste ponto, a radiografia de tórax apresentava alterações císticas, hiperinsuflação, espessamento brônquico e áreas de atelectasia compatível com Displasia Broncopulmonar (DBP)*. Na monitorização respiratória, os gráficos de fluxo-volume (*loops*) evidenciavam sinais de limitação do fluxo expiratório. No segundo mês de vida, após ter sido submetido a tratamento farmacológico prolongado com anti-inflamatório, diurético, broncodilatador e suplementação nutricional, o RN apresentou melhora

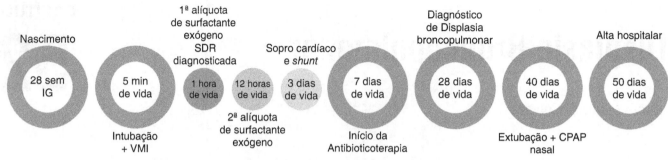

Figura 52.1 Linha do tempo da evolução clínica do RN.

clínica, ganho ponderal satisfatório e ingestão calórica adequada, sem distúrbios hidroeletrolíticos. Evoluiu para extubação seguida da administração de Pressão Positiva Contínua nas Vias Aéreas (CPAP)* por pronga nasal no 40º dia, seguido de oxigenioterapia por cânula nasal, sendo esta última descontinuada progressivamente. O RN evoluiu sem dispneia ou sintomas respiratórios relevantes, tendo alta da UTI e transferido para a Unidade de Cuidados Intermediários Convencionais (UCINco) e posteriormente para a Unidade de Cuidados Intermediários Convencionais Canguru (UCINca). Durante todo o período de internação nas unidades neonatais o RN recebia visita diária dos pais, que após serem acolhidos e devidamente esclarecidos pela equipe interdisciplinar acerca das condições do seu bebê, bem como dos benefícios dos procedimentos e tratamentos realizados, aceitaram realizar, sempre que possível, a posição Canguru*. No momento da alta hospitalar, aos 50 dias de vida do bebê, os pais já se encontravam capacitados a reconhecer sinais de piora e receberam orientações para os cuidados domiciliares. A Figura 52.1 apresenta os principais marcos da evolução clínica do RN, de forma esquemática.

GLOSSÁRIO

CPAP [10]: modalidade de Ventilação Não Invasiva (VNI) que utiliza pressão constante ou variável para fornecer suporte ventilatório sem a intubação traqueal. Os equipamentos mais utilizados para fornecer a CPAP são: ventilador, CPAP de bolhas e CPAP de fluxo variável.

Displasia Broncopulmonar (DBP)[8]: considerada em neonatos prematuros dependentes de oxigênio em concentrações acima de 21% por um período maior ou igual a 28 dias. De acordo com a idade gestacional ao nascimento, o paciente deve ser submetido à reavaliação e à determinação da gravidade (Tabela 52.1)

Ecocardiograma com *Doppler*[5]: instrumento de grande importância na avaliação cardiológica, sendo um exame não invasivo e seguro utilizado para a detecção dos distúrbios cardiovasculares anatômicos ou funcionais no recém-nascido, bem como para a confirmação diagnóstica do canal arterial e avaliação da sua repercussão hemodinâmica e funcional.

Tabela 52.1 Critérios diagnósticos e de classificação da gravidade da DPB[9]

RN dependente de O_2 Idade gestacional ao nascimento suplementar aos 28 dias < 32 semanas > 32 semanas		
Época de reavaliação#	36 semanas de IPM* ou à AH##	56 dias de vida ou à AH##
DBP leve	Ar ambiente	Ar ambiente
DBP moderada	Em $FIO_2 < 0{,}30^+$	Em $FIO_2 < 0{,}30^+$
DBP grave	Em $FIO_2 \geq 0{,}30$ e/ou CPAP ou VM**	Em $FIO_2 \geq 0{,}30$ e/ou CPAP ou VM**

Época de reavaliação: na data da reavaliação, o uso da oxigenoterapia e/ou suporte ventilatório não deve representar um evento agudo, porém um estado em que o RN esteja sendo submetido à terapia há algum tempo
##AH : alta hospitalar, sendo considerada o que ocorrer primeiro
*IPM: Idade pós-menstrual
+: : não há descrição do modo pelo qual se mensura a FIO_2
**VM: ventilação mecânica

***Neonatal Infant Pain Scale* (NIPS)** [7]: a NIPS possui seis indicadores de dor, avaliados de zero a dois pontos. Trata-se de uma avaliação rápida, que pode ser empregada em recém-nascidos a termo e pré-termo. Uma pontuação igual ou superior a 4 indica presença de dor.

Persistência do canal arterial (PCA) [6]: é uma cardiopatia congênita caracterizada por um defeito anatômico, envolvendo as camadas média e subendotelial que impedem o fechamento do ducto na vida pós-natal. Geralmente a PCA acarreta alterações hemodinâmicas significativas nas circulações sistêmica e pulmonar do prematuro desde os primeiros dias de vida. A apresentação clínica depende do calibre ductal, da magnitude do *shunt* esquerda-direita, da idade gestacional e da resistência vascular pulmonar

Posição Canguru [11]: o RN é colocado em posição vertical ou diagonal elevada, entre as mamas, no seio. Em posição vertical, de frente para a mãe, cabeça lateralizada, membros superiores flexionados, aduzidos com cotovelos próximos ao tronco, e membros inferiores flexionados e aduzidos, envolvendo a díade com uma faixa de algodão moldável para maior segurança.

***Shunt* esquerda-direita** [4]: desvio do fluxo sanguíneo sistêmico para o pulmonar. As repercussões cardíacas, pulmonares e sistêmicas dependem, principalmente, da magnitude do desvio do fluxo esquerdo-direito e, como consequência, ocorre sobrecarga volumétrica em câmaras esquerdas, secundária ao incremento do fluxo pulmonar.

Síndrome do Desconforto Respiratório Neonatal (SDR) [2]: expressão clínica decorrente da deficiência quantitativa e qualitativa do surfactante alveolar associada à imaturidade estrutural dos pulmões, complicada pela má adaptação do RN à vida extrauterina e pela imaturidade de múltiplos órgãos.

Surfactante exógeno [3]: modalidade terapêutica indicada para pacientes prematuros com diagnóstico estabelecido de SDR, em que a deficiente função do sistema surfactante decorre primariamente da falta de sua produção endógena devido à imaturidade pulmonar. Vários são os preparados oferecidos mundialmente para a utilização clínica, podendo ser citados dentre eles os derivados de extrato de pulmão de porco (Curosurf®), extrato de pulmão bovino (Survanta®), lavado de pulmão bovino (Alveofact®) e um surfactante artificial (Exosurf®).

Ventilação Mecânica Invasiva (VMI) convencional [1]: método amplamente utilizado tanto em unidades de terapia intensiva quanto em emergências como suporte ventilatório para pacientes que evoluem com insuficiência respiratória aguda ou crônica. O modo ventilatório será estabelecido pela integração das variáveis do ciclo respiratório associadas às características do ventilador, sendo os modos convencionais aqueles de controle de pressão ou volume.

Questões para discussão

1. A partir do caso clínico acima descrito, quais os fatores predisponentes para o surgimento da DBP?
2. Considerando a condição de saúde do RN em questão, quais são as alterações da função pulmonar/biomecânica e suas implicações para o cuidado no seguimento desses pacientes?
3. Quais as estratégias de intervenção mais adequadas?
4. Quais possíveis complicações podem interferir na assistência fisioterapêutica?
5. Que cuidados devem ser tomados durante as intervenções propostas?
6. Qual o prognóstico da assistência fisioterapêutica?
7. Como os fatores contextuais podem influenciar os resultados esperados?

OBJETIVOS

- Reconhecer os fatores predisponentes para o surgimento da DBP.
- Identificar as alterações na mecânica respiratória, bem como suas repercussões no desenvolvimento neuropsicomotor do RN e em sua funcionalidade.
- Descrever um plano de assistência fisioterapêutica adequado para recém-nascidos com DBP.
- Descrever instrumentos de avaliação da funcionalidade confiáveis e reprodutíveis visando identificar a efetividade da intervenção proposta a curto, médio e a longo prazo em RNs com DBP.
- Estabelecer critérios para avaliar a resposta à intervenção durante as intervenções fisioterapêuticas.
- Identificar as manifestações clínicas bem como conhecer características radiológicas do tórax, equilíbrio hidroeletrolítico e ácido-básico na DBP, que proporcionem uma monitorização criteriosa e adequada ao RN.
- Conhecer estratégias de proteção pulmonar na DBP.
- Propor, após a alta hospitalar, seguimento da fisioterapia em nível ambulatorial e/ou prestar orientações à família para a identificação de sinais e sintomas de risco bem como para a realização de cuidados domiciliares visando a um adequado desenvolvimento neuropsicomotor do RN.

AVALIAÇÃO E DIAGNÓSTICO DA FUNCIONALIDADE

A prematuridade pode acarretar alterações anatômicas e estruturais no cérebro em virtude da interrupção das etapas de evolução e desenvolvimento pré-natal, a qual prejudica a maturação desse órgão após o nascimento. Tais alterações podem levar a déficits funcionais e os RNPTs tornam-se mais vulneráveis a problemas cognitivos e motores [12].

A assistência fisioterapêutica na DBP deve ser recomendada com vistas à redução das sequelas pulmonares a longo prazo, proporcionando redução nos processos de hiperinsuflação, favorecendo melhoria na mecânica respiratória, minimizando o trabalho respiratório e atuando na prevenção do retardo no desenvolvimento neuropsicomotor. Deve-se inicialmente avaliar de forma criteriosa a quantidade e o tipo de estímulo que o RN necessita, baseado em seu estado neurocomportamental, condição clínica, maturidade, nível de desenvolvimento e necessidades. Caso o RN apresente sinais de estresse quando submetido ao estímulo sensitivo, este deve ser interrompido e reiniciado em outro momento.

Na era pré-surfactante, os achados anatomopatológicos da DBP caracterizavam-se pelo predomínio de processo inflamatório crônico e fibrose do parênquima pulmonar, além da metaplasia epitelial escamosa e hipertrofia de músculo liso das vias aéreas. Como a lesão pulmonar e o quadro clínico eram mais graves, o acometimento do sistema cardiovascular era também mais proeminente, com proliferação da camada íntima, hipertrofia da camada muscular e do ventrículo direito (*cor pulmonale*), sendo denominada de displasia broncopulmonar clássica. Essa DBP clássica é pouco comum nos dias atuais, devido ao uso do corticoide antenatal, da reposição neonatal de surfactante, de estratégias ventilatórias menos agressivas e à melhoria dos cuidados de suporte do recém-nascido prematuro.

Ainda pode ser observada, entretanto, em pacientes que necessitam de suporte ventilatório agressivo e prolongado, como na síndrome de aspiração meconial grave, hipoplasia pulmonar associada à hérnia diafragmática e pneumonia congênita acompanhadas de hipertensão pulmonar, entre outras disfunções [13]. A DBP nova ou atípica é caracterizada por um comprometimento pulmonar mais atenuado, hiperdistensão homogênea das vias aéreas e alvéolos com menor grau de fibrose, de proliferação celular e de hipertrofia da musculatura lisa. A lesão pulmonar predominante é a hipoalveolização decorrente da estagnação do crescimento e desenvolvimento pulmonar. A nova DBP apresenta menor dependência de oxigênio e menor trabalho respiratório, quando comparada com a forma clássica. Atualmente a DBP deve ser considerada em neonatos prematuros dependentes de oxigênio em concentrações acima de 21% por um período superior ou igual a 28 dias. Tal definição possibilitou identificar os graus de comprometimento dos sistemas respiratório e neurológico em lactentes prematuros de forma mais precisa do que definições anteriores. O diagnóstico da DBP fundamenta-se em manifestações clínicas não específicas. Ocorre prejuízo no ganho ponderal e estatura, sendo observados aumento do esforço respiratório (presença de retrações subcostais e intercostais, uso de musculatura acessória, batimento de asa de nariz e respiração abdominal), taquipneia e necessidade de oxigênio suplementar.

A ausculta pulmonar evolui frequentemente para sibilância recorrente, estertores e roncos. A associação entre prematuridade, uso de ventilação mecânica, toxicidade do oxigênio, inflamação, infecção e genética representam fatores determinantes para a interrupção do crescimento pulmonar [14]. Os principais achados radiológicos são linhas de opacificações peribrônquicas, hiperinsuflação e envolvimento bilateral. A maioria dos pacientes com DBP apresenta alterações radiológicas à Tomografia Computadorizada de Alta Resolução (TCAR), nas quais podem ser observados espessamento do interstício peribrônquico e interlobular, faixas parenquimatosas subpleurais e áreas de hiperextensão de aspecto cístico e atelectasias, conferindo ao pulmão uma aparência de "pedras de calçamento" [15].

A literatura relata que a PCA está relacionada à DBP, visto que essa cardiopatia congênita leva ao *shunt* esquerda-direita com hiperfluxo pulmonar e consequente edema intersticial e alveolar, causando redução na complacência pulmonar e incremento da resistência das vias aéreas, com prejuízo na ventilação e necessidade de suporte ventilatório[16]. Em virtude da presença da SDR e da PCA, o manejo hídrico adequado e o uso de diuréticos tornam-se benéficos para a maioria dos RNs com DBP. A ventilação mecânica, quando indicada, deve ser estabelecida por meio de um plano de metas de ventiloterapia que implemente estratégias de proteção pulmonar, que incrementem o volume do pulmão, evitem a hiperinsuflação (volutrauma) bem como a sequência colapso-reinsuflação das vias aéreas (atelectrauma) e o biotrauma, que consiste na liberação de mediadores inflamatórios, resultando em lesão tecidual local e a distância. O emprego das estratégias de proteção pulmonar considera ainda níveis de $PaCO_2$ mais elevadas (hipercapnia permissiva - $PaCO_2$ máxima de 65 mmHg desde que pH esteja acima de 7,20) e SpO_2 em níveis mais baixos [17]. A oximetria de pulso, a monitorização transcutânea de CO_2 e a gasometria arterial podem auxiliar imensamente no desmame. É recomendável a oxigenoterapia suplementar com o objetivo de manter a saturação de oxigênio em 92%-95% durante o sono e às mamadas. Sibilância recorrente é comum bem como provas de função respiratória com limitação ao fluxo aéreo reversível, as quais justificam a utilização de β2-agonistas durante os episódios de obstrução brônquica. Os diuréticos diminuem o acúmulo de líquidos nos pulmões, otimizando a complacência e reduzindo a resistência pulmonar. Os esteroides são indicados para minimizar a inflamação na DBP. Já as infecções bacterianas, que comumente ocorrem como complicações aos quadros virais ou decorrentes de morbidades como síndromes aspirativas crônicas, são tratadas com antibióticos. O acompanhamento exige atuação efetiva da equipe multidisciplinar em virtude da complexidade da doença do ponto de vista clínico, social e psicológico. Uma vez desenvolvida a DBP, os objetivos primários consistem em reduzir a agressão pulmonar, minimizar a inflamação e favorecer a maturação pulmonar. O tratamento para RNs com DBP deve considerar uma abordagem integrada, que proporcione oferta adequada de oxigênio, aporte de calorias, vitaminas e minerais para a defesa antioxidante e processos de reparação tecidual, diuréticos e broncodilatadores para otimizar a função pulmonar, bem como tratamento para a infecção recorrente. Atenção deve ser dada aos níveis de estimulação sensório-motora e do suporte ao desenvolvimento neurológico [18].

RECURSOS DIAGNÓSTICOS PROPOSTOS

Recurso	O que avalia?	Como avalia?
NIPS (*Neonatal Infant Pain Scale*)[7]	Dor em recém-nascidos	**6 indicadores de dor avaliados de 0 a 2 pontos:** **Expressão facial:** relaxada /contraída **Choro:** ausente/resmungos **Respiração:** relaxada/alterada **Braços:** relaxados/fletidos/estendidos **Pernas:** relaxadas/fletidas/estendidas **Estado de consciência:** dormindo/calmo/desconfortável **Pontuação máxima de 7 pontos** **Presença de dor:** 4 pontos

Quadro 52.1 Avaliação do caso clínico segundo a Classificação Internacional de Funcionalidade, Incapacidade e Saúde (CIF)

	Funções e estruturas do corpo	Limitações de atividades	Restrição na participação
Perspectiva do fisioterapeuta	Distorção da caixa torácica		
	Movimentação espontânea mínima		
	Hipotonia global		
	Extremidades em padrão de extensão e abdução		
	Dispneia		
Fatores contextuais			
Pessoais			
• RN prematuro (28 semanas de idade gestacional)			
• Imaturidade de órgãos e sistemas			
• Dificuldade de adaptação ao ambiente extrauterino			
Ambientais			
• Ambiente estressante da UTI neonatal (ruídos, luminosidade, variações térmicas)			
• Manipulação excessiva, restrição ao posicionamento			
• Presença de cânula orotraqueal, ventilação mecânica			
• Em tratamento por equipe interdisciplinar			

Baseado em tradução livre de esquema publicado em Rundell SD, Davenport TE, Wagner T. Physical Therapist Management of Acute and Chronic Low Back Pain Using the World Health Organization's International Classification of Functioning, Disability and Health. Phys Ther [Internet]. 2009 Jan 1;89(1):82–90. Available from: http://ptjournal.apta.org/cgi/doi/10.2522/ptj.20080113

METAS E INTERVENÇÕES

Em linhas gerais, serão traçadas as principais metas da fisioterapia oferecidas ao RN acometido de DBP, tanto na fase aguda como na fase crônica da doença, bem como os aspectos relacionados à prevenção e ao tratamento de complicações pulmonares e extrapulmonares por meio de intervenções mais adequadas para alcançar os resultados desejados.

Metas
1. Adequação das estratégias ventilatórias
2. Otimização da mecânica respiratória
3. Minimização do trabalho respiratório
4. Manutenção da permeabilidade das vias aéreas e níveis adequados de saturação de oxigênio

A DBP é uma patologia que cursa com hipersecreção pulmonar e propensão ao desenvolvimento das atelectasias. Assim, visto que os RNs com DBP apresentam particularidades anatomofisiológicas que prejudicam a eliminação das secreções das vias aéreas, como mecânica respiratória ineficiente para a manutenção do volume pulmonar, deficiência da ventilação colateral (poros de Khon e canais de Lambert reduzidos), distorção anatômica das vias aéreas, inflamação e edema de mucosa, além da imaturidade dos mecanismos de tosse, a aplicação das técnicas fisioterápicas respiratórias, exercem papel fundamental para minimização desse quadro. Várias técnicas de fisioterapia respiratória têm sido descritas na literatura, entretanto na UTI neonatal, algumas não são empregadas, em virtude da incapacidade de cooperação do RN ou risco potencial do procedimento, principalmente o grau de manipulação requerido na técnica fisioterapêutica. A I Recomendação Brasileira de Fisioterapia Respiratória em UTI Pediátrica e Neonatal publicada em 2012, apresentou as recomendações para o emprego das técnicas de fisioterapia respiratória em RNs, lactentes, crianças e adolescentes em ventilação pulmonar mecânica e no período de até 12 horas após o período de extubação baseada na literatura disponível[19]. Os níveis de evidência e os graus de recomendação para justificar a conduta (classificados em A, B, C e D) estiveram de acordo com o método Oxford Centre [20]. Neste documento encontram-se as recomendações das técnicas de desobstrução das vias aéreas: (1) avaliação; (2) aumento do fluxo expiratório (AFE); (3) hiperinsuflação manual (HM); (4) percussão torácica; e as combinações dessas quatro categorias de técnicas de fisioterapia respiratória. Em relação as técnicas para reexpansão pulmonar, estão incluídas nas recomendações, a HM e suas combinações, a ventilação percussiva intrapulmonar e as compressões torácicas seguidas de liberação lenta e completa da caixa torácica. A presença da Cânula Orotraqueal (COT) associada ao fornecimento de gases de forma inadequada (frio e seco) podem levar a produção, acúmulo e obstrução da via aérea artificial durante o período em que o RN estiver sob suporte ventilatório mecânico. Outro fator agravante no RN com DBP e cronicamente ventilado é a estenose subglótica, secundária à intubação endotraqueal prolongada. Essa complicação pode ser confirmada pelo surgimento de uma obstrução extratorácica observada nos gráficos de fluxo-volume (*loops*), evidenciando sinais de limitação do fluxo expiratório. Torna-se fundamental que o fisioterapeuta esteja atento aos aspectos que visam contribuir para a recuperação do RN e evitar iatrogenias. A umidificação e o aquecimento do gás inspirado visam a melhorias relativas a viscosidade e densidade do muco. A estabilidade da cânula traqueal deve ser almejada, para evitar extubações acidentais, lesões de cordas vocais e, ainda, o surgimento de laringotraqueobroncomalacia.

A aspiração endotraqueal exige cuidado rigoroso em virtude dos efeitos indesejáveis que podem ocorrer, sobretudo em prematuros e em RNs que requerem aspirações frequentes. Estudo recente [21] recomenda que a aspiração endotraqueal em RNs intubados seja realizada na vigência de sinais clínicos de secreção traqueal, principalmente identificados pela presença de roncos ou ao detectar-se redução dos sons respiratórios à ausculta pulmonar, não devendo, portanto, ser realizada rotineiramente, para a prevenção da obstrução das vias aéreas. O tempo de aspiração não deve ultrapassar 15 segundos, e a pressão de sucção não deve exceder 100 mmHg negativos. A hiperoxigenação deve ser indicada quando o RN apresentar queda relevante da saturação periférica de oxigênio durante a aspiração. Quando necessária para a minimização da hipoxemia, recomenda-se a pré-oxigenação 30-60 segundos antes, durante e 1 minuto após a aspiração endotraqueal, com FIO_2 10% - 20% superior àquela que se encontrava antes do procedimento. A instilação de solução salina, por sua vez também não deve ocorrer de forma rotineira. As manobras de contenção postural devem ser adotadas durante os procedimentos de aspiração em RNPTs.

Fatores como a fadiga dos músculos respiratórios, nível nutricional inadequado, processos infecciosos recorrentes, desequilíbrio ácido-básico estão entre as causas que podem comprometer o progresso na evolução do RN. Recomenda-se prevenir o desgaste energético e a fadiga dos músculos respiratórios, adotando-se medidas para evitar a agitação e o choro do RN. A manipulação não deve ser excessiva, permitindo o sono e o repouso. Os RNs com DBP estão sob o risco de apresentarem prejuízos no crescimento e desenvolvimento neurológico, devido aos episódios recorrentes de hipóxia, associação de DBP com a hemorragia ventricular e leucomalacia periventricular, nutrição inadequada durante a fase de crescimento crítico cerebral e períodos prolongados de hospitalização. As intervenções da fisioterapia respiratória, propostas anteriormente assumem também grande valia no controle da dispneia, visto que seus objetivos consistem na prevenção ou redução no surgimento de situações que aumentam o trabalho respiratório tais como obstrução por secreção, atelectasia, hiperinsuflação pulmonar e alteração da relação ventilação-perfusão.

As metas para a fisioterapia, a seguir, são estabelecidas considerando-se que os RNs prematuros estão sob o risco de apresentarem atraso ou alterações no seu desenvolvimento neuropsicomotor, devido à imaturidade de órgãos e sistemas, tornando-os mais suscetíveis a complicações e permanência hospitalar prolongada nas unidades neonatais, evoluindo com necessidade de acompanhamento fisioterapêutico.

Metas
5. Participação do RN nas experiências sensório-motoras normais
6. Encorajar o desenvolvimento das habilidades motoras, do tônus postural e organização neurocomportamental
7. Prevenção do retardo no desenvolvimento neuropsicomotor

Para atingir as metas propostas, recomendam-se estratégias de intervenção precoce como forma de potencializar a interação do RN com o ambiente por meio de estímulos visuais, auditivos e táteis, proporcionando respostas próximas ao padrão de normalidade e a inibição do surgimento de movimentos e posturas inadequados.

O desenvolvimento da mobilidade depende do equilíbrio entre o tônus muscular ativo e o passivo; assim, considerando que o prematuro é incapaz de realizar ajustes posturais devido ao seu baixo tônus muscular e à incapacidade de seus sistemas de auto-organização, o posicionamento terapêutico representa um tipo de intervenção, de caráter não invasivo, composto de cuidados voltados para o desenvolvimento do recém-nascido que promovem o equilíbrio muscular, a simetria e o movimento de forma adequada, prevenindo o desenvolvimento de desordens de tônus e o surgimento de padrões indesejáveis. A inserção de limites e apoios que garantam a contenção e ofereçam a sensação de segurança, bem como os estímulos aos movimentos de flexão, assumem valiosa importância para o RN, uma vez que favorece o equilíbrio entre as necessidades de contenção e as de movimentação. A adoção de uma postura adequada assim como as mudanças frequentes de decúbito proporcionam melhores condições biomecânicas ao segmento toracoabdominal e otimiza o trabalho da musculatura diafragmática com menor gasto energético. A posição prona proporciona ao RN o uso da musculatura extensora da cabeça e promove a flexão das extremidades. A flexão também é facilitada em prono pela influência do reflexo tônico-labiríntico. O posicionamento em prono também está associado à estabilidade cardiorrespiratória e ao sincronismo toracoabdominal, além de proporcionar períodos de sono mais tranquilos. A posição lateral proporciona a estabilidade postural e o movimento de flexão e extensão da cabeça, auxiliando na manutenção dos membros superiores na linha média, favorecendo assim a simetria e o estímulo ao contato visual com as mãos. Favorece ainda o desenvolvimento neuromotor por otimizar a simetria e a auto-organização, sem resultar prejuízos para a função respiratória. A posição supina promove simetria e movimentos antigravitacionais. Tal posicionamento facilita os cuidados e a visualização do RN, entretanto é a posição que mais está associada a efeitos deletérios para o RN, como favorecimento do tônus extensor, hiperextensão cervical, abdução com rotação externa dos membros superiores e inferiores e maior assincronia toracoabdominal[22].

A maioria dos RNPTs apresenta riscos de atraso no desenvolvimento motor e cognitivo, alterações no tônus muscular, bem como distúrbios comportamentais e de linguagem. Inúmeros fatores de risco relacionados ao período neonatal podem ter repercussões sobre o desenvolvimento neuropsicomotor. A vulnerabilidade do sistema nervoso imaturo a danos estruturais e funcionais, resultantes de alterações vasculares, pode levar a quadros de paralisia cerebral, retardo mental e distúrbios visuais/auditivos. Os sistemas sensoriais se desenvolvem no período intrauterino conforme a sequência tátil, vestibular, auditiva, olfativa/gustativa e visual. Tais sistemas entram em funcionamento antes que ocorra maturação completa das estruturas, havendo, portanto, uma influência bidirecional entre estrutura e função [23]. As alterações clínicas que acometem o RNPT no período neonatal, tais como a SDR, os distúrbios metabólicos, a PCA, as infecções perinatais, bem como a DBP, são descritas como fatores importantes para o surgimento de atrasos no desenvolvimento [24].

Na DBP, ocorre um desequilíbrio de forças musculares entre o tórax (músculos inspiratórios) e o abdômen (músculos expiratórios) provocando alterações mecânicas. A modificação da postura do tórax ocorre devido ao progressivo aumento do volume pulmonar e ao esforço dos músculos respiratórios para executar suas funções contra a resistência imposta pelas vias aéreas obstruídas. O esforço respiratório eleva o estado de tensão e promove encurtamento dos músculos inspiratórios que, por sua vez, tracionam as costelas para uma posição mais elevada. Tais alterações na mecânica respiratória, oriundas da enfermidade pulmonar, levam também à disfunção ventilatória. Isso porque a elevação das costelas inferiores associada a um aumento do volume pulmonar altera a configuração geométrica do diafragma, reduzindo a sua área de justaposição. Tais alterações levam à fixação dos reflexos primitivos, diminuindo as possibilidades de experiência sensorial, com prejuízos no desenvolvimento motor normal, dificultando autocorreção das disfunções torácicas. O método de Reequilíbrio Toracoabdominal (RTA), idealizado pela fisioterapeuta Mariângela Pinheiro de Lima, é uma técnica de fisioterapia que tem por objetivo incrementar a ventilação pulmonar e promover a remoção de secreções pulmonares e das vias aéreas por meio da reorganização do sinergismo muscular respiratório, que se perde na presença de disfunção respiratória. Tal método tem apresentado bons resultados no que diz respeito às alterações ocorridas na mecânica toracoabdominal [25].

Crianças que permanecem hospitalizadas por distúrbios respiratórios, na faixa etária de zero a 12 meses de vida, apresentam atraso no desenvolvimento sensório-motor causado pela alteração de seu estado geral, pelo ambiente hospitalar e pela postura que adquirem em função da enfermidade. A intervenção precoce tem como objetivo oferecer condições para que o RN se auto-organize, promovendo a normalização do tônus, reduzindo os padrões e posicionamentos anormais, as contraturas musculares, as deformidades e o surgimento de sequelas, proporcionando assim a estabilidade fisiológica e otimização na interação social. É preconizado, portanto, que o programa de intervenção precoce seja individualizado, devendo obedecer às adequações do ambiente, em conformidade com as particularidades do cuidado intensivo, e que esteja de acordo com a maturidade do RN e apropriado às condições clínicas, fisiológicas e neurocomportamentais. Este programa deve considerar ainda a quantidade de estímulos que o RN pode suportar, bem como deve ser sensível às respostas do RN aos estímulos oferecidos [26]. Um protocolo descrito em 1988 pelo setor de fisioterapia neonatal do CAISM/UNICAMP [27] preconiza que a estimulação deve ser iniciada mediante a estabilização clínica e hemodinâmica, em RNs com mais de 72 horas de vida e peso superior a 1.100 g, estando o RN em curva de ganho ponderal ascendente e sendo respeitados os sinais de estresse, o sono profundo e no mínimo, dois terços do tempo após ofertada a última dieta. As técnicas empregadas têm como objetivo o processo de aprendizagem e a estimulação das funções corticais e se fundamentam na cinesioterapia, integração sensorial, facilitação neuromuscular proprioceptiva, posicionamento terapêutico e outras estratégias que favoreçam o crescimento e desenvolvimento do RN. O tratamento visa a normalização do tônus, inibição dos padrões de movimento e postura indesejados, bem como ao incremento do limiar de sensibilidade tátil e cinestésica. Adicionalmente, estão também inseridos no programa de intervenção precoce, a promoção de um melhor nível de organização sensório-motora, adequação do comportamento autorregulatório, prevenção de disfunções musculoesqueléticas, emprego de estratégias não farmacológicas para alívio da dor e estresse, sendo estes últimos avaliados por meio de escalas apropriadas, e o incentivo à interação da família com o RN.

O prognóstico neurológico irá depender da gravidade da DBP e de outros fatores de risco para o retardo no desenvolvimento, que frequentemente acometem essas crianças, tais como a hemorragia perintraventricular, leucomalacia periventricular, retinopatia da prematuridade, perda auditiva, entre outros.

Metas
8. Atenção humanizada na unidade de cuidados intensivos neonatal
9. Participação e envolvimento da família com o filho e adaptação destes às rotinas hospitalares
10. Empoderamento dos pais para reconhecimento dos sinais precoces de descompensação respiratória, medidas a tomar e cuidados pós-alta hospitalar

Em razão de o RN, principalmente o prematuro, apresentar ao mesmo tempo dependência e vulnerabilidade ao ambiente de cuidados intensivos neonatais, torna-se de extrema importância que esse ambiente seja cada vez mais favorável ao seu desenvolvimento, atendendo com mais presteza as suas demandas fisiológicas e neurocomportamentais e favorecendo o seu crescimento e desenvolvimento saudáveis. Ao se falar em RN internado na UTIN, tanto o processo de hospitalização quanto enfermidade são contextos dolorosos para pais, filhos e equipe. Assim, para que seja realizada uma assistência humanizada na UTI neonatal torna-se imprescindível estar atento para três aspectos: as particularidades do ambiente físico inóspito, o cuidado prestado ao RN e aos seus familiares, que se encontram em situação de vulnerabilidade, além de atenção dada à equipe multiprofissional, que se depara constantemente com o sofrimento. Sérios danos ao desenvolvimento e crescimento dos RNs de baixo peso podem acontecer quando submetidos a níveis intensos de ruídos, que quando superestimados apresentam estresse, percebido através de vários sinais, tais como: respiração irregular, apneia, diminuição da oxigenação, aumento da frequência cardíaca e respiratória, palidez, cianose, náusea, vômitos, eructação, flacidez, tremores, irritabilidade e choro [28].

Assim, a sensibilização e a conscientização dos profissionais que atuam nas UTINs, em relação às principais sequelas causadas pela prematuridade e aos danos gerados no processo evolutivo dos RNPTs vem, ao longo do tempo, causando mudanças na forma de tratar esses RNs, com implementação de programas específicos de adequação ao ambiente hospitalar e às rotinas de manipulações dos RNs críticos e potencialmente críticos, incluindo cuidados individualizados que respeitem suas particularidades clínicas.

Para se minimizar os ruídos excessivos nas unidades neonatais, têm-se adotado algumas medidas, como o investimento na educação permanente para sensibilizar e conscientizar a equipe multiprofissional para que evite falar em tom alto, diminua alarmes de monitoramento, não apoie objetos em cima da incubadora, entre outros.

O efeito da luminosidade em excesso no neonato desorganiza o ritmo do ciclo circadiano hormonal [29]. Pode-se, portanto, implementar, nas unidades neonatais, medidas como colocar um pano escuro sobre a incubadora, amenizando, dessa forma, a interferência da luz sobre os ciclos de sono e vigília.

Durante o dia institui-se a "hora do soninho/psiu", em que se deve evitar manipular a criança durante períodos pré-estabelecidos por unidade, em geral após as dietas. Nesses períodos os manuseios devem ocorrer somente se realmente necessários.

A exposição a todos esses inúmeros e repetidos estímulos nocivos pode levar a desorganizações fisiológicas e neurocomportamentais importantes no RN.

O posicionamento terapêutico é uma intervenção que promove o desenvolvimento de respostas adaptativas semelhantes àquelas observadas em Recém-Nascido a Termo (RNT). Tem como objetivos favorecer a regulação do estado neurocomportamental e autorregulação; promover a estimulação tátil visando à manutenção de tônus muscular mais adequado; favorecer o melhor padrão de movimento, prevenindo contraturas e deformidades, e, ainda, favorecer melhor alinhamento biomecânico, mais conforto, segurança e alívio do estresse [30]. Existem diferentes maneiras de implementar uma assistência humanizada, visando à promoção de maior vínculo com a família, entre elas, instituir reuniões, rodas de conversa entre pais e a equipe interdisciplinar para discutir os enfrentamentos, compartilhar experiências, proporcionar apoio psicológico, otimizar a comunicação por meio do repasse de informações de forma clara e compreensível, estimular a presença dos pais na UTI e oportunizar contato pele a pele. De acordo com as Normas de Atenção Humanizada ao Recém-nascido de

Baixo Peso do Ministério da Saúde, o Método Canguru (MC), é uma forma de assistência neonatal que consiste no contato pele a pele precoce entre mãe/cuidador e RNPTs de baixo peso, de forma crescente, favorecendo uma participação cada vez maior dos pais nos cuidados do RN[31]. Entretanto, a prática do método canguru não visa apenas ao contato pele a pele, sendo a posição canguru, no Brasil, de acordo com a Norma do Ministério da Saúde, utilizada como parte do método. Colocar o RN em posição canguru consiste em mantê-lo com o mínimo de roupa possível para favorecer o contato pele a pele com a mãe ou cuidador que devem, portanto, estar com o tórax descoberto. O RN é colocado contra o peito, em decúbito prono na posição vertical. A aplicação do método divide-se em três etapas, sendo a primeira centrada nos aspectos psicoafetivos que envolvem o nascimento de um RNPT criticamente doente, sob a perspectiva de atendimento prestado por uma equipe multiprofissional através de intervenção interdisciplinar , que envolvem o pré-natal de uma gestante de risco e o segue durante todo o período de internação do RN na UTI neonatal. A segunda etapa ocorre após a estabilidade clínica do RN e se caracteriza pelo acompanhamento contínuo da mãe na enfermaria canguru. O enfoque dado nesta etapa é para a efetiva participação da mãe nos cuidados e no desenvolvimento psicoafetivo de seu RN, que constituem a base das interações entre a criança e seus cuidadores e familiares. Já a terceira etapa tem como objetivo a continuidade da assistência após alta hospitalar, prestada por meio do acompanhamento ambulatorial, de forma individualizada, visando observar o desenvolvimento global do RN, através de um programa de seguimento (*follow up*) até que o RN alcance o peso de 2.500 g. Ressalta-se que todas as etapas devem ser realizadas de maneira orientada, segura e acompanhada de apoio assistencial por uma equipe de saúde devidamente treinada. Destaca-se que o método canguru traz como vantagens o fortalecimento do vínculo entre pais e filho, evitando permanência prolongada sem estimulação sensorial, estímulo ao aleitamento materno, favorece o controle térmico, reduz o índice de infecção hospitalar e possibilita redução da permanência hospitalar. Torna-se fundamental avaliar a situação social, a competência parental a as condições socioeconômicas. Deve-se explicar a história natural da doença e alertar para o reconhecimento dos sinais precoces de descompensação respiratória, bem como de medidas a tomar, e prevenir infecções respiratórias. Considera-se que o desfecho satisfatório do tratamento de um RN internado em UTI neonatal não é determinado somente pela sua sobrevivência e alta hospitalar, mas também pela construção de vínculos que irão garantir a continuidade do aleitamento materno e dos cuidados domiciliares pós-alta. Assim, RNs com DBP precisam ser acompanhados em programas de *follow up*, onde deverão ser avaliados e acompanhados, e terão juntamente com suas famílias, o suporte necessário para promover seu crescimento e desenvolvimento desde a infância até a adolescência.

Referências

1. Troster EJ, Warth AN. Classificação dos aparelhos de ventilação mecânica. In: Carvalho WB, Hirschheimer MR, Proença Filho JO, Freddi NA, Troster EJ, Editores. Ventilação pulmonar mecânica em pediatria e neonatologia. 2.ed. São Paulo: Atheneu; 2004. P.125-30.
2. Sweet DG et al. European consensus guidelines on the management of neonatal respiratory distress syndrome in preterm infants-2010 update. Neonatology. 2010:97(4):402-17.
3. Freddi NA, Proença Filho JO, Fiori HH. Terapia com surfactante exógeno em pediatria. J Pedstr. (Rio J). 2003, vol.79, suppl. 2.
4. El-Khuffash AF, Jain A, McNamara PJ. Ligation of the patent ductus arteriosus in preterm infants: understanding the physiology. J Pediatr. 2013; 162:1100.
5. Afiune JY, Leal SMBL, Andrade JL de Avaliação Ecocardiográfica das Alterações Cardiovasculares Funcionais do Recém-nascido. Revista Brasileira de Ecocardiografia Ano XV • nº 2 • Abril/Maio/Junho de 2002. 43.
6. Grutters JC, Ten Berg JM, Van der Zeijden J, Jaarsma W, Ernst JM, Westermann CJ. Patent foramen ovale causing position-dependent shunting in a patient, when laying down her corset. Eur Respir J. 2001; 18: 731.
7. Silva YP, Gomez RA, Máximo TA, Silva ACS. Avaliação da Dor em Neonatologia. Rev Bras Anestesiol. Artigo de revisão 2007; 57: 5: 565-74.
8. Monte LF, Silva Filho LV, Miyoshi MH, Rozov T. Displasia broncopulmonar. J Pediatr (Rio J). 2005;81:99-110.
9. Ehrenkranz RA, Walsh MC, Vohr BR, Jobr A, Wright L, Fanaroff A, Wrage L. Validation of the NationalInstitutes of Health Consensus definition of Bronchopulmonary Dysplasia. Pediatrics. 2005; 116 (6).
10. Davis PG, Henderson-Smart DJ. Nasal continuous positive airways pressure immediately after extubation for preventing morbidity in preterm infants. The Cochrane Library, Issue 4, 2002.
11. Brasil. Ministério da Saúde. Secretaria de Atenção à Saúde. Departamento de Ações Programáticas Estratégicas. Atenção humanizada ao recémnascido de baixo peso: Método Canguru/ Ministério da Saúde, Secretaria de Atenção à Saúde, Departamento de Ações Programáticas Estratégicas. – 2. ed. – Brasília: Editora do Ministério da Saúde, 2011. 204 p. : il. – (Série A. Normas e Manuais Técnicos).
12. Bhutta AT, Cleves MA, Casey PH, Cradock MM, Anand KJ. Cognitive and behavioral outcomes of school-aged children who were born preterm: a metaanalysis. JAMA 2002; 288:728-37.
13. Jobe AH, Bancalari E. Bronchopulmonary dysplasia. Am J Resp Crit Care Med. 2001; 163: 1723-9.
14. Bancalari E, Claure N, Sosenko I. Bronchopulmonary dysplasia: changes in pathogenesis, epidemiology anddefinition. Seminars in Neonatology. Miami. 2003; 8: 63-71.
15. Lucaya J. TC de Alta resolução do pulmão em crianças. In: Diagnosticopor Imagem do Torax em Pediatria e Neonatologia, 1. ed., Livraria e Editora Revinter: Lucaya, 2003.cap.4, p.55-74.
16. Monte LF, Silva Filho LV, Miyoshi MH, Rozov T. Displasia broncopulmonar. J Pediatr (Rio J). 2005; 81:99-110.
17. Leone TA, Finer NN. Mechanical ventilation: early strategies to decrease BPD. In: Abman SH, ed. Bronchopulmonary Dysplasia, New York: Informa Healthcare; 2010:314-27.
18. American thoracic society documents. Statment on the care of child with chronic lung disease of infancy and childhood. Am J Respir Crit Care Med 2003; 168:356-96.

19. Johnston C. et al. I Brazilian guidelines for respiratory physiotherapy in pediatric and neonatal intensive care units. Revista Brasileira de terapia intensiva. 2012:24 (2): 119-29.
20. Oxford Centre for Evidence-based Medicine. Levels of evidence and grades of recommendations. Disponível em: http://www.cebm.net/index.aspx?o=1025.
21. Gonçalves RL, Tsuzuki LM, Carvalho MGS. Aspiração endotraqueal em recém-nascidos intubados: uma revisão integrativa da literatura. Rev Bras Ter Intensiva [online]. 2015;27 (3).
22. Sweenwy JK, Gutierrez T. Musculoskeletal implications in preterm infants positions in the NICU. J Perinat Neonat Nurs. 2002 Jun; 16 (1): 58-70.
23. Peterson, BS. Regional brain volume abnormalities and long-term cognitive outcome in preterm infants. Jama. 2000; 284 (15): 1939-47.
24. Katz-Salomon M. Early motor and mental development in very preterm infants with chronic lung disease. Arch Dis Child. 2000; 83: F1-F6.
25. Lima MP. Apostila do curso básico do método reequilíbrio tóraco-abdominal. Florianópolis, SC, 2016.
26. Aita M. Assessment of neonatal nurse behaviors that prevents overstimulation in preterms infants. Intens Crit Care Nurs. 2003; 19:109-18.
27. Sarmento, GJV, Fabiane AC, Peixe, Adriana AFP. Estimulação sensório-motora do recém-nascido. In: Fisioterapia respiratória em pediatria e neonatologia. 1ed., Barueri, SP: Manole, 2007.
28. Cardoso SMS, Kozlowski LC, Lacerda ABM et al. Respostas fisiológicas de neonatos frente a ruídos em unidade neonatal. Braz. j. otorhinolaryngol. [Internet]. 2015 Dec [cited 2017 May 10]; 81(6): 583-588. Available from: http://www.scielo.br/scielo.php?script=sci_arttext&pid=S1808-86942015000600583&lng=en. http://dx.doi.org/10.1016/j.bjorl.2014.11.008.
29. Blackburn S. Enviroment impact of the nicu on development outcomes. J Pediatr Nurs.1998; 13 (5) : 279-89.
30. Sweenwy JK, Gutierrez T. Musculoskeletal implications in preterms infants position in the NICU. J Perinatal Neonat Nurs. 2002. Jun; 16 (1): 58-70.
31. Brasil. Ministério da Saúde. Secretaria de Políticas de Saúde. Área de Saúde da Criança. Atenção humanizada ao recém-nascido de baixo peso; método mãe-canguru: manual do curso. 1 ed. Brasilia: Ministério da Saúde, 2002.

Pneumonia Adquirida na Comunidade

CAPÍTULO 53

Márcia Souza Volpe

Observação: palavras e expressões listadas no Glossário do capítulo estão destacadas no texto com um asterisco.

APRESENTAÇÃO DO CASO CLÍNICO

Um homem de 68 anos, com sinais de desconforto respiratório e suspeita de Pneumonia Adquirida na Comunidade (PAC)*, deu entrada na unidade de pronto atendimento próxima ao seu bairro. Após duas horas de espera, o médico de plantão decidiu transferi-lo para o pronto-socorro do hospital de referência ao avaliar o escore CURB-65* que apresentou pontuação igual a 3. A transferência para o hospital aconteceu 10 horas depois porque não havia ambulância disponível. No momento da internação no pronto-socorro, o paciente estava confuso, referindo dispneia importante, com uso de musculatura acessória, tosse produtiva com expectoração de secreção amarelada espessa e com os seguintes sinais vitais: Frequência Cardíaca (FC) = 120 bpm; Frequência Respiratória (FR) = 32 resp/min; Pressão Arterial (PA) = 140/80 mmHg; temperatura = 38,5°C; saturação periférica de oxigênio (SapO$_2$) = 87% em ar ambiente. A radiografia de tórax apresentou opacidade heterogênea em metade inferior de hemitórax direito. A ausculta pulmonar revelou murmúrio vesicular abolido em base direita e reduzido em base esquerda com roncos difusos. O paciente foi posicionado no leito com decúbito elevado e foi instituída Ventilação Não Invasiva (VNI) com dois níveis pressóricos com os seguintes ajustes: PS = 17 cmH$_2$O, PEEP = 8 cmH$_2$O e FiO$_2$ = 60%, objetivando manter SapO$_2$ ≥ 90%. Após 30 minutos de VNI, foi coletada uma gasometria arterial que apresentou o seguinte resultado: pH = 7,20; PaCO$_2$ = 55 mmHg, PaO$_2$ = 58 mmHg; SatO$_2$ = 88%; HCO$_3^-$ = 23; BE = -2.5. O paciente apresentava sinais vitais semelhantes aos do momento da admissão. Portanto, a equipe decidiu que o paciente deveria ser submetido à intubação orotraqueal e Ventilação Mecânica Invasiva (VMI). Vinte e quatro horas após a internação, o paciente foi transferido para a UTI e ficou sob VMI com os seguintes parâmetros: modo volume controlado, VC = 600 mL; FR = 15 resp/min; Tinsp = 1,00 s; relação I:E = 1:2; PEEP = 7 cmH$_2$O; PIP = 30 cmH$_2$O, FiO$_2$ = 60%; e após a aplicação de uma pausa inspiratória constatou-se P$_{PLAT}$ = 26 cmH$_2$O. O paciente apresenta um acesso venoso central por onde recebe sedação, noradrenalina e hidratação. Apresenta ainda sonda vesical de demora e sonda nasoenteral. A *Richmond Agitation-Sedation Scale* (RASS)* é igual a -5, não apresenta reflexo de tosse durante a aspiração traqueal e os sinais vitais são: FC= 90 bpm (ritmo cardíaco sinusal); PA = 120/70 mmHg e SpO$_2$ = 91%. A ausculta pulmonar apresenta murmúrio vesicular diminuído em bases com roncos difusos. Há preocupação da equipe com a imobilidade no leito. O exame de sangue confirmou o diagnóstico de PAC (presença de *Streptococcus pneumoniae*) e o hemograma apresentou leucocitose*. A assistente social conversou com um senhor que foi visitá-lo na UTI, que se identificou como vizinho, e este relatou que o paciente é divorciado, sem filhos, fumante, que trabalha como zelador, seis dias na semana, em regime de 8 horas/dia, que é conhecido por gostar de dança de salão, mas que no último mês tem

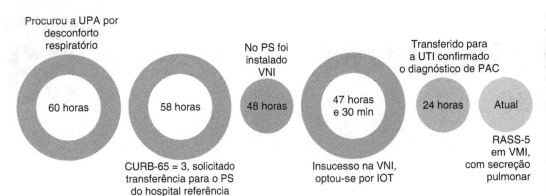

Figura 53.1 Linha do tempo da evolução clínica do paciente. Em cinza claro está destacado o momento atual e em cinza escuro os principais eventos que se sucederam em ordem cronológica até o presente. UPA: Unidade de Pronto Atendimento; PS: Pronto-socorro; VNI: Ventilação Não Invasiva; UTI: Unidade de Terapia Intensiva; PAC: Pneumonia Adquirida na Comunidade; VMI: Ventilação Mecânica Invasiva.

apresentado problemas com o consumo de álcool. A Figura 53.1 apresenta a evolução clínica temporal do paciente de forma esquemática.

GLOSSÁRIO

Escala de RASS: utilizada para avaliar o grau de agitação e sedação de pacientes críticos. A pontuação varia de -5 (paciente que não desperta ao estímulo verbal ou físico) a +4 (que representa um paciente combativo, violento, e que oferece risco para a equipe). O nível de sedação adequado parece estar entre -3 (sedação moderada) e 0 (paciente alerta e calmo).

Escore de CURB-65: escore utilizado para avaliar a gravidade da PAC e auxiliar na decisão sobre a necessidade ou não de internação hospitalar. O nome desse escore é um acrônimo, em inglês, de cada fator de risco avaliado: Confusão mental (escore ≤ 8 no teste mental abreviado); Ureia > 50 mg/dL; FR (*respiratory rate*) ≥ 30 resp/min; PAS (*blood pressure*) < 90 mmHg ou PAD ≤ 60 mmHg; e idade ≥ 65 anos. Esse escore pode ser apresentado de forma mais simplificada (CRB-65), sem a dosagem da ureia. Cada variável representa 1 ponto e o escore total equivale a 4 ou 5 pontos se utilizado o escore simplificado ou não. Se o escore for igual a 2 deve-se considerar tratamento hospitalar e escore ≥ 3 requer hospitalização urgente [2,4,5].

Leucocitose: aumento na contagem de leucócitos > 10.000 células/mm³.

Pneumonia Adquirida na Comunidade (PAC): infecção pulmonar aguda que se desenvolve em pessoas que não foram hospitalizadas nos últimos 90 dias e que não são expostas regularmente a tratamentos/cuidados em instituições de atenção à saúde[1]. No caso de internação hospitalar, para ser considerado PAC (e não pneumonia nosocomial) a infecção deve se manifestar em até 48 horas da admissão hospitalar [2]. A suspeita de PAC ocorre na presença da tríade: sinais de infecção (febre ou calafrios e leucocitose), sinais e sintomas relacionados ao sistema respiratório (tosse com expectoração de secreção, dispneia, dor torácica pleurítica e achados pulmonares anormais) e novo infiltrado pulmonar na radiografia de tórax[3].

> **Questões para discussão**
>
> 1. Quais critérios apresentados pelo paciente eram indicativos de PAC?
> 2. Qual foi o provável mecanismo de inoculação do patógeno?
> 3. Após os 30 minutos de VNI, o paciente apresentava insuficiência respiratória? Se sim, tipo I (hipoxêmica) ou tipo II (ventilatória)?
> 4. O uso da VNI foi adequado?
> 5. Qual o tratamento fisioterapêutico mais adequado para o paciente no momento atual?
> 6. Os parâmetros da VMI foram ajustados corretamente?
> 7. Que precauções devem ser tomadas durante as intervenções propostas?
> 8. É possível avaliar a funcionalidade do paciente nesse momento?
> 9. Como os fatores contextuais do paciente podem influenciar os resultados esperados?

OBJETIVOS

- Entender o conceito e fatores de risco associados à PAC.
- Descrever um plano de tratamento fisioterapêutico adequado para pacientes com PAC com sinais de retenção de secreção pulmonar sob VMI e que se encontram sob sedação profunda.
- Estabelecer critérios para avaliar a resposta à intervenção durante as sessões de fisioterapia.
- Selecionar ferramentas de avaliação de funcionalidade confiáveis para reconhecer a efetividade da intervenção proposta.
- Elaborar estratégias de atuação interprofissional para os cuidados do paciente com sedação profunda e sob VMI.

AVALIAÇÃO E DIAGNÓSTICO DA FUNCIONALIDADE

Previamente à avaliação, o profissional deverá obter informações no prontuário do paciente referentes ao diagnóstico, evolução clínica, medicações em uso, indicadores laboratoriais, anotações da equipe multiprofissional, além de avaliar exames complementares (como, a radiografia de tórax). Recomenda-se ainda avaliar os controles dos sinais vitais das últimas 24 horas para se ter uma ideia do comportamento do paciente em termos de FC, PA, temperatura, $SatO_2$ e balanço hídrico nesse período.

No exame físico, a avaliação inicial do paciente deverá investigar primeiramente todos os acessos, drenos e sondas e, em seguida, avaliar os sistemas neurológico, cardiovascular, respiratório e musculoesquelético. Em relação ao sistema respiratório, além dos ajustes e parâmetros básicos é necessário avaliar a complacência pulmonar estática, o delta pressórico (diferença entre P_{PLAT} e PEEP) e o exame de gasometria. Para interpretar a PaO_2 da gasometria arterial, além de se considerar o valor absoluto, é necessário realizar o cálculo da relação PaO_2/FiO_2; valores maiores que 200 são aceitáveis para início do desmame da ventilação mecânica, porém é considerado normal acima de 300. Como o paciente apresenta RASS = -5, a avaliação da força muscular, usualmente avaliada pelo MRC e que depende da cooperação do paciente, está impossibilitada. No entanto, é importante salientar que o fisioterapeuta esteja atento ao momento em que a causa da instituição da VMI, ou seja, a PAC apresente sinais de que está em processo de resolução, para se discutir com a equipe o início do despertar diário do paciente e do desmame da sedação. Para se avaliar a funcionalidade de pacientes críticos existem no mínimo seis escalas que foram desenvolvidas especificamente para essa população: (1) *ICU Mobility Scale*[6], (2) *Perme Mobility Scale*[7], (3) *Functional Status Score for the Intensive Care Unit* (FSS-ICU)[8], (4) *Physical Function Intensive Care Unit Test (scored)* (PFIT-s) [9], (5) *Chelsea Critical Care Physical Assessment* (CPAx)[15], e (6) *Surgical ICU optimal mobility scale* (SOMS) [10]. Apesar de a escala CPAx parecer ser a mais completa (avalia mobilidade, força periférica e sistema respiratório), apenas a escala Perme foi traduzida e validada para o português [11]. No entanto, independentemente da escala utilizada, em função da sedação profunda, a avaliação da funcionalidade está comprometida e o escore seria zero.

RECURSOS DIAGNÓSTICOS PROPOSTOS

Recurso	O que avalia?	Como avalia?
Escala de RASS [12]	Nível de sedação e agitação	Varia de -5 (maior grau de sedação) a +4 (maior grau de agitação) conforme descrição a seguir. -5: sem resposta aos estímulos verbal e físico; -4: sem resposta ao estímulo verbal, mas apresenta movimentação ou abertura ocular ao estímulo físico; -3: movimentação ou abertura ocular ao estímulo verbal, porém sem contato visual; -2: despertar precoce ao estímulo verbal e mantém contato visual por menos de 10 segundos; -1: acorda ao estímulo verbal e mantém os olhos abertos por mais de 10 segundos; 0: alerta e clamo; +1: inquieto, porém sem movimentos agressivos ou vigorosos; +2: agitado, movimentos descoordenados frequentes; +3: muito agitado, agressivo verbalmente; +4: combativo, violento, apresenta risco para a equipe.
Escala de mobilidade Perme [11]	Funcionalidade	Apresenta um escore que varia entre 0 (baixa mobilidade) e 32 (alta mobilidade), divididos em 15 itens, agrupados em 7 categorias: estado mental; potenciais barreiras à mobilidade (como, dor, VMI ou com drogas vasoativas contínuas); força funcional (avalia os seguintes movimentos bilateralmente: extensão de joelho com flexão de quadril e flexão de ombro com extensão de cotovelo, ambos contra a gravidade); mobilidade no leito (por exemplo, de supino para sentado); transferências (como, da cama para a poltrona); dispositivos de auxílio para deambulação (avaliação da assistência necessária durante a marcha); e medida de resistência (maior distância percorrida em 2 minutos).
Gasometria arterial [13]	Equilíbrio ácido-básico e troca gasosa	O valor de normalidade do pH é entre 7,35 e 7,45. Se estiver alterado, é necessário identificar se a causa é metabólica ou respiratória, ou seja, se é provocada por alteração na concentração do HCO_3^- ou da $PaCO_2$, respectivamente. O valor de normalidade do HCO_3^- é entre 22 e 26 mEq/L e da $PaCO_2$ entre 35 e 45 mmHg. A PaO_2 normal é entre 80 e 100 mmHg quando inspirada uma concentração de oxigênio de 21%. Como em pacientes sob VMI a FiO_2 está usualmente acima de 21%, é necessário fazer o cálculo da relação PaO_2/FiO_2. Valores de PaO_2/FiO_2 acima de 300 são considerados normais, embora o ideal seja acima de 400.

Quadro 53.1 Avaliação do caso clínico segundo a Classificação Internacional de Funcionalidade, Incapacidade e Saúde (CIF)

	Funções e estruturas do corpo	Limitações de atividades	Restrição na participação
Perspectiva do paciente		Atividades laborais de um zelador	Participação em eventos festivos da comunidade com dança de salão
		Dançar	
Perspectiva do fisioterapeuta	Hipersecreção pulmonar e sem reflexo de tosse	Limitação funcional (RASS = -5)	
	Mecânica respiratória e troca gasosa alteradas		
	Imobilidade no leito		
Fatores contextuais			
Pessoais			
• Sexo masculino			
• Divorciado			
• Sem filhos			
• 68 anos de idade			
• Grau de escolaridade desconhecido			
• Zelador			
Ambientais			
• Acesso venoso central			
• Uso de altas doses de sedação			
• IOT e ventilação mecânica invasiva			
• Em tratamento por equipe interdisciplinar			

Informações colhidas com o vizinho que o visitou no hospital.
Baseado em tradução livre de esquema publicado em Rundell SD, Davenport TE, Wagner T. Physical Therapist Management of Acute and Chronic Low Back Pain Using the World Health Organization's International Classification of Functioning, Disability and Health. Phys Ther [Internet]. 2009 Jan 1;89(1):82–90. Available from: http://ptjournal.apta.org/cgi/doi/10.2522/ptj.20080113

METAS E INTERVENÇÕES

A seguir são descritas as metas e intervenções mais adequadas para alcançar os resultados desejados.

Metas
1. Auxílio na remoção de secreção pulmonar, manutenção de troca gasosa adequada e melhora da mecânica respiratória
2. Evitar a Lesão Pulmonar Induzida pela Ventilação Mecânica (LPIVM)

Entre as técnicas de remoção de secreção pulmonar em pacientes sob VMI temos as manobras de hiperinsuflação manual, hiperinsuflação mecânica e a *Positive End Expiratory Pressure - Zero End Expiratory Pressure* (PEEP-ZEEP); além da compressão de tórax que pode ser aplicada em associação com as três manobras descritas. A compressão de tórax tem como objetivo aumentar o Pico de Fluxo Expiratório (PFE) e, portanto, deve ser aplicada de forma brusca e em sincronia com o início da expiração [14]. Como o paciente apresenta uma FiO_2 = 60% e $SatO_2$ = 90%, está em maior risco de dessaturação com a desconexão do ventilador e, portanto, parece ser mais interessante utilizar o ventilador, em vez do ressuscitador manual, como recurso para auxiliar na remoção de secreção. Além disso, o ventilador apresenta outras vantagens, como: controle preciso e monitorização dos parâmetros de mecânica respiratória; permite associar à manobra a realização da compressão de tórax com as duas mãos, o que pode tornar o tratamento mais efetivo; e possibilita a realização da aspiração endotraqueal com maior facilidade, resultando em menor risco de contaminação [15]. Entre aplicar a hiperinsuflação mecânica ou a PEEP-ZEEP, se o reflexo de tosse não estiver presente (em função da sedação profunda), teoricamente, a PEEP-ZEEP deve ser mais efetiva, porque apresenta maior potencial de gerar maior PFE e, consequentemente, maior *flow bias* expiratório. Desde a década de 1980, surgiram evidências de que o transporte de secreções nas vias aéreas é influenciado não somente pelo fluxo expiratório, mas pela relação estabelecida entre os fluxos inspiratório e expiratório, ou seja, pelo *flow bias* [16-20]. O *flow bias* consiste na diferença entre os valores de fluxos aéreos, inspiratório e expiratório, estabelecida nas vias aéreas. O sentido do *flow bias*, central ou periférico, é determinado pelo fluxo de maior valor, expiratório ou inspiratório, respectivamente. A descrição do sentido do *flow bias* pode ser feita pela indicação do maior valor de fluxo, ou seja, por *flow bias* expiratório ou inspiratório, simplesmente [15]. E quanto maior o *flow bias*, a partir de um determinado limiar, maior o deslocamento da secreção no seu sentido. Três limiares para o *flow bias* expiratório resultar em deslocamento de secreção em direção à glote já foram descritos na literatura: razão PFE/PFI > 1,11 [16-20]; diferença PFE-PFI > 17 L/min [21]; e diferença PFE-PFI > 33 L/min [22]. Devido à diferença entre os limiares descritos na literatura e a falta de estudos em humanos, ainda não é possível estabelecer um limiar-alvo para o *flow bias* durante a realização de manobras de remoção de secreção. No entanto, é importante buscar, sempre que possível e sobretudo em pacientes sem reflexo de tosse, a redução do PFI e o aumento do PFE para otimizar o *flow bias* expiratório. Após a remoção da secreção, é provável que a SapO$_2$ melhore e seja possível reduzir a FiO$_2$. No entanto, como o delta pressórico (P$_{PLAT}$- PEEP) está acima de 15 cmH$_2$O e a complacência pulmonar estática está baixa ($\approx$ 28 cmH$_2$O) poderia ser realizada uma manobra de recrutamento alveolar (MRA) com pressões moderadas (delta pressórico de 15 cmH$_2$O e PEEP 25 cmH$_2$O-30 cmH$_2$O por 2 minutos, e avaliação contínua para assegurar estabilidade hemodinâmica) para promover o recrutamento de alvéolos e melhora da complacência pulmonar. Considerando que a pneumonia acometeu o hemitórax direito, seria recomendado posicionar o paciente em decúbito lateral esquerdo durante a MRA. Após o recrutamento, a PEEP poderia ser aumentada para 10 cmH$_2$O-12 cmH$_2$O, objetivando assegurar o recrutamento alcançado e reduzir a FiO$_2$ $\leq$ 40%-50%, garantindo uma SpO$_2$ = 92%-96%. Outra conduta importante é ajustar o VC para 6 mL/kg a 8 mL/kg do peso ideal [obtido a partir da fórmula para o sexo masculino: peso ideal = 50+0,45 (altura-149)] [23]. Após esses ajustes deve-se avaliar novamente a P$_{PLAT}$ e assegurar que o delta pressórico (P$_{PLAT}$- PEEP) esteja < 15 cmH$_2$O, dessa forma, a ventilação adotada evitaria ou minimizaria a ocorrência de LPIVM [24]. Recomenda-se ainda evitar a desconexão desnecessária do paciente do ventilador, para evitar a perda do recrutamento alveolar alcançado.

Ao finalizar o atendimento, critérios que indicam que a terapia foi efetiva são: redução da FiO$_2$ para um mesmo valor de SatO$_2$; melhora da complacência pulmonar ou queda da P$_{PLAT}$ para um mesmo valor de VC; e melhora da ausculta pulmonar.

Metas
3. Prevenção da fraqueza muscular adquirida na UTI
4. Manutenção da amplitude de movimento articular

A partir de 24-48 horas da admissão na UTI e se não houver contraindicações, deve-se realizar: movimentação passiva dos membros superiores e inferiores (se possível realizar as diagonais de facilitação neuromuscular proprioceptiva), alongamentos e/ou uso de cicloergômetro passivo e mudanças de decúbito. À medida que a sedação for reduzida e o grau de colaboração do paciente for aumentando, a movimentação de membros deve evoluir de passiva para ativa e depois para resistida; e progredir da posição supina para sentada, sentada fora do leito, ortostástica e tendo como alvo a deambulação assistida [25]. O cumprimento dessas metas será útil no sentido de garantir o retorno às atividades de vida diária, sociais (dança) e do trabalho.

Metas
5. Acelerar o desmame da VMI após controle ou resolução da PAC
6. Contribuir para diminuir o tempo de internação na UTI
7. Prevenir ou minimizar a ocorrência de *delirium*

Deve-se instituir um protocolo de busca ativa e diária de pacientes que apresentam prontidão para o Teste de Respiração Espontânea (TRE) associado ao despertar diário da sedação. Este protocolo deve ser desenvolvido pela equipe da UTI e recomenda-se que os seguintes critérios façam parte da avaliação [23]:

- Causa da falência respiratória resolvida ou controlada;
- PaO$_2$ $\geq$ 60 mmHg com FIO$_2$ $\leq$ 0,4 e PEEP $\leq$ 5 cmH$_2$O a 8 cmH$_2$O;
- Hemodinâmica estável, com boa perfusão tecidual, sem ou com doses baixas de vasopressores, ausência de insuficiência coronariana descompensada ou arritmias com repercussão hemodinâmica;
- Paciente capaz de iniciar esforços inspiratórios;
- Balanço hídrico zerado ou negativo nas últimas 24 horas;
- Equilíbrio ácido-básico e eletrolítico normais.

Identificado o paciente apto para o TRE, pode-se realizar o teste em tubo T ou em pressão suporte (PS = 5 cmH$_2$O -7 cmH$_2$O e PEEP = 5 cmH$_2$O).

A liberação da ventilação mecânica e a mobilização precoce, ao reduzirem a imobilidade do paciente, ajudam a minimizar a ocorrência de *delirium* [26].

Metas
8. Encaminhamento do paciente para tratamento fisioterapêutico na enfermaria

Após a alta da UTI, o paciente deve dar continuidade ao atendimento na enfermaria hospitalar. Assim, espera-se que o processo pneumônico associado ao período de internação hospitalar tenha o menor impacto possível sobre a capacidade funcional do paciente e que, após a alta, o paciente possa reassumir precocemente o seu trabalho como zelador e que volte a frequentar os eventos festivos com danças de salão. É importante ainda que o paciente seja informado que o álcool em excesso pode ter contribuído para o desenvolvimento da PAC. Sabe-se que a aspiração de conteúdo da orofaringe constitui a principal via de inoculação de patógenos causadores de PAC em casos de perda de consciência após abuso de álcool/drogas e em pacientes com demência e disfunção da motilidade do esôfago [27]. Além disso, o paciente tem mais de 65 anos, o que é considerado um fator de risco para PAC. Outros fatores de risco para PAC são: condições de imunossupressão, tabagismo, Doença Pulmonar Obstrutiva Crônica (DPOC), doença cardiovascular, diabetes, demência, doença crônica dos rins ou do fígado e alcoolismo[28].

Referências

1. Musher DM, Thorner AR. Community-acquired pneumonia. N Engl J Med. 2014 Oct 23;371(17):1619-28.
2. Correa R de A, Lundgren FL, Pereira-Silva JL, Frare e Silva RL, Cardoso AP, Lemos AC et al. Brazilian guidelines for community-acquired pneumonia in immunocompetent adults - 2009. J Bras Pneumol. 2009 Jun;35(6):574-601.
3. Wunderink RG, Waterer GW. Clinical practice. Community-acquired pneumonia. N Engl J Med. 2014 Feb 06;370(6):543-51.
4. Barlow G, Nathwani D, Davey P. The CURB-65 pneumonia severity score outperforms generic sepsis and early warning scores in predicting mortality in community-acquired pneumonia. Thorax. 2007 Mar;62(3):253-9.
5. Myint PK, Kamath AV, Vowler SL, Harrison BD. Simple modification of CURB-65 better identifies patients including the elderly with severe CAP. Thorax. 2007 Nov;62(11):1015-6; author reply 6.
6. Hodgson C, Needham D, Haines K, Bailey M, Ward A, Harrold M et al. Feasibility and inter-rater reliability of the ICU Mobility Scale. Heart Lung. 2014 Jan-Feb;43(1):19-24.
7. Perme C, Nawa RK, Winkelman C, Masud F. A tool to assess mobility status in critically ill patients: the Perme Intensive Care Unit Mobility Score. Methodist Debakey Cardiovasc J. 2014 Jan-Mar;10(1):41-9.
8. Zanni JM, Korupolu R, Fan E, Pradhan P, Janjua K, Palmer JB et al. Rehabilitation therapy and outcomes in acute respiratory failure: an observational pilot project. J Crit Care. 2010 Jun;25(2):254-62.
9. Denehy L, de Morton NA, Skinner EH, Edbrooke L, Haines K, Warrillow S et al. A physical function test for use in the intensive care unit: validity, responsiveness, and predictive utility of the physical function ICU test (scored). Phys Ther. 2013 Dec;93(12):1636-45.
10. Kasotakis G, Schmidt U, Perry D, Grosse-Sundrup M, Benjamin J, Ryan C et al. The surgical intensive care unit optimal mobility score predicts mortality and length of stay. Crit Care Med. 2012 Apr;40(4):1122-8.
11. Kawaguchi YM, Nawa RK, Figueiredo TB, Martins L, Pires-Neto RC. Perme Intensive Care Unit Mobility Score and ICU Mobility Scale: translation into Portuguese and cross-cultural adaptation for use in Brazil. J Bras Pneumol. 2016 Nov-Dec;42(6):429-34.
12. Nassar Junior AP, Pires Neto RC, de Figueiredo WB, Park M. Validity, reliability and applicability of Portuguese versions of sedation-agitation scales among critically ill patients. Sao Paulo Med J. 2008 Jul;126(4):215-9.
13. Carlotti APCP. Abordagem clínica dos distúrbios do equilíbrio ácido-base. Medicina (Ribeirão Preto). 2012;45(2):244-62.
14. Marti JD, Li Bassi G, Rigol M, Saucedo L, Ranzani OT, Esperatti M et al. Effects of manual rib cage compressions on expiratory flow and mucus clearance during mechanical ventilation. Crit Care Med. 2013 Mar;41(3):850-6.
15. Volpe MS. Ajuste do flow bias - relação entre os fluxos inspiratório e expiratório para remoção de secreção em pacientes críticos adultos. In: Martins JA, A.; Andrade BM de, editors. PROFISIO – Terapia Intensiva Adulto. Porto Alegre, RS: Secad; 2016.
16. Kim CS, Rodriguez CR, Eldridge MA, Sackner MA. Criteria for mucus transport in the airways by two-phase gas-liquid flow mechanism. J Appl Physiol. 1986 Mar;60(3):901-7.
17. Kim CS, Greene MA, Sankaran S, Sackner MA. Mucus transport in the airways by two-phase gas-liquid flow mechanism: continuous flow model. J Appl Physiol. 1986 Mar;60(3):908-17.
18. Kim CS, Iglesias AJ, Sackner MA. Mucus clearance by two-phase gas-liquid flow mechanism: asymmetric periodic flow model. J Appl Physiol. 1987 Mar;62(3):959-71.
19. Benjamin RG, Chapman GA, Kim CS, Sackner MA. Removal of bronchial secretions by two-phase gas-liquid transport. Chest. 1989 Mar;95(3):658-63.
20. Freitag L, Long WM, Kim CS, Wanner A. Removal of excessive bronchial secretions by asymmetric high-frequency oscillations. J Appl Physiol. 1989 Aug;67(2):614-9.
21. Volpe MS, Adams AB, Amato MB, Marini JJ. Ventilation patterns influence airway secretion movement. Respir Care. 2008 Oct;53(10):1287-94.
22. Li Bassi G, Saucedo L, Marti JD, Rigol M, Esperatti M, Luque N et al. Effects of duty cycle and positive end-expiratory pressure on mucus clearance during mechanical ventilation. Crit Care Med. 2012 Mar;40(3):895-902.
23. Barbas CS, Isola AM, Farias AM, Cavalcanti AB, Gama AM, Duarte AC et al. Brazilian recommendations of mechanical ventilation 2013. Part I. Rev Bras Ter Intensiva. 2014 Apr-Jun;26(2):89-121.
24. Amato MB, Meade MO, Slutsky AS, Brochard L, Costa EL, Schoenfeld DA et al. Driving pressure and survival in the acute respiratory distress syndrome. N Engl J Med. 2015 Feb;372(8):747-55.
25. Franca EE, Ferrari F, Fernandes P, Cavalcanti R, Duarte A, Martinez BP et al. Physical therapy in critically ill adult patients: recommendations from the Brazilian Association of Intensive Care Medicine Department of Physical Therapy. Rev Bras Ter Intensiva. 2012 Mar;24(1):6-22.
26. Schweickert WD, Pohlman MC, Pohlman AS, Nigos C, Pawlik AJ, Esbrook CL et al. Early physical and occupational therapy in mechanically ventilated, critically ill patients: a randomised controlled trial. Lancet. 2009 May 30;373(9678):1874-82.
27. Mandell LA, Wunderink RG, Anzueto A, Bartlett JG, Campbell GD, Dean NC et al. Infectious Diseases Society of America/American Thoracic Society consensus guidelines on the management of community-acquired pneumonia in adults. Clin Infect Dis. 2007 Mar 01;44 Suppl 2:S27-72.
28. Torres A, Peetermans WE, Viegi G, Blasi F. Risk factors for community-acquired pneumonia in adults in Europe: a literature review. Thorax. 2013 Nov;68(11):1057-65.

Síndrome da Angústia Respiratória Aguda (SARA)

CAPÍTULO 54

Camila Ferreira Leite

Observação: palavras e expressões listadas no Glossário do capítulo estão destacadas no texto com um asterisco.

APRESENTAÇÃO DO CASO CLÍNICO

Há 26 horas, deu entrada na unidade de emergência uma jovem de 30 anos, casada, mãe de uma criança de dois anos de idade. Trata-se de uma professora do ensino fundamental que se afastou de suas funções laborais remuneradas para cuidar do filho e, atualmente, dedica-se aos cuidados do lar e às funções maternas. Esta paciente foi encontrada desacordada, no chão da cozinha pelo marido ao chegar a sua residência após o trabalho. Assustado, o marido chamou por várias vezes a esposa, que emitiu palavras desconexas e parecia bastante confusa e sonolenta. De imediato, o marido conduziu sua esposa ao hospital e, ainda durante o trajeto, percebeu que ela estava alterando o estado de sonolência para agitação extrema, com alucinações e comportamento agressivo. Chegando ao hospital, a paciente foi avaliada pelo médico, que indicou a realização de uma tomografia craniana e medicou a paciente com haloperidol*, um antipsicótico convencional administrado na intenção de acalmar a paciente e possibilitar a realização do exame. A paciente foi levada ao serviço de imagem do próprio hospital e a tomografia computadorizada evidenciou Acidente Vascular Cerebral hemorrágico* (AVCh) na área nucleocapsular esquerda, com desvio da linha média e efeito de massa com compressão do ventrículo lateral esquerdo e apagamento dos sulcos corticais esquerdos. Após o exame, enquanto se realizavam os procedimentos padrão para a hospitalização, a paciente apresentou episódio de vômito intenso, e pelo nível de prostração apresentado em função da medicação administrada, possivelmente ocorreu um episódio de aspiração*. O padrão ventilatório da paciente deteriorou, com queda da saturação de oxigênio aferida pela oximetria de pulso (SpO_2) e a escala de coma de Glasgow* apresentou escore 7. Imediatamente a paciente foi intubada ainda na sala de emergência e colocada em ventilação mecânica em modo assisto/controlado a volume*, com FiO_2 de 60%, FR=12 ipm, PEEP = 5 cmH_2O, VC = 400 mL (7 mL/quilo corrigido pelo peso ideal*), e submetida à sedação com midazolam* e fentanila* (benzodiazepínico e analgésico opioide, respectivamente), mas mantendo-se hemodinamicamente estável, sem drogas vasoativas*. No dia seguinte, a paciente evoluiu com piora substancial do quadro pulmonar, com gasometria arterial, apresentando os seguintes valores: pH = 7,20; $PaCO_2$ = 51 mmHg; PaO_2 = 62,9 mmHg; HCO_3^- = 16,2 mM/L; $SatO_2$ = 90,4%, com FiO_2 = 100% e PEEP de 10 cmH_2O. A radiografia de tórax apresentou padrão de infiltrado alveolointersticial difuso e índice de oxigenação* de 62,9. Após realização de ecocardiograma (que excluiu a possível origem cardiogênica do edema pulmonar), confirmou-se o diagnóstico de SARA (Síndrome da Angústia Respiratória Aguda)*. Diante de dificuldade na ventilação pulmonar da paciente, a equipe médica acrescentou bloqueador neuromuscular* à prescrição da paciente. As medidas de mecânica pulmonar aferidas pelo fisioterapeuta revelaram Complacência Estática (Cest)* de 28 mL/cmH_2O e resistência de vias aéreas (R)* de 16 cmH_2O/L/s. A paciente foi transferida

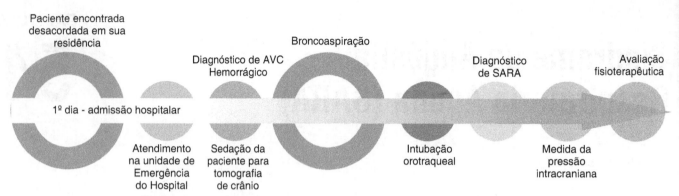

Figura 54.1 Dados da evolução temporal da paciente no dia da internação hospitalar.

para o centro cirúrgico e a equipe de neurocirurgia inseriu cateter intraparenquimatoso para mensuração da Pressão Intracraniana* (PIC) e drenagem do sangue extravasado. No momento da inserção do cateter, o valor registrado da PIC foi de 25 mmHg, normalizando para 12 mmHg após 4 horas em sistema de drenagem. Acompanham a evolução clínica dessa paciente médicos, fisioterapeutas, nutricionistas e enfermeiros. Psicólogos e assistentes sociais assistem a família da paciente, que tem grandes expectativas que ela se recupere o mais rapidamente possível do estado comatoso, que assuma a ventilação sem a ajuda de aparelhos e que volte plenamente recuperada para casa, para que possa desempenhar normalmente as atividades de mãe e cuidadora do lar que tanto estimava, além das atividades comunitárias desenvolvidas numa ONG (Organização não Governamental) que presta cuidados a animais de rua abandonados. A Figura 54.1 destaca, de forma esquemática, os eventos ocorridos no dia da internação hospitalar da paciente.

GLOSSÁRIO

Acidente Vascular Cerebral hemorrágico (AVCh): sangramento cerebral em função do rompimento de um vaso sanguíneo. Trata-se de uma condição menos frequente que o AVC isquêmico e, normalmente, é consequente a picos hipertensivos.

Aspiração: aspiração de conteúdo gástrico ou qualquer outro corpo estranho na árvore traqueobrônquica, podendo causar traqueobronquite, pneumonite, infecções pulmonares e obstrução das vias aéreas por aspiração de material sólido.

Bloqueador neuromuscular: fármaco que interrompe a transmissão de impulsos elétricos na junção neuromuscular, causando a paralisia dos músculos esqueléticos afetados.

Complacência estática: complacência é a medida da distensibilidade do sistema pulmonar. A complacência pulmonar mede a extensão na qual os pulmões se expandem com a resultante unidade de aumento na pressão transpulmonar. Ao se considerar a complacência estática, a variação entre o volume e a pressão é obtida em um momento estático, que não leva em consideração a resistência ao fluxo aéreo. É representada pela seguinte equação:

$$C_{st} = VC / (P_{platô} - PEEP)$$

Drogas vasoativas: compreendem em sua maioria os inotrópicos, os vasoconstritores e os vasodilatadores. São amplamente utilizadas em unidades de terapia intensiva, sendo que as mais empregadas são as catecolaminas. Dentre as catecolaminas destacam-se a noradrenalina, a adrenalina, a dopamina, a dobutamina e o isoproterenol. Os vasodilatadores como o nitroprussiato de sódio também são considerados drogas vasoativas. Em geral, as drogas vasoativas são medicamentos potentes utilizados na intenção de se obter estabilidade hemodinâmica dos pacientes.

Escala de coma de Glasgow: trata-se de um método simples e rápido para determinar o nível de consciência do paciente, avaliada fundamentalmente através da resposta verbal, resposta motora e abertura ocular.

Fentanila: fármaco do grupo dos opioides normalmente utilizado como componente analgésico da anestesia geral e suplemento da anestesia regional.

Haloperidol: fármaco que objetiva promover a rápida tranquilização do paciente, buscando a redução dos sintomas de agitação e agressividade, mas sem induzir sedação profunda ou prolongada [1]. No referido caso clínico, a paciente agitada não teria condições de ser submetida a uma tomografia de crânio. A administração do haloperidol objetivou viabilizar a coleta de informações para a formulação da hipótese diagnóstica, reduzir o risco de autoagressividade e heteroagressividade e, ainda, manter a paciente responsiva para permitir a continuidade da investigação diagnóstica e da abordagem terapêutica [1].

Índice de oxigenação: trata-se da relação entre a pressão parcial de oxigênio no sangue arterial e a fração de oxigênio inspirado (PaO_2/FiO_2). Este índice é de fácil aplicação à beira leito e permite estimar a reserva respiratória dos pacientes, possibilitando a identificação de distúrbios hipoxêmicos.

Midazolam: hipnótico do grupo dos benzodiazepínicos, com efeito sedativo.

Modo assisto/controlado a volume: trata-se de um modo de ventilação mecânica em que se garante o volume corrente a ser administrado ao paciente, seja nos ciclos ventilatórios controlados (totalmente executados pelo ventilador mecânico a partir da frequência respiratória pré-ajustada no aparelho) como nos assistidos (ciclos ventilatórios iniciados pelo esforço inspiratório do paciente).

Pressão intracraniana: é a pressão exercida pelo volume combinado de três componentes intracranianos: (1) componente parenquimatoso: constituído pelas estruturas encefálicas (tecido encefálico); (2) componente liquórico: constituído pelo líquido cefalorraquidiano (LCR) das cavidades ventriculares e do espaço subaracnoide (líquido cerebroespinhal); (3) componente vascular: caracterizado pelo sangue circulante. Valores de normalidade estão na faixa de 0 mmHg a 15 mmHg.

Quilo corrigido pelo peso ideal: em ventilação mecânica, o cálculo do volume corrente a ser ajustado no ventilador leva em conta o peso ideal do indivíduo. Assim, a quantidade de mililitros de ar necessária para insuflar os pulmões e manter um volume minuto adequado ao paciente é proporcional à variável peso. Ocorre que se compararmos um paciente obeso a um paciente muito emagrecido, ambos com a mesma estatura, teremos a mesma predição de capacidade de acomodação de volume aéreo pulmonar. Logo, apesar de ajustarmos a variável VC em função do peso corporal, é a estatura do paciente que dita esta correspondência. Assim, para a fórmula do VC ideal consideramos a estatura e o sexo do paciente, conforme as equações apresentadas abaixo [2].

 Peso ideal = 50 + 0,91 x (altura cm − 152,4)

 Peso ideal = 45,5 + 0,91 x (altura cm − 152,4)

Com o valor do peso ideal, ajustamos normalmente o volume corrente em cerca de 6 mL/kg a 8 mL/kg de peso ideal (ou peso corrigido), considerando que para algumas condições clínicas outros valores são preconizados. Por exemplo: Peso ideal = 70 kg; VC= 420 mL − 560 mL.

Resistência de vias aéreas: é a força oposta ao fluxo de gás nas vias aéreas durante uma respiração normal. É representada pela equação:

$$R_{va} = (P_{pico} - P_{plato}) / Fluxo$$

SARA (Síndrome da Angústia Respiratória Aguda): a SARA é definida como uma síndrome de insuficiência respiratória de instalação aguda, caracterizada por inflamação difusa da membrana alveolocapilar que, em seu curso, apresenta aumento da tensão superficial alveolar, ocorrência de atelectasias e redução da complacência pulmonar. A lesão pulmonar que inicialmente se instala é seguida por reparação, remodelamento e alveolite fibrosante. Trata-se de um quadro pulmonar que é desafiador para o manejo e cuidado da equipe que assiste ao doente, uma vez que as trocas gasosas do paciente com SARA ficam extremamente comprometidas.

Questões para discussão

1. Quais os critérios diagnósticos necessários para se chegar ao diagnóstico de SARA?
2. Qual a estratégia de ventilação mecânica mais apropriada para essa paciente?
3. Quais os cuidados a serem tomados na estratégia de ventilação mecânica?
4. Quais as intervenções fisioterapêuticas mais adequadas aos pacientes com SARA?
5. Que possíveis complicações podem interferir na fisioterapia?
6. Qual o prognóstico da reabilitação fisioterapêutica?

OBJETIVOS

- Avaliar integralmente a paciente sob ventilação mecânica quanto à mecânica ventilatória e índice de oxigenação; padrão postural no leito; repercussão hemodinâmica e intracraniana das estratégias de ventilação mecânica e fármacos administrados à paciente.

- Descrever um plano de tratamento fisioterapêutico adequado para pacientes com SARA, que esteja de acordo com a melhor evidência científica para esta condição de saúde, considerando, a todo o momento, as possíveis repercussões das estratégias ventilatórias ou manobras fisioterapêuticas adotadas tanto na pressão de perfusão cerebral como na arquitetura pulmonar.

- Estabelecer critérios para avaliar a resposta aos ajustes do ventilador mecânico e às estratégias fisioterapêuticas adotadas.

- Ter clareza dos possíveis efeitos adversos de medicamentos administrados à paciente e identificar os reais impactos na fisioterapia considerando a gravidade do seu quadro.

- Descrever ferramentas de avaliação funcional confiáveis para reconhecer a efetividade da intervenção proposta em curto prazo.

- Apresentar estratégias de atuação interprofissional para os cuidados hospitalares do paciente com SARA e AVC.

- Propor, após a alta hospitalar, seguimento da fisioterapia ambulatorialmente e, ainda, apresentar à paciente e aos familiares recomendações para atividades domiciliares com propósitos reabilitadores, bem como adequações ergonômicas no ambiente domiciliar.

AVALIAÇÃO E DIAGNÓSTICO DA FUNCIONALIDADE

Após a atenta leitura do prontuário da paciente e discussão com a equipe interprofissional acerca do alinhamento de condutas e medidas que serão ou já estão sendo implementadas, avalia-se:

Tabela 54.1 Gasometria arterial – valores de normalidade

pH	7,35 a 7,45
PaCO$_2$	80 mmHg a 100 mmHg
PaCO$_2$	35 mmHg a 45 mmHg
HCO$_3^-$	22 mEq/L a 26 mEq/L

Gasometria arterial

Exame invasivo, básico e fundamental na unidade de terapia intensiva, que revela os níveis dos gases oxigênio e carbônico diluídos no sangue, além da concentração dos íons bicarbonato e do pH sanguíneo, permitindo identificar distúrbios ácido-básicos. A gasometria arterial tem fundamental importância para nortear a estratégia de ventilação mecânica, sendo que através dela é possível se determinar o índice de oxigenação (PaO$_2$/FiO$_2$), fundamental para se categorizar a gravidade da SARA. Existem valores de normalidade para os gases sanguíneos e componentes renais apresentados na gasometria arterial. A Tabela 54.1 traz os valores gasométricos de referência [3].

Hemograma

Exame laboratorial frequentemente realizado na terapia intensiva e tem o objetivo de avaliar os elementos celulares do sangue. Com relação à série vermelha (eritrograma) é possível identificar situações anormais de anemia ou policitemia. Já o leucograma (série branca) permite identificar situações de leucocitose, que é o aumento no número de leucócitos, normalmente associado a infecções, traumatismos, necrose tecidual, leucemia, reações alérgicas e uso de corticosteroides. Útil para sinalizar quadro infeccioso associado à SARA (por exemplo, uma pneumonia), com necessidade de medidas específicas para controle do foco infeccioso. Ademais, a leucocitose está associada a insucesso na decanulação, sendo que a evolução do desmame da ventilação mecânica deve levar em conta esta variável[4]. Dado que o fator desencadeante da piora do quadro respiratório da paciente parece ser a SARA desencadeada por um episódio de broncoaspiração, a atenta observação do leucograma auxiliará a equipe médica a avaliar a resposta aos antibióticos administrados para controle da infecção pulmonar. Por fim, a plaquetometria permite avaliar a existência de alterações nos mecanismos da homeostasia, limitando algumas intervenções fisioterapêuticas em situações de grave plaquetopenia.

Radiografia de tórax

Exame que pode ser realizado à beira leito e permite detectar rapidamente anormalidades no tórax e ajudar em soluções rápidas. Na SARA, a radiografia de tórax é caracterizada pela presença de infiltrado pulmonar bilateral difuso (Figura 54.2A). Este exame é utilizado como um dos critérios de avaliação para o diagnóstico de SARA.

Tomografia de tórax

Por distinguir diferentes densidades com maior grau de precisão quando comparada a radiografia de tórax, a tomografia de tórax permite que diferentes tecidos possam ser diferenciados e identificados. Pacientes com SARA apresentam grande heterogeneidade no parênquima pulmonar, mesclando áreas de colapso com áreas de hiperdistensão alveolar (Figura 54.3). A tomografia de tórax permite identificar melhor essas áreas, sendo um exame interessante para nortear respostas às diferentes estratégias de ventilação mecânica e de posicionamento do paciente (Figura 54.2B).

Parâmetros hemodinâmicos e pressão intracraniana

A necessidade de drogas sedativas e, muitas vezes, de drogas vasoativas repercute sobremaneira nos valores de pressão arterial e frequência cardíaca do paciente e limitam muitas intervenções da fisioterapia. A atenta observação dos parâmetros hemodinâmicos permite ao fisioterapeuta maior segurança para a sua atuação. Diante de valores hemodinâmicos alterados, a equipe médica ajusta as medicações do paciente visando à obtenção de valores mais satisfatórios possíveis.

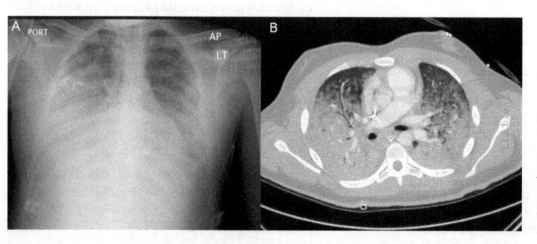

Figura 54.2 Exemplo de exames de imagem de um paciente com SARA. **A.** Radiografia de tórax; **B.** Tomografia de tórax. Fonte: Lahm T et al. *Corticosteroids for Blastomycosis-Induced ARDS: A Report of Two Patients and Review of the Literature*. Chest. 2008;133(6):1478-1480. doi:10.1378/chest.07-2778.

Capítulo 54 • Síndrome da Angústia Respiratória Aguda (SARA)

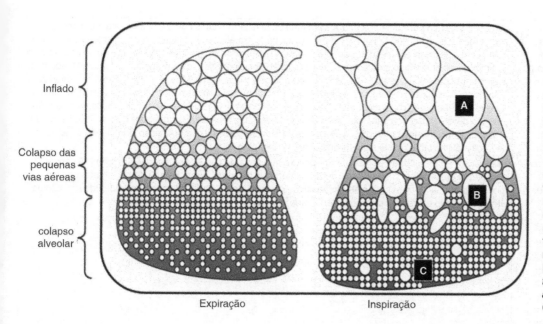

Figura 54.3 Representação esquemática dos mecanismos de lesão durante a ventilação. As áreas dependentes são mal ventiladas devido às pressões de compressão hidrostáticas. Ao final da inspiração, os alvéolos na região não dependente podem ficar hiperdistendidos (**A**), gerando tensões excessivas no limite entre o tecido pulmonar aerado e não aerado (**B**), e os alvéolos dependentes podem ser repetidamente abertos e fechados produzindo danos nos tecidos (**C**). Fonte: Lapinsky SE, Mehta S. *Bench-to-bedside review: Recruitment and recruiting maneuvers*. Crit Care. 2005 Feb;9(1):60-5.

Condição pulmonar

É verificada através da equação do índice de oxigenação, das medidas de mecânica pulmonar (incluindo complacência estática e dinâmica, e resistência ao fluxo aéreo), da ausculta pulmonar, percussão e palpação torácica, além das características da secreção pulmonar. Estas informações ganham apoio das informações extraídas dos exames de imagem e bioquímicos já descritos.

Condição neurológica

Uma vez cessada ou ao menos significativamente reduzida a medicação anestésica (a ponto de permitir que a paciente se mostre reativa a estímulos e comandos), pode-se monitorar o nível de sedação e agitação da paciente através da escala Richmond (popularmente conhecida como RASS (do inglês *The Richmond Agitation and Sedation Scale*). Tal escala considera não apenas os níveis de sedação, mas também possui a capacidade de classificar os níveis de agitação do paciente alerta [5].

Condição física e funcionalidade

O imobilismo comum ao paciente hospitalizado conduz à perda de força e de volume muscular e diminui a formação e reparo da fibra muscular. Entende-se também que o repouso no leito aumenta o risco de formação de contratura articular e agrava a osteoporose [6]. Propõe-se para avaliação da força muscular pela escala Medical Research Council (MRC) [4] ou, como alternativa, a dinamometria (de preensão palmar) [7], que pode ser uma alternativa à realização sistemática da avaliação do MRC.

Idealmente, avaliar a funcionalidade do paciente a partir de escalas desenvolvidas para pacientes críticos representa uma boa alternativa para avaliação dos pacientes em acompanhamento pela fisioterapia. Entre estas ferramentas de avaliação, citam-se a escala Perme [8], o *Physical Function Intensive Care Unit Test* (PFIT) [8] o instrumento *Chelsea Critical Care Physical Assessment* (CPAx) [10], o escore do *status functional* (*Functional Status Score for the Intensive Care Unit* - FSS-ICU) [11], contudo, apenas a escala Perme encontra-se traduzida e validada para o português do Brasil [12].

RECURSOS DIAGNÓSTICOS PROPOSTOS

Recurso	O que avalia?	Como avalia?
Escala de coma de Glasgow	Nível de consciência	Ela avalia o paciente de acordo com três níveis de resposta (ocular, verbal e motora). Caso a pontuação nessa avaliação seja ≤ 8, uma via aérea artificial deve ser instituída ao paciente [13]. Pacientes intubados apresentam limitação na utilização desta escala de avaliação, já que a avaliação verbal fica prejudicada [14].
MRC	Força muscular periférica, a partir de movimentos realizados em grupos musculares específicos	0 = Nenhuma contração visível 1 = Contração visível sem movimento do segmento 2 = Movimento ativo com eliminação da gravidade 3 = Movimento ativo contra a gravidade 4 = Movimento ativo contra a gravidade e resistência 5 = Força normal. Os movimentos solicitados para avaliação são: abdução do ombro, flexão de cotovelo, extensão de punho, flexão de quadril, extensão de joelho e dorsiflexão. Os seis grupos são mensurados bilateralmente e somam-se os valores encontrados [4].

Dinamometria de preensão palmar	Força de preensão palmar, que pode ser entendida como um indicador geral de força e potência musculares.	Os sujeitos devem permanecer sentados em uma cadeira sem braços com a coluna ereta, mantendo o ângulo de flexão do joelho em 90°, o ombro posicionado em adução e rotação neutra, o cotovelo flexionado a 90°, com antebraço em meia pronação e punho neutro, podendo movimentá-lo até 30° graus de extensão. O braço deve ser mantido suspenso no ar com a mão posicionada no dinamômetro, que é sustentado pelo avaliador (recomendações da Sociedade Americana de Terapeutas da Mão [ASHT]). Há de se padronizar o número de execuções da manobra, podendo-se adotar o valor obtido em uma única tentativa, a média entre duas ou três tentativas ou ainda, o melhor valor registrado em três tentativas. Ademais, o incentivo ao sujeito avaliado deve ser padronizado, seja ele incentivo visual (*feedback* do desempenho) ou incentivo verbal do avaliador. Comumente, a mão dominante apresenta maior desempenho que a não dominante na geração de força máxima tanto no sexo masculino como no feminino [15].
Escala Perme	Mede de forma objetiva a condição de mobilidade do paciente internado na UTI, iniciando com a habilidade de responder a comandos e culminando com a distância caminhada em dois minutos.	Esta escala de mobilidade apresenta um escore que varia de 0 a 32 pontos, divididos em 15 itens, agrupados em 7 categorias: estado mental, potenciais barreiras a mobilidade, força funcional, mobilidade no leito, transferências, dispositivos de auxílio para deambulação e medidas de resistência. Uma pontuação elevada indica alta mobilidade e menor necessidade de assistência [8].
Escala RASS	Avalia níveis de agitação e sedação do paciente crítico	Trata-se de uma escala de 10 pontos, em que o paciente é rapidamente avaliado e recebe um escore que varia de +4 a -5. A partir da observação do paciente, atribui-se escores de 0 a 4, quando se observar que o paciente se encontra alerta, inquieto, agitado e até mesmo agressivo. Se paciente não se encontrar alerta, os escores irão de -1 a -5, apontando desde níveis de sonolência até incapacidade para ser despertado. A classificação em escores que vão de -2 a 0 são os mais desejáveis para o paciente crítico, indicando: -2 (sedação leve); -1 (sonolento); 0 (alerta, calmo) (5).

Quadro 54.1 Avaliação do caso clínico segundo a Classificação Internacional de Funcionalidade, Incapacidade e Saúde (CIF)

	Funções e estruturas do corpo	Limitações de atividades	Restrição na participação
Perspectiva dos familiares da paciente	Recuperação do coma induzido por medicamentos	Cuidados da casa e do filho	Atividades em uma ONG que cuida de animais abandonados
	Respiração independente (sem aparelhos)		
Perspectiva do fisioterapeuta	Função ventilatória (necessidade de ventilação mecânica)		
	Comprometimento da força muscular pelo imobilismo (coma induzido)		
	Pulmões comprometendo trocas gasosas - baixo índice de oxigenação		
Fatores contextuais			
Pessoais			
• Sexo feminino			
• Casada			
• 1 filho pequeno			
• 30 anos de idade			
• Professora (não exercendo atualmente a profissão)			
• Dedicada aos cuidados do filho e com as atribuições domésticas			
Ambientais			
• Estado de coma induzido por medicamentos			
• Barreiras à mobilidade (escala Perme): ventilação mecânica, acesso venoso, drogas vasoativas e sedativas			
• Cateter intraparenquimatoso para medida da pressão intracraniana			
• Em tratamento por equipe interdisciplinar			

Baseado em tradução livre de esquema publicado em Rundell SD, Davenport TE, Wagner T. Physical Therapist Management of Acute and Chronic Low Back Pain Using the World Health Organization's International Classification of Functioning, Disability and Health. Phys Ther [Internet]. 2009 Jan 1;89(1):82–90. Available from: http://ptjournal.apta.org/cgi/doi/10.2522/ptj.20080113

METAS E INTERVENÇÕES
Fisioterapia na pessoa em ventilação mecânica com diagnóstico de SARA

Em linhas gerais, serão traçadas as principais metas da fisioterapia oferecidas ao paciente com diagnóstico de SARA e AVC hemorrágico em unidade de terapia intensiva, sob ventilação mecânica, bem como as intervenções mais adequadas para alcançar os resultados desejados.

Metas
1. Ajuste da melhor estratégia de ventilação mecânica
2. Prevenção de lesão pulmonar induzida pela ventilação mecânica
3. Manutenção do recrutamento alveolar utilizando sistema fechado de aspiração
4. Promoção da mais satisfatória relação ventilação/ perfusão pulmonar

A fase inicial da SARA é definida como fase exsudativa. Nela, caracteristicamente ocorre quebra da integridade da barreira alveolocapilar, com edema intersticial e alveolar e, posteriormente, formação da membrana hialina (que é a precipitação do edema rico em fibrina na superfície do alvéolo). Nesta fase, o paciente já apresenta grave hipoxemia pela alteração nas trocas gasosas e áreas de atelectasia.

De modo ideal, o paciente deverá ser ventilado com base na estratégia de ventilação protetora, que utiliza baixo volume corrente (menor do que 6 mL/kg de peso corrigido), níveis de PEEP que assegurem a melhor complacência estática, ou melhores valores de PaO_2 ou ainda um menor percentual de atelectasia, aliados à estratégia de hipercapnia permissiva [16] (quando os valores de $PaCO_2$ superam os níveis de normalidade, que vão de 35 mmHg a 45 mmHg). Neste sentido, fisioterapeutas e médicos devem estar atentos às repercussões na PIC da paciente, uma vez que o CO_2 é um vasodilatador cerebral.

Essa estratégia protetora provou associar-se a maior sobrevida em 28 dias, maiores taxas de desmame da ventilação mecânica e menores taxas de barotrauma em pacientes com SARA, quando comparada a pacientes com o mesmo diagnóstico ventilados de forma convencional. Estes resultados foram muito impactantes, pois ficou demonstrado uma redução de cerca de 70% para algo em torno de 40% na taxa de mortalidade dos pacientes ao adotar-se esta estratégia protetora [16]. Com a PEEP ajustada em valores ideais garante-se que um número mais expressivo de unidades alveolares mantenha-se aberto ao longo do ciclo ventilatório. Como já dito anteriormente, é válido mencionar que, caracteristicamente, pacientes com SARA apresentam condições de tecido pulmonar muito heterogêneas, com áreas de colapso pulmonar (principalmente em regiões decúbito dependentes) e áreas de hiperdistensão pulmonar (Figura 54.3). A manutenção do sistema de ventilação pressurizado impede os efeitos deletérios do ciclo de abertura e colabamento alveolar. Assim, se para a remoção de secreções estiver instalado um sistema fechado de aspiração, as despressurizações indesejáveis do tecido pulmonar são evitadas.

Quanto ao modo de ventilação mecânica, na fase inicial da SARA (primeiras 48-72 h), independentemente da sua gravidade da SARA, o modo assisto/controlado deve ser empregado, tendo em vista que o paciente deve ser mantido sedado e paralisado nesta fase de tratamento, sendo recomendados os modos VCV (ventilação controlada a volume) ou PCV (ventilação controlada a pressão)[2]. Deve-se ter em mente que o Volume Corrente (VC) gerado em qualquer uma das estratégias deve ser baixo, conforme anteriormente colocado (menor do que 6 mL/kg de peso corrigido). Ademais, deve-se utilizar a menor FiO_2 possível para garantir $SpO_2 > 92\%$[2].

Em qualquer um dos modos ventilatórios, necessariamente a pressão motriz (também chamada de *driving pressure* ou "pressão de distensão") deve ser mantida num valor máximo de 15 cmH_2O [17]. Esta pressão resulta da diferença entre a pressão platô e a PEEP e foi apontada em um estudo retrospectivo como a variável que melhor estratifica o risco de morte de pacientes com SARA em ventilação mecânica, permitindo a conclusão de que, quanto menor o delta pressórico (PPlatô – PEEP), maiores as chances de sobrevida dos sujeitos com SARA sob ventilação mecânica [17].

Uma estratégia que vem sendo apoiada nessa fase inicial da SARA refere-se à ventilação mecânica com o paciente em posição prona (Figura 54.4). Tal estratégia tem demonstrado resultados favoráveis quanto à promoção de um maior recrutamento de unidades alveolares, com redução de áreas de hiperdistensão alveolar, garantindo uma relação ventilação-perfusão mais favorável. Ademais, evidências apontam redução na taxa de mortalidade de sujeitos com SARA submetidos a esta estratégia ventilatória[18]. Deve-se usar a posição prona em pacientes com SARA que apresentem relação PaO_2/FiO_2 (ou índice de oxigenação) < 150 por pelo menos 16 horas por sessão[2]. Destaca-se que tal posição não seria possível se a paciente ainda apresentasse valores elevados de PIC ou instabilidade hemodinâmica. Diante da normalidade da PIC (12 mmHg) e estabilidade hemodinâmica (mesmo que à custa de drogas vasoativas em baixas dosagens), exclui-se a contraindicação dessa estratégia de tratamento.

Para esta estratégia de ventilação em posição prona é necessário domínio e experiência de toda a equipe de profissionais que assiste a paciente.

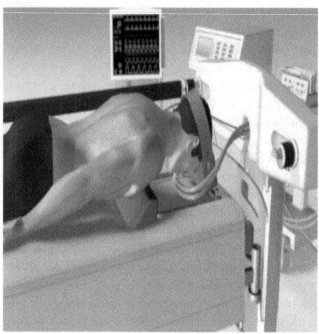

Figura 54.4 Paciente em posição prona durante ventilação mecânica invasiva.

Metas
5. Manutenção da amplitude de movimento articular
6. Posicionamento adequado no leito

Para as metas 5 e 6, serão propostos alongamentos gerais e exercícios de mobilização passiva no arco completo do movimento. Mesmo que passivamente não se consiga incrementos de força, a estratégia de mobilização passiva é capaz de conferir benefícios interessantes na recuperação do movimento ativo[19]. Isso porque um estudo que utilizou sujeitos saudáveis submetidos à mobilização passiva, monitorados por exames de ressonância magnética encontrou que o treinamento passivo com estimulação proprioceptiva repetida tem potencial para induzir uma reorganização da representação sensoriomotora[19]. Tais mudanças ocorrem nas áreas corticais envolvidas na preparação e na execução motoras e representam a base neural do treinamento proprioceptivo, o que pode beneficiar pacientes em terapia de reabilitação[19].

Mudanças de decúbito programadas a intervalos de tempo regulares são normalmente conduzidas pela equipe de enfermagem nas unidades de terapia intensiva. O fisioterapeuta poderá auxiliar com a colocação de coxins ou até mesmo órteses que garantam posicionamento funcional das articulações da paciente. Para a paciente em questão, com diagnóstico de AVCh, devem ser evitados o padrão flexor de membro superior direito e extensor de membro inferior direito, bem como flexão plantar de pé direito. A sugestão para o caso seria a colocação de tala imobilizadora com espumas, que pode ser encontrada em algumas unidades de terapia intensiva, para posicionamento adequado dos membros inferiores dos pacientes imóveis.

Metas
7. Despertar diário (interrupção da sedação), com teste de ventilação espontânea
8. Evolução do desmame da ventilação mecânica
9. Iniciar protocolo de mobilização precoce

Com a evolução do quadro respiratório da paciente, caracterizada por melhora da relação ventilação-perfusão, dos níveis de oxigenação (apontados pelos valores de oxigenação da gasometria arterial e da medida do índice de oxigenação) bem como com medidas de mecânica pulmonar mais satisfatórias (complacência e resistência), a equipe médica pode optar pelo despertar diário da paciente, que consiste na cessação da medicação anestésica e bloqueadora neuromuscular, permitindo assim avaliação neurológica da paciente, bem como avaliação da autonomia ventilatória. Do ponto de vista respiratório, esta estratégia é muito interessante no sentido de se evitar fraqueza mais pronunciada da musculatura respiratória e, consequentemente, dependência do ventilador mecânico.

A equipe poderá avaliar a paciente através da escala RASS, sendo indicado o escore -2 a 0, indo de uma sedação leve a um estado tranquilo e alerta. Nestas condições clínicas, preconiza-se a menor dependência possível do ventilador mecânico, preferindo-se modos espontâneos de ventilação mecânica, com níveis pressóricos cada vez mais reduzidos. Ao se atingir valores mínimos de suporte ventilatório e resposta favorável ao Teste de Respiração Espontânea (TRE), a permeabilidade de vias aéreas deverá ser investigada, para proceder a extubação da paciente. O TRE pode ser realizado com macronebulização e peça "T" com a paciente desconectada do ventilador mecânico ou ainda, utilizando-se do ventilador mecânico, com ajuste nos valores pressóricos considerados mínimos (níveis de PEEP ≤ 8 cmH_2O) por 30 minutos.

Destaca-se que mesmo na dependência de ventilação mecânica, a paciente deverá estar inserida em protocolos de mobilização precoce, que preconizam desde exercícios passivos no leito até deambulação na UTI, com apoio da equipe interdisciplinar. Tais protocolos mostram-se seguros e associam-se à redução do tempo de internação hospitalar[20].

Metas
10. Restauração de níveis satisfatórios de condicionamento cardiorrespiratório
11. Aumento da mobilidade e da independência da paciente, impedindo que a restrição ao leito imponha consequências negativas às condições de saúde

Dados de estudo demonstraram que, dos pacientes com diagnóstico de SARA, 44% apresentavam estresse pós-traumático psiquiátrico diagnosticado no momento da alta hospitalar, 25% após 5 anos da saída do hospital e 24% em até 8 anos da alta hospitalar[21]. Incentivar a máxima independência e o condicionamento na fase hospitalar podem impactar na redução desse período de recuperação e estresse da paciente após a alta. Exercícios com cicloergômetros portáteis no leito e deambulação ainda na unidade de terapia intensiva podem ser adotados, além do incentivo as mudanças de decúbito com mínima assistência.

As respostas ao tratamento deverão ser monitoradas cuidadosamente durante todo o curso da reabilitação e modificações no tratamento serão adotadas sempre que necessário.

Metas
12. Detalhamento do caso aos colegas fisioterapeutas que atenderão a paciente ainda em ambiente hospitalar, nas enfermarias
13. Encaminhamento da paciente para tratamento fisioterapêutico ambulatorial após a alta hospitalar
14. Recomendações para manutenção do estado ativo em ambiente domiciliar

Quando a equipe médica optar pela alta da paciente da unidade de cuidados intensivos, caberá ao fisioterapeuta descrever o caso ao colega que dará seguimento ao tratamento da paciente nas enfermarias do hospital. Certamente as informações registradas em prontuário ajudarão bastante na elucidação do caso, mas uma conversa acerca das metas traçadas, estratégias que renderam bons resultados bem como das que não foram tão proveitosas, e a discussão acerca do prognóstico esperado ao caso renderão boa comunicação entre os profissionais e ajudarão a alinhar as condutas dos profissionais, com benefícios diretos refletidos na recuperação do paciente.

Após a alta hospitalar, a paciente deverá ser encaminhada ao atendimento ambulatorial de fisioterapia, visando minimizar qualquer sequela motora em função do acometimento neurológico, bem como reabilitar o quadro pulmonar da paciente, recuperando o condicionamento e força física para um nível mínimo necessário à execução das atividades domésticas (cuidados com o filho e afazeres do lar) e sociais (atividades na ONG que cuida de animais de rua) que habitualmente realizava.

A família deve também ser orientada acerca dos cuidados com a paciente, na intenção de oferecer a ela um ambiente bastante favorável para sua recuperação. Possivelmente adequações na residência serão necessárias, podendo o fisioterapeuta se deslocar até o endereço da paciente para uma avaliação ergonômica mais apurada, com sugestões de adaptações de mobília e acessos para garantir mais segurança e independência à paciente.

Referências

1. Mantovani C, Migon MN, Alheira FV, Del-ben CM. Manejo de paciente agitado ou agressivo Management of the violent or agitated patient. 32:96-103.
2. AMIB, SBPT. Diretrizes Brasileiras de Ventilação Mecânica. Fórum de Diretrizes Brasileiras em Ventilação Mecânica. 2013.
3. Furoni RM, Pinto-Neto SM, Giorgi RB, Guerra EMM. Distúrbios do equilíbrio ácido-básico. Rev Fac Ciênc Méd Sorocaba. 2010;12(1):5-12.
4. Lima CA, Siqueira B, Gomes CM, Lemos A. Influência da força da musculatura periférica no sucesso da decanulação. Rev Bras Ter Intensiva. 2011;23(1):56-61.
5. Ely EW, Truman B, Thomason JWW, Wheeler AP, Gordon S, Francis J et al. Monitoring Sedation Status Over Time in ICU Patients - Reliability and Validity of the Richmond Agitation-Sedation Scale (RASS). 2015;289(22):2983=91.
6. Gillis TA, Donovan ES. Rehabilitation following bone marrow transplantation. Cancer [Internet]. 2001 Aug 15 [cited 2012 Oct 23];92(4 Suppl):998=1007. Available from: http://www.ncbi.nlm.nih.gov/pubmed/11519026
7. Ali NA, Brien JMO, Hoffmann SP, Phillips G, Garland A, Finley JCW et al. Acquired Weakness, Handgrip Strength, and Mortality in Critically Ill Patients. 2008;178:261-8.
8. Perme C, S CS, Nawa RK, Sc M, Winkelman C, Ph D et al. A Tool to Assess Mobility Status in Critically Ill Patients : The Perme Intensive Care Unit Mobility Score. 2014;(1):41=9.
9. Denehy L, Morton NA De, Skinner EH, Edbrooke L, Haines K, Warrillow S et al. A Physical Function Test for Use in the Intensive Care Unit : Validity, Responsiveness, and Predictive Utility of the Physical Function ICU Test (Scored). 2013;93(12):1636-45.
10. Corner EJ, Soni N, Handy JM, Brett SJ. Construct validity of the Chelsea critical care physical assessment tool : an observational study of recovery from critical illness. 2014;1-10.
11. Thrush A, Rozek M, Dekerlegand JL. The Clinical Utility of the Functional Status Score for the Intensive Care Acute Care Hospital : A Prospective Cohort Study. 2012;92(12).
12. Kawaguchi YMF, Nawa RK, Figueiredo TB, Martins L, Pires-Neto RC. Perme Intensive Care Unit Mobility Score e ICU Mobility Scale : tradução e adaptação cultural para a língua portuguesa falada no Brasil. 2016;42(6):429-34.
13. Laranjeira L, Regenga M, DC C, Guimarães H. Guia de urgência e emergência para a fisioterapia. Atheneu. São Paulo; 2012.
14. Lima WA. Avaliação neurológica em terapia intensiva. Profisio Terapia Intensiva Adulto. Porto Alegre; 2016.
15. Dias JA. Força de preensão palmar : métodos de avaliação e fatores que influenciam a medida Hand grip strength : evaluation methods and factors influencing. 2010;12(3):209-16.
16. Amato M, Barbas C, Medeiros D, Magaldi R, Schettino G, Lorenzi-Filho G et al. Effect of a protective-ventilation strategy on mortality in the acute respiratory distress syndrome effect of a protective-ventilation strategy on mortality in the acute respiratory distress syndrome. N Engl J Med. 1998;338(6):347-54.
17. Amato MB, Meade MO, Slutsky AS, Brochard L, Costa EL, Schoenfeld DA et al. Driving Pressure and Survival in the Acute Respiratory Distress Syndrome. Th e new Engl J o f Med. 2015;372(8):747-55.

18. Guérin C, Reignier J, Richard J-C, Beuret P, Gacouin A, Boulain T et al. Prone Positioning in Severe Acute Respiratory Distress Syndrome. N Engl J Med [Internet]. 2013 Jun 6;368(23):2159–68. Available from: http://www.nejm.org/doi/abs/10.1056/NEJMoa1214103

19. Carel C, Loubinoux I, Boulanouar K, Manelfe C, Rascol O, Celsis P et al. Neural Substrate for the Effects of Passive Training on Sensorimotor Cortical Representation: A Study With Functional Magnetic Resonance Imaging in Healthy Subjects. J Cereb Blood Flow Metab [Internet]. 2000 Mar;478–84. Available from: http://jcb.sagepub.com/lookup/doi/10.1097/00004647-200003000-00006

20. Morris PE, Goad A, Thompson C, Taylor K, Harry B, Passmore L et al. Early intensive care unit mobility therapy in the treatment of acute respiratory failure*. Crit Care Med [Internet]. 2008 Aug;36(8):2238–43. Available from: http://content.wkhealth.com/linkback/openurl?sid=WKPTLP:landingpage&an=00003246-200808000-00003

21. Davydow DS, Desai SV, Needham DM, Bienvenu OJ. Psychiatric Morbidity in Survivors of the Acute Respiratory Distress Syndrome: A Systematic Review. Psychosom Med [Internet]. 2008 May;70(4):512-9. Available from: http://content.wkhealth.com/linkback/openurl?sid=WKPTLP:landingpage&an=00006842-200805000-00019

Síndrome do Desconforto Respiratório (SDR) Neonatal

CAPÍTULO 55

Elisete Mendes Carvalho

Observação: palavras e expressões listadas no Glossário do capítulo estão destacadas no texto com um asterisco.

APRESENTAÇÃO DO CASO CLÍNICO

Adolescente de 17 anos, proveniente do interior, chega à Emergência de uma maternidade pública em trabalho de parto ativo, acompanhada por seu companheiro. Relata ser a primeira gestação e afirma ter realizado cinco consultas de acompanhamento pré-natal e que sua idade gestacional estimada (por determinações ultrassonográficas) era de 29 semanas. Após 40 minutos da chegada ao hospital, nasceu de parto vaginal, um menino prematuro, sem malformações, pesando 1.300 g, sendo atribuído Apgar de 7 no primeiro minuto e 8 no quinto minuto. Nos minutos subsequentes, a condição clínica do Recém-Nascido (RN) piorou, passando a apresentar aumento do trabalho respiratório evidenciado por taquipneia, gemência, batimento de asa de nariz e retrações de caixa torácica, atingindo escore respiratório acima de 8. Adicionalmente, o RN evoluiu com cianose e episódios de apneia, apesar da instalação precoce da Pressão Positiva Contínua em Vias Aéreas (CPAP) de 5 cmH$_2$0, por meio de pronga nasal e FiO$_2$ 60%. A equipe da sala de parto decidiu pela intubação e transferência segura do RN para Unidade de Terapia Intensiva Neonatal (UTIN). À admissão na UTIN, o RN foi mantido em incubadora aquecida e posicionado em decúbito dorsal, com cabeça em linha média, monitorização rigorosa e submetido à Ventilação Pulmonar Mecânica (VPM) com os seguintes parâmetros iniciais: modalidade = Assisto-controlada (A/C), Pressão de Pico Inspiratório (PIP) = 18 cmH$_2$O, tempo inspiratório = 0,4 segundo, frequência respiratória = 30 ciclos por minuto, fluxo = 6 L/min., Pressão Positiva Expiratória Final (PEEP) = 5 cmH$_2$O, FiO$_2$ = 60%, tendo seu quadro clínico e hemodinâmico progressivamente estabilizado. Gasometria arterial evidenciou pH = 7,20, PaCO$_2$ = 67 mmHg, PaO$_2$ = 55 mmHg, SpO$_2$ = 87%. Estudo radiológico de tórax após 2 horas de vida, evidenciou padrão reticulogranular compatível com Síndrome do Desconforto Respiratório (SDR) Neonatal*, moderada, (padrão reticulogranular difuso [granulação em "vidro moído"] *); conforme classificação radiológica. Decidiu-se pela administração de uma alíquota de surfactante exógeno*, sendo observada melhora progressiva nas trocas gasosas e, a seguir, da complacência pulmonar. Após 72 horas de vida, o RN apresentou melhora gradativa do quadro, sendo observado bom estado neurocomportamental, entretanto evidenciaram-se roncos difusos à ausculta pulmonar. Além disso, verificou-se baixo tônus flexor com predomínio de postura extensora de tronco e de membros inferiores com restrição dos movimentos espontâneos além de incapacidade de ajustes posturais. O RN evoluiu com estabilidade clínica e hemodinâmica, recebendo visita diariamente dos pais, que após terem sido acolhidos e devidamente esclarecidos pela equipe, aceitaram realizar a posição Canguru na UTIN. Iniciado, portanto, o desmame do suporte ventilatório, sendo o RN extubado sem intercorrências no quinto dia de vida. Após extubação sem intercorrências, o RN foi submetido à Ventilação Não Invasiva com Pressão Positiva (VNIPP)* inicialmente por meio da Ventilação com Pres-

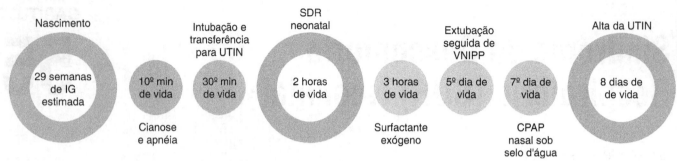

Figura 55.1 Linha do tempo da evolução clínica do RN. (ID: idade gestacional; min: minuto)

são Positiva Intermitente (IPPV)* por 48 horas seguida da CPAP* nasal tipo selo d'água por 24 horas e posteriormente recebeu O_2 suplementar por meio de cânula nasal* com O_2 a 1 L/min. No oitavo dia de vida, já em ar ambiente, o RN apresentava SpO_2 de 93%, sem sinais de aumento do trabalho respiratório e apresentando boa atividade espontânea. Encaminhado para a unidade de cuidados intermediários para observação e contínuo acompanhamento pela equipe interdisciplinar cuja atuação está pautada nas estratégias que viabilizam fatores de proteção para o desenvolvimento dos RNs assegurando-os cuidados individualizados, respeitando sua capacidade neurológica e de interação, inserindo a família nos cuidados e acompanhamento do bebê, além de representar para a família um suporte importante na situação de crise em que se encontram.

GLOSSÁRIO

Boletim de Apgar: o escore ou índice de Apgar (Quadro 55.1), é utilizado para avaliar a vitalidade do RN nos primeiros minutos de vida com base em cinco sinais, permitindo avaliar a necessidade de reanimação, assim como sua eficácia. A totalização de 10 pontos indica ótimo estado. Caso o escore seja inferior a 7 no quinto minuto, preconiza-se sua aplicação a cada cinco minutos, até 20 minutos do nascimento.

Cânula nasal: dispositivo de plástico ou silicone utilizado na oxigenoterapia suplementar de baixo fluxo; é- composto por duas pontas com cerca de 1cm de comprimento que são introduzidas nas narinas do paciente [9].

CPAP[3]**:** modalidade de Ventilação Não Invasiva (VNI) que utiliza pressão constante ou variável para fornecer suporte ventilatório sem a intubação traqueal. As formas mais utilizadas de geração de pressão positiva são aquelas incorporadas ao ventilador mecânico, que podem ser sincronizadas ou não ao paciente, além da forma artesanal, por meio da pressão positiva contínua nas vias aéreas (CPAP) tipo selo d'água.

Escore respiratório: é uma avaliação útil para classificar a gravidade da dificuldade respiratória em prematuros de baixo peso (Quadro 55.2). Dificuldade respiratória leve: escore < 5 e resolução do quadro respiratório em até 4 h de vida. Dificuldade respiratória moderada: escore entre 5 e 8 ou persistência de escore < 5 por mais de 4 h ou aparecimento de um novo quadro respiratório. Dificuldade respiratória grave: escore > 8 ou apneia ou gasping ou necessidade de VMI.

NIPPV: consiste na aplicação da CPAP acrescida de insuflações sobrepostas, com pico de pressão definido. É um método que aumenta os benefícios da CPAP nasal, pois adiciona os parâmetros da VM administrados por prongas nasais [8].

Padrão reticulogranular difuso (granulação em "vidro moído")[5] : classificação radiológica da SDR. Grau I – leve (granulações finas); Grau II – moderada (granulação bem evidente em "vidro moído"); Grau III – grave (broncograma aéreo alcançando as periferias dos campos pulmonares, discreto borramento cardíaco); Grau IV (opacidade total dos campos pulmonares, área cardíaca imperceptível)

SDR[4]**:** a síndrome do desconforto respiratório (SDR) do RN ou doença da membrana hialina é a expressão clínica decorrente da deficiência quantitativa e qualitativa do surfactante alveolar associada à imaturidade estrutural dos pulmões, complicada pela má adaptação do RN à vida extrauterina e pela imaturidade de múltiplos órgãos [4].

Surfactante exógeno: modalidade terapêutica indicada para RNs prematuros com diagnóstico estabelecido de SDR, em que a deficiente função do sistema surfactante decorre primariamente da falta de sua produção endógena devido à imaturidade pulmonar. Vários são os preparados oferecidos mundialmente para a utilização clínica, podendo ser citados dentre eles os derivados de extrato de pulmão de porco (Curosurf®), extrato de pulmão bovino (Survanta®), lavado de pulmão bovino (Alveofact®) e um surfactante artificial (Exosurf®)[6].

VNIPP: suporte ventilatório ofertado ao RN sem a necessidade de via aérea artificial, que consiste na aplicação de uma pressão supra-atmosférica durante todo o ciclo ventilatório [7].

Questões para discussão
1. Considerando a condição de saúde do RN em questão, quais os fatores clínicos e funcionais contribuem para o surgimento das limitações respiratórias e neuromotoras do RN acometido por SDR? 2. Quais estratégias de intervenção mais adequadas?

Quadro 55.1 Boletim de Apgar

Pontos	0	1	2
Frequência cardíaca	Ausente	< 100/min	> 100/min
Respiração	Ausente	Fraca, irregular	Forte/choro
Tônus muscular	Flácido	Flexão de pernas e braços	Movimento ativo/boa flexão
Cor	Cianótico/Pálido	Cianose de extremidades	Rosado
Irritabilidade Reflexa	Ausente	Algum movimento	Epirros/choros

Fonte: Adaptado de Ministério da Saúde (2011) [1].

Quadro 55.2 Escore respiratório

Escore respiratório	0	1	2
Frequência respiratória	40 a 60/c/min	60 a 80/c/min	> 80/c/min
Necessidade de O_2	Nenhum	≤ 50%	> 50%
Retrações torácicas	Nenhum	Leve a moderada	Grave
Gemido expiratório	Nenhum	Com estímulo	Repouso
Murmúrio vesicular	Bem audível	Diminuído	Repouso
Idade gestacional	> 34 sem	30 a 34 sem	< 30 sem

Fonte: Adaptado de Downess JJ et al. [2].

---

3. Que cuidados devem ser tomados durante as intervenções propostas?
4. Quais possíveis complicações podem interferir na assistência fisioterapêutica?
5. Como os fatores contextuais do recém-nascido podem influenciar os resultados esperados?
6. Como inserir os pais e a família nesse contexto?

OBJETIVOS

- Reconhecer os fatores de risco materno para o parto prematuro e as particularidades clínicas e anatomofuncionais que predispõem as alterações funcionais em recém-nascidos prematuros e de baixo peso.

- Descrever um plano de assistência fisioterapêutica adequada para RNs de risco, criticamente enfermos internados na unidade neonatal.

- Descrever instrumentos de avaliação clínica e da funcionalidade confiáveis e reprodutíveis visando identificar a efetividade da intervenção proposta a curto, médio e longo prazo em RNs de risco.

- Estabelecer critérios para avaliar a resposta à intervenção durante as intervenções fisioterapêuticas.

- Identificar sinais e sintomas, bem como conhecer características radiológicas do tórax e da gasometria arterial na SDR que viabilizam uma monitorização criteriosa e adequada do RN prematuro.

- Conhecer estratégias ventilatórias, critérios de desmame e extubação em recém-nascidos prematuros com SDR.

- Orientar quanto à atenção humanizada junto ao RN de baixo peso e o cuidado centrado na família na UTIN.

- Despertar para o desenvolvimento das habilidades, competências e atitudes do profissional fisioterapeuta na UTIN.

- Refletir, analisar e discutir sobre os aspectos psicoafetivos, biológicos e cuidados com o RN de baixo peso.

- Propor, após a alta hospitalar, seguimento da fisioterapia em nível ambulatorial e prestar orientações à família para a identificação de sinais e sintomas de risco bem como para a realização dos cuidados domiciliares visando um adequado desenvolvimento neuropsicomotor do RN.

AVALIAÇÃO E DIAGNÓSTICO DA FUNCIONALIDADE

O fisioterapeuta atuante nessa área é responsável pela avaliação e prevenção dos distúrbios da funcionalidade bem como por intervenções de tratamento fisioterapêutico respiratório e motor com o objetivo de melhorar o desenvolvimento global do RN, integrá-lo ao meio e estimular seu desenvolvimento neuropsicomotor, por meio da auto-organização sensoriomotora. Participa também integralmente das atividades junto à equipe interdisciplinar, atuando no controle da infecção hospitalar e emprego de gases medicinais, gerenciamento da Ventilação Pulmonar Mecânica (VPM), ventilação invasiva e não invasiva, monitorização respiratória, protocolos de desmame e extubação da VPM, aplicação de surfactante, estando todas essas atribuições pautadas nas boas práticas de assistência neonatal. A SDR é uma enfermidade que acomete o RN do caso clínico em questão, representando uma das mais importantes causas de morbidade e mortalidade em recém-nascidos pré-termo. Tal enfermidade ocorre em cerca de 0,5% a 1% dos nascidos vivos e sua incidência e gravidade são inversamente proporcionais à idade gestacional [10]. A etiopatogenia da SDR está associada à imaturidade pulmonar e abrange o desenvolvimento das estruturas do parênquima bem como a deficiência da qualidade e da quantidade de surfactante pulmonar. Tal deficiência pulmonar, associada à complacência elevada da caixa torácica do Recém-Nascido Prematuro (RNPT) resulta em aumento da tensão superficial e da força de retração elástica, levando à diminuição na complacência pulmonar e na capacidade residual funcional CRF[11]. Os sinais de aumento do trabalho respiratório nas primeiras 24 horas, atingem o pico por volta de 48 horas e melhoram gradativamente após 72 horas de vida. Nos casos de má evolução, os sinais clínicos se acentuam, com surgimento de crises de apneia e comprometimento dos estados hemodinâmico e metabólico. Embora o quadro clínico e radiológico seja bem definido, as falhas no diagnóstico ainda são comuns, sobretudo nos casos mais leves da doença. Deve-se considerar o diagnóstico de SDR na vigência de prematuridade e imaturidade pulmonar, cujo desconforto respiratório tenha início precoce (nas primeiras 3 horas de vida), e haja evidências de baixa complacência pulmonar com necessidade de oxigênio inalatório e/ou suporte ventilatório não invasivo ou invasivo por período superior a 24 horas para manter os valores de gases sanguíneos dentro dos limites de normalidade. Ressalta-se ainda que deve ser afastada a existência de outras causas que justifiquem a insuficiência respiratória [12]. O aspecto radiológico clássico é o de pulmões de baixo volume com padrão reticulogranular difuso ("vidro moído") e presença de broncogramas aéreos. Esse quadro radiológico pode se manifestar em quatro graus: Grau I – leve (granulações finas); Grau II – moderada (granulação bem evidente em "vidro moído"); Grau III – grave (broncograma aéreo alcançando as periferias dos campos pulmonares, discreto borramento cardíaco); Grau IV (opacidade total dos campos pulmonares, área cardíaca imperceptível). O manejo da SDR está baseado na estabilização metabólica e hemodinâmica, reposição precoce de surfactante, oxigenoterapia ou ventilação mecânica (invasiva ou não invasiva) do RN, além de assistência do RN por uma equipe interdisciplinar especializada [13].

RECURSOS DIAGNÓSTICOS PROPOSTOS

Recurso	O que avalia?	Como avalia?
Boletim de Apgar[1]	O ajuste imediato do RN à vida extrauterina, avaliando as condições de vitalidade do RN imediatamente após o nascimento. Tal recurso pode traduzir sinal de asfixia e necessidade de reanimação, bem como sua eficácia.	Avaliação de cinco itens do exame físico do RN com 1, 5 e 10 minutos de vida. Parâmetros avaliados: FC, esforço respiratório, tônus muscular, irritabilidade reflexa e cor da pele. Para cada um dos cinco itens é atribuída uma nota de 0 a 2. Somam-se as notas de cada item e atribui-se o total, que pode resultar uma nota mínima de 0 e máxima de 10. Se o escore é inferior a 7 no quinto minuto, recomenda-se a sua aplicação a cada cinco minutos, até 20 minutos de vida.
Recurso	O que avalia?	Como avalia?
Escore respiratório[2]	A gravidade da dificuldade respiratória em prematuros de baixo peso.	Dificuldade respiratória leve: escore < 5 e resolução do quadro resp. em até 4 h de vida Dificuldade respiratória moderada: escore entre 5 e 8 ou persistência de escore < 5 por mais de 4 h ou aparecimento de um novo quadro respiratório. Dificuldade respiratória grave: escore > 8 ou apneia ou *gasping* ou necessidade de VMI.
Radiografia de tórax[12]	Aspecto radiológico clássico da SDR caracterizado por pulmões de baixo volume com padrão reticulogranular difuso ("vidro moído") e presença de broncogramas aéreos.	Grau I – leve (granulações finas); Grau II – moderada (granulação bem evidente em "vidro moído"); Grau III – grave (broncograma aéreo alcançando as periferias dos campos pulmonares, discreto borramento cardíaco); Grau IV (opacidade total dos campos pulmonares, área cardíaca imperceptível).

Quadro 55.3 Avaliação do caso clínico segundo a Classificação Internacional de Funcionalidade, Incapacidade e Saúde (CIF)

	Funções e estruturas do corpo	Limitações de atividades	Restrição na participação
Perspectiva do paciente	Incapacidade de auto-organização sensoriomotora		
	Desconforto respiratório		
	Incapacidade de realizar ajustes posturais		

	Funções e estruturas do corpo	Limitações de atividades	Restrição na participação
Perspectiva do fisioterapeuta	Função ventilatória (necessidade de ventilação mecânica)		
	Comprometimento da força muscular pelo imobilismo (coma induzido)		
	Pulmões comprometendo trocas gasosas – baixo índice de oxigênio		
Fatores contextuais			
Pessoais			
• RN prematuro (29 semanas de idade gestacional)			
• Imaturidade de órgãos e sistemas			
• Desconforto respiratório			
Ambientais			
• Ambiente estressante da UTI neonatal (ruídos, luminosidade, variações térmicas)			
• Manipulação excessiva, restrição ao posicionamento			
• Presença de cânula orotraqueal, ventilação mecânica			
• Em tratamento por equipe interdisciplinar			

Baseado em tradução livre de esquema publicado em Rundell SD, Davenport TE, Wagner T. Physical Therapist Management of Acute and Chronic Low Back Pain Using the World Health Organization's International Classification of Functioning, Disability and Health. Phys Ther [Internet]. 2009 Jan 1;89(1):82–90. Available from: http://ptjournal.apta.org/cgi/doi/10.2522/ptj.20080113

METAS E INTERVENÇÕES

Diante do contexto acima descrito, serão traçadas as principais metas da fisioterapia oferecidas ao RNPT acometido por SDR internado na Unidade de Terapia Intensiva Neonatal, assim como as intervenções mais adequadas que visam alcançar os resultados desejados.

Metas
1. Estabelecimento da estratégia ventilatória inicial mais adequada
2. Monitorização respiratória
3. Gerenciamento e condução do desmame da ventilação mecânica e a extubação de forma segura

Para as três primeiras metas acima especificadas, preconiza-se a monitorização constante e a instituição precoce da terapêutica adequada do RN acometido por SDR, evitando-se os riscos de iatrogenias e a prevenção das possíveis complicações da própria doença e da prematuridade. O I Consenso Brasileiro de Ventilação Mecânica em Pediatria e Neonatologia [14] relatou a análise crítica dos achados da melhor evidência disponível na literatura acerca do suporte ventilatório na SDR. Os níveis de evidência e os graus de recomendação empregados (em A, B, C e D) estiveram de acordo com o método Oxford Centre [15]. Conforme este documento, a CPAP nasal vem assumindo valiosa importância como uma perspectiva para reduzir a lesão pulmonar e diminuir a incidência da displasia broncopulmonar (DBP). Seu emprego baseia-se nos efeitos sobre o aparelho respiratório, destacando-se entre eles, a prevenção das atelectasias, o aumento da CRF, a estabilização da caixa torácica, a otimização da atividade diafragmática, a preservação da função do surfactante alveolar, a redução da resistência inspiratória por dilatação das vias aéreas bem como a redistribuição do líquido pulmonar. Preconiza-se que essa modalidade seja iniciada em todos os RNs com risco de SDR (< 30 semanas) e com desconforto respiratório (Nível D), podendo ser precocemente instituída na sala de parto como alternativa à intubação traqueal (Nível D). O emprego da CPAP com surfactante de resgate pode ser considerado para RNs com SDR para reduzir a necessidade de ventilação mecânica (Nível A), sendo as prongas binasais curtas as mais efetivas (Nível A). Visto que no caso clínico em questão, o RN evoluiu com piora do desconforto respiratório, necessitando ser intubado, o suporte ventilatório mecânico invasivo deve ter como objetivos maximizar a oxigenação, com mínima exposição ao oxigênio, por meio da otimização da CRF e da ventilação, aceitar a acidose respiratória na fase aguda da enfermidade – "hipercapnia permissiva" ($PaCO_2$ máxima de 65 mmHg desde que pH esteja acima de 7,20) e mantendo os valores de oxigenação arterial dentro de limites estritos, em que a necessidade de FiO_2 permaneça abaixo de 0,40 para manter a SpO_2 entre 90% e 95%, visando à redução do suporte ventilatório e extubação traqueal. O equipamento mais comumente utilizado para tratar a insuficiência respiratória no período neonatal tem sido o ventilador de fluxo contínuo, limitado a pressão e ciclado a tempo (TCPL). Entretanto, os avanços tecnológicos e o desenvolvimento de sensores de fluxo que possibilitam a detecção de pequenas variações de volume viabilizaram o surgimento de uma série de novas modalidades ventilatórias, tais como a ventilação mandatória intermitente sincronizada (SIMV), Assistido-Controlado (AC), ventilação com Pressão de Suporte (PS) e ventilação "volume alvo, tornando possível um ajuste mais fino dos parâmetros ventilatórios. Deve-se direcionar os ajustes iniciais dos parâmetros ventilatórios, considerando-se a baixa complacência pulmonar resultante do déficit de surfactante pulmonar, bem como as alterações no controle da respiração, tanto no nível da musculatura respiratória quanto no nível do sistema nervoso central em função da imaturidade dos órgãos e sistemas. Ao se ajustar o Tempo Inspiratório (TI) deve-se estar atento para a Constante de Tempo (CT) do sistema respiratório, que representa o tempo necessário para que ocorra o enchimento completo de alvéolos, otimizando, assim as trocas gasosas. Dessa forma, visto que na SDR há redução da complacência pulmonar, recomenda-se que na fase aguda da doença, sejam utilizados tempos inspiratórios curtos entre 0,2 e 0,3 segundo (Nível C). O ajuste da pressão de Pico Inspiratório (PIP) deve ser realizado de forma a manter volume corrente entre 4 mL/kg e 6 mL/kg (Nível D) e os níveis de PEEP devem ser ajustados para adequar o volume pulmonar (Nível D). Salienta-se a importância de se utilizar sensor de fluxo para monitorar o volume corrente (Nível D). A escolha da FR deve preconizar a manutenção de níveis de $PaCO_2$ entre 45 mmHg e 65 mmHg ("hipercapnia permissiva") (Nível B) e a $SatO_2$ entre 85% e 93% (Nível B). Na vigência de falha da ventilação convencional, a Ventilação de Alta Frequência (VAF) pode ser indicada (Nível C). A monitorização respiratória deve ocorrer de forma contínua, principalmente em relação a análise dos gases sanguíneos, e a mecânica pulmonar. Atenção deve ser dada aos níveis de umidificação e aquecimento dos gases, bem como das condições da pronga nasal ou cânula orotraqueal no que diz respeito ao seu posicionamento, fixação e permeabilidade. Os parâmetros clínicos, como o grau de desconforto, sinais de dor e agitação, retrações da caixa torácica e cianose, bem como o estado hemodinâmico e neurocomportamental, representam os melhores indicadores da necessidade de reajustes do suporte ventilatório e do emprego da assistência fisioterapêutica em RNPT criticamente enfermos. Durante todo o processo deve-se evitar a hipocapnia e a hiperóxia por estarem associadas ao maior risco de Displasia Broncopulmonar (DBP), leucomalácia periventricular e retinopatia da prematuridade. Na fase de retirada da ventilação mecânica deve-se preferir o modo A/C (Nível B) ou SIMV associado com pressão de suporte (Nível B), bem como iniciar metilxantinas (cafeína), tão logo possível (Nível B).

A decisão de extubar o RN deve ser tomada pela equipe da UTI neonatal, devendo se proceder a extubação tão logo possível, instituindo-se o protocolo de retirada da ventilação (Nível D) quando o RN se apresentar clinicamente estável e com os valores de gases sanguíneos aceitáveis em $FiO_2 < 0,40$ e FR < 20 cpm, podendo ocorrer com sucesso mesmo em RNs prematuros extremos. Alguns cuidados básicos devem ser instituídos antes e após o procedimento de extubação para que ele ocorra de forma eficaz e segura. Os cuidados pré-extubação incluem posicionar o RN em decúbito dorsal, com a cabeceira elevada a 30⁰, garantir que ele esteja com estômago vazio, dispor de material de reanimação próximo ao leito, montar o sistema a ser utilizado, caso necessário e, após a aspiração das secreções, proceder a remoção da cânula orotraqueal. Os cuidados pós-extubação também incluem a realização de aerossolterapia com 1 mL de solução milesimal de L-adrenalina pura, imediatamente após a extubação e, depois, a cada 4 horas, conforme indicação. Deve-se conectar a pronga nasal para a VNI, mantendo monitoramento rigoroso da condição clínica e do padrão respiratório. O emprego da VNIPP como suporte ventilatório para o desmame e uso no período pós-extubação de RNs nos modos CPAP ou NIPPV tem sido recomendado com nível de evidência A. A fase subsequente à retirada da cânula orotraqueal é de extrema importância para o sucesso da extubação. Caso em até 72 horas após a remoção da prótese houver necessidade de reintubação, diz-se que ocorreu falha na extubação.

Metas
4. Manutenção da permeabilidade das vias aéreas
5. Prevenção das atelectasias e pneumonias
6. Promoção da adequada relação ventilação/perfusão pulmonar

A assistência fisioterapêutica respiratória está indicada visto que as condições clínicas do caso em questão cursam com aumento da secreção em vias aéreas e atuam na prevenção de complicações relacionadas à ventilação pulmonar mecânica. As técnicas de fisioterapia respiratória em RNPTs têm como principais objetivos manter permeabilidade das vias aéreas, proporcionar mecânica respiratória eficiente, otimizar o mecanismo de depuração mucociliar, melhorar a complacência e diminuir a resistência do sistema ventilo-respiratório, incrementar ventilação alveolar e trocas gasosas, e prevenir complicações pulmonares. Preconiza-se, portanto, as técnicas de desobstrução brônquica, técnicas de reexpansão pulmonar e posicionamento terapêutico. A I Recomendação Brasileira de Fisioterapia Respiratória em UTI Pediátrica [16] e Neonatal publicada em 2012, apresentou as recomendações para o emprego das técnicas de fisioterapia respiratória em RNs, lactentes, crianças e adolescentes em ventilação pulmonar mecânica e no período de até 12 horas após o período de extubação, baseada na literatura disponível. Os níveis de evidência e os graus de recomendação para justificar a conduta (em A, B, C e D) estiveram de acordo com o método Oxford Centre. Neste documento encontram-se as recomendações das técnicas de desobstrução das vias aéreas (1) avaliação; (2) Aumento do Fluxo Expiratório (AFE); (3) Hiperinsuflação Manual (HM); (4) percussão torácica; e as combinações dessas quatro categorias de técnicas de fisioterapia respiratória. Para que haja segurança dos pacientes e efetividade no emprego dessas técnicas, recomenda-se avaliar antes, durante e após sua aplicação, pelo menos três dos seguintes parâmetros: características demográficas (A), sinais vitais (frequência cardíaca, frequência respiratória e saturação de pulso de oxigênio - SpO_2 (A), pressão arterial sistêmica não invasiva e gasometria arterial (A), pressão alveolar e seus índices derivados (D), complacência dinâmica e resistência de vias aéreas (B), volume corrente inspiratório e expiratório, volume expiratório forçado (C), pico de fluxo expiratório (PFE) e relação do pico de fluxo inspiratório (PFI)/PFE (B), pressão inspiratória máxima e parâmetros da ventilação pulmonar mecânica (B). Salienta-se, entretanto, que a labilidade do SNC, o peso e a idade gestacional dos RNs devem ser respeitados para a indicação e a realização dessas técnicas, bem como a sua mecânica respiratória. As técnicas de reexpansão pulmonar visam ao incremento do volume pulmonar por meio do aumento do gradiente de pressão transpulmonar por diminuição da pressão pleural ou por aumento na pressão intra-alveolar.

Metas
7. Favorecer suporte postural e de movimento
8. Proporcionar a participação do RN nas experiências sensoriomotoras normais
9. Otimizar o desenvolvimento musculoesquelético e alinhamento biomecânico

Para atingir as metas supracitadas, recomenda-se o emprego do posicionamento terapêutico, considerando-se que os RNPTs apresentam características anatomofisiológicas diferenciadas que proporcionam maior instabilidade à caixa torácica e predisposição ao aumentando do trabalho respiratório. Assim, tais fatores associados à imaturidade de seus sistemas de auto-organização levam a grande dificuldade de realizar ajustes posturais no ambiente extrauterino, desprovido de limites e apoios que assegurem a contenção e a segurança. As alterações mais comuns são a hiperextensão cervical com elevação de ombros, comum em RN sob VM, membros superiores abduzidos, com retração da cintura escapular, membros inferiores em adução e rotação externa, e pés em eversão; posicionamento conhecido como postura de rã [17].

A conduta terapêutica representa, portanto, uma intervenção não invasiva que faz parte dos cuidados do desenvolvimento que promovem a simetria, o equilíbrio muscular e o movimento, a qual possui benefícios não somente para o aparelho respiratório do RNPT, como facilita o desenvolvimento neurossensorial e psicomotor [18]. O posicionamento adequado, assim como as alterações sistemáticas de decúbito, proporcionam melhores condições biomecânicas ao segmento toracoabdominal, melhora da relação ventilação/perfusão, otimiza o trabalho diafragmático, promove a organização do estado neurocomportamental e a autorregulação do RN [19].

Para auxiliar a manutenção do posicionamento, podem-se utilizar anteparos (rolinhos) feitos com panos ou travesseiros de apoio que formam os chamados "ninhos."

A posição supina apresenta como vantagens oferecer melhor posicionamento da cabeça, maior visualização do RN, do posicionamento do COT, de drenos, catéteres, conexões e demais equipamentos. Nessa posição recomenda-se manter a cabeça em linha média, sobretudo nas primeiras horas de vida, dar suporte na região dos ombros para prevenir a retração, colocar coxim (ninho) apoiando todo o RN e mantendo-o em posição flexora. As desvantagens dessa posição estão relacionadas à maior contribuição para as alterações posturais, aplainamento do corpo contra a superfície de apoio, acoplamento toracoabdominal menos eficiente, encurtamento da cadeia muscular posterior, retração dos ombros, abdução e rotação externa dos membros superiores e inferiores [20].

A posição prona, apresenta como vantagens o aumento da zona de aposição diafragmática, a melhora CRF, o favorecimento da postura flexora e redução dos episódios de choro. Recomenda-se nessa postura utilizar coxins em forma de rolos para elevar a região torácica e facilitar a dinâmica diafragmática; manter a cabeça lateralizada e alinhada com o troco, realizando mudanças frequentes da cabeça: posicionar os MMSS e MMII em flexão, e manter as mãos próximas à face do RN para facilitar o movimento mão-boca. Citam-se como desvantagens dessa postura a menor visualização do RN, além de poder modificar a resistência do fluxo aéreo por mau posicionamento das vias aéreas superiores e do COT [20].

A posição lateral por sua vez, traz como vantagens a facilitação do esvaziamento gástrico (à direita), proporciona o alinhamento médio (mão à boca) e otimiza o desenvolvimento da auto-organização e simetria. Recomenda-se, entretanto, que durante essa posição, o RN seja mantido com os MMSS e MMII levemente flexionados e na linha média, mantendo a cabeça alinhada com o tronco e os ombros alinhados e paralelos à pelve. Deve-se, ainda, manter a alternância de posturas visando proporcionar um tônus mais adequado, maior amplitude de movimento e, assim, promover maior mobilização ativa, além de prevenir o surgimento alterações posturais [20].

Metas
10. Oferecer atenção humanizada ao RN de baixo peso na unidade neonatal
11. Estratégias não farmacológicas para o alívio da dor e do estresse neonatal
12. Envolvimento dos pais nos cuidados físicos com o filho e favorecimento da adaptação destes às rotinas hospitalares

Para atingir as metas 10, 11 e 12, o profissional fisioterapeuta e os demais membros da equipe deverão agregar às suas atribuições específicas os cuidados especiais. Considera-se que os RNPTs nas unidades de cuidados intensivos são expostos a inúmeros procedimentos que se alternam com outras estimulações, tais como exame clínico e cuidados gerais, cujos efeitos cumultativos aumentam a vulnerabilidade para atraso no desenvolvimento e agravo de sequelas neurológicas. A atenção humanizada ao RN de baixo peso é uma política de saúde instituída pelo Ministério da Saúde no contexto da humanização da assistência neonatal. O fisioterapeuta, como membro integrante da equipe que presta cuidados neonatais, deve saber reconhecer e avaliar os procedimentos que causam dor e/ou estresse nos RNs e adequar seu plano terapêutico de acordo com as demandas e respostas comportamentais, fisiológicas, bioquímicas e hormonais, além de utilizar os recursos fisioterapêuticos específicos objetivando o conforto, o crescimento e o desenvolvimento adequado do RN. Nesse contexto, a assistência fisioterapêutica deve incluir estratégias não farmacológicas (medidas ambientais e comportamentais) no controle da dor e do estresse neonatal. Entre as intervenções ambientais mais utilizadas estão a redução dos ruídos, da luminosidade e dos estímulos estressantes. Em relação às medidas comportamentais consideradas efetivas, destacam-se a contenção facilitada, a sucção não nutritiva durante o procedimento doloroso, visando ao estímulo à autorregulação do RN: o incentivo ao aleitamento materno, e o Método Canguru. O Método Canguru é um modelo de assistência perinatal, voltado para o cuidado humanizado, que agrega estratégias de intervenção biopsicossocial. O referido método reduz o estresse, a agitação e a dor, contribuindo para a autorregulação fisiológica e comportamental. Adicionalmente, melhora o desenvolvimento neurológico e a maturação do neonato, proporciona maior aproximação e vinculação ao filho e estimula a produção de leite. A prática do Método Canguru não visa apenas ao contato pele a pele, sendo a posição canguru, no Brasil, de acordo com a Norma do Ministério da Saúde [21], utilizada como parte do método. Colocar o RN em posição canguru consiste em mantê-lo com o mínimo de roupa possível para favorecer o contato pele a pele com a mãe ou cuidador que devem, portanto, estar com o tórax descoberto. O RN é colocado contra o peito, em decúbito prono na posição vertical. O método é desenvolvido em três etapas: a primeira etapa pode começar no acompanhamento pré-natal de uma gestante de risco e segue todo o período de internação do RN na UTI neonatal. Estudos anteriores referem que RNs estáveis, em ventilação mecânica, podem beneficiar-se do contato pele a pele. Destacam-se como passos essenciais para a aplicação do método, o acolhimento aos pais e a família na unidade neonatal, o esclarecimento sobre as condições de saúde do RN, os cuidados a ele dispensados, a equipe que oferece assistência ao RN, as normas e rotinas, bem como o funcionamento da unidade neonatal, de acordo com as demandas e necessidades. Os pais devem ser estimulados ao acesso livre e precoce à UTI, sem restrições de horário e tempo de permanência, bem como a garantia de que a primeira visita seja acompanhada por algum membro da equipe de saúde. A primeira etapa termina quando o RN se encontra estável e pode contar com o acompanhamento contínuo da mãe ou cuidador na segunda etapa, que acontece na unidade canguru. Os critérios para ingresso nessa unidade devem ser relativos ao RN e à mãe. A terceira etapa do método, por sua vez, inicia-se com a alta hospitalar e se constitui na utilização da posição canguru e no acompanhamento do RN pela equipe interdisciplinar até que ele alcance o peso de 2.500 g. Ressalta-se que todas as etapas devem ser realizadas de maneira orientada, segura e acompanhada de apoio assistencial por uma equipe de saúde devidamente treinada. Considerar as necessidades dos familiares, identificar o grau de conhecimento e satisfação sobre os cuidados, promover reuniões entre os pais e a equipe são exemplos de ações que favorecem a comunicação no contexto hospitalar [22]. Envolver os pais nos cuidados físicos com o filho pode favorecer a adaptação destes às rotinas hospitalares ou às rotinas de cuidados especiais que o RN irá necessitar após o período de hospitalização. Nas situações em que a mãe é adolescente, e/ou com limitações de recursos financeiros e/ou intelectuais, os avós (ou parentes próximos), devem ser acionados a rede familiar devidamente preparada para orientar e auxiliar essa mãe. O desfecho satisfatório do tratamento de um RN internado em UTI neonatal não é determinado somente pela sua sobrevivência e alta hospitalar, mas também pela construção de vínculos que irão garantir a continuidade do aleitamento materno e dos cuidados domiciliares pós-alta.

Referências

1. Brasil. Ministério da Saúde. Secretaria de Atenção à Saúde. Atenção à Saúde do recém-nascido: guia para os profissionais de saúde. Brasília: Ministério da Saúde; 2011.
2. Downes JJ, Vidyasagar D, Boggs TR Jr, Morrow GM. Respiratory distress syndrome of newborn infants. I. New clinical scoring system (RDS score) with acid-base and blood-gas correlations. Clin Pediatr, 1970; 9:325-31.
3. Gregory GA, Kitterman JA, Phibbs RH, Tooley WH, Hamilton WK. Treatment of the idiopathic respiratory distress syndrome with continuous positive airway pressure. N England J Med. 1971 Jun; 284 (24): 1333-40.
4. Sweet DG et al. European consensus guidelines on the management of neonatal respiratory distress syndrome in preterm infants-2010 update. Neonatology. 2010;97(4):402-17.
5. Aly H. Respiratory disorders in the newborn: identification and diagnosis. Pediatr Rev. 2004; 25:201-8.
6. Freddi NA, Proença Filho JO, Fiori HH. Terapia com surfactante pulmonar exógeno em pediatria. Exogenous surfactant therapy in pediatrics.

7. Lemyre B, Davis PG, De Paoli AG, Kirpalani H. Nasal intermittent positive pressure ventilation (NIPPV) versus nasal continuous positive airway pressure (NCPAP) for preterm neonates after extubation. The Cochrane Library, Issue 9, 2014.
8. Andrade MPF, Barbosa AP. VNIPP no recém-nascido In: Barbosa AP, Johnston C, Carvalho WB. Ventilação não-invasiva em neonatologia e pediatria. São Paulo: Atheneu; 2017.p.215-36.
9. Myers TR. American Association for Respiratory Care (ARC). AARC Clinical Practice Guidlines: selection of an oxigen delivery device for neonatal and pediatrics patients: 2002 revision & update. Resp Care. 2002 Jun; 47 (6):707-16.
10. Chakraborty M, McGreal EP, Kotecha S. Acute lung injury in preterm newborn infants: mechanisms and management paediatric respiratory reviews. 2010; 11:162-70.
11. Peroni DG, Boner AL. Atelectasis: mechanisms, diagnosis and management. Paediatr Respir Rev. 2000;1:274-8.
12. Miyoshi MH, Kopelman BI. Síndrome do Desconforto Respiratório Neonatal. In: Kopelman BI et al. (eds.). Diagnóstico e Tratamento em Neonatologia. São Paulo: Atheneu, 2004. p. 67-84.
13. Speer CP. Neonatal respiratory distress syndrome: an inflammatory disease? Neonatology. 2011;99: 316-9.
14. Consenso Brasileiro de Ventilação Mecânica em pediatria e neonatologia. São Paulo: Associação Medicina Intensiva Brasileira; 2009 (acesso em 2016 dez. Disponível em: http//www.sbp.com.br/pdfs
15. Oxford Centre for Evidence-based Medicine. Levels of evidence and grades of recommendations. Disponível em: http://www.cebm.net/index.aspx?o=1025.
16. Johnston C et al. I Brazilian guidelines for respiratory physiotherapy in pediatric and neonatal intensive care units. Revista Brasileira de Terapia Intensiva. 2012 ; 24(2)9: 119-29.
17. Monterosso L, Kristjanson L, Cole L. Neuromotor development and physiologic effects of positions in very low birth weiht infants. J. Obstet Gynecol Neonatal Nurs. 2002 Mar-Apr; 31 (2): 138-46.
18. Oliveira TG, Rego MAS, Pereira NC, Vaz LO, França DC, Vieira DSR et al. Prone position and reduced thoracoabdominal assynchony in preterms newborns. J Pediatr (Rio J).2009 Sep-Oct; 85 (5):443-8.
19. Cabral L A. Posicionamento terapêutico do recém-nascido. In: Associação Brasileira de Fisioterapia Cardiorrespiratória e Fisioterapia em Terapia Intensiva; Martins JA, Nicolau CM, Andrade LB, organizadores. PROFISIO Programa de Atualização em Fisioterapia Pediátrica e Neonatal: Cardiorrespiratória e Terapia Intensiva: Ciclo 4. Porto Alegre: Artmed Panamericana; 2015.p. 11-30. (Sistema de Educação Continuada a Distância, v. 1).
20. Sweenwy JK, Gutierrez T. Musculoskeletal implications in preterm infants positions in the NICU. J Perinat Neonat Nurs. 2002 Jun; 16 (1): 58-70 .
21. BRASIL Ministério da Saúde. Secretaria de Políticas de Saúde. Área de Saúde da Criança Atenção Humanizada ao recém-nascido de baixo peso; método mãe canguru: manual do curso. 1 ed. Brasília: Ministério da Saúde, 2002.
22. Baldini SM, Krebs VLJ. Humanização em UTI pediátrica e neonatal: estratégias de intervenção junto ao paciente, aos familiares e a equipe interdisciplinar. Ped Moderna. 2010 May-Jun; 46 (3): 289-93.

Hipertensão Intracraniana por Traumatismo Cranioencefálico

CAPÍTULO 56

Daniela Gardano Bucharles Mont'Alverne

Observação: palavras e expressões listadas no Glossário do capítulo estão destacadas no texto com um asterisco.

APRESENTAÇÃO DO CASO CLÍNICO

Paciente de 37 anos, comerciante, sexo masculino, 80 kg, estava na direção de um automóvel acompanhado de sua esposa e filho, quando perdeu o controle da direção e colidiu com uma árvore. Ele, no momento do acidente era o único sem o cinto de segurança, e por isso foi arremessado para fora do carro. Foi socorrido e admitido na Emergência de um hospital da rede pública de saúde, apresentando intenso desconforto respiratório com tiragem intercostal e redução da expansibilidade torácica, abertura ocular ao estímulo doloroso e confusão mental, apresentando pontuação na escala de Glasgow de 8. O paciente foi sedado, entubado e submetido inicialmente ao suporte ventilatório mecânico com os seguintes parâmetros: modalidade controlada, Volume Corrente (VC) de 550 mL, Pressão Positiva Expiratória Final (PEEP) de 5 cmH$_2$O, Fração Inspirada de Oxigênio (FiO$_2$) de 100%, Frequência Respiratória (FR) de 14 rpm, apresentando pressão de pico = 35 cmH$_2$O e pressão platô = 30 cmH$_2$O. Após uma hora em ventilação mecânica a gasometria arterial evidenciou: pH = 7,28, PaCO$_2$ = 60 mmHg; HCO$_3^-$ = 22 mM/L; PaO$_2$ = 80 mmHg, BE = -2, SaO$_2$ = 94%. A monitorização hemodinâmica revelou Pressão Intracraniana (PIC) de 33 mmHg, Pressão Arterial Média (PAM) de 85 mmHg e Pressão de Perfusão Cerebral (PPC) de 52 mmHg, além da pressão capilar pulmonar de 17 mmHg. A radiografia de tórax revelou infiltrado pulmonar bilateral. Na ausculta pulmonar foi evidenciado murmúrio vesicular reduzido globalmente com crepitações basais bilaterais. Foram realizados ajustes nos parâmetros ventilatórios. Após a estabilização inicial, o paciente foi submetido à tomografia cerebral que revelou fratura de osso frontal e presença de hematoma subdural. No segundo dia de internação foi calculado o *The Sequential Organ Failure Assessment* (SOFA)* e *The Acute Physiology and Chronic Health Evaluation* (APACHE)*, cujos escores respectivos foram de 10 e 9. A avaliação da força muscular periférica foi realizada de forma indireta, pelo uso da ultrassonografia, que avaliou a espessura muscular do músculo reto da coxa, evidenciando uma espessura inicial de 42 mm. Neste dia também foi aplicado a escala Perme* para avaliar os aspectos funcionais do paciente, nesta ele apresentou 1 de pontuação. O paciente encontra-se em atendimento multiprofissional na unidade, sendo acompanhado pela equipe médica de clínicos, neurocirurgião, fisioterapeutas, enfermeiros e nutricionista. A equipe de psicologia e de serviço social acompanham a família na tentativa de redimir sua ansiedade, tendo em vista que o paciente, representante comercial de uma empresa farmacêutica, é o único provedor de dinheiro para a família. Foi verificado que é desejo da família que o paciente retorne às atividades tanto domésticas (ajudando no cuidado com o filho) como as laborais (realizando as visitas às indústrias de medicamentos, como fazia antes do acidente). A Figura 56.1 destaca, de forma esquemática, os eventos ocorridos no dia da internação hospitalar do paciente.

Capítulo 56 • Hipertensão Intracraniana por Traumatismo Cranioencefálico

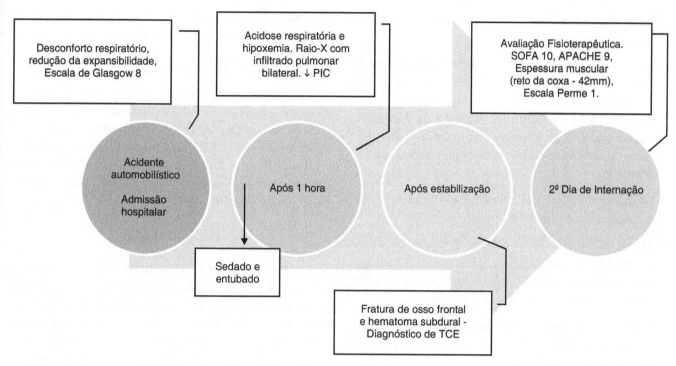

Figura 56.1 Dados da evolução temporal da paciente no dia da internação hospitalar.

GLOSSÁRIO

Escala de *Glasgow*: é uma escala neurológica com objetivo de registrar o nível de consciência de uma pessoa, para avaliação inicial e contínua após um traumatismo craniano. Seu valor também é utilizado no prognóstico do paciente e é de grande utilidade na previsão de eventuais sequelas[1].

Escala Perme: escala recentemente validada no Brasil e que segundo Kawaguchi *et al.*, 2016, é uma escala capaz de mensurar a mobilidade do paciente internado na unidade de terapia intensiva, levando em consideração, entre outros fatores, estado mental, força, mobilidade, transferências e barreiras que podem refletir na mobilidade do paciente. Este Escore apresenta 15 itens agrupados em sete categorias com uma pontuação que vai de 0 a 32 pontos, a qual quanto mais próximo de 32 melhor a mobilidade do indivíduo avaliado[5].

***Medical Research Council* (MRC)**: trata-se de uma escala de avaliação de força muscular periféria desenvolvida pelo Conselho de Pesquisas Médicas (*Medical Research Council* [MRC]), na qual a força muscular do indivíduo é graduada em valores compreendidos entre 0 (paralisia total) e 5 (força muscular normal) a partir da realização voluntária de seis movimentos específicos bilaterais (abdução do ombro, flexão do cotovelo, extensão do punho, flexão do quadril, extensão do joelho, dorsiflexão do tornozelo)[4].

***The Acute Physiology and Chronic Health Evaluation* (APACHE)**: é um sistema de classificação de gravidade do paciente internado na unidade de terapia intensiva[3].

***The Sequential Organ Failure Assessment* (SOFA)**: é uma escala, amplamente utilizada, de avaliação prognóstica, que prevê a mortalidade de pacientes internados em unidade de terapia intensiva, com base em resultados de laboratório e dados clínicos[2].

Questões para discussão

1. Com base na condição de saúde do paciente, qual a provável condição pulmonar está acontecendo simultaneamente com ele?
2. Quais seriam as intervenções ventilatórias mais adequadas para o paciente, de acordo com os dados apresentados?
3. Quais os desfechos na condição hemodinâmica (pressão de perfusão cerebral, pressão intracraniana) proporcionados pela fisioterapia respiratória em pacientes graves vítimas de TCE?
4. Quais cuidados devem ser tomados em conjunto pela equipe multidisciplinar que assiste o paciente?
5. Quais possíveis complicações podem interferir na fisioterapia?
6. Que precauções devem ser tomadas durante as intervenções propostas?
7. Qual o prognóstico da reabilitação fisioterapêutica?

OBJETIVOS

- Distinguir a ocorrência de hipoxemia e hipoventilação e propor intervenções para reversão dos quadros.

- Reconhecer a importância da manutenção do tônus muscular e das vias aéreas pérvias, propondo intervenções fisioterapêuticas adequadas para o quadro clínico do paciente.

- Reconhecer os padrões de alteração da funcionalidade nos indivíduos vítimas de TCE.
- Descrever um plano de tratamento fisioterapêutico adequado para pacientes vítimas de TCE que evoluem com Síndrome do Desconforto Respiratório Agudo (SDRA), tendo em mente o quadro de aumento da Pressão Intracraniana (PIC) e alterações na Pressão de Perfusão Cerebral (PPC) que é característica marcante desta fase do trauma.
- Estabelecer critérios para avaliar a resposta à intervenção durante as sessões de fisioterapia.
- Ter clareza que possíveis técnicas aplicadas pela fisioterapia levam a alterações hemodinâmicas transitórias podendo cursar com alterações da PIC, sabendo, assim, identificar os reais impactos na fisioterapia.
- Descrever ferramentas de avaliação da funcionalidade confiáveis para reconhecer a efetividade da intervenção proposta em curto prazo.
- Apresentar estratégias de atuação interprofissional para os cuidados desses pacientes na unidade de terapia intensiva.
- Discutir estratégias para prevenção das lesões secundárias.

AVALIAÇÃO E DIAGNÓSTICO DA FUNCIONALIDADE

Previamente a qualquer estratégia de avaliação ou intervenção fisioterapêutica, o profissional deverá obter informações no prontuário do paciente, incluindo medicações, indicadores laboratoriais, exames complementares e anotações da equipe multiprofissional. Atenção deve ser dada a qualquer indicação de restrição de atividade e de mobilidade.

Os parâmetros hemodinâmicos do paciente são norteadores da conduta fisioterapêutica. Seguem algumas recomendações descritas na literatura, com a ressalva de que, muitas vezes, as referências de valores de segurança para a realização de determinadas manobras ou exercícios durante a fisioterapia não atinge consenso entre diferentes autores.

Pressão intracraniana

O valor de normalidade da pressão intracraniana é de 4 mmHg. Entretanto, em situações de injúria cerebral como trauma ou isquemia, a maioria dos autores aceita como limite superior de pressão o valor de 20 mmHg. Valores acima disto podem levar a isquemia por redução do fluxo sanguíneo encefálico, hérnias cerebrais, compressão e torção vascular, que por sua vez pode gerar mais lesão ao tecido cerebral e, em consequência, piorar o prognóstico[6].

Pressão de perfusão cerebral

A Pressão de Perfusão Cerebral (PPC) é definida como a diferença entre a Pressão Arterial Média (PAM) e a Pressão Venosa Jugular (PVJ). Como esta última é difícil de ser medida e é influenciada pela PIC, a PVJ geralmente é substituída pela PIC na avaliação da PPC. A PAM é a pressão arterial diastólica mais um terço da pressão de pulso (diferença entre a pressão sistólica e diastólica).

$$PPC = PAM - PIC$$

A PPC normal é de cerca de 80 mmHg, mas quando reduzida abaixo de 50 mmHg - 60 mmHg aparecem sinais evidentes de isquemia e atividade elétrica reduzida. A relação entre a PAM, PPC, FSC (fluxo sanguíneo cerebral) e a PIC encontra-se esquematizada na Figura 56.2. Existem alguns estudos em pacientes com Trauma Cranioencefálico (TCE) que mostram um aumento da mortalidade ou de sequelas neurológicas quando a PPC cai abaixo de 60 mmHg. Portanto, atualmente tem-se trabalhado com pacientes vítimas de TCE graves objetivando valores de PPC de 70 mmHg. O aumento da PPC reduz a PIC pela redução do Volume Sanguíneo Cerebral (VSC) mediada pela vasoconstrição autorregulatória[7,8].

Fluxo sanguíneo cerebral

O Fluxo Sanguíneo Cerebral (FSC) é definido como o volume de sangue que circula através da circulação cerebral num determinado tempo. Uma vez determinado o FSC, é possível calcular a oferta e o consumo de oxigênio cerebral a partir do conteúdo de oxigênio arterial e venoso. O FSC normal é de 50 mL/100 g/min a 60 mL/100 g/min, variando desde 20 mL/100 g/min na substância branca até 70 mL/100 g/min em algumas áreas da substância cinzenta. Se o FSC se elevar acima de limites fisiológicos, edema cerebral e áreas de hemorragia podem aparecer. Dessa forma, o FSC deve ser mantido dentro de valores normais apesar das flutuações da PPC[7,8].

Condição física

No exame físico, durante a avaliação inicial do paciente deve-se realizar a monitorização hemodinâmica e mecânica respiratória. A manutenção adequada da PAM e da PIC são fundamentais, principalmente nas primeiras 24 horas, a fim de garantir a integridade dos tecidos cerebrais, ou seja, evitando o aumento do edema e consequentemente de áreas isquêmicas cerebrais. Alguns fatores como cabeceira elevada acima de 30°, tosse, febre e mesmo um pequeno

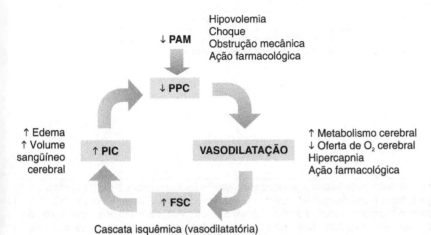

Figura 56.2 Autorregulação cerebral normal e alterada patologicamente (disponível em: http://www.neurocirurgia-sc.com.br/ler_artigo.php?id=4).

esforço do paciente, podem estar associados a elevação da PIC. A monitorização da mecânica respiratória é de extrema importância, não somente para garantia de uma boa oxigenação, mas também para evitar e/ou tratar precocemente a Síndrome do Desconforto Respiratório Agudo (SDRA), muito comum em pacientes vítimas de TCE. Na gasometria arterial busca-se o equilíbrio do pH. O valor ideal da $PaCO_2$ é aquele que mantém a PIC < 20 mmHg e a extração cerebral de oxigênio (ECO_2) entre 24% e 42% para evitar isquemia cerebral. Condutas de hiperventilação são indicadas somente nos casos de herniação cerebral, devendo a $PaCO_2$ ser mantida entre 35 mmHg e 40 mmHg. Uma forma menos invasiva para o controle da $PaCO_2$ pode ser realizada pela capnografia. O índice de oxigenação (PaO_2/FiO_2) deve ser constantemente analisado buscando a garantia de uma excelente extração cerebral de oxigênio, servindo ainda para controle e diagnóstico da SDRA. O controle da pressão de platô, da complacência estática e da resistência das vias aéreas são fundamentais para garantia de uma estratégia ventilatória protetora. Vale ressaltar que no paciente vítima de TCE, a sedação e a curarização fazem parte do tratamento inicial, para controle da PIC e consequentemente redução das sequelas cerebrais. Portanto, nas primeiras 48 horas, o que se busca é evitar lesões secundárias e os testes funcionais servem, neste momento, somente para estimar o prognóstico. Algumas escalas interessantes foram desenvolvidas especificamente para pacientes críticos, ficando a critério da equipe o melhor momento para aplicá-las, sabendo exatamente o que se busca. Dentre estas escalas destacam-se: o *Physical Function Intensive Care Unit Test* (PFIT), o instrumento *Chelsea Critical Care Physical Assessment* (CPAx), o escore do *status functional* (*Functional Status Score for the Intensive Care Unit [FSS-ICU] Escala de Estado Funcional em UTI*) e a Escala Perme[9,10]. A escala Perme surge como uma escala, recentemente validada no Brasil, capaz de avaliar a mobilidade do paciente crítico, considerando sobretudo as potenciais barreiras e limitações as quais ele é exposto na unidade de terapia intensiva, como por exemplo, ventilação mecânica, cateteres de infusão medicamentosa e outros fatores que possam tornar-se limitações à mobilidade e à funcionalidade do paciente[5].

RECURSOS DIAGNÓSTICOS PROPOSTOS

Recurso	O que avalia?	Como avalia?
Escala de coma de Glasgow[11]	Grau (nível) de consciência	Esta escala avalia três parâmetros: estímulo requerido para a abertura dos olhos, a melhor resposta motora e a melhor resposta verbal. Deve-se solicitar a resposta do paciente aos vários estímulos (auditivos, visuais ou nociceptivos) em graus de intensidade crescente[11].
The Sequential Organ Failure Assessment (SOFA)[2]	É uma escala de avaliação prognóstica, que prevê a mortalidade de pacientes internados em unidade de terapia intensiva.	A pontuação é baseada em seis escores diferentes, um para cada sistema: respiratório, cardiovascular, hepático, coagulação, renal e neurológico[2].

Recurso	O que avalia?	Como avalia?
The Acute Physiology and Chronic Health (APACHE)[3]	É um sistema de classificação de gravidade do paciente internado na unidade de terapia intensiva. É aplicada dentro de 24 horas da admissão do paciente.	Sua pontuação varia de 0 a 71, com base em vários sistemas. As pontuações mais altas correspondem a doença mais grave e maior risco de morte[3].
Medical Research Council Evaluation [4]	A força muscular periférica.	A força muscular do indivíduo é graduada em valores compreendidos entre 0 (paralisia total) e 5 (força muscular normal) a partir da realização voluntária de seis movimentos específicos bilaterais (abdução do ombro, flexão do cotovelo, extensão do punho, flexão do quadril, extensão do joelho, dorsiflexão do tornozelo). A pontuação total pode variava de 0 (tetraparesia completa) ao escore máximo de 60 (força muscular normal)[4].
Escala Perme [5]	A mobilidade do paciente internado na unidade de terapia intensiva levando em consideração, entre outros fatores, o estado mental, força, mobilidade, transferências e barreiras que podem refletir na mobilidade do paciente.	Apresenta 15 itens agrupados em sete categorias (estado mental, potenciais barreiras à mobilidade, força funcional, mobilidade no leito, transferências, marcha e *endurance*) com uma pontuação que vai de 0 a 32 pontos, na qual quanto mais próximo de 32 melhor a mobilidade do indivíduo avaliado[5].
Functional Status Score for the Intensive Care Unit (FSS-ICU) - Escala de Estado Funcional em UTI[12]	A função física em pacientes críticos.	Avalia tarefas de mobilidade que incluem rolar, transferir-se da posição supina para sentada, transferir-se da posição sentada para em pé, sentar-se à beira do leito e caminhar. O escore total da FSS-ICU varia de zero a 35, e escores mais elevados indicam uma funcionalidade física mais independente[12].
Ultrassonografia muscular[13]	A espessura muscular.	A avaliação da espessura muscular é feita por meio de imagem obtida pela ultrassonografia. Deve ser realizada com o membro avaliado relaxado e em extensão. Deve-se evitar a pressão do transdutor sobre a pele do paciente. O ponto principal de avaliação dos músculos deve ser o ponto médio entre a origem e a inserção do músculo a ser avaliado[13].

Quadro 56.1 Avaliação do caso clínico segundo a Classificação Internacional de Funcionalidade, Incapacidade e Saúde (CIF)

	Funções e estruturas do corpo	Limitações de atividades	Restrição na participação
Perspectiva dos familiares da paciente	Recuperação do coma induzido por medicamentos	Retorno às atividades laborais - visita as indústrias farmacêuticas e aos médicos	Reintegração nas atividades com maior nível de independência possível
	Respiração independente (sem aparelhos)		
Perspectiva do fisioterapeuta	Funções da consciência	Fala (Escala de Glasgow)	
	Glasgow 7 – necessidade de suporte ventilatório		

Funções e estruturas do corpo	Limitações de atividades	Restrição na participação
Funções hemodinâmicas do paciente	Mobilidade na cama e transferências, (escala Perme)	
Força muscular (MRC)		
Mobilidade (escala Perme)		
Fatores contextuais			
Pessoais			

- Sexo masculino
- Casado
- 1 filho
- 37 anos de idade
- Comerciante

Ambientais

- Ambiente estressante da UTI neonatal (ruídos, luminosidade, variações térmicas)
- Em tratamento por diversos profissionais de saúde
- Suporte ventilatório
- Medicação

Baseado em tradução livre de esquema publicado em Rundell SD, Davenport TE, Wagner T. Physical Therapist Management of Acute and Chronic Low Back Pain Using the World Health Organization's International Classification of Functioning, Disability and Health. Phys Ther [Internet]. 2009 Jan 1;89(1):82–90. Available from: http://ptjournal.apta.org/cgi/doi/10.2522/ptj.20080113

METAS E INTERVENÇÕES

Em linhas gerais, serão traçadas as principais metas da fisioterapia oferecidas ao paciente em fase aguda de recuperação, na unidade de terapia intensiva, bem como as intervenções mais adequadas para alcançar os resultados desejados nesta fase.

Metas
1. Reversão do quadro de hipoxemia
2. Reversão da acidose respiratória

A reversão da hipoxemia e da acidose respiratória são as primeiras e mais importantes estratégias para evitar maiores lesões cerebrais. No caso descrito, o paciente apresenta-se com indicativos de SDRA (valores de índice de oxigenação de 80 e imagem radiológica de infiltrado pulmonar bilateral). A utilização de valores mais elevados de PEEP poderiam reduzir a incidência de lesão induzida pela ventilação mecânica com altas frações inspiradas de oxigênio, porém esta mesma intervenção pode causar efeitos deletérios cerebrais pela redução no débito cardíaco, gerando uma redução da PAM e consequentemente da PPC. Uma revisão sistemática realizada investigando o uso da PEEP sugeriu, baseada nos artigos investigados, que uma PEEP variando de 0 cmH$_2$O a 15 cmH$_2$O pode ser utilizada, tendo em vista que estes valores não provocam alterações significativas na PIC[14]. Dessa forma, a FiO$_2$ poderia ser reduzida, evitando assim a toxicidade do oxigênio. Para a reversão da acidose respiratória, a primeira estratégia seria o ajuste no volume corrente, para 8 mL/kg do peso corrigido do paciente, o que geraria aproximadamente 640 mL. Além disso, pode ser calculado o valor da frequência respiratória ideal para o valor de PaCO$_2$ desejada, que no caso relatado se aproximaria de 24 ipm. Lembrando que a hiperventilação profilática nas primeiras 24 já se mostrou não benéfica para os pacientes vítimas de TCE porque o fluxo sanguíneo cerebral está reduzido neste período após o trauma [15]. Portanto, a PaCO$_2$ deve ser mantida entre 35 mmHg e 40 mmHg.

Metas
3. Prevenção de infecções pulmonares
4. Prevenção de úlceras de decúbito

Com relação a meta 3, a prevenção de infecções pulmonares inicia-se logo com o cuidado em manter a cabeceira elevada entre 30° e 45°, além de aspirar frequentemente as secreções depositadas na cavidade oral e acima do balonete do tubo orotraqueal (secreções subglótica). Com relação às técnicas de fisioterapia respiratória, uma revisão sistemática publicada com ensaios clínicos publicados entre 2002 e 2012 que possuía como objetivo analisar os desfechos aumento/diminuição da PIC e/ou queda da pressão de perfusão cerebral, proporcionados pela fisioterapia respiratória em pacientes graves assistidos em unidade de terapia intensiva verificou que a fisioterapia respiratória (aplicando as técnicas de vibrocompressão, Aceleração do Fluxo Expiratório (AFE), vibração) promove aumento da PIC de forma similar à aspiração intratraqueal[16]. Este fato está relacionado com o aumento da pressão intratorácica o que acarreta redução do débito cardíaco e consequentemente diminuição da PAM, o que pode ainda influenciar na oxigenação tecidual. Porém, os estudos sugerem que não há repercussões hemodinâmicas e respiratórias a curto prazo ou alteração da PPC. Vale ressaltar que como não há estudos que assegurem a segurança das manobras de remoção de secreção nessa população, elas devem ser realizadas com cautela.

Para se alcançar a meta 4, além da PIC do paciente estar estabilizada, associada à mobilização global do paciente, é necessário a mudança de postura a cada duas horas, a qual deve ser realizada conjuntamente com a equipe multidisciplinar. Vale ressaltar, que nas primeiras horas do trauma, se o paciente estiver com cateter para medida da PIC a mudança de decúbito fica prejudicada.

Metas
5. Manutenção das amplitudes articulares
6. Aumento da mobilidade e da independência do paciente, impedindo que a restrição ao leito imponha consequências negativas às condições de saúde
7. Redução da dependência do suporte ventilatório mecânico

As metas 5 e 6 estão diretamente relacionadas. Nos pacientes com TCE a manutenção das amplitudes articulares deve ser iniciada precocemente, por meio de exercícios passivos e de posicionamentos adequados no leito. Nesta fase inicial, o posicionamento se torna extremamente importante para se evitar posturas antálgicas e consequentemente não fisiológicas, o que pode comprometer o paciente quando se iniciar a retirada da sedação. Nesses pacientes a sedação é mantida até que o edema cerebral reduza. Este edema é acompanhado diariamente por meio da monitorização da PIC e de exames complementares diagnósticos, como a tomografia cerebral. Após a retirada da sedação e o despertar do paciente, deve-se repetir os testes funcionais, como o MRC e a escala Perme, entretanto, caso o paciente ainda se encontre sedado, a avaliação da força muscular pode ser mensurada por meio de uma resposta a um estímulo doloroso em uma extremidade de um membro. Vale a pena ressaltar que nos pacientes críticos, diversos fatores influenciam a perda muscular, como a imobilidade no leito, processos inflamatórios, utilização de alguns fármacos, como os relaxantes musculares, sedativos, corticoides, e a desnutrição, além do catabolismo muscular [17]. O ganho de força muscular deve ser realizado de forma global, não se esquecendo da musculatura respiratória, que, dependendo do tempo de ventilação mecânica e da extensão da lesão pode estar comprometida. A mobilização precoce nesse paciente, não somente auxilia no fortalecimento muscular como na independência funcional. Exercícios ativo-assistidos e ativos, exercícios com cicloergômetros, mudanças de postura como passagem de decúbito dorsal para lateral e de lateral para sentado à beira do leito, o ortostatismo, caminhadas estáticas e dinâmicas, devem ser incentivadas nesse paciente. Concomitantemente ao ganho de força muscular e a independência funcional, deve ser realizado o processo de retirada da prótese ventilatória (meta 7). A redução da dependência do suporte ventilatório mecânico deve ser avaliada diariamente. O insucesso da retirada do suporte ventilatório pode ser relacionado à fraqueza da musculatura respiratória. A avaliação da força muscular deve ser realizada de forma sistemática por meio das medidas das pressões inspiratória e expiratória máximas (Pimáx e Pemáx), e da Capacidade Vital (CV). A sistematização dessas medidas, garante um reconhecimento precoce da redução da força muscular respiratória e a introdução precoce de terapias para o fortalecimento dessa musculatura. Existem algumas formas, descritas na literatura, que poderiam ser realizadas para o treinamento dos músculos respiratórios nessa população. O sistema de molas ou orifícios que impõe uma carga resistida contra a inspiração é a forma mais descrita na literatura. Entretanto, o uso da sensibilidade do ventilador ou a colocação do paciente em períodos intermitentes de respiração espontânea ou com suporte ventilatório mínimo, também podem ser uma opção[18]. Uma vez iniciado o desmame do suporte ventilatório, deverá ser introduzido o mais breve possível, fazendo parte do tratamento da equipe multiprofissional a terapia com o fonoaudiólogo, que busca nessa situação clínica prevenir e eliminar fatores que interfiram na aquisição e desenvolvimento da comunicação, da deglutição e da linguagem, além de colaborar para a autonomia alimentar do paciente e auxiliar para a redução do seu tempo de permanência hospitalar. Vale ressaltar que neste momento deverá ser iniciado também, a reabilitação com o terapeuta ocupacional, que busca desenvolver as capacidades psico-ocupacionais remanescentes e promover a melhoria do estado psicológico, social, laboratório e de lazer do paciente. Além disso, todas as metas propostas acima, contribuirão de forma positiva para a melhora do quadro geral do paciente e seu consequente retorno às atividades laborais, conforme eram realizadas antes.

Referências

1. Mushkudiani NA, Hukkelhoven CW, Hernández AV, Murray GD, Choi SC, Maas AI et al. A systematic review finds methodological improvements necessary for prognostic models in determining traumatic brain injury outcomes. J Clin Epidemiol. 2008; 61(4):331-43.
2. Sendagire C, Lipnick Ms, Sam Kizito S, Kruisselbrink R, Obua D, Ejoku J et al. Feasibility of the modified sequential organ function assessment score in a resource constrained setting: a prospective observational study. BMC Anesthesiology. 2017;17(12): 1-8.
3. Cardoso LGS, Chiavone PA. APACHE II medido na saída dos pacientes da Unidade de Terapia Intensiva na previsão da mortalidade. Rev. Latino-Am. Enfermagem maio-jun. 2013;21(3): [09 telas].
4. De Jonghe B, Sharshar T, Lefaucheur JP, Outin H. Critical illness neuromyopathy. Clin Pulm Med. 2005; 12(2):90-6.
5. Kawaguchi YMF, Nawa RK, Figueiredo TB, Martins L, Pires-Neto RC. Perme Intensive Care Unit Mobility Score and ICU Mobility Scale: translation into Portuguese and cross-cultural adaptation for use in Brazil. J Bras Pneumol. 2016;42(6): 429-34.
6. Ministério da Saúde. Tecnologia para monitorização da pressão intracraniana em pacientes com traumatismo cranioencefálico grave. Relatório de recomendação da comissão nacional de incorporação de tecnologias no SUS - CONITEC - 123. 2014.
7. Rosner MJ, Rosner SD, Johnson AH. Cerebral perfusion pressure: management protocol anda clinical results. J Neurosurg. 1995;83(6):949-62.
8. Giugno KM, Maia TR, Kunrath CL, Bizzi JJ. Tratamento da hipertensão intracraniana. J Pediatr. 2003;79(4):287-96.
9. Montagnani G, Vagheggini G, Vlad EP, Berrighi D, Pantani L, Ambrosino N. Use of the functional independence measure in people for whom weaning from mechanical ventilation is difficult. Phusical Therapy. 2016;91(7):1109-15.
10. Parry SM, Denehy L, Beach LJ, Berney S, Williamson HC, Granger CL. Functional outcomes in ICU – what should we be using? – an observational study. Crit Care. 2015; 19:127.
11. Monzillo PH, Gabbai AA, Luccas FJC. Coma. In: Kobel E. Condutas no paciente grave. São Paulo: Atheneu;1998. p.697-716.
12. Maldaner da Silva VZ, Araújo Neto JA, Cipriano Jr G, Pinedo M, Needham DM, Zanni JM, Guimarães FS. Versão brasileira da Escala de Estado Funcional em UTI: tradução e adaptação transcultural. Rev Bras Ter Intensiva. 2017;29(1):34-8
13. Radelli R, Wilhelm Neto EN, Marques MFB, Pinto RS. Espessura e qualidade musculares medidas a partir de ultrassonografia: influência de diferentes locais de mensuração. Rev Bras Cineantropom Desempenho Hum. 2011;13(2):87-93.
14. Oliveira-Abreu M, Almeida ML. Manuseio da ventilação mecânica no trauma cranioencefálico: hiperventilação e pressão positiva expiratória final. Rev Bras Ter Intensiva. 2009; 21(1):72-9.
15. Brain Trauma Foundation. Guidelines for the management of severe traumatic brain injury. 4th Edition. September 2016.
16. Ferreira LL, Valenti VE, Vanderlei LCM. Fisioterapia respiratória na pressão intracraniana de pacientes graves internados em unidade de terapia intensiva: revisão sistemática. Rev Bras Ter Intensiva. 2013;25(4):327-33.
17. de França EET, Ferrari F, Fernandes P, Cavalcanti R, Duarte A, Martinez BP et al. Fisioterapia em pacientes críticos adultos: recomendações do Departamento de Fisioterapia da Associação de Medicina Intensiva Brasileira. Rev Bras Ter Intensiva. 2012; 24(1):6-22.
18. Martin AD, Smith BK, Davenport PD, Harman E, Gonzalez-Rothi RJ, Baz M et al. Inspiratory muscle strength training improves weaning outcome in failure to wean patients: a randomized trial. Crit Care. 2011;15(2): R84.

FISIOTERAPIA ESPORTIVA

SEÇÃO X

CAPÍTULO 57

Pós-operatório de Reconstrução do Ligamento Cruzado Anterior em Atletas

Pedro Olavo de Paula Lima
Carlos Augusto Silva Rodrigues

Observação: palavras e expressões listadas no Glossário do capítulo estão destacadas no texto com um asterisco.

APRESENTAÇÃO DO CASO CLÍNICO

Paciente do sexo masculino, com 25 anos, 82 kg, 183 cm, Índice de Massa Corporal (IMC) de 24,4 kg/m², solteiro, sem filhos, com ensino médio completo, nega tabagismo, atleta profissional de futebol com cinco anos de experiência, com frequência de treinamento diária e média de um jogo por semana, cerca de 40 jogos por temporada (dados pré-lesão). Há oito meses sofreu ruptura completa do Ligamento Cruzado Anterior (LCA) esquerdo (membro dominante) com mecanismo de lesão indireto (ao efetuar o drible em velocidade sentiu estalo e forte dor no membro fixo ao solo). Após um mês de fisioterapia pré-operatória com objetivo de ganho de força e amplitude de movimento de extensão e flexão do joelho, realizou procedimento cirúrgico de reconstrução ligamentar e sutura meniscal utilizando enxerto do tendão patelar homolateral ao membro lesionado. Após sete meses de tratamento pós-operatório, foi recebido em consultório de fisioterapia para avaliação da evolução clínica e análise dos critérios de retorno ao esporte. A cirurgia e o processo de reabilitação transcorreram sem complicações e o paciente não apresenta queixas de falseio, estalido ou dor em repouso ou atividades físicas. O atual processo de reabilitação do paciente ocorre em um clube de futebol local com estrutura multidisciplinar composta por médico, fisioterapeuta, nutricionista e preparador físico; encontra-se na fase de fortalecimento muscular e condicionamento físico com sessões diárias de musculação com duração de duas horas, porém segue afastado de atividades com bola, individuais ou em grupo. Como queixa principal, o paciente relata a necessidade de retorno a sua atividade esportiva por questões financeiras e pela oportunidade de assinatura de contrato com um clube de futebol internacional, restando apenas um mês para que se apresente no clube para integrar o grupo em pré-temporada. Durante conversa inicial o paciente relatou expectativas negativas em relação a bateria de testes de retorno ao esporte, julgando não ter certeza de atingir o perfil, pois seu membro lesionado ainda não estaria "100% recuperado". Seus relatos incluíram a sensação de fraqueza, medo e insegurança na realização de determinados movimentos específicos da atividade esportiva. Para análise inicial foram aplicados os testes ortopédicos de gaveta anterior, *pivot-shift* e *Lachmam* para investigar a integridade do enxerto, e coletados dados de perimetria e amplitude de movimento de extensão e flexão do joelho, hiperextensão com *Knee Extension Prone Test* (KEPT)*, além de dorsiflexão do tornozelo com *Weight Bearing Lunge Test* (WBLT), nos quais não foram observados déficits significativos. Em seguida, foram aplicados os questionários *International Knee Documentation Committee* (IKDC)*, para avaliação da capacidade funcional, e *Anterior Cruciate Ligament - Return to Sport After Injury* (ACL-RSI)*, para prontidão psicológica de retorno ao esporte. A avaliação seguiu com a análise da função muscular mediante testes de simetria da força de extensão e flexão do joelho utilizando dinamometria isociné-

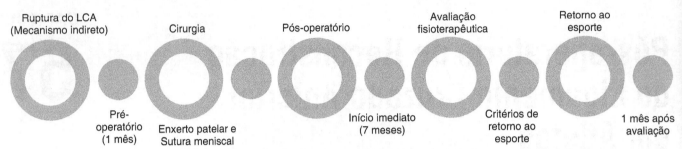

Figura 57.1 Linha do tempo da evolução clínica do paciente.

tica (60°/s) e bateria de saltos - *Hop tests** (simples; triplo; triplo cruzado e cronometrado) além do *teste de agilidade em figura T**, para análise da capacidade de aceleração/desaceleração e mudança de direção de movimento. Os resultados dos questionários e testes de função e performance ficaram abaixo das pontuações referidas em pesquisas científicas prévias reforçando as expectativas negativas do paciente. A Figura 57.1 exibe a linha do tempo do paciente desde a lesão, tratamento até a expectativa de alta relatada.

GLOSSÁRIO

ACL-RSI (*Anterior Cruciate Ligament - Return to Sport After Injury*): é um instrumento específico de avaliação da prontidão psicológica para retorno ao esporte em pacientes que realizaram cirurgia de Reconstrução do Ligamento Cruzado Anterior (R-LCA)[2].

Hop tests: é uma bateria de quatro diferentes tipos de saltos unipodais (simples, triplo, cruzado e cronometrado) cujo objetivo é avaliar a simetria entre o desempenho dos membros inferiores em cada tarefa de salto[3].

IKDC (*International Knee Documentation Committee*): é uma escala utilizada para quantificar limitação de atividade e desfechos funcionais em pacientes com qualquer condição ortopédica do joelho[1].

Knee Extension Prone Test: teste que avalia o déficit de amplitude de movimento de extensão do joelho em decúbito ventral, analisando a diferença de altura entre os calcanhares[5].

Teste de agilidade em figura T: teste que avalia a agilidade durante corridas com mudança de direção[4].

Questões para discussão

1. Com base no resultado da avaliação, é seguro prosseguir com o processo de retorno ao esporte?
2. Quais fatores devem ser prioritariamente focados durante o tempo restante (1 mês) até sua apresentação no clube esportivo?
3. Quais as intervenções mais adequadas?
4. Que precauções devem ser tomadas durante as intervenções propostas?
5. Como os fatores contextuais podem influenciar os resultados esperados?

OBJETIVOS

- Reconhecer os padrões de simetria e desempenho funcional relacionados ao retorno esportivo em indivíduos com reconstrução cirúrgica do LCA.

- Identificar fatores preditivos para complicações ou persistência do quadro de limitação do desempenho esportivo.

- Descrever um plano de avaliação fisioterapêutica adequado para monitorar os domínios relacionados ao retorno ao esporte após reconstrução do LCA.

- Descrever ferramentas de avaliação da funcionalidade consistentes para reconhecer a efetividade da intervenção proposta em curto, médio e longo prazo.

- Propor um plano de tratamento com estratégias de intervenção para resolução dos déficits encontrados.

AVALIAÇÃO E DIAGNÓSTICO DA FUNCIONALIDADE

Previamente a qualquer estratégia de avaliação ou intervenção fisioterapêutica, o profissional deverá colher informações de maneira estruturada, com métodos objetivos associados às informações colhidas na anamnese, partindo sempre da perspectiva de seu paciente. Atenção deve ser dada a qualquer indicação de restrição de atividade e participação, assim como para fatores contextuais que possam influenciar o curso de sua história. Para a seleção das medidas a serem avaliadas na detecção de seu perfil funcional, o fisioterapeuta pode se fundamentar em algumas publicações que consideram o modelo da CIF (Classificação Internacional de Funcionalidade, Incapacidade e Saúde) no tratamento fisioterapêutico do LCA [6].

Condição funcional

O fisioterapeuta pode utilizar questionários sensíveis para captar diversos domínios da funcionalidade do paciente. Questionários validados cientificamente são ferramentas fundamentais para avaliação do impacto funcional da condição de saúde referida. A seguir, trataremos de dois indicados para a população de RLCA, sendo um instrumento geral e outro específico, ambos adaptados para a população brasileira.

O primeiro instrumento refere-se à escala *International Knee Documentation Committee* (IKDC). Este instrumento é específico para a região do joelho, mas não para a lesão do LCA, embora seja considerado válido e confiável para detectar limitações de atividade e participação de pacientes com reconstrução cirúrgica do LCA [6], podendo captar informações relevantes relacionadas a dor, sensação de falseio e nível de capacidade para realização de tarefas motoras como agachar, saltar e correr[1]. Sua pontuação varia entre 0 a 100, estudos apontam que uma pontuação maior que 95 está relacionado a uma chance três vezes maior de retorno seguro ao esporte [7].

O *Anterior Cruciate Ligament - Return to Sport After Injury* (ACL-RSI) é um instrumento específico para avaliar a prontidão psicológica para retorno ao esporte [2]. Trata-se de um questionário contendo 12 itens subdivididos em três domínios: emoções, desempenho e avaliação de risco. Pontuações acima de 76,7 indicam maior probabilidade de retorno à atividade esportiva em atletas jovens [82], pois estes apresentam segurança e confiança em suas habilidades para avançar no processo.

A utilidade do IKDC e do ACL-RSI pode ir além da análise de suas pontuações finais; suas respostas individuais podem ser consideradas como importante indicativo das limitações específicas do paciente, servindo de base para elaboração do plano de tratamento. Existem outros instrumentos relatados na literatura os quais o fisioterapeuta pode utilizar, embora a maior parte dos estudos apresente com mais frequência os anteriormente descritos.

Condição física

No exame físico, a avaliação inicial do paciente deve investigar relatos de dor, rigidez, edema, falseio e instabilidade, que podem estar associados a integridade do enxerto. As perguntas de 1 a 7 do IKDC fazem uma ótima investigação sobre essas categorias e podem ser utilizadas para avaliação inicial. Outro instrumento que permite a identificação e localização sintomatológica é o mapa de dor do joelho [9], conforme ilustrado na Figura 57.2.

A utilização do mapa de dor auxilia na identificação de estruturas que podem estar acometidas, sendo fonte de dor e limitação. Por exemplo, a síndrome da dor anterior do joelho é uma queixa frequente no pós-operatório de RLCA e está relacionada à descarga de peso tardia [10], característica de pós-operatórios de sutura meniscal, cuja descarga total de peso só é recomendada entre a quarta e a sexta semana [11].

O fisioterapeuta deve avaliar a amplitude de movimento do joelho, assim como do tornozelo, e comparar com o outro membro. Estas mensurações devem incluir medidas por goniometria ou inclinometria e atenção especial ao déficit de extensão dos joelhos, para evitar sobrecarga no mecanismo extensor do joelho e diminuir o risco de lesão ciclope [12]. O tornozelo apesar de não estar diretamente afetado pela lesão e cirurgia de reconstrução ligamentar é uma articulação bastante exigida nas demandas esportivas e o déficit de dorsiflexão em cadeia fechada é considerado um fator de risco para tendinopatia patelar [13]. Não foram

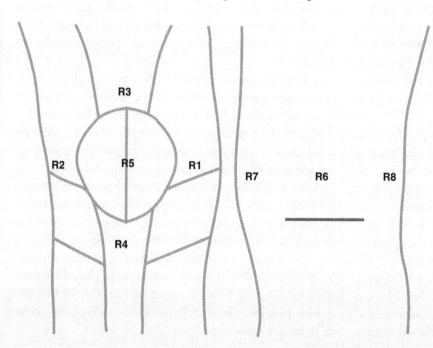

Figura 57.2 Mapa de dor. R1, complexo anteromedial; R2, complexo anterolateral; R3, complexo anterossuperior; R4, complexo anteroinferior; R5, região patelar; R6, região poplítea; R7, complexo posteromedial; R8, complexo posterolateral.

encontrados déficits significativos nas medidas de dorsiflexão do tornozelo e flexão e extensão do joelho.

A perimetria do joelho pode ser utilizada quando do relato positivo de edema e para avaliação indireta da hipotrofia muscular de quadríceps, em três pontos diferentes: terço proximal, médio e distal do fêmur [14]. A aplicação de testes ortopédicos como *Lachman*, *pivot-shift* e gaveta anterior pode ser necessária com intuito de analisar a integridade ligamentar [14], se houver relatos enfáticos de instabilidade e falseio com frequência ou em atividades de baixo impacto. O paciente apresentou simetria nas medidas de perimetria e testes ortopédicos negativos.

Na presença de dor intensa em atividades de baixo impacto, testes ortopédicos positivos e/ou déficits importantes de amplitude de movimento do joelho, os testes para retorno ao esporte não devem ser realizados. O paciente deve ser encaminhado ao médico cirurgião para análise dos achados.

A força muscular deve ser avaliada com dinamômetro isocinético. A simetria de forças de extensão e flexão do joelho além da relação entre as forças de flexão e extensão do mesmo joelho são consideradas importantes fatores associados a um retorno seguro ao esporte [6]. Um estudo de coorte prospectivo observou que um índice de simetria entre as forças de extensão do joelho acima de 90% está associado à diminuição do risco de lesão quando do retorno ao esporte [15]. As medidas de força muscular apresentaram déficits importantes para extensão (31,9%) e flexão (12,9%) do joelho e relação de flexão/extensão no membro lesionado (55%) e membro não lesionado (43%).

A simetria na tarefa de saltos unipodais também é importante fator associado ao retorno ao esporte, aumentando em até duas vezes a chance de sucesso quando o índice de simetria está acima de 90% [7]. Da mesma forma o desempenho de agilidade mensurado pelo teste T quando associado a simetria de força de extensão e saltos unipodais aumentaram as chances de retorno ao esporte em atletas profissionais de futebol participantes de um estudo coorte [4].

Os resultados dos testes aplicados ao paciente apontam ausência de edema residual, hipotrofia de quadríceps e lassidão ligamentar com medidas simétricas de perimetria, ausência de dor e testes ortopédicos negativos. A amplitude de movimento articular também se mostrou adequada com déficit de 2º para medidas de flexão do joelho e 1º para extensão do joelho e dorsiflexão do tornozelo. A pontuação obtida pelo paciente no questionário IKDC foi 72,4% com déficits nos domínios de esportes e atividades diárias, função atual do joelho e função anterior à lesão. Para o ACL-RSI a pontuação foi de 61,2% com déficits encontrados nos três domínios, porém, mais evidentes nos domínios de emoções e desempenho. Déficits foram identificadas nas forças de extensão (31,9%) e flexão (12,9%) do joelho, e testes de salto: simples (84,5%), cruzado (80,2%), triplo (86%) e cronometrado (74,6%). Além destes, o desempenho no teste de agilidade em figura T foi de 11,69 segundos, considerado acima do ponto de corte (teste T < 11segundos) apresentado na literatura científica.

Os instrumentos selecionados mostrarão o nível de comprometimento de estruturas e funções do corpo, limitações de atividade e restrições em participação social. Assim, o perfil funcional desse paciente poderá ser traçado, e metas compatíveis, tanto com a fisioterapia quanto com outras áreas profissionais que possam contribuir para a progressão do caso, podem ser elaboradas de maneira tangível.

Fatores contextuais

Atenção especial deve ser dada ao contexto que o atleta está inserido; facilitadores e barreiras devem ser listadas e consideradas no processo de tomada de decisão. Características como idade avançada e maior IMC estão associadas a um risco aumentado de lesões concomitantes de menisco e cartilagem[16] que, por sua vez, sinalizam pior prognóstico funcional entre 2 a 10 anos após a R-LCA [17]. Estes fatores de risco também predispõem o paciente a uma maior chance de osteoartrose patelofemoral [18]. O hábito de fumar, outro fator contextual importante, contribui negativamente para o processo de reabilitação.

Realizar pré-operatório objetivando a simetria de forças e amplitude de movimento completas de extensão e flexão do joelho, além do alto nível de treinamento anterior à lesão, idade menor que 30 anos, tempo entre lesão/cirurgia inferior a três meses e sexo masculino são fatores de bom prognóstico para a reabilitação [19]. Pesquisas apontam uma taxa de retorno ao esporte no mesmo nível anterior à lesão de 83% em atletas de elite [20] e maior taxa de relesão em mulheres [7].

O tempo de pós-operatório deve ser considerado, pesquisas apontam que retardar o retorno esportivo até o nono mês diminui em 51% o risco de uma nova lesão do LCA [15]. A prontidão psicológica, mensurada pelo ACL-RSI, foi considerada o principal fator associado com o retorno ao esporte após RLCA em um estudo que analisou a interação de diversos fatores relacionados ao processo de reabilitação e retorno esportivo [21]. Esses dados reforçam a importância de considerar as queixas de medo e insegurança ao longo do processo de reabilitação e retorno ao esporte.

Além disso, a fase final necessita de suporte especializado multiprofissional para análise, prescrição e controle dos processos, além de recursos materiais e ambiente adequados para realização de treinamentos com características da demanda esportiva [6,22,23].

RECURSOS DIAGNÓSTICOS PROPOSTOS

Recurso	O que avalia?	Como avalia?
Testes ortopédicos (*Lachman*, *Pivot-shift* e gaveta anterior)	Integridade do enxerto. Resultados positivos apontam lassidão ligamentar ou ruptura do enxerto.	Todos os testes são feitos com o paciente em decúbito dorsal. *Lachman*: joelho a 30° de flexão, mão estabilizadora na coxa próximo ao joelho, realizar movimento de translação anterior da tíbia com a outra mão. *Pivot-shift*: quadril e joelhos a 0°, com uma mão no calcanhar realizar rotação interna de tíbia e flexionar o quadril, simultaneamente aplicar estresse em valgo com a outra mão na região lateral do joelho, flexionando o joelho e quadril. Gaveta anterior: quadril a 45° e joelho a 90°, realizar a translação anterior da tíbia com as duas mãos. É considerado positivo quando a translação anterior do membro lesionado é significativamente maior do que no membro não lesionado (*Lachman* e gaveta anterior) para o *Pivot-shift* ocorre uma redução abrupta da subluxação gerada pelo movimento do teste [24].
Perimetria	Edema residual e hipotrofia muscular relacionada ao condicionamento da musculatura.	Usando como referência a base da patela são realizadas aferições do diâmetro da coxa a 5 cm, 10 cm e 15 cm do ponto de referência e comparados seus resultados com o outro membro [14].
Amplitudes de movimento (extensão e flexão do joelho e dorsiflexão do tornozelo)	Integridade da função articular para os movimentos osteocinemáticos. KEPT: déficit de hiperextensão do joelho. Flexão do joelho: déficit de flexão do joelho. WBLT: déficit de dorsiflexão do tornozelo em cadeia fechada. Déficits nestes testes podem indicar limitações da função articular decorrentes da cirurgia, reabilitação e aumento do risco de outras lesões ao longo do retorno ao esporte.	KEPT: em decúbito ventral, pernas para fora da maca, até o nível da base patelar, próximas uma da outra. Utilizando uma régua e inclinômetro, realizar a medida de inclinometria tendo como referências os pontos de inserções dos tendões calcanhares[5]. Flexão do joelho: em decúbito ventral, realizar a flexão do joelho levando o calcanhar o mais próximo possível da prega glútea. Aferir através de goniometria e inclinometria [25]. WBLT: posicionado em pé de frente a uma parede, afastado por uma distância correspondente ao tamanho do braço. O pé avaliado à frente, hálux e centro do calcâneo colocados em cima de uma linha padrão perpendicular à parede. O paciente deve deslocar o joelho da perna que está à frente, objetivando tocar a parede sem tirar o calcanhar do chão. Aferir do ângulo de inclinação da tíbia usando inclinômetro posicionado 15 cm abaixo da Tuberosidade Anterior da Tíbia (TAT) ou medir com fita métrica a distância do segundo dedo até a parede [26].
IKDC (*International Knee Documentation Committee*)	Limitações nos sintomas, função e atividades esportivas devido a comprometimento do joelho.	O formulário possui três domínios: (1) sintomas, incluindo dor, rigidez, inchaço, travamento e falseio; (2) esportes e atividades diárias; e (3) função do joelho atual e função do joelho antes da lesão. É composto por 18 itens (sete para os sintomas, um para a participação no esporte, nove para as atividades diárias e um para a função atual do joelho). A resposta a cada item é pontuada ordinalmente (0 representa o nível mais elevado de sintomas ou o nível mais baixo de função) [1].
ACL-RSI (*Scale to Measure the Psychological Impact of Returning to Sport After Anterior Cruciate Ligament Reconstruction Surgery*)	Impacto psicológico do retorno ao esporte após reconstrução cirúrgica do LCA.	É uma escala de autorrelato que contém 12 itens subdivididos em três domínios: emoções, desempenho e avaliação dos riscos. Pontuações altas correspondem a uma resposta psicológica favorável ao retorno esportivo [2].
Dinamômetro isocinético	Força muscular do quadríceps femoral e isquiotibiais. Simetria de força muscular de extensão e flexão do joelho. Relação de forças entre extensão e flexão do joelho na mesma perna.	Posicionado sentado e estabilizado por cintos nas regiões do tronco, quadril e joelho. O equipamento é configurado para os graus de extensão (0°) e flexão (110°) e o protocolo de teste é bilateral a 60°/s com 5 repetições) [27]
Bateria de saltos *hop tests*	Desempenho/simetria dos membros em tarefas motoras de salto e aterrissagem.	Todos os saltos são realizados de forma unipodal, iniciando-se pelo membro não lesionado, no mínimo duas execuções prévias de cada salto para aprendizado e aferida duas tentativas com a média aritmética usada para comparações[3]. Salto simples: realizar um salto buscando a maior distância possível. Salto triplo: realizar três saltos consecutivos buscando a maior distância possível. Salto triplo cruzado: realizar três saltos consecutivos, cruzando uma linha de 15 cm de largura buscando a maior distância possível. Salto cronometrado: percorrer no menor tempo possível uma distância de 6 m saltando.
Teste de agilidade em figura T	Desempenho do paciente em tarefas motoras de aceleração/desaceleração e mudança de direção do movimento.	O paciente deve correr para frente por 10 m, em seguida realizar deslocamento lateral para um lado por 5 m e depois para outro por 10 m, retornando por mais 5 m e finalizando com uma corrida para trás por 10 m. O teste é repetido duas vezes e a média aritmética é usada para avaliação [4].

Quadro 57.1 Avaliação do caso clínico segundo a Classificação Internacional de Funcionalidade, Incapacidade e Saúde (CIF)

	Funções e estruturas do corpo	Limitações de atividades	Restrição na participação
Perspectiva do paciente	Medo e fraqueza no joelho esquerdo.	Atividades físicas intensas	Evolução da reabilitação e retorno ao esporte
Perspectiva do fisioterapeuta	Déficit de força muscular de extensão e flexão do joelho.	Salto e aterrissagem. Aceleração e desaceleração. Força do chute.	Rotina de treinamentos físicos, técnicos e táticos. Participação parcial/total em jogos treinos e torneios.
	Déficits de simetria na bateria de saltos.	Salto e aterrissagem. Estabilidade corporal. Velocidade de arranque na corrida.	
	Teste de agilidade em T acima do ponto de referência	Aceleração e desaceleração. Mudança de direção do movimento. Dribles e fintas.	
	Comprometimento funcional verificado pelo IKDC Baixa prontidão psicológica verificada pelo ACL-RSI	Atividades de vida diária ou atividades esportivas intensas preparatórias para o retorno ao esporte	
Fatores contextuais "facilitadores"			
Pessoais			
• Sexo masculino			
• Jovem			
• IMC adequado			
• Realizou pré-operatório			
• Alto nível esportivo anterior à lesão			
• Tempo entre lesão/cirurgia (1 mês)			
• Não fumante			
Ambientais			
• Suporte de saúde multidisciplinar			
• Possibilidade de treinamento em ambiente de gramado com equipamentos específicos da modalidade			
Fatores contextuais "barreiras"			
Pessoais			
• Medo e insegurança			
• Pressão para retorno esportivo por oportunidade financeira			
• Curto período restante para tratamento (1 mês)			
• Tempo de reabilitação (7 meses)			
Ambientais			
• Restrito a treinamentos fora do contexto e similaridades esportivas			

Baseado em tradução livre de esquema publicado em Rundell SD, Davenport TE, Wagner T. Physical Therapist Management of Acute and Chronic Low Back Pain Using the World Health Organization's International Classification of Functioning, Disability and Health. PhysTher [Internet]. 2009 Jan 1;89(1):82–90. Available from: http://ptjournal.apta.org/cgi/doi/10.2522/ptj.20080113

METAS E INTERVENÇÕES

Fisioterapia no atleta com reconstrução cirúrgica do LCA

Baseado no atual consenso de retorno ao esporte e no consenso de retorno ao esporte após RLCA [22,23], que preconizam o retorno ao esporte como um processo gradual, multidisciplinar e focado no paciente, traçamos as principais metas a serem alcançadas e como a fisioterapia pode atuar nesse contexto.

Metas
1. Atingir simetria das forças musculares de extensão e flexão do joelho
2. Atingir simetria e melhorar o desempenho nas tarefas de saltos e aterrissagem
3. Melhorar o desempenho nas tarefas de aceleração/ desaceleração e mudança de direção

Para as metas 1, 2 e 3 acima especificadas, a continuidade do treinamento de fortalecimento muscular é fundamental. A identificação dos déficits vai auxiliar no redimensionamento das cargas de treinamento, focando nas musculaturas necessárias. Iniciando com o processo de controle da fase excêntrica da tríplice flexão do membro inferior (quadril, joelho e dorsiflexão) por meio de exercícios como agachamento, *stiff*, evoluindo para afundo, avanço, agachamento unipodal [28], seguindo com a aplicação do método de pliometria, objetivando ganhos de força explosiva e reativa, características necessárias à atividade atlética, quando o paciente atingir um déficit mínimo de 20% para força de extensão de joelho ou for capaz de realizar uma repetição do exercício *leg press* com carga correspondente a 1,5 vez o seu peso corporal [29]. Treinos de agilidade também devem ser incorporados à rotina do atleta; tarefas de aceleração/desaceleração e mudança de direção são primordiais para o esporte que o paciente deseja retornar [30,31]. A utilização de metodologias de foco atencional externo, dupla tarefa e pressão por tempo são bem-vindas nesse momento para melhor assimilação e automatização dessas habilidades [6], uma vez que ao realizá-las em ambiente de jogo o foco de atenção do atleta deve estar na reação ou antecipação a movimentos técnicos e táticos dos adversários ou colegas de equipe. Ao atingir o perfil funcional preconizado pelos testes de retorno ao esporte anteriormente citados o atleta reduz significativamente o risco de relesão do enxerto em 60%, podendo seguir para as metas 4 e 5 [32].

Metas
4. Exposição gradual a tarefas esportivas
5. Retorno a atividades coletivas

Para atingir as metas 5 e 6, a necessidade de integração com outros profissionais é primordial. Gradualmente, as cargas de treinamento devem ser modificadas para incorporar mais tarefas esportivas e menos sessões de fortalecimento muscular. A exposição do atleta a tarefas esportivas e coletivas deve ser mediada pela resposta psicológica de prontidão e confiança, seguida de ambientes e tarefas esportivas controladas e planejadas para tarefas e ambientes reativos com outros atletas e tomadas de decisão condicionadas à interação com estes [33]. A figura do preparador físico, da equipe de fisiologia e da comissão técnica vão assumindo a dianteira do processo de retorno e o fisioterapeuta passa a utilizar de técnicas de *recovery* para otimizar o processo de recuperação muscular. Entre as técnicas mais utilizadas estão a fotobiomodulação, crioimersão, massagens, eletroterapia, roupas compressivas, além de estratégias de recuperação ativa com exercícios de baixa intensidade (alongamentos, aeróbios e resistidos) [34]. O processo de recuperação deve ainda contar com monitoramento da higiene do sono, estresse psicológico, ingestão de líquidos e alimentação realizado em conjunto pela equipe multidisciplinar [35].

Metas
6. Retorno à participação esportiva
7. Retorno ao desempenho esportivo

Atleta, comissão técnica, médica e de desempenho devem, em conjunto, decidir sobre as metas 6 e 7, propiciando ao atleta exposição gradual à atividade esportiva competitiva sem comparação ou pressão por desempenho, sempre que possível. No futebol, por exemplo, é preferível que o atleta participe do jogo nos minutos finais das partidas, ou em momentos em que a equipe tenha domínio do adversário, passando para jogar um tempo de jogo completo e seguindo para partidas inteiras. O tempo de afastamento do atleta das situações reais de jogo gera muitas dificuldades para o retorno ao desempenho. A rotina de treinamento técnico e tático, oportunidades de participação nas partidas, *feedbacks* de desempenho e respeito ao processo de recuperação física pós-jogo são os alicerces principais para o atingimento das metas 6 e 7 [6,22,23]. A fisioterapia segue contribuindo com avaliação e intervenção em fatores de risco de lesão e *recovery* musculoesquelético.

Neste capítulo, apresentamos o caso clínico de um atleta profissional de futebol com reconstrução do LCA que passou por reabilitação pós-operatória e está se preparando para retornar ao esporte. O foco foi conduzir o leitor a perceber todas as dimensões que envolvem uma situação dessa natureza, com toda a complexidade do contexto influenciando nas tomadas de decisões.

Referências

1. Metsavaht L, Leporace G, Riberto M, de Mello Sposito MM, Batista LA. Translation and Cross-Cultural Adaptation of the Brazilian Version of the International Knee Documentation Committee Subjective Knee Form. Am J Sports Med [Internet]. 2010 Sep 14;38(9):1894–9. Available from: http://www.jospt.org/doi/10.2519/jospt.2014.4865
2. Silva LO, Mendes LMR, Lima PO de P, Almeida GPL. Translation, cross-adaptation and measurement properties of the Brazilian version of the ACL-RSI Scale and ACL-QoL Questionnaire in patients with anterior cruciate ligament reconstruction. Brazilian J Phys Ther [Internet]. 2018;22(2):127–34. Available from: http://dx.doi.org/10.1016/j.bjpt.2017.09.006
3. Davies WT, Myer GD, Read PJ. Is It Time We Better Understood the Tests We are Using for Return to Sport Decision Making Following ACL Reconstruction? A Critical Review of the Hop Tests. Sport Med [Internet]. 2020;50(3):485–95. Available from: https://doi.org/10.1007/s40279-019-01221-7

4. Kyritsis P, Bahr R, Landreau P, Miladi R, Witvrouw E. Likelihood of ACL graft rupture: Not meeting six clinical discharge criteria before return to sport is associated with a four times greater risk of rupture. Br J Sports Med. 2016;50(15):946-51.
5. Albano TR, Sousa EBV de, Silva ALM da, Bezerra MA, Oliveira RR de, Almeida GPL et al. Clinimetric Properties of the Knee Extension Prone Test (KEPT): A new method to assess knee hyperextension deficit. [in Submiss to J Bodyw Mov Ther.
6. Dingenen B, Gokeler A. Optimization of the Return-to-Sport Paradigm After Anterior Cruciate Ligament Reconstruction: A Critical Step Back to Move Forward. Vol. 47, Sports Medicine. Springer International Publishing; 2017. p. 1487-500.
7. Webster KE, Feller JA. Return to Level I Sports After Anterior Cruciate Ligament Reconstruction: Evaluation of Age, Sex, and Readiness to Return Criteria. Orthop J Sport Med. 2018;6(8):1-6.
8. Sadeqi M, Klouche S, Bohu Y, Herman S, Lefevre N, Gerometta A. Progression of the Psychological ACL-RSI Score and Return to Sport After Anterior Cruciate Ligament Reconstruction: A Prospective 2-Year Follow-up Study From the French Prospective Anterior Cruciate Ligament Reconstruction Cohort Study (FAST). Orthop J Sport Med. 2018;6(12):1-7.
9. Thompson LR, Boudreau R, Hannon MJ, Newman AB, Chu CR, Jansen M et al. The knee pain map: Reliability of a method to identify knee pain location and pattern. Arthritis Care Res. 2009;61(6):725-31.
10. Tyler TF, McHugh MP, Gleim GW, Nicholas SJ. The Effect of Immediate Weightbearing After Anterior Cruciate Ligament Reconstruction. Clin Orthop Relat Res [Internet]. 1998 Dec;357:141-8. Available from: http://journals.lww.com/00003086-199812000-00019
11. VanderHave KL, Perkins C, Le M. Weightbearing Versus Nonweightbearing After Meniscus Repair. Sports Health. 2015;7(5):399-402.
12. Delaloye JR, Murar J, Vieira TD, Franck F, Pioger C, Helfer L et al. Knee Extension Deficit in the Early Postoperative Period Predisposes to Cyclops Syndrome After Anterior Cruciate Ligament Reconstruction: A Risk Factor Analysis in 3633 Patients From the SANTI Study Group Database. Am J Sports Med. 2020;48(3):565-72.
13. Sprague AL, Smith AH, Knox P, Pohlig RT, Grävare Silbernagel K. Modifiable risk factors for patellar tendinopathy in athletes: a systematic review and meta-analysis. Br J Sports Med [Internet]. 2018 Dec;52(24):1575-85. Available from: https://bjsm.bmj.com/lookup/doi/10.1136/bjsports-2017-099000
14. Burgi CR, Peters S, Ardern CL, Magill JR, Gomez CD, Sylvain J et al. Which criteria are used to clear patients to return to sport after primary ACL reconstruction? A scoping review. Br J Sports Med. 2019;1-10.
15. Grindem H, Snyder-Mackler, Lynn Moksnes H, Engebretsen L, Risberg MA. Simple decision rules reduce reinjury risk after Anterior Cruciate Ligament Reconstruction: The Delaware-Oslo ACL cohort study. Br J Sports Med. 2016;50(13):804-8.
16. Mansori A El, Lording T, Schneider A, Dumas R, Servien E, Lustig S. Incidence and patterns of meniscal tears accompanying the anterior cruciate ligament injury: possible local and generalized risk factors. Int Orthop. 2018;42(9):2113-21.
17. Pedersen M, Johnson JL, Grindem H, Magnusson K, Snyder-Mackler L, Risberg MA. Meniscus or cartilage injury at the time of anterior cruciate ligament tear is associated with worse prognosis for patient-reported outcome 2 to 10 years after anterior cruciate ligament injury: A systematic review. Vol. 50, Journal of Orthopaedic and Sports Physical Therapy. 2020. 490-502 p.
18. Huang W, Ong TY, Fu SC, Yung SH. Prevalence of patellofemoral joint osteoarthritis after anterior cruciate ligament injury and associated risk factors: A systematic review. J Orthop Transl [Internet]. 2020;22(July 2019):14–25. Available from: https://doi.org/10.1016/j.jot.2019.07.004
19. De Valk EJ, Moen MH, Winters M, Bakker EWP, Tamminga R, Van Der Hoeven H. Preoperative patient and injury factors of successful rehabilitation after anterior cruciate ligament reconstruction with single-bundle techniques. Arthrosc - J Arthrosc Relat Surg [Internet]. 2013;29(11):1879–95. Available from: http://dx.doi.org/10.1016/j.arthro.2013.07.273
20. Lai CCH, Ardern CL, Feller JA, Webster KE. Eighty-three per cent of elite athletes return to preinjury sport after anterior cruciate ligament reconstruction: A systematic review with meta-analysis of return to sport rates, graft rupture rates and performance outcomes. Br J Sports Med. 2018;52(2):128-38.
21. Albano TR, Silva Rodrigues CA, Pereira Melo AK, de Paula Lima PO, Leão Almeida GP. Clinical decision algorithm associated with return to sport after anterior cruciate ligament reconstruction. J Athl Train. 2020;55(7):691-8.
22. Meredith SJ, Rauer T, Chmielewski TL, Fink C, Diermeier T, Rothrauff BB et al. Return to Sport After Anterior Cruciate Ligament Injury: Panther Symposium ACL Injury Return to Sport Consensus Group. Orthop J Sport Med. 2020;8(6):1-11.
23. Ardern CL, Glasgow P, Schneiders A, Witvrouw E, Clarsen B, Cools A et al. 2016 Consensus statement on return to sport from the First World Congress in Sports Physical Therapy, Bern. Br J Sports Med [Internet]. 2016 Jul;50(14):853-64. Available from: http://bjsm.bmj.com/lookup/doi/10.1136/bjsports-2016-096278
24. Kim SJ, Kim HK. Reliability of the anterior drawer test, the pivot shift test, and the Lachman test. Clin Orthop Relat Res [Internet]. 1995 Aug;(317):237-42. Available from: http://www.ncbi.nlm.nih.gov/pubmed/7671485
25. Hancock GE, Hepworth T, Wembridge K. Accuracy and reliability of knee goniometry methods. J Exp Orthop [Internet]. 2018 Dec 19;5(1):46. Available from: https://jeo-esska.springeropen.com/articles/10.1186/s40634-018-0161-5
26. Powden CJ, Hoch JM, Hoch MC. Reliability and minimal detectable change of the weight-bearing lunge test: A systematic review. Man Ther [Internet]. 2015;20(4):524-32. Available from: http://dx.doi.org/10.1016/j.math.2015.01.004
27. Terreri AS A P, Greve JMD, Amatuzzi MM. Avaliação isocinética no joelho do atleta. Rev Bras Med do Esporte. 2001;7(5):170-4.
28. Buckthorpe M, Della Villa F. Optimising the 'Mid-Stage' Training and Testing Process After ACL Reconstruction. Sport Med [Internet]. 2020;50(4):657–78. Available from: https://doi.org/10.1007/s40279-019-01222-6
29. Buckthorpe M, Della Villa F. Recommendations for Plyometric Training after ACL Reconstruction – A Clinical Commentary. Int J Sports Phys Ther. 2021;16(3):879-95.
30. Paul DJ, Gabbett TJ, Nassis GP. Agility in Team Sports: Testing, Training and Factors Affecting Performance. Sport Med. 2016;46(3):421-42.
31. Marques JB, Paul DJ, Graham-Smith P, Read PJ. Change of Direction Assessment Following Anterior Cruciate Ligament Reconstruction: A Review of Current Practice and Considerations to Enhance Practical Application. Sports Med [Internet]. 2019;(0123456789). Available from: http://www.ncbi.nlm.nih.gov/pubmed/31531768
32. Webster KE, Hewett TE. What is the Evidence for and Validity of Return-to-Sport Testing after Anterior Cruciate Ligament Reconstruction Surgery? A Systematic Review and Meta-Analysis.

Sport Med [Internet]. 2019;(0123456789). Available from: http://link.springer.com/10.1007/s40279-019-01093-x

33. Buckthorpe M. Optimising the Late-Stage Rehabilitation and Return-to-Sport Training and Testing Process After ACL Reconstruction. Sport Med [Internet]. 2019;49(7):1043–58. Available from: https://doi.org/10.1007/s40279-019-01102-z

34. Nédélec M, McCall A, Carling C, Legall F, Berthoin S, Dupont G. Recovery in soccer: Part II-recovery strategies. Sport Med. 2013;43(1):9-22.

35. Kellmann M, Bertollo M, Bosquet L, Brink M, Coutts AJ, Duffield R et al. Recovery and performance in sport: Consensus statement. Int J Sports Physiol Perform. 2018;13(2):240-5.

Síndrome da Dor Lateral do Quadril em Corredores

CAPÍTULO 58

Pedro Olavo de Paula Lima

Observação: palavras e expressões listadas no Glossário do capítulo estão destacadas no texto com um asterisco.

APRESENTAÇÃO DO CASO

Mulher de 42 anos, separada, mãe de uma filha, com pós-graduação completa, foi recebida em consultório de Fisioterapia com quadro de dor na região lateral do quadril esquerdo. Como queixa principal, a paciente relata restrição para desempenhar seu trabalho e dificuldade para praticar corrida de rua. Sua ocupação é analista de TI (Tecnologia da Informação), ocupação que exerce desde seus 23 anos de idade. O sintoma doloroso é recorrente, mas houve piora no quadro há três semanas, período que antecedeu uma competição de meia maratona e que trouxe um aumento significativo no volume de treino. Ela relata que a dor tem sido intermitente desde o início, com aumento da intensidade durante a corrida e ao final do dia após o trabalho, e alívio pela manhã após acordar. É predominante na região lateral e posterior do quadril esquerdo, estende-se até o terço médio do fêmur e limita sua amplitude de movimento (Figura 58.1). A paciente refere também que a dor não a desperta durante a noite, porém necessita alternar as posições de decúbito diversas vezes, sendo que não tolera deitar-se lateralmente sobre o quadril esquerdo. Refere ainda que permanecer sentada por tempo prolongado em frente do computador no trabalho causa aumento da intensidade dos sintomas. O pior momento da dor é 7/10 pontos (avaliada pela escala numérica de dor – NPRS)*, e em seu momento de maior alívio é zero. Além disso, a atividade esportiva (corrida de rua de 3 a 4 vezes por semana com um volume médio de treino igual a 45 km) está sendo realizada com limitação significativa 40/80 pontos no LEFS* (*Lower Extremity Functional Scale*). Goniometria do quadril esquerdo demonstrou restrição de amplitude de movimento dessa articulação. O teste de Ober identificou encurtamento muscular do trato ileotibial, e o teste de Trendelenburg indicou fraqueza do músculo glúteo médio. O alinhamento do membro inferior durante atividades dinâmicas também se mostrou comprometido no teste de descida do degrau com carga.

Diante do exposto, a paciente está incomodada com a diminuição do rendimento esportivo ao correr e com a impossibilidade de participar dos treinos juntamente com o seu grupo da assessoria esportiva, o qual está em preparação para uma competição no exterior daqui a cinco meses. Sua maior expectativa com a intervenção é que ela possa retornar os treinos em nível competitivo. Ela mora em domicílio próprio com um pavimento térreo. A paciente está automedicada com analgésicos e anti-inflamatórios.

A saúde geral da paciente é satisfatória, com alterações relacionadas a sobrepeso (IMC [Índice de Massa Corpórea] = 27,5 kg/m^2) e assistida por dieta sem orientações profissionais. Como história pregressa, relata dor lombar crônica. O *Short Form Health Survey* (SF-36) * foi aplicado em sua avaliação preliminar, e foram encontrados comprometimentos moderados nos domínios de aspecto físico, dor, aspectos sociais, emocionais e capacidade funcional. A Figura 58,2 apresenta a evolução clínica temporal da paciente de forma esquemática.

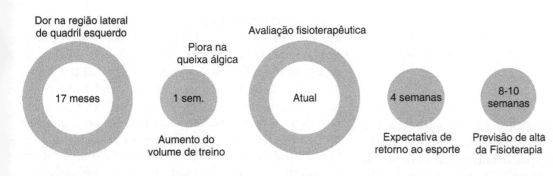

Figura 58.2 Linha do tempo da evolução clínica da paciente.

GLOSSÁRIO

LEFS (*Lower Extremity Functional Scale*): é um instrumento genérico relatado pelo próprio paciente para avaliar a função dos membros inferiores em um amplo espectro de pacientes com desordens musculoesqueléticas [3].

NPRS: (*Numerical Pain Rating Scale*): é a escala numérica de dor em que a paciente classifica a intensidade de sua dor em uma escala que varia de 0 a 10 [2].

SF-36 (*Short Form Health Survey*) *Medical Outcomes Study*: é um instrumento genérico de avaliação de qualidade de vida, de fácil administração e compreensão [4,5].

Questões para discussão
1. Com base na condição de saúde da paciente, quais fatores contribuem para a limitação das suas atividades?
2. Quais as intervenções mais adequadas?
3. Quais possíveis fatores podem interferir na recuperação da paciente durante a proposta terapêutica da fisioterapia?
4. Que precauções devem ser tomadas durante as intervenções propostas?
5. Qual o prognóstico da intervenção fisioterapêutica?
6. Como os fatores contextuais podem influenciar os resultados esperados?

OBJETIVOS

- Reconhecer os padrões de alteração da funcionalidade em indivíduos com Síndrome da Dor Trocantérica (SDT) do quadril.

- Identificar o conjunto de medidas de avaliação (*Core Outcome Set* [COS]) e os principais instrumentos recomendados para o exame de pacientes com SDT do quadril.

- Descrever um plano de tratamento fisioterapêutico adequado para pacientes com SDT do quadril.

- Estabelecer critérios para o retorno gradual ao treino em níveis competitivos durante os atendimentos de fisioterapia.

- Identificar fatores preditivos de complicações ou persistência do quadro da funcionalidade.

- Propor, após a alta do atendimento, o seguimento das estratégias de intervenção para a manutenção e profilaxia.

AVALIAÇÃO E DIAGNÓSTICO DA FUNCIONALIDADE

Neste capítulo, usaremos recomendações disponíveis na literatura [1,6] para descrevermos o processo de avaliação física e funcional de pacientes com essa condição de saúde. Como a SDT do quadril (do inglês, *Greater trochanteric pain syndrome*) possui inúmeras possibilidades de fontes da dor, é preciso iniciar a avaliação tentando excluir algumas suspeitas de diagnóstico diferencial para essa paciente, como: endometriose, cisto de ovário, radiculopatia L2-L3, fraturas e rupturas miotendíneas.

Recentemente foi desenvolvido um instrumento específico para avaliar a capacidade funcional de pacientes com SDT, é o VISA-G (*Victorian Institute of Sports Assessment – Gluteal questionnaire*) [7], pelo qual a paciente foi avaliada com 50/100 pontos. Similar a outras condições de saúde que afetam o membro inferior, o LEFS é a opção mais comumente utilizada na prática clínica e, como mencionado anteriormente, a paciente está realizando sua prática esportiva com limitação significativa (40/80 pontos no LEFS). Outra ferramenta genérica de medidas de desfecho para atividade física e qualidade de vida é a *The University of California at Los Angeles Activity Score* (UCLA *Activity Score*), uma escala de 10 pontos, variando de inativo até

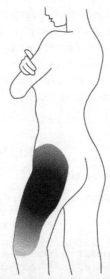

Figura 58.1 Apresentação sintomática da paciente com síndrome da dor trocantérica do quadril [1].

participação em esportes de alto impacto [8]. Entretanto, é importante ressaltar que nenhum desses instrumentos foi traduzido e nem validado para a população brasileira, exceto o LEFS.

Condição física

No exame físico, a avaliação inicial da paciente deve investigar a localização da dor para descartar a possibilidade de envolvimento intracapsular. Em geral, dor anterior do quadril e na região inguinal e púbis estão mais relacionadas às estruturas intracapsulares. Ao contrário, dor na região lateral ao redor do trocanter maior do fêmur estão relacionadas às estruturas extracapsulares. Após a localização do sintoma, o próximo passo é quantificar a intensidade local, e para isso podemos utilizar de medidas objetivas diretas e amplamente usadas na literatura, como a escala numérica de dor, mencionada anteriormente. A intensidade da dor também precisa ser avaliada durante a palpação do trocanter maior, e para isso o fisioterapeuta pode usar o algômetro digital para estabelecer o limiar pressórico sensível ao sintoma.

O fisioterapeuta deve avaliar a amplitude de movimento ativo do quadril, assim como da coluna lombar e cintura pélvica, e comparar com o outro membro, como forma de análise por simetria corporal. Estas mensurações devem incluir medidas de goniometria, assim como a avaliação de movimentos e posturas estáticas que pioram ou aliviam a dor percebida. Adicionalmente, o fisioterapeuta deve ser capaz de caracterizar a qualidade do movimento executado ou a disposição do paciente em se movimentar durante a avaliação. Atenção especial deve ser dispensada para os movimentos no plano frontal e transversal (rotações e abdução) e para a posição sentada com as pernas cruzadas, pois geralmente são provocativos da dor. A mobilidade articular também deve ser explorada com avaliação manual do movimento acessório (artrocinemática) da articulação coxofemoral, descartando, acima de tudo, a possibilidade de impacto femoroacetabular e osteoartrite durante o arco completo de rotação interna passiva. Cabe ao fisioterapeuta estar atento a qualquer ruído ao realizar movimentos de flexão e extensão, pois é um indicativo de ressalto do tendão do glúteo ou trato ileotibial sobre o trocanter maior, e isso pode ser uma causa de SDT devido ao atrito excessivo das estruturas. Bursite trocantérica e tendinopatia do glúteo são as causas mais comuns de SDT e a literatura recomenda a realização de alguns testes físicos, como o teste de FABER (Flexão, Abdução e Rotação Externa), teste de Trendelenburg, teste de rotação interna resistida, teste de Ober e o *foward setp down test*. O teste de FABER é um procedimento provocativo da dor e está quase sempre associado às queixas na articulação sacroilíaca. O teste de Trendelenburg é basicamente um procedimento de apoio unipodal sustentado, no qual a paciente deve manter o alinhamento pélvico; é considerado positivo se houver queda da pelve contralateral ou inclinação do tronco homolateral ao lado do apoio no solo. Já o teste de rotação interna resistida é uma manobra provocativa da dor e também sugestivo de fraqueza muscular, além de possuir lta correlação com tendinopatia do glúteo [6]. O objetivo do teste de Ober é verificar a flexibilidade do trato ileotibial e a presença de dor, e a paciente deve ficar em decúbito lateral com o lado afetado para cima. O quadril afetado é colocado passivamente em 10° de extensão e forçado para adução. O fisioterapeuta deve avaliar a ADM em comparação com o lado contralateral com um goniômetro ou inclinômetro e verificar a presença de dor na execução do teste [1]. E por último o *foward step down test* serve para avaliar o alinhamento dinâmico do quadrante inferior durante uma tarefa de descida do degrau. A presença de um valgo dinâmico do joelho, por exemplo, aumenta a tensão sobre o trato iliotibial e também é um forte indicador de fraqueza ou déficit de ativação do complexo posterolateral do quadril [1]. Especificamente no caso dessa paciente, o exame físico demostrou restrição de mobilidade do quadril esquerdo e articulação sacroilíaca, fraqueza muscular, dor à palpação no trocanter maior esquerdo, encurtamento dos músculos da cadeia lateral e deficiente controle neuromuscular do quadrante inferior.

Os instrumentos selecionados mostraram o nível de comprometimento de estruturas e funções do corpo, permitindo a associação desses achados com a perspectiva da paciente sobre suas limitações de atividade e restrições em participação social. Assim, o perfil funcional dessa paciente poderá ser traçado, e metas compatíveis podem ser elaboradas.

RECURSOS DIAGNÓSTICOS PROPOSTOS

Recurso	O que avalia?	Como avalia?
Escala numérica de dor	Intensidade da dor	Paciente é informado sobre a necessidade de classificar a dor em notas que variam de 0 a 10, de acordo com a intensidade da sensação. Nota zero corresponde à ausência de dor, enquanto nota 10 a maior intensidade imaginável [2]. Ex,: 0__1__2__3__4__5__6__7__8__9__10.
LEFS (*Lower Extremity Functional Scale*)	Capacidade funcional do membro inferior	Consiste em 20 itens marcados em uma escala de cinco pontos (0 a 4) e a pontuação total varia de 0 a 80, com pontuações mais altas representando um melhor estado funcional. Existe uma margem de erro igual a ±5 pontos, e a mudança mínima detectável e a diferença mínima clinicamente importante são iguais a ±9 pontos. Este instrumento já foi traduzido e validado para o português brasileiro [3].

Recurso	O que avalia?	Como avalia?
SF-36	Qualidade de vida	É um questionário multidimensional formado por 36 itens, englobados em oito componentes (domínios): capacidade funcional, aspectos físicos, dor, estado geral da saúde, vitalidade, aspectos sociais, aspectos emocionais e saúde mental. Apresenta um escore final de 0 a 100, no qual zero corresponde a pior estado geral de saúde [4,5].
UCLA *Activity score*	Desfechos de atividade física e qualidade de vida.	É uma escala de 10 pontos, variando de inativo até participação em esportes de alto impacto [8].
VISA-G	Incapacidade funcional de pacientes com SDT.	Este questionário contém uma pontuação analógica visual para a dor, quatro questões relacionadas à dor, uma questão relacionada à dificuldade de se mover após sentar e duas questões relacionadas à atividade. Uma pontuação maior representa menos dor e disfunção. Verificou-se que o VISA-G tem uma confiabilidade de teste reteste de ICC=0,80. A consistência interna é elevada, com um Alpha de Cronbach de 0,81 [7].
FABER	Dor na articulação sacroilíaca ou quadril.	Paciente em decúbito dorsal, com o pé da extremidade inferior avaliada sobre o joelho oposto. O fisioterapeuta coloca o quadril avaliado passivamente em abdução e rotação lateral estabilizando a EIAS contralateral. Ao final da amplitude, coloca uma pressão sobre o joelho do quadril avaliado para sensibilizar o teste e verificar reprodução da sintomatologia. O teste é considerado positivo quando o paciente referir dor na região lateral do quadril. O teste de FABER positivo tem sido fortemente associado com SDT, apresentando alta sensibilidade (82,9%) e especificidade (90%) [1].
Teste de Trendelenburg	Força/ativação dos músculos abdutores do quadril para estabilizar a cintura pélvica.	Esse teste verifica a capacidade dos abdutores do quadril de estabilizar a pelve durante apoio unipodal. O paciente fica em pé sobre um membro inferior, o outro deve ficar em 30º de flexão de quadril. O paciente deve levantar a pelve do lado sem apoio o mais alto possível. O teste é considerado positivo quando o paciente é incapaz de manter a pelve elevada por 30 segundos. Atenção para compensações com o deslocamento lateral excessivo do tronco e queda da pelve. Esse teste possui sensibilidade de 73% e especificidade de 77% em casos de tendinopatia do glúteo [9].
Teste de rotação interna de quadril resistida	Dor nos tendões do glúteo médio e mínimo.	Paciente em decúbito dorsal com flexão de quadril e joelho a 90º. Fisioterapeuta leva passivamente o membro inferior em rotação lateral máxima e solicita contração para rotação medial contra resistência. O relato de dor nesse teste apresenta sensibilidade de 97% e especificidade de 88% para tendinopatia do glúteo médio e mínimo [9].
Teste de Ober	Flexibilidade do trato iliotibial e a presença de dor.	Paciente em decúbito lateral com o lado afetado para cima. O quadril afetado é colocado passivamente em 10º de extensão e forçado para adução. O fisioterapeuta deve avaliar a amplitude de movimento em comparação com o lado contralateral com inclinômetro e verificar presença de dor na execução do teste. O teste de Ober tem alta especificidade (95%) e valor preditivo positivo (94,1%) para o diagnóstico de SDT, porém baixa sensibilidade [10].
Forward step down test	Valgo dinâmico do joelho	O teste pode ser realizado de forma subjetiva e com cinemetria em 2D ou 3D. O fisioterapeuta deve padronizar o degrau com altura de 10% da altura de cada paciente e posicionar-se no plano frontal ao movimento. Solicita que o paciente realize descida do degrau até tocar o calcanhar no solo e retornar lentamente. O fisioterapeuta deve avaliar: (1) rotações e inclinações excessivas do tronco; (2) queda da pelve para o lado contralateral ao apoio; (3) rotação e adução excessiva do quadril; (4) valgo excessivo com o joelho em posição medial em relação ao pé. O paciente pode ser classificado com bom controle, reduzido controle ou insuficiente controle. Aqueles classificados como insuficiente controle apresentam déficit de força e ativação dos abdutores do quadril [1].

Quadro 58.1 Avaliação do caso clínico segundo a Classificação Internacional de Funcionalidade, Incapacidade e Saúde (CIF)

	Funções e estruturas do corpo	Limitações de atividades	Restrição na participação
Perspectiva do paciente	Dor lateral no quadril esquerdo	Atividades de prática esportiva	Viagem ao exterior para competição esportiva
	Restrição de mobilidade do quadril esquerdo	Atividades do trabalho	Participação em treino com equipe da assessoria esportiva
Perspectiva do fisioterapeuta	Grau de força muscular		Comprometimento do domínio aspectos sociais do questionário SF-36
	Grau de mobilidade do quadril esquerdo e articulação sacroilíaca		

Funções e estruturas do corpo	Limitações de atividades	Restrição na participação
Dor à palpação na região lateral do quadril esquerdo		
Grau de flexibilidade dos músculos da cadeia lateral		
Controle motor do quadrante inferior		
Comprometimento do domínio aspectos emocionais do questionário SF-36		
Fatores contextuais		
Pessoais		

- Sexo feminino
- Separada
- Uma filha em idade escolar
- Grau de escolaridade elevado (pós-graduação)
- Analista de tecnologia da informação
- História prévia de dor lombar

Ambientais

Trabalha mais de 10 horas na posição sentada
Automedicada com analgésicos e anti-inflamatórios
Dieta com restrição calórica não supervisionada
Treinamento para competição esportiva (alto volume de treinamento)

Baseado em tradução livre de esquema publicado em Rundell SD, Davenport TE, Wagner T. Physical Therapist Management of Acute and Chronic Low Back Pain Using the World Health Organization's International Classification of Functioning, Disability and Health. Phys Ther [Internet]. 2009 Jan 1;89(1):82–90. Available from: http://ptjournal.apta.org/cgi/doi/10.2522/ptj.20080113

METAS E INTERVENÇÕES

Em linhas gerais, serão traçadas as principais metas da fisioterapia oferecidas à paciente com SDT do quadril, e as intervenções baseadas em evidências científicas para alcançar os resultados almejados.

Metas
1. Redução da dor
2. Estimulação da cicatrização tecidual
3. Redução dos pontos gatilhos

Para as metas 1, 2 e 3, acima especificadas, serão propostos procedimentos de analgesia com o TENS acupuntura, e inibição dos pontos gatilhos com a técnica de *dry needling* (agulhamento a seco). Técnicas de mobilização dos tecidos moles, como a liberação miofascial instrumental, podem ser empregadas de acordo com a tolerância a dor da paciente [11]. Exercícios de contração voluntária isométrica em diferentes amplitudes e fora do arco doloroso também ajudam a atingir as metas acima [6].

Metas
4. Aumento da flexibilidade da cadeia lateral
5. Aumento da mobilidade da cintura pélvica e lombar

A paciente será orientada a realizar exercícios de alongamento muscular ativo dos músculos da cadeia lateral (fibulares, trato iliotibial, glúteo médio, quadrado lombar, intercostais, grande dorsal e peitoral maior). Inicialmente, esses exercícios podem ser realizados com o auxílio do fisioterapeuta, mas o ideal é que seja o mais ativo possível [1]. Além disso, é importante que o fisioterapeuta aplique técnicas de mobilização articular das articulações sacroilíacas e lombares, como a manobra de volante pélvico, pois de acordo com o modelo de interdependência regional das articulações acima e abaixo da região sintomática, problemas secundários podem ser gerados [6]. As metas 4 e 5 e as respectivas intervenções propostas ajudarão a paciente a ser mais autônoma durante sua atividade laboral, controlando o tempo de postura sentada, intercalando com os exercícios ativos de flexibilidade e mobilidade.

Metas
6. Aumento da ativação e força muscular do quadril
7. Estabilização lombopélvica

Em conjunto, as metas 6 e 7 acima descritas serão alcançadas a partir de um treino progressivo de ativação e fortalecimento muscular do complexo posterolateral do quadril (glúteo médio e máximo, gêmeos superior e inferior, obturador interno e externo, quadrado femoral e

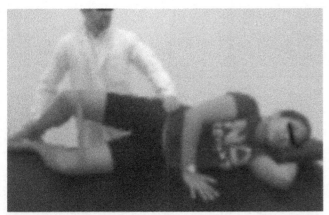

Figura 58.3 Exercício da ostra (*clam exercise*) - abdução, extensão e rotação lateral do quadril [1].

piriforme) [12]. Em geral, os melhores exercícios para recrutar essa musculatura são: ponte unilateral e bilateral, extensão em quatro apoios, marcha lateral com resistência elástica, ASLR (*Active Straight Leg Raise*) em decúbito lateral e o exercício da ostra (Figura 58.3) [13].

Metas
8. Manter a capacidade aeróbia e condicionamento cardiovascular
9. Correção do gesto esportivo
10. Retorno ao esporte
11. Orientações específicas visando evitar recidiva do quadro

Para manter a capacidade aeróbia e o condicionamento cardiovascular da paciente é recomendado um treino de ergometria que pode ser realizado na bicicleta estacionária ou no aparelho elíptico até que a paciente esteja em plenas condições de evoluir para a esteira. A correção do gesto esportivo da corrida é importante para reduzir as sobrecargas biomecânicas que causam microtraumas repetitivos. Os principais ajustes para corrida de rua descritos na literatura envolvem ângulo de pronação do pé, ângulo de flexão do joelho na fase do choque do calcâneo, inclinação anterior do tronco, cruzar a linha média, deslocamento excessivo da pelve no plano frontal, entre outros [14]. Para se atingir a meta 10 é recomendado um programa de treino sensoriomotor e de propriocepção, e a transição para os treinos de corrida deve ser realizada em comunicação constante com o profissional de educação física responsável pela assessoria esportiva. A participação no treino em grupo com o restante dos colegas da equipe deverá ser programada de acordo com a escala de periodização da paciente. A viagem ao exterior para competição esportiva dependerá da evolução clínica e do desempenho da paciente ao longo do plano de tratamento. Após a alta, a paciente será orientada a se manter fisicamente ativa com exercícios resistidos e de flexibilidade como estratégia de profilaxia. Além disso, a paciente será educada a evitar amplitude excessiva de adução do quadril, a deitar-se sobre o quadril esquerdo, a sentar-se com as pernas cruzadas bem como ficar em pé em apoio unilateral. Deverá usar um travesseiro entre as pernas e dormir em um colchão macio [6]. A paciente deve usar o corrimão do lado não envolvido ao descer as escadas para descarregar o peso e não causar dor compressiva no quadril sintomático. Imediatamente após treinos com volume muito intensos a paciente deve investir em estratégias de *recovery*, como crioimersão; massagem relaxante; criocompressão; liberação miofascial instrumental; agulhamento a seco; entre outros. As condutas e metas aqui apresentadas serão de grande utilidade no retorno às atividades junto ao grupo de corrida, além de favorecer a melhoria dos domínios comprometidos segundo o SF-36 (domínios social e emocional).

Referências

1. Lima P, Almeida G, Bezerra M. Trochanteric pain syndrome in athletes. In: (Org.) LdMMRRdO, editor. PROFISIO Fisioterapia Esportiva e Traumato-Ortopédica. 2. Ciclo 4 ed. Porto Alegre: ARTMED; 2015. pp. 107-60.
2. Cleland JA, Childs JD, Whitman JM. Psychometric properties of the Neck Disability Index and Numeric Pain Rating Scale in patients with mechanical neck pain. Arch Phys Med Rehabil. 2008 Jan;89(1):69-74. PubMed PMID: 18164333.
3. Pereira LM, Dias JM, Mazuquin BF, Castanhas LG, Menacho MO, Cardoso JR. Translation, cross-cultural adaptation and analysis of the psychometric properties of the lower extremity functional scale (LEFS): LEFS- BRAZIL. Braz J Phys Ther. 2013 May-Jun;17(3):272-80. PubMed PMID: 23966144.
4. Ware JE, Jr., Sherbourne CD. The MOS 36-item short-form health survey (SF-36). I. Conceptual framework and item selection. Med Care. 1992 Jun;30(6):473-83. PubMed PMID: 1593914.
5. Ciconelli RM, Ferraz MB, Santos W, Meinão I, Quaresma M. Brazilian-Portuguese version of the SF-36. A reliable and valid quality of life outcome measure. Rev Bras Reumatol. 1999;39(3):143-50.
6. Mulligan EP, Middleton EF, Brunette M. Evaluation and management of greater trochanter pain syndrome. Phys Ther Sport. 2015 Aug;16(3):205-14. PubMed PMID: 25497431.
7. Fearon AM, Ganderton C, Scarvell JM, Smith PN, Neeman T, Nash C et al. Development and validation of a VISA tendinopathy questionnaire for greater trochanteric pain syndrome, the VISA-G. Manual therapy. 2015 Dec;20(6):805-13. PubMed PMID: 25870117. Epub 2015/04/15. eng.
8. Cohen SB, Huang R, Ciccotti MG, Dodson CC, Parvizi J. Treatment of femoroacetabular impingement in athletes using a mini-direct anterior approach. Am J Sports Med. 2012 Jul;40(7):1620-7. PubMed PMID: 22562788.
9. Lequesne M, Mathieu P, Vuillemin-Bodaghi V, Bard H, Djian P. Gluteal tendinopathy in refractory greater trochanter pain syndrome: diagnostic value of two clinical tests. Arthritis Rheum. 2008 Feb 15;59(2):241-6. PubMed PMID: 18240186.
10. Fearon AM, Scarvell JM, Neeman T, Cook JL, Cormick W, Smith PN. Greater trochanteric pain syndrome: defining the clinical syndrome. British journal of sports medicine. 2013 Jul;47(10):649-53. PubMed PMID: 22983121.
11. Brennan KL, Allen BC, Maldonado YM. Dry Needling Versus Cortisone Injection in the Treatment of Greater Trochanteric Pain Syndrome: A Non-Inferiority Randomized Clinical Trial. The Journal of orthopaedic and sports physical therapy. 2017 Mar 03:1-30. PubMed PMID: 28257614. Epub 2017/03/05. eng.
12. Fukuda TY, Melo WP, Zaffalon BM, Rossetto FM, Magalhaes E, Bryk FF et al. Hip posterolateral musculature strengthening in sedentary women with patellofemoral pain syndrome: a randomized controlled clinical trial with 1-year follow-up. The Journal of orthopaedic and sports physical therapy. 2012 Oct;42(10):823-30. PubMed PMID: 22951491. Epub 2012/09/07. eng.
13. Selkowitz DM, Beneck GJ, Powers CM. Which Exercises Target the Gluteal Muscles While Minimizing Activation of the Tensor Fascia Lata? Electromyographic Assessment Using Fine-Wire Electrodes. Journal of Orthopaedic & Sports Physical Therapy. 2013;43(2):54-64. PubMed PMID: 23160432.
14. Corte S, Cavedon V, Milanese C. Differential effects of main error correction versus secondary error correction on motor pattern of running. Human movement science. 2015 Dec;44:182-91. PubMed PMID: 26378819. Epub 2015/09/18. eng.

Índice Remissivo

A
Abdominoplastia, 45
  com lipoaspiração, 45
    apresentação do caso clínico, 45
    funcionalidade, avaliação e diagnóstico, 46
    glossário, 45
    metas e intervenções, 47
    objetivos, 46
    recursos diagnósticos propostos, 46
Acidente vascular cerebral
  agudo, 93
    apresentação do caso clínico, 93
    atividade, 97
    condições
      clínicas e laboratoriais, 95
      físicas, 96
    exames de imagem, 96
    função e estrutura corporal, 95
    funcionalidade, avaliação e diagnóstico, 95
    glossário, 94
    metas e intervenções, 98
    objetivos, 95
    participação, 97
    recursos diagnósticos propostos, 97
  crônico, 104
    apresentação do caso clínico, 104
    atividade, 106
    condição física, 107
    fisioterapia, 109
    função e estrutura do corpo, 106
    funcionalidade, avaliação e diagnóstico, 106
    glossário, 105
    metas e intervenções, 110
    objetivos, 106
    participação, 107
    recursos diagnósticos propostos, 108
  hemorrágico, 456
Adenocarcinoma, 271
Adolescentes, fibrose cística, 261
  apresentação do caso clínico, 261
  fisioterapia, 267
  funcionalidade, avaliação e diagnóstico, 263
  glossário, 262
  metas e intervenções, 267
  objetivos, 263
  recursos diagnósticos propostos, 265
Afasia, 94
Affordances in the home environment for motor development (AHEMD-IS), 206
Alberta Infant Motor Scale (AIMS), 171, 206
Alfabloqueadores, 226
Alogênico, 235
Alteração de sensibilidade, 35
Amiotrofia muscular espinhal, 197
  apresentação do caso clínico, 197
  funcionalidade, avaliação e diagnóstico, 199
  glossário, 198
  metas e intervenções, 201
  objetivos, 198
  recursos diagnósticos propostos, 200
Ângulo poplíteo, 163
Anteversão do colo do fêmur, 350
Apgar, 114
Apneia obstrutiva do sono, 303
  apresentação do caso clínico, 303
  condição física e funcional, 305
  funcionalidade, avaliação e diagnóstico, 305
  glossário, 304
  metas e intervenções, 308
  objetivos, 305
  qualidade do sono e rastreio da sonolência, 306
  rastreio e exame diagnóstico, 305
  recursos diagnósticos propostos, 306
Aspiração, 456
Assimetria postural em criança pré-escolar, 347
  apresentação do caso clínico, 347
  funcionalidade, avaliação e diagnóstico, 350
  glossário, 350
  metas e intervenções, 354
  objetivos, 350
  recursos diagnósticos propostos, 352
Ataxia, 213
  espinocerebelar, 212
    apresentação do caso clínico, 212
    funcionalidade, avaliação e diagnóstico, 213
    glossário, 213
    metas e intervenções, 219
    objetivos, 213
    recurso diagnóstico proposto, 216
Atenção primária à saúde, 35
Atrofia muscular espinhal, 198
Autismo, 186

B
Bandeiras vermelhas/*red flags*, 333, 365
Baropodometria, 350
Bloqueador neuromuscular, 456
Boletim
  Apgar, 466
  Silverman-Andersen, 289
Borg modificado, 10
Bronquiectasia, 262
Bronquiolite
  obliterante em paciente pediátrico, 288

apresentação do caso clínico, 288
   funcionalidade, avaliação e
       diagnóstico, 290
   glossário, 288
   metas e intervenções, 291
   objetivos, 290
   recursos diagnósticos propostos, 290
viral aguda, 4

C
Calçado inadequado, 23
Calcificação de Monckeberg, 35
Cálculo da superfície corporal queimada (SCQ), 66
Câncer
   próstata, 255
       apresentação do caso clínico, 225
       funcionalidade, avaliação e
           diagnóstico, 227
       glossário, 226
       metas e intervenções, 230
       objetivo, 227
       recursos diagnósticos propostos, 228
   pulmão
       pós-operatório de cirurgia, 279
           apresentação do caso clínico, 279
           condição física, 281
           funcionalidade, avaliação e
               diagnóstico, 281
           glossário, 280
           metas e intervenções, 283
           objetivos, 281
           recursos diagnósticos propostos, 282
       pré-operatório de cirurgia, 270
           anamnese, 273
           apresentação do caso clínico, 270
           condição física, 273
           funcionalidade, avaliação e
               diagnóstico, 272
           glossário, 271
           metas e intervenções, 276
           objetivos, 272
           recursos diagnósticos propostos, 274
Cânula nasal, 466
Capacidade cistométrica máxima, 431
Carcinoma de células escamosas, 280
Cardiopatia congênita, 3
   avaliação, 5
   apresentação do caso clínico, 3
   condição física, 5
   diagnóstico da funcionalidade, 5
   fisioterapia, 7
   glossário, 4
   metas e intervenções, 7
   objetivos, 4
   recursos diagnósticos propostos, 6
Carga tabágica, 271, 280
Cateterismo intermitente, 151
Cervicalgia, 332
   apresentação do caso clínico, 332
   funcionalidade, avaliação e diagnóstico, 333
   glossário, 333
   metas e intervenções, 336
   objetivos, 333
   recursos diagnósticos propostos, 335
Chikungunya crônica, 387, 388

apresentação do caso clínico, 387
condição
   física, 389
   psicossocial, 389
funcionalidade, avaliação e diagnóstico, 389
glossário, 388
metas e intervenções, 390
objetivos, 388
recursos diagnósticos propostos, 389
Cicatrização, 35
Cinesiofobia, 340, 388
Circulação extracorpórea, 10
Classificação
   clínica de Bamford para AVC agudo isquêmico, 94
   Vignos, 120
Claudicação intermitente, 16
   apresentação do caso clínico, 16
   funcionalidade, avaliação e diagnóstico, 17
   glossário, 16
   metas e intervenções, 19
   objetivos, 17
   recursos diagnósticos propostos, 18
Climatério, 404
   apresentação do caso clínico, 404
   fisioterapia, 408
   funcionalidade, avaliação e diagnóstico, 406
   glossário, 405
   objetivos, 405
   recursos diagnósticos propostos, 407
Comedões, 51
Comorbidades, 35
Complacência estática, 456
Comunicação interatrial (CIA), 180
Core set da CIF para LER\DORT, 83
Covid-19, 35, 314
CPAP (Continuous Positive Airway Pressure), 304, 440, 466
CPAx, 280
Creatina fosfoquinase (CPK), 120

D
DASH (disability of the arm, shoulder and hand), 340, 380
DECH (doença enxerto-contra-hospedeiro), 235
Defeito do septo atrioventricular (DSAV), 4
Derivação ventriculoperitoneal, 163
Derrame pleural, 254
   cavidade, 254
   drenado, 253
       apresentação do caso clínico, 253
       condição física, 255
       exames complementares e dispositivos do paciente, 255
       funcionalidade, avaliação e diagnóstico, 255
       glossário, 254
       metas e intervenções, 258
       objetivos, 255
       recursos diagnósticos propostos, 257
Desenvolvimento motor, 187
Diabetes mellitus tipo 2, 35
Diástase abdominal, 395
Diplegia espástica, 171
Diplopia, 213

Disdiadococinesia, 213
Disfagia, 94, 213
Disfunção
   sexual, 412
       apresentação do caso clínico, 412
       funcionalidade, avaliação e
           diagnóstico, 414
       glossário, 413
       metas e intervenções, 416
       objetivos, 413
       recursos diagnósticos propostos, 415
   valva mitral, 9
       apresentação do caso clínico, 4
       condição física, 11
       funcionalidade, avaliação e
           diagnóstico, 11
       glossário, 10
       metas e intervenções, 13
       objetivos, 11
       recursos diagnósticos propostos, 12
Dislipidemia, 36
Dismenorreia, 421
Dismetria, 213
Dispareunia, 405, 421
Displasia broncopulmonar, 439, 440
   apresentação do caso clínico, 439
   funcionalidade, avaliação e diagnóstico, 441
   glossário, 440
   metas e intervenções, 443
   objetivos, 441
   recursos diagnósticos propostos, 443
Distrofia muscular de Duchenne, 119
   amplitude dos movimentos, 121
   apresentação do caso clínico, 119
   atividade, 122
   comer, 123
   desempenho aeróbico e potência muscular, 122
   destreza manual, 122
   fatores ambientais, 123
   força muscular, 122
   função
       membros superiores, 122
       respiratória, 122
   funcionalidade, avaliação e diagnóstico, 121
   glossário, 120
   habilidade funcional, 122
   índice de fraturas, 122
   marcha, 123
   metas e intervenções, 125
   mobilidade das articulações, 121
   objetivos, 121
   participação, 123
   recursos diagnósticos propostos, 124
Distúrbio pigmental da retina, 193
Doença
   Parkinson, 130
       apresentação do caso clínico, 130
       exame físico e funcional, 132
       fisioterapia, 134
       funcionalidade, avaliação e
           diagnóstico, 132
       glossário, 131
       metas e intervenções, 134
       objetivos, 131
       recursos diagnósticos propostos, 132
   renal do diabetes, 36

Dor
    fora do período menstrual, 421
    lombar: acupuntura e outras práticas
            integrativas, 323
        apresentação do caso clínico, 323
        capacidade funcional, 325
        condição física, 325
        funcionalidade, avaliação e
            diagnóstico, 324
        glossário, 324
        metas e intervenções, 328
        objetivos, 324
        recursos diagnósticos propostos, 327
    pélvica crônica, 420
        acupuntura, 426
        apresentação do caso clínico, 420
        eletroterapia, 425
        funcionalidade, 422
        glossário, 421
        massagem perineal, 427
        metas e intervenções, 425
        objetivos, 422
        recursos diagnósticos propostos, 424
        terapia
            comportamental, 428
            manual, 427
        treinamento dos músculos do
            assoalho pélvico, 427
DORT (distúrbio osteomuscular relacionado
    ao trabalho), 75, 83
Dreno do tórax, 256
Drogas vasoativas, 456
DSM, 213

E
Ecocardiograma com doppler, 440
Ecomapa, 206
Ectrópio, 58
Eficiência do sono, 304
Emissões otoacústicas evocadas, 193
Endocrinologista, 36
Enfisema subcutâneo, 280
Enterocele, 227
Enurese, 226
    noturna, 226
Envelhecimento, fibroedemageloide e estrias,
    50
    apresentação do caso clínico, 50
    funcionalidade, avaliação e diagnóstico,
        51
    glossário, 51
    metas e intervenções, 52
    objetivos, 51
    recursos diagnósticos propostos, 51
Enxerto homólogo, 66
EPEG: escala de percepção do efeito global,
    421
EPH-30, 421
Episiotomia, 431
Equação de Iwama e col, 262, 271
Escala
    Ashworth modificada, 138, 151, 171
    autoeficácia para a dor crônica, 356, 365
    avaliação de Fugl-Meyer (EFM), 105
    AVC do Instituto Nacional de Saúde
        (NIHSS), 94
    coma de Glasgow, 456, 475
    eficácia de quedas internacional, 131
    equilíbrio de Berg, 138, 372

incapacidade de Hoehn e Yahr, 131
Lawton e Brody, 105, 372
modificada de Ashworth, 105
motora infantil de Alberta (AIMS), 114,
    180, 193
numérica de avaliação da dor, 138, 151,
    380, 388
participação, 58
PERFECT, 421, 431
Perme, 475
Rankin modificada, 94
RASS, 450
SALSA, 58
tampa de cinesiofobia, 356, 365, 388
visual analógica (EVA), 36, 66, 75, 421
Escore
    comprimento neuropático (ECN), 23, 36
    CURB-65, 450
    respiratório, 466
    sintomas neuropáticos (ESN), 23, 36
Espaço pleural, 254
Esquema PERFECT, 226
Estudo urodinâmico, 431
Eupneica, 66
Exame internacional para classificação
    neurológica da lesão medular, 151

F
FACT-BMT (*Functional Assessment of Cancer
    Therapy-Bone Marrow Transplantation*),
    235
Falls Efficacy Scale International, 372
Febre reumática, 11
Female sexual function index, 413, 421
Fentanila, 456
Feridas diabéticas, 36
Fibroedemageloide (FEG), 51
Fibrose cística em adolescentes, 261
    apresentação do caso clínico, 261
    funcionalidade, avaliação e diagnóstico,
        263
    glossário, 262
    metas e intervenções, 267
    objetivos, 263
    recursos diagnósticos propostos, 265
Fisioterapia
    adolescente com fibrose cística, 267
    assimetria postural em criança pré-escolar,
        354
    AVC
        agudo, 98
        crônico, 109
    câncer de próstata, 225
    cardiopatia congênita, 7
    climatério, 408
    dermatofuncional, 31
    derrame pleural drenado, 253
    doença de Parkinson, 134
    dor
        cervical, 336
        lombar, 361, 368
        esportista, 483
        hanseníase, 60
        idoso com risco de queda, 376
        musculoesquelética na gestação, 399
    neurofuncional, 91
    oncologia, 223
    polineuropatia distal diabética sem
        presença de úlcera plantar, 26

respiratória, 251
saúde da mulher, 393
síndrome da angústia respiratória aguda,
    461
terapia intensiva, 437
trabalho, 63
traumato-ortopédica, 321
Fístula broncopleural, 254
Flacidez, 51
Força
    muscular respiratória, 11, 315
    preensão
        palmar, 315
        pulmonar, 294

G
Geno valgo, 350
Geriatric depression scale, 405
Gestação, alterações musculoesqueléticas, 395
    apresentação do caso clínico, 395
    fisioterapia, 399
    funcionalidade, avaliação e diagnóstico,
        396
    glossário, 395
    metas e intervenções, 399
    objetivos, 396
    recursos diagnósticos propostos, 397
Glicemia
    capilar, 36
    jejum, 24, 37
    pós-prandial, 24, 37
GMFCS (*Gross Motor Function classification
    System*), 171
GMFM (*Gross Motor Function
    Measurement*), 171
Gotejamento pós-miccional, 421
Grandes queimaduras, atendimento aos
    sobreviventes, 65
    apresentação do caso clínico, 65
    avaliação
        caso clínico, 67
        dor, 68
        mobilidade, 68
        respiratória, 68
    cicatrização, 69, 71
    força muscular, 71
    função pulmonar, 71
    funcionalidade, avaliação e diagnóstico,
        67
    glossário, 66
    metas e intervenções, 70
    objetivos, 67
    posicionamento, 71
    recursos diagnósticos propostos, 69
    teste de força muscular, 68

H
HADS, 213
Haloperidol, 456
*Hammersmith Functional Motor Scale
    Expandided* (HFM-SE), 198
Hanseníase, 57
    apresentação do caso clínico, 57
    condição física, 58
    fisioterapia, 60
    funcionalidade, avaliação e diagnóstico,
        58
    glossário, 58
    metas e intervenções, 60

objetivos, 58
participação social, 59
qualidade de vida, 59
recursos diagnósticos propostos, 59
sensibilidade, 58
Hemianopsia, 94
Hemoglobina glicada, 24
Hemograma leucócitos, 37
Hemopneumotórax, 254
Hemotórax, 254
Hepatite B, 206
Hesitação, 226, 421
Hidrocefalia, 163
Hiperplasia prostática benigna, 226
Hiper-radiante, 36
Hipertensão intracraniana por traumatismo cranioencefálico, 474
    apresentação do caso clínico, 474
    funcionalidade, avaliação e diagnóstico, 476
    glossário, 475
    metas e intervenções, 479
    objetivos, 475
    recursos diagnósticos propostos, 477
Hipoestesia dolorosa, 94
Hipopneia, 304
Homeostase, 36
Hop tests, 486

I

ICIQ-SF (*International Consultation on Incontinence Questionnaire-Short Form*, 226
Idoso
    quedas e instabilidade de marcha, 371
        apresentação do caso clínico, 371
        condição física, 374
        funcionalidade, avaliação e diagnóstico, 372
        glossário, 372
        metas e intervenções, 376
        objetivos, 372
        recursos diagnósticos propostos, 374
    sarcopênico, pós-covid-19, 314
        apresentação do caso clínico, 314
        funcionalidade, avaliação e diagnóstico, 315
        glossário, 314
        metas e intervenções, 318
        objetivos, 315
        recursos diagnósticos propostos, 316
Incontinência urinária
    esforço, 395
    prolapso dos órgãos pélvicos, 430
        apresentação do caso clínico, 430
        funcionalidade, avaliação e diagnóstico, 432
        glossário, 430
        metas e intervenções, 434
        objetivos, 431
        recursos diagnósticos propostos, 432
Incremental Shuttle walk Test (ISWT), 315
Index de independência nas atividades de vida diária de Katz, 372
Índice
    apneia, 304
    Barthel, 94
    despertares, 304
    doença de Parkinson, 131

Kupperman, 405
marcha para lesão medular II, 138
oxigenação, 456
tornozelo-braquial (ITB), 16, 36
Influenza, 206
Inibidores da 5-alfarredutase, 226
Inventário
    depressão de Beck, 421
    pediátrico de incapacidade (PEDI), 171, 180
I-PSS (*International Prostate Symptom Score*-Escore International de Sintomas Prostáticos), 226
IPAQ, 213

J

Jargão, 206

K

King's Health Questionnaire (KHQ), 431

L

Labilidade emocional, 66
LEFS (*lower extremity functional scale*), 388
LER\DORT
    ambiente hospitalar: setor de limpeza e desinfecção, 82
        apresentação do caso clínico, 82
        diagnóstico situacional do local de trabalho, 84
        funcionalidade, avaliação e diagnóstico, 84
        glossário, 83
        metas e intervenções, 87
        objetivos, 83
        recursos diagnósticos propostos, 85
    uso de dispositivo de tela, 74
        apresentação do caso clínico, 74
        avaliação ergonômica do posto de trabalho informatizado, 76
        funcionalidade, avaliação e diagnóstico, 76
        glossário, 75
        metas e intervenções, 78
        objetivos, 75
        recursos diagnósticos propostos, 77
Lesão medular
    paraparesia, 137
        apresentação do caso clínico, 137
        funcionalidade, avaliação e diagnóstico, 139
        glossário, 138
        metas e intervenções, 143
        objetivos, 139
        recursos diagnósticos propostos, 140
    tetraplegia, 150
        apresentação do caso clínico, 150
        comorbidades, 152
        condição física-funcional e qualidade de vida, 153
        funcionalidade, avaliação e diagnóstico, 152
        glossário, 151
        histórico da lesão, 152
        metas e intervenções, 156
        nível de atividade pré e pós lesão medular, 153
        objetivos, 152
        recursos diagnósticos propostos, 154

Leucemia mieloide crônica, 235
Leucocitose, 450
Lipoaspiração, 46
Lipodermatoesclerose, 36
Lista de checagem de comportamento autístico (ABC), 187
Lombalgia, 355
    apresentação do caso clínico, 355
    condição física, 358
    funcionalidade, avaliação e diagnóstico, 356
    glossário, 356
    metas e intervenções, 361
    objetivos, 356
    recursos diagnósticos propostos, 359

M

Manguito rotador, 380
Manobra
    Frömet, 340
    Gowers, 120
    Ortolani, 198
    rechaço, 163
Marcha atáxica, 213
Matriciamento, 206
M-CHAT, 187
Medical Research Council, 11, 36, 66, 475
Medida
    canadense de desempenho ocupacional (COPM), 171, 187, 193
    função motora, 120
    independência da medula espinhal III, 138, 151
    independência funcional (MIF), 105
Menarca, 422
Micose, 36
Microcefalia, 192
    apresentação do caso clínico, 192
    funcionalidade, avaliação e diagnóstico, 194
    glossário, 193
    metas e intervenções, 195
    objetivos, 194
    recursos diagnósticos propostos, 194
Midazolam, 456
Mielomeningocele, 162, 163
    apresentação do caso clínico, 162
    atividades e participação, 165
    estrutura do corpo, 164
    fatores
        ambientais, 165
        pessoais, 165
    funcionalidade, avaliação e diagnóstico, 164
    funções do corpo, 164
    glossário, 163
    metas e intervenções, 166
    objetivos, 164
MIF (medida de independência funcional), 255
Monofilamentos de Semmes-Weinstein, 58
MRC, 235
Murmúrio vesicular, 66
Mutação delta F-508, 262

N

Neck Disability Index (NDI), 75
Nefrectomia radical, 36
Nefrologista, 36

Neonatal infant Pain Scale (NIPS), 440
Neurodesenvolvimento, transtorno, 114
   apresentação do caso clínico, 114
   funcionalidade, avaliação e diagnóstico, 115
   glossário, 114
   metas e intervenções, 116
   objetivos, 115
   recursos diagnósticos propostos, 115
Neuropatia diabética, 22
   apresentação do caso clínico, 22
   funcionalidade, avaliação e diagnóstico, 24
   glossário, 23
   metas e intervenções, 26
   objetivos, 24
   recursos diagnósticos propostos, 25
NIPPV, 466
Noctúria, 422
Núcleo de apoio a saúde da família, 356
Nuliparidade, 422
Numerical Pain Rating Scale, 333
Numeric pain rating scale, 356, 365

O

Osteopatia/coluna vertebral e sacroilíaca, 364
   apresentação do caso clínico, 364
   condição física, 366
   funcionalidade, avaliação e diagnóstico, 366
   glossário, 365
   metas e intervenções, 368
   objetivos, 365
   recursos diagnósticos propostos, 367
OWAS (Ovako Working Posture Analysing System), 85
Oxigenoterapia por capacete (Hodd), 180, 289

P

Paquimetria, 36
Paralisia cerebral, 170
   apresentação do caso clínico, 170
   atividades e participação, 172
   estrutura do corpo, 172
   fatores
      ambientais, 173
      pessoais, 173
   funcionalidade, avaliação e diagnóstico, 172
   funções do corpo, 172
   glossário, 171
   metas e intervenções, 176
   objetivos, 171
   recursos diagnósticos propostos, 173
Paraparesia, 137
   apresentação do caso clínico, 137
   funcionalidade, avaliação e diagnóstico, 139
   glossário, 138
   metas e intervenções, 143
   objetivos, 139
   recursos diagnósticos propostos, 140
Patient and Observer Scar Assessment Scale (POSAS), 66
Perda urinária durante o sono sem sentir, 227
Perímetro cefálico, 206
Perineometria, 431
Persistência do canal arterial (PCA), 440
Pés planos hiperpronados, 350
PET-CT, 271
Placódio, 163
Pneumonia adquirida na comunidade, 449
   apresentação do caso clínico, 449
   funcionalidade, avaliação e diagnóstico, 450
   glossário, 450
   metas e intervenções, 452
   objetivos, 450
   recursos diagnósticos propostos, 451
Pneumotórax, 255
Polineuropatia distal diabética, 24
Poliquimioterapia, 58
POP-Q, 431
Posição canguru, 440
Potencial evocado auditivo de tronco encefálico, 193
Pré-eclâmpsia, 115
Pressão intracraniana, 457
Processamento sensorial, 187
Projeto terapêutico singular, 187
Prolapso dos órgãos pélvicos, 431
Próstata, câncer, 255
   apresentação do caso clínico, 225
   funcionalidade, avaliação e diagnóstico, 227
   glossário, 226
   metas e intervenções, 230
   objetivo, 227
   recursos diagnósticos propostos, 228
Prostatectomia radical retropúbica, 227
PSA (Antígeno prostático específico), 227
PSFS (Patient-Specific Functional Scale), 333
Ptose, 51
Puericultura, transtorno do neurodesenvolvimento, 204
   apresentação do caso clínico, 204
   funcionalidade, avaliação e diagnóstico, 207
   glossário, 205
   metas e intervenções, 210
   objetivos, 207
   recursos diagnósticos propostos, 208
Pulmão, câncer, 270
   pós-operatório, 279
      apresentação do caso clínico, 279
      condição física, 281
      funcionalidade, avaliação e diagnóstico, 281
      glossário, 280
      metas e intervenções, 283
      objetivos, 281
      recursos diagnósticos propostos, 282
   pré-operatório, 270
      anamnese, 273
      apresentação do caso clínico, 270
      condição física, 273
      funcionalidade, avaliação e diagnóstico, 272
      glossário, 271
      metas e intervenções, 276
      objetivos, 272
      recursos diagnósticos propostos, 274

Q

Qualidade de vida, 388
Quality of Working Life Questionnaire, 84
Quedas em idoso, instabilidade de marcha, 371
   apresentação do caso clínico, 371
   condição física, 374
   funcionalidade, avaliação e diagnóstico, 372
   glossário, 372
   metas e intervenções, 376
   objetivos, 372
   recursos diagnósticos propostos, 374
Queimaduras
   segundo grau, 36, 66
   terceiro grau, 66
Questionário
   claudicação de Edimburgo, 16
   dor de McGill, 83
   incapacidade de Roland Morris, 83
QuickDASH, 388
Quilo corrigido pelo peso ideal, 457

R

Reabilitação pulmonar na síndrome da fragilidade, 293
   apresentação do caso clínico, 293
   condição física, 295
   funcionalidade, avaliação e diagnóstico, 295
   glossário, 294
   metas e intervenções, 298
   objetivos, 295
   recursos diagnósticos propostos, 297
Reconstrução do ligamento anterior em atletas, pós-operatório, 485
   apresentação do caso clínico, 485
   funcionalidade, avaliação e diagnóstico, 486
   glossário, 486
   metas e intervenções, 491
   objetivos, 486
   recursos diagnósticos propostos, 489
Reflexos
   bulbocavernoso, cremastérico e cutâneo anal, 227
   cutaneoanal, 413
Resistência das vias aéreas, 457
Retinopatia, 36
Retocele, 227
Revised Upper Limb Module for Spinal Muscular Atrophy (RULM), 198
Roland Morris disability questionnaire (RMDQ-Br), 356

S

SARC-CalF, 315
Sarcopenia, 315
SarQol, 315
Sensibilidade protetora plantar, 23, 36
Seroma, 46
Serossanguinolento, 36
Sexarca, 422
SF-36 (*short form health survey*), 333
Short Form Health Survey (SF-36), 356
Short Physical Performance Battery, 294, 315
Shunt esquerda-direita, 440
Sinal
   Carnett, 422
   Gowers, 120
   prece, 22, 36
   wartenberg, 340
Síndrome

angústia respiratória aguda (SARA), 455, 457
   apresentação do caso clínico, 455
   funcionalidade, avaliação e diagnóstico, 457
   glossário, 456
   metas e intervenções, 461
   objetivos, 457
   recursos diagnósticos propostos, 459
desconforto respiratório, 289
   neonatal, 441, 465
      apresentação do caso clínico, 465
      funcionalidade, avaliação e diagnóstico, 467
      glossário, 466
      metas e intervenções, 469
      objetivos, 467
      recursos diagnósticos propostos, 468
dor lateral do quadril em corredores, 494
fragilidade, 294
genética, 179
   apresentação do caso clínico, 179
   Down, 180
   funcionalidade, avaliação e diagnóstico, 181
   glossário, 180
   metas e intervenções, 182
   objetivos, 180
   recursos diagnósticos propostos, 181
túnel cubital, 339
   apresentação do caso clínico, 339
   funcionalidade, avaliação e diagnóstico, 341
   glossário, 340
   metas e intervenções, 345
   objetivos, 340
   recursos diagnósticos propostos, 343
Sistema
   selo d`água, 255
   universidade do Texas, 36
Software de avaliação postural, 350
Sono, estágios, 304
Staphylococcus aureus, 262
Start back Screening Tool, 356
Subluxação glenoumeral, 379
   apresentação do caso clínico, 379
   condição física, 381
   funcionalidade, avaliação e diagnóstico, 380
   glossário, 380
   metas e intervenções, 383
   objetivos, 380
   recursos diagnósticos propostos, 382
Surfactante exógeno, 441, 466

T
Termografia clínica, 37
Testes
   apreensão do ombro, 380
   Bayley-III, 180, 193, 207
   caminhada de 6 minutos (TC6), 11, 294
   caminhada de 10 metros, 105
   do absorvente (*pad test*), 227
   habilidades com cadeiras de rodas, 138
   Laségue, 396
   Patrick, 422
   Phalen, 396
   provocação
      dor pélvica posterior, 396, 422
      tosse e manobra de valsalva, 413
   senta-levanta da cadeira, 16, 405
   sentar-alcançar, 83
   Shöber, 83, 396
   suor, 263
   tampa de mesa, 37
   Thomas, 120, 422
   uma repetição máxima, 315
   velocidade da marcha, 405
Tetraplegia, 150
   apresentação do caso clínico, 150
   comorbidades, 152
   condição física-funcional e qualidade de vida, 153
   funcionalidade, avaliação e diagnóstico, 152
   glossário, 151
   histórico da lesão, 152
   metas e intervenções, 156
   nível de atividade pré e pós lesão medular, 153
   objetivos, 152
   recursos diagnósticos propostos, 154
Timed up and Go (TUG), 105, 294, 350
Tomografia, 37
Toracocentese, 255
Transplante medular, 234
   apresentação do caso clínico, 234
   funcionalidade, avaliação e diagnóstico, 235
   glossário, 235
   metas e intervenções, 238
   objetivos, 235
   recursos diagnósticos propostos, 237
Transtorno
   dor genitopélvica à penetração, 413
   espectro do autismo, 186
      apresentação do caso clínico, 186
      funcionalidade, avaliação e diagnóstico, 187
      glossário, 187
      metas e intervenções, 189
      objetivos, 187
      recursos diagnósticos propostos, 188
   neurodesenvolvimento, 114
      apresentação do caso clínico, 114
      funcionalidade, avaliação e diagnóstico, 115
      glossário, 114
      metas e intervenções, 116
      objetivos, 115
      puericultura, vigilância e seguimento, 204
      recursos diagnósticos propostos, 115
Traumatismo cranioencefálico, hipertensão intracraniana, 474
   apresentação do caso clínico, 474
   funcionalidade, avaliação e diagnóstico, 476
   glossário, 475
   metas e intervenções, 479
   objetivos, 475
   recursos diagnósticos propostos, 477
Trombólise, 94
Triquíase, 58
TUG (*teste timed up e go*), 372, 388
Tumor cerebral infantil, 241
   apresentação do caso clínico, 241
   atividades e participação, 244
   estrutura do corpo, 244
   fatores
      ambientais, 245
      pessoais, 245
   funcionalidade, avaliação e diagnóstico, 243
   funções do corpo, 243
   glossário, 242
   metas e intervençõess, 247
   objetivos, 243

U
Úlcera
   pressão, 152
   varicosa, 37
   vascular venosa diabética, 33
      apresentação do caso clínico, 33
      condição física, 38
      exames laboratoriais, 37
      funcionalidade, avaliação e diagnóstico, 37
      glicemia
         jejum, 37
         pós-prandial, 37
      glossário, 35
      hemoglobina glicada, 37
      hemograma – leucócitos, 38
      metas e intervenções, 38
      objetivos, 37
      recursos diagnósticos propostos, 39
   venosa, 37
Unidade de Atenção Primária à saúde (UAPS), 207
UQoL (*utian Quality of life*), 405
Urge-incontinência , 227
Urgência, 227
Urodinâmica, 227

V
Vaginismo, 413
Valsalva Leak Point pressure (VLPP), 431
Valva mitral, disfunção, 9
   apresentação do caso clínico, 4
   condição física, 11
   funcionalidade, avaliação e diagnóstico, 11
   glossário, 10
   metas e intervenções, 13
   objetivos, 11
   recursos diagnósticos propostos, 12
Velocidade da hemossedimentação (VHS), 4
Ventilação mecânica invasiva convencional, 441
Videolaparoscopia, 422
VNIPP, 466

W
WHODAS (*World Health Organization Disability Assessment Schedule*), 25, 37, 109, 388
WHOQOL, 58, 213, 388
WIQ (*Walking Impairment Questionnaire*), 20